Karin Schaefer

Körperbewusstsein – Selbstbewusstsein

Eutonie Gerda Alexander ® im Alltag.
Gesammelte Schriften

Literareon

FSC
www.fsc.org
MIX
Papier aus verantwortungsvollen Quellen
FSC® C083411

Bibliografische Information der Deutschen Nationalbibliothek:
Die Deutsche Nationalbibliothek verzeichnet diese Publikation
in der Deutschen Nationalbibliografie.
Detaillierte bibliografische Daten sind im Internet über
http://dnb.d-nb.de abrufbar.

Titelabbildung: Karin Schaefer

Printed in EU
Literareon im utzverlag
Tel. 089 – 30 77 96 93 | www.literareon.de

ISBN 978-3-8316-2291-7

Inhaltsverzeichnis

Einführung – Mein Körper, das bin ich

Unsere technisierte Welt trennt uns von unserer Körperlichkeit.

Der Körper wird verdinglicht, er muss funktionieren, das Ersatzteillager wird technisch immer perfekter. Unsere fühlende Leiblichkeit hat sich der Erkenntnis »Ich denke, also bin ich«[1] unterworfen. Der Mensch hat gelernt, sein Denken und seine Intelligenz zu gebrauchen.

Dabei ist das Gefühl für die eigene Körperlichkeit verloren gegangen oder oft verleugnet worden. Wir legen uns einen Schutzmantel zu, der zu einer Desensibilisierung unserer körperlichen Wahrnehmung und damit zur Selbstentfremdung führt. Damit geht auch die Freude an der Leiblichkeit verloren. Erst wenn der Körper sich durch Schmerzen meldet und nicht mehr funktioniert, wenn er uns Kummer macht, kümmern wir uns um ihn.

Doch wir erleben eine Wende: Die Notwendigkeit dazu zeigt sich nicht nur in der Ausweglosigkeit des Gesundheitswesens, sondern auch in der persönlichen Suche der Menschen nach sich selbst. Körperliche Verwöhnung und Wellness boomen.

Neben diesem passiven Ausgleich für den Alltagsstress wächst aber auch der Wunsch, sich selbst als Einheit von Körper, Geist und Seele zu erleben. Damit wächst die Bereitschaft, etwas dafür zu tun, um diese Einheit wiederzufinden und aus ihr heraus leben zu können, auch im Alltag. Unser Fühlen, Denken und Handeln ist an unseren Körper gebunden, wir haben nicht diesen Körper, sondern wir sind dieser Körper.

In der Fachsprache heißt diese Wende »Embodiment«. Dafür gab und gibt es das alte Wort »Inkarnation«: Geist und Seele sind in den Körper hineingeboren, der Körper wird damit zum Leib. »Ich denke, also bin ich« wird ergänzt durch »Ich fühle, also bin ich«[2].

---

1 Descartes

2 Damásio

Das alles wurde für uns in unseren körperorientierten Berufen zur Selbstverständlichkeit und manchmal sogar zu Schlagworten. Füllen wir selbst diese Worte immer, leben wir sie?

Um uns selbst zu spüren, uns selbst kennenzulernen und uns selbst zu erkennen, brauchen wir unsere Umgebung, ihre Berührung und ihren Widerstand. Schon deshalb kann Körperbewusstsein nicht der letzte Sinn unserer Arbeit sein, sondern ist Voraussetzung für unsere Beziehungsfähigkeit und für ein soziales Miteinander.

Kopenhagen 1981: Gerda Alexander überreichte meiner Ausbildungsgruppe nach einer intensiven dreijährigen Vollschulzeit in der Gerda-Alexander-Schule Kopenhagen das Diplom für Eutonie-Pädagogik und Eutonie-Therapie. Damit begann für uns der nächste, sehr wesentliche Schritt: Lernen durch Lehren.

Gerda Alexander gab uns eine letzte Lehre mit auf den Weg: »Imitiert mich nicht, sondern findet Euch selbst und Eure eigene Weise, das Gelernte und Erfahrene weiterzugeben.« Diesem Rat folgte ich gerne oder besser gesagt, ich versuchte gern, ihm zu folgen.

1987: Zur Eröffnung und Leitung der ersten Gerda-Alexander-Schule in Deutschland gab sie mir wieder einen Rat mit auf den Weg: »Gebt einander Raum.« Das bedeutete für mich zugleich Freiheit und Verantwortung, denn wir hatten bei ihr in der Ausbildung gelernt:

»Nur wer sich seinen Raum nehmen kann, kann auch anderen Raum geben.«

2017: Raum geben – Positionen übergeben: Jüngere Kolleginnen übernahmen meine Tätigkeiten, die mich erfüllten: Leiblichkeit vermitteln, miteinander erleben und in den Alltag des Lebens integrieren.

In der Zeit meiner Tätigkeit hatte ich viel geschrieben. Es war entlastend, meine Gedanken und Gefühle zu ordnen, um sie auf einem leeren Blatt Papier für mich selbst sichtbar zu machen. So konnte ich sie mit Distanz betrachten und damit auch mich selbst. Die richtigen Worte zu finden und Texte zu gestalten, wurde manchmal zur Last. Die Balance zwischen Lust und Last ereignete sich dann, wenn ich das Geschriebene ablegen konnte und die Lust der Entlastung erlebte.

Die folgenden Texte stammen aus meinen schriftlichen Aufzeichnungen.

Einige Beiträge wurden im somatopsychischen Fachbereich veröffentlicht. Sie geben Vorträge von mir wieder, wurden als Handouts ausgegeben oder gehörten zu meinem Unterricht. Zitate von Gerda Alexander sind mit Quellenangaben versehen oder stammen aus ihren verbalen Äußerungen im Unterricht, in Vorträgen und Gesprächen.

Grundlage aller Artikel ist immer die Methode Eutonie-Gerda-Alexander®.

Darum erscheinen in ihnen oft die gleichen Themen, Fachworte, Erklärungen und Übungen.

Sie stehen aber in einem unterschiedlichen Zusammenhang und werden aus einem anderen Blickwinkel betrachtet. Meine eigenen und freien Überlegungen dazu sollen die Vielseitigkeit der Eutonie-Methode und ihrer Wirkungen deutlich machen.

Den Leser*innen wünsche ich eine gute Balance zwischen Lust und Last, nicht nur beim Lesen, sondern im Leben.

1 Geschichte und Wirken der Eutonie-Gerda-Alexander®

1.1 Gerda Alexanders Vermächtnis

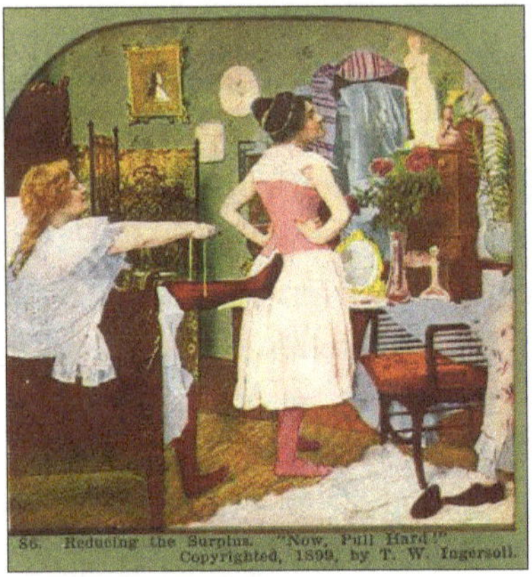

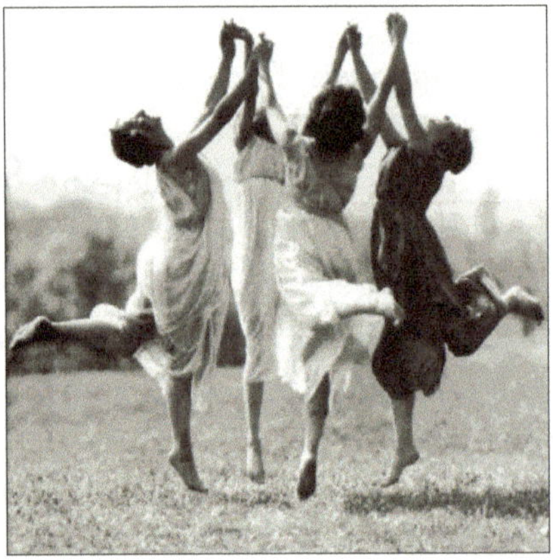

Befreiung

Zum Anfang des vorigen Jahrhunderts begannen viele junge Frauen aus dem gebildeten Bürgertum, sich von einem konservativen Familienideal zu befreien.

Sie befreiten sich von ihrem einengenden Korsett, buchstäblich und im übertragenen Sinn.

Sie lösten damit einen Paradigmenwechsel aus, der von einer Tabuisierung des Körpers zur Lust am Körper führte.

Sichtbar wurde dieser Wandel im Tanz, in der Rhythmik und in verschiedenen Gymnastik- und Atemmethoden. Vorgeschriebene, idealisierende Formen wurden gesprengt, die Natürlichkeit des Körpers suchte ihren Ausdruck. In diesem Zeitgeist wuchs Gerda Alexander auf.

Am 25. Februar 1908 wurde sie in Wuppertal geboren. Beide Eltern liebten die Musik, sie hatten sich durch die Rhythmik Jaques-Dalcroze kennengelernt.

Jaques-Dalcroze wirkte von 1910 bis 1914 an der von ihm gegründeten Bildungsanstalt in Hellerau bei Dresden und leitete die dortigen Festspiele. Er unterzeichnete 1914 eine Protestaktion gegen den Ersten Weltkrieg, die ausgelöst wurde durch die Zerstörung der Kathedrale von Reims durch die deutschen Truppen. Dies löste in der deutschen Presse eine Hetzkampagne gegen Hellerau aus. Jaques-Dalcroze musste Deutschland verlassen.

Gerda Alexander wuchs auf mit Musik und Bewegung.

Wenn sie als Baby weinte, nahm ihr Vater sie aus dem Bett und trug sie zum Klavier. Dort hielt er sie so, dass ihre Fußsohlen die Tasten berührten. Sie machte die Erfahrung, dass durch den Druck ihrer Füße auf die Tasten Töne erklangen. Die Vermutung liegt nahe, dass hier schon ihr Weg zur Musik, Rhythmik und Bewegung gebahnt wurde.

Mit sieben Jahren kam Gerda Alexander zu Otto Blensdorf in den Rhythmik-Unterricht für Kinder. Otto Blensdorf war Schüler von Émile Jaques-Dalcroze (1865–1950). Seine Lehre ging davon aus, dass die sinnliche Erfahrung mit ihrem Dialog zwischen den äußeren Objekten und dem eigenen Körper (was ich berühre, das berührt auch mich) wesentlich ist für die Entwicklung des Menschen.

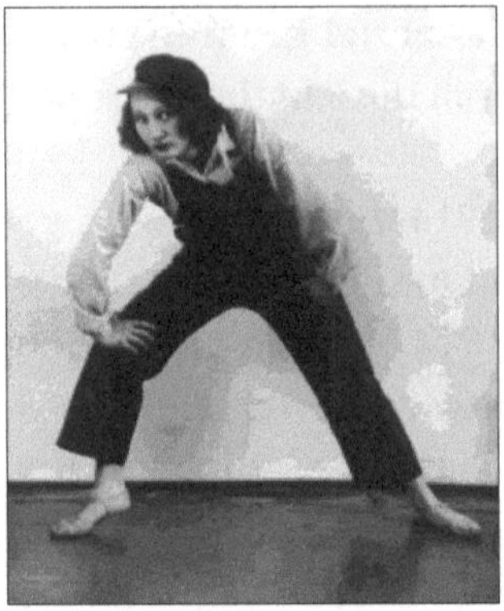

Gerda Alexander auf der Bühne als Gassenjunge. Ihre Mutter hätte die Tochter lieber im Haushaltsunterricht als Vorbereitung auf eine Ehe gesehen.

Musik, Tanz und die Darstellung auf der Bühne wurden Gerda Alexanders Leidenschaft.

1924 begann sie mit der Rhythmik-Ausbildung bei Otto Blensdorf in Wuppertal, 1929 legte sie das staatliche Rhythmik-Examen an der Hochschule für Musik in Berlin ab.

Die körperliche Befreiung in dieser Zeit entsprach auch einer Befreiung in der Erziehung, die sich als Reformpädagogik entwickelte.

Gerda Alexander machte ein Praktikum am erziehungswissenschaftlichen Institut der Universität Jena, das unter der Leitung des Reformpädagogen Peter Petersen stand.

Beide Pädagogen, Otto Blensdorf und Peter Petersen, forderten von den Kindern nicht eine äußere Disziplin, sondern wollten sie zu einer inneren Disziplin motivieren und befähigen, selbst Verantwortung in ihrem Lebensbereich zu übernehmen.

So prägten zwei wesentliche Einflüsse das Leben und die Arbeit von Gerda Alexander: Die Rhythmik- und Musiklehre von Émile Jaques-Dalcroze und die Reformpädagogik von Peter Petersen.

Émile Jaques-Dalcroze: »Ich weiß, weil ich fühle und erfahre.«

»Erfahrung darf nicht durch Worte ersetzt werden.«

Peter Petersen: »Das ist die ungeheure Tragik der Kindheit, dass sie dieser Welt der Erwachsenen ausgeliefert wird.« Eine Erwachsenenwelt, »... die Kindheit in ihre Welt ein- und unterordnet, sie zum Opfer ihrer Welt macht und aus solchen Opfern die Herren der Welt bilden will.«

Beide Zitate wirken wie eine Mahnung vor dem, was ab 1933 in Deutschland geschah.

Nach ihrer Ausbildung in der Jaques-Dalcroze-Rhythmik legte Gerda Alexander 1929 in Berlin an der Hochschule für Musik das Rhythmik-Examen ab.

Rhythmik-Unterricht im Fröbel-Kindergarten Kopenhagen

Gerda Alexander begann auf Einladung der New Education Fellowship, der Vereinigung für Neue Internationale Erziehung, mit ihrer Arbeit in Skandinavien. Ihre pädagogische Fähigkeit fand Anerkennung an der Fröbel-Hochschule, an der sie einen Lehrauftrag bekam.

Operninszenierung

Ihr künstlerisches Talent zeigte sie an den Opernhäusern von Malmö, Lund und Kopenhagen mit den Choreographien für Orpheus und Eurydike von Gluck, Jasager von Kurt Weill, Dido und Aeneas von Purcell.

Gerda Alexanders großer Traum von einer kontinuierlichen Arbeit mit Schauspielern und Tänzern schien in Erfüllung zu gehen, als sie von Leopold Jessner, dem damaligen Direktor des Berliner Staatstheaters, ein Engagement erhielt mit der Aufgabe, ab März 1933 dort als Bewegungslehrerin und Regieassistentin zu arbeiten. Zwei Monate vorher kam Hitler an die Macht. Leopold Jessner war Jude, er musste die Bühne verlassen und emigrierte in die USA.

Eine Welt brach zusammen, und Gerda Alexander erkannte, dass ihre Arbeit in Zukunft vermehrt einer neuen internationalen Erziehung gelten müsse, die für sie Friedensarbeit bedeutete. Sie blieb in Skandinavien.

Für sie war dieser Schritt keine äußere oder innere Emigration, sondern ihre Antwort auf eine Herausforderung. Sie begründete ihren Schritt:

»Eine Pädagogik, die an die Verantwortung des Individuums appelliert, hat keinen Platz in einem Land, in dem ein Führer alle Verantwortung allein übernimmt.«

Die politische Situation führte sie von außen in eine Krise; im Absprung schaffte sie den Wandel von der Künstlerin zur Pädagogin.

Einen Wandel von innen forderte ihr eigener Körper. Er war der strengste Lehrmeister bei der Entwicklung ihrer Methode. Eine schwache Konstitution und eine rheumatische Herzerkrankung verlangten von ihr einen äußerst sparsamen Einsatz der eigenen Kräfte. Auch diese Herausforderung nahm sie an, aus der Künstlerin wurde die Pädagogin.

Neben ihrer Anstellung in der Fröbel-Hochschule in Kopenhagen unterrichtete sie u. a. am schwedischen Gymnastikinstitut in Lund und an der Musikhochschule in Frederiksberg. Prägend war für sie auch die Arbeit mit der Stanislawski-Gruppe der dänischen Schauspieler.

Eine besondere Freundschaft verband sie mit dem Dirigenten Rafael Kubelík. Als Kubelík 1981 in München Werke von Carl Orff mit dem Bayerischen Rundfunk-Symphonieorchester aufführte, kam es zu dieser Begegnung zwischen Gerda Alexander und Carl Orff.

1940 gründete Gerda Alexander in Kopenhagen ihre Schule für Entspannung und natürliche Bewegung. Während der Kriegszeit erlebte sie die deutsche Besetzung und wurde von der Besatzungsmacht und von den Dänen gleichermaßen argwöhnisch überwacht.

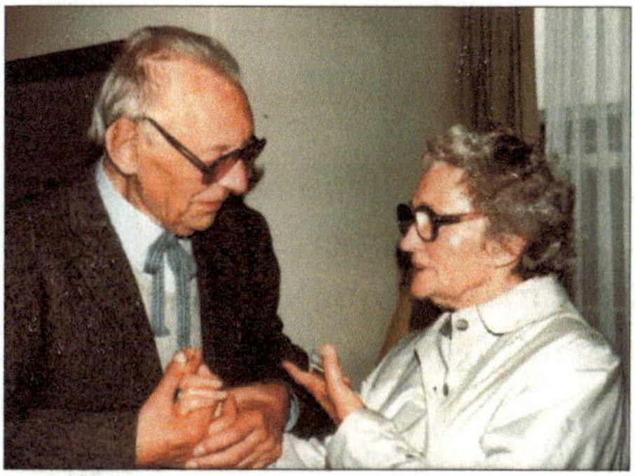

Gerda Alexander und Carl Orff.

Trotzdem engagierte sie sich in einem Solidaritätsnetz, das vielen Menschen zur Flucht vor den Nazis verhalf.

Nach dem Krieg wurde ihr die dänische Staatsbürgerschaft zuerkannt.

Ihre pädagogische und künstlerische Begabung, ihre Neugier und Offenheit, ihr unermüdliches Forschen mit gesunden und kranken Menschen, mit Kindern, Künstlern und Pädagogen führten sie zu den Grundlagen ihrer Methode, die sie ab 1956 »**Eutonie**« nannte. Ab 1950 wurde Gerda Alexander in Fachkreisen bekannt und folgte zahlreichen Einladungen zu Kongressen, Vorträgen und Kursen in Europa, den USA, Israel und Argentinien. Mehrfach begegneten sich Moshé Feldenkrais und Gerda Alexander bei Kongressen und Symposien in den USA und in Israel. Beide waren 1963 als Referenten zum AFA-Kongress eingeladen.

Gerda Alexanders langjährige Arbeit mit den Musikern des dänischen Staatsrundfunks zeigte Erfolg durch einen erheblichen Rückgang der Krankmeldungen und eine hör- und sichtbar verbesserte Spieltechnik. Diese Arbeit wurde wissenschaftlich begleitet und evaluiert. Auf dieser Grundlage erhielt sie für ihre Schule die staatliche Anerkennung als Fachhochschule.

Internationaler Kongress für Entspannung und natürliche Bewegung

1959 organisierte Gerda Alexander in Kopenhagen mit Unterstützung des dänischen Unterrichtsministeriums den ersten internationalen Kongress für Entspannung und natürliche Bewegung: »Kongres for Afspænding og naturlig Bewægelse«.

Viele Gründer und Vertreter der Methoden, die dem Körperbewusstsein galten, kamen zusammen und präsentierten ihre Arbeit in Vorträgen und Praxis, u. a. Moshé Feldenkrais, der über seine Methode »Bewusstheit durch Bewegung« sprach, Volkmar Glaser legte das chinesische Meridian-System dar als Grundlage einer modernen Bewegungslehre, die Tänzerin und Choreographin Rosalia Chladek demonstrierte ihre Bewegungslehre durch einen Film, und Frank Pierce Jones von der Tufts University in Medford, USA vertrat die F.-M.-Alexander-Technik.

Gerda Alexander stellte ihre Methode offiziell unter dem Namen »Eutonie« vor. Sie sagte damals in einem Interview:

»Wenn wir alle, die wir vom selben Feuer ergriffen sind, dieselben Grundgedanken haben und dieselben Beobachtungen machen, muss hieraus mehr entstehen können zum Wohle der Menschheit.«

Aber noch mussten die Gründer dieser Methoden ihre eigenen Strukturen klären und sich deshalb voneinander abgrenzen. Erst uns Nachfolgern ist der Blick über den Zaun möglich, erst jetzt können wir uns in Dialoge einlassen, ohne Angst vor Verlust und mit der Chance, voneinander zu lernen.

Gerda Alexander leitete bis 1987 ihre internationale Schule für Eutonie in Kopenhagen. Sie unterrichtete dort und hielt Vorträge und Kurse in Europa und Amerika.

Mit 82 Jahren kam sie zurück nach Wuppertal und lebte dort in der Familie ihres Bruders bis zu ihrem Tod am 21. Februar 1994.

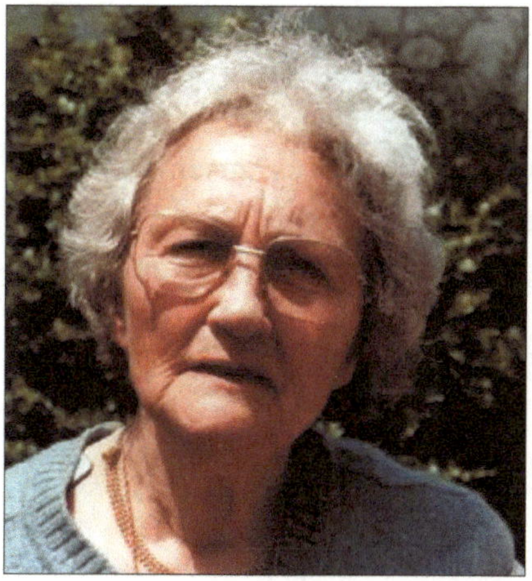

1985

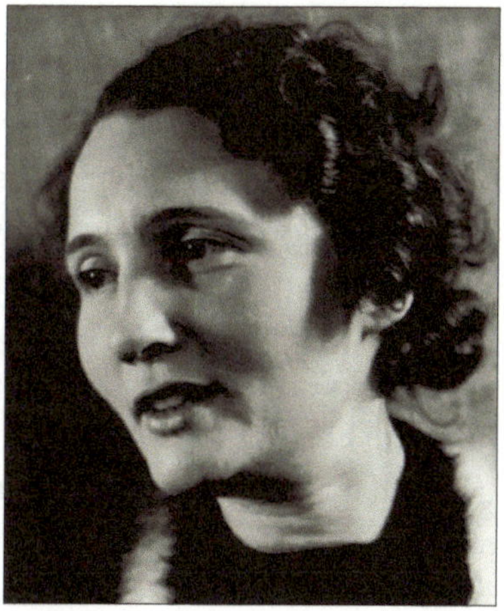

1924

Gerda Alexanders Arbeit wurde häufig kritisiert, weil sie ihre empirisch entwickelten Thesen nicht wissenschaftlich beweisen konnte. Sie hatte sich diese Erklärungen für die Phänomene des Körpers immer gewünscht. Sie schrieb dazu: »Allerdings wäre die Eutonie nicht entstanden, wenn wir erst die wissenschaftlichen Erklärungen ihrer Phänomene abgewartet hätten, ehe wir an uns selbst die umstürzenden Wirkungen eines neuen Zugangs zur vieldimensionalen Wirklichkeit feststellen.«

Zur Entdeckung der Spiegelneurone als Erklärung des Resonanz-Phänomens, hätte sie wohl gesagt: »Ich hab's doch immer gewusst!«

Die Bezeichnung der Eutonie

Jeder Mensch hat seine Grundspannung – seinen Grundtonus, eine Mittellage, von der aus der Tonus schwingen kann.

Die aktuelle Spannung zeigt sich im gesamten körperlichen Organismus, in der seelischen Spannung oder Stimmung und in der geistigen Wachheit – der Anwesenheit.

Dabei wirken Körpertonus und Psychotonus zusammen und zeigen die ganze Spannweite unserer Lebendigkeit:

- hoher Tonus: Freude, Leichtigkeit bis zum Überschwang – himmelhoch jauchzend
- tiefer Tonus: Ernst, Trauer, Schwere bis zur Depression – zu Tode betrübt.

Unser Körpertonus wird bestimmt weitgehend durch unsere Stimmung, den Psychotonus:

- Sind wir müde oder traurig, macht ein entsprechend tiefer Tonus uns das Treppensteigen schwer, sind wir freudig erregt, springen wir mit einem hohen Tonus leicht die Stufen empor.
- Wenn wir ein schlafendes Kind aus dem Bett heben, lässt es sich viel schwerer heben, als wenn es sich uns wach entgegenstreckt.
- Ein Sportler kann nicht in tiefer Entspannung in den Wettkampf gehen, sondern braucht eine bestimmte Spannung, um sich leicht bewegen zu können.
- Ein Musiker stimmt nicht nur sein Instrument, indem er der Saite seines Instrumentes die richtige Spannung für den richtigen, den guten Ton gibt, sondern er stimmt auch sich selbst ein auf die Musik, auf die Stimmung der Musik, die er interpretieren will.

Ein flexibler, schwingungsfähiger Tonus stellt sich auf die jeweilige Lebenssituation ein, die auch bedingt ist durch unser biosoziales Umfeld.

Er schwingt frei in der Spannweite von Hoch und Tief und findet dann normalerweise zu seiner Mittellage zurück.

Voraussetzung ist die innere Bereitschaft, sich einzustellen, sich einzulassen auf die Situation.

Die Intention auf etwas hin wirkt antizipatorisch auf die Muskulatur und den gesamten Tonus.

Die Grundannahmen beruhen auf dem humanistischen Menschenbild:
Individualität, Würde und Freiheit jedes einzelnen Menschen, seine Fähigkeiten zu sozialer Verantwortung, seine Kreativität und Entwicklungsmöglichkeit zur Weiterentwicklung der menschlichen Gesellschaft.
Die Grundprinzipien beschreiben das methodische Vorgehen, die Didaktik der Eutonie.
Die Prinzipien führen zu einer aufmerksamen körperlichen Wahrnehmung, zu eigenem Erproben und Erfahren.

Der Umgang mit den Prinzipien Berührung – Kontakt – Transport fördert die Fähigkeit des Menschen zu sozialer Beziehung, ohne Verlust der eigenen Individualität.

Für Gerda Alexander waren die Grundlagen für unsere Aufrichtung wichtige Arbeitsprinzipien:
das Erleben der Schwerkraft und des Widerstandes (Druck erzeugt Gegendruck).
Die Kraftübertragung vom Boden durch die Knochen des Skeletts bezeichnete sie als Transport.

Die drei Aspekte der Eutonie

Die Didaktik der Eutonie – schöner ist das Wort »die Unterrichtskunst« – besteht aus drei Aspekten:

1. **Die Pädagogik:** Verbale Vermittlung der Prinzipien, Erfahrungsaustausch

2. **Die Therapie:** Individuelle, manuelle Vermittlung der Prinzipien, verbale Begleitung
3. **Die Bewegungsgestaltung:** Von der Bewegungsimprovisation zur Studie, Förderung des individuellen Ausdrucks

Gruppenunterricht und Einzelunterricht werden in anderen Methoden ähnlich unterschieden und angewandt, zum Beispiel in der Feldenkrais-Methode.

In der Praxis der Eutonie gibt es keine Trennung von Pädagogik und Therapie. Lernen kann zu einem Heilungsprozess führen, Heilung zu einem Lernprozess. Ein guter Pädagoge ist gleichzeitig Therapeut, ein guter Therapeut ist gleichzeitig Pädagoge.

Ob ich Pädagoge oder Therapeut bin, bestimmt mein Gegenüber mit seinen Bedürfnissen. Diese können sich von Stunde zu Stunde oder sogar innerhalb einer Stunde ändern.

Bewegungsgestaltung

Dieser dritte Aspekt der Eutonie entstand auf der Basis der Rhythmik, Gerda Alexanders ursprünglichem Beruf: Bewegungsgestaltung als kreativ-künstlerischer Aspekt.

Ausgehend von den Anleitungen zum individuellen Üben auf der Matte entwickeln sich freie Bewegungen: in den Raum, zu den anderen, mit den anderen. Zuerst wird improvisiert, um den eigenen Rhythmus und Bewegungsausdruck zu finden. Aus den intuitiven Improvisationen werden dann Bewegungsformen gestaltet, allein, zu zweit, in der Gruppe. Sie haben, wie eine musikalische Komposition, eine Form, die wiederholbar ist, aber immer wieder neu erfühlt und neu interpretiert wird. Die Themen ergeben sich aus den Eutonie-Prinzipien, die sich ausdrücken in einem Raum und in einer Zeit. Diese Schritte sind mit Emotionen verbunden, bis zur befreiten Bewegung ist oft ein schmerzlicher Weg zu durchgehen.

Raum nehmen und Raum geben: meinen eigenen Weg finden, anderen ihren Weg lassen.

Bewegter Unterricht – Schnappschüsse aus dem Eutonie-Unterricht

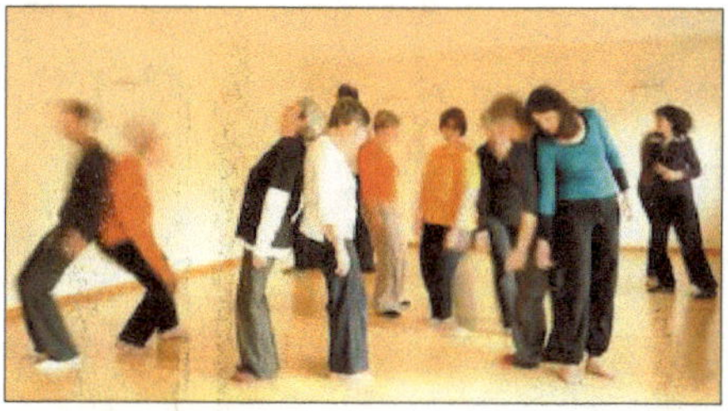
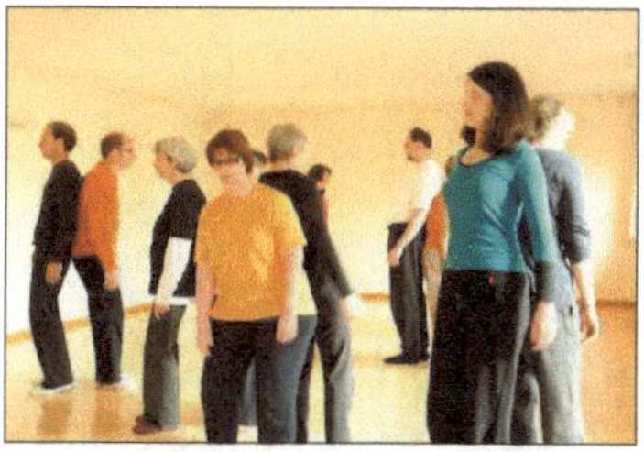

Widerstand annehmen und Widerstand geben: Für ausgewogenen Druck und Gegendruck und eine gegenseitige Stabilisierung ist Kontakt nötig. Kontakt führt zur Tonusadaption.

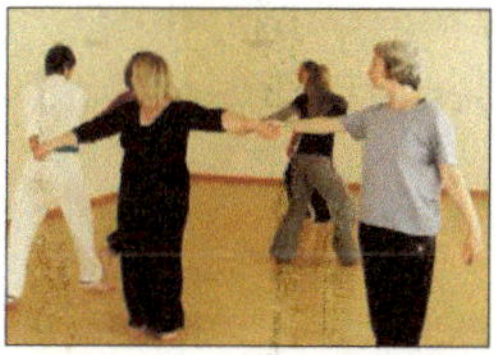
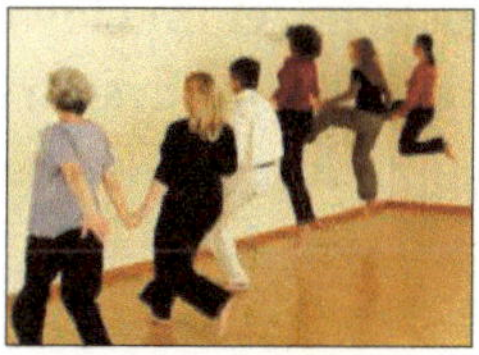
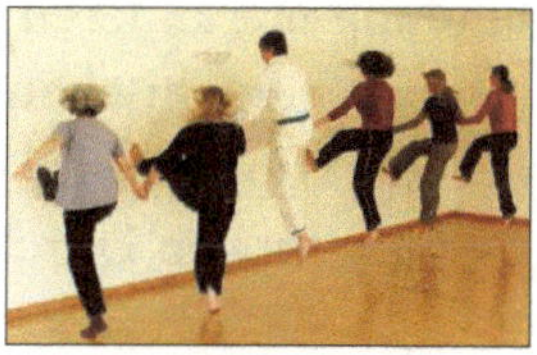

Raum – Widerstand – Bewegungsfreude: Nicht mit dem Kopf durch die Wand, sondern mit den Füßen gegen die Wand.

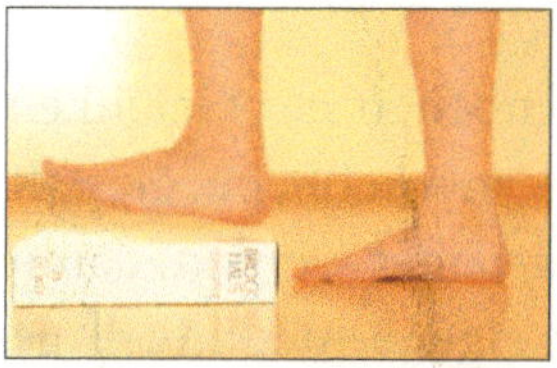
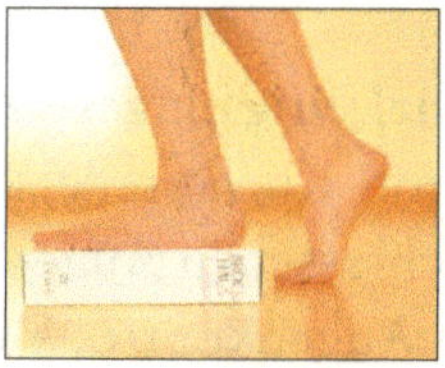
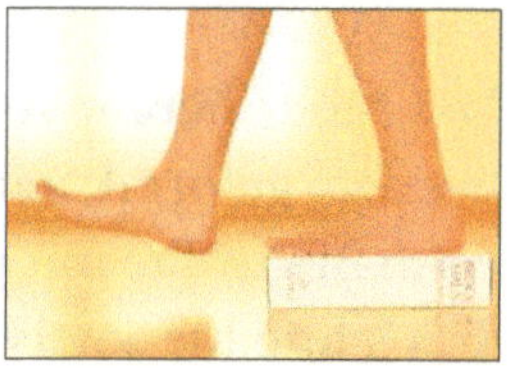

So stellen wir das Lernen vom Kopf auf die Füße und nutzen dazu den Brockhaus

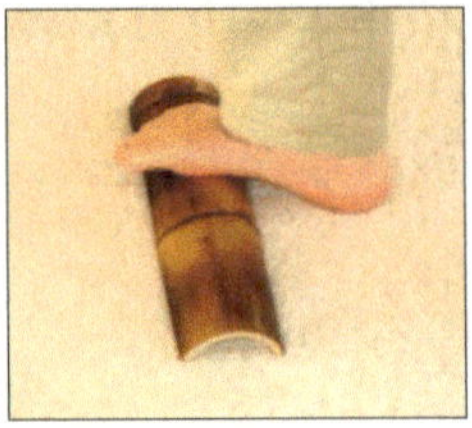

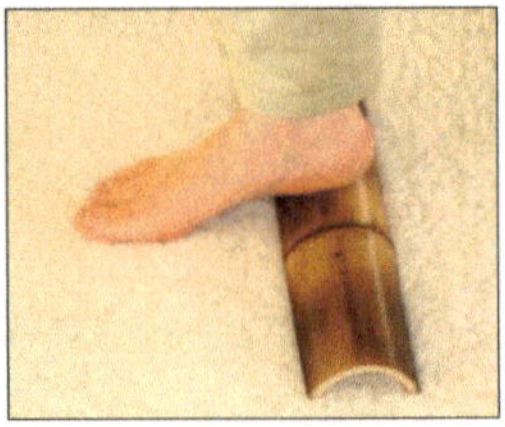

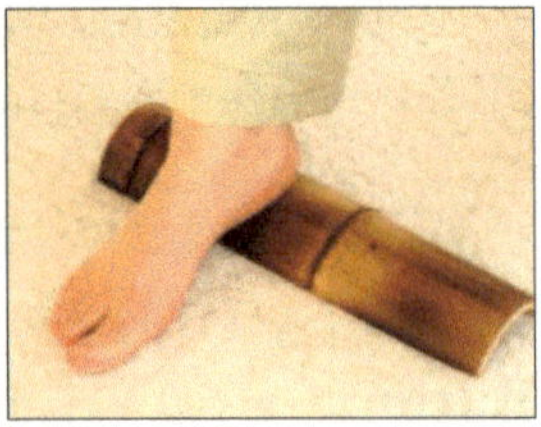

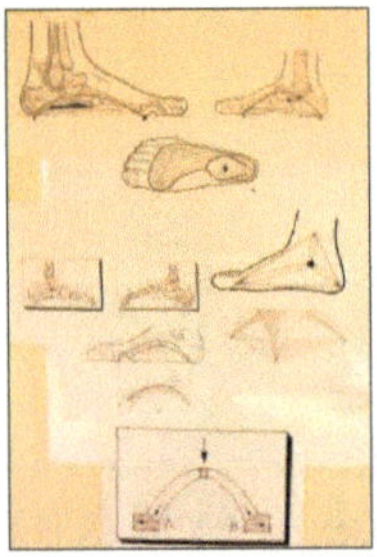

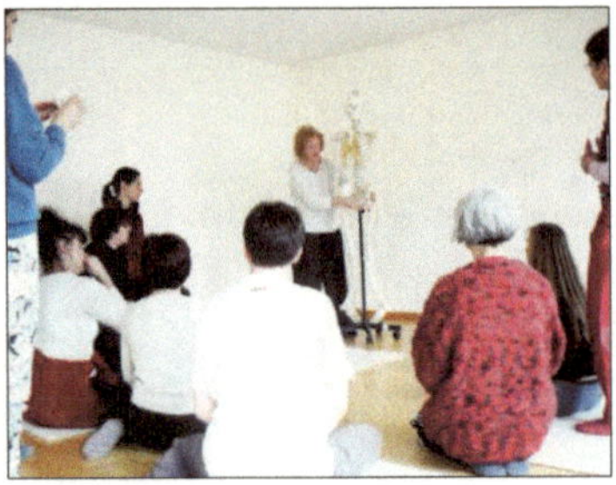

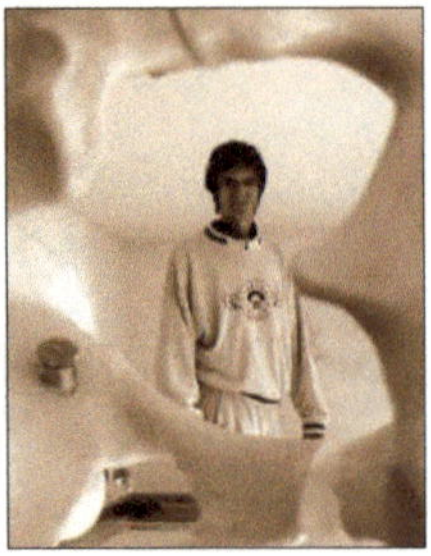

Lebendige Anatomie

Die Spannungsbögen im Skelett entsprechen der Statik in der Architektur. Das Sprungbein im Fuß liegt ohne muskuläre Verbindung mit anderen Knochen frei im Gewölbe wie der Schlussstein im romanischen Gewölbe. Das Erspüren der Strukturen und der Funktionen wird ergänzt durch Theorie.
Bis zum totalen Durchblick!

Modellagen – ein Körperbildtest Eutonie-Gerda-Alexander.

Das Modellieren wird vielseitig eingesetzt: Knochen mit Gelenken werden geformt, einzelne Körperteile, eine menschliche Gestalt. Auch hier sollte mit geschlossenen Augen gearbeitet werden, damit sich ohne die kritische Augenkontrolle der eigene individuell gefühlte Körper ausdrücken kann.

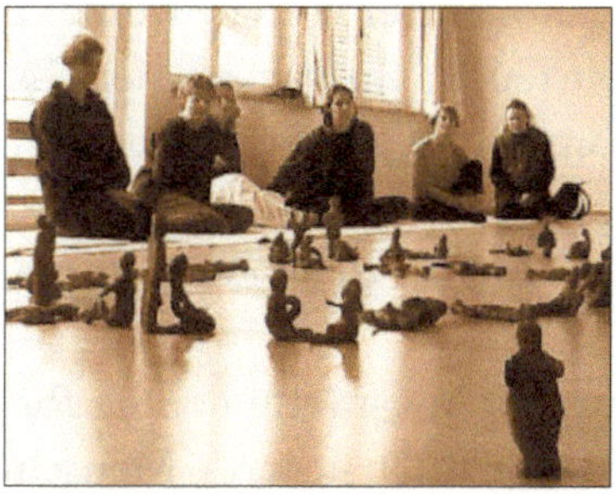 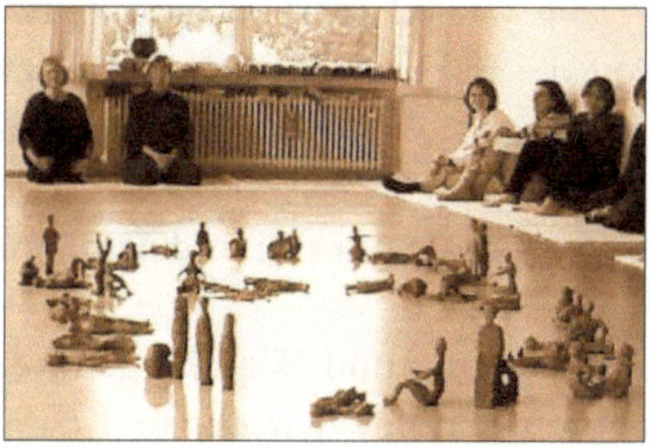

Modellagen:
⇨ kommentarloses Anschauen der Modellagen
⇨ eigene Erfahrungen / Gefühle beim Modellieren und Betrachten werden mitgeteilt
⇨ Modellagen werden umgestellt zu neuen Begegnungen
Nur die eigene Figur darf berührt werden.

Das Vermächtnis von Gerda Alexander

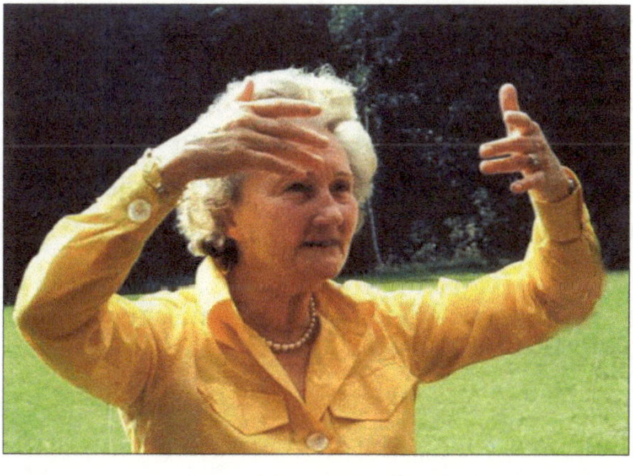

Gerda Alexander wurde 1990 von der 1987 gegründeten deutschen Gerda-Alexander-Schule eingeladen zur Teilnahme am ersten Abschlussexamen.

Sie war 82 Jahre alt und hellwach, immer bereit zum Kontakt. Auf die Bitte hin, unsere Arbeit zu beurteilen, antwortete sie: »Es gibt sehr viel neue Entwicklung, aber um sie zu beurteilen, bin ich jetzt zu alt.«

So gab sie uns frei und damit auch die Entwicklung der Eutonie.

Entwicklung und Wandel gehören zur Eutonie-Methode. Sie fördern unser Bewusstsein und damit die Qualität unseres Mensch-Seins. Diese Lebensqualität möchten wir weitergeben. Gleichzeitig wirkt das wachsende Bewusstsein zurück auf die Methode und verändert deren Qualität. Das ist ein natürlicher Prozess.

Vertreter der Methoden Feldenkrais, Eutonie und Alexander-Technik trafen sich 1994 in Freiburg und 2004 in Basel zu Wochenenden. Wir unterrichteten uns gegenseitig und tauschten uns aus, wir entdeckten die anderen und uns selbst. Wir staunten über die Fülle.

Am Ende der Begegnung in Basel stand das Thema »Spiritualität« im Raum. Offenbar führte die gemeinsame Arbeit uns zu der Frage, ob und wo Meditation und Spiritualität in den Methoden ihren Platz haben, und dieses Thema bewegte uns.

Gerda Alexanders Unterricht wurde in ihrem Alter immer subtiler. Auf meine Frage, warum sie ihre Arbeit nicht Meditation nennt, entgegnete sie: »Ach, da oben arbeiten schon so viele. Wir brauchen den Boden.«

Eutonie und Meditation sind zwei Wege, die den Menschen zu sich selbst führen. Auf beiden Wegen erfährt er die körperlich-seelische und geistige Einheit seiner Persönlichkeit.

Die Meditation führt den Menschen über diese leibliche Existenz hinaus und antwortet damit auf die im Menschen angelegte Sehnsucht nach Spiritualität. Ihre geistlichen Inhalte und die Art der Vermittlung liegen in den religiösen und in den kulturellen

Wurzeln der verschiedenen Meditationswege. Die Anleitungen der Eutonie sind frei von religiösen Inhalten.

Die Grundlage für den Übungsweg der Eutonie nannte Gerda Alexander Präsenz, Feldenkrais nannte es Bewusstheit/Awareness, in der Meditation wird von der kontemplativen Achtsamkeit gesprochen – Begriffe für das Phänomen des Innewerdens der eigenen, subjektiven Realität.

Gerda Alexander misstraute postulierten Wahrheiten und Dogmen, aber sie vertraute der Entwicklung des menschlichen Bewusstseins und seinen Möglichkeiten zur Evolution. Sie ging davon aus, dass alle Qualitäten im Menschen schon angelegt sind und nur geweckt werden müssen, damit das noch Unbewusste bewusst werden kann:

»Die tiefgehenden Veränderungen, die durch die Durchdringung des Körpers mit Bewusstseinskräften in der ganzen Persönlichkeit vor sich gehen, lassen erahnen, welche Entwicklungsmöglichkeiten des Menschen in Zukunft noch ihrer Erschließung harren.«[4]

Die Mittel der Eutonie sind einfach. Einfach zu sein, ist in unserer Welt mit ihren spektakulären Verführungen sehr schwer. Aber Gerda Alexander sagte überzeugt:

»Es kommt eine neue Ära. Man könnte sie vielleicht als die Zeit des Untergangs der isolierten Vernunft bezeichnen. Denn es gibt inzwischen immer mehr Menschen, die Zusammenhänge deutlicher erleben, miterleben oder auch mitgestalten. Zu dieser Bewusstseinserweiterung möchte ich beitragen. Und sei es auch nur mit einem Tropfen.«[3]

---

3 H. K. Moskovici: *Vor Freude tanzen, vor Jammer halb in Stücke gehen, Pionierinnen der Körpertherapie,* Frankfurt/M., Luchterhand 1989.

Wahrnehmung und Achtsamkeit führen in eine innere Stille, in der das Fragen und Suchen aufhört. Frageloses, offenes Lauschen öffnet den Menschen für seinen individuellen spirituellen Weg.

Karin Schaefer 2010, überarbeitet 2021

1.2 Eutonie Gerda Alexander in der Prävention: Grundlage für ein Forschungsprojekt

Konzept: Juni 2014, überarbeitet Juni 2016

Inhaltsverzeichnis

Ressourcen

Personell

Finanziell

Organisatorisch

Wissenschaftliche Beweisführung

Einleitung

Der Präventionsgedanke nimmt in der Gesundheitspolitik und im Arbeitsschutz einen immer größeren Raum ein. Die Steigerungsrate der Krankheitsfälle trägt wesentlich dazu bei. Zu den weit verbreiteten Beschwerden gehören:

Rückenschmerzen durch einseitige körperliche Belastung, Burnout-Syndrom aufgrund von Stress, somatopsychische Erkrankungen durch seelische Belastung. Die neueste Studie der AOK belegt zu dem, dass nach dem grippalen Infekt an zweiter Stelle Krankschreibungen aufgrund von Muskel- und Skelettproblemen wie beispielsweise Rückenbeschwerden stehen (23 %) und die Krankheitsfehlzeiten von Mitgliedern mit psychischen Erkrankungen besonders lang sind (22,6 Fehltage durchschnittlich im Vergleich zu 6,5 Tagen bei grippalen Infekten).

In Unternehmen wird die Notwendigkeit erkannt, die Gesundheit ihrer Mitarbeiter/innen zu erhalten und zu fördern. Anlass ist auch die demografische Entwicklung, die eine längere Arbeitszeit erfordert.

Der gemeinnützige Trägerverein der Gerda-Alexander-Schulen e. V. verfolgt das Ziel, durch ein Forschungsprojekt die Wirkweise und Wirkung der Eutonie Gerda Alexander® (EGA) wissenschaftlich zu belegen. Kenner der Methode aus Medizin, Therapie und Heilkunst empfehlen schon lange die Anerkennung der Eutonie durch die Leistungsträger der gesundheitlichen Vor- und Fürsorge und ihre Einbindung in die Prävention.

Wissenschaftliche Belege würden diese Entwicklung unterstützen.

Es bestehen bereits Erfahrungen in wissenschaftlichen Begleitprojekten:

Der Berufsverband der Atemtherapeuten AFA, dem auch die Eutonie-Pädagogen und -Therapeuten angehören, brachte 2009 die Studie »Die AFA-Atemtherapie als Burnout-Prophylaxe bei Lehrerinnen und Lehrern« heraus, die Ende Juni 2009 in der wissenschaftlichen Zeitschrift »Forschende Komplementärmedizin« veröffentlicht wurde.

Von 2008–2010 fand in den Kliniken Schmieder (Allensbach) unter der Leitung von

Prof. Dr. med. Liepert das Projekt »Eutonie in der neurologischen Rehabilitation« statt.

Der Verein Gerda-Alexander-Schule beteiligte sich finanziell.

Die Gerda-Alexander-Schule begleitete das Projekt durch ihre Leiterin Karin Schaefer. Katrin Renner, Eutonie-Pädagogin/-Therapeutin, übernahm die praktische Durchführung an der Klinik.

Da die Reha-Klinik wegen Personalmangels nicht genug Kapazität für dieses Forschungsprojekt zur Verfügung stellen konnte, wurde es in Übereinstimmung zwischen der Klinik und dem Verein G.-A.-Schulen abgebrochen.

Die Gerda-Alexander-Schule e. V., Ausbildungsinstitut für Eutonie-Pädagogik und Eutonie-Therapie, hat ein Präventionsprogramm entwickelt.

Es wird anerkannt von den Krankenkassen Securvita, Bergische KK und Siemens BKK.

Der Trägerverein der Gerda-Alexander-Schule e. V. sucht nach neuen Möglichkeiten für eine Evaluation.

Die Prävention mit dem Titel **Gleichgewicht im Alltag** wird im Folgenden beschrieben und als Grundlage für ein Forschungsprojekt zur Verfügung gestellt.

Eutonie Gerda Alexander® Grundlagen der Methode

Die Bezeichnung Eutonie benennt das Ziel der Methode: die gute Spannung des menschlichen Organismus (griechisch: eu = gut, harmonisch, angemessen; tonus = Spannung, Stimmung).

Die Eutonie Gerda Alexander geht von der körperlich-seelisch-geistigen Einheit des Menschen aus, der in der Wechselwirkung zwischen Innenwelt und Außenwelt lebt.

Grundlage ist das humanistische Menschenbild.

Der Gesamttonus des Menschen reagiert auf die inneren Prozesse seines Fühlens, Denkens und Handelns und auf äußere Einflüsse seiner bio-sozialen Umwelt.

Die Eutonie-Methode fördert die Wahrnehmung dieser Wechselwirkungen. Sie weckt das

Verständnis für den Körper mit seinen Strukturen und Funktionen. Über somatopsychische Lernprozesse führt sie zu einem bewussten Umgang mit dem Tonus auf der Basis von neurophysiologischen Erkenntnissen und empirischen Erfahrungen.

Erfahrungen in der Eutonie sind Begegnungen mit sich selbst. Sie sind geprägt von einer Wahrnehmung, die in der eigenen Biographie wurzelt und immer subjektiv ist.

Eine Übung kann befreiend, bereichernd, kräftigend oder lösend und beruhigend erlebt werden.

Die gleiche Übung kann aber auch Ängste auslösen: Wenn alte Muster sich lösen und Verdrängtes auftaucht, wenn die eigenen Schatten bewusst werden und die bisherige Überlebensstrategie infrage gestellt wird.

Das Lernen aus Erfahrung wird unterstützt durch Wohlgefühl im Unterricht und Interesse an sich selbst. Das Nervensystem speichert die Erfahrungen, die Intelligenz des Körpers integriert sie in den Alltag. Ein ökonomischer Umgang mit dem eigenen Körper entwickelt sich, die Freude an Bewegung und die Lebensqualität wachsen.

Die Eutonie fördert die gesundheitliche und soziale Kompetenz des Einzelnen in Anerkennung seiner Individualität. In jedem Menschen entwickelt sich auf der Basis seiner eigenen Erfahrung ein ihm angemessener Lernprozess mit dem Ziel:

Das eigene Maß zu finden und dieses Maß zu leben, die innere Freiheit zu entdecken und die Verantwortung zu übernehmen für das eigene Handeln, den Mut zu haben zum eigenen Ausdruck und zur eigenen Kreativität.

Zielsetzung der Methode

Eutonie Gerda Alexander gehört zu den somatopsychische Methoden[4].

Sie arbeitet ressourcenorientiert und vermittelt körperliche Selbsterfahrung. Jede Anleitung wird entsprechend der aktuellen Klientensituation gestaltet und zu einem somatopsychischen Lernprozess. Diese Art der Vermittlung wird als Somagogik verstanden.

Ziele sind Gesundheitskomptenz, soziale Beziehungsfähigkeit, Selbstkultivierung im Sinne der Ottawa Charta, wie sie 1986 von der Gesundheitsförderung Weltgesundheitsorganisation beschlossen wurde.

---

4 Gesundheit – Lernen – Kreativität. Alexander-Technik, Eutonie Gerda Alexander und Feldenkrais als Methoden zur Gestaltung somatopsychischer Lernprozesse. W. Steinmüller, K. Schaefer, M. Fortwängler (Hrsg.) Huber Verlag, Bern, Göttingen, Toronto, Seattle, 2001

Im pädagogischen, gesundheitlichen und künstlerischen Bereich wird die Methode vielfach eingesetzt. Die Wirkung wird allgemein anerkannt, aber eine offizielle Anerkennung steht noch aus, mit dem Hinweis, dass ein wissenschaftlicher Beweis nicht vorliegt.

Ein Ziel des Berufsverbandes (DEBEGA) und der Ausbildungsinstitute für Eutonie-Pädagogik und Eutonie-Therapie ist, das Glied zwischen Theorie und Praxis zu schließen.

Methodik und Didaktik

Die Eutonie basiert auf den empirischen Erkenntnissen ihrer Gründerin Gerda Alexander (1908–1984).

Der Schwerpunkt ihrer Arbeit war die bewusste Tonusadaption: »Unser Ziel ist es, den Menschen in die Lage zu versetzen, sich auf die Wirklichkeit des Augenblicks einzustellen.«[5]

Gerda Alexander gründete ihre empirische Annahmen und Untersuchungen auf den Phänomenen der somatischen Wahrnehmung und des somatopsychischen Erlebens.

Die Grundlagen ihrer methodischen Arbeitsweise werden durch die neurologischen Forschungen heute weitgehend wissenschaftlich bestätigt:

- **Kontakt und Tonusadaption:** Der Umgang mit intuitiver Tonusübertragung. Entwicklung der Fähigkeit, den psychophysischen Tonus bewusst auf eine Situation, einen Menschen, eine Tätigkeit einzustellen bzw. sich auch abzugrenzen. Gerda Alexander sprach vom tonischen Dialog.
  »Jedes soziale Empfinden, das Mitfühlen und Mitleiden mit den anderen ist, im Gegensatz zur intellektuellen Anteilnahme am Geist und an der Gesinnung einer Gruppe, von entsprechenden

5 Bersin, David (1983): An Interview with Gerda Alexander in Somatics, Vol 4, No 3, 4–10

Tonusveränderungen abhängig.«[6] »Die so gefundene Tonusharmonie führt zu einem … entsprechenden sozialen Verhalten und über den Weg der Individuation zur Reifung der Persönlichkeit.«[7]

Die Entdeckung der Spiegelneurone durch Giacomo Rizzolatti Ende der 90er Jahre. Die Spiegelnervenzellen erklären das Phänomen der unmittelbaren Reaktion des Organismus auf eine wahrgenommene Situation. Sie nehmen die Wahrnehmungen der Umwelt wie ein Spiegel auf, der diese nach innen widerspiegelt. Die Spiegelneurone sind mit vielen Arealen im Gehirn vernetzt. Ihre Lage in der Nähe des motorischen Cortex weist auf eine schnelle muskuläre Verknüpfung hin. Körper- und Psychotonus reagieren unmittelbar:
»Warum ich fühle, was Du fühlst.«[8]

- **Intention und Handlungsbereitschaft:** Die Übereinstimmung von Fühlen, Denken, Wollen und Handeln wirkt antizipatorisch auf die Funktionen des Körpers und bereiten den Organismus tonisch optimal auf seine Aufgabe vor.
  »Eutonie ist ein westlicher Weg … ein Entwicklungsweg, der die Qualität der Persönlichkeit freilegt und ihr die Anpassung an das Leben der Gemeinschaft ohne Verlust der Eigenheit ermöglicht.«[9]
  Neurophysiologische Untersuchungen mittels MRT (Magnetresonanztomographie) zeigen, dass eine antizipierte Bewegung die gleichen Aktivitätsmuster im Gehirn erzeugt wie eine tat-

6 Alexander, Gerda: Eutonie, ein Weg der körperlichen Selbsterfahrung, 1999, 9. Auflage von 1976, München, Kösel, Seite 57

7 G. A. 1999, Seite 57

8 Joachim Bauer: Warum ich fühle was du fühlst, 2005, Hamburg, Hoffmann und Campe

9 G. A. 1999, Seite 25

sächlich ausgeführte Bewegung. Das antizipatorische Training wird heute als mentaler Prozess eingesetzt, z. B. im Hochleistungssport. Im Stadium der Antizipation wird das Nervensystem trainiert, der mentale Vorgang wird gespeichert, das Vegetativum stellt Energie bereit.

- **Aufrichtung:** Reflektorisches Zusammenspiel von Struktur und Funktion in der Beziehung zur Schwerkraft: »Es gibt ein paar Gesetze, die es erlauben, die Energie optimal einzusetzen und sparsam mit ihr umzugehen.«[10]

Die Mechanorezeptoren in den Gelenken und ihr Einfluss auf die menschliche Aufrichtung wurden 1977 von Grillner (Schweden) und Wyke (England) entdeckt. Der Druck des Gewichtes und die aufrichtende Kraft vom Boden wirken auf die propriozeptiven Rezeptoren innerhalb der Gelenke und innervieren die Anteile der Muskulatur, die an der Aufrichtung beteiligt sind. Die willkürliche Muskulatur bleibt frei für die Bewegung.

Bei optimaler Position der Gelenke wirken die auf- und absteigenden Kräfte durch die statische Linie des Skeletts. Dadurch wird die reflektorische Muskulatur innerviert und führt zur ökonomischen Aufrichtung und Bewegung. Die Muskelspindeln als Sensoren für Muskeldehnung stehen im ständigen Wechselspiel zwischen Dehnung und Kontraktion und regulieren dadurch das labile Gleichgewicht. Die Erforschung des Gamma-Nervensystems erklärt dieses Phänomen.

10 Violeta Hemsy de Gainza, Gespräche mit Gerda Alexander, Editorial Paidós, Buenos Aires 1983, Deutsche Ausgabe 2003, Hrsg. Eutonie-Berufsverbände Schweiz und Deutschland, Seite 96

Maßnahme

Das Präventionsprogramm der Eutonie GA »Gleichgewicht im Alltag« ordnet sich ein in das von den Spitzenverbänden der Kran-

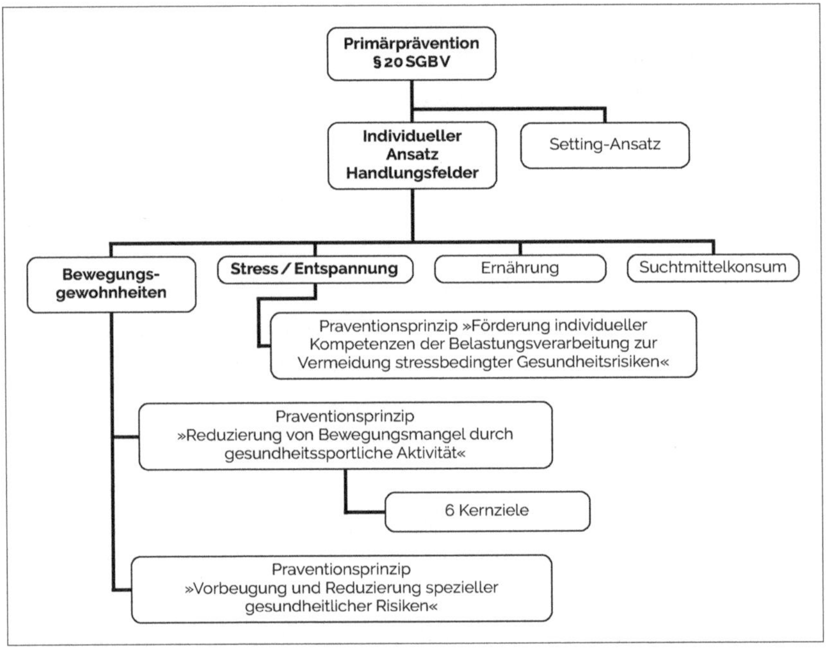

Abb.: Handlungsfelder des Individuellen Ansatzes in der Primärprävention nach § 20 Abs. 1 SGB V (aus Diplomarbeit »Die Relevanz der Eutonie Gerda Alexander für Bewegungs- und Entspannungskonzepte im Rahmen des modernen Gesundheitssports« von Swantje Krohn, 05.01.2010, Universität Hamburg, Fachbereich Bewegungswissenschaft)

kenkassen im Leitfaden zur Prävention definierte Handlungsfeld Stressbewältigung/Entspannung.

Das Präventionsprogramm »Gleichgewicht im Alltag« wurde theoretisch und praktisch entwickelt und erprobt. Es eignet sich als Basis für ein wissenschaftliches Forschungsprojekt.

Träger der Präventionsmaßnahme ist der gemeinnützige Verein Gerda-Alexander-Schule e.V. mit Sitz in Offenburg, Ausbildungsinstitut für Eutonie-Pädagogik und Eutonie-Therapie. In Zusammenarbeit mit dem DEBEGA (Deutscher Berufsverband für Eutonie Gerda Alexander) werden die Kurse von diplomierten, erfahrenen Eutonie-Pädagoginnen/-Therapeutinnen geleitet.

Das Präventionsprojekt wendet sich vor allem an pädagogische, therapeutische und soziale Berufsgruppen und an Büroangestellte, darüber hinaus an alle, die etwas für ihre Gesundheit tun möchten.

Die Eutonie ermöglicht ein besseres körperlich-seelisches Gleichgewicht im Alltag, bietet Hilfe zur Selbsthilfe und steigert die gesundheitliche Kompetenz.

Die Eutonie hat sich bewährt bei Erkrankungen des Muskel- und Bewegungssystems durch chronische Über- oder Unterspannung der Muskulatur und den Folgen wie Gelenkerkrankungen, Rückenbeschwerden, Bewegungseinschränkungen, Arthrose, Rheuma. Sie gleicht Stress und einseitige Belastung aus und beugt psychosomatischen Stressfolgen wie Migräne, Bluthochdruck und Burnoutsyndrom vor.

»Gleichgewicht im Alltag – Prävention mit Eutonie« wird in praktikablen, aufeinander aufbauenden Einheiten realisiert. Das Projekt ist so konzipiert, dass die Unterrichtseinheiten in Form von Wochenendseminaren, in Kursen während der Arbeitswoche oder am Arbeitsplatz gegeben werden können.

Die Teilnehmer erhalten nach der 1. und nach der 8. Eutonie-Einheit einen Fragebogen zu ihren Erfahrungen, ihrer Befindlichkeit und den Auswirkungen der Eutonie. Der Fragebogen bleibt anonym und wird von den Kursleiter/innen ausgewertet.

Als weiterführende Hilfe wird den Teilnehmern am Ende der Unterrichtseinheiten eine Audio-CD angeboten, die die Grundübungen zur Wiederholung im privaten Alltag erleichtert.

Das 8-Einheiten-Programm

Kursstunden für ein somatopsychisches Gleichgewicht im Alltag: Wenn ich mich gefunden habe, kann ich mich hingeben, ohne mich zu verlieren.

Die Serie von 8 Eutonie-Einheiten (90 Minuten) führt von der Ruhe in die Bewegung, vom Liegen über das Sitzen zum Stehen und Gehen.

Die Anleitungen basieren auf den anatomischen Strukturen des Körpers und den körperlich-seelischen Zusammenhängen des Nervensystems.

Die Eutonie mit ihren Prinzipien *Berührung, Kontakt* und *Transport* gibt Zeit, um sich selbst zu spüren. Die eigenen Möglichkeiten werden entdeckt und es wird gelernt, die eigenen Grenzen zu achten. Bewegungen, die im Alltag selbstverständlich und automatisch erfolgen, werden neu erfahren.

Die Praxis führt zur Wahrnehmung des eigenen Körpers und zum Verständnis für seine Strukturen und Funktionen. Eine gute Balance zwischen Entspannung und Spannung, zwischen Ruhe und Aktivität entwickelt sich. Neue Möglichkeiten werden entdeckt und die Grenzen erweitern sich. Der ökonomische Umgang mit dem Körper führt zu mehr Bewegungsfreude und Lebensqualität.

Jede Einheit beginnt mit einer Entspannungsphase und einer kurzen Wiederholung des vorangegangenen Themas, um die Erfahrungen und das Erlernte zu vertiefen. Das neue Thema wird entsprechend der Bedürfnisse der Teilnehmer eingeführt.

Ein verbaler Austausch in der Übungsgruppe fördert das Verständnis für die eigenen Erfahrungen und für die Erfahrungen der anderen.

Zu jedem Thema wird ein Hinweis zum eigenen Üben gegeben.

Am Ende des 8-stufigen Kurses erhalten die Teilnehmer/innen eine CD mit einfachen Eutonie-Anleitungen für den eigenen Gebrauch.

Themen der Praxiseinheiten

1	**Thema**	**Entspannung, zu sich selbst finden**
	Funktion, Struktur	Das eigene Gewicht spüren, die Schwerkraft wirken lassen
	Eutonie-Prinzipien	Berührung und Kontakt mit Boden und Material
2	**Thema**	**Bewegung: Möglichkeiten und Grenzen**
	Funktion, Struktur	Wirbelsäule – Becken – Beine – Füße
	Eutonie-Prinzipien	Innenraum, Transport: Schwerkraft – Widerstand des Bodens
3	**Thema**	**Bewegung: Möglichkeiten und Grenzen**
	Funktion, Struktur	Wirbelsäule – Schultern – Arme – Hände
	Eutonie-Prinzipien	Berührung, Kontakt, Innenraum, Transport
4	**Thema**	**Aufrichtung: vom Liegen zum Sitzen, Querachse**
	Funktion, Struktur	Stützfunktion der oberen Extremitäten: Arme – Schultergürtel – Wirbelsäule
	Eutonie-Prinzipien	Widerstand/Transport, Zeichnen/Verlängerung, Ausrichtung im Raum

5	**Thema**	**Aufrichtung: Vom Liegen zum Stehen, senkrechte Achse**
	Funktion, Struktur	Stützfunktion der unteren Extremitäten: Füße – Becken – WS – Kopf
	Eutonie-Prinzipien	Widerstand/Transport, Zeichnen/Verlängerung,
6	**Thema**	**Bewegungskoordination**
	Funktion, Struktur	Bewegungen lateral – diagonal, Kombination mit Richtung der Augen
	Eutonie-Prinzipien	Kontakt in den Außenraum, Richtung von Spüren – Sehen – Bewegen
7	**Thema**	**Sitzen und Stehen**
	Funktion, Struktur	Statik des Skeletts, Innervation der reflektorischen Aufrichtemuskulatur
	Eutonie-Prinzipien	Widerstand/Transport, Aufrichtung Schwingen um die senkrechte Achse
8	**Thema**	**Eutonie im Alltag**
	Funktion, Struktur	Aufrichtung – senkrechte Achse, Begegnung – Querachse
	Eutonie-Prinzipien	Tonusadaption an die Situation des Augenblicks
	Erfahrung – Lernen	In der Welt stehen: Beziehungsfähigkeit ohne Verlust der eigenen Persönlichkeit

Evaluation

Fragebogen für Klient*innen

Zur Beantwortung der Fragen werden die Likert-Skalen eingesetzt. Zur Auswertung der Prävention mit Eutonie Gerda Alexander wird den Teilnehmern nach der 1. und 8. Kurseinheit ein Fragebogen mit 12 Fragen vorgelegt.

Ansprache:
Liebe Teilnehmerinnen und Teilnehmer des Kurses »Eutonie – Gleichgewicht im Alltag«,
Wir freuen uns, dass Sie zu diesem Kurs gekommen sind und möchten gemeinsam mit Ihnen Ihre Gesundheit fördern. Wir bitten Sie, diesen Fragebogen zu beantworten und damit unsere Arbeit zu unterstützen. Wenn wir Ihre Bedürfnisse und Erwartungen kennen, können wir Ihren Gesundungsprozess optimal unterstützen. Ihre Antworten helfen uns, den Kurs gemeinsam zu gestalten. Bitte beantworten Sie die Fragen so, wie es für Sie zutrifft.

Der Fragebogen wird **anonym ausgewertet** und die Ergebnisse werden zusammengefasst. Ein Rückschluss auf einzelne Personen ist daher nicht möglich.

Gestaltung

Beurteilung des Status:
Noten 1–5 und die Bezeichnungen sehr gut – sehr schlecht

Fragen:

1 Wie beurteilen Sie Ihren Gesundheitszustand?

2 Wie erleben Sie Ihr seelisches Befinden?

3 Wie bewältigen Sie Ihre gesundheitlichen Probleme?
4 Wie können Sie mit Stress im Alltag umgehen?
5 Sorgen Sie für Ihre Gesundheit?

Beispiel:
Wie beurteilen Sie Ihren Gesundheitszustand?

1	2	3	4	5
sehr gut	gut	befriedigend	schlecht	sehr schlecht

Beurteilung der Wirkung:
Noten 1–5 und Bezeichnung trifft sehr zu – trifft gar nicht zu

Fragen:
1 Fühlten Sie sich von der Kursleiterin gut angeleitet?
2 Haben Sie sich entspannen können?
3 Konnten Sie neue Bewegungsmöglichkeiten für sich entdecken?
4 Werden Sie Ihre Erfahrungen auch im Alltag anwenden können?
5 Wünschen Sie zu lernen, besser mit Ihren Beschwerden umzugehen?
6 Sind Sie motiviert, Ihre Möglichkeiten besser auszuschöpfen?
7 Möchten Sie etwas tun, um Ihre Lebensqualität zu verbessern?

Beispiel: Haben Sie neue Bewegungsmöglichkeiten kennengelernt?

1	2	3	4	5
Trifft sehr zu	Trifft zu	Trifft etwas zu	Trifft eher nicht zu	Trifft gar nicht zu

Beurteilung der Wirkung:
Noten 1–5 und Bezeichnung trifft sehr zu–trifft gar nicht zu

Fragen:
8 Fühlten Sie sich von der Kursleiterin gut angeleitet?
9 Haben Sie sich entspannen können?
10 Konnten Sie neue Bewegungsmöglichkeiten für sich entdecken?
11 Werden Sie Ihre Erfahrungen auch im Alltag anwenden können?
12 Wünschen Sie zu lernen, besser mit Ihren Beschwerden umzugehen?
13 Sind Sie motiviert, Ihre Möglichkeiten besser auszuschöpfen?
14 Möchten Sie etwas tun, um Ihre Lebensqualität zu verbessern?

Beispiel: Haben Sie neue Bewegungsmöglichkeiten kennen gelernt?

1	2	3	4	5
Trifft sehr zu	Trifft zu	Trifft etwas zu	Trifft eher nicht zu	Trifft gar nicht zu

Fragebogen für Kursleiter*innen (Eutonie-Pädagog*innen)

Fragen zu den Teilnehmer*innen:
1 Anzahl der Teilnehmer*innen
2 Geschlecht (Anzahl männlich/weiblich)
3 Alter (ungefähr/Durchschnitt)
4 Beruf
5 Anlass
6 Gesundheitszustand

7 Erfahrungen in Körpermethoden

Fragen zur Veranstaltung:

In welchem Rahmen fand das Präventionsprogramm statt?

1 Aufwand an Arbeit (Weg und Raum)
2 Kontakt zur Gruppe
3 Kontakt innerhalb der Gruppe
4 Motivation der Teilnehmer/innen
5 Ist das Konzept stimmig?
6 Welche Verbesserungsvorschläge ergeben sich aus der Praxis?
7 Sonstige Bemerkungen

Auswertung

Die Auswertung dient der Weiterentwicklung des Präventionskonzeptes. Die Fragebögen werden in ein gemeinsames Raster gebracht, in dem die Antworten prozentual ausgewertet werden.

Die Auswertung wird durch drei Eutonie-Pädagoginnen aus dem Berufsverband DEBEGA vorgenommen, von denen eine nicht als Kursleiterin an dem Programm teilnimmt.

Ressourcen

Personell

Für die Forschungsarbeit stehen Lehrkräfte der Gerda-Alexander-Schule zur Verfügung. Darüber hinaus sind in der Region Ortenau, in Offenburg und Freiburg mehrere diplomierte Eutonie-PädagogInnen und -TherapeutInnen bereit für die Mitarbeit an dem Forschungsprojekt. Die Leitung auf Seiten der Eutonie G. A. würde Karin Schaefer übernehmen und als Ansprechpartnerin für den Partner im Projekt fungieren (Stand 2016).

Finanziell

Der gemeinnützigen Verein Gerda-Alexander-Schulen beteiligt sich finanziell an dem Projekt.

Dafür stehen in einem bestimmten Rahmen Spenden zur Verfügung.

Organisatorisch

Die Gerda-Alexander-Schule in Offenburg steht mit ihren Räumen und ihrer Verwaltung für die Durchführung des Forschungsprojekts zur Verfügung.

Auf Wunsch des Kooperationspartners wird das Projekt auch anderen Orts durchgeführt.

Wissenschaftliche Beweisführung

Da die Wirkweise und die Wirkung der Eutonie auf neurophysiologischen und biosozialen Zusammenhängen beruht, kann der Focus einer Forschung unterschiedliche Schwerpunkte haben.

Die Kriterien für eine objektive Forschung müssen gemeinsam mit der wissenschaftlichen Projektleitung dieser Untersuchung festgelegt werden.

2 Somatisches Lernen: Eutonie-Gerda-Alexander – körperliche Selbsterfahrung

2.1 Grundlagen der somatopsychischen Methode Eutonie-Gerda-Alexander®

Aus: Angewandte Physiologie, Komplementäre Therapien verstehen und integrieren Band 5, Frans van den Berg, Georg Thieme Verlag AG, 2005[11]

Inhaltsverzeichnis

11 Für diese Veröffentlichung wurden kleine Veränderungen vorgenommen.

EUTONIE-GERDA-ALEXANDER

Was ist Eutonie?

Erklärung des Begriffes

Die Bezeichnung Eutonie setzt sich zusammen aus den griechischen Worten *eu* – gut, angemessen, harmonisch – und *tonos* – Spannung, Stimmung.

Tonus bezeichnet die Grundspannung des Menschen. Er reguliert sich durch das Zusammenwirken des sensiblen, motorischen und vegetativen Nervensystems (Körpertonus) und des psychischen Spannungszustandes (Psychotonus).

Als Gerda Alexander ihre Methode entwickelte, wurden für Störungen motorischer und vegetativer Art folgende Begriffe benutzt:

Hypo-tonie = tiefer Tonus
Hyper-tonie = hoher Tonus
Dys-tonie = unangemessene, extreme Tonusschwankungen

Eutonie wählte Gerda Alexander als Namen für ihre Arbeitsweise. Diese positive Bezeichnung weist darauf hin, dass an die Ressourcen des Menschen appelliert wird und nicht seine Defizite im Mittelpunkt stehen.

Die Methode fördert die Fähigkeit, durch ein differenziertes Körperbewusstsein Einfluss auf den Grundtonus zu nehmen. Sie vermittelt somatopsychische Lernprozesse, die sich an der gesamten aktuellen Situation eines Menschen und an seinem Potenzial orientieren. Diese Prozesse führen zu Erfahrungen, die im Alltag umgesetzt werden können, damit die jeweils angemessene tonische Einstellung entsprechend den dort geforderten Aufgaben erreicht werden kann.

Es gibt keinen guten oder richtigen Tonus an sich. Seine Qualität kann nur in der Beziehung zur gesamten aktuellen Situation bewertet werden.

Ein praktisches Experiment

So wie uns unsere Sinnesorgane befähigen zu hören, um Töne voneinander zu unterscheiden, und zu sehen, um Farben voneinander zu unterscheiden, erlaubt uns unser sensibles Nervensystem, unseren Körper zu fühlen und seine verschiedenen Spannungslagen wahrzunehmen.

Da die Erfahrung eines Gefühls nicht durch Worte zu ersetzen ist, möchte ich mich mit einigen Fragen ganz persönlich an Sie wenden:

– Wie fühlen Sie sich selbst in diesem Moment?

Spüren Sie, wo Ihr Körper gestützt wird durch einen Stuhl, durch eine größere Auflagefläche, durch den Boden?

– Können Sie sich dort gut niederlassen und tragen lassen, oder fühlen Sie sich eher angestrengt in dieser Situation?
– Wie berühren Sie jetzt das Buch mit Ihren Händen?

Halten Sie hier bitte für eine kleine Weile inne, beantworten Sie sich selbst diese Fragen. Verändern Sie gerne Ihre Position, wenn Sie es als wohltuend empfinden.

Ich gehe davon aus, dass Sie einen bestimmten Grund haben, dieses Buch zu lesen, und wüsste gerne, wie Ihre Stimmung dabei ist. Folgende Annahmen sind möglich:

Voll Interesse und aufmerksam, neugierig darauf, Neues zu lernen oder Bekanntes bestätigt zu finden, skeptisch und kritisch, müde und gelangweilt.

Ihr Tonus kann sich angemessen auf Ihre Beschäftigung einstellen. Körper, Geist und Seele kooperieren miteinander und machen Ihnen Lesen und Verstehen leicht.

- Fühlen Sie sich ermüdet, gelangweilt, persönlich nicht angesprochen von allzu vielen Erklärungen?

Ein zu tiefer Tonus wird Ihnen das Lesen weiter erschweren. Sie empfinden Ihren Körper schwer, Geist und Seele sind langsam und träge und lassen Lesen und Verstehen mühevoll werden.

- Lesen Sie angespannt, unter Zeitdruck, um sich möglichst schnell zu informieren?

Ein zu hoher Tonus setzt Sie noch mehr unter Druck. Die Muskulatur ist angespannt, der Geist hat nicht genug Zeit, das Gelesene zu verarbeiten, Ihr Organismus gerät in eine Stresssituation.

Ihr eigenes Körperempfinden wird die Antwort auf diese Fragen geben.

Eine positive Motivation ist Grundlage für eine gute Spannung und Stimmung bei allem Tun, z. B. beim Lesen und Verstehen eines Buches. Auch der Text muss durch Inhalt, Gestaltung und Formulierung so »spannend« sein, dass er diesen Eu-tonus aufrechterhält.

Hintergrund

Gerda Alexander

Gerda Alexander schreibt in ihrem Buch *Eutonie*:

»Was ist Eutonie? Eutonie ist ein westlicher Weg zur Erfahrung der körperlich-geistigen Einheit des Menschen. Nicht durch Versenkung, sondern durch Erweiterung des Bewusstseins werden schöpferische Kräfte entfaltet und zugleich die soziale Kontaktfähigkeit aktiviert – ein Entwicklungsweg, der die Qualität der Persönlichkeit freilegt und ihr die Anpassung an das Leben der

Gemeinschaft ohne Verlust der Eigenheit ermöglicht.« (Gerda Alexander: EUTONIE, Kösel 1999, S. 25)

Gerda Alexander (1908–1994) wurde in Wuppertal geboren. Ihre Begabung für Musik und Rhythmus wurde sehr früh von ihren musikalischen Eltern gefördert, die sich beide für die Rhythmik Jaques-Dalcroze begeisterten. Sie erzählte, dass ihr Vater sie als Baby aufnahm, wenn sie weinte, sie zum Klavier trug und ihre Füße von den Tasten berühren ließ. Sie vermutete, dass die Berührung der Fußsohlen, die dadurch stimulierte Streckung der Beine gegen den Widerstand der Tasten und die so erzeugten Klänge und Rhythmen damals schon den Grund legten für ihr Gefühl der Einheit von Berührung, Bewegung, Klang und Rhythmus.

1924 begann Gerda Alexander mit der Ausbildung für die Rhythmik Jaques-Dalcroze. 1929 legte sie das Rhythmik-Examen an der Hochschule für Musik in Berlin ab. Ihre Tätigkeit bei Prof. Peter Petersen, dem Reformpädagogen in Jena, legte die Basis für den pädagogischen Ansatz ihrer Arbeit. Diese »Neue Pädagogik« sah ihre wichtigste Aufgabe darin, die Fähigkeit des Menschen zu entwickeln, seiner eigenen Persönlichkeit entsprechend Verantwortung zu übernehmen.

Ihre vielseitige pädagogische, therapeutische und künstlerische Arbeit führte Gerda Alexander in den 30er Jahren nach Skandinavien. Dort wurden Rhythmik-Erziehung und Reformpädagogik im Gegensatz zu Deutschland in dieser Zeit mit großer Offenheit aufgenommen. Sie unterrichtete an der Fröbel-Hochschule, stellte die Rhythmik Jaques-Dalcroze beim New-Education-Fellowship-Kongress in Helsingør vor und erarbeitete unter Leitung von W. Meyer-Radon in Malmö Choreographien für die Opern Orpheus und Eurydike (Gluck), Jasager (Kurt Weill), Dido und Aeneas (Purcell).

Ein Engagement als Choreographin bei dem damaligen Direktor des Berliner Staatstheaters Leopold Jessner im März 1933 konnte nicht mehr realisiert werden. Jessner war Jude, musste seine Tätigkeit aufgeben und verließ Deutschland.

Gerda Alexander blieb in Dänemark und erklärte später dazu: *Eine Pädagogik, die an die Verantwortung des Individuums appelliert, hat keinen Platz in einem Land, in dem ein Führer die Verantwortung allein übernimmt.*

Sie schloss sich einem skandinavischen Solidaritätsnetzwerk an, das vielen Menschen zur Flucht vor den Nazis verhalf. Nach dem Krieg erhielt sie die dänische Staatsbürgerschaft und gründete in Kopenhagen ihre eigene Schule.

Die politische Situation und ihre eigene schwache gesundheitliche Konstitution führten zu einer Wende in ihrem Leben, weg von der geliebten Bühnentätigkeit, hin zu einem inneren Weg der Spür- und Forschungsarbeit.

Entwicklung der Eutonie-Gerda-Alexander

Gerda Alexander begann sehr früh, ihre psycho-physische Körperarbeit unter dem Aspekt einer neuen Pädagogik zu entwickeln. Ihr Anliegen war es, den Menschen Hilfen zu geben, sich selbst durch die eigene Leiblichkeit zu entdecken und ihre Potenziale zu entwickeln. Für Gerda Alexander war diese Selbstwahrnehmung und Selbsterkenntnis Grundlage für eine gesunde Beziehung nach außen und zur Fähigkeit, den eigenen Möglichkeiten entsprechend Verantwortung für sich und seine soziale Umwelt zu übernehmen. Damit war sie ihrer und auch unserer Zeit weit voraus: »Denn eine gesellschaftliche Neuordnung, wie sie heute angestrebt wird, kann nicht allein durch äußere Reformen erreicht werden, sondern nur, wenn sich jeder Einzelne seiner Verantwortung für das sichtbare und unsichtbare Ganze bewusst wird und entsprechend in seinem Leben handelt.« (Gerda Alexander, 1999, S. 50)

Das erste Forschungsobjekt war ihr eigener Körper, dessen schwache Konstitution von ihr forderte, ökonomisch mit ihren Kräften umzugehen. Durch ihre vielseitige Arbeit mit Pädagogen, Psychologen, Künstlern, Kindern, mit unterschiedlichen Menschen, die auf der Suche nach neuen Wegen für ihre Gesundheit und ihre Persönlichkeitsentwicklung waren, konnte Gerda Alexander ihre besondere Begabung weiterentwickeln: das bewusste körperlich-seelische Einspüren in die individuelle Spannung und Stimmung eines Menschen und seine Situation. Tonusadaption wurde zum Wesen ihrer Methode.

Gerda Alexander gab ihrer Arbeit 1956 den Namen Eutonie und bezeichnete so auch die Ausbildung an ihrer Schule, die sie bis 1987 leitete.

1959 fand der »Kongress für Entspannung und natürliche Bewegung« in Kopenhagen statt. Dieser Kongress wurde von ihr mit Hilfe des dänischen Gesundheitsministeriums organisiert. Etwa 400 Teilnehmer kamen zusammen, und viele körperorientierte Methoden waren vertreten. Sie wurden vorgestellt in Form von Vorträgen und praktischen Kursen, u. a. die Eutonie durch Gerda Alexander, die Feldenkrais-Methode durch Moshé Feldenkrais (Tel Aviv), die F.-M.-Alexander-Technik durch Frank Pierce Jones (Boston).

Das Gemeinsame aller Methoden war die Entwicklung des Körperbewusstseins.

Gerda Alexander hoffte auf eine zukünftige Kooperation der verschiedenen Wege, um für diese neue Qualität der Körperarbeit mehr Gewicht und Anerkennung in der Öffentlichkeit zu erwirken. Doch auch mit diesem Wunsch war sie ihrer Zeit voraus. Die Individualität der Gründer und ihrer Methoden forderte Abgrenzung, um ihre Unterschiede deutlich zu machen. Erst die nachfolgenden Generationen begannen, vom gesicherten Ufer der eigenen Methode aus Brücken zu bauen und sich zu begegnen. (Steinmüller, 2001)

Gerda Alexanders Reisen zu Kursen und Kongressen an Universitäten und Instituten führten sie in die USA, nach Südamerika, Israel, Skandinavien, Frankreich, England. Sie war offen für andere Methoden, für jede menschliche Begegnung und für neue Forschungen. Vorurteile ihr gegenüber und Angriffe auf sie wegen mangelnder wissenschaftlicher Beweise blieben nicht aus. Sie bedauerte selbst, nicht die theoretischen Kenntnisse zu haben, die sie z. B. bei Moshé Feldenkrais beeindruckten. Im Gegensatz zu ihm, der fähig war, »... die Erkenntnisse großer Forscher und Autoren in die Praxis umzusetzen und dadurch etwas zu erreichen, wovon diese selbst keine Ahnung hatten, nämlich die unmittelbare Nutzanwendung ihres Wissens« (Feldenkrais, 1987, S. 25), orientierte sie sich bei der Entwicklung ihrer Methode an der Leiblichkeit mit ihrer fühl- und fassbaren Realität, die sie mit ihrem differenzierten Körperbewusstsein, ihrer stets fragenden Beobachtungsgabe, ihrer künstlerischen Kreativität und ihrer Kontaktfähigkeit gestaltete. Ihr Vertrauen in die heilenden und kreativen Kräfte eines jeden Menschen setzte sie auch in die gesamte menschliche Bewusstseinsentwicklung. Sie schreibt:

»Die heutigen Erkenntnisse in verschiedenen Disziplinen und modernen Forschungsmöglichkeiten können neue Formen der Zusammenarbeit und der Formulierung von grundlegend neuen Erkenntnissen ermöglichen.

Neue physiologische Erkenntnisse klären nun mehr und mehr die objektiven Gesetze, welche die Wirkung der Eutonie verständlich machen. Kontakte mit Wissenschaftlern und Forschungsinstituten fördern diesen Bewusstseinsprozess.

Allerdings wäre die Eutonie nicht entstanden, wenn wir erst die wissenschaftlichen Erklärungen abgewartet hätten, ehe wir an uns selbst die umstürzenden Wirkungen eines neuen Zugangs zur vieldimensionalen Wirklichkeit feststellen.«

(G. Alexander im Vorwort zur dritten Auflage ihres Buches *Eutonie)*

Menschliches Bewusstsein – Körperbewusstsein

Jede Bewusstseinsstufe des Menschen prägt die Art, wie er sich sozial, wissenschaftlich, künstlerisch und spirituell äußert. Die Schöpfer der Zeichnungen und Gemälde, der Reliefs und Skulpturen aller Zeiten der Menschheitsgeschichte zeigten und zeigen nicht nur ein äußeres Abbild des Menschen, sie verweisen zugleich auf das Bewusstsein und damit auf das Menschenbild ihrer Zeit.

Die altägyptische Malerei zeigt in der noch zweidimensionalen Menschendarstellung eine statische Haltung und ausbalancierte Körperstruktur. Sie ist Ausdruck eines Bewusstseins, welches den Menschen eingebunden in eine harmonische Ordnung sieht. Diese Einheit existierte in vielen alten Kulturen.

Im Gegensatz dazu steht die Dynamik, die in den Darstellungen der alten Griechen vorherrschte. Der Einsatz von Stand- und Spielbein, von Rotation und Gegenrotation, das Ausgreifen der Glieder in den Raum kann als Ausdruck des Willens zur individuellen Ich-Entfaltung gedeutet werden. Der Mensch wird befreit von den Strukturen dargestellt, die durch die Schwerkraft vorgeben sind. Das Naturgesetz wird verdrängt durch eine ästhetisierende Betonung von Individualität und Freiheit.

In der Renaissance entwickeln sich zunehmend die wissenschaftliche Erforschung der Anatomie und das Bewusstsein für die Dreidimensionalität des Raumes. Die Berechnung der Gestirne und ihrer Bewegung und der Aufbruch zur Reise um die Erde, die nunmehr als Kugel erkannt wird, spiegeln sich in der perspektivischen Malerei. Der wachsende Forschergeist erfordert das rationale Messen und Wiegen, das Berechnen von Quantitäten, das Zerteilen der Ganzheit in seine Teile. Das Beurteilen und Verurteilen wird vorherrschend.

Das ermöglicht eine Perfektion in der Darstellung des menschlichen Körpers, wie wir sie von den Werken Leonardo da Vincis kennen. Da Vinci erkannte jedoch zugleich die Grenze dieser mentalrationalen Fertigkeit und warnte: *»O Maler-Anatom, schaue zu, dass die allzu große Kenntnis der Knochen, Sehnen und Muskeln nicht Ursache werde, dass du ein hölzerner Maler seiest.«* (Leonardo da Vinci: Traktat über die Malerei)

Seit der Renaissance bis zum Beginn des 20. Jahrhunderts stand eine systematische und methodisch ausgearbeitete Beschäftigung mit Bewegung und Körperhaltung im Zeichen der Herrschaft des Menschen über die Natur. Die analytische Betrachtung der menschlichen Bewegung nach physikalischen Gesichtspunkten fand u. a. ihren Ausdruck in der körperlichen Militärerziehung und im höfischen Tanz. Klare Zeiteinheiten als Grundmaß der Bewegung, definierte Verhältnisse der Bewegungselemente zueinander, festgelegte Formen und überschaubare Figuren waren wichtige Ziele. Privilegierte Stände stellten sich durch die Formen ihres Auftretens dar.

In der Medizin führte die strikte Trennung von Körper und Geist durch Descartes mit der Vorstellung des menschlichen Körpers als Maschine und das Analysieren ihrer Teile zu einer entsprechenden mechanistischen Anschauung von Gesundheit und Krankheit. Der Mensch als ganze Person und der Aspekt des Heilens gerieten aus dem Blickfeld.

Diese mentale Struktur bestimmt uns heute noch weitgehend und zeigt sich zunehmend als rein rationales Bewusstsein, in dem Emotion, Sinnlichkeit und Spiritualität keinen angemessenen Platz finden.

Parallel dazu kündigt sich in vielen Bereichen ein neues Bewusstsein an. Eine neue Sichtweise erkennt den Zusammenhang und die wechselseitige Abhängigkeit aller Phänomene, sie denkt in Systemen und dynamischen Prozessen. Die Psychosomatik leistete durch die Vereinigung von Psyche und Soma eine Überwindung der Dualität. Naturwissenschaftler, Philosophen und Künstler künden von einer neuen Dimension. Sie weisen auf die Entwicklung des Bewusstseins hin, das von der Dreidimensionalität in eine vierte Dimension wächst, der Raum wird ergänzt durch die Zeit.

Der Schriftsteller und Philosoph Jean Gebser bezeichnet diese Erweiterung als sich andeutenden Wandel zu einem integralen Bewusstsein. Das menschliche Bewusstsein beschreibt er als Struktur, sein Wachstum als Mutation:

Die archaische Struktur (Ursprung, nulldimensional)
Der Mensch lebt ohne Raumbewusstsein und ohne Ich-Bewusstsein und in einer ganzheitlichen Identität mit der Natur.

Die magische Struktur (vital, eindimensional)
Der Mensch erlebt die Natur als Gegenüber und ist verflochten mit ihr. Geleitet von Instinkt und Trieb bannt er die Natur durch Rituale.
Motto: Pars pro toto.

Die mythische Struktur (psychisch, zweidimensional)
Der Mensch empfindet die Welt und beginnt, sie mit seinen Vorstellungskräften zu deuten. Dies manifestiert sich durch seine Götter, Mysterien und Symbole.
Motto: Seele bedeutet Leben.

Die mentale Struktur (zerebral, dreidimensional)
Der Mensch begegnet der Welt rational. Kausales Denken ermöglicht, sie zu analysieren und zu bewerten. Das Raumbewusstsein schafft die Perspektive.
Motto: Denken ist Sein.

Die integrale Struktur (integral, vierdimensional)
Der Mensch ist gegenwärtig. Sein bewusster, integrierender Geist nimmt die Welt raum-zeitfrei wahr, sie wird transparent für das Geistige.
Motto: Wahrnehmen – wahrgeben.

Keine Struktur schafft die vorhergehende ab, sondern integriert sie und überwindet ihren Anspruch auf Ausschließlichkeit. (Gebser, 1978)

Das integrale Bewusstsein hat eine neue Dimension und damit eine neue Qualität.

Qualität ist nicht messbar, sie äußert sich durch das, was sie bewirkt. Die Qualität des Bewusstseins äußert sie sich durch die Fähigkeit des Menschen, die Einheit zwischen der eigenen Leiblichkeit, der Welt und der geistigen Dimension wahrzunehmen.

Die Eutonie-Gerda-Alexander wirkt durch ihre praktische Anwendung mit an der Evolution des menschlichen Bewusstseins.

»So erfahren die Schüler, dass es eine eindeutige Scheidung in ›rein geistig‹ und ›nur körperlich‹ nicht geben kann. Darum gilt es, das den Körper bis in seine innersten Teile durchwirkende Geistige, welches das persönliche und kollektive Unbewusste und zudem alle Stufen vorangegangener und künftiger Schöpfungsevolutionen mit einschließt, in das Offenbare des Bewusstseins zu heben.«

(Gerda Alexander, 1986, S. 58)

Wirkmechanismen

Tonusregulierung, eine theoretische Annäherung

Voraussetzung für eine bewusste Tonusregulierung ist ein differenziertes Körperbewusstsein. Damit ist immer auch ein Bewusstseinswandel verbunden.

Die Eutonie-Gerda-Alexander zeigt einen Weg, unseren Körper zu stimmen, so wie ein Musiker sein Instrument stimmt. Die Spannung einer Saite lässt diese schneller oder langsamer schwingen und damit höher oder tiefer klingen. Der Musiker gibt ihr durch die richtige Spannung den richtigen Ton. Dabei leitet ihn sein geübtes Ohr.

Wie bringt der Mensch seinen Körper in einen guten Spannungszustand, welches Sensorium steht ihm zur Verfügung, um sich einzuschwingen in seine aktuelle Lage und gut gestimmt zu sein?

Gerda Alexander als Praktikerin baute die Eutonie weitgehend aus ihrer empirischen Erforschung der Körperphänomene auf. Heute kann die Wissenschaft manche dieser Phänomene erklären. Der Muskeltonus und seine Regulierung sind vielfach erforscht und diskutiert, die Ergebnisse sind wissenschaftlich immer noch umstritten.

Im Hinblick auf das komplexe Nervensystem und seine Vernetzungen können meine Ausführungen über die neurologischen Erkenntnisse zum Tonus im Rahmen dieses Beitrages nur Annäherungen sein. Ich beschränke mich auf die vereinfachte Definition von Tonusregulierung, wie sie als Grundlage in der Eutonie-Gerda-Alexander benutzt wird.

In diesem Zusammenhang weise ich auf Deane Juhans Körperarbeit und auf die ausführlichen fachlichen Erklärungen in der Reihe *Physiologische Therapien* des Thieme-Verlags hin. (Van den Berg, 1999, 2001, 2003)

Wie eingangs erwähnt, reguliert sich der Tonus durch das Zusammenwirken des sensiblen, motorischen und vegetativen Nervensystems (Körpertonus) und des psychischen Spannungszustands (Psychotonus).

Für die Regulierung der Spannung eines Muskels sind zwei besondere Arten des sensiblen Nervensystems zuständig, die auf mechanische Reize reagieren.

Es sind die Sinnesorgane eines Muskels, die Muskelspindeln und die Golgi-Sehnenorgane.

Muskelspindeln:

Kleine Bündel von spezialisierten Muskelfasern liegen parallel in der Skelettmuskulatur. Wegen ihrer Form und Anordnung werden sie intrafusale Fasern genannt (lat.: intra = innerhalb und fusus = Spindel) im Gegensatz zu den extrafusalen Fasern. Um ihren Mittelbereich winden sich sensible Nervenendigungen, die Anulospiralrezeptoren.

Die extrafusalen Muskelfasern werden durch das Alpha-moto-Neurosystem oder durch eine Kraft von außen, z. B. durch die Schwerkraft oder Zug, erregt. Die intrafusalen Fasern reagieren auf die Dehnung der extrafusalen Muskelfasern, die Anulospiralrezeptoren messen die Längenveränderung und deren Geschwindigkeit.

Die sensible Nervenbahn eines Anulospiralrezeptors synaptiert im Rückenmark direkt mit dem motorischen Alpha-Neuron. Dieser monosynaptische Reflexbogen wirkt als Schutzmechanismus unterhalb der bewussten Wahrnehmung kontrahierend auf den Muskel (Beugereflex). Diese Feedback-Schleife ist an der Aufrichtung beteiligt und hält unseren Körper in einem labilen Gleichgewicht gegenüber der Schwerkraft.

Golgi-Sehnenorgane:
Sie liegen als verzweigte Nervenendigungen in den Sehnen, besonders im Übergang vom Muskel zur Sehne. Wellenförmig sind sie zwischen den Kollagenfasern der Sehne angeordnet und reagieren auf die Spannung und die Zugkraft, mit der ein Muskel über seine Sehne auf den Knochen einwirkt. Sie messen die Kontraktion und das Gewicht, das von der Muskulatur bewegt wird. Ihr Schwellenwert liegt höher als derjenige der Muskelspindeln. Ihre Adaptionsfähigkeit sorgt für Aufrechterhaltung der Spannung, die für eine zu leistende Muskelarbeit nötig ist.

Die Golgi-Sehnenorgane geben die gemessene Spannung der Sehne als Information in das zentrale Nervensystem weiter. Über den Golgi-Reflexbogen wird eine Hemmung des Alpha-moto-Neurons ausgelöst und das Erregungsniveau verringert, bis der Normalwert der Muskelspannung wiederhergestellt ist. Dieser Schutzmechanismus verhindert eine Schädigung der Sehnen und Knochen durch zu starke mechanische Kräfte.

Die beiden komplementär arbeitenden Propriozeptoren regulieren den mechanischen Zustand der Muskeln.

Fusi-moto-Neurosystem:
Auf die Muskelspindeln wirkt neben der afferenten Stimulierung eine efferente Innervation, die vom Gehirn gesteuert wird: das Fusi-moto-Neurosystem (Gamma-moto-Neurosystem).
Die Formatio reticularis, ein netzartiges Nervensystem im Stammhirn, hat für diese efferente Stimulierung eine besondere Bedeutung. Hier laufen über die hochgradigen Vernetzungen des zentralen Nervensystems aus den verschiedenen Gehirnarealen und der Peripherie über afferente und efferente Nervenbahnen Informationen zusammen und werden verarbeitet. Die Formatio reticularis sendet über das Fusi-moto-Neurosystem hemmende oder aktivierende Impulse zu den intrafusalen Fasern der Muskelspindeln.
Die Formatio reticularis ist zuständig für das allgemeine körperliche und seelisch-geistige Erregungsniveau. Die Spannweite zwischen dem Wach- und Schlafzustand, zwischen äußerster körperlicher und geistiger An- und Verspannung bis hin zur Verkrampfung und tiefer Schlaffheit, Emotionslosigkeit und Antriebslosigkeit werden von ihr gesteuert.
Über das Fusi-moto-Neurosystem werden die intrafusalen Fasern kontrahiert und dadurch die Reaktion der Spindeln auf die Dehnung der extrafusalen Muskelfasern modifiziert. Es erhöht oder erniedrigt die Toleranz ihrer Erregbarkeit, es kann fördernd oder behindernd über die Spindeln auf den Muskeltonus einwirken.
In der Umschlingung der intrafusalen Fasern durch die Nervenendigung zeigt sich die Einheit von Wahrnehmung und Bewegung. Der Einfluss der mentalen, geistig-seelischen Disposition durch das Fusi-moto-Neurosystem bewirkt die Qualität der Bewegung und präsentiert die Ganzheit unserer Leiblichkeit.

Tonusregulierung, Praxis in der Eutonie-Gerda-Alexander

Tonusregulierung ist immer ein ganzheitliches Geschehen.

Der Einfluss des Fusi-moto-Neurosystems auf die Muskelspindeln ist ein Ergebnis des biopsychosozialen Hintergrundes der gesamten Lebenssituation. Blockierungen in den verschiedenen Systemen und Verarbeitungsebenen können in die Tonusregulierung störend eingreifen und eine adäquate Adaption an die Realität des Augenblicks verhindern. Dabei ist der aktuelle subjektive Bezug zur Umwelt ein wesentlicher Faktor. Der Tonus erhöht sich bei Konzentration, bei Freude und durch starkes Engagement, er steigt weiter an bei Aufregung, in Gefahrensituationen und bei Stress. Ruhige Zuwendung, Besinnung, Entspannung führen zu einer tieferen Tonuslage bis hin zum tiefen Tonus im Schlaf, bei Trauer und Depression. Ein differenziertes Körperbewusstsein, psychische Stabilität und eine ausgeglichene mentale Disposition wirken regulierend auf den Tonus ein.

In der Eutonie-Gerda-Alexander wird davon ausgegangen, dass der Tonus über die Formatio reticularis beeinflusst werden kann. Die Mittel dazu sind erhöhte Selbstwahrnehmung, bewusste Steuerung der Aufmerksamkeit, eine Vielfalt taktiler Stimulierungen und ein spielerischer Umgang mit Bewegung.

Im Unterricht regen einfache konkrete Aufgabenstellungen zum achtsamen Berühren, Spüren und Bewegen an und führen zur Erfahrung der Schwerkraft durch den Umgang mit dem tragenden Boden. Bewusst erlebte Berührung erhöht die Sensibilität der Haut und der tiefer liegenden Gewebeschichten, und sie unterstützt die Erkundung des eigenen Körpers. Kontaktaufnahme zur Umgebung und zu anderen Teilnehmern fördert die Beziehungsfähigkeit und macht die Wechselwirkung zwischen Körper (Körpertonus) und Psyche (Psychotonus) erlebbar.

Die Körpererfahrungen werden bewusst gemacht und vertieft durch verbalen Austausch in der Gruppe und durch kreativen Ausdruck in freier Bewegungsgestaltung, im Malen und Modellieren.

Erfahrungen und Beobachtungen führten Gerda Alexander zu der Erkenntnis, dass zu einer optimalen Tonuseinstellung die innere Bereitschaft gehört, sich psycho-physisch auf die gegenwärtige Situation einzustellen und dass diese Bereitschaft die Lernfähigkeit und Reaktionsfähigkeit fördert. Dieses ganzheitliche Gegenwärtig-Sein bezeichnete sie mit Präsenz.

Gerda Alexanders empirische Erkenntnis wird von M. Spitzer bestätigt. Er spricht von der lebenslänglichen Plastizität des Gehirns. Die von ihm beschriebenen Untersuchungen zeigen eindeutig, dass die einem bestimmten Körperteil geltende Aufmerksamkeit die entsprechende kortikale Fläche erregt und neue Vernetzungen bewirkt. Wiederholungen vergrößern die Repräsentationsflächen im Gehirn, und Aufmerksamkeit fördert diesen Lern- und Wachstumsprozess. (Spitzer, 2000)

Von wesentlicher Bedeutung für die Tonusregulierung ist die Intentionalität des Menschen, das heißt seine innere Bereitschaft, seine Absicht und Ausrichtung auf etwas hin, seine Zuwendung zur Welt. Die Intention führt über die Formatio reticularis und das Fusi-moto-Neurosystem zu einer antizipatorischen (vorbereitenden) Tonuseinstellung.

Ein im Sinne der Eutonie gesunder Mensch verfügt über seine ganze Tonus-Spannweite und kann damit seiner eigenen Persönlichkeit entsprechend auf die aktuelle Lebenssituation reagieren.

Gerda Alexander sagte: »Unser Ziel ist, den Menschen in die Lage zu versetzen, sich auf die Wirklichkeit des Augenblicks einzulassen.«

Grundannahmen und Vorgehensweise

Grundannahmen und Grundthemen

Das Menschenbild von Gerda Alexander wurde zur Grundannahme ihrer Methode:

Jeder Mensch ist eine individuelle Persönlichkeit mit einer lebenslangen Fähigkeit zur Entwicklung. In ihm angelegt ist das Streben nach Wachstum, Wohlbefinden und gesunder sozialer Beziehung und die Suche nach Lebenssinn und Lebenserfüllung.

Die Entdeckung der eigenen Leiblichkeit schafft eine Voraussetzung, um diese Lebensqualitäten zu entfalten und die Selbstregulierungs- und Heilkräfte zu fördern.

Die Beziehung des Menschen zu sich selbst und seine Eingebundenheit in die Umwelt bilden die Grundthemen der Übungsweisen. Sie beinhalten die physischen und psychosozialen Gegebenheiten für ein menschliches »In-der-Welt-Stehen«:

Berührung: Der Mensch wird berührt von der ihn umgebenden Welt.
Die Berührung wirkt auf ihn ein und bewirkt Veränderung in ihm.

Kontakt: Der Mensch nimmt Beziehung mit der Welt auf.
Er wirkt auf sie ein und bewirkt Veränderung in ihr.

Transport: Der Mensch wird durch Kraftübertragung gegen die Schwerkraft aufgerichtet.
Dadurch steht er in einer besonderen Beziehung zur Welt.

Diese Grundthemen stehen miteinander in Wechselwirkung, sowohl innerhalb unseres Organismus als auch zwischen ihm und der Außenwelt. Sie verlaufen meistens unbewusst.

Im Eutonie-Unterricht werden sie durch themenorientierte Übungsweisen erfahrbar gemacht. Dabei werden Funktionssysteme des Körpers angesprochen:

- das sensomotorische Nervensystem mit seinen Regelkreisen
- das vegetative Nervensystem mit seinen Regulationsaufgaben
- das Skelett mit seiner Statik und Mechanik
- der Stütz- und Bewegungsapparat mit seiner strukturbildenden Funktion
- das Gesetz der Schwerkraft und sein Einfluss auf die Körperfunktionen
- die Umwelteinflüsse und ihre psycho-somatische Verarbeitung

Die entsprechenden Übungsweisen werden als Prinzipien der Eutonie-Gerda-Alexander bezeichnet.

Vorgehensweise – Prinzipien der Eutonie-Gerda-Alexander

Die Prinzipien der Eutonie sind methodische Mittel. Durch sie werden einzelne Funktionen und somatopsychische Abläufe fokussiert. Sie ermöglichen, in praktischen Unterrichtssituationen diese Prozesse bewusst zu vollziehen und in ihrer Wirkung zu erfahren. Ihre Anwendung führt zu somatopsychischen Lernprozessen.

Die Prinzipien werden innerhalb einer Unterrichtssequenz oder im Anschluss daran in Zusammenhänge zu Alltagssituationen gestellt und die Übungen in Bewegungen des Alltags übertragen.

In Ruhepausen wird den Auswirkungen nachgespürt. Ein differenziertes Körperbewusstsein entwickelt sich durch das Vergleichen der bearbeiteten Körperseite mit der anderen, durch das Unterscheiden der Empfindungen vor einer Übung und danach, durch das Wahrnehmen von Veränderungen in der Beziehung des Körpers zum Boden.

Die Lernprozesse und die Wirkung auf das Nervensystem werden in allen aktiven und passiven Phasen gefördert durch Aufmerksamkeit, die Gerda Alexander mit Präsenz bezeichnete (siehe 3.2).

4Prinzip Berührung

Unser Körper wird ständig von der Außenwelt berührt, ohne dass wir uns dessen bewusst werden. Aufmerksam werden wir erst, wenn ein gewisser Schwellenwert überschritten wird, wenn eine Berührung mit Schmerz oder Lust, mit Emotion und Erinnerung verbunden ist.

Das Prinzip Berührung wirkt als sensorische Stimulierung auf die Haut als Körpergrenze und auf tiefer liegende Strukturen. Um eine differenzierte Wahrnehmung anzuregen, werden Materialien verschiedener Form, Größe, Festigkeit, Gewicht und Temperatur verwendet, z. B. weiche, wollige oder feste Bälle, Kissen mit Kastanien, Kirschkernen oder Spreu gefüllt, Bambusstäbe, Holzblöcke oder Seile. Auch die Gegenstände des Alltags werden einbezogen, wie z. B. der Boden, auf dem wir liegen, der Stuhl, auf dem wir sitzen, die Kleidung, die uns umhüllt.

Eine ruhige, gleichmäßige Berührung übt einen anderen Einfluss aus als eine schnelle, dynamische. Durch leichte Berührungen wird die obere Hautschicht stimuliert, durch Druck die darunter liegenden Schichten der Muskeln, Faszien und Knochen.

Einige Beispiele zeigen, wie das Prinzip angewendet werden kann:

Passive Berührung mit dem Boden:

Am Boden wird eine bequeme Lage eingenommen. Die Berührungsflächen zwischen Körper und Boden werden aufmerksam Schritt für Schritt erspürt. Dabei wird unterschieden, ob die Berührung sehr leicht ist und an der Haut gefühlt wird oder als Druck nach innen wirkt und im Muskelgewebe und an fester Knochenstruktur wahrgenommen wird.

Aktive Berührung mit dem Boden:

In einer Ausgangslage wird wahrgenommen, wo die Oberfläche des Körpers vom Boden berührt wird. Aufgabe ist es dann, durch selbst gewählte Bewegungen alle Körperflächen nacheinander mit dem Boden in Berührung zu bringen. Dabei entwickeln sich ungewohnte Bewegungen und unbekannte sensorische Erfahrungen. Dynamische Phasen mit kräftigem Druck gegen den Widerstand des Bodens wirken anregend, sanftes Anschmiegen an den Boden beruhigt.

Berührung mit Material in Ruhe und Bewegung:

a. Eine Hand nimmt einen weichen Wollball und berührt damit die andere Hand.

Letztere bleibt passiv und lässt sich berühren. Alle Teile der Hand werden durch langsames oder schnelles Rollen, Abstreichen, Beklopfen stimuliert. Durch mehr oder weniger Druck werden die Haut und innere Strukturen angesprochen.

b. Ein mit Kastanien gefülltes Kissen liegt auf dem Boden. Eine Hand bewegt sich so, dass sie mit allen ihren Teilen das Material abtastet. Die Hand berührt aktiv.

Die unterschiedliche Sensibilität von Handrücken, Handteller und Fingern wird erforscht, durch Druck gegen die Kastanien werden innere Strukturen deutlich. Dabei dreht und wendet sich die Hand auf dem Material, diese Bewegungen wirken weiter auf Arm und Schulter.

Reaktion:

- Der Körpertonus reagiert auf die Qualität der Berührungen, er wird durch die Stimulierung angeregt und erhöht oder beruhigt und gesenkt. Dabei ist die Reaktion abhängig vom Ausgangstonus. Bei einem zu hohen Tonus wird Berührung vorwiegend als entspannend erlebt, bei einem tiefen Tonus als belebend.
- Der Psychotonus reagiert auf die Assoziationen, die sich aus der persönlichen Biographie des Wahrnehmenden ergeben. Berührung, Druck und das Material selbst werden verknüpft mit positiven oder negativen Erinnerungen, Präsenz in der Wahrnehmung führt zu neuen Erfahrungen.

– Das Bewusstsein für den Körper mit seinem Raum, seiner Form, seiner Grenze wird entwickelt, unbewusste Körperteile integriert. Das Körper-Ich ermöglicht Abgrenzung.

Berührung vervollständigt das Körperbild.
Sie stärkt das Gefühl für die eigene Identität.

Prinzip Kontakt

Als Eutonie-Prinzip baut der Kontakt auf dem Prinzip Berührung auf und führt darüber hinaus. In unserem normalen Sprachgebrauch werden die beiden Begriffe meistens synonym gebraucht. In der Eutonie vertreten sie eine unterschiedliche Ausrichtung der gelenkten Wahrnehmung.

Kontakt bedeutet Verbindung, Fühlungnahme, Begegnung. Er stellt sich in verschiedenen menschlichen Beziehungen ein: in der Einheit von Mutter und Kind, in der emotionalen Begegnung Liebender, zwischen dem Künstler, seinem Instrument und seinem Publikum. Wie die Berührung bleibt auch der Kontakt oft unbewusst, aus Hingabe kann Selbstverlust oder Symbiose werden.

Kontakt im Sinne der Eutonie-Gerda-Alexander meint das bewusste Spüren über die eigene Körpergrenze hinaus (Transsensus), das Lenken der Wahrnehmung nach außen. Dieser bewusste Kontakt führt dazu, dass »*... man sich bei aller Hinwendung zum Partner nicht verliert und gleichzeitig die Persönlichkeit des anderen respektiert.*« (Gerda Alexander, Eutonie, 1986, S. 33)

Auch für das Prinzip Kontakt werden Materialien eingesetzt.

Ist der Mensch bei der Berührung ganz auf Empfang eingestellt und spürt den Einfluss eines Objektes auf sein sensomotorisches System, so wird er beim Kontakt zusätzlich zum Sender: Aufmerksamkeit und Wahrnehmung richten sich bewusst nach außen und wenden sich dem Objekt zu. Interesse, Neugierde, Empathie machen den ganzen Organismus bereit, sich auf eine Begegnung einzustellen. Der haptische Sinn umgreift das Objekt, begreift etwas von seiner Beschaffenheit und Qualität. Gleichzeitig wirkt das Objekt zurück auf das Subjekt, es kommt zu einem Dialog zwischen Innenwelt und Außenwelt.

Zwei Beispiele für den Schritt von der Berührung zum Kontakt zeigen, wie der Tonus sich durch Kontakt verändert:

a. Tonussenkung: In Rückenlage wird ein kleiner fester Wollball unter die Gluteusmuskulatur einer Beckenhälfte gelegt. Durch das Gewicht des Körpers dringt der Ball in das Gewebe ein, die innere Struktur und Beschaffenheit wird deutlich. Je besser sich die Muskulatur auf den Druck einlassen und nachgeben kann, umso weniger störend wird das Material empfunden (Berührung).

Die Aufmerksamkeit richtet sich anschließend nach außen zum Material. Das Becken wird niedergelassen mit dem Bewusstsein für den Ball, seine Festigkeit, Form und Temperatur und für die Einwirkung des eigenen Gewichtes auf ihn. Der Weg des Gewichtes durch den Ball bis in den Boden wird spürend begleitet. Die bewusste Hinwendung durch das Material zum Boden unterstützt die Wirkung der Schwerkraft auf den Körper und erlaubt ein tiefes Lösen (Kontakt).

Pausen zum Nachspüren geben der Sensomotorik Zeit, sich zu adaptieren.

b. Tonuserhöhung: Im Sitzen wird ein mit Kirschkernen gefülltes Kissen auf eine Schulter gelegt. Es wirkt auf Haut und Gewebe der Schulter ein. Das Gewicht wird angenommen, die Reaktion der Schulter gespürt (Berührung).

Dann wird die Aufmerksamkeit über die Berührungsfläche hinweg zum Kissen gelenkt. Diese Hinwendung weckt das Bewusstsein für seine gesamte Form bis zu der dem Körper abgewandten Seite, die nach oben in den Raum gerichtet ist. Die Schulter wird mit der Absicht bewegt, das Kissen höher in den Raum zu heben und wird wieder gesenkt. Die Auswirkung der Bewegung auf das Material wird aufmerksam verfolgt: Welches Gewicht wird bewegt, wie weit, wie hoch nach oben in den Raum? Wie fühlt sich die Bewegung an, und wie wirkt sie auf das Kissen?

Nach jeder Übungsphase wird das Gefühl für die Körpergrenze durch Berührung wieder hergestellt, der Kontakt bewusst aufgelöst und zwischen dem Ich und dem Nicht-Ich unterschieden.

Der Körpertonus reagiert auf das Material, seine feste oder weiche, schwere oder leichte Beschaffenheit, aber auch auf die Richtung der gelenkten Aufmerksamkeit. Die Ausrichtung nach unten, der Schwerkraft entsprechend, wirkt im Allgemeinen tonussenkend, die Ausrichtung nach oben in den offenen Raum, der Schwerkraft entgegengesetzt, tonuserhöhend.

Der Psychotonus reagiert anders auf ein bewusstes Lösen zum Boden hin, das ein sich Anvertrauen und Getragen-Werden erlaubt, oder auf das Heben eines Objektes aufwärts in den Raum. Dabei wird die persönliche Beziehung zum Thema Kontakt angesprochen. Positive Erfahrungen oder Gefühle der Isolation werden geweckt, damit verbundene Wünsche oder Ängste bewusst. Das Bedürfnis nach Nähe und Distanz klärt sich, unbewusster Ich-Verlust kann unterschieden werden von bewusster Hingabe.

> Das Körperbewusstsein erweitert sich um den haptischen Raum. Durch die Rückkoppelung zur eigenen Befindlichkeit und Reaktion lässt sich unterscheiden zwischen förderndem und schädigendem Kontakt. Damit öffnen sich Entscheidungs- und Handlungsräume. Es kann sich eine Tonusadaption einstellen, die dem Dialog zwischen Subjekt und Objekt angemessen ist.

Kontakt macht bewusst, dass eigenes Handeln zurück wirkt auf den Handelnden.

Prinzip Transport

Transport nannte Gerda Alexander die Kraftübertragung, die den Menschen gegen die Schwerkraft aufrichtet. Der Einsatz dieses Prinzips setzt Erfahrungen mit Berührung und Kontakt voraus.

Der Weg der Kraftübertragung durch die Statik des Skeletts wird im Liegen, Sitzen, Stehen und Bewegen erlebbar gemacht. Das Bewusstsein für die Skelettstruktur wird entwickelt, indem die Knochen und Gelenke in ihrer Form abgetastet werden. Durch Experimentieren mit dem Widerstand des Bodens, der Wände, fester und beweglicher Gegenstände wird der Kraftweg durch die Statik des Skeletts erforscht. Anatomie, Arbeit am Skelett und das Formen von einzelnen Knochenteilen aus Ton helfen, die nicht ertastbaren Teile zu ergänzen.

Zu Beginn wird die Aufmerksamkeit auf die Tragfähigkeit des Bodens gelenkt. Im Liegen können sich statisch unökonomische »Haltungen« und Kontraktionen in der Muskulatur lösen.

Beispiele schildern den Umgang mit Transport:

Transport im Liegen: In Rückenlage stehen die Füße in Hüftgelenkbreite am Boden auf. Über die Berührungsfläche hinaus wird Kontakt zum Boden aufgenommen. Die Füße geben einen leichten Druck gegen den Boden. Dabei werden verschiedene Richtungen ausprobiert: senkrecht, schräg zu seiner Ebene und parallel dazu. Durch den Widerstand des Bodens und seiner Rückwirkung auf den Köper wird das Gesetz von Druck und Gegendruck erfahren. Bei optimaler Lösung der Muskulatur überträgt sich die Kraft ökonomisch durch die Struktur des Skeletts.

Transport im Stehen: Die Füße stehen in Hüftgelenkbreite am Boden. Die Verteilung des Gewichtes über beide Beine und Füße zum Boden wird reguliert durch Verlagerung des Gewichtes von einem Bein auf das andere, von den Fersen zum Vorfuß. Berührung mit dem Boden und Kontakt in den Boden geben Sicherheit und Standfähigkeit.

Ein leichtes Schwingen um das eigene Lot überträgt sich durch den ganzen Körper. Dabei findet die Bewegung in den Fußgelenken statt, die senkrechte Körperachse bleibt in sich stabil. Kontakt zu einem auf dem Kopf ruhenden Material macht die Verbindung vom Boden durch die Füße und Beine, durch Becken und Wirbelsäule bis zum aufgerichteten Kopf noch deutlicher.

Transport im Sitzen: Wie im Stehen das Gewicht sich durch die Füße zum Boden überträgt, wird es im Sitzen über die Sitzbeine zum Hocker abgegeben. Die Höhe der Sitzfläche erlaubt den Beinen und Füßen eine gute Position mit rechten Winkeln in Hüft-, Knie- und Sprunggelenken und Berührung der ganzen Fußsohlen mit dem Boden. Die Sitzbeine werden auf der Sitzfläche abgetastet durch leichtes Vor- und Zurückschwingen, Gewichtsverlagerung und Kreisen. Ist eine gute Position für das Becken gefunden, wird die Richtung des Transportweges von der Sitzfläche durch Becken und Wirbelsäule aufwärts deutlich gemacht durch ein Material auf dem Kopf.

Transport in Bewegung: In Rückenlage wird das rechte Bein aufgestellt, der Fuß mit der Sohle gut am Boden platziert. Die linke Körperseite ist lang ausgestreckt, der Arm nach oben neben dem Kopf abgelegt. Es wird ausprobiert, wie ein Druck vom rechten Fuß gegen den Boden eingesetzt werden kann, um mit möglichst wenig Kraftaufwand in die linke Seitenlage zu kommen: In welche Richtung geht die Kraft gegen den Boden? Wie stellen sich Bein und Hüftgelenk ein? Wie entsteht der Bewegungsimpuls, und wie stark muss der Druck sein? Aus der Seitenlage wird dann ebenso mit der rechten Hand experimentiert: Wie kann die Hand durch einen Druck gegen den Boden den Körper möglichst ökonomisch wieder in die Rückenlage bringen? Das Forschen gilt vor allem der optimalen Richtung des Druckeinsatzes nach außen gegen den Boden und der Kraft, die durch den Widerstand des Bodens in den Körper zurückwirkt.

Im wechselnden Einsatz von Fuß und Hand wird der Körper von der Rückenlage zur Seitenlage bewegt und umgekehrt, bis die Bewegung »selbstverständlich« und damit leicht wird.

Der Vergleich zwischen den beiden Seiten macht die aktivierende Tonusregulierung deutlich spürbar.

a. Der Körpertonus reagiert auf die bewusst gespürte, aufwärts gerichtete und gegen die Schwerkraft wirkende Kraftübertragung mit einer Tonuserhöhung. Das Skelett wird als stützende Struktur erfahren. Gewohnte unökonomische »Haltungen« können aufgelöst werden. Bewegungen werden als frei und reaktionsfähig erlebt.

b. Der Psychotonus wird durch die erlebte körperliche Stabilität reaktionsbereit. Der Umgang mit Widerstand zeigt, dass Krafteinsatz nach außen den eigenen Körper bewegt, wenn sich das Objekt nicht bewegen lässt. Diese Erfahrung kann übertragen werden auf den Umgang mit Widerständen psychosozialer Art. Vom Boden und der eigenen Struktur aufgerichtet zu werden, ermöglicht Aufrichtigkeit und Selbständigkeit.

c. Das Körperbewusstsein integriert die tragende Kraft des Bodens. Die Aufrichtung führt zur optimalen Kraftübertragung durch Knochen und Gelenke. Über die Mechanorezeptoren wird das Zusammenspiel zwischen der alpha-motorisch gesteuerten und der reflektorischen Muskulatur reguliert. Die willkürliche Muskulatur wird frei für reaktionsfähige Bewegung und Kraftentfaltung.

Transport richtet auf und macht frei für Bewegung.

Prinzipien und Intention

Die Prinzipien Berührung, Kontakt und Transport machen die Grundthemen der Eutonie Gerda Alexander leiblich erfahrbar. Der Umgang mit den Prinzipien erfordert ein bewusstes somatopsychisches Gegenwärtig-Sein, damit sich der Tonus auf die aktuelle Situation einstellt. Diese Präsenz hat eine psychische Qualität und bildet die Grundlage für den nächsten Schritt, das intentionale Dasein.

Intentionales Dasein heißt, sich mit innerer Absicht und Bereitschaft den Dingen zuzuwenden, die sich ankündigen. Die Intention hat eine geistige Qualität. Fühlen, Denken und Wollen stimmen harmonisch überein, Handlung wird innerlich vorausgenommen. Damit bereitet sich der gesamte Organismus antizipatorisch auf das vor, auf das er sich hinbewegt oder was auf ihn zukommt. Die Tonuslage ist der beabsichtigten Aktion angepasst, die psychotone Einstellung führt zu einem optimalen ökonomischen Energieeinsatz bei der Durchführung der Handlung.

Jede Bewegung, jedes Handeln erfordert eine besondere Tonuslage. Unbewusst stellt sich der Körper darauf ein, ob ein leichtes Glas oder ein schwerer Koffer gehoben wird, ob eine Rede zu einem traurigen Anlass oder für ein fröhliches Fest gehalten wird. Ein Musiker stimmt seinen eigenen Tonus entsprechend der Musik ein, die er interpretieren wird; ein beschwingtes Menuett verlangt einen anderen Tonus als ein Trauermarsch. Wenn ein schlafendes Kind aus dem Bett gehoben wird, wirkt es schwerer als ein Kind, das aufgehoben werden möchte und dem Betreuer mit seiner ihm selbst unbewussten Intention entgegenstrebt.

Die Vorfreude auf das Kommende macht das Ersteigen einer Treppe mühelos, da der durch freudige Erwartung erhöhte Tonus den Körper leicht erscheinen lässt. Die gleiche Treppe ist mühevoll zu ersteigen, wenn Angst und Kummer den Tonus senken und der Körper schwer erscheint.

Die Beispiele machen deutlich, wie stark das Fusi-moto-Neurosystem mit seiner Verarbeitung psychischer und geistiger Botschaften den Körpertonus beeinflusst.

Prinzip Intention: Die Intention wird als methodisches Prinzip fokussiert, in Übungen erfahren und dadurch als somatopsychischer Prozess bewusst gemacht. In einfachen Übungen werden Bewegungen intendiert und der dadurch bewirkte Tonuswechsel erlebt. Die Intention als Eutonie-Prinzip zeigt einen Weg, sich im Jasagen zum Leben zu üben und Situationen offen mit Körper, Seele und Geist zu begegnen. Intention macht durch ihre geistige Qualität deutlich, dass die Eutonie-Gerda-Alexander auch in der praktischen Arbeit immer den ganzen Menschen in seiner Einheit von Körper, Seele und Geist meint. Die Möglichkeiten der Eutonie-Methode können ausgeschöpft werden, wenn es gelingt, die Intention in alle Prinzipien zu integrieren.

Weitere Prinzipien erweitern oder vertiefen, unterstützen und ergänzen die vorher beschriebenen Prinzipien:

Körperraum: Die Erfahrung der Dreidimensionalität des Körpers wirkt lösend, erweiternd und regt das vegetative Nervensystem an, z. B. Atmung und Zirkulation.

Zeichnen: Von einem fokussierten Körperteil werden Bewegungen initiiert. Dem Ausmaß der Bewegung schließen sich konsequent ein oder mehrere Glieder an und pflanzen sich durch die Struktur des Skelettes fort. Starre Bewegungsmuster werden aufgelöst, neue Möglichkeiten entdeckt.

Verlängerung: Vom distalen Ende eines Knochens werden seine Struktur und seine Richtung mental nach außen in den umgebenden Raum verlängert. Die haptische Ausrichtung über die Körpergrenze hinaus wirkt über das Fusi-moto-Neurosystem antizipatorisch auf den Tonus. Die Muskulatur wird dehnungsbereit, der Tonus der Antagonisten ist ausgeglichen.

Schwingen: Oszillation im Stehen um die senkrechte Körperachse, vor und zurück, rechts und links, um das Lot kreisend. Die an der Aufrichtung beteiligten Reflexe werden stimuliert, die Atmung wird reguliert.

Zusammenfassung

Prinzipien sind von Gerda Alexander entwickelte Übungsweisen.

Sie beruhen auf Gesetzen, die unsere Körperfunktionen bestimmen.

Wie die Gesetze, so stehen auch die Prinzipien in Wechselbeziehung miteinander und verlaufen weitgehend unbewusst.

In den Prinzipien werden die Funktionen, die sich aus den Gesetzen ergeben, einzeln fokussiert.

Sie werden praktisch erfahrbar und dadurch dem Bewusstsein zugänglich gemacht.

Alle Prinzipien werden einzeln und in Kombinationen angewendet.

Die Auswahl entspricht der Unterrichtssituation.

Kreatives Gestalten

Kreativität gehört zum Potenzial des Menschen. Eine oft unbewusste Sehnsucht liegt in ihm, durch Wort, Bild, Klang oder Bewegung etwas zu schaffen, das über ihn hinausweist. In unserer Zeit droht Kreativität zu verkümmern und beschränkt sich oft auf Phantasien, Tag- und Nachtträume. Selbst die Kreativität, die zur Zubereitung einer Mahlzeit mit ihren Düften und Farben gehört, wird durch Fastfood ersetzt.

Ein kreativer Prozess kann erwachsen aus einer Idee oder einer Emotion, denen ein Impuls folgt. Eine psychische Energie, die der Intuition des Augenblicks entspricht, äußert sich in Handlungen, die um ihrer selbst willen getan werden, z. B. im Spiel eines Kindes, im intuitiven Tanzen, im musikalischen Improvisieren.

Zur Gestaltung braucht der kreative Prozess ein handwerkliches Können, eine Technik und eine Materie, um sich zu manifestieren. Eine bestimmte Zeit und ein bestimmter Raum geben Struktur, eine geistige Disziplin wirkt gestaltend und gibt dem Werk seine Form. Es entsteht eine verbindliche Aussage, die von anderen nachvollzogen werden kann.

Kreativität war ein wesentliches Element im Leben von Gerda Alexander. Als ihr eine künstlerische Bühnentätigkeit nicht mehr möglich war, flossen ihre schöpferischen Kräfte in die Entwicklung und Gestaltung ihrer Methode. Sie prägten ihr pädagogisches Vorgehen und die Entwicklung der Prinzipien, ihren Umgang mit Bewegung, ihre Beziehung zu Menschen und zur Umwelt.

Bis heute werden die kreativen Prozesse im Eutonie-Unterricht weiterentwickelt und mit unterschiedlichen Schwerpunkten eingesetzt. Beim Lehrenden finden wir sie im variationsreichen Gestalten seines Unterrichts, bei den Schülern in ihrem verbalen Austausch, im Modellieren und im Gestalten von Bewegungen.

Gestaltung von Lernprozessen

Der Unterricht hat ein Grundthema als Leitfaden, die Prinzipien bilden die praktischen Inhalte. Es gibt keine festgelegten Stundenabläufe oder Lektionen. Die Anweisungen und Hinweise des Lehrers entstehen vor allem aus seinen Beobachtungen und seinem Gespür für die aktuelle Situation einer Gruppe oder eines einzelnen Schülers.

Der Schüler braucht neben seiner Motivation, seine Befindlichkeit zu verändern und sich auf Neues einzulassen, vor allem Raum und Zeit, um aufmerksam zu werden für seine eigenen Körperempfindungen, um die Phänomene einer Veränderung wahrzunehmen, um Zusammenhänge zu erkennen und sie als seine Wirklichkeit anzunehmen.

Der Lehrer ist Begleiter des Schülers, er nimmt dessen Bedürfnisse und Möglichkeiten wahr. Er nutzt seine Fähigkeit zur Tonusadaption, um sich in die körperliche und seelische Lage des Schülers einzuspüren. Er reagiert darauf mit der eigenen angemessenen Tonuslage, um den Unterricht durch die Neutralität der Prinzipien zu gestalten.

Die Gestaltung des Unterrichts entsteht aus dem lebendigen Dialog zwischen Lehrer und Schüler. Beide sind Lernende und Lehrende zugleich, sie gestalten gemeinsam den somatopsychischen Lernprozess. Für beide gilt:

> *»Der Dialog ist eine Chance, Neues zu entdecken,*
> *keine Garantie, Altes zu bewahren.«*
> (David Bohm: Der Dialog, Stuttgart 2002)

In der Gestaltung der Lernprozesse stehen Lehrer wie Schüler in ihrem eigenen Spannungsfeld:

Der Lehrer möchte den Schüler motivieren und anleiten, ihm aber gleichzeitig die eigene Entwicklung durch Selbsterfahrung ermöglichen und ihm die Entscheidung für den nächsten Schritt überlassen.

Der Schüler braucht für seine Sicherheit das Bewahren seiner vertrauten somatischen Verhaltensweisen, er wünscht sich aber gleichzeitig eine Verbesserung seiner Befindlichkeit, die Veränderung erfordert. (Riese, in: Steinmüller 2001, Seite 161 ff.).

Wenn der Schüler dem Vertrauen des Lehrers begegnet, wird er bestärkt, sich selbst zu vertrauen und sich den nächsten Erfahrungsschritt zuzutrauen.

Der Lehrer bietet Schutzraum und Freiheit für die Persönlichkeit des Schülers, und er begleitet dessen Schritte, ohne sie zu beurteilen, ohne Suggestion, ohne Ergebnisse vorwegzunehmen oder vorzumachen. Seine Anweisungen sind sachlich und klar. Er stellt dem Schüler Fragen nach seinen Empfindungen in verschiedenen Bereichen des Körpers, nach den Auswirkungen einer Übung und nach seiner akuten Befindlichkeit. Dadurch regt er dessen Aufmerksamkeit an. Durch die bewusste Wahrnehmung seines Körpers fördert der Schüler die somatopsychischen Veränderungen und spürt die

Wirkung. Diese Erfahrung motiviert den Schüler, und er beginnt, seine eigenen Fragen zu stellen:

Was geschieht da, und wie geschieht es?

Nicht mehr der Lehrer stellt die Fragen, sondern der Schüler als mündiger Mensch.

Die Eutonie-Pädagogen formulierten als ihr Leitmotiv:

»Bewohnt euren Körper, bewohnt euren Raum,
seid offen für alles Erstaunliche,
fragt ohne Unterlass die Welt,
befragt sie mit euren Sinnen.«

Der non-direktive Unterricht findet in einem Rahmen statt, der dem Schüler gleichzeitig Schutz und Freiraum für seine Selbsterfahrung gibt.

Die Übungen werden auf eine klare und sachliche Art vorgeschlagen.

Fragen nach Körperempfindungen unterstützen die Aufmerksamkeit der Schüler.

Hinweise werden ohne Suggestion oder Vorausnahme eines Ereignisses vermittelt.

Zum eigenen Experimentieren mit Fehlern, mit Irrtum und Erfolg, wird Zeit gegeben.

Stimulierung durch Musik oder vorgegebenen Rhythmus unterbleibt.

Der Schüler und seine Ausführung von Übungen werden nicht bewertet.

Durch den Umgang mit der Realität des greifbaren und fühlbaren Körpers, mit dem Boden und Material, im Liegen, Sitzen, Stehen und Gehen wird der Bezug zum Alltag hergestellt.

Kontrollpositionen

Gerda Alexander hat eine Serie von Körperpositionen entwickelt, die eine Untersuchung der eigenen Bewegungsmöglichkeiten erlaubt (Abbild 6). Durch bestimmte Lagerungen am Boden werden durch die Schwerkraft entsprechende Muskelketten gedehnt und Gelenke positioniert, Muskeln und Gelenke werden auf ihre Flexibilität hin überprüft. Damit wird ein Mittel gegeben, das die subjektive Leibarbeit ergänzt und eine objektive Überprüfung des Körperbildes ermöglicht.

Die Positionen gehen von einer störungsfreien Funktion aus. Es ist nicht Ziel, die Position zu erreichen, sondern sie als Möglichkeit zu nutzen, eigene Spielräume und Grenzen zu erkennen. Aus Respekt vor dem eigenen Körper mit seiner Geschichte werden Grenzen akzeptiert. Einschränkungen und Schmerzen werden als Hinweis auf Störungen verstanden und als Schutzfunktionen ernst genommen.

Auf »Umwegen« kann über den lösenden Einsatz der Eutonie-Prinzipien allmählich die Bewegungsmöglichkeit erweitert werden.

Die Bezeichnung »Kontrollposition« ist zu Beginn meistens erschreckend, weckt negative Erinnerungen an frühere Erfahrungen, kontrolliert und bewertet zu werden. Darum ist eine behutsame Anleitung durch einen Eutonie-Lehrer erforderlich, der vor Ehrgeiz bewahrt und darauf achtet, dass ein Mangel an Körpergefühl und fehlende Erfahrung nicht zu Schädigungen führen.

Schüler in der Ausbildung oder erfahrene Kurs-Teilnehmer, die gelernt haben, ihren Körper mit seinen Signalen zu respektieren, können dann selbständig mit den Positionen umgehen. Sie beginnen, neue Übergänge von einer Lagerung zur nächsten zu entwickeln, sie finden sinnvolle Reihenfolgen und spielen mit dem Tempo. Das Fokussieren einzelner Prinzipien macht deren unterschiedliche Wirkung deutlich: Die Berührung mit dem Boden und das bewusste Zulassen der Schwerkraft werden einen anderen Einfluss auf die Ausführung der Positionen und die verbindenden Bewegungen haben als der Kontakt zum Raum und zu den anderen Teilnehmern. Der Kontakt innerhalb der Gruppe führt zu einer Übereinstimmung des Rhythmus und zur Tonusadaption. Das gemeinsame Entdecken von Möglichkeiten und Grenzen führt zur Kreativität und heiterem Umgang mit den Kontrollpositionen (Abbild 6).

»Wenn durch bewusste Arbeit mit dem Körper der Tonus wieder flexibel geworden ist, gewinnt der Schüler vertiefte Erlebnisfähigkeit und den Zugang zu seinen schöpferischen Kräften. Die so gefundene Tonusharmonie führt zudem zu einem den Bedingungen der Gemeinschaft entsprechenden sozialen Verhalten und über den Weg der Individuation zur Reifung der Persönlichkeit.« (Gerda Alexander, 1999, S. 57)

Modellieren – Körperbildtest nach Gerda Alexander

Die Erkenntnisse von Paul Schilder (Paul Schilder, 1935) zur Entwicklung des Körperbildes als eine Erweiterung des Körperschemas fanden Gerda Alexanders Interesse.

Das Körperschema entwickelt sich durch sensomotorische Erfahrungen, es informiert über die Struktur des Körpers und seine Position im Raum.

Das Körperbild enthält die gesamten psycho-somatischen Erfahrungen. Es wird ständig neu geprägt und erweitert durch subjektive Wahrnehmungen von sich selbst und der Umwelt; gleichzeitig bestimmt das Körperbild deren Interpretation.

Gerda Alexander begann 1960 zu erforschen, welchen Anteil ihre Arbeit an einer Erweiterung des Körperbildes hat. Sie forderte ihre Schüler auf, aus Modelliermasse (heute wird Ton benutzt) eine menschliche Figur zu formen. Damit die unbewussten Anteile ungestört von kritischen Blicken und analytischem Denken mitwirken, wurden die Schüler gebeten, ihre Augen zu schließen, sich selbst und das formbare Material bewusst zu spüren und sich von ihrem Körpergefühl leiten zu lassen. Dem formbaren Material wird mit den Prinzipien Berührung und Kontakt begegnet. Modelliert wurde meistens zu Beginn und am Ende eines längeren Seminars und in Abständen während der Ausbildung. Gerda Alexander war selbst erstaunt über die Verschiedenheit der Gestalten, über die sichtbaren Hinweise auf das subjektive Körperbild und dessen Veränderung durch den Umgang mit der Eutonie.

Für die Schüler wird die Begegnung mit der eigenen Modellage oft zur Konfrontation, weil sie geprägt wurden von den Forderungen der Umwelt nach Leistung und Wettbewerb. Diese verinnerlichten Ansprüche werden jetzt sich selbst gegenüber erhoben. Die Akzeptanz der eigenen Figur wächst mit der Erkenntnis, dass ihr Wert nicht in einer realen Abbildung der anatomischen Struktur liegt und nicht an vorgegebenen ästhetischen Richtlinien gemessen wird. Wesentlich ist die Aussage zur eigenen Leiblichkeit (Abbild 7).

Der Lehrer gibt keinerlei Interpretationen zu den Modellagen.

Mit zunehmendem Körperbewusstsein lernen die Schüler, die Entwicklung in ihren eigenen Figuren zu entdecken und das sichtbar gewordene Körperbild in Beziehung zu ihrem Selbstbild zu setzen.

Die Arbeit mit Modellagen hat sich seit den Experimenten von Gerda Alexander weiterentwickelt.

Einige Beispiele für das Modellieren:

- Im Anschluss an den Unterricht wird den Schülern die Aufgabe gestellt, aus der Erfahrung heraus einen Knochen oder zwei sich begegnende Gelenkflächen zu formen. Wenn sie ihre Modellagen betrachten, wächst das Interesse für die Realität dieser Strukturen und für ihre Funktion.
- Nach dem praktischen Umgang mit einem Eutonie-Prinzip wird das Material ohne Vorgabe einer bestimmten Form gestaltet. Nach der Arbeit mit dem Körperinnenraum entsteht oft ein Ge-

fäß, nach Übungen mit dem Prinzip Berührung wird die Oberfläche besonders sorgsam geglättet.

- Die Teilnehmer*innen stellen zwei ihrer selbstgeformten Figuren einander gegenüber. Sie spüren sich ein in die beiden Gestalten und ihre Beziehung zueinander. Wenn eine Art Dialog zwischen den Figuren entsteht, können sie dies verbal äußern.
- Die Teilnehmer*innen einer Gruppe stellen ihre Figuren zusammen in einen begrenzten Raum. Immer wieder wird mit Erstaunen wahrgenommen, wie lebendig jede einzelne Figur wird, wenn sie in Beziehung zu anderen tritt.

Kreativität und Bewegung
Von der Bewegungsimprovisation zur Bewegungsstudie

Durch die Erfahrungen mit den Prinzipien, mit sich selbst und in der Gemeinschaft einer Gruppe wächst Bewegungsfreude und Vertrauen. Diese Entwicklung ist eine Voraussetzung für die freie, eigene Bewegungsgestaltung. Sie beginnt mit Improvisationen und führt weiter zu Bewegungsstudien. Als Thema werden ein oder zwei Prinzipien bestimmt, dazu können der Boden, Material oder bestimmte Körperteile zu Bezugsobjekten werden, z. B. »von der Berührung zum Kontakt mit einem Bambusstab«. »Transport: vom Liegen zum Stehen durch den Widerstand des Bodens.« »Zeichnen: Bewegen von einem peripheren oder einem zentralen Körperteil.«

Eine Improvisation kann am Ende einer Unterrichtsphase stehen. Die Schüler werden aufgefordert, sich zu dem gerade erfahrenen Prinzip selbst »zu artikulieren«.

Das Prinzip ist der Inhalt dieser Aufgabe, die eigenen Möglichkeiten und Grenzen bestimmen das Ausmaß der Bewegung, die eigene Intuition zeigt sich im Rhythmus und in der Dynamik. Emotionale Impulse und Lust an Bewegung äußern sich und schaffen die Qualität.

Zunehmend wächst die Fähigkeit, innerhalb der eigenen und der vorgegebenen Einschränkungen die eigene Freiheit zu finden. Jeder Schüler der Gruppe entwickelt seine Bewegungssequenzen unabhängig von den anderen und vom Lehrer. Dieser wird bei Bedarf an die gestellte Aufgabe oder ein bestimmtes Prinzip »erinnern«.

Es geht nicht darum, irgendeine Leistung, Muskelkraft, einen emotionalen Ausdruck oder eine festgelegte Form zu zeigen, sondern zu einer inneren Übereinstimmung von Empfindung und Bewegung zu finden. Durch anschließenden verbalen Austausch erfahren die Schüler gegenseitig von ihren Hemmnissen und Widerständen, von ihrer Lust, sich zu bewegen und zu experimentieren. Sie erkennen sich selbst in anderen oder begegnen fremden und unverständlichen Reaktionen.

Dem weiterführenden Schritt, sich gegenseitig zuzuschauen, wird oft mit Ängsten und einer Art von Lampenfieber begegnet. Aber das Interesse füreinander wächst. Anteilnahme wird zum Mitfühlen und Einfühlen in den anderen, der Ausführende erlebt dabei die tragende Kraft der Gruppe. In diesem Prozess wird Tonusadaption leibhaftig erfahren.

Auf dieser Grundlage entwickeln sich Improvisationen zwischen zwei, drei und mehreren Teilnehmern, die sich im Kontakt miteinander bewegen.

Studien sind gestaltete Improvisationen. Die Schüler werden aufgefordert, ihren intuitiven Bewegungsablauf zu reduzieren. Wie ein Bildhauer alles Überflüssige vom Stein wegnimmt, damit das Wesentliche offenbar wird, wird auch die Bewegung von allem Überflüssigen befreit. Emotionen und Eitelkeiten, Wettbewerb und Voreingenommenheit werden reflektiert und objektiviert.

Die Schüler suchen eine Bewegungsfolge, mit der sie sich identifizieren können. Identifizierung ist dann möglich, wenn der Bewegungsablauf mit den körperlichen Möglichkeiten und den Empfindungen übereinstimmt und sich ein Wohlgefühl einstellt. Das Gefühl für Stimmigkeit ist ein Zeichen für Qualität.

Für die gefundene Bewegungssequenz wird eine Form geschaffen, damit sie wiederholbar ist. Dabei werden ordnende und gestaltende Kräfte als eine geistige Disziplin eingesetzt. Diese geistige Disziplin lässt das subjektive Erlebnis der Improvisation zu einer »Komposition« werden, die eine objektive und verbindliche Aussage ermöglicht.

Wie bei den Improvisationen wird auch bei den Studien durch das Zeigen, das Zuschauen und Mitfühlen die große Bandbreite der verschiedenen Tonuslagen erlebt. Dabei lösen Tonusübertragung und Tonusadaption die eigene Fixierung und machen schwingungsfähiger.

Eine Studie zu zweit stimuliert, es wird mit unterschiedlichen Tonuslagen gespielt.

Die Entwicklung von Studien mit drei oder mehr Teilnehmern führt oft zu gruppendynamischen Prozessen. Hier spiegelt sich der Alltag mit seinem Spektrum sozialer Anforderungen. Der gemeinsam durchlebte Prozess kann zu einem Thema werden, das sich in einer Studie zeigt. Damit werden die persönlichen Affekte transparent und können objektiv gestaltet werden.

Viele Schüler werden durch diese Erfahrungen zu ihren eigenen schöpferischen Kräften geführt, die Türen öffnen sich für ein kreatives Gestalten des Lebens.

Gruppenstudien bleiben meistens auf die professionelle Ausbildung beschränkt. Selten gibt es Laien-Gruppen, die genügend Erfahrung und Motivation haben, sich auf das Experiment einzulassen.

»Um schöpferische, eutonische Bewegung hervorzubringen, ist daher eine Präsenz erforderlich, die keine geringere Disziplin ist als die einer Meditation. In einer eutonischen Bewegungsstudie muss jedoch die gereifte Form, das Erleben des Körperinnenraumes mit dem Kraftzentrum der Wirbelsäule und der von emotionellen Spannungen befreite, schwingende Atem in der Bewegung, nicht in ruhiger Versenkung zu Darstellung gelangen.

Erst im dynamischen Spiel der Bewegung wird die Transparenz des eigenen Körperraumes in der lebendigen Beziehung zum umgebenden Außenraum und zum Körperraum der anderen erfahren, wodurch ein neues, komplexes Bewusstsein entwickelt wird, das Außen und Innen gleichermaßen umfängt.« (Gerda Alexander, Eutonie, Kösel 1999, S. 58 f.)

Pädagogik oder Therapie

Die Eutonie-Gerda-Alexander ist eine pädagogische Methode, sie vermittelt somatopsychische Lernprozesse. Durch körperbezogene Selbsterfahrung lernt der Mensch seine Ressourcen kennen, und er erlebt die Wirkung der naturgegebenen Gesetze, nach denen sein Organismus sinnvoll und ökonomisch funktioniert. Jeder Mensch, der bereit ist, etwas für sich zu tun, der seine körperliche Flexibilität erhalten oder verbessern möchte, der seine seelische Befindlichkeit stabilisieren und seine geistige Beweglichkeit fördern möchte, kann am Gruppenunterricht teilnehmen. Besondere Körpererfahrungen oder körperliche Fähigkeiten sind nicht nötig.

In jedem sinnvollen Körperlernen liegt ein Schritt zum Heil-Werden. Heil-Sein bedeutet Ganz-Sein. Die Trennung von Heilen und Lernen gründet im dualistischen Denken, das in unserer sozialen Gesellschaftsstruktur noch immer vorherrscht.

Die Eutonie-Lehrer dürfen laut Gesetz nicht heilen. Das ist auch nicht ihr Ziel, solange Heilen sich auf die Beseitigung von Symptomen bezieht. Ein Pädagoge begleitet den Schüler auf seinem Weg, ein Therapeut trägt ihn. Jeder Pädagoge kann zum Therapeuten werden und jeder Therapeut zum Pädagogen, wenn es die Verantwortung gegenüber dem Menschen erfordert, der sich ihm anvertraut.

In diesem Sinne wird eine Eutonie-Lehrerin zur Therapeutin, wenn ihr Schüler aus einem akuten emotionalen oder körperlichen Grund zum Lernen nicht in der Lage ist.

Für Gerda Alexander war das gemeinsame Lernen im Kontakt miteinander die Grundlage zur Entwicklung sozialer Beziehungsfähigkeit. Dieser Aspekt war für sie wesentlich, und er ist auch heute noch Ziel der Eutonie-Arbeit.

Als Rhythmik-Lehrerin arbeitete sie mit einzelnen geistig und körperlich behinderten Kindern. Erst später kamen Erwachsene zu ihr, die aus psychischen oder körperlichen Gründen nicht am Gruppenunterricht teilnehmen konnten und sich eine persönliche Unterstützung suchten. Gerda Alexander begann, die Einzelarbeit vermehrt einzusetzen. Möglicherweise wurde diese Entwicklung gefördert durch ihre Bekanntschaft mit Moshé Feldenkrais, gleichzeitig wuchs aber allgemein das Bedürfnis nach individueller Behandlung. Gerda Alexanders Anliegen war, dass diese Menschen wieder integrationsfähig werden für die Gruppenarbeit.

Auch in der individuellen Stunde geht es um Lernen. Die pädagogischen Prinzipien werden wie im Gruppenunterricht eingesetzt. Die Hände des Lehrers übernehmen einen Teil der verbalen Übermittlung, begleiten und unterstützen Bewegungen, stimulieren oder beruhigen. Das therapeutische Mittel der Übertragung und Gegenübertragung kann in dieser Arbeit durch den Einsatz bewusster Tonusadaption eingesetzt werden. Die Schüler*innen werden aufgefordert, die Interventionen aufmerksam wahrzunehmen. Gemeinsam mit ihren Lehrer*innen erforschen sie die Beweglichkeit der Gelenke, die Dehnfähigkeit der Muskeln, die Reaktion des Körpers auf Druck und Zug. Auch dieser Prozess entwickelt sich im pädagogischen Dialog zwischen Lehrenden und Lernenden.

In den letzten Jahren wurde die Nachfrage nach Einzelstunden, in denen auf die besonderen Probleme einer Schüler*in / Klient*in eingegangen wird, zunehmend größer. Vielleicht ist das ein Hinweis auf das Bedürfnis der Menschen nach Rückzug aus der Gesellschaft in einen individuellen Schutzraum. Die Eutonie-Gerda-Alexander kann diesen Raum bieten. Ebenso kann sie Hilfe zu einer sozialen Integration geben, die der individuellen Fähigkeit eines Menschen entspricht.

Ein im Sinne der Eutonie gesunder Mensch kann seiner Lebenssituation mit einer ihm angemessenen Reaktion antworten. Er fühlt sich eingebunden in das Ganze und ist in der Lage, sein Leben und seine Umwelt mitzugestalten.

Zurück zum Anfang – Oder schließt sich der Kreis?

Erinnern Sie sich an die Frage, die ich Ihnen am Anfang dieses Beitrages stellte (1.2. Ein praktisches Experiment)?

Ich fragte: Wie fühlen Sie sich in diesem Moment?

Gerne würde ich Ihnen diese Frage zum Ende wieder stellen: Wie fühlen Sie sich?

In der Eutonie fragen wir uns immer wieder: Was wirkt da? Wie wirkt das?

Vielleicht wurde manchmal Ihr Interesse geweckt? Vielleicht waren manche Kapitel mühsam zu lesen und haben Sie ermüdet?

Für langweilige Absätze bitte ich Sie um Entschuldigung. Wenn etwas kompliziert klang, sage ich: Im Grunde ist alles ganz einfach.

Die Gesetze unserer Welt, in der wir leben, z. B. die Schwerkraft, die uns zum Boden bringt, der Druck, der Gegendruck erzeugt, die Energie, die nicht verloren geht, sind unumstößlich. Zuwiderhandlung schadet uns.

Die Gesetze schützen uns und erhalten unsere Gesundheit, wenn wir sie uns vertraut machen, auf sie horchen und ihnen gehorchen. Dazu möchte die Eutonie-Gerda-Alexander ein Wegweiser sein.

2.2 Eutonie und Spiritualität

Die Wirklichkeit des Augenblicks[12]

Erschienen in Geist und Leben, Zeitschrift für christliche Spiritualität, GuL 83/2 (2010), 92–113.

Meditation und Eutonie sind zwei Wege, die den Menschen zu sich selbst führen. Auf beiden Wegen erfährt er die körperlich-seelische und geistige Einheit seiner Persönlichkeit. Die Meditation führt den Menschen über diese leibliche Existenz hinaus und antwortet damit auf die im Menschen angelegte Sehnsucht nach geistlicher Sinnerfahrung. Ihre geistlichen Inhalte und die Art der Vermittlung liegen in den religiösen und kulturellen Wurzeln der praktizierten Meditationswege. Wie die Kontemplation eine Grundlage für spirituelle Erfahrungen ist, so ist die Präsenz die Grundlage für den Übungsweg der Eutonie mit ihrem Leitmotiv: »Unser Ziel ist es, den Menschen in die Lage zu versetzen, sich auf die Wirklichkeit des Augenblicks einzustellen.«[13]

12 Überarbeitete und erweiterte Fassung eines Vortrags anlässlich eines Symposiums zu Gerda Alexanders 100. Geburtstag in ihrer Geburtsstadt Wuppertal am 1.11.2008.

13 D. Bersin, *An Interview with Gerda Alexander,* in: Somatics 4/Hf. 3 (1983), 4–10; zit. n. der deutschen Übersetzung von B. Schäfer, Gerda Alexander im Gespräch mit David Bersin, in: DEGGA-Mitteilungen Nr. 34, 1994, hier 11 (zit. als Gespräch).

1 Meditation und Eutonie

»Eutonie ist ein westlicher Weg zur Erfahrung der körperlich-geistigen Einheit des Menschen.«[14] Der Übungsweg vermittelt die sinnlich erfahrbare Realität des Körpers mit seinen Strukturen, Funktionen und Gesetzen. Darüber hinaus fördert er das Verständnis für die Wechselwirkung zwischen dem Menschen und seinem Umfeld. Dadurch entwickeln sich Bereitschaft und Fähigkeit zur sozialen Beziehung und Verantwortung. Die Anleitungen sind wertneutral und frei von religiösen Inhalten. Sie führen weder verbal noch durch Bilder, Musik oder Imagination über die erlebbare Realität hinaus. Im Innewerden dieser Realität entsteht eine kontemplative Achtsamkeit, in der sich ein Raum öffnet für die Frage: Wer bin ich? Diese Frage führt über die menschliche Begrenztheit hinaus und macht uns bereit für Transzendenzerfahrungen. Durch die Stabilisierung des physischen und psychischen Gleichgewichts wird die Eutonie zu einem Wegbereiter und Wegbegleiter auch dann, wenn der menschliche Geist die leibliche Grenze überschreitet.

Jeder Suchende ist ein Wanderer, der sich dort auf den Weg macht, wo er gerade steht. Die Wege kommen aus unterschiedlichen Richtungen und begleiten den Suchenden. Je mehr sich die Wege ihrem Ziel nähern, umso näher kommen sich auch die Wanderer, und umso ähnlicher werden ihre Erfahrungen. Überlieferte Worte wichtiger Wegbegleiter aus verschiedenen Religionen machen diese Nähe deutlich. *Meister Eckhart* sprach von »gelâzenheit« und »abegeschidenheit« und meinte damit das Loslassen der Ich-Bezogenheit: Sich lassen und Gott selbst lassen, um ihn zu finden. Nicht das eigene Bild von Gott ist Gott, sondern wir begegnen ihm in der Erfahrung. Im Buddhismus finden wir einen ähnlich radikalen

---

14 G. Alexander, *Eutonie. Ein Weg der körperlichen Selbsterfahrung.* München [9]1999 ([1]1976), 25; zit. als Eutonie.

Hinweis: »Triffst du den Buddha unterwegs, töte ihn.« Zen-Meister antworteten auf die Frage: »Meister, wie erreiche ich die Erleuchtung?«

»Geh' und wasche deine Reisschüssel aus« oder »Tu, was du tust«. Gerda Alexander, die Gründerin der Eutonie, sagte: »Spüre Deine Füße.« »Fühle den Boden unter deinen Füßen.« »Bleib' stehen – einfach nur stehen.« Solche Hinweise fordern auf zur Gelassenheit und zur Wahrnehmung des Gegenwärtigen.

Gerda Alexander bezeichnete dieses Bewusstsein als *Präsenz*. In dieser Präsenz wird »die Wirklichkeit des Augenblicks« so wahrgenommen, wie sie ist. Sie erfordert eine innere Stille, in der das Fragen und Suchen aufhört. Im fraglosen Lauschen öffnet sich der Mensch für seinen individuellen spirituellen Weg. Gerda Alexander empfand hohe Achtung vor subjektiven Erfahrungen auf dem geistlichen Weg, doch sie misstraute postulierten Wahrheiten und Dogmen. Sie vertraute der Entwicklung des menschlichen Bewusstseins und seinen Möglichkeiten zur Evolution und ging davon aus, dass alle Qualitäten im Menschen schon angelegt sind und nur geweckt werden müssen, damit das noch Unbewusste bewusstwerden kann: »Die tiefgehenden Veränderungen, die durch die Durchdringung des Körpers mit Bewusstseinskräften in der ganzen Persönlichkeit vor sich gehen, lassen erahnen, welche Entwicklungsmöglichkeiten des Menschen in Zukunft noch ihrer Erschließung harren.«[15]

Gerda Alexander ging bewusst mit der Anziehungskraft der Erde um, der tragende Boden war die Basis ihres Lebens und ihrer Arbeit. Sie ließ die Schwerkraft auf ihre Bewegungen wirken und das Gewicht dem Zug zum Boden folgen. Sie nutzte die Tragfähigkeit des Bodens, dessen Widerstand mit einem Gegendruck auf das Gewicht antwortet und den Körper aufrichtet. Dagegen versuchte das klassische Ballett ihrer Zeit, die Schwerkraft durch Krafteinsatz zu überwinden. Bei aller Erdung wurde ihr Unterricht immer

15 *AaO.*, 52.

subtiler. Obgleich sie sich in ihrer Arbeit bewusst auf den leiblichen Aspekt begrenzte, schien ihre eigene Spiritualität durch ihren Unterricht, durch ihre verbalen und schriftlichen Äußerungen und durch ihre Präsenz hindurch. Durch den Einsatz mental-körperlicher Intention bekamen ihre Anleitungen zunehmend eine geistige Ausrichtung. In meiner Ausbildungsgruppe (1977–1981) in Kopenhagen fragte sie einmal: »Die Psychosomatik zeigt uns die Einheit von Körper und Seele, aber wo bleibt der Geist?« Auf meine Frage, warum sie ihre Arbeit nicht als Meditation bezeichne, antwortete sie:

»Da oben arbeiten schon so viele. Wir brauchen den Boden.«

Die Freundschaft zwischen ihr und dem Philosophen *Alfons Rosenberg* (1902–1985) zeigt, wie inspirierend gegenseitige Anerkennung und Offenheit trotz aller Verschiedenheit sein kann und wie Gegensätze zur Ergänzung werden. Alfons Rosenberg nahm über viele Jahre hinweg am Eutonie-Unterricht von Gerda Alexander teil. Die Eutonie-Übungen schlugen sich in den praktischen Meditationsanweisungen seiner Schrift *Kreuzmeditation – Die Meditation des ganzen Menschen* nieder.[16]

In seinem Vorwort zu Gerda Alexanders Buch schreibt er:

»So ist Gerda Alexander durch ihren Grundsatz: *Wesensbewusstheit durch Körperbewusstsein* mitgestaltend am Werden des neuen Bewusstseins, durch welches neue Dimensionen des Menschen erschlossen werden.«[17]

16 Vgl. A. Rosenberg, *Kreuzmeditation – die Meditation des ganzen Menschen.* München 1975.

17 Ders., *Der geistige Ort der Eutonie.* Vorwort zu Eutonie, 23; vgl. auch M. Kress, *Eutonie und die Meditation des ganzen Menschen. Erfahrungen und Betrachtungen zur Eutonie Gerda Alexanders und zu Alfons Rosenbergs Kreuzmeditation.* Eutonie-Diplom-Arbeit, Archiv Gerda-Alexander-Schule.

2 Leben und Wirken

Schauen wir zurück in die Zeit von Gerda Alexanders Kindheit und Jugend in Wuppertal und auf die Prägungen, die ihr Leben bekam. Zu Anfang des vorigen Jahrhunderts begannen viele junge Frauen aus dem gebildeten Bürgertum, sich von einem konservativen Familienideal zu lösen. Sie befreiten sich von ihrem einengenden Korsett, buchstäblich und im übertragenen Sinn. Sie verursachten damit einen Paradigmenwechsel, der von einer Tabuisierung des Körpers zur Lust am Körper führte. Sichtbar wurde dieser Wandel im Tanz, in der Rhythmik und in verschiedenen Gymnastik- und Atemmethoden. Vorgeschriebene, idealisierende Formen wurden gesprengt, die Natürlichkeit des Körpers suchte ihren Ausdruck. Diese kreativen Frauen arbeiteten in kleinen Kreisen und blieben der Öffentlichkeit weitgehend unbekannt. Sie waren eigenständige Persönlichkeiten, sie waren emanzipiert, ohne als Kämpferinnen für die Emanzipation zu agieren. Sie publizierten nur wenig, und obgleich ihre Arbeit viele andere Bereiche beeinflusst hat, wie etwa die Psychotherapie, blieben ihre Namen fast immer ungenannt.

In diesem Zeitgeist wuchs Gerda Alexander auf. Am 25. Februar 1908 wurde sie in Wuppertal geboren. Gerda Alexanders Vater gründete eine kleine Textilfabrik. Er war ein guter Pianist. Beide Eltern liebten die Musik. Sie lernten sich auf einer Reise in die Schweiz kennen, die *Otto Blensdorf*, der Wuppertaler Musikpädagoge, veranstaltete. Otto Blensdorf war Schüler von *Émile Jaques-Dalcroze* (1865–1950), Schweizer Musikpädagoge aus Genf. Jaques-Dalcroze wirkte von 1910 bis 1914 an der von ihm gegründeten Bildungsanstalt in Hellerau bei Dresden und leitete die dortigen Festspiele. Er unterstützte eine Protestaktion gegen den Ersten Weltkrieg, die auf die Zerstörung der Kathedrale von Reims durch die deutschen Truppen reagierte. Dies löste in der deutschen Presse eine Hetzkampagne gegen Hellerau aus. Jaques-Dalcroze musste Deutschland verlassen.

Gerda Alexander wuchs auf mit Musik und Bewegung. Wenn sie als Baby weinte, nahm ihr Vater sie aus dem Bett und trug sie zum Klavier. Dort hielt er sie so, dass ihre Fußsohlen die Tasten berührten. Sie machte die Erfahrung, dass der Druck ihrer Füße auf die Tasten Töne auslöste. Sobald sie gehen konnte, begann sie, zum Klavierspiel ihres Vaters zu tanzen. Mit sieben Jahren kam sie zu Otto Blensdorf in den Rhythmik-Unterricht für Kinder. Musik, Tanz und die Darstellung auf der Bühne wurden ihre Leidenschaft. 1924 machte Gerda Alexander ihren Schulabschluss. Im gleichen Jahr eröffnete Otto Blensdorf seine Schule für professionelle Rhythmik-Ausbildung in Wuppertal, in die sie mit 16 Jahren eintrat.

Gerda Alexander erinnerte sich 1983 in einem Interview für die amerikanische Zeitschrift *Somatics*: »*In den Jahren nach dem Ersten Weltkrieg war Wuppertal ein Zentrum für den modernen freien Tanz. Meine Freunde und ich konnten jeden Tag zu einer Aufführung oder einer Premiere gehen. Ich kam also mit den vielen verschiedenen Schulen des modernen Tanzes in Berührung, auch durch die großen Tanzkongresse, an denen unsere Schule mit vielen anderen teilnahm.*

Die Protagonisten der jeweiligen Schulen waren persönlich zu sehen: Wigman, Laban, Loheland, Mensendieck, Kallmeyer usf. Sie (die Tänzer) hatten alle gewisse charakteristische Bewegungen, nämlich die ihrer Schule. Obwohl alle mehr oder weniger von der Idee ausgingen, die Persönlichkeit zu befreien, sah man sie doch ihre Lehrer imitieren, ohne ihre eigene Individualität auszudrücken, so wie früher der Ballettstil imitiert, d.h. gelernt wurde. Daher dachte ich mir bereits sehr früh, dass da in der Pädagogik dieser Schulen etwas nicht stimmt.«[18]

Die körperliche Befreiung entsprach auch einer Befreiung in der Erziehung, die sich zeitgleich als Reformpädagogik entwickelte. Durch seine pädagogischen Grundsätze hatte Otto Blensdorf eine enge Beziehung zu Peter Petersen, dem wesentlichen Mitgestalter der Reformpädagogik und Leiter des erziehungswissenschaftlichen

---

18 *Gespräch*, 3 f.

Instituts der Universität Jena. Beide Pädagogen strebten danach, nicht eine äußere Disziplin zu fordern, sondern die Kinder zu einer inneren Disziplin zu motivieren und sie zu befähigen, Verantwortung zu übernehmen. Die Rhythmik-Schule von Otto Blensdorf wurde für zwei Jahre von Wuppertal nach Jena verlegt und arbeitete dort im Kontakt mit dem Institut von Peter Petersen und den angeschlossenen Erziehungshäusern. Dort bekamen die Schülerinnen der Blensdorf-Schule schon während ihrer Ausbildung viele praktische Aufgaben. Gerda Alexander war als Assistentin von Otto Blensdorfs Tochter Charlotte tätig.[19] Sie unterrichtete in Kindergärten und arbeitete mit geistig und körperlich Behinderten, in der Förderung jugendlicher begabter Krimineller und mit Prostituierten, die ungewollt schwanger waren. Später erzählte sie: *»Ich war damals 16 Jahre alt und kann heute kaum begreifen, wie man sich der dauernd wechselnden Situation anpassen konnte.«*[20]

Die Reformpädagogik mit ihrem Prinzip, Menschen durch ihre eigenen Erfahrungen lernen zu lassen und selbstverantwortliches Denken und Handeln schon bei Kindern zu fördern, prägte Gerda Alexander und wurde Grundlage ihrer eigenen pädagogischen Arbeit.

Jaques-Dalcroze ging in seiner Lehre davon aus, dass die sinnliche Erfahrung mit ihrem Dialog zwischen den äußeren Objekten und dem eigenen Körper, »was ich berühre, das berührt auch mich«, wesentlich ist für die Entwicklung des Menschen: »Ich weiß, weil

---

19 Charlotte Blensdorf-MacJannet arbeitete an der New Education Fellowship School in Surrey, Gründerin und langjährige Präsidentin der Union Internationale de Pédagogie Dalcroze. Heirat mit Donald MacJannet, dem Gründer und Leiter einer amerikanischen Schule in St. Cloud/Paris. Beide engagierten sich für eine internationale Pädagogik.

20 *Gerda Alexander erinnert sich,* Aufzeichnungen aus ihrem Nachlass, Archiv Kopenhagen, veröffentlicht in: DEGGA-Mitteilungen Nr. 38, 1996, 21.

ich fühle und erfahre.« »Erfahrung darf nicht durch Worte ersetzt werden.«[21]

Die Reformpädagogik von Peter Petersen bestätigte den Wert der Selbstwahrnehmung und ergänzte ihn mit dem Appell an eine Erziehung zur Selbständigkeit und Selbstverantwortung. Petersen schreibt: »Das ist die ungeheure Tragik der Kindheit, dass sie dieser Welt der Erwachsenen ausgeliefert wird.« »Einer Erwachsenenwelt, ... die Kindheit in ihre Welt ein- und unterordnet, sie zum Opfer ihrer Welt macht und aus solchen Opfern die Herren der Welt bilden will.«[22]

Beide Zitate erscheinen wie eine Warnung vor dem, was 1933 in Deutschland geschah.

Nach ihrer Ausbildung in der Jaques-Dalcroze-Rhythmik legte Gerda Alexander 1929 in Berlin an der Hochschule für Musik das Rhythmik-Examen ab. Unterstützt von Charlotte Blensdorf-MacJannet (1901–1999), mit der sie eine lebenslängliche Freundschaft verband, fand sie schnell vielseitige Arbeitsbereiche in Skandinavien. Ihre pädagogische Fähigkeit fand Anerkennung an der Fröbel-Hochschule und in der New Education Fellowship, der Vereinigung für Neue Internationale Erziehung. Ihr künstlerisches Talent zeigte sie an den Opernhäusern von Malmö, Lund und Kopenhagen mit den Choreographien für »Orpheus und Eurydike« von Gluck, »Jasager« von Kurt Weill, »Dido und Aeneas« von Purcell.

Gerda Alexanders großer Traum von einer kontinuierlichen Arbeit mit Schauspielern und Tänzern schien in Erfüllung zu gehen, als sie von *Leopold Jessner,* dem damaligen Direktor des Berliner Staatstheaters, ein Engagement erhielt mit der Aufgabe, ab März 1933

21 É. Jaques-Dalcroze, *Die Bedeutung der rhythmischen Erziehung;* in: Unpolitisches Wochenblatt für bewusste Kulturarbeit (18. 2. 1928).

22 Vgl. P. Petersen, *Der Ursprung der Pädagogik.* Berlin 1931, 119.

dort als Bewegungslehrerin und Regieassistentin zu arbeiten. Zwei Monate vor der Aufnahme ihrer Tätigkeit, im Januar 1933, kam Hitler an die Macht. Sein Regime griff tief in die deutsche kulturelle Welt ein. Leopold Jessner war Jude, er musste die Bühne verlassen und emigrierte in die USA. Eine Welt brach zusammen, und Gerda Alexander erkannte, dass ihre Arbeit in Zukunft vermehrt einer neuen internationalen Erziehung gelten müsse, die für sie Friedensarbeit bedeutete. Sie begründete ihren Schritt damit, dass eine Pädagogik, die an die Verantwortung des Individuums appelliert, keinen Platz hat in einem Land, in dem ein Führer alle Verantwortung allein übernimmt.[23]

Gerda Alexander blieb in Skandinavien, Kopenhagen wurde ihre neue Heimat. Für sie war dieser Schritt keine äußere oder innere Emigration, sondern ihre Antwort auf eine Herausforderung. Den großen Krisen in ihrem Leben begegnete Gerda Alexander wie Steinen auf dem Weg: Sie nutzte sie zum Absprung, statt über sie zu stolpern und zu fallen. Die politische Situation führte sie von außen in eine Krise; im Absprung schaffte sie den Wandel von der Künstlerin zur Pädagogin. Einen Wandel von innen forderte ihr eigener Körper. Er war der strengste Lehrmeister bei der Entwicklung ihrer Methode. Eine schwache Konstitution und eine rheumatische Herzerkrankung verlangten von ihr einen äußerst sparsamen Einsatz der eigenen Kräfte. Auch diese Herausforderung nahm sie an. Spürend entdeckte sie die Strukturen und Funktionen ihres Körpers, sie erforschte seine Reaktionen und seine Gesetze, die Wirkung der Schwerkraft und die Aufrichtung durch die Statik des Skeletts und die Regulierung des Tonus, der körperlich-seelischen Spannung. Im Vordergrund stand für sie nicht mehr der Ausdruck einer Bewegung, sondern deren innere sinnvolle ökonomische Gestaltung. Trotzdem blieb sie lebenslänglich der Musik und der Bühne verbunden.

---

23 Vgl. P. Petersen, *Der Ursprung der Pädagogik.* Berlin 1931, 119.

Neben ihrer Anstellung an der Fröbel-Hochschule in Kopenhagen unterrichtete sie u. a. am schwedischen Gymnastikinstitut in Lund, an der Musikhochschule in Frederiksberg und arbeitete mit der Stanislawski-Gruppe der dänischen Schauspieler. Eine besondere Freundschaft verband sie mit dem Dirigenten Rafael Kubelik. Als Kubelik 1981 in München Werke von Carl Orff mit dem Bayrischen Rundfunk-Symphonieorchester aufführte, kam es zur Begegnung zwischen Gerda Alexander und Carl Orff. 1940 gründete Gerda Alexander in Kopenhagen ihre Schule für Entspannung und natürliche Bewegung. Sie erlebte die deutsche Besatzung und wurde von der Besatzungsmacht wie von den Dänen gleichermaßen argwöhnisch überwacht. Trotzdem engagierte sie sich in einem Solidaritätsnetz, das vielen Menschen zur Flucht vor den Nazis verhalf. Nach dem Krieg wurde ihr die dänische Staatsbürgerschaft zuerkannt.

Ab 1950 wurde Gerda Alexander in Fachkreisen bekannt und folgte zahlreichen Einladungen zu Kongressen, Vorträgen und Kursen in Europa, Israel, USA und Argentinien. Ihre pädagogische und künstlerische Begabung, ihre Neugier und Offenheit, ihr unermüdliches Forschen mit gesunden und kranken Menschen, mit Kindern, Künstlern und Pädagogen führten sie zu den Grundlagen ihrer Methode, die sie ab 1956 Eutonie nannte. Der Erfolg ihrer langjährigen Arbeit etwa mit den Musikern des dänischen Staatsrundfunks zeigte sich an einem erheblichen Rückgang der Krankmeldungen und einer hör- und sichtbar verbesserten Spieltechnik. Diese Arbeit wurde wissenschaftlich begleitet und ausgewertet, sie war ein Grund für die Anerkennung ihrer Schule als Fachhochschule. Im Jahr 1959 organisierte sie in Kopenhagen den ersten internationalen Kongress für Entspannung und Bewegung mit Hilfe des dänischen Gesundheitsministeriums.[24] Viele Gründer und Vertre-

24 Vgl. *Gespräch,* 6.

ter der Methoden, die dem Körperbewusstsein galten, kamen zusammen und präsentierten ihre Arbeit in Vorträgen und Praxis:

Moshé Feldenkrais (1904–1984) sprach über seine Methode »Bewusstheit durch Bewegung«, Volkmar Glaser legte das chinesische Meridian-System dar als Grundlage einer modernen Bewegungslehre, Rosalia Chladek, Tänzerin und Choreographin, demonstrierte mit einem Film ihre Bewegungslehre, Frank Pierce Jones von der Tufts University in Medford, USA vertrat die F.-M.-Alexander-Technik.[25]

Gerda Alexander stellte ihre Methode offiziell unter dem Namen »Eutonie« vor.[26] Sie sagte damals in einem Interview: *»Wenn wir alle, die wir vom selben Feuer ergriffen sind, dieselben Grundgedanken haben und dieselben Beobachtungen machen, muss hieraus mehr entstehen können zum Wohle der Menschheit.«*[27]

Aber noch mussten die Gründer dieser Methoden ihre eigenen Strukturen klären und sich deshalb voneinander abgrenzen. Erst uns Nachfolgern ist der Blick über den Zaun möglich, erst jetzt können wir uns in Dialoge einlassen, ohne Angst vor Verlust und mit der Chance, voneinander zu lernen.[28]

Körperbewusstsein und Ich-Bewusstsein blieben nicht das letzte Ziel der Eutonie, sondern sind Grundlage und Beginn für ein soziales Miteinander, für den Weg zum anderen. Gerda Alexander nahm ihre Schülerinnen und Schüler aus Europa und Übersee mit auf den Weg zu einem neuen Bewusstsein.

---

25 Die Beiträge sind gesammelt in *Eutonie, Haltung und Bewegung in psychosomatischer Sicht.* Ulm 1964.

26 Die F.-M.-Alexander-Technik wurde von dem Australier *Frederick Matthias Alexander* (1869–1955) Ende des 19. Jh. begründet und fand vor allem in den USA und England Verbreitung. Sie versteht sich als Lehrmethode zur Veränderung falscher Bewegungs- und Verhaltensmuster, die häufig Ursache chronischer Beschwerden sind.

27 Vgl. G. Alexander, *Die Lehre von der Entspannung und Eutonie,* in: Eutonie (Anm. 13), 36–68.

28 E. Rysell, *Har De legembevisted?,* in: Berlingske Tidende (12.7.1959).

Diese trugen die Eutonie weiter. Auf dem internationalen Eutonie-Kongress 1990 in Straßburg formulierten sie als Leitmotiv ihrer Arbeit: »Bewohnt euren Körper, bewohnt euren Raum, seid offen für alles Erstaunliche, fragt ohne Unterlass die Welt, befragt sie mit euren Sinnen.«[29]

Gerda Alexander leitete bis 1987 ihre internationale Schule für Eutonie in Kopenhagen, unterrichtete dort und hielt Vorträge und Kurse in Europa und Amerika. Erst mit 82 Jahren kam sie zurück nach Wuppertal zur Familie ihres Bruders und wurde dort bis zu ihrem Tod am 21. Februar 1994 liebevoll versorgt.

3 Rechte Spannung, rechte Stimmung

Anwesend zu sein in der Wirklichkeit des Augenblicks, bedeutet, aufmerksam und gegenwärtig zu sein mit seinem ganzen Wesen, mit allen Sinnen, mit Leib und Seele und Geist. Die Fähigkeit, sich seiner selbst inne zu sein und gleichzeitig offen zu bleiben für die Umgebung, nannte Gerda Alexander *Präsenz.* In der Präsenz stellt sich der gute *Tonus* ein. Ein Tonus ist dann gut, wenn die Körperspannung und die seelisch-geistige Stimmung der aktuellen Situation angemessen sind.

Vermutlich sitzen Sie, während Sie gerade lesen. Sie lesen diesen Text, um etwas Neues zu erfahren. Ihr Interesse und Ihre Neugier motivieren Sie, aufmerksam zu sein. Wenn der Text Sie langweilt, sinkt Ihre Motivation und damit die Spannung Ihres Tonus. Lesen Sie unter Zeitdruck und suchen Sie nach der schnellen Information, dann stehen Sie unter Stress, und Ihr Tonus erhöht sich. Der Tonus stellt sich also auf Ihre subjektive Wirklichkeit des Augenbli-

29 Vgl. W. Steinmüller u. a. (Hrsg.), *Gesundheit – Lernen – Kreativität. Alexander-Technik, Eutonie-Gerda-Alexander und Feldenkrais als Methoden zur Gestaltung somatopsychischer Lernprozesse,* Bern u. a. 2001.

ckes ein, die geprägt ist von Ihrer seelisch-geistigen Stimmung und Ihrer Körperspannung. Ist Ihr Körper jetzt bereit, Sie beim Lesen und Aufnehmen des Textes zu unterstützen? Ist er im Einklang mit Ihrem Geist und Ihrer Seele? Halten Sie bitte bei den folgenden Gedankenstrichen inne und reagieren Sie spürend auf die Hinweise. Lassen Sie Ihren Körper auf die gestellten Fragen antworten:

Wie fühlen Sie sich? – Mit welchen Teilen Ihres Körpers berühren Sie den Stuhl?

– Wo fühlen Sie sich von dem Stuhl gestützt? – Lassen Sie sich mit Ihrem Gewicht nieder, lassen Sie sich bewusst tragen. – Der Stuhl leitet Ihr Gewicht weiter zum Boden. – Wie berühren und halten Ihre Hände das Buch? – Was fühlen Sie von dem Buch? – Was tun Sie, um die Seiten umzublättern? – Spüren Sie jetzt, wie Ihre Hände durch die Arme mit Ihren Schultern verbunden sind. – Lösen Sie sich in Ihren Schultern. – Lassen Sie zu, dass das Gewicht Ihrer Schultern durch den Rumpf und durch das Becken bis zum Stuhl fließt. – Hat Ihr Becken seinen Platz auf dem Stuhl gut eingenommen? – Folgen Sie spürend der Verbindung vom Becken durch Ihre Beine und Füße. – Wie nehmen Sie Ihre Füße wahr? – Wie werden die Füße von den Schuhen berührt, umschlossen? – Lenken Sie nun Ihre Aufmerksamkeit weiter durch die Schuhe zum Boden unter Ihren Füßen. – Geben Sie einen leichten Druck gegen den Boden, prüfen Sie seine Festigkeit. – Nehmen Sie spürend Ihren Weg vom Boden und von den Füßen durch die Beine zum Becken. – Im Becken gegründet, erstreckt sich Ihre Wirbelsäule aufwärts durch den Rumpf und den Hals bis zum Kopf. – Richten Sie nun Ihre Wahrnehmung zur Höhe Ihres Kopfes, zu Ihrem Scheitelpunkt. – Von dort richten Sie sich aus in den Raum über Ihrem Kopf, spüren Sie in die Richtung zur Decke. – Bevor Sie weiterlesen, schließen Sie bitte Ihre Augen, wenden Sie Ihre Sinne nach innen und erfahren »Ihren Augenblick der Wirklichkeit«.

18 *Dossier de Présentation d'Eutonie Gerda Alexander,* FIEGA (Fédération Internationale d'Eutonie Gerda Alexander). Genf 1990, 16.

Das Wort »Eutonie« setzt sich zusammen aus zwei griechischen Wörtern:

Eu bedeutet »gut«, »harmonisch«, »angemessen«,

Tonos heißt »Spannung« und »Stimmung«.

Die Stimmung von Musikinstrumenten macht den Zusammenhang von Stimmung und Spannung deutlich: Die Saiten einer Geige werden gestimmt, d.h. der Musiker gibt ihnen die angemessene Spannung. Sollen Instrumente harmonisch zusammen spielen, müssen sie eine aufeinander abgestimmte Stimmung haben.

Die *Tonusregulierung* spielt sich ab in der Wechselwirkung zwischen Körperspannung und psychischer Stimmung *(Psychotonus). Tonusadaption* nannte Gerda Alexander die optimale Einstellung des Tonus auf eine Situation und das Einspüren in die Stimmung anderer Menschen.

Störungen im psycho-physischen System bewirken einen unangepassten, unangemessenen Tonus, der als fixierter Dauerzustand zu krankhaften Symptomen führt. Sie sind bekannt als medizinische Diagnosen: *Hypotonie* bezeichnet den zu tiefen Tonus mit den Symptomen Müdigkeit, Schlaffheit, Lethargie, Depression; *Hypertonie* bezeichnet den zu hohen Tonus mit den Symptomen Überspannung, Stress, Ruhelosigkeit, Hektik; und *Dystonie* meint das große Feld unspezifischer Störungen, die durch extremen Tonuswechsel und Überreaktionen oder durch eine starre Tonusfixierung eine sinnvolle Anpassung an die jeweilige Situation verhindern. Jeder Mensch hat seine individuelle Grundspannung – seinen *Grundtonus* – eine Mittellage, von der aus der Tonus nach oben und unten schwingen kann. Dabei wirken Körpertonus und Psychotonus zusammen und zeigen die ganze Spannweite unserer Lebendigkeit:

- hoher Tonus: Freude, Leichtigkeit, bis zum Überschwang, himmelhoch jauchzend,
- tiefer Tonus: Ernst, Trauer, Schwere bis zur Depression – zu Tode betrübt.

Unsere Stimmung, d. h. der Psychotonus, bestimmt weitgehend die Körperspannung bzw. den Körpertonus:

- Sind wir müde oder traurig, macht ein entsprechend tiefer Tonus uns das Treppensteigen schwer, sind wir freudig erregt, springen wir mit einem hohen Tonus leicht die Stufen empor.
- Wenn wir ein schlafendes Kind aus dem Bett nehmen, lässt es sich viel schwerer heben, als wenn es sich uns wach entgegenstreckt.
- Ein Sportler kann nicht in tiefer Entspannung in den Wettkampf gehen, sondern braucht eine bestimmte Spannung, um sich leicht bewegen zu können.
- Ein Musiker stimmt nicht nur sein Instrument, indem er den Saiten seines Instrumentes die richtige Spannung für den richtigen, angemessenen Ton gibt, sondern er stimmt auch sich selbst, seinen Tonus ein auf die Musik, die er interpretieren will: Trauermarsch oder Hochzeitsmarsch, Menuett oder Tango, Volkstanz oder Polonaise.

Ein ungestörter Tonus schwingt in seiner ganzen Spannweite flexibel um seine Mittellage, passt sich der Situation an und findet dann zu seinem Grundtonus zurück.

Wie finden wir in der *Meditation* die angemessene Spannung und Stimmung, die der Wirklichkeit des Augenblicks entsprechen? Welcher Wirklichkeit begegnen wir in der Meditation? Der Alltag mit seinem Dauerstress durch Zeitmangel, Leistungsdruck und Reizüberflutung trennt uns von unserer Leiblichkeit. Wir legen uns einen Schutzmantel zu, der zu einer *Desensibilisierung* unserer körperlichen Wahrnehmung und damit zur Selbstentfremdung führt, wir verlieren unsere eigene Mitte. Oft führen uns erst tiefe Krisen auf die Suche nach Hilfe, zum Beispiel zur Eutonie und zur Meditation. Wir suchen einen Halt und die Ruhe, die innere Einkehr ermöglicht. Doch trotz aller Wünsche und guten Absichten, trotz aller Sehnsucht ist das Einstimmen in die Kontemplation oft sehr schwer. Der Druck, unter dem wir stehen, unsere Probleme, unsere Bindungen, unsere Gedanken und inneren Gespräche, die Ungeduld der Erwartung oder Übermüdung begleiten uns. Dazu kommt die Suche nach einem guten Sitz, weil Schmerzen das Loslassen unmöglich machen. All das gehört zu unserer Wirklichkeit, es wird deutlich in der Stille und umso lauter, je mehr wir dagegen kämpfen.

Die Eutonie-Methode hilft, diese Wirklichkeit wahrzunehmen, sie anzunehmen und zuzulassen, ohne sie zu bewerten. Das bedeutet auch, sich selbst anzunehmen. Auf dieser Akzeptanz bauen die körperlichen Übungen auf. Sie lassen erfahren, wie es sich anfühlt, sich tragen zu lassen. Der Körper entdeckt seine eigenen Ressourcen, um sich selbst zu ordnen, und er findet seine Alternativen, um alte Muster aufzulösen. Indem wir uns selbst annehmen, wie wir sind, stellt sich unser Grundtonus ein, der unsere individuelle Persönlichkeit ausmacht. Dieser Grundtonus erlaubt uns innere Ruhe und Präsens.

4 Vom guten Sitzen

Bewegungsloses Sitzen oder Stehen entspricht nicht den auf Dynamik angelegten Körperfunktionen. Stehen ist anstrengender als Gehen, das »Kippeln« der Kinder auf ihrem Stuhl ist natürlicher Ausdruck der Muskulatur, die nach einem Wechsel von Spannung und Entspannung strebt. Die Mahnung »Sitz still!« führt zu einer starren Haltung mit angespannter Muskulatur. Ein gelöstes Sitzen beginnt bei dem Gefühl für die Sitzfläche, die das Körpergewicht aufnimmt. Ein sensibles Körperbewusstsein für die Wirkung dieser Stütze, die das Becken und die Wirbelsäule aufrichtet, führt zu einem inneren gelösten Gleichgewicht. Es erlaubt die Bewegungen des lebendigen Organismus und die ständige Schwingung der Atmung durch den Körper.

Das Skelett mit seiner Statik ist das tragende Gerüst des Körpers. Im *Stehen* überträgt es das Gewicht des Körpers vom Kopf durch die Wirbelsäule und das Becken, durch die Beine und die Füße zum Boden. Der Boden nimmt das Gewicht auf. Sein Widerstand gibt den Druck zurück auf das Skelett: Druck erzeugt Gegendruck. Die Kraftübertragung wirkt über die Gelenke von Knochen zu Knochen aufrichtend bis zum Kopf. Das Gewicht wirkt von der Wirbelsäule abwärts durch das Kreuzbein über die Darmbeine, Hüftgelenke, Beine und Füße zum Boden. Die Gegenkraft vom Boden wirkt über den gleichen Weg aufwärts und richtet auf. Das Kreuzbein ist der Schlussstein in der Architektur des Beckens.

Im *Sitzen* wirkt das Gewicht über die Sitzbeine zum Widerstand der Sitzfläche. Von dort wirken die aufrichtenden Kraftlinien zurück zum Kreuzbein *(Os sacrum),* das unsere tragende Mitte bildet, und durch die Wirbelsäule bis zum Kopf. Das Gewicht wirkt abwärts von der Wirbelsäule durch das Kreuzbein über die Darmbeine zu den Sitzbeinhöckern. Sie geben das Gewicht zur tragenden Sitzfläche. Die Gegenkraft wirkt über den gleichen Weg zurück und richtet auf. Die auf- und absteigenden Kräfte begegnen sich über die Schambeinäste in der Schambeinfuge, sie stabilisieren das Becken und tonisieren die Bauchmuskulatur. Ist die Statik des Skeletts gestört, muss sie durch Muskelkraft ausgeglichen werden. Das führt zu muskulären Verspannungen und langfristig zu Schäden im Bewegungsapparat. Infolgedessen kann auch ein Meditationssitz nicht für längere Zeit bewegungslos ohne Schmerzen eingehalten werden. Um die Tragkraft des Bodens für die Aufrichtung zu nutzen, ist ein ausgewogenes Gleichgewicht nötig. Dann nehmen die Gelenke der Knochen eine optimale stabile Position ein; die an der Aufrichtung beteiligte reflektorische Muskulatur wird innerviert und Rücken- und Bauchmuskeln sind im ausgewogenen Spannungsverhältnis *(Tonus).* In der Architektur etwa stabilisieren die auf- und absteigenden Kraftlinien den Schlussstein eines Bogens. Der Schlussstein wird von den wirkenden statischen Kräften gehalten.

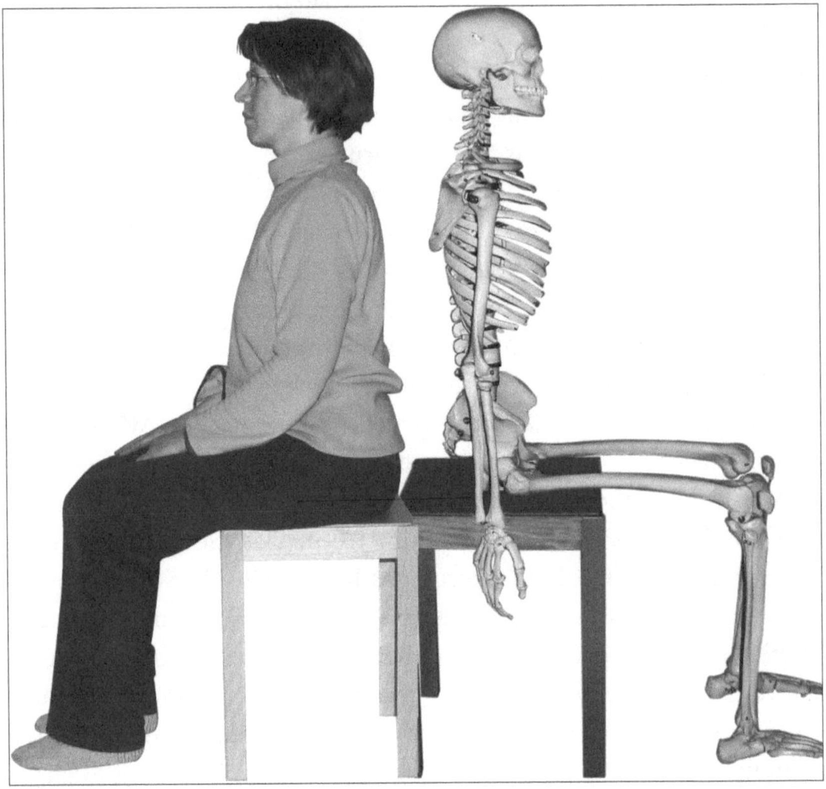

5 Eutonie – eine Methode?

Gerda Alexander wollte keine Lehre schaffen. Doch für die berufliche Ausbildung an ihrer Eutonie-Schule in Kopenhagen entwickelte sie eine Struktur und definierte ihre Prinzipien. Damit schuf sie eine Methode, deren Inhalt allerdings keiner festen Form unterworfen ist, sondern anpassungsfähig den lebendigen Prozess des Menschen begleitet. Um zu verhindern, dass die Eutonie als Technik benutzt wird, durch die Menschen manipuliert oder in ihrer individuellen Entwicklungsmöglichkeit eingeschränkt werden, ließ sie 1985 die

Bezeichnung »Eutonie-Gerda-Alexander« rechtlich schützen und beschränkte die Weitergabe auf diejenigen, die eine anerkannte Eutonie-Ausbildung mit dem Diplom abgeschlossen haben.

Skeptisch wandte sie sich gegen eine Manipulation durch Heilsverkündigungen: »Noch gefährlicher ist jene Bewegung, die mit vollendeter Reklame- und Organisationstechnik den Menschen Glück und ewigen Frieden verspricht. Durch primitive Entspannungs- und Meditationstechnik, die erlaubt, Tausende gleichzuschalten und zu manipulieren, werden geistig suchende Menschen nicht nur finanziell ausgenützt, sondern auch an echter Entwicklung gehindert. Hinter der Maske des Weisen, Erleuchteten wird hier einer der gefährlichsten Angriffe auf die westliche Jugend geführt. Die übergroßen Aufgaben unserer Zeit, von deren Lösung unsere Existenz abhängt, verlangen Menschen, die die eigene und die allgemeine Gefährdung bewusst erfassen, die verantwortungsfähig und einsatzbereit sind.«[30]

Schon bevor es allgemein üblich wurde, von der Ganzheit des Körpers zu sprechen, richtete Gerda Alexander ihre Aufmerksamkeit auf die verschiedenen Funktionen und Strukturen unseres Organismus, ihre gegenseitige Beeinflussung und Entwicklungsfähigkeit. Zu dieser Ganzheit gehörte für Gerda Alexander auch der ständige Prozess der Wechselwirkungen zwischen der eigenen Leiblichkeit und der Umwelt. Thesen, die Gerda Alexander empirisch entwickelte, werden heute weitgehend durch neurologische Forschungen bestätigt.[31] Gerda Alexander hat sich immer eine wissenschaftliche

30 *Eutonie,* 57 f.

31 Beispiele neurologischer Forschung: 1. Innervation der an der Aufrichtung beteiligten reflektorischen Muskulatur durch die Mechanorezeptoren; 2. Spiegelneurone: neurologischer Prozess der Tonusadaption, der Kontaktfähigkeit und des Mitempfindens (G. Rizzolatti/L. Fogassi 1992), J. Bauer, *Warum ich fühle, was du fühlst,* ^{7}2005; 3. G. Hüther, *Wie Embodiment neurobiologisch erklärt werden kann,* in: M. Storch u. a. (Hrsg.), Embodiment. Bern 2006; 4. Plastizität des Gehirns, seine

Erklärung für die Phänomene ihrer Arbeit gewünscht. Sie schrieb dazu: »*Allerdings wäre die Eutonie nicht entstanden, wenn wir erst die wissenschaftlichen Erklärungen ihrer Phänomene abgewartet hätten, ehe wir an uns selbst die umstürzenden Wirkungen eines neuen Zugangs zur vieldimensionalen Wirklichkeit feststellen.*«[32]

6 Eutonie – Grundlagen

Grundannahmen, Grundprinzipien, Intention und Ziel der Eutonie sind Schritte von der Theorie zur Praxis, um die Humanität in den Alltag zu integrieren. Die *Grundannahmen* beruhen auf einem humanistischen Menschenbild: Individualität, Würde und Freiheit jedes einzelnen Menschen, seine Fähigkeiten zu sozialer Verantwortung, Kreativität und Entwicklung, die Weiterentwicklung der menschlichen Gesellschaft. Leibliche Phänomene machen dieses Menschsein deutlich, auf ihnen gründet die Eutonie.

- **Berührung:** Der Mensch wird berührt von der ihn umgebenden Welt. Die Berührung wirkt auf ihn ein und bewirkt Veränderung in ihm.
- **Kontakt:** Der Mensch nimmt Beziehung auf zu seiner Umwelt. Er wirkt auf sie ein und bewirkt Veränderung in ihr. So verändert, wirkt sie auf ihn zurück. Mensch und Umwelt stehen im Dialog.
- **Transport:** Der Mensch richtet sich gegen die Schwerkraft auf. Er steht auf seine besondere Weise in der Welt.

Als Eutonie-Prinzipien werden sie zu praktischen Übungsanleitungen, die sich an die bewusste sinnliche Wahrnehmung wenden.

Lernfähigkeit und Entwicklung, unabhängig vom biologischen Alter; vgl. Literatur zur Neurobiologie z. B. von G. Hüther, M. Spitzer, J. Bauer, A. Damásio.

32 *Eutonie,* 12.

- Berührung: Objekte berühren den Körper mit unterschiedlicher Intensität. Sie wirken auf die Haut und die inneren Körperstrukturen und stimulieren das Nervensystem.
- Kontakt: Der Spürsinn wird über die Körpergrenze nach außen gerichtet zum berührenden Objekt (Transsensus). Das Objekt wird in den Gefühlsraum (haptischer Raum) einbezogen. Der Tonus stellt sich auf das Gegenüber ein (Tonusadaption).
- Transport: Das Gewicht des Körpers folgt der Schwerkraft. Der Widerstand des Bodens wirkt nach dem Gesetz »Druck erzeugt Gegendruck« auf den Körper zurück. Diese Kraftübertragung (Transport) wird weitergeleitet (transportiert) durch die Statik unseres Skeletts. Der Druck wirkt auf die Mechanorezeptoren. Diese Rezeptoren innervieren die an der menschlichen Aufrichtung beteiligte reflektorische Muskulatur.

Die drei Grundprinzipien werden zur Vertiefung durch weitere Prinzipien ergänzt, z. B. Innenraum (Dreidimensionalität des Körpers), Vibration und Gleiten der Knochen (Knochenbewusstsein), Zeichnen (Bewegungsansatz aus der Knochenstruktur), Schwingen um die senkrechte Körperachse (Balance), Verlängerung (Ausrichtung in den Außenraum, gerichtete Orientierung), Innenraum – Außenraum (Dialog zwischen innen und außen). Die Bedürfnisse und Fähigkeiten der Übenden bestimmen, wie und wann die Prinzipien angewandt und miteinander kombiniert werden. Sie können tonuserhöhend oder tonussenkend wirken. Der Eutonie-Unterricht gestaltet sich im Dialog zwischen der Eutonie-Pädagogin und den Teilnehmer/innen.

- Intention bedeutet geistige Bereitschaft und Absicht. In der Eutonie ist sie ein Übungsfeld, das zur bewussten Tonusregulierung in Kombination mit allen Prinzipien und in der freien Bewegung eingesetzt wird. Bewegungsanleitungen werden mental aufgenommen und bei gleichzeitiger muskulärer Passivität spürend vorbereitet (intendiert). Die mentale Aktivierung höherer

Gehirnzentren innerviert antizipatorisch das motorische und vegetative Nervensystem, das Zusammenspiel aller Funktionen und der Tonus stellen sich optimal ein. So vorbereitet, wird die anschließende Tätigkeit ökonomischer. Intention wirkt sich physisch und psychisch auf den ganzen Menschen aus. Geist und Körper stimmen sich durch fühlendes Denken und denkendes Fühlen auf das Kommende ein.

Ziel der Eutonie ist es, *»den Menschen in die Lage zu versetzen, sich auf die Wirklichkeit des Augenblicks einzustellen«*. Unsere Wirklichkeit ist nicht außen, sondern sie begegnet uns in uns selbst; sie zeigt sich in unserer Art, wie wir der äußeren Wirklichkeit begegnen und sie interpretieren. So steht die Selbstbegegnung am Anfang der Eutonie: Konkret werden die eigenen Fähigkeiten entdeckt und die eigenen Grenzen erfahren, damit sich Kreativität, Selbstverständnis und Selbstheilungskräfte entwickeln können. Dies erlaubt dem Menschen, sich an die gegenwärtige Situation anzupassen, ohne die eigene Identität zu verlieren.

Ich erfahre: Ich habe nicht einen Körper, sondern ich bin dieser Körper. Die Hand, die ich spüre, ist meine Hand, sie ist Teil von mir. Ich nehme bewusst wahr, wie und wo diese Hand liegt, ich spüre ihr Gewicht, ihre Temperatur, ihre Spannung. Mein Bewusstsein verbessert fühlbar die Qualität meiner Hand:

Ihre Durchblutung wird angeregt, ihr Tonus verändert sich. Das wahrnehmende Subjekt ist also gleichzeitig das wahrgenommene Objekt, Subjekt und Objekt sind eins. Diese Präsenz als ein Inne-Sein seiner Selbst erhöht die Qualität von Subjekt und Objekt in einem sich gegenseitig steigernden Prozess.

Eutonie schließt eine Bewusstseinserweiterung ein und wirkt dadurch mit an der Evolution des menschlichen Bewusstseins. Da unser heutiges Bewusstsein nicht die Fähigkeit hat, ein zukünftiges, größeres Bewusstsein zu erfassen, kann die Eutonie ihr Ziel nicht definieren, aber ihre Intention kann in die Richtung dieses Wachstums streben.

Die Didaktik – schöner ist das Wort »Unterrichtskunst« – entwickelte Gerda Alexander aufgrund ihrer Ausbildung und ihrer eigenen Erfahrungen. Die drei Aspekte Pädagogik, Therapie und Bewegungsgestaltung stehen nebeneinander, sie können sich ergänzen und werden je nach Erfordernissen und Bedürfnissen der Teilnehmer/innen angewandt.

- **Pädagogik** findet in Gruppen statt. Verbale Anleitungen vermitteln die Prinzipien. Der Austausch nach einer Übungseinheit zwischen den Teilnehmer/innen vertieft die eigene Erfahrung und führt zur Achtung vor den oft unterschiedlichen oder sogar widersprüchlichen Erfahrungen der anderen Teilnehmer.
- **Therapie** wird im Einzelunterricht angewendet. Die Vermittlung der Prinzipien geschieht manuell durch passive und stimulierende Bewegungen. Sie wird verbal ergänzt. Auf individuelle Wünsche und Probleme kann besonders eingegangen werden.
- **Bewegungsgestaltung** entwickelt sich aus dem pädagogischen Unterricht. Wenn die Prinzipien vertraut sind, werden sie in freier Bewegung umgesetzt. Mit zunehmender Bewegungsfreude und Lust am Experimentieren können Improvisationen und Studien gestaltet werden: allein, mit einer/m Partner/in oder in der Gruppe. Kreativität und individueller Bewegungsausdruck entwickeln sich.

In der Praxis der Eutonie gibt es keine Trennung von Pädagogik und Therapie. Jedes Lernen kann zu einem Heilungsprozess werden, jede Heilung kann zu einem Lernprozess führen. Ein guter Pädagoge ist gleichzeitig Therapeut, ein guter Therapeut ist gleichzeitig Pädagoge. Die Eutonie-Übenden werden durch wertneutrale Ansagen angeregt, sich in Ruhe und Bewegung spürend wahrzunehmen: wahr-nehmen und an-nehmen, was wahr ist, jetzt in der eigenen »Wirklichkeit des Augenblicks«. Es wird nicht gefragt:

»Spüren Sie die Wärme Ihres Fußes?«, sondern: »Wie empfinden Sie die Temperatur Ihres Fußes?« Es wird nicht gesagt: »Ihr Arm liegt schwer am Boden«, sondern gefragt: »Wie fühlen Sie das Gewicht Ihres Armes?« Es wird nicht gesagt: »Fühlen Sie die Ruhe in sich!«, sondern gefragt: »Wie fühlen Sie sich? Wie ist Ihnen jetzt zumute?«

Es wird verzichtet auf das Vormachen von Bewegungen, auf Suggestion, auf die Stimulierung durch Musik. Es wird Zeit gegeben, dem eigenen Rhythmus zu folgen, die eigenen Möglichkeiten zu entdecken, die eigenen Grenzen auszuloten und zu achten. Die Anleitungen erfordern Achtung vor der Persönlichkeit des Übenden und Neutralität: »Wenn ein Lehrer, dessen emotionales Spannungsgleichgewicht nicht erreicht wurde, die Anhängigkeit seiner Schüler zur Steigerung seines Selbstwertgefühls missbraucht und seine persönliche Unsicherheit mit der Rolle des Meisters kompensiert, wird damit dem wesentlichen Ziel der Eutonie, in jedem Schüler den eigenen Meister zu wecken, entgegengearbeitet.«[33] Die Eutonie bietet keine zu erlernende Technik an, es geht um das eigene Empfinden und um das ganz persönliche Erleben. So entwickelt sich in jedem Menschen auf der Basis seiner eigenen Erfahrung ein ihm angemessener Lernprozess mit dem Ziel, das eigene Maß zu finden und die innere Freiheit zu entdecken, dieses Maß zu leben, die Verantwortung zu übernehmen für das eigene Handeln, den Mut zu haben zum eigenen Ausdruck und zur eigenen Kreativität.

7 Erfahrungen

Erfahrungen in der Eutonie sind Begegnungen mit sich selbst. Sie sind geprägt von der eigenen Wahrnehmung, die in der eigenen

33 *AaO.*, 43.

Biographie wurzelt. Daher ist jede Wahrnehmung subjektiv. Eine Übung kann befreiend, bereichernd, kräftigend oder beruhigend erlebt werden, sie kann aber auch Ängste auslösen, wenn alte Muster sich lösen, wenn Verdrängtes auftaucht oder die eigenen Schatten bewusst werden. Entsprechend unterschiedlich kann der Tonus reagieren. Ein Baum steht umso sicherer, je tiefer er sich in der Erde verwurzelt, und unser Körper findet sein Fundament im tragenden Boden, um sich von dort aufzurichten. Auch Seele und Geist müssen in die Tiefe, ins Dunkle gehen, um von dort zum Licht hin zu wachsen. Erfahrungen beinhalten immer auch Gefahren. *Homer* berichtet: Odysseus fährt auf das Meer (Symbol der Seele). Er macht auf dieser Fahrt Erfahrungen, indem er Gefahren begegnet. Nachdem er sie überstanden hat, geht seine Fahrt zurück in seine Heimat – zu sich selbst.

Ein Halt, den wir außen suchen, kann eine zweckmäßige Krücke sein, auf die wir uns vorübergehend stützen können. Aber sie kann unbrauchbar werden oder uns abhandenkommen. Halt muss von innen wachsen, inkarniert werden. Weder das kognitive Wissen um den Boden noch die Kenntnis der Struktur unserer Wirbelsäule tragen uns, sondern die körperlich-seelische Erfahrung dieser Kräfte. Seinen Körper zu spüren, heißt, sich selbst auf die Spur zu kommen. Auf den Körper zu horchen, führt dazu, ihm und seinen Gesetzen zu gehorchen. Dieses Lernen durch den Körper stellt unser gewohntes Bild vom Lernprozess buchstäblich vom Kopf auf die Füße und macht es zu einem ganzheitlichen Prozess.

– ***Berührung*** innerviert das sensorische Nervensystem in Ruhe und Bewegung, durch den Boden, verschiedene Materialien oder in Partnerübungen. Die Anleitung, die Berührungsflächen zwischen sich und dem Boden zu verändern, regt an zu ungewohnten Bewegungen, die alte Muster auflösen können. Ein neues Zusammenspiel von Sensorik und Motorik entwickelt sich, die Bewegungen werden leichter. Berührung stimuliert das Vegetativum (Durchblutung, Atmung) und reguliert den Tonus.

Sinnliche Selbstwahrnehmung führt zu einem differenzierten Körperbewusstsein. Sie vermittelt die Erfahrung: Ich bin mein Körper und fühle seine Beschaffenheit. Meine Haut ist meine Grenze und mein Schutz. Meine Körperform gibt mir meinen dreidimensionalen Innenraum. Körperbewusstsein führt zu Selbstbewusstsein. – *Erst wenn ich mich gefunden habe, kann ich mich hingeben, ohne mich zu verlieren.*

- *Kontakt* lenkt die Aufmerksamkeit über die Berührung hinaus zum Objekt. Das Berührte wird mit seiner Qualität umfasst und erfasst, es wird einbezogen in den eigenen Lebensraum. Das Bewusstsein für »das Andere« und Achtung vor »dem Anderen« entsteht, der Tonus stellt sich auf das Gegenüber ein. Diese Tonusadaption führt zu einem tieferen Verständnis für die Umwelt und Mitempfinden in menschlichen Begegnungen. Der ausgesandte Kontakt wirkt zurück auf den eigenen Organismus. Der Schritt vom Ich zum Du wird bewusst in einem Dialog vollzogen: Was ich berühre, berührt auch mich. – *Das Bedürfnis nach Nähe und Distanz wird deutlich, und die Fähigkeit zur sozialen Beziehung wächst.*
- *Transport* und seine Wirkung werden physisch und psychisch erlebt. Deutlich werde ich von dem festen Boden berührt und spüre mich selbst. Im Kontakt mit dem Boden löse ich mich, vertraue mich seiner tragenden Kraft an und lasse mich tragen. Der Widerstand des Bodens richtet mich auf und erlaubt mir eine ökonomische und freie Bewegung. Das Erlebnis eines positiven Gegendruckes stärkt die eigene Widerstandskraft. Der Boden und die Schwerkraft geben mir meine Ausrichtung im Leben: Meine senkrechte Achse stellt mich in die Beziehung zwischen unten und oben, Erde und Himmel. Meine Querachse stellt mich über die Schultern, Arme und Hände hinaus in meine soziale Beziehung zur Umwelt. Mit der Erfahrung, körperlich getragen und aufgerichtet zu werden, wachsen Mut und Kraft, in der

Welt zu meiner eigenen Persönlichkeit zu stehen. – *Aufgerichtet werden – aufrichtig sein.*

- ***Intention*** im Eutonie-Unterricht körperlich zu erfahren, ermöglicht und motiviert, sie in den Alltag zu integrieren. Sich hinzuwenden zu etwas, sich einzustellen auf etwas, verlangt ein Innehalten und ein Sich-Besinnen. Dadurch entstehen minimale Pausen in der Hektik unseres Alltags, in denen wir uns selbst wahrnehmen und präsent sind für den Augenblick. Aus dieser inneren Sammlung tun wir geordneter unseren nächsten Schritt. Er organisiert sich ökonomisch, Bewegung wird leichter und freier. Diese positive körperliche Erfahrung motiviert, die Intention in den Alltag zu integrieren. Intention ist eine geistige Qualität, deren Intensität auch über die Körpergrenze hinaus führt und die materielle Ebene transzendiert. Sie macht empfangsbereit und öffnet für spirituelle Erfahrung.
  Gerda Alexander stellte keinen überhöhten Anspruch an ihre Schüler, sondern ermutigte sie mit den Worten: »*Wichtig ist, jeden Tag ein bisschen mehr zu lernen, dass ich selbst dieser Körper bin, auf den ich mich verlassen kann.*« Die Eutonie und ihre Praxis hat nicht nur einen Platz im Bereich der Pädagogik und Erwachsenenbildung, im Gesundheitsbereich, in der Kunst und in der Meditation, sondern überall dort, wo Menschen bereit sind, sich selbst, ihrem sozialen Umfeld und den Sinnfragen des Lebens zu begegnen.

8 Eutonie im Wandel

Der übende Mensch wandelt sich durch die Eutonie. Gleichzeitig wandelt sich die Eutonie als eine lebendige Methode mit den Menschen und ihrer Gesellschaft, und sie wandelt sich mit der Evolution des menschlichen Bewusstseins.

Wandel des Menschen: Wenn wir uns auf das Experiment Eutonie einlassen, erleben wir schon bald, dass sie uns zur Begegnung mit uns selbst führt. Das sinnliche Fühlen hilft uns, uns zu erkennen und zu verstehen. Der Umgang mit dem eigenen Körper hat teilweise analytischen Charakter, auch durch die besondere Art, wie die funktionelle Anatomie in den praktischen Übungsweg integriert wird. Gerda Alexander sprach in ihrem Unterricht von »Heimatkunde«. Parallelen zur Psychoanalyse sind evident. Mit zunehmendem Verständnis für unseren Körper finden wir auch eine neue Beziehung zu uns. Je besser wir uns wahrnehmen in unserer körperlichen Realität, umso besser verstehen wir uns selbst.

Um den inneren Wandel sichtbar zu machen, entwickelte Gerda Alexander den Körperbildtest: Die Kursteilnehmer modellieren aus Ton eine menschliche Figur. Es geht dabei nicht um die präzise anatomische Abbildung, sondern der gefühlte Körper darf seinen Ausdruck finden. Die Augen sollten beim Formen des Materials geschlossen sein, damit eine Korrektur von außen unterbleibt. Es ist erstaunlich, wie sich das eigene, gefühlte Körperbild ungewollt in diesem kreativen Akt ausdrückt und sichtbar wird.

Hier zeigt sich heute ein Wandel in den Gruppen, in denen zunehmend die Bereitschaft wächst, sich mit den eigenen Modellagen zu konfrontieren und mit der eigenen geschaffenen Form auch den anderen zu begegnen. In einem offenen Erfahrungsaustausch können sich dann die Modellagen in einem Dialog begegnen. Dabei zeigen sich unbewusste Beziehungen zwischen den Teilnehmer/innen, und gruppendynamische Prozesse werden offenbar.

Der Wandel zeigt sich auch in der Bewegungsgestaltung durch Improvisation und Studien. Gerda Alexander ermutigte ihre Schüler, ihre individuelle Bewegung und ihren persönlichen Ausdruck zu finden. Zu Beginn wurde oft noch das Ideal einer harmonischen Bewegung und einer ästhetischen Gestaltung angestrebt. Im Laufe einer zunehmenden Selbständigkeit spiegeln sich in den Improvisationen und Studien auch die inneren Konflikte und die gruppendynamischen Prozesse wider. Der Ausdruck von Wut und Aggression, von Freude und Überschwang bringt eine neue Dynamik. Wie der Selbstausdruck sich in den Modellagen gewandelt hat, zeigt sich auch in der Bewegungsgestaltung eine Entwicklung. Die eigene Identität versteckt sich weniger hinter Konventionen, und die Freiheit ist größer geworden, sie auch in der Bewegung auszudrücken. Sich in andere durch bewusste Tonusadaption einzufühlen und so gemeinsam Bewegung zu gestalten, wird zu einem bewegenden Erlebnis. Das Streben nach Harmonie in einer Bewegungssequenz endet dort, wo Selbstverleugnung verlangt würde. Konflikte werden offengelegt, ohne unbedingt gleich Lösungen zu fordern.

Wandel der Methode: Ihr Wandel entsteht aus den Bedürfnissen der heutigen Gesellschaft und der Not des Einzelnen. Die innere Vereinsamung bei gleichzeitiger Reizüberflutung, der Zusammenbruch alter Ordnungen und Werte verunsichern und führen oft zu schädigenden Ersatzbefriedigungen. Überforderung, Erschöpfung, Frustration und Ängste führen zur Eutonie. Dieser Schritt dorthin kann eine innere Überwindung erfordern. Manche Lasten werden erst im Laufe des Unterrichtes spürbar und schmerzlich in ihrem Ausmaß bewusst. Der Eutonie-Einzelunterricht mit einer individuellen Begleitung wird heutzutage immer häufiger genutzt. Verbale Begleitung und der Austausch in den Eutonie-Gruppen werden dringlicher. Das Interesse an somatopsychischen Zusammenhängen wächst. Die geistige Ausrichtung der Eutonie bekommt mehr Bedeutung, und die Gespräche dazu werden offener. Dank Gerda Alexanders Weitblick für die Probleme der Menschen hat die Eutonie Mittel, den Menschen in unserer Zeit eine Hilfe zur Selbsthilfe zu geben.

Gerda Alexander schrieb:
»Die Wiederherstellung der inneren Ordnung als Abbild der psychophysischen Ganzheit ist keinesfalls ein individueller Luxus. Im Gegenteil:

Die personhafte Verantwortung für diese Ordnung, in die auch die Verantwortung für das Gedankenleben und für das eigene Unbewusste im Sinne Erich Neumanns einbezogen ist, ist die Voraussetzung für realisiertes soziales Verhalten. Denn eine gesellschaftliche Neuordnung, wie sie heute angestrebt wird, kann nicht allein durch äußere Reformen erreicht werden, sondern nur, wenn gleichzeitig sich jeder Einzelne seiner Verantwortung für das sichtbare und unsichtbare Ganze bewusst wird und ihr entsprechend in seinem Leben handelt.«[34]

Wandel unseres Bewusstseins: Die Eutonie appelliert an unser Bewusstsein und fördert seine Entwicklung. Mit zunehmendem Bewusstsein entdecken und entwickeln wir auch die Werte der Eutonie. Es entsteht ein Prozess, indem sich Qualitäten gegenseitig intensivieren. Der Wandel des menschlichen Bewusstseins wirkt sich in verschiedenen Bereichen aus, z. B. in der Wissenschaft mit ihren Zielen, in der Kunst mit ihrem Ausdruck, in der Suche nach Transzendenz. Grundlage für eine Entwicklung dieser Werte, nicht nur für Einzelne, sondern für die menschliche Gesellschaft, ist ein tragfähiges Netz sozialer Beziehungen. Der Mensch braucht eine Motivation, um Qualitäten wie Solidarität und Zugehörigkeit, Eingebundenheit und Akzeptanz, Neugier auf das Leben und Suche nach seinem Sinn zu entwickeln. Körperbewusstsein ist nicht Selbstzweck, sondern eine Basis für menschliches Zusammenleben, für die Qualität des menschlichen Bewusstseins und für seine Evolution. Gerda Alexander war überzeugt, dass es für jeden Menschen möglich ist, seine Wahrnehmung zu erweitern, um die Realität des geistigen Teils im eigenen Körper hier und jetzt zu erfahren in Verbindung mit dem geistigen Teil des Universums: »... ein Bewusstsein von unserem Körper mit all seinen Einzelheiten als Manifes-

---

34 *AaO.*, 50.

tation geistiger Schöpfung. Das Geistige ist immer anwesend, es existiert nicht nur, wenn wir beten oder meditieren.«[35]

Die Mittel der Eutonie sind einfach. Einfach zu sein, ist in unserer Welt mit ihren spektakulären Verführungen sehr schwer. Aber Gerda Alexander sagte überzeugt: »*... es kommt eine neue Ära. Man könnte sie vielleicht als die Zeit des Untergangs der isolierten Vernunft bezeichnen. Denn es gibt inzwischen immer mehr Menschen, die Zusammenhänge deutlicher erleben, miterleben oder auch mitgestalten. Zu dieser Bewusstseinserweiterung möchte ich beitragen. Und sei es auch nur mit einem Tropfen.*«[36]

2.3 Tonusadaption

DEGGA-Heft 2: Aus den gesammelten Schriften über Eutonie-Gerda-Alexander
DEGGA: Deutsche Eutonie-Gesellschaft Gerda Alexander, gemeinnütziger Verein

»Wer liest, vertraut darauf, Interessantes zu erfahren. Zwar weiß man im Grunde nie genau, worauf man vertraut, aber ohne Vertrauen wäre man gar nicht erst zum Lesen bereit.«[37]

Darf ich Sie bitten, diese Sätze noch einmal zu lesen? Fühlen Sie sich persönlich von dieser Aussage angesprochen? Wurde Ihre Motivation zum Lesen formuliert? Vertrauen Sie darauf, Interessantes

35 Vgl. *Gespräch,* 13.

36 G. Alexander, *Eutonie,* in: H. K. Moscowici, Vor Freude tanzen, vor Jammer halb in Stücke gehen. Pionierinnen der Körpertherapie. Schiedlberg [2]2005, 45–64, hier 64.

37 Humberto Maturana: *Was ist erkennen?* Piper, München 1996.

zu erfahren? Sind Sie bereit zum Lesen? Diese Voraussetzungen sorgen dafür, dass Sie »eutonisch« den weiteren Text lesen können: eu = gut, angemessen und tonos = Spannung, Stimmung.

Ob Ihr Tonus beim Lesen des Artikels in einem guten Gespannt-Sein bleibt, hängt nicht nur vom Inhalt ab, sondern vor allem von der Art, wie er geschrieben wurde, wie der Inhalt vermittelt wird, wie er Sie erreichen und zum Weiterlesen motivieren kann. Redner/in und Zuhörer/in beeinflussen sich im mündlichen Kontakt viel direkter, sie reagieren unmittelbar aufeinander, und eine gegenseitige Tonusübertragung wirkt stimulierend oder hemmend. Auch bei einer schriftlichen Kommunikation kann dies geschehen, wenn durch gemeinsames Interesse der Kontakt zwischen Leser/in und Schreiber/in lebendig bleibt – mit einer Zeitverschiebung.

Das Phänomen der Tonusübertragung[38] geschieht und wirkt, wenn Menschen miteinander in eine Beziehung treten. Der somatopsychische Tonus ist ein Medium für Kommunikation und Verständnis in jeder menschlichen sozialen Beziehung und besonders in der pädagogisch-therapeutischen Beziehung. Die empirische Forschung von Gerda Alexander[39] (1908–1994, Gründerin der Eutonie-Methode) galt der Tonusregulierung und der Tonusadaption. Ihre Übungsweisen zeigen, wie ein gerichtetes Bewusstsein Einfluss auf den Tonus nehmen kann. Grundlage dafür ist der Kontakt:

Aufmerksamkeit und Spürsinn gehen über die eigene Körpergrenze hinaus (Transsensus) zum biosozialen Umfeld – dieses wirkt zurück auf den eigenen Tonus. Achtsamkeit für diese Wechselwir-

38 Karin Schaefer: »Tonusübertragung in der Eutonie«; in: *»Der eigene und der fremde Körper«*, Kongressbericht der AFA 1993, Hrsg. Karoline von Steinaecker, Edition Lit. Europe 1995. Überarbeitet und ergänzt 2010.

39 Gerda Alexander: *Eutonie – Ein Weg der körperlichen Selbsterfahrung*, Neuauflage Hans Huber, Bern 2012. Herausgegeben und ergänzt von Karin Schaefer.

kung macht das Phänomen der unbewussten Resonanz erfahrbar und bewusst. Tonusübertragung und Tonusadaption werden in der Eutonie-Methode eingesetzt und für den somatischen Dialog zwischen Klient und Therapeut/Pädagoge genutzt. Der Prozess ist vergleichbar der Übertragung und Gegenübertragung im psychotherapeutischen Setting, wie z. B. Carl Rogers die Empathie in einer Beziehung versteht.

Neurobiologisch wird dieses Resonanzphänomen bestätigt durch Giacomo Rizzolatti, der Ende der 90er Jahre die Spiegelnervenzellen (Spiegelneurone) entdeckte. Spiegelneurone nehmen den emotionalen Ausdruck und die Gesten anderer Menschen auf. Durch ihre Verknüpfungen im Gehirn erregen sie Körpergefühle und Emotionen, die denen des eigenen Erlebens gleichen. Das wahrgenommene Geschehen wird spiegelbildlich mitgefühlt. In diesem Resonanzphänomen liegt die Basis für Mitgefühl und Verständnis.[40]

Im Cortex liegen die Spiegelneurone in der Nähe der Bewegungsneuronen (motorischer Cortex). Das weist auf die enge Verknüpfung mit der Muskulatur hin: Der Muskeltonus reagiert unmittelbar auf die wahrgenommene Situation und bewirkt unbewusst eine Tonusadaption. Das Körpergefühl wirkt auf die seelische Stimmung, Körpertonus und Psychotonus stehen in enger Wechselbeziehung zueinander. Sie lösen Affekte aus, die auch das Handeln beeinflussen.

Wissenschaftlich ist noch wenig belegt, wie diese Faktoren auf das komplexe Nervensystem einwirken und nach welchen Kriterien sie weitergeleitet werden, um Einfluss auf unseren Tonus zu nehmen. Jeder Mensch ist geprägt von seinen Lebenserfahrungen, den

40 Joachim Bauer: *Warum ich fühle, was Du fühlst. Intuitive Kommunikation und das Geheimnis der Spiegelneuronen.* Hoffmann und Campe, Hamburg 2005.

bewussten und den unbewussten. Daraus entsteht seine individuelle Art, neue Erfahrungen wahrzunehmen und sie zu verarbeiten. Durch die enge Verflechtung unseres gesamten Nervensystems wirken unendlich viele Faktoren auf unseren Tonus ein: unsere Emotionen, unser Körpergefühl und alle vegetativen Prozesse, unsere Gedanken, Vorstellungen und inneren Bilder, die gesamte Umwelt mit ihren biosozialen Bedingungen, Natur, Kunst und jeder Mensch, der uns begegnet.

Widmen wir unsere Aufmerksamkeit einem der oben erwähnten Faktoren, verstärken wir seine Wirkung auf unser Nervensystem. Die Hinwendung zu einem Körpergefühl, zu einem Gedanken, zu einem Kunstwerk oder zu einem Menschen lässt andere Eindrücke zurücktreten. Durch die Möglichkeit, unser Bewusstsein zu lenken, haben wir eine gewisse Freiheit gegenüber der Flut von Eindrücken, denen wir ausgesetzt sind. Allerdings fordert diese Freiheit unsere Entscheidung heraus, wohin wir unsere Aufmerksamkeit lenken wollen. In dieser Entscheidung liegt die Verantwortung, die zur Freiheit gehört. Ein im Sinne der Eutonie gesunder Mensch kann auf die Einflüsse, die ihm begegnen, mit einem flexiblen Tonus reagieren. Ein Tonus, der sich angemessen auf die jeweilige Situation einstellt, gibt dem Menschen auch die Fähigkeit, angemessen auf sie zu reagieren und zurückzuwirken auf seine Umwelt. So kann er sich als ein Teil des Ganzen erleben, eingebunden und mitgestaltend im Leben.

Es kann keine absolute Bewertung des Tonus geben. Sein Wert liegt nicht in einer messbaren Quantität von hoch oder tief, entspannt oder angespannt, sondern in seiner Flexibilität, mit der er sich auf die jeweilige Situation einstellen kann und damit den Menschen befähigt, angemessen zu reagieren.

Somit wäre die Tonusflexibilität eine Qualität, die unser individuelles Leben mit seiner Beziehung zum sozialen Umfeld prägt.

Qualität lässt sich nicht wie Quantitäten durch Messen und Wiegen definieren. Qualität erkennen wir an ihrer Wirkung. Die Wirkung einer Qualität ist abhängig von der Intensität, mit der sie wirken kann, einwirken auf das, womit sie in Beziehung tritt.

Jede menschliche Beziehung braucht ein Gegenüber. Im Gespräch wirkt nicht nur das gesprochene Wort, sondern der ganze Mensch mit seiner Körperhaltung und Körperspannung, mit seiner Mimik, Stimme und Atmung. Der Mensch ihm gegenüber reagiert darauf mit seinem Tonus, der zur Antwort wird, zum Spiegel, der zurückspiegelt und zurückwirkt. Dabei kann sich die breite Skala der Gemüts- und Körperspannungen ausdrücken, vom tiefen Tonus, z. B. durch Langeweile, Müdigkeit und Trauer, bis zum hohen Tonus, z. B. durch Freude, Wut und Aggression. Je weiter der Tonus schwingen kann, umso lebendiger und erlebnisfähiger ist der Mensch. Tonuslagen können sich gegenseitig steigern oder blockieren. Symptome einer dauerhaften Fixierung werden als Hypotonie oder Hypertonie bezeichnet.

Ob die tonische Antwort auf eine Situation angemessen ist, entscheidet sich in dem Menschen, der auf die Außenwelt reagiert: Sie bildet sich im Zusammenspiel seiner »Gestimmtheit«, seiner Fähigkeit, Verantwortung für sich selbst zu übernehmen, und seiner Bereitschaft zum Dialog mit der Umwelt.

David Blohm sagte: »Der Dialog ist eine neue Form des Gesprächs. Hier werden weniger Argumente ausgetauscht, sondern Horizonte eröffnet. Der Dialog ist eine Chance, Neues zu entdecken, keine Garantie, Altes zu bewahren.«[41]

41 David Blohm: *Der Dialog. Das offene Gespräch am Ende der Diskussion.* Klett-Cotta, Stuttgart 3. Auflage 2002.

Die Eutonie setzt mit ihren Übungen am muskulären Tonus an, erfasst aber den Menschen in seiner Unteilbarkeit, in seiner gesamten Leiblichkeit ebenso wie in seiner geistig-seelischen Spannung.

In der praktischen Vorgehensweise der Eutonie steht am Anfang das Erspüren des eigenen Körpers. Die Übungen dienen der Bewusstmachung der Haut als Grenze, der Körperform mit seinem Innenraum, mit seinen Strukturen und Funktionen. Unbewusste Körperteile werden integriert und ein reales Körperbild entwickelt. Übungen am Boden in Ruhe und Bewegung, Berührung mit Materialien unterschiedlicher Qualität, Erfahrungen mit dem eigenen Innenraum, dem umgebenden Außenraum und mit anderen Menschen wirken auf den Muskeltonus. Sein Spannungszustand und seine Veränderungen werden unmittelbar fühlbar. Diese Erfahrung fördert Tonusflexibilität und eine bewusste Tonusregulierung.

Eine objektivierende Distanz zu der eigenen leiblichen Erfahrung ist nötig, um andere auf diesem Weg zu begleiten. Darum müssen professionelle Eutonie-Lehrer/innen das Erkennen des eigenen Körpers, des eigenen Tonus mit seinen Spielmöglichkeiten und Grenzen über die reine subjektive Empfindung hinaus entwickeln. In der Ausbildung wird geübt, diese Distanz zu finden. Besonders die Erfahrungen in Bewegungsimprovisationen und Bewegungsstudien helfen, die eigene Wahrnehmung zu relativieren.

Für die Bewegungsgestaltung werden Prinzipien der Eutonie als Kommunikationsmittel gegeben: Berührung und Kontakt, Widerstand und Aufrichtung, Bewegung von einem bestimmten Körperteil aus, mit Material, mit einem oder mehreren Partnern.

Die Teilnehmer/innen entwickeln aus Übungsanweisungen zunehmend ihre eigenen, individuellen Bewegungen. Ohne stimulierenden Einfluss von außen wird versucht, das eigene Ausmaß an Bewegung, den eigenen Rhythmus und die eigene Dynamik zu finden. Im Anschluss an eine Zeit zum eigenen Experimentieren ohne Anleitung zeigen die einzelnen Teilnehmer der Gruppe ihre entwickelte Bewegungssequenz. Für die Zuschauenden geht es nicht darum, die gezeigten Bewegungen zu analysieren oder zu bewerten, sondern sie im eigenen Körper nachzuempfinden und mitzuerleben.

Diese Art der Teilnahme am Bewegungserlebnis wirkt auf den Tonus der Zuschauenden. Dadurch entsteht ein tief empfundenes Verständnis für den anderen. Dieses Verständnis geht nicht über den Intellekt und verbale Verständigung, sondern geschieht durch leibhaftiges Innewerden: Tonusadaption. Gleichzeitig wächst ein neues Verständnis für den eigenen Körper, der unmittelbar auf das Gegenüber reagiert: Erkenne ich mich selbst im anderen und finde dort Vertrautes? Bleibt der andere Körper mit seinem Ausdruck mir fremd und unverständlich? Kann ich mich anregen lassen und mein Körpergefühl einstellen auf ein Mitschwingen? Oder wächst Widerstand in mir, der mich verschließt und absondert? Es können Grenzen deutlich werden oder Türen sich öffnen. Die bekannte Einsicht, dass Verständnis für andere beim Verständnis für uns selbst beginnt, wird real am eigenen Körper erfahren. Wenn die Zuschauenden anschließend wieder zu ihren eigenen Improvisationen zurückkehren, spüren sie eine Veränderung auch dann, wenn die Tonusübertragung, bzw. Tonusadaption noch nicht bewusst erkannt wird. Ein anderer Tonus und damit eine andere Qualität, haben auf sie eingewirkt. In diesem Prozess wird erfahren und gelernt, sich zu öffnen für das ganz Andere und Fremde, ohne Angst vor Verlust der eigenen Identität. Die Entscheidung, sich entweder abzugrenzen von einem Menschen oder den eigenen Tonus auf ihn einzustellen zu einem Miteinander, muss immer wieder neu getroffen werden. Je mehr Vertrauen wir in uns selbst finden, umso weiter kann die Öffnung nach außen wachsen; je mehr wir uns in unserem eigenen Körperinnenraum zuhause sind, umso mehr Platz können wir dem Anderen und Fremden einräumen.

In der weiteren Entwicklung dieser Improvisationen treten zwei, drei oder mehrere Schüler/innen in einen bewussten Kontakt zueinander, um gemeinsam ihre Bewegungen zu gestalten. Dabei geht es darum, die unterschiedlichen Tonuslagen zwischen den Übenden wahrzunehmen, den anderen Tonus zu übernehmen oder aber die Spannungsunterschiede bewusst auszuhalten, eventuell zu verstärken und die Gegensätze als Polarität zu erleben. So entsteht ein tonischer Dialog. In der Übungsgruppe kann es dabei zu Situationen kommen, die zur Konfrontation führen: Spannungen entladen sich. Dann kann der nonverbale Dialog durchbrochen und verbal weitergeführt werden. Dieser gruppendynamische Prozess fördert eine möglichst unvoreingenommene Wahrnehmung seiner selbst und des Gegenübers.

Mit zunehmender Tonusflexibilität entfaltet sich im tonischen Dialog eine schöpferische Gestaltung, aus einer Improvisation entwickelt sich eine Studie. Entspringt die Improvisation noch ganz dem subjektiven Bewegungsgefühl, der eigenen Intuition, so kommt in den Studien eine geistige Kraft dazu, die ordnet und gestaltet. Das leibliche Erleben mit seinem Ausdruck wird reflektiert. Das Wesentliche einer Bewegung bekommt eine Form, die von einer Zeit- und Raumordnung geprägt ist. Damit wächst die Bewegung aus der Subjektivität heraus in eine objektive Aussage, die eine Verbindlichkeit bekommt. Die entwickelte Studie ist wiederholbar, wobei Inhalt und Form immer wieder neu erlebt werden. Analog zur Musik lässt sich sagen: Aus freier Improvisation gestaltet sich die verbindliche Komposition. Die Komposition wird in jeder Darbietung neu erlebt, der somatopsychische Tonus entspricht der aktuellen Situation, und aus ihm entsteht die neue Interpretation.

Die Eutonie-Übungen dienen dazu, die Teilnehmer/innen zu unterschiedlichen Tonuslagen zu führen. Auch die Unterrichtenden empfinden die Übungen körperlich mit, sie sind in Übereinstimmung mit den Anleitungen und dadurch als Vermittler authentisch. Ihr Tonus wandelt sich und überträgt sich auf die Gruppe durch die Sprache und die Stimme. Die Teilnehmer/innen wirken mit ihrem

Tonus ihrerseits auf die Unterrichtenden zurück, meistens für sie selbst noch unbewusst. Vorurteilsfreies Warten auf die somatische Botschaft der Gruppe oder Einzelner ist nötig, damit sich von beiden Seiten ein offener Dialog entwickeln kann.

Von den Unterrichtenden wird gleichzeitig Neutralität gefordert. Gemeint ist dabei nicht die Abstinenz der gefühlsmäßigen Beteiligung, sondern eine objektivierende Einstellung. Das Erkennen der eigenen Spannungen und Erwartungen an sich selbst und an die Teilnehmer/innen macht offen für Kontakt.

Dies gilt besonders für den Einzelunterricht (Behandlung). In der Einzelarbeit ist die berührende Hand aufmerksam empfangend, lauschend auf das, was von der/dem Klienten tonisch ausgesendet wird. Das Phänomen der Tonusübertragung signalisiert der berührenden Hand auch die unbewussten Tendenzen: Bereitschaft, sich in die Berührung einzulassen, ihr zu begegnen oder sich ihr zu entziehen und sich zu verschließen. Ergreift die Klientin/der Klient innerlich Besitz von der Hand mit dem Wunsch nach Kontakt oder dem Bedürfnis, »gefüttert« zu werden? Braucht sie/er Distanz? Wird ein Hineinfließen, Verströmen und Entgrenzen spürbar? Die Behandelnden nehmen diese Signale über ihren eigenen Tonus wahr, er reagiert wie ein Sensor. So können sie entsprechend reagieren: stimulieren oder sedieren, Grenzen spürbar machen, den Weg zu inneren Körperstrukturen zeigen, den Kontakt nach außen anregen und Widerstand vermitteln. Neutrale Vermittlung schützt Klient/in und Behandelnde zugleich: Nur ohne Angst vor Manipulation kann ein/e Klient/in es wagen, schützende Tonusfixierungen aufzugeben, und nur die objektive innere Haltung schützt die Behandelnden davor, selbst manipuliert zu werden.

Aus der tonischen Wechselbeziehung entsteht eine pädagogisch-therapeutische Beziehung, in der beide zu Lernenden werden. In diesem offenen Raum entsteht ein Raum für Neues.

Es ist ein langer Entwicklungsweg von der unbewussten Tonusadaption, wie sie in der Einheit zwischen Mutter und Kind existiert, über die Tonusadaption von Bezugspersonen und Vorbildern bis hin zu der bewussten Tonusregulierung. Die im Menschen durch die Spiegelneuronen angelegte Gabe der Empathie erfordert eine Reflexion, eine kritische Überprüfung und ein Wissen um die Gesetzmäßigkeit des menschlichen Organismus. Einerseits können Ich-Verhaftung und die eigenen Schatten das Mitempfinden und die Tonusadaption verhindern, andererseits liegt in Unsicherheit und mangelndem Identitätsgefühl die Gefahr, dem Mitgefühl ausgeliefert zu sein. Sich von einem Gefühl zu distanzieren, es gewissermaßen von außen zu beobachten, führt zu deren Objektivierung und Reflexion, die eine neutrale Akzeptanz ermöglicht. Für Gerda Alexander war diese Neutralität eine wesentliche Voraussetzung für die Vermittlung der Eutonie in Pädagogik und Therapie. Den Zustand der Wahrnehmungslenkung nach innen und außen, den Kontakt zu sich selbst und zur Außenwelt, bezeichnete Gerda Alexander als Präsenz. Aus dieser Präsenz heraus kann der Raum immer wieder freigegeben werden für Unabhängigkeit und Eigenverantwortung, sowohl für die Gebenden als auch für die Nehmenden – in wechselnden Rollen.

»Der tonische Dialog ist der Moment des Einfühlens im jeweiligen Moment des Dialogs.«[42]

Körperbewusstsein fördert das Selbstbewusstsein, die Ich-Findung. In innerer somatopsychischer und geistiger Übereinstimmung kann das Einig-Sein mit sich selbst gelingen. Erst wenn das eigene Ich gefunden wird, kann es sich ohne Gefahr von Ich-Verlust hingeben. Aus der Stärke der eigenen Identität erfolgt die intendierte

42 Bernard Aucouturier, zitiert nach Marion Esser: *Beweg-Gründe, Psychosomatik nach Aucouturier,* Ernst Reinhardt, München 2000.

Tonusumstellung. Sie zielt auf etwas hin, das über das eigene Ich hinausgeht.

Psychosomatische Pädagogen/Therapeuten können dann über die Basis ihres erlernten Handwerks hinauswachsen, das Handwerk wird zum Kunsthandwerk und in begnadeten Momenten zur Kunst, zu einer Heilkunst und zu einer Lebenskunst.

»Lebenskunst ist keine Kunst, sondern ein Kunsthandwerk, das sich lernen und üben lässt.«[43]

Die Eutonie-Prinzipien Berührung und Kontakt fördern die Fähigkeit, die Wechselwirkung zwischen innen und außen zu erleben und mitzugestalten: »Was ich berühre, das berührt auch mich.«

Ein Musiker ist im Kontakt mit der Musik, die er interpretieren will, er stellt seinen Tonus, seinen Ton, darauf ein. Dann weitet er seinen Gefühlsraum über sich selbst und über sein Instrument hinweg aus, hin zu den Zuhörern, denen er sich mitteilen will und die er mit seiner Musik berühren will.

Der Pantomime Marcel Marceau setzte flexibel die Tonusadaption ein. Er fühlte die Person, die er darstellte und verwandelte sich auf der Bühne in Sekundenschnelle vom gewaltig-großen, schwerfälligen Riesen Goliath in den zierlichen, behänden David. Sein David und sein Goliath wirkten tonisch auf die Zuschauer, die diese Wandlung mitfühlten.

Isaac Stern sagte, dass die Geige sein dritter Arm sei. In der Aufzeichnung seiner China-Reise »Von Mao zu Mozart« hört er ruhig einem etwa achtjährigen Mädchen zu, das ihm in einem riesigen gefüllten Konzertsaal vorspielt. Angespannt und hochkonzentriert spielt es technisch perfekt in rasantem Tempo die schwierigsten Passagen. Er lobt ihr Können. Dann nimmt er der kleinen Geigerin

43 Andreas Giger: Vortrag zum Kongress *»Seelen – Heil – Kunst«* der Akademie Heiligenfeld/Bad Kissingen 20.

behutsam das Instrument aus der Hand. Er wendet sich ihr ungeteilt zu und spielt ihr eine Passage vor. Er sagt:

»Diese Musik heißt Frühling, und sie ist Frühling. Musik ist nicht nur schwarz und weiß, sie hat viele Farben – viel mehr als ein Maler Farben hat.« Das Mädchen horcht und schaut aufmerksam. Isaac Stern nimmt ihre Bogenhand und zeigt ihr behutsam, wie die Finger aus der Mittelachse des Armes und der Hand spürsam den Bogen führen, damit er weich wie ein Malerpinsel über die Saiten streichen kann.

»Nicht die Geige macht die Musik, sondern Du bist es. Du sprichst durch die Musik. Bitte, singe die Musik jetzt für mich auf der Geige.« Auf dem aufmerksamen Gesicht der jungen Geigerin breitet sich ein Lächeln aus, sie hat verstanden. Ihre Gestalt wird weich und durchlässig für die Töne, sie wird spielend selbst zum Instrument. Musikerin, Instrument und Musik sind eins, Ton und Tonus schwingen zusammen, eine neue Qualität beginnt zu wirken. Zwischen Meister und Schülerin ist ein tonischer Dialog entstanden.

Zu Beginn behauptete ich, dass Tonus eine Qualität ist, die unser Leben prägt. Als ein Phänomen des Bewusstseins wirkt Qualität entsprechend ihrer Intensität. Ein Leben voller Qualität bedeutet also ein intensives Leben. Intensität braucht Hingabe an das Leben. Hingeben können wir aber nur das, was wir haben und über das wir verfügen können. Die Möglichkeit der Hingabe hängt also ab von dem Grad, mit dem jeder über sich selbst verfügen kann. Der Tonus wird sich dann so einstellen, wie es für dieses Selbst angemessen ist. Gerda Alexander sagte: »Unser Ziel ist, den Menschen in die Lage zu versetzen, sich auf die Wirklichkeit des Augenblicks einzustellen.«

2.4 Selbstverständnis, Alleinstellungsmerkmal und Aktualität der somatopsychischen Methode Eutonie-Gerda-Alexander®

Selbstverständnis

Die Eutonie-Methode beruht auf dem Gesundheitsverständnis mit dem Anspruch auf eine Gesundheitsförderung, wie es von der World Health Organisation (WHO) in der Ottawa-Charta 1986 deklariert wurde.

Der Wirksamkeitsanspruch der Eutonie-Methode wird begründet durch die Autopoiesis.

Autopoiesis wird als Prozess der Selbsterschaffung und Selbsterhaltung lebender Einheiten von Maturana und Varela benannt und erklärt. (Baum der Erkenntnis, 1984)

Die Eutonie-Methode versteht sich als Hilfe, jedem Menschen individuell zu einer für ihn angemessenen Reaktion auf seine Umwelt zu verhelfen. Sie fördert die Kompetenz, für sich selbst und für die eigene Gesundheit Verantwortung zu übernehmen. Damit entsteht auch die Fähigkeit, sich ohne Selbstverlust in die soziale Umwelt zu integrieren.

Die Anleitungen im Eutonie-Unterricht erfordern Achtung vor der Persönlichkeit des Übenden und Neutralität, Lehren und Lernen finden in einem dialogischen Prozess statt.

Gerda Alexander: »Wenn ein Lehrer die Abhängigkeit seiner Schüler zur Steigerung seines Selbstwertgefühls missbraucht und seine persönliche Unsicherheit mit der Rolle des Meisters kompensiert, wird dem wesentlichen Ziel der Eutonie, in jedem Schüler den eigenen Meister zu wecken, entgegengearbeitet.«

Mit dem Vertrauen in den eigenen Körper wächst die somatopsychische Stabilität. Ziel der Eutonie ist die innere Freiheit und die Selbstverantwortung eines jeden Menschen.

In dieser Freiheit kann das eigene Maß gefunden werden und die Stärke, dieses Maß zu leben.

In ihr kann der Mut wachsen, Verantwortung für das eigene Handeln zu übernehmen. Es entfaltet sich Freude am eigenen Ausdruck und an der eigenen Kreativität.

Alleinstellungsmerkmal

Die Eutonie-Methode kennt keine festgelegten Übungen und bietet keine zu erlernende Technik an. Es geht um das eigene Empfinden und das persönliche Erleben.

In jedem Menschen entwickelt sich auf der Basis seiner Biographie und seiner eigenen Erfahrung ein angemessener Lernprozess: Möglichkeiten werden entdeckt, Grenzen erkannt und anerkannt.

Praktische Mittel dieser Methode sind die Eutonie-Prinzipien: Berührung, Innenraum – Außenraum, Kontakt – Transsensus, Transport – Aufrichtung, Zeichnen – fokussierter Bewegungsansatz.

Als somatopsychische Phänomene sind sie miteinander verbunden und wirken unbewusst. Als Eutonie-Prinzipien werden die Phänomene analytisch-methodisch einzeln fokussiert.

Sie sind die Übungsmittel, die zur Tonusregulierung eingesetzt werden. Ihre Anwendung macht das Körpererleben erfahrbar und bewusst. Bestehende Tonusstörungen bestimmen, welche Prinzipien angewandt werden und wie sie unterschiedlich miteinander kombiniert werden, um die vorliegende Tonuslage zu erhören oder zu senken und Tonusflexibilität zu fördern.

Das Prinzip Kontakt (Transsensus – Über-sich-hinaus-Spüren) weckt durch körperliche Erfahrungen das Bewusstsein für die Wechselwirkung zwischen der eigenen Innenwelt und der Außenwelt und für das Bedürfnis nach Nähe und Distanz. Es führt zu einer

Tonusadaption und befähigt zur sozialen Beziehungsfähigkeit ohne Verlust der Identität.

Auf das Vormachen von Bewegungen, auf Suggestion und Stimulierung durch Musik wird verzichtet. Die Eutonie-Übenden werden durch wertneutrale Anleitungen angeregt, sich in Ruhe und Bewegung spürend wahrzunehmen. Aus Ansagen werden Fragen:

»Wie empfinden Sie das Gewicht Ihres Armes?« anstatt: »Ihr Arm ist schwer.«

»Wie fühlen Sie sich? Wie ist Ihnen zumute?« anstatt: »Fühlen Sie die Ruhe in sich.«

Wahr-nehmen und an-nehmen, was wahr ist, in der eigenen Wirklichkeit des Augenblicks.

Ermutigt wird, dem eigenen Rhythmus zu folgen, die eigenen Möglichkeiten zu entdecken und zu entwickeln, die eigenen Grenzen auszuloten und zu achten.

Im Anschluss an angeleitete Übungen wird angeregt, eigenen Bewegungsimpulsen zu folgen und sie weiterzuentwickeln. Im Kontakt mit anderen KursteilnehmerInnen kann gemeinsam in der Bewegung mit Tonusübertragung und Tonusadaption experimentiert werden.

Aktualität

Die aktuelle zerstörerische Situation unserer Welt und der Menschen ist uns sehr nah, die große Gefahr ist fühlbar. Wir sehen hilflos und ratlos zu – sind wir ausgeliefert?

Was können wir mit unseren Mitteln in unserem eigenen Wirkungsbereich tun?

Gerda Alexander selbst war konfrontiert mit der politischen Lage in ihrer Zeit, die Nazidiktatur war Anlass zu ihrer Auswanderung nach Dänemark.

Sie fand ihre Antwort in ihrer Arbeit:

Ihre künstlerische Tätigkeit im Bereich Musik, Tanz und Choreographie reduzierte sie zugunsten ihrer somatopsychischen Arbeit, der sie die Bezeichnung Eutonie gab.

Ihre auf Spannungsausgleich basierende Methode gab sie als Auftrag an uns weiter.

In unserer spannungsreichen Zeit ist sie so aktuell und notwendig wie zur Zeit ihrer Gründung.

Eutonie: Eu = angemessen, gut, Tonus = Spannung, Stimmung

Eutonie bezeichnet eine körperlich-seelische Spannung, die sich angemessen auf die aktuelle Situation einstellen kann. Der Tonus eines Menschen ist geprägt von seiner persönlichen psychosomatischen und biosozialen Situation. Traumatische Erlebnisse und Ängste können die Flexibilität des Tonus blockieren.

Die Eutonie zeigt praktische, einfache Wege, sich von alten Belastungen zu befreien.

Die einzige Voraussetzung ist die Bereitschaft, sich in neue körperlich-seelische Erfahrungen einzulassen und zu lernen, sich selbst zu verstehen.

Das eigene Selbstverständnis ist eine Grundlage, um andere zu verstehen.

Die Eutonie fördert die Bereitschaft und die Fähigkeit, einander zuzuhören und wahrzunehmen, einander fühlend zu verstehen. Verstehen bedeutet nicht, einer Meinung zu sein.

Das Eutonie-Prinzip Kontakt vermittelt durch den Transsensus den Weg zur Resonanz:

Bei sich sein – sich nach außen öffnen – das Empfangene wirken lassen – reagieren.

Dieses soziale Mitempfinden ist mehr als ein rein intellektuelles Verständnis für andere Menschen und ihre Gesinnung, es ist ein Echo auf die Umwelt. Mitfühlen und Verstehen ist mit entsprechenden Tonusveränderungen verbunden: Tonusadaption – Empathie.

Es bedeutet nicht, der gleichen Meinung zu sein.

Verständnis für das Fremde und für andere muss immer wieder neu geübt werden.

Wir scheitern, stolpern, stehen wieder auf und üben weiter, denn es lohnt sich:

Wir erleben im eigenen Alltag, wie hilfreich und notwendig der Spannungsausgleich ist für ein friedliches Miteinander.

»Freude an der Freude und Leiden am Leid des anderen sind die besten Führer des Menschen.« (Albert Einstein)

Karin Schaefer,
Straßburg 2015

2.5 Werbetext

La Vida Therapie, Gesundheit und Kreativität, Freiburg, 2007

Eutonie-Gerda-Alexander

Wie erleben Sie sich in Ihrem Alltag?

- Stehen Sie oft unter Zeitdruck, fühlen Sie sich im Stress durch zu viele Anforderungen?
- Antwortet Ihr Körper darauf mit Kopfschmerzen, Rückenschmerzen, Schlaflosigkeit oder Atemnot?

- Leiden Sie unter Einschränkung Ihrer Beweglichkeit oder chronischen Erkrankungen?
- Fühlen Sie sich oft bedrängt von psychischen Belastungen?

Wie möchten Sie Ihrem Alltag begegnen?
- Sehnen Sie sich nach mehr Ruhe und Gelassenheit?
- Möchten Sie wieder mehr Freude an Ihrer Beweglichkeit erleben und zu mehr Lebensschwung finden?
- Suchen Sie nach Zugang zu Ihrer eigenen Kreativität?
- Wünschen Sie sich mehr innere Unabhängigkeit von äußeren Umständen?

Die Eutonie-Gerda-Alexander wendet sich an Menschen jeden Alters, die sich selbst entdecken und etwas für ihr leibliches Wohlbefinden tun wollen, die ihre Kreativität weiterentwickeln und ihre Kontaktfähigkeit zur Umwelt verbessern möchten.

Die Eutonie-Gerda-Alexander versteht sich nicht als eine alternative oder komplementäre Methode, sondern als eine Basis für leib-seelische Ausgewogenheit und innere Entfaltung.

Die einfachen Eutonie-Übungen werden ohne Suggestion und mit Respekt vor jeder Individualität vermittelt. Verbale Anleitungen lenken die Aufmerksamkeit auf Körperempfindungen und Körperprozesse, sie helfen, sich leiblich wahrzunehmen. Spannungsausgleich und Stressabbau, gesunde Aufrichtung und innere Stabilität werden körperlich-seelisch erfahren und führen zu ökonomischen, freien Bewegungen. Der Organismus lernt, die Prinzipien der Eutonie im Alltag umzusetzen, sich flexibel auf aktuelle Situationen einzustellen und ihnen mit angemessener Spannung zu begegnen.

Eindrücklich wird erlebt, wie die eigene Wahrnehmung diesen Prozess fördert und vertieft.

Die Eutonie ist besonders wirksam bei chronischen Beschwerden und psychosomatischen Erkrankungen; bei Rückenschmerzen, Einschränkungen in Gelenken und Muskulatur, Fehlhaltungen, vegetativen Störungen mit Auswirkung auf Atmung, Herz-Kreislauf und Lymphsystem, Stresssyndromen und Verspannungen stellen sich Erleichterung und oft eindrucksvolle Verbesserung ein.

Die Gesetze unseres Körpers werden erspürt und verstanden als ein natürlicher Schutz vor falschem Gebrauch. Dadurch entwickelt sich ein neuer, sinnvoller Umgang mit dem Körper, in dem die natürlichen Heilkräfte wirksam werden können.

Somatopsychische Lernprozesse wirken entsprechend der Untrennbarkeit von Körper, Geist und Seele auf den ganzen Menschen und haben therapeutische Wirkungen. Körperliche Spannung und seelische Stimmung finden zu einem besseren Gleichgewicht. Gelassenheit, Selbstheilungskräfte und Autonomie entwickeln sich.

Eutonie wendet sich an die leib-seelische Einheit des Menschen und fördert seine Entwicklungsmöglichkeiten.

Eutonie erhält und fördert die Gesundheit und sorgt für einen Ausgleich bei beruflichen Belastungen.

Eutonie wirkt sich positiv auf Konzentrationsfähigkeit und Kommunikationsfähigkeit aus.

Sie ist besonders für Kinder mit ADS-Syndrom geeignet.

Eutonie bewährt sich in der Prävention, in der Rehabilitation und als Geburtsvorbereitung.

Eutonie sorgt für eine leib-seelische Spannungsbalance und hilft bei psychischen Belastungen.

Die Methode: Ursprung, Entwicklung und Ziel

Gerda Alexander (1908–1994) ist die Gründerin dieser körperorientierten Methode.

Sie wählte die Bezeichnung EUTONIE, die sich zusammensetzt aus den griechischen Worten **eu** – gut, wohl, ausgeglichen, angemessen, harmonisch und **tonos** – Spannung, Stimmung.

Damit weist sie auf die Einheit von Körper, Geist und Seele hin und benennt zugleich das Ziel: Spannungsregulierung und Spannungsflexibilität des menschlichen Organismus. Sie ermöglichen dem Menschen die Anpassung an seine Lebenssituation und legen seine lebendige Schwingungsfähigkeit frei. Eine angemessene Spannung führt zu ökonomischer Bewegung und zum allgemeinen Wohlbefinden.

Gerda Alexanders Liebe und Begabung zur Musik und zum Tanz führten sie zur Rhythmik-Ausbildung Jaques-Dalcroze. An der Hochschule für Musik in Berlin legte sie das Examen ab. Ein Praktikum bei dem Reformpädagogen Dr. Peter Petersen aus Jena prägte ihr pädagogisches Anliegen: die Fähigkeit des Menschen zu Autonomie, Kreativität und Verantwortung zu fördern.

Durch eigene schwere Erkrankungen motiviert, entwickelte sie neben ihrer pädagogischen und künstlerischen Tätigkeit auch einen therapeutischen Weg. 1933 wählte sie Kopenhagen zu ihrem neuen Heimatort. 1959 stellte sie ihre Methode bei einem internationalen Kongress für Entspannung und Bewegung vor. Bis 1987 leitete sie die Ausbildung an ihrer Schule in Kopenhagen, zu der Schüler/innen aus den europäischen Ländern, aus den USA, Kanada und Südamerika kamen.

Die Eutonie Gerda-Alexander hat Eingang in vielen Methoden, in pädagogischen, therapeutischen und künstlerischen Berufen und in der Meditation gefunden.

Grundthemen der Eutonie-Gerda-Alexander

Die Eutonie-Gerda-Alexander geht davon aus, dass jeder Mensch die Fähigkeit zu Wachstum und Entwicklung, zu sozialer Beziehung und Verantwortung hat und eine Sehnsucht nach Lebenssinn, Selbsterfüllung und Ausdruck seiner Kapazitäten in sich trägt. Die Grundthemen der Eutonie machen diese menschliche Existenz deutlich:

Berührung: Der Mensch wird berührt von der ihn umgebenden Welt. Die Berührung bewirkt Veränderung in ihm.

Kontakt: Der Mensch nimmt Beziehung auf zu seinem sozialen Lebensraum. Er bewirkt Veränderung.

Transport: Der Mensch wird durch Kraftübertragung (Transport) gegen die Schwerkraft aufgerichtet. Aus dieser Aufrichtung entsteht seine besondere Beziehung zur Welt.

Aus Berührung, Kontakt und Transport entwickelt sich das individuelle »Stehen-in-der-Welt«.

Lernen durch Erfahrung – Lernen mit Leib und Seele

Gerda Alexander entwickelte die Prinzipien der Eutonie als methodische Mittel. Sie sind praktische Übungsweisen und machen die Grundthemen **Berührung – Kontakt – Transport** erfahrbar. Verschiedene Prozesse des Körpers werden angesprochen: Sensibilität und Beweglichkeit, Durchblutung und Atmung, Wach-Schlaf-Rhythmus, Spannungszustände des gesamten Organismus. Berührung mit dem Boden und verschiedenen Materialien hilft, den Körper in seiner Haut, Form und Struktur zu erspüren. Einfache, bewusst vollzogene Bewegung und ruhiges Wahrnehmen innerer Prozesse machen den Körperinnenraum bewusst. Die Übungen in Ruhe und Bewegung werden immer neu variiert, kombiniert und abgestimmt auf die Situation der Übenden.

Die Übungen im Eutonie-Unterricht regen somatopsychische Lernprozesse an:

Eigene Möglichkeiten werden entdeckt und ausgeschöpft, Grenzen erkannt und respektiert, neue Wege ausprobiert. Diese Erfahrungen sind einfach zu übertragen in den Alltag, unabhängig vom Alter, körperlichen Einschränkungen und Leistungsfähigkeit, in Ruhepausen und im Arbeitsprozess.

Die Zusammenhänge von organischen und psychischen Prozessen klären sich.

Wachsende Wahrnehmungsfähigkeit führt zu Körperbewusstsein und damit zu einem Bewusstsein für die eigene Persönlichkeit. Das Ruhen in sich selbst erlaubt, sich nach außen zu öffnen und ohne Selbstverleugnung und Selbstverlust in sozialen Kontakten zu leben.

Leitmotiv der Eutonie-Gerda-Alexander:

Bewohnt euren Körper,
bewohnt euren Raum,
seid offen für alles Erstaunliche,
fragt ohne Unterlass die Welt,
befragt sie mit euren Sinnen.

3 Vermittlung der Eutonie-Methode

3.1 Pädagogische Vermittlung im Dialog

Die Eutonie-Methode versteht ihre Didaktik als einen dialogischen Prozess zwischen Lehrenden und Lernenden.

Zu Beginn des Dialoges wissen die Lehrenden nichts über das Wesen des Lernenden. Gemeinsam suchen Lehrende und Lernende mit Achtung und Akzeptanz der gegebenen Grenzen nach Wegen und Mitteln zur Heilung, Erkenntnis und Entwicklung.

Im Wechsel zwischen einem einfühlsamen Zuhören und authentischen Sprechen werden die eigenen Ressourcen entdeckt. Dabei werden alle am Dialog Beteiligten zu Lernenden. Fragen führen die Lernenden zu sich selbst: Selbsterkenntnis statt Belehrung.

Das dialogische Lehren wurde von Sokrates im Umgang mit seinen Schülern eingesetzt. Seine Fragen führten die Schüler zur Selbstreflektion.

Sein Schüler Platon hat diese Art des Lehrens weiterentwickelt und niedergeschrieben.

Wir finden diesen Grundsatz heute in der Philosophie, der Psychotherapie und der Pädagogik. Dafür stehen Namen wie Martin Buber, Gustav Frankl, Carl Rogers und David Bohm. Das Organum (das Werkzeug) der Philosophie wird von ihnen angewendet.

Der Dialog von David Bohm steht auf der Literaturliste der Ausbildung Eutonie-Gerda-Alexander. Bohm beschreibt, wie dialogische Gespräche helfen, eigene Bewertungen und Annahmen bewusst wahrzunehmen. Ein teilnehmender Austausch führt dazu, den Dialogpartner zu verstehen und die eigenen Standpunkte zu hinterfragen.

Akzeptanz auf beiden Seiten kann Standpunkte und Haltungen ändern.

Für Bohm ist der Dialog nicht nur eine Form der Kommunikation, sondern ein Weg zu einer grundlegenden Transformation von einzelnen Menschen und von Gruppen.

William Isaac[44] betont die Wichtigkeit eines Dialogführers und den Rahmen (Container). In seinem Buch ***Dialog als Kunst, gemeinsam zu denken*** definiert er:

- **Zuhören:** aus einem inneren Schweigen heraus das Gehörte auf sich wirken lassen.
- **Respektieren, Akzeptieren:** Verzichten auf jede Form von Abwehr, Abwertung, Schuldzuweisung oder Kritik gegenüber den Dialogpartnern.
- **Suspendieren:** Erkennen und Beobachten eigener Gedanken, Emotionen und Meinungen, ohne in eine Fixierung zu verfallen.
- **Artikulieren:** Finden der eigenen, authentischen Sprache und des Aussprechens der eigenen Wahrheit.

Die Eutonie-Gerda-Alexander fügt ihr Werkzeug hinzu: **Tonusadaption**.

Der Philosoph Carlos Fraenkel nutzt dieses Organum der Philosophie. Er beschreibt lebendig, wie Philosophie praktisch eingesetzt wird und was sie bewirken kann.

Ein Hoffnungsträger in unserer »zerrissenen Welt« ist sein Buch:

Mit Platon nach Palästina. Vom Nutzen der Philosophie in einer zerrissenen Welt.[45]

Zitat aus dem Vorwort von Carlos Fraenkel:

---

44 Unternehmensberater (FTI-Consulting)

45 Carl Hanser Verlag 2016, ISBN 978-446-25067-3; Titel der Originalausgabe: Teaching Plato in Palestine. Philosophy in a Divided World, Princeton University Press 2015

»Wie gehen wir mit Vielfalt und Meinungsstreit um? Mein Buch soll anhand von Beispielen und Argumenten zeigen, dass es sich lohnt, die Philosophie zu einem Teil unseres persönlichen und öffentlichen Lebens zu machen.«

3.2 Unsere Sprache

Vortrag zur Jahresversammlung des BV-Atem[46] 2018 in Herrsching

Liebe Kolleginnen und Kollegen,

mit dieser Anrede sind wir schon mitten in einem Sprachproblem: Nehmen wir die männliche oder die weibliche Form der Anrede?

Zu umgehen wäre dieses Sprachproblem mit der Ansage: Liebe Anwesende.

Meine Kollegen bitte ich um Verständnis, wenn ich aus sprachlichen Gründen die weibliche Form anwende. Die Frauen sind bei uns in der Mehrzahl – leider.

In Frankreich, meinem Wohnsitz, gibt es dieses Problem nicht, die männliche Form ist selbstverständlich. Allerdings sagen manche Redner*innen dann sehr charmant: »J'embrasse les femmes« (Ich umarme die Frauen).

Ich sage jetzt: »Ich umarme die Männer.«

Bei unserem BVA-Treffen im vergangenen Jahr wurde ich in einer kleinen Arbeitsgruppe ganz spontan gefragt: »Magst du nicht ein-

46 ATEM – Der Berufsverband e. V.

mal etwas zu dem Thema ›Unsere Sprache‹ anbieten?« Genauso spontan sagte ich: »Ja – gerne!«

Und dann saß ich zu Hause vor einem weißen Blatt und mit einem leeren Kopf:

Was wollen meine Kolleginnen hören? Was kann ich ihnen sagen?

Falsch! Es geht nicht um das Was, sondern um das Wie.

Wie können wir mit unserer Sprache die Menschen erreichen, die zu uns kommen?

Wie können wir ihnen unsere psycho-somatischen Methoden vermitteln?

Wie können unsere methodischen Verfahren für unsere Klienten wirksam werden?

Diese Woche führte uns bis in den innersten Kreis, zu der Frage nach dem Warum.

Die Antwort finden wir in der Tiefe unseres Selbst.

Wir selbst haben unsere Erfahrungen innerhalb der verschiedenen Methoden gemacht.

Sie wurden für uns zu einem Lernprozess, führten uns zu uns selbst und bekamen durch theoretische Kenntnisse ein professionelles Fundament.

In dem Kreis der BVA (früher AFA) haben wir uns ausgetauscht, haben miteinander und voneinander gelernt, wir haben entdeckt: Es gibt viele Wege zum Körperbewusstsein.

Es ist ein großes Glück, wenn jeder seinen eigenen Weg gefunden hat und gehen kann.

Picasso sagte: »Ich suche nicht, ich finde.«

Und welch' ein Glück, wenn wir uns der gefundenen und gewählten Methode nicht unterwerfen, sondern ihr Angebot durch eigene Erfahrungen als stimmig für uns empfinden, und wenn diese Methode uns hilft, uns selbst zu finden.

Denn nur, wer sich selbst gefunden hat, kann sich hingeben, ohne sich zu verlieren.

Hingabe ist eine Voraussetzung für unseren Beruf:

Wir brauchen viel Hingabe, um das weiterzugeben, was wir für uns gefunden haben.

Der erste Schritt – die Methode

Methode ist der Weg zu etwas hin (griechisch: meta – nach, hodos – Weg).

Bei der Vielfalt der Methoden im BVA müssen wir nach einer gemeinsamen Intention, einem gemeinsamen Nenner suchen: Was vereint uns? Finden wir ein Wort dafür?

Durch ein »fühlendes Denken, denkendes Fühlen« (Elsa Gindler).

Bitte, schreibt jetzt das für euch passende Wort auf die dafür vorgesehenen Zettel.

Sprecht euer Wort bitte laut für uns alle aus.

(Die Worte werden aufgeschrieben und auf die Leinwand gebeamt.)

Das Leitwort der Tagung wird deutlich: Vielfalt Atem.

In der Zusammenarbeit der Schulleiterinnen vor etwa 25 Jahren für ein gemeinsames Curriculum suchten wir nach einem gemeinsamen Nenner, dem kleinsten oder größten?

Wir einigten uns auf den kleinsten gemeinsamen Nenner, damit trotz aller notwendigen Regelungen die Vielfalt der Methoden erhalten bleibt.

Der zweite Schritt – die Didaktik

Didaktik ist die Kunst des Lehrens. Für uns ist es die Kunst, unsere jeweilige Methode weiterzugeben, damit sie wirksam wird. Wir entwickeln sie ständig weiter.

Methodik und Didaktik sind nicht abgrenzbar, sie durchdringen und bedingen einander. Unabhängig von dem jeweiligen methodischen Vorgehen gilt wohl für uns alle:

Die Vermittlung in der Pädagogik geschieht verbal, durch unsere Sprache.

Die Vermittlung in der Therapie vollzieht sich hauptsächlich manuell.

Der dritte Schritt – die verbale Vermittlung, unsere Sprache, unser Thema heute

Sprache gehört zu unserem Handwerkszeug. In der Pädagogik ist sie unser praktisches Mittel, um die Methoden und ihre Wirkungen professionell und verantwortlich weiter zu vermitteln. In der Therapie vermitteln und wirken unsere sprechenden Hände.

Unsere Methoden wirken in einem geschützten Raum, in dem jeder Mensch wertgeschätzt wird. Wir vermitteln: Was ich wahrnehme, ist für mich wahr.

Im Gegensatz zu Schulklassen, Studiensemestern und Fachunterricht sind wir konfrontiert mit oft extrem heterogenen Gruppen in Bezug auf Alter, Bildung, sozialen Hintergrund, Gesundheitszustand. Unsere Sprache muss also einfach sein, damit sie für die unterschiedlichen Teilnehmerinnen leicht verständlich ist. Unsere Stimme passt sich dem Raum, seiner Akustik und der Größe der Gruppe an, damit sie alle Anwesenden erreicht, auch die weit Entfernten und die Stillen. Der Kontakt zu ihnen entsteht in uns, in unserem Innenraum, und wirkt von dort nach außen.

Wenn das Zuhören anstrengend wird, verringert sich die Aufmerksamkeit für das eigene Fühlen und Erleben. Wenn unsere Stimme überfordert wird, nehmen wir ein Mikrofon!

Unsere Teilnehmerinnen sollen ihre eigenen Erfahrungen machen, ohne jede Wertung. Es gibt kein Richtig oder Falsch, es geht nur um eine offene Wahrnehmung.

Darum darf es keine Manipulation durch Worte und Stimme, durch vorgegebene Rhythmen oder angedeutete Ergebnisse geben. Das verlangt Selbsterkenntnis von uns.

Viele Klientinnen erleben einen ganz neuen Zugang zu sich selbst. Das ist ein wichtiger Lernprozess, der oft mit einer starken Selbstkonfrontation verbunden ist. Wir ermutigen sie durch unsere neutrale Achtsamkeit, mit der wir die Gleichwertigkeit aller signalisieren.

Neutrale Achtsamkeit bringt uns Lehrende manchmal in einen Konflikt mit uns selbst:

Wo bleibt unsere spontane Empathie den Menschen gegenüber, die sich uns anvertrauen?

Wo bleibt unsere innere Überzeugung von der Wirksamkeit der Methode?

Wie geht es uns mit unserer Hingabe, unserer inneren Berufung – unserem Warum?

Selbsterkenntnis und Selbstreflektion sind erforderlich bei dieser Gratwanderung.

Mit Präsenz und Gespür müssen wir immer wieder neu entscheiden, was aktuell förderlich ist: Das Angebot und die Ermutigung zum eigenen, freien Experimentieren oder eine unterstützende, behutsame Begleitung.

Wir wissen wenig über diejenigen, die wir unterrichten.

Ihr eigenes Fühlen können wir nur erahnen. Zu einigen haben wir einen schnellen Zugang, andere bleiben uns eher fremd. Möglicherweise sind es gerade diejenigen, die unsere Empathie besonders brauchen und ihr doch mit Widerstand begegnen – aus Selbstschutz? Auch das gehört zum Dialog.

Für Lehrende und Lernende geschieht im Prozess des Widerstandes ein wesentlicher Lernprozess: Im Widerstand wird die eigene Kraft entdeckt. Für diese Erfahrung fand eine Kursteilnehmerin die Worte: »Weil du mir widerstehst, stehe ich wieder.«

Im Unterricht wird mit neutraler Stimme und sachlich-konkreten Worten angeleitet, einfache Fragen lenken die Aufmerksamkeit zum fühl- und greifbaren Körper.

Jetzt stelle ich euch einige typische Fragen aus dem Eutonie-Unterricht und bitte euch, dazu eure eigenen Antworten zu finden:

Findet einen guten Sitz auf euren Stühlen und spürt zu euren Füßen – wo sind sie?

Gebt ihnen einen guten Platz auf dem Boden. Wie fühlt ihr euch?

Wendet eure Aufmerksamkeit jetzt ganz zu eurem linken Fuß, spürt ihn – was fühlt ihr?

Fühlt eure Strümpfe – und weiter zum Schuh. Könnt ihr die Zehen bewegen?

Haben sie genug Platz, um sich zu beugen, zu strecken, sich auseinander zu spreizen? Lasst den Fuß wieder ruhen und spürt nach – möchtet ihr euer Sitzen ändern?

Vergleicht jetzt eure beiden Füße miteinander – unterscheiden sie sich voneinander?

Wendet euch dem anderen Fuß zu, macht auch ihn deutlich spürbar.

Nun gebt ihr abwechselnd mit dem linken und rechten Fuß einen leichten Druck gegen den Boden. Lenkt euren Spürsinn über eure Füße hinaus durch die Schuhe zum Boden – spürt ihr seine Festigkeit? Wie viel Druck gebt ihr? Der Boden gibt nicht nach, sondern gibt seinen Widerstand gegen eure Aktivität, er wirkt zurück in euch hinein. Wie weit fühlt ihr diese Wirkung in euch hinein? Lasst euch Zeit für das Spiel mit dem Widerstand.

Nun findet ihr eine ruhige Position und spürt nach: Wie empfindet ihr jetzt euer Sitzen?

Durch unsere Fragen leiten wir die Aufmerksamkeit der Teilnehmerinnen, wir führen sie zur Wahrnehmung bestimmter Körperteile. Dort finden sie ihre eigenen Antworten.

Renate Riese schreibt dazu in dem Buch *Gesundheit – Lernen – Kreativität* (Bern 2010): »Somatopsychisches Lernen ereignet sich im permanenten Dialog des Individuums mit sich selbst und seiner Welt … Die fragende Grundhaltung des Lehrers verweist den Schüler an sich selbst als Erkenntnissubjekt.«

Beziehung ist Dialog – Dialog ist Beziehung.

Eröffnen wir den Dialog durch unsere Fragen? Oder eröffnen die Lernenden den Dialog schon allein durch ihre Anwesenheit, durch das, was wir von ihnen wahrnehmen?

Sind unsere Fragen schon Antworten auf das, was wir durch unsere Sinne wahrnehmen?

Wie antworten die Teilnehmerinnen auf unsere Fragen? Was können wir wahrnehmen von ihren inneren Prozessen? Wie viel nonverbaler Dialog kann sich ereignen?

Wir alle haben geübt, erfahren, gelernt, reagiert, und wir haben unsere seelisch-körperlichen Reaktionen reflektiert. Dadurch gelingt es uns – mehr oder weniger – die Reaktionen anderer zu »lesen«: Wie reagieren sie mit ihrer Atmung und ihrem Tonus, mit ihrer Präsenz oder Abwesenheit, mit offener Einlassung oder mit Widerstand?

Die Frage, warum sie so reagieren, bleibt vorerst offen.

Unsere Sprache – unser Handwerkszeug im Unterricht

Wenn wir unterrichten, geben wir keine Anweisungen, sondern führen durch unsere Anleitungen zur Selbsterfahrung.

1. Die Phänomene des Körpererlebens, die immer da sind, werden durch unsere Anleitungen erfahrbar gemacht und bewusst wahrgenommen.

2. Grundlage für die Anleitungen sind unsere eigenen Erfahrungen. Sie wurden von uns reflektiert, durch theoretische Kenntnisse ergänzt und objektiviert.

3. Zeit und Raum werden für das spürende Wahrnehmen in Ruhe und Bewegung gegeben.

4. Hinweise und Fragen lenken die Aufmerksamkeit in den Körperinnenraum und von dort in den Außenraum. Es wird ermutigt, sich tragen zu lassen, Kontakt zur Umwelt aufzunehmen, aber ihr auch Widerstand zu geben.

Unsere Aufgabe ist es, einen Prozess der individuellen Selbstentdeckung zu initiieren.

Unsere Sprache setzt sich zusammen aus Worten, Stimme, Akzenten, Rhythmus und Pausen. Sie muss sich flexibel an unsere Intention anpassen.

Ich zitiere Karl Binneberg: »*... dabei gilt es, unsere Sprache der Erkenntnis der pädagogischen Wirklichkeit immer besser anzuschmiegen.*« (Karl Binneberg: *Pädagogische Sprache und pädagogische Begriffe,* Peter Lang, Frankfurt 2010, S. 25)

In den angebotenen Gesprächsrunden im Anschluss an den Unterricht gibt es unterschiedliche Reaktionen: emotionale, begeisterte und wehklagende Aussagen oder Schweigen. Körperliche Prozesse sind oft schwer zu verbalisieren, Worte dafür schwer zu finden. Auch ein Verstummen ist eine wichtige Aussage.

Leichter ist es, wenn wir sehr konkrete Fragen stellen zu dem Unterricht:

Wurden die Anleitungen verstanden? Waren sie zu schnell, um mitzumachen? War es zu langsam, habt ihr euch gelangweilt? Was war unangenehm? Was hat gutgetan?

Wie interpretieren wir das Schweigen auf unsere Fragen?

Watzlawick sagt: Man kann nicht nicht kommunizieren! Auch Schweigen ist eine Antwort.

Die subjektiven Erfahrungen anderer sind oft anders als unsere eigene Erfahrung. Auch das Ergebnis ihrer Erfahrung kann anders sein als das von uns erwartete, gewünschte.

Wir achten diese Wirkungen ebenso, wie wir den Menschen achten. Manchmal brauchen wir dabei ein wenig Selbstverleugnung – oder einfach nur Liebe zum Menschen.

Pausen sind wichtig für die Teilnehmenden.
In den Pausen ereignen sich die inneren somatopsychischen Reaktionen auf die Anleitungen. Sie werden bewusst, und das Nervensystem kann sie integrieren.

Pausen sind wichtig für die Anleitenden.

Sie können die Teilnehmenden wahrnehmen und erspüren. Hier geschieht die Tonusadaption, die uns fühlen lässt, was das Gegenüber fühlt. Aus dieser Tonusadaption entsteht die nächste Anleitung, d. h. fühlend wird sie vorausgenommen, und im Kontakt zur Gruppe wird sie realisiert. So findet dialogisches Lernen statt, auch wenn der Dialogpartner nicht verbal teilnimmt, sondern durch seine körperliche Präsenz.

Praxis unserer Wortfindung: In der Eutonie-Ausbildung fördern wir den Wortschatz.

Sehr oft benutzen wir das Wort »spüren«.

Erleben wir alle das Gleiche, wenn wir das Wort »spüren« sagen oder hören?

Bewirkt das Wort bei allen das Gleiche?

Wenig anregend und sogar eintönig wirkt die häufige Wiederholung des Wortes.

Welche Alternativen findet ihr für das Wort »spüren«?

Denkt, spürt und schreibt eure Alternative zu dem Wort »spüren« auf.

Sagt es für alle hörbar in den Raum.

(Die Worte werden aufgeschrieben und auf eine Leinwand gebeamt.)

Das Wort »spüren«, die sensitive Wahrnehmung, wird ergänzt durch das Wort »fühlen«, die psychische Wahrnehmung. Die Psychosomatik weiß von ihrer Wechselwirkung.

Lernprozesse durch Fragen zu initiieren, ist eine uralte pädagogische Vorgehensweise. **Sokrates** tritt regelmäßig als Schüler auf. Nicht er will andere belehren, sondern von ihnen belehrt werden. Er ist der Unwissende, seine Philosophie tritt auf in der Gestalt des Nichtwissens. Er fragt seine Schüler und bringt sie als Gesprächspartner in die Position der Wissenden. Das sokratische Lehren und Lernen im Dialog wird »Hebammenkunst«, **Mäeutik**, genannt. Der Lehrende unterstützt den Lernenden durch Fragen, selbst das Ergebnis herauszufinden und zu einer Erkenntnis zu kommen. Das Wissen lag schon in ihm, es brauchte nur eine Hilfe, um ans Licht zu kommen.

Platon sagte: Zwei Menschen haben je einen Apfel. Wenn sie ihre Äpfel tauschen, hat auch jeder nur einen. Wenn aber zwei Menschen je einen Gedanken haben und diese tauschen, hat am Ende jeder zwei Gedanken.

Immanuel Kant empfahl für die Ethiklehre die »dialogische Lehrart«. Das kann nach Kants Auffassung nur dialogisch geschehen, indem Lehrer und Schüler einander wechselseitig fragen und antworten. Der Lehrer leitet durch Fragen den Schüler an.

Lehrende und Lernende, Sprechende und Hörende, beide sind aktiv. Beide müssen sprechen und zuhören, damit sich ein Dialog entwickeln kann. Die Antworten der Schüler veranlassen den Lehrer zu Reaktionen, zu Gegenfragen, um sie besser zu verstehen. Der Lehrer kann dabei lernen, seine Fragetechnik zu verbessern.

Gerda Alexander sagte: Lernen ist lebenslänglich.

Die Fähigkeit dazu hat die Neurologie mit der Plastizität des Gehirns bestätigt.

Im Gegensatz dazu steht eine Pädagogik, in der dem Lernenden vom Lehrenden der Stoff dozierend mitgeteilt wird.

Kommunikation ist Interaktion.

Die Vorbereitung für diesen Vortrag begann ich mit leerem Kopf vor einem weißen Blatt.

Das Herz füllte zuerst den Kopf und dann das weiße Blatt:

Didaktische Interaktion

Ziel

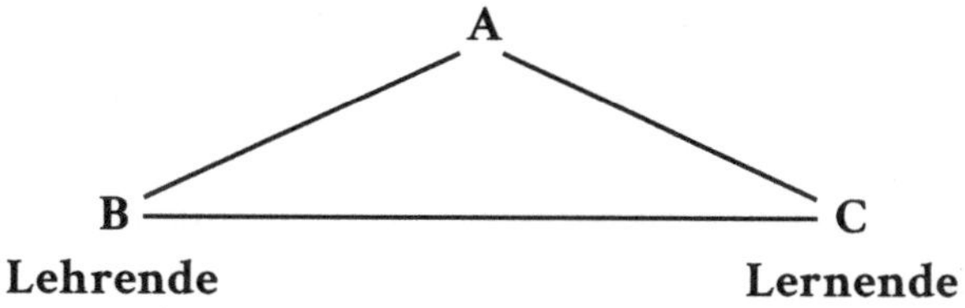

Im Prozess innehalten und klären:

- Beziehung von B → C, von C → B
- Gemeinsamer Weg von B → A, von C → A?
- Stimmt das Ziel A für alle Anwesenden

Unsere Sprache gelingt, wenn wir im Dialog bleiben, verbal und nonverbal, in einem Dialog mit unserer Umwelt – und mit uns selbst.

Innen und Außen – eine praktische Erfahrung zum Abschluss

Ein leichtes Anklopfen bei sich selbst mit den Fingerkuppen auf dem Kopf, wie klingt es?

Ein leises Summen mit geschlossenen Lippen ganz inwendig für sich selbst: Mein Ton.

Die linke Hand nähert sich langsam dem linken Ohr und verschließt es: Auf den inneren Ton horchen. Die Hand kann sich leicht von dem Ohr lösen oder es fester verschließen.

In Ruhe nachspüren. Dann rechts mit dem Schließen und Öffnen des Ohres spielen.

Wo breitet sich der Ton in mir aus, wo nimmt er seinen Raum – meinen Raum ein?

Beide Ohren gleichzeitig schließen, auf den inneren Ton horchen, ihn spüren. Ruhepause.

Die Finger verschließen im Wechsel das rechte und das linke Nasenloch: Wo findet der Ton jetzt seinen Raum?

Die Hände spielen mit dem Öffnen und Schließen der Ohren und der Nasenlöcher, sie können auch ein Vibrato erzeugen: Musiker, Instrument und Komponist sind eins.

Ruhiges Sitzen und neu den leisen inwendigen Summton entstehen lassen.

Dann öffnen sich sehr langsam die Lippen, zögern, schließen sich und öffnen sich wieder. Der Ton geht nun von innen nach außen, allmählich stärker werdend.

Er geht aus einem weit geöffneten Mund in den Raum, erfüllt ihn bis an die Wände, an die Decke und aus den Fenstern heraus – spürt mit ihm in die Weite.

Mit dem Ton nach außen horchen: Töne begegnen sich, sie klingen zusammen.

Dann schließen sich die Lippen sehr langsam wieder, der Ton kommt von außen zurück und wirkt nach innen. Mein Ton klingt aus – was klingt nach?

Euch allen sage ich einen herzlichen Dank für dieses wunderschöne Konzert!

Karin Schaefer, Juni 2018

Der Vortrag erschien in veränderter Form im Sonderheft 5 der Deutschen Eutonie-Gesellschaft Gerda Alexander e. V. mit dem Leitwort ***Kann Sprache zum Schlüssel werden, der die Tür öffnet für einen Weg zu sich selbst und zur Welt?***

3.3 Eutonie für Musiker

Beitrag in der Zeitschrift Musikerphysiologie und Musikermedizin 2004, 11. Jahrgang, Sonderausgabe Nr. 3[47]

Je besser ein Musiker seine Spannung und seine Stimmung auf das jeweils Charakteristische eines Musikstückes einstellen kann, umso überzeugender wird er dieses zum Erklingen bringen können. Seine gute Spannung überträgt sich als Schwingung auf das Instrument und darüber hinaus in den Raum und auf die Zuhörer.

Für einen Sänger ist der eigene Körper das Instrument, durch das er die Musik vermittelt und damit gleichzeitig sich selbst ausdrückt.

Der Instrumentalist erweitert sein Körpergefühl über seine sichtbare Körpergrenze hinaus und bildet eine Einheit mit seinem Instrument, durch das hindurch er die Musik ertönen lässt.

47 Die Zeitschrift ist das Organ der deutschen Gesellschaft für Musikerphysiologie und Musikermedizin.

Die EUTONIE-GERDA-ALEXANDER zeigt einen Weg, unseren Körper zu stimmen, so, wie ein Musiker sein Instrument stimmt. Die Spannung einer Saite lässt diese schneller oder langsamer schwingen und damit höher oder tiefer klingen. Der Musiker gibt ihr durch die richtige Spannung den richtigen Ton. Dabei leitet ihn sein feines Ohr.

Wie bringt der Mensch seinen Körper in einen guten Spannungszustand, um gut gestimmt zu sein?

Gerda Alexander
Ihr Leben und ihr Ziel, die Entwicklung und Besonderheit ihrer Methode

Gerda Alexander, geboren 1908 in Wuppertal, wurde geprägt durch die Liebe ihrer Eltern zur Musik. Sie erzählte, dass ihr Vater sie als Baby aufnahm, wenn sie weinte. Er trug sie zum Klavier und ließ sie mit ihren Füßen die Tasten berühren. Der durch Berührung entwickelte Tastsinn, der durch Bewegung entstehende Rhythmus und die dadurch erzeugten Klänge bildeten für sie schon früh eine Einheit. Konsequent führte sie ihr Weg zur Ausbildung für rhythmische Erziehung bei Otto Blensdorf, einem Schüler von Émile Jaques-Dalcroze.

»Ich sehe ... in der körperlichen-musikalischen Erziehung den Kern aller ›rhythmischen Erziehung‹ nicht nur auf dem Gebiet der Kunsterziehung, sondern auch auf dem der Psychotherapie und auf sozialem Gebiet.«[48]

Gerda Alexanders Tätigkeit bei Prof. Peter Petersen, dem Reformpädagogen in Jena, legte die Basis für ihren pädagogischen Ansatz. Die Reformpädagogik sah ihre wichtigste Aufgabe darin, dem

48 Blensdorf, Otto (1928): Die Bedeutung der rhythmischen Erziehung. In: Unpolitisches Wochenblatt für bewusste Kulturarbeit vom 18. 2. 1928.

Menschen bei der Entwicklung seiner Fähigkeit zu helfen, der eigenen Persönlichkeit entsprechend Verantwortung zu übernehmen.

Ihre vielseitige pädagogische, therapeutische und künstlerische Arbeit führte sie in den 30er Jahren nach Skandinavien. Dort wurden Rhythmik-Erziehung und Reformpädagogik im Gegensatz zu Deutschland in dieser Zeit mit großer Offenheit aufgenommen.

Sie unterrichtete an der Fröbel-Hochschule, stellte die Rhythmik Jaques-Dalcroze beim New-Education-Fellowship-Kongress in Helsingør vor und erarbeitete unter Leitung von W. Meyer-Radon in Malmö Choreographien für die Opern Orpheus und Eurydike (Gluck), Jasager (Kurt Weill), Dido und Aeneas (Purcell).

Von 1944 bis 1948 unterrichtete sie am königlichen Musikkonservatorium Kopenhagen und mit dem Chor und Orchester des staatlichen Rundfunks Kopenhagen.

Ihre eigene körperliche Konstitutionsschwäche erlaubte ihr nicht, den Wunsch nach einer Bühnentätigkeit zu verwirklichen. Sie gab ihr aber die Motivation, ihre Arbeit der Prävention zu widmen. Vor allem wendete sie ihre Aufmerksamkeit körperlich behinderten und/oder geistig zurückgebliebenen Kindern zu. Sie brachte die Kinder dazu, sich so zu setzen oder zu legen, dass sie den Flügel berührten, während sie selbst darauf spielte. Sie beobachtete, wie die direkten Schwingungen stimulierend auf deren Körper wirkten, wie dadurch Wachsamkeit und Selbstwahrnehmung geweckt werden konnten, wie eine aufgerichtete Körperhaltung gefördert wurde: Sie erforschte den heilenden Einfluss der Musik.

Gerda Alexanders bester und strengster Lehrmeister war ihr eigener Körper, der nach einer schweren Krankheit äußerste Schonung beim Einsatz ihrer Kräfte verlangte. Aus dieser Schwäche wuchs ihre Stärke: Sie entwickelte eine Methode, die den menschlichen Organismus als Ausdrucksmittel für Fühlen, Denken und Handeln versteht und zu einem entsprechenden Umgang mit dem Körper führt.

Ihre Erfahrungen und Entdeckungen hat sie immer wieder zusammen mit ihren Patienten und Schüler/innen auf ihre Gesetzmäßigkeiten hin überprüft. Ihre ganz besondere Begabung, sich einzufühlen in die Spannungen und Stimmungen eines Menschen oder einer Gruppe förderte diese Arbeit. Sie erforschte, wie eine gut entwickelte körperliche Sensibilität ermöglicht, sich als Mensch auf eine Situation und ein Gegenüber einzustellen, und bezeichnete diese Fähigkeit als Tonusadaption.

Tonusadaption wurde zur Basis ihrer Arbeit.

Gerda Alexander verstand unter dem Begriff EUTONIE im weitesten Sinne die menschliche Fähigkeit, sich einzustimmen auf die aktuelle Lebenssituation und entsprechend der eigenen Fähigkeit zu reagieren.

Durch ihre pädagogische und therapeutische Tätigkeit mit Musikern und Tänzern, mit Pädagogen und Therapeuten, mit gesunden und kranken Menschen wurde sie bald international bekannt

1959 stellte sie auf dem internationalen Kongress für *Entspannung und natürliche Bewegung* in Kopenhagen ihre Methode als EUTONIE vor.

Bis 1987 führte sie ihre Ausbildungsstätte in Kopenhagen.

Das Ziel der Eutonie ist die Tonusflexibilität.

Gerda Alexander wählte 1956 für ihre Methode den Namen EUTONIE, der sich zusammensetzt aus den griechischen Silben eu = gut, harmonisch, angemessen und tonos = Spannung, Stimmung.

Damit bezeichnete sie das Ziel ihrer Arbeit: die gute Spannung des menschlichen Organismus.

Das Wort Eutonie wurde zu der Zeit nicht benutzt. Die Bezeichnungen Hypertonie, Hypotonie und Dystonie bezeichnen Fehlspannungen und Fixationen des Tonus. Sie zeigen sich meistens als Störungen im vegetativen und sensomotorischen System und werden erkennbar in der Atmung und der Stimme, im Ausdruck der Haltung und der Bewegung.

Mit Tonus wird die Grundspannung des Menschen bezeichnet. Die Grundspannung stellt sich ein durch das Zusammenwirken des sensiblen, motorischen und vegetativen Nervensystems (Körpertonus) und dem psychischen Spannungszustand (Psychotonus). Diese vielschichtig miteinander verknüpften organischen Systeme, die ständig auf die äußeren Einflüsse und auf das innere Fühlen, Denken und Handeln reagieren, werden im zentralen Nervensystem (ZNS) verarbeitet. Die Auswertung des ZNS reguliert den Tonus über das Stammhirn.

Hier beginnt der Ansatz der Eutonie, die mit ihren Mitteln in den unbewusst ablaufenden Prozess der Tonusregulierung eingreift.

Tonusregulierung, eine theoretische Annäherung

Tonus	=	Spannung, Stimmung, Grundspannung eines Menschen
Eutonie	=	guter Tonus (der Situation angemessene Spannung)
Hypotonie	=	tiefer Tonus
Hypertonie	=	hoher Tonus
Dystonie	=	gestörter Tonus (Fixation oder tonische Überreaktion)

Der Tonus reguliert sich durch das Zusammenwirken des sensiblen, motorischen und vegetativen Nervensystems (Körpertonus) und dem psychischen Spannungszustand (Psychotonus).

Für die Regulierung der Spannung eines Muskels sind zwei besondere Arten des sensiblen Nervensystems zuständig, die auf mechanische Reize reagieren.

1. Muskelspindeln:
Spindelförmige intrafusale Muskelfasern, deren Name aus dem lateinischen intra = innerhalb und fusus = Spindel kommt, sind parallel zu den extrafusalen Muskelfasern angeordnet. Im Gegensatz zu den extrafusalen Muskelfasern werden die intrafusalen Muskelfasern nicht vom Alpha-moto-Neurosystem erregt, sondern reagieren auf die Dehnung der extrafusalen Muskelfasern. Sensible Nervenendigungen (Anulospiralrezeptoren) winden sich spiralförmig um die intrafusalen Fasern und messen deren Länge und die Geschwindigkeit ihrer Veränderung.

Die Dehnung eines Muskels geschieht über das Alpha-moto-Neurosystem oder durch eine Kraft von außen, z. B. durch die Schwerkraft oder Zug. In beiden Fällen misst die Spindel lediglich die Längenveränderung der Muskulatur.

Die sensible Nervenbahn eines Anulospiralrezeptors synaptiert im Rückenmark direkt mit dem motorischen Alpha-Neuron. Dieser monosynaptische Reflex wirkt sofort zurück auf den gedehnten Muskel (Beugereflex). Er ist als Schutzmechanismus der Muskulatur auch wesentlich an der Aufrichtung beteiligt und hält unseren Körper in einem labilen Gleichgewicht gegenüber der Schwerkraft.

2. Golgi-Sehnenorgane:
Sie liegen als verzweigte Nervenendigungen in den Sehnen, besonders im Übergang vom Muskel zur Sehne. Wellenförmig sind sie zwischen den Kollagenfasern der Sehne angeordnet und reagieren auf die Spannung und die Zugkraft, mit der ein Muskel auf den Knochen einwirkt. Sie messen die Kontraktion und das Gewicht, das von der Muskulatur bewegt wird. Ihre Adaptionsfähigkeit sorgt für Aufrechterhaltung der Spannung, die für eine zu leistende Muskelarbeit nötig ist.

Durch Dehnung der extrafusalen Muskelfasern und ihrer Sehnen entsteht eine Aktivierung, jedoch liegt der Schwellenwert höher als bei den Spindeln.

Die Golgi-Sehnenorgane geben die gemessene Spannung der Sehne als Information in das zentrale Nervensystem weiter. Reflektorisch wird eine Hemmung des Alpha-moto-Neurons ausgelöst und das Erregungsniveau verringert, bis der Normalwert der Muskelspannung wiederhergestellt ist.

Die beiden komplementär arbeitenden Propriozeptoren regulieren den mechanischen Zustand der Muskeln.

Fusi-moto-Neurosystem:
Auf die Muskelspindeln wirkt neben der afferenten Stimulierung eine efferente Innervation, die vom Gehirn gesteuert wird: das Fusi-moto-Neurosystem (Gamma-moto-Neurosystem).

Die Formatio reticularis, ein netzartiges Nervensystem im Stammhirn, hat für diese efferente Stimulierung eine besondere Bedeutung. Hier laufen über die hochgradigen Vernetzungen des zentralen Nervensystems aus den verschiedenen Gehirnarealen und der Peripherie über afferente und efferente Nervenbahnen Informationen zusammen und werden verarbeitet. Die Formatio reticularis sendet über das Fusi-moto-Neurosystem hemmende oder aktivierende Impulse zu den intrafusalen Fasern der Muskelspindeln.

Die Formatio reticularis ist zuständig für das allgemeine körperliche und seelisch-geistige Erregungsniveau. Die Spannweite zwischen dem Wach- und Schlafzustand, zwischen äußerster körperlicher und geistiger An- und Verspannung bis hin zur Verkrampfung und tiefer Schlaffheit, Emotionslosigkeit und Antriebslosigkeit werden von ihr gesteuert.

Über das Fusi-moto-Neurosystem werden die intrafusalen Fasern kontrahiert und dadurch die Reaktion der Spindeln auf die Dehnung der extrafusalen Muskelfasern modifiziert. Es erhöht oder erniedrigt die Toleranz ihrer Erregbarkeit, es kann fördernd oder behindernd über die Spindeln auf den Muskeltonus einwirken.

In der Umschlingung der intrafusalen Fasern durch die Nervenendigung zeigt sich die Einheit von Wahrnehmung und Bewegung.

Der Einfluss der mentalen, geistig-seelischen Disposition durch das Fusi-moto-Neurosystem bewirkt die Qualität der Bewegung und präsentiert die Ganzheit unserer Leiblichkeit.

Durch diese Vernetzung im zentralen Nervensystem kann sich der Tonus auf die Situation der erforderten Aktion einstellen:

- Der Tonus erhöht sich z. B. bei Freude, Erwartung, starkem Engagement und steigt bis zur Übererregung an bei Erregung, Gefahr und Stress.
- Der Tonus erniedrigt sich bei ruhiger Zuwendung, Besinnlichkeit, Müdigkeit und sinkt bis zur Antriebslosigkeit bei Trauer und Depression.

Diese Innervation der Muskelspindeln ist ein Ergebnis des biopsychosozialen Hintergrundes der gesamten Lebenssituation. Blockierungen in den verschiedenen Systemen können in die Tonusregulierung störend eingreifen und eine adäquate Adaption an die Realität des Augenblicks verhindern. Der aktuelle subjektive und psychosoziale Bezug zur Umwelt ist ein wesentlicher Faktor. Die Tonusregulierung ist immer ein ganzheitlicher Prozess.

Ein differenziertes Körperbewusstsein, psychische Stabilität und mentale Disposition wirken regulierend auf den Tonus ein. Die Intentionalität des Menschen, das heißt seine Fähigkeit zur Entscheidung, spielt dabei eine maßgebliche Rolle. Die bewusste positive Einstellung (Intention) auf das Gegenwärtige führt zu einer vorbereitenden Tonusregulierung (antizipatorische Tonusadaption). Damit spiegelt die Fähigkeit zur Tonusadaption den Grad der persönlichen Möglichkeit und Bereitschaft wider, sich auf die gegebene Situation einzustellen.

Charakteristika der Eutonie

Grundelemente

Den allgemein guten Tonus gibt es nicht. Er stellt sich in einem reaktionsfähigen Körper flexibel auf die jeweils aktuelle Situation ein. Die Eutonie schult das Bewusstsein für diese normalerweise unbewusst ablaufenden neuro-physiologischen Prozesse. Damit wird es möglich, sich tonisch auf die aktuelle Situation einzustellen und ihr optimal zu begegnen.

»Eutonie ist ... ein Entwicklungsweg, der die Qualität der eigenen Persönlichkeit freilegt und ihr die Anpassung an das Leben der Gemeinschaft ohne Verlust der Eigenheit ermöglicht.«[49]

Mit ihren Grundthemen spricht die Eutonie den Menschen in seiner sozialen Beziehung zur Umwelt an.

Berührung: Der Mensch wird berührt durch die ihn umgebende Umwelt.

Diese Berührung wirkt auf ihn ein und bewirkt Veränderung in ihm.

Kontakt: Der Mensch nimmt Kontakt auf zu seiner Umwelt.

Sein Kontakt wirkt auf die Umwelt ein und bewirkt Veränderung in ihr.

Aufrichtung: Der Mensch wird aufgerichtet durch die Kraftübertragung, die vom tragenden Boden der Schwerkraft entgegengesetzt durch seinen Körper wirkt.

Die der Schwerkraft entgegengesetzt wirkende Kraftübertragung bezeichnete Gerda Alexander in ihren Prinzipien mit Transport: Die Druck- und Zugkräfte werden durch Knochen und Gelenke transportiert.

Im bewussten Erleben des Zusammenspiels von Berührung, Kontakt und Aufrichtung entwickelt sich die Bereitschaft, den eige-

49 Alexander, Gerda (1999): Eutonie. Ein Weg der körperlichen Selbsterfahrung, 9. Auflage von 1976, München: Kösel.

nen Fähigkeiten entsprechend im Leben zu stehen und Verantwortung für die eigene Gesundheit und den eigenen sozialen Bezug zu übernehmen.

Ein im Sinne der Eutonie gesunder Mensch reagiert mit einem flexiblen Tonus auf seine Lebenssituation und kann ihr mit einer ihm angemessenen Reaktion antworten.

> *»Unser Ziel ist, den Menschen in die Lage zu versetzen, sich auf die Wirklichkeit des Augenblicks einzustellen.«*[50]

Vorgehensweise, pädagogische Grundlage

Die Eutonie geht von der körperlich-seelisch-geistigen Einheit des Menschen aus, der in der Wechselwirkung zwischen seiner Innenwelt und seiner Außenwelt lebt.

Sie ist eine körperorientierte pädagogische Methode. Ihre didaktischen Inhalte sind ein entwickeltes Körperbild und Tonusadaption.

Der Körper mit seiner Wahrnehmungsfähigkeit ist die Grundlage für den Eutonie-Unterricht. Er ist ressourcen- und prozessorientiert. Die Interaktion zwischen Lehrer und Schüler verläuft non-direktiv. Die pädagogische Haltung des Lehrers setzt Neutralität und Respekt gegenüber den Schülern voraus. Der Schüler wird unterstützt im Erforschen seiner leiblichen Möglichkeiten und Grenzen und im Entdecken von Zusammenhängen. Die Entwicklung wird gefördert durch einen dialogischen Prozess zwischen Lehrer und Schüler, der gleichzeitig Schutz und Freiheit zur Selbsterfahrung gibt. Wir sprechen hier von der Gestaltung somatopsychischer Lernprozesse.[51]

---

50 Bersin, David (1983): An Interview with Gerda Alexander. In: Somatics, Vol 4, No 3, 4–10.

51 Wolfgang Steinmüller, Karin Schaefer, Michael Fortwängler (Hrsg.): Gesundheit – Lernen – Kreativität. Alexander-Technik, Eutonie-Gerda-Alexander und Feldenkrais als Methoden zur Gestaltung somatopsychischer Lernprozesse, (2001) Bern: Verlag Hans Huber.

Im Gruppenunterricht werden Übungen in Ruhe und in Bewegung, in Spannung und Entspannung vorgeschlagen, ohne sie vorzumachen, ohne Ergebnisse vorauszunehmen oder korrigierend einzugreifen.

Wichtige Merkmale der Vorgehensweise:

- Die Übungen und Anleitungen sind realitätsbezogen und im Alltag umzusetzen.
- Auf Manipulationen durch einen vorgegebenen Rhythmus, auf Vorstellungen, Bilder und Suggestionen wird verzichtet.
- Der Schüler und seine Erfahrungen werden nicht bewertet, eine Beurteilung wie gut – schlecht, falsch – richtig gibt es nicht.
- Der eigene Rhythmus, das eigene Tempo und die eigene Dynamik in den Bewegungen werden entdeckt, zugelassen und zum Maß in den Übungen.
- Für das eigene Experimentieren wird Zeit gegeben.
- Die fragende Grundhaltung des Lehrers motiviert und führt zu einem Dialog zwischen Lehrer und Schüler.
- Das Vertrauen wird gefördert, aus sich selbst heraus zu erkennen und zu lernen.

Im Einzelunterricht gelten die gleichen Vorgehensweisen, hier kann noch besser auf die persönlichen Probleme eingegangen werden. Der persönliche Zugang zum eigenen Körper wird unterstützt durch die kommunizierenden Hände des Eutonie-Lehrers. Sie stimulieren die Oberflächen- und Tiefensensibilität, begleiten und unterstützen Bewegungen, fördern Passivität und Lösung der Muskulatur und verdeutlichen sensomotorische Prozesse.

Mit einem wachsenden Körperbewusstsein werden diese Erfahrungen in den Alltag integriert. Die Eutonie bietet Hilfe zur Selbsthilfe und vermittelt ein Handwerkszeug, das befähigt, sich den Gesetzen der körperlichen Wirklichkeit entsprechend zu verhalten und mit sich selbst sinnvoller umzugehen.

Dann beginnt der Schüler, sich die Fragen des Lehrers selbst zu stellen.

Eutonie-Prinzipien als Unterrichtsmittel

Die Mittel der Eutonie sind Prinzipien, die Gerda Alexander für den Gruppen- und Einzelunterricht entwickelte. Diese Prinzipien ermöglichen den praktischen Zugang zu den Grundthemen Berührung – Kontakt – Aufrichtung. Sie beruhen auf den funktionalen und strukturellen Gesetzen des Körpers und den leiblichen Phänomenen.

Die Prinzipien stehen in neuro-physiologischen Regelkreisen ständig miteinander in Beziehung. In ihrer Anwendung als Übungsprinzipien werden diese Aspekte einzeln fokussiert und dadurch erfahrbar. Ihr Einsatz im Unterricht hängt von der Situation der Übenden ab.

Die Eutonie-Prinzipien wenden sich an die miteinander in Beziehung stehenden Funktionssysteme:

- das sensomotorische Nervensystem mit seinen Regelkreisen
- das vegetative Nervensystem mit seinen Regulationsaufgaben
- das Skelett mit seiner Statik und Mechanik
- den Stütz- und Bewegungsapparat mit seinen strukturbildenden Funktionen
- das Gesetz der Schwerkraft mit seinem Einfluss auf die Körperfunktionen
- den Umwelteinfluss und seine psycho-somatische Verarbeitung

Die Prinzipien sind geeignet, unbewusste Körperteile in das Körpergefühl zu integrieren, neue Bewegungsmöglichkeiten zu entdecken, Tonusfixierungen zu lösen und freie ökonomische Haltung und Bewegung zu entwickeln. Dabei entwickeln sich ein reales Körperbild und ein differenziertes Körperbewusstsein. Der Körper lernt aus Erfahrungen, seinen eigenen Gesetzmäßigkeiten wie z. B. der Schwerkraft und der reflektorischen Aufrichtung zu gehorchen und seine Kraft ökonomisch einzusetzen.

Mit der Lösung körperlicher Verspannungen lösen sich auch seelische und geistige Fixierungen. Energien, die eingesetzt wurden, um Kontraktionen und Fixierungen aufrechtzuerhalten, werden frei, der Grundtonus des Menschen wird flexibler und kann sich auf die aktuelle Lebenssituation einstellen.

Eutonie-Prinzipien als praktische Übungsmittel der Eutonie

Prinzip	**Erfahrungen und Ziele**	**Übungsweisen**
Berührung	a. Oberflächensensibilität: Bewusstsein für Körpergrenze und Körperform b. Tiefensensibilität: Wahrnehmung innerer Strukturen (Muskeln, Knochen)	a. Hautstimulierung mit verschiedenen Materialien b. Stimulierung der Tiefenschichten durch Boden, Materialien, Hände
Innenraum	Dreidimensionalität des Körpers	Formen und Masse ertasten, räumlich ergänzen, Raum der Innenbewegungen (Atem)
Kontakt	Beziehung Körperraum – Außenraum, Haptisches Einbeziehen der Umwelt	Übung mit Boden, Material, Partnern, grenzüberscheitendes Spüren (objektbezogen)
Zeichnen	neue Bewegungen entwickeln, Möglichkeiten und Grenzen ausloten	fokussierter Körperteil (Hand) führt Bewegung an, konsequente Bewegungsfolge
Verlängerung	Körper-Raum-Beziehung, richtungsorientierte Bewegung	Kontakt in die Tiefe des Außenraum als Verlängerung der eigenen Knochenstruktur
Zeichnen mit Verlängerung	Bewusstsein für Innenstruktur und Außenraum in Bewegung	konsequente Bewegung in Bezug zum umgebenden Raum (subjektbezogen)
Skeletterfahrung	Bewusstsein für Knochenaufbau und Gelenke, Statik des Skeletts	Knochen abtasten, stimulieren, bewegen, modellieren, Anatomie-Arbeit am Skelett

Prinzip	Erfahrungen und Ziele	Übungsweisen
Transport	Auswirkung der Schwerkraft und Kraftübertragung, Ökonomie für Haltung und Bewegung	passive Gewichtsabgabe an den Boden, gezielter Krafteinsatz gegen feste und bewegliche Gegenstände
Vibration	Knochenaufbau (Piezoelektrizität), Innervation der reflektorischen, aufrichtenden Muskulatur	von tragfähiger Knochenstruktur ausgehend schnelle, leichte Druckimpulse gegen einen Widerstand
Schwingen	Innervation der Aufrichtereflexe und des Zwerchfells, labiles Gleichgewicht	Oszillation um die senkrechte Achse (Wirbelsäule) im Stehen und Sitzen
Durchströmen	freier Energiefluss, Anregung von Lymphsystem und Durchblutung	wahrnehmendes Durchspüren der Körperräume, Kontakt zwischen den Räumen
Außenraum	Raumempfinden, Kontaktfähigkeit durch Distanzen, Freiheit im Ausdruck	Ausweiten der Wahrnehmung über die Körpergrenze hinaus (haptischer Raum)
spontane Bewegung	vitale Bewegungsimpulse zulassen, Befreiung der reflektorischen Atmung	dehnen, rekeln, strecken, gähnen, seufzen entsprechend eigener Bedürfnisse.
Intention	sensomotorische und vegetative antizipatorische Organisation für die akute Situation, Tonusadaption	Bewegung intendieren (vorausspüren) zur tonischen Einstellung der Körperfunktionen

Der praktische Eutonie-Unterricht

Am Beginn einer Unterrichtsstunde steht das Ankommen am Boden. Das bedeutet, sich selbst in seiner Leiblichkeit wahrzunehmen, die Schwerkraft im Körper wirken zu lassen, den Boden als tragendes Element zu fühlen. Der Unterricht findet in einem geschützten Raum statt und beginnt meistens im Liegen, damit gewohnte Haltungsmuster aufgegeben werden können. Ruhige, einfache Anleitungen führen durch die Übungen, deren Inhalt die Eutonie-Prinzipien sind.

Für die aktuell angebotenen Themen im Unterricht und für den Ablauf einer Stunde gibt es keine festgelegten Muster. Beides hängt ab von dem Rahmen, in den der Unterricht gestellt wird (berufsbezogene Fortbildung für Pädagogen, Therapeuten, Künstler oder für Menschen, die für sich selbst neue Wege für ihren persönlichen Alltag suchen), und von der Situation der Schüler, ihren körperlichen Problemen und ihren besonderen Bedürfnissen. Die prozesshafte und dialogische Vermittlungsweise bezieht die Teilnehmer/innen eines Kurses mit ein und appelliert damit an ihre eigene Kreativität und Verantwortung.

Über die gemeinsame Arbeit und die individuellen Erfahrungen kann anschließend bei Bedarf der Schüler ein Austausch stattfinden. Eine verbale Aufarbeitung der durch die Eutonie ausgelösten Prozesse ist möglich. Dazu dienen die Kenntnisse der Eutonie-Lehrer in der klientenzentrierten Gesprächsführung nach C. Rogers, die Unterrichtsfach in der Ausbildung für Eutonie-Pädagogik und Eutonie-Therapie ist.

Einige wesentliche Prinzipien der Eutonie werden in ihrer Anwendung im Folgenden näher beschrieben.

Berührung:

Berührung ist Stimulierung der Rezeptoren in der Haut und in tieferen Schichten durch Objekte. Sie geschieht im Alltag ständig, ohne bewusst zu werden: Wir werden berührt von dem Boden, auf dem wir stehen, liegen oder sitzen, von der Kleidung, die uns umhüllt, vom Stuhl, auf dem wir sitzen, von der Luft, die uns umgibt, und von den Menschen, die uns begegnen. Bewusst wird Berührung erst, wenn sie als lustvoll oder schmerzhaft erlebt wird.

Durch geeignete Übungen wird die körperliche Sensibilisierung entwickelt. Die unterschiedlichen Qualitäten von Berührung werden bewusst erlebt und die eigenen Reaktionen auf die verschiedenen Reize erfahren. Dabei helfen verschiedene Materialien wie feste und weiche Bälle, Bambusstäbe, Kissen mit Kirschkernen,

Kastanien oder Spreu. Jedes Material wirkt anders auf den Körper ein: Es stimuliert die Haut und tiefer liegende Strukturen wie Muskeln oder Knochen, es regt die Durchblutung an, und der wohldosierte Druck auf verspannte Muskeln wirkt lösend. Berührung kann anregen oder beruhigen und bewirkt einen Tonusausgleich, der als harmonisierend erlebt wird.

Gleichzeitig normalisiert sich ein häufig gestörtes Körperbild: Die Haut wird erlebt als Grenze und Schutz unseres Körpers, das Muskelgewebe als elastisch, die Knochen als stabil. Wenn die Haut bewusst als Körpergrenze erlebt wird, kann sich ohne Angst eine vorurteilsfreie Neutralität gegenüber dem Fremden und Widersprüchlichen entwickeln, die eigenen Bedürfnisse nach Nähe und Distanz klären sich. Der eigene Körper wird zu einer gesunden Realität und das Ich-Bewusstsein gestärkt.

Kontakt:
Kontakt meint in der Eutonie den Schritt vom Ich zum Du. Dadurch wird der Umgang im Alltag mit Handwerkszeug, (Musik-) Instrumenten, im Sport, beim Autofahren usw. ökonomischer. In diesem Übungsschritt wird die Haut zum Kommunikationsorgan. Auch in diesen Übungen werden Materialien benutzt: Die Aufmerksamkeit wendet sich jetzt über die Haut hinaus den Dingen zu. Es wird daran geübt, die Objekte über die Berührungsfläche hinweg als ein Ganzes zu erfahren: Wie rundet sich der Ball in meiner Hand, wie lange empfinde ich den Stab in meiner Hand, wie weit ist der Weg von meinem Becken durch das Kissen hindurch zum Boden, wie nimmt der Boden mein Gewicht auf?

Unser Fühlraum (der haptische Raum) erweitert sich, dehnt sich aus, ein lebendiger Bezug entwickelt sich zwischen dem Ich und dem Du. Dieser Kontakt senkt die Hemmschwelle der Muskelspindeln (Kontraktion) und intendiert auch in der Muskulatur eine Dehnung. Wir treten ein in einen Dialog mit dem, was uns begegnet, den Materialien, dem Raum, den Menschen.

Im Unterricht wird der Kontakt zum Material und zwischen zwei Menschen geübt, indem zum Beispiel beide einen Stab zwischen sich nehmen. Durch den Stab hindurch spüren sie aufeinander zu und treten in einen nonverbalen Dialog ein. Im Wechsel von Führen und Geführt-Werden kann sich eine gemeinsame Bewegungsimprovisation entwickeln. Wenn beide Partner in einem guten Kontakt sind, wird es zu einer Tonusadaption kommen, die sich im Verständnis füreinander und in der Stimmigkeit der gemeinsamen Bewegung zeigt. Das grenzüberschreitende Spüren (Transsensus) setzt die Bereitschaft und die Absicht zur Beziehung voraus. Dann wird das Miteinander zu dem sozialen Umfeld, in dem Kooperation und Kreativität ihren Raum finden.

Transport:
Gerda Alexander benutzte das Wort »Transport« für die Kraftübertragung im menschlichen Skelett. Das Eigengewicht des Körpers folgt der Schwerkraft. Der Widerstand des Bodens wirkt als Druck dieser Schwerkraft entgegen. Der Druck pflanzt sich innerhalb der Statik des Skeletts fort, er wird »transportiert«. Die Statik unseres Skeletts lässt diese Kraft optimal von den Füßen durch die aufeinander aufgebauten Knochen und Gelenke bis zum Kopf fließen. Bei einer guten statischen Zuordnung der aufeinandertreffenden Gelenkflächen wird die an der Aufrichtung beteiligte reflektorische Muskulatur durch die Mechanorezeptoren in den Gelenkkapseln innerviert. Dies führt zu einem labilen Gleichgewicht, dabei bleibt die willkürliche Muskulatur frei für Arbeit und Bewegung.

Jede Störung in diesem System führt zum Verlust der tragenden Kraft und muss kompensiert werden durch einen muskulären Einsatz, der unnötig Energie verbraucht. Daraus entstehende Fehlhaltungen können zu langfristigen Störungen der organischen Aufrichtung führen, die Schmerzen und Schädigungen an der Muskulatur und der Skelettstruktur hervorrufen.

Die entsprechenden Transport-Übungen lassen die Festigkeit des Bodens als tragende Kraft erleben. Die Erfahrung, vom Boden getragen zu werden, macht es möglich, das eigene Gewicht der Schwerkraft anzuvertrauen, sich tragen zu lassen, sich zu lösen. Nach einer Entspannungsphase folgt die Stimulierung, z. B. durch kleine Impulse gegen den Widerstand des Bodens, eines Objektes oder eines Menschen. Sie fließen als Kraft und Schwingung durch die eigenen Knochen zurück. Der Druck gegen einen Widerstand kann an- und abschwellend, langsam oder schneller bis hin zur feinen Vibration erfolgen. Im Sitzen und Stehen helfen Schwingungen um die vertikale Achse, das rechte Lot zu finden und den Atem frei fließen zu lassen.

Es wird spürbar, wie ein Teil des Körpers mit allen anderen verbunden ist und selbst feinste Bewegungen in den gesamten Organismus hineinwirken. Im Sitzen, Stehen und Gehen wird bewusst erlebt, wie die Kraftübertragung von der Festigkeit des Bodens von den Füßen bis zum Scheitelpunkt aufrichtend wirkt. Allmählich lösen sich gewohnheitsmäßige Haltungen auf, und eine organische Aufrichtung macht das Stehen und Sitzen ökonomisch und damit leicht.

Intention:
So, wie alle Prinzipien aus dem organischen Ganzen herausgefiltert und einzeln fokussiert werden, wird auch die Intention als ein Körperphänomen zu einem Übungsprinzip in der Eutonie. Intention meint die innere Bereitschaft zum Handeln, die von einem fühlenden Vorausnehmen der entsprechenden Bewegung begleitet wird.

Die bedeutet, dass der Mensch in Übereinstimmung ist mit seinem Fühlen, Denken, Wollen und Handeln. Intention wirkt antizipatorisch auf die Körperfunktionen und bereitet den Organismus tonisch optimal auf seine Aufgabe vor.

Im Unterricht wird dieser Prozess durch einfache Übungen erlebbar und bewusst gemacht. Eine Bewegung wird intendiert, d. h.

es wird genau angesagt: Der rechte Arm soll bewegt werden, aus welcher Lage – in welche Richtung – wie hoch – wie weit – in welchem Tempo – der Arm wird zurückbewegt in seine Ausgangslage. Der Schüler spürt der Aufgabenstellung nach, nimmt sie fühlend voraus, jedoch ohne sie muskulär auszuführen. Werden nach der Übung der rechte und der linke Arm in Ruhe und Bewegung miteinander verglichen, wird ein deutlicher Qualitätsunterschied gespürt.

Diese mentale Möglichkeit des Körpers, Bewegungen intentional vorzubereiten, indem sie spürend empfunden werden, ist heute allgemein bekannt und wird im Hochleistungssport angewandt. Als mentale Vorstellung wird ein Bewegungsablauf vom Nervensystem vorweggenommen, dabei bleiben unbewusste hemmende Muster ausgeschaltet. Die Vorstellung wird zum fühlenden Handeln: Die Organisation und Koordination der Bewegung wird im Nervensystem angeregt und gespeichert, der Tonus stellt sich optimal ein.

Gerda Alexander hat diese innerliche Vorwegnahme einer Absicht und die daraus folgende tonische Einstellung durch ihre kreative künstlerische Arbeit schon in den 20er Jahren entwickelt. Das spürende Vorausdenken oder das denkende Vorausspüren geht – bewusst oder unbewusst – jeder kreativen Aktivität voraus und bewirkt Qualität.

Einsatzgebiet der Eutonie: Eutonie für Musiker

Die Eutonie findet ihre Aufgaben in der Prävention, in der Gesundheitsförderung und in der Regeneration. Sie bietet dem Menschen Hilfe zur Selbsthilfe und zur Entwicklung seiner eigenen Möglichkeiten, damit er seinen Aufgaben im sozialen und beruflichen Leben entsprechend seinen Fähigkeiten begegnen kann.

Die Notwendigkeit einer Prävention für Musiker ist bekannt.

Wenn wir davon ausgehen, dass für einen Musiker der eigene Körper das erste und wichtigste Klanginstrument ist, wird ersichtlich, wie wesentlich sein Musizieren vom eigenen wohl-gestimmten Körperbefinden abhängt.

Musik heilt – aber auch den Musiker selbst? Statistiken zeigen in erschreckendem Maße die hohe Zahl der Berufserkrankungen bei Musikern. Gründe dafür sind nicht nur langandauernde einseitige Haltungen beim Üben, unnötige muskuläre Anspannungen, asymmetrische Positionen, die Streich- und Blasinstrumente erfordern, und Hörprobleme (die zulässige Dezibelzahl wird für viele Musiker bei weitem überschritten), sondern vor allem der enorme Stress durch den Konkurrenzkampf, der immer perfektere Techniken erfordert.

Beim Europäischen Kongress für Musikmedizin und Musikphysiologie 2003 in Freiburg wurde überzeugend für eine Prävention durch körperorientierte Verfahren plädiert. Genauso überzeugend waren auch die Gründe, warum Prävention nur mühsam oder gar nicht in Anspruch genommen wird. Neben den Kosten für diesen Unterricht liegt es bei den Studierenden vor allem an dem Zeitdruck, unter dem sie stehen. Hohe Stundenzahlen, Übungszeiten, oft noch ein Job zum Geldverdienen, lassen kaum Zeit für eine Prävention, die in jungen Jahren noch nicht notwendig erscheint.

Motiviert sind allerdings die Studenten, deren Lehrer/innen selbst Erfahrungen mit körperorientierten Methoden hatten. Diese Studenten wurden durch die Unterrichtsweise und das Musizieren ihrer Lehrer/innen praxisnah davon überzeugt, dass die Qualität von Aufrichtung und Bewegung und die Tonusadaption eine wichtige Komponente beim Musizieren ist.

Indikation

In allen Prinzipien werden in Ruhe und Bewegung, in Entspannung und Anspannung ausgleichende Übungen durchgeführt. Durch sie lösen sich muskuläre Blockaden, Störungen durch unnötigen Muskeleinsatz und einseitige Bewegungsmuster auf, sie führen zu einem zugleich leichten und dynamischen Sitzen oder Stehen, und sie fördern die Integration unbekannter Körperteile und Funktionen.

Für Musiker sind folgende Prinzipien wesentlich für ihr künstlerisches Schaffen:

Berührung

Wenn der Musiker bewusst fühlt, dass der Boden oder sein Stuhl ihn stützt, kann er die Sicherheit für seine Position finden. Er wird berührt von seinem Instrument, fühlt dessen Gewicht, Oberfläche, Temperatur, die Spannung der Saiten und die Schwingungen der Töne. Er spürt, wie sein Instrument auf seinen Körper einwirkt und was es in ihm bewirkt, er nimmt durch das Berührt-Werden sich selbst wahr.

Die bewusst erlebte Berührung hilft bei Lampenfieber und wirkt tonusregulierend.

Kontakt

Für den Musiker ist der Kontakt zu seinem Instrument eine Voraussetzung, um seine angewandte Energie in eine gute Klangqualität zu verwandeln. Die Fähigkeiten, die Länge eines Bogens zu fühlen, die Wirkung der ertasteten Taste in das Instrument hinein als eine Verlängerung des eigenen Körpers zu empfinden, den Raum des eigenen Körpers, des Instrumentes und den Raum um sich herum als Klangkörper wahrzunehmen und wieder in sich hineinschwingen zu lassen, sind wesentlich beteiligt an der Qualität der musikalischen Interpretation. Große Musiker sprechen vom »Eins-Sein mit dem Instrument«. Isaac Stern bezeichnete die Geige als seinen dritten Arm.

Kontakt verhindert Verspannungen in der Muskulatur, da der Impuls von innen nach außen gewandt ist. Diese Einstellung intendiert über das ZNS eine Dehnung in der Muskulatur, die Verspannung löst und besonders bei Lampenfieber wirksam ist.

Im Kontakt zu sein, bedeutet für den Musiker, eine Brücke zu schlagen zwischen sich selbst, seinem Instrument und der Musik, die er vermittelt, über die Bühne hinaus durch den Raum zu seinem Publikum, auch noch bis in die letzte Reihe. Eine besondere Bedeutung hat dieser Kontakt auch für das Orchesterspiel und den Dirigenten. Es wird hörbar, wenn der Kontakt zwischen dem Dirigenten, den Musikern und zu der alle verbindenden Musik lebendig wird.

Transport

Jeder Musiker braucht eine gelöste und gleichzeitig stabile Aufrichtung, ob im Sitzen oder Stehen, ob mit oder ohne Instrument. Oft ist von »Haltung« die Rede, die zu einem Festhalten wird und einen unnötigen Energieaufwand erfordert. Es folgen Verspannungen im Nacken- und Schulterbereich, im Rücken- und Beckenbereich oder im Bauch und Zwerchfell. Die reflektorische Aufrichtung und Atmung als eine natürliche organische Kraft muss dann wieder neu entdeckt werden. Die Beziehung eines Griffs der Finger oder eine Bewegung der Hand wird in ihrer Auswirkung oft nur im Schulterbereich gespürt. Wenn die Verbindung von dort bis zur tragenden Kraft vom Stuhl zu den Sitzbeinhöckern oder vom Boden zu den Füßen erfahren wird, ist das eine befreiende Entdeckung. Aus dieser Erfahrung wächst das Vertrauen, dass der Boden stützt und aufrichtet. Dieses Vertrauen ist ein gutes Mittel gegen das Lampenfieber.

Intention

Ein Musiker stellt sich schon vor dem Musizieren innerlich auf die Qualität der Musik ein, die er interpretieren will. Ausdruck, Klangfarbe, Tempo und Rhythmus stimmen ihn seelisch und körperlich ein. Er nimmt schon vor dem Einsatz des ersten Tones die »Stimmung« der Musik in seinem eigenen Körperempfinden voraus. Diese Möglichkeit zur Intention, d.h. sich psycho-somatisch einzustellen auf das Instrument, die Musik, die Situation, ist Voraussetzung für eine gute, angemessene Spannung.

Intention bewirkt Qualität einer Bewegung, einer Begegnung, eines künstlerischen Ausdrucks. Qualität ist nicht zu messen, wir erkennen sie an ihrer Wirkung.

Unterricht für Musiker, praktische Erfahrung

Gerda Alexander arbeitete schon in den 40er Jahren in Kopenhagen mit dem Orchester und Chor des staatlichen Rundfunks Kopenhagen. Dies geschah auf Veranlassung des Kapellmeisters, weil es bei den Musikern extrem hohe Ausfälle aus gesundheitlichen Gründen gab. Der Versuch wurde über drei Monate hinweg von einem Arzt begleitet. Die Abnahme der Krankheitsrate war überraschend hoch.

Meine erste Erfahrung mit Musikern machte ich 1981, als eine Professorin der Musikhochschule Hamburg im Fach Querflöte regelmäßig meine Kurse besuchte.

Haltungsprobleme, Schulter- und Nackenschmerzen sowie Stresssymptome waren der Anlass. Nach einigen Monaten eigener Erfahrung bat sie mich, mit ihr gemeinsam für ihre Studentinnen und Studenten ein Wochenende zu gestalten, an dem Eutonie und Musik sich abwechseln sollten. Daraus entstand eine längere Zusammenarbeit, nicht nur mit einem Erfolg für alle, sondern auch zur Freude aller.

Diese Studierenden organisierten später von sich aus regelmäßige Eutonie-Wochenenden. Nach ihrem Musikexamen bildeten wir eine Fortbildungsgruppe, die es den jungen Musiker/innen ermöglichte, die Eutonie auch innerhalb ihrer Unterrichtstätigkeit zu integrieren.

Am Conservatoire National de Région in Straßburg wurde eine Masterclass für den Eutonie-Unterricht eingerichtet, den ich leitete. Professoren und Studenten aus den Klassen für Streich- und Blasinstrumente, Klavier, Orgel und Gesang kamen zusammen. Der Andrang war so groß, dass die geplante Stundenzahl verdoppelt werden musste. Die Eutonie fand Anklang und Begeisterung, Sinn und Auswirkung der Arbeit wurden bestätigt.

Der übervolle Stundenplan der Studenten ließ eine kontinuierliche Arbeit nicht zu.

Die Begleitung der Musikstudentinnen durch eine körperorientierte Methode ist für Institutionen, die diesen Unterricht organisieren wollen, eine Kosten- und eine Zeitfrage, die kalkuliert werden muss. Da stellt sich die pragmatische Frage, wie viele Stunden ein Student braucht, um »Eutonie zu können«, um seinen Körper gesund zu erhalten und seiner Arbeit entsprechend tonisch einstellen zu können.

Körperpräsenz, Körperbewusstsein, Tonusadaption sind Qualitäten, die sich nicht nach Zeitplänen berechnen lassen. Ich habe in meinen Kursen Teilnehmer/innen erlebt, die schon in der ersten Stunde zutiefst etwas begriffen von dieser Qualität, in ihren Körpern zu Hause zu sein. Viele konnten sehr schnell beim Musizieren umsetzen, was sie im Eutonie-Unterricht erfahren hatten. Es gibt aber auch Menschen, denen über eine lange Zeit dieser Weg versperrt ist. Oft sind diese Menschen traumatisiert und dadurch abgeschnitten von ihrer Leiblichkeit.

Gruppenunterricht

Im Allgemeinen ist es möglich, in einer Zeit von zwölf Wochen mit jeweils zwei Stunden einen guten Zugang zum Körper mit seinen Funktionen zu finden und sich eine Grundlage der Eutonie-Prinzipien zu erarbeiten, um das Erfahrene in den Alltag zu integrieren. In vielen Fällen kommen die Pädagogen, Künstler, Therapeuten nach den ersten Erfahrungen aus eigenen Bedürfnissen weiterhin zum Eutonie-Unterricht, sei es für ihre eigene Regeneration, eine Vertiefung dieses Weges oder um diese Art der körperorientierten

Pädagogik in den eigenen Unterricht zu integrieren. Dafür bieten sich berufsbezogene Fortbildungen an. Der Eutonie-Unterricht kann je nach eigener Möglichkeit regelmäßig einmal pro Woche, in Abständen an Wochenenden oder in Form eines Urlaubs für eine Woche stattfinden.

Einzelunterricht

Im Einzelunterricht kann auf die individuelle Problematik besonders eingegangen werden, da die verbale Anleitung begleitet wird durch die Hände der Eutonie-Lehrerin: Die Berührung bewirkt eine Tonusregulierung, die passiven Bewegungen lassen neue Bewegungsmöglichkeiten entdecken.

Ergänzend zum Gruppenunterricht genügen im Allgemeinen wenige Einzelstunden, um den Weg aus Bewegungseinschränkungen und Verspannungen zu finden und den eigenen Körper besser zu verstehen.

Wenn diese individuelle Hilfe erfahren wurde, kann auch vom Gruppenunterricht besser profitiert werden.

Mit einem eindrucksvollen Beispiel möchte ich abschließen.

In einer Begegnung zwischen einem großen Musiker und Pädagogen und einer begabten jungen Geigerin wurde lebendig, was die Eutonie mit Kontakt und Intention meint. Der Prozess wurde auf einfachste und gerade darum wohl geniale Weise von beiden erlebt und für die Zuschauer und Zuhörer hör- und sichtbar nachempfunden.

Es ist eine Szene aus dem Dokumentarfilm »Von Mozart bis Mao« über die Reise von Isaac Stern durch China, während der er mit chinesischen Musikern arbeitete.

Auf der Bühne einer großen Konzerthalle spielt ein etwa siebenjähriges Mädchen Isaac Stern etwas auf der Geige vor. Er hört zu, wie das Kind in rasantem Tempo die schwierigsten Passagen perfekt spielt. Dann nimmt er der kleinen Geigerin das Instrument freundlich aus der Hand und bittet sie, den Anfang des Musikstückes zu singen. Sie schaut verständnislos, fast erschreckt auf. Er sagt, sie solle es einfach singen, für sich selbst. Sie gehorcht, und langsam breitet sich auf ihrem angestrengten Gesicht ein Lächeln aus. Ihre Gestalt wird weicher und durchlässig für die Töne. Sie wird singend selbst zum Instrument. Stern bedankt sich bei ihr, gibt ihr die Geige zurück und bittet sie, jetzt das zu spielen, was sie gesungen hat. Das Lächeln bleibt, sie hat verstanden.

Die Filmkamera schwenkt zum Publikum. Auf den Gesichtern spiegelt sich das Wunder wider, das mit dem Mädchen und seiner Geige geschehen ist: Musikerin und Musik wurden eins, Ton und Tonus schwangen zusammen.

Hier wurde nichts erklärt oder vorgezeigt, sondern der Schülerin wurde die Chance gegeben, selbst zu entdecken. Die Intuition brachte einen begnadeten Lehrer auf die Spur zu einem Kind.[52]

3.4 Bewusstsein ist Prozess – Evolution ist Prozess – und wo sind wir?

Vortrag, AFA-Tagung 2012

Unsere Tagung geht zu Ende.

Sie gab uns das Gefühl der Zusammengehörigkeit und öffnete unseren Blick auf neue Horizonte. Wir können gut genährt wieder an unsere Wirkungsstätten gehen.

52 Sackmann-Schaefer, Karin (1994): Tonusübertragung. In: Steinäcker, K. v. (Hrsg.): Der eigene und der fremde Körper. Übertragungsphänomene in der Atem- und Leibpädagogik, Berlin: Edition Lit. Europe.

Unsere Offenheit für Dialoge macht Begegnungen wie diese so reich.

Die neurologische Forschung weist immer dringlicher auf die Wichtigkeit des Dialogs hin.

In seinem Buch »Warum ich fühle, was du fühlst« spricht Joachim Bauer von der Notwendigkeit einer »joint attention«, dem gemeinsamen Blick auf das Ziel, um ein zukünftiges soziales Leben zu gestalten.

Gerald Hüther nennt es »shared attention«. In seinem Buch »Die Evolution der Liebe« weist er auf den zunehmenden Mangel der Fähigkeit und der Entwicklung, gemeinsam die Aufmerksamkeit auf ein Objekt zu richten, hin. Er schreibt:

»Sie (die Naturforscher) haben bisher vergessen zu suchen, was den Einzelnen, was ein Paar, was eine Gruppe und nicht zuletzt die menschliche Gesellschaft zusammenhält:
die Liebe.«

So geht jetzt der Dank an alle, die mitgewirkt haben an dieser Begegnung im Sinne einer »shared attention«:
die Frauen und Männer, die die Arbeit der Organisation übernahmen, die uns durch ihre Kurse bereicherten, und an alle, die anwesend waren mit ihren sichtbaren, hörbaren, fühlbaren und auch mit ihren verborgenen Talenten. Für diese gab es am Rande des offiziellen Programms in persönlichen Begegnungen kleine Zeitspannen, in denen oft Wesentliches geschieht.

Ich empfinde immer wieder eine große Dankbarkeit für die menschlichen Begegnungen, zu denen unser Beruf uns führt: den internen Begegnungen zwischen uns KollegInnen und den externen am Arbeitsplatz.

Bevor wir uns wieder aktiv dorthin begeben, möchte ich mit Ihnen nach innen schauen.

Unser Thema: Bewusstsein ist Prozess – Evolution ist Prozess – und wo sind wir?

Vom Körperbewusstsein und Ich-Bewusstsein, von Körper-Seele-Geist-Einheit des Menschen hören und lesen wir heute überall, bedeutungsschwere Worte werden benutzt in der Werbung für Heilmittel und Nahrungsmittel, für Therapien, Pädagogik, Wellness und in unserem defizitären Gesundheitswesen.

Worte wie Bewusstsein und Ganzheit werden zu Versprechen, sie stehen für alles und nichts, sie werden schwammig und beliebig gedeutet, sie werden entwertet und damit inflationär.

Aber nicht nur die Worte selbst, sondern die Werte, für die diese Worte ein Synonym sind.

Für ihre Entwertung wird sich kaum ein Rettungsschirm finden, es sei denn, wir spannen ihn selber auf. – Wie geht das?

Wenn am Ende einer Tagung ein großes Fragezeichen steht, ist das ein gutes Zeichen:

Es zeigt die Bereitschaft zur Entwicklung. Festgelegte Antworten lassen uns stagnieren.

So sind wir als Fragende und Suchende mitten im Prozess einer Evolution.

Hier sollte ein offener Dialog zwischen uns beginnen. Aber ich wurde gebeten, einen Vortrag zu halten, das ist leider kein Dialog – kein verbaler, möglicherweise ein innerer, tonischer. So kann ich nur eine Fragende sein mit der Frage: »Wo sind wir?« Eine Antwort werde ich schuldig bleiben. Sie gilt unserer Gegenwärtigkeit, und sie liegt zwischen den ewigen Fragen der Menschheit: Wo kommen wir her – wo gehen wir hin?

Die nächste Frage heißt: Was bedeutet für uns Bewusstsein, für jeden von uns ganz persönlich, für unsere Methoden, für unsere Tätigkeit?

Bewusstsein existiert konkret und ist heute sogar wissenschaftlich bewiesen.

Aber es liegt wie schlafend in uns Menschen, und jeder kann es nur selbst wecken.

Wir kennen seine Wirkung: Körperbewusstsein, bewusster Atem, bewusstes Geschehen-Lassen, sich seiner selbst inne sein.

Bewusstsein finden wir nicht außen, sondern nur in uns selbst. Bewusstsein ist unser eigener Prozess, unsere eigene Evolution. Das macht den Weg so schwer.

Wir wissen, dass es viel schwerer ist, Geduld mit sich selbst zu haben, als mit anderen.

Unser Wirken nach außen beginnt innen, in unserem eigenen Wesen.

Dazu gehört aber auch unser kollegialer Kreis mit seinen vielschichtigen Beziehungen.

Wir durften es in diesen Tagen wieder erleben: Im Austausch miteinander konnten wir Hilfe finden und Hilfe geben, hier gibt es einen gemeinsamen Platz für uns auf unserem oft sehr einsamen Weg.

Was unsere Tätigkeit auszeichnet, ist die fließende Grenze zwischen Berufsleben und Privatleben: Wir vermitteln, was wir erfahren haben, was wir selbst leben und was wir noch suchen. Damit gehört unser Beruf in den künstlerischen Bereich, denn ein Künstler kann nicht trennen zwischen seinem privaten und seinem beruflichen Leben.

Diese unscharfe Grenze hat ihre Nachteile – aber auch ihre Vorteile.

Wir sollten die Vorteile nutzen und weiterhin »ressourcenorientiert« miteinander umgehen.

Zu uns kommen Menschen, die Hilfe brauchen. Was suchen sie?

Kommen unsere Methoden ihnen wie ein Versprechen entgegen?

»Die Traurigkeit der Wohlstandsgesellschaft besteht in der erfolglosen Suche nach dem Glück ohne Anstrengung.«

Dieser Satz stammt von Norbert Blüm, der nicht nur von der Sicherheit der Renten sprach.

Glück kann viel bedeuten: Gesundheit an Leib und Seele, Friede innen und außen, Sicherheit. Wir wissen, wie anstrengend der Weg zum Glück ist:

Immer wieder möchten wir etwas »machen«, wollen uns anstrengen, möchten in den Fluss des Werdens eingreifen und ihn beschleunigen.

Das entspricht dem Konzept, das uns schon als Kinder konditionierte:

Gib dir Mühe, reiß dich zusammen, streng dich an!

Irgendwann glimmt leise die Erkenntnis in uns auf: Wir müssen ja »nur« loslassen:

Die Schwerkraft wirken lassen, den Atem kommen und gehen lassen, den Tonus schwingen lassen, uns selbst zulassen.

Loslassen heißt zulassen, nicht eingreifen, nicht festhalten.

Das zu lernen und immer wieder zu üben – das ist anstrengend!

Als ich lernte, dass die Kontraktion der Muskulatur weniger Energie braucht als die Dilatation der Muskeln, also das Loslassen, konnte ich es nicht wirklich verstehen, auch wenn der chemische Prozess plausibel erklärt wurde.

Erst an einem praktischen Beispiel wurde es mir deutlich:

Verliebte Menschen zieht es zusammen, sie streben aufeinander zu, und das geschieht ohne Willen und Anstrengung. Sich aus einer Verbindung zu lösen, braucht unsere ganze Energie. Diese Kraftanstrengungen wurden von uns allen erlebt, oft schmerzhaft, aber auch beglückend als Entwicklungsprozesse.

Und wie kommen wir den Menschen entgegen, die zu uns kommen? Wir haben oft nach einer stimmigen Berufsbezeichnung gesucht und haben sie bis heute nicht gefunden.

Pädagoge heißt, ein Kind zu begleiten. In Griechenland waren es Sklaven, die die Kinder der Reichen in die Schulen zu den Gelehrten begleiteten, die sie auf diesem Weg führten und schützten. Die Sklaven waren oft sehr gebildete Menschen, durch sie lernten die Kinder auf ihrem Weg.

Mir gefällt dieses Bild: Wie müssen nicht die Gelehrten sein, sondern wir begleiten Menschen auf dem Weg in dem Vertrauen, dass sie den Weisen und Gelehrten in sich selbst finden.

»Der Weg ist das Ziel« – auch wieder ein zu viel benutztes Zitat. Aber es entspricht unserer Arbeit. Unser Ziel ist die Evolution des menschlichen Bewusstseins.

Wir können nur das »wissen«, was jetzt in unserem Bewusstsein präsent ist.

Wir wissen nicht, welche Entwicklung in unserem Bewusstsein angelegt und möglich ist.

Wir können nur einem Wegweiser folgen, der die Richtung angibt.

Aber welchen inneren Wegweiser hat jede und jeder Einzelne von uns?

Um eine Antwort zu finden, müssten wir in eine philosophische Klausur gehen, die sicher nie enden würde, weil unser eigenes Bewusstsein sich ständig wandelt.

Die Ottawa-Charta der World Health Organisation kann uns ein Ziel geben, das uns verbindet:

»Gesundheitsförderung unterstützt die Entwicklung von Persönlichkeit und sozialen Fähigkeiten durch Information, gesundheitsbezogene Bildung sowie die Verbesserung sozialer Kompetenzen und lebenspraktischer Fertigkeiten. Sie will dadurch den Menschen helfen, mehr Einfluss auf ihre eigene Gesundheit und ihre Lebenswelt auszuüben.«

(Ottawa-Charta 1986)

Bewusstsein macht uns nicht zu besseren Menschen, aber wir werden uns unserer eigenen Grenzen bewusst und nehmen sie wahr. Eigene Grenzen zu erfahren, macht uns bescheiden. Vielleicht passt hier das alte Wort Demut.

Demut kann unser Rettungsschirm sein, der die menschlichen Werte behütet.

Gerda Alexander sagte: »Unser Bewusstsein braucht für seine Entwicklung noch ein Meer an Nahrung. Wenn ich durch meine Arbeit nur einen Tropfen dazu beitragen kann, will ich zufrieden sein.«

Die AFA-Jahrestagung 1982 war in Hamburg. Wir erlebten dort Ilse Middendorf und Hugo Kükelhaus, zum Abschluss sprach Gerda Alexander. Kurz vorher hatte sie mir in Kopenhagen das Eutonie-Diplom überreicht. Hier bat sie mich, auf die Bühne zu kommen, auf einen Tisch zu steigen und dort zu stehen. Dann erklärte sie an meinem Stehen das, was sie Transport nannte: die gute Aufrichtung des Menschen durch das tragende Skelett. Danach bat sie alle Anwesenden, aufzustehen: »Einfach stehen.« So einfach.

Hier schließt sich der Kreis: Bitte, stehen Sie auf –

Ihre Füße finden einen guten Platz am Boden. Lassen Sie sich von dort aufrichten – einfach nur stehen. Spüren Sie, wie Ihr Gewicht vom Becken durch beide Beine, durch Ihre beiden Füße und weiter durch die Schuhsohlen zum Boden geht. Schwingen Sie nun ganz leicht ein wenig nach vorne – dann ein wenig nach hinten, damit Sie die Länge der Füße von der Ferse bis zu den Zehen deutlich spüren – und darunter den Boden.

Nun bleiben Sie mit dem Gewicht etwas mehr auf dem vorderen Teil der Füße – sodass die Ferse sich eine kleine Spur vom Boden löst. Dann lassen Sie die Ferse zurück zum Boden.

Wieder nach vorne schwingen, der Vorfuß stützt, und die Ferse wird frei – dann lassen Sie sie wieder zurück zum Boden, lassen Sie sie fallen. Wir versuchen es gemeinsam: nach vorne, mehr Gewicht auf die Zehen – und hopp – Fersen zurück zum Boden.

Finden Sie einen schnellen Rhythmus, ohne zwischen dem Vorne und Hinten zu verweilen. Der kleine Aufprall der Fersen am Boden wirkt durch den ganzen Körper bis zum Kopf, die Arme und Schultern gelöst. Entdecken Sie dabei Ihren eignen Rhythmus?

Summen Sie jetzt mit leicht geschlossenem Mund einen Ton – Ihren eigenen Ton.

Horchen Sie, wie das leichte Aufprallen der Fersen am Boden auf ihren Ton wirkt.

Dann öffnen Sie sehr langsam den Mund und lassen den Ton nach außen – geben Sie Ihren Ton den anderen – nehmen Sie die anderen Töne wahr. Unsere Töne mischen sich und füllen den ganzen Raum – ausklingen lassen – nachlauschen – und wieder den Boden unter den Füßen spüren:

Ich wünsche allen einen guten Heimweg!

4 Mein Weg zum Essay

4.1 Rückblick und Ausblick

Finden wir genug Zeit zum Innehalten, um im Trubel des Lebens uns selbst zu spüren, Vergangenem nachzuspüren und uns vorzutasten in das Zukünftige?

Ein Jahreswechsel ruft dazu auf.

Für mich war ein Innehalten besonders wichtig in den Jahren 2016/2017 und 2017/2018, in denen ich mich zurückzog von meiner beruflichen Tätigkeit, die mich 40 Jahre lang erfüllt hatte. Wie oft in meinem Leben, schrieb ich auf, was mir im Rückblick und Ausblick wesentlich war.

2016/2017

Es hat sehr lange gedauert, bis ich die neue Werteskala verstanden hatte:

Welche Temperatur wir haben, bestimmt nicht das justierte Thermometer, sondern die von mir gefühlte Temperatur. Persönliche Gefühle überlagern getroffene Vereinbarungen und Regeln.

Nun hat dieses Phänomen auch einen offiziellen Namen erhalten: **Postfaktisch** wurde von der Gesellschaft für deutsche Sprache (GfdS) zum Wort des Jahres 2016 gewählt.

Wir leben in einer postfaktischen Zeit, in der nicht Fakten, sondern Gefühle zählen. Das erscheint bizarr zu sein in einer hochtechnisierten Welt, zeigt aber offensichtlich ein Bedürfnis.

Wo hat da die Eutonie-Methode ihren Platz?

Die Eutonie führt uns dazu, unsere körperliche Sensibilität zu entwickeln, uns als Körper zu fühlen und uns mit unseren Gefühlen zu identifizieren.

Die Aussagen von António Damásio, »Ich fühle, also bin ich«, und von Christian Morgenstern, »Der Körper ist der Übersetzer der Seele ins Sichtbare«, werden real erlebt. Das kann dazu führen, dem eigenen Gefühl bei allen Entscheidungen die Priorität zu geben.

Aber Damásios Satz »Ich fühle, also bin ich« löst den Satz René Descartes', »Ich denke, also bin ich«, nicht ab und führt nicht zu einer neuen Dualität, die Descartes heute vorgeworfen wird, sondern ergänzt ihn in Anerkennung der Einheit von Körper, Geist und Seele.

Der Mensch in seiner Ganzheit lebt aus dem Zusammenwirken dieser drei Ebenen. Ein ausgewogenes Gleichgewicht zwischen ihnen sorgt für seine Gesundheit. Die Definition der Weltgesundheitsorganisation (WHO): »Gesundheit ist ein Zustand vollkommenen körperlichen, geistigen und sozialen Wohlbefindens und nicht allein das Fehlen von Krankheit und Gebrechen.«

Als geistiges und bewusstes Wesen ist dem Menschen das Selbst-Bewusstsein gegeben, sich als Körperwesen wahrzunehmen und zu erkennen. Das eigene Handeln entsteht aus einem sinnlich-psychischen Fühlen und dem Denken: fühlen – denken – handeln.

Die Plastizität des Gehirns befähigt den Menschen zu einer Regulierung der Balance zwischen Körper, Geist und Seele. Es ist eine menschliche Aufgabe, dieses innere Zusammenwirken zu fördern und zu entwickeln. Aus ihr entsteht die Kompetenz für ein verantwortliches Handeln.

In der Bibel steht: »Der Geist ist willig, aber das Fleisch ist schwach« (Matthäus 26,41).

Plagt uns nicht auch die umgekehrte Version: Der Korper ist willig, aber der Geist ist schwach?

Für das soziale Miteinander der Menschen sind ethische Richtlinien notwendig. Vereinbarte Regeln für den Umgang miteinander sind formulierte Verbindlichkeiten, die den Umgang untereinander regeln und den Menschen in seinem Beziehungsgeflecht schützen. Verweigert er sich ihnen in dem Bestreben nach individueller Freiheit, verliert er diesen Schutz.

Regeln sind nicht durch Gefühle zu ersetzen, auch nicht aus tiefster religiöser Überzeugung. Sebastian Castellio, französischer Humanist und protestantischer Theologe, schrieb im Jahr 1578 in einem Brief: »Einen Menschen zu töten, heißt nicht, eine Lehre zu verteidigen, sondern einen Menschen zu töten.« Eine Aussage von erschreckender Aktualität!

Ein Blick auf das Jahr 2017: Was fordert mein Leben und mein Beziehungsgeflecht von mir? Martin Luther wird zu einem der großen Themen des Jahres. Ihm wird der Satz zugeschrieben: »Und wenn ich wüsste, dass die Welt morgen unterginge, so würde ich heute noch ein Apfelbäumchen pflanzen.«

Voltaire gibt den Rat: »Da es sehr förderlich für die Gesundheit ist, habe ich beschlossen, glücklich zu sein.« Im letzten Satz seiner Novelle Candide heißt es: »... es ist Zeit, unseren Garten zu bearbeiten.« Es ist ein großes Glück, den eigenen Garten bearbeiten zu können.

2017/2018

Postfaktisch wurde zum passenden Wort für meinen Text zum Jahreswechsel 2016/2017.

Fundgrube ist mein Wort zum Jahreswechsel 2017/2018, denn eine Fundgrube tat sich auf, ganz ohne den Willen, sie zu suchen.

Das vergangene Jahr war auf allen Ebenen reich beladen. Es gab Zeiten, in denen ich glaubte, die Last nicht tragen zu können. Doch immer kamen zur rechten Zeit hilfreiche Hände, verständnisvolle Gesten und Worte, eine überraschende Freude und das Gefühl, getragen zu werden. Nach 30 Jahren Schulleitung konnte ich die Eutonie-Ausbildung an Kolleginnen übergeben, die nicht nur kompetent und erfahren sind, sondern mit denen ich auch menschlich und freundschaftlich verbunden bin. Die Gerda-Alexander-Schule in Offenburg wurde aufgelöst, in Kenzingen wurde eine neue Gerda-Alexander-Schule gegründet mit der Chance für Wandel und Wachstum.

Beim Auf- und Ausräumen der Offenburger Schule waren schwere Kartons, die ich seit meinem Umzug von Norddeutschland nach Straßburg/Offenburg 1991 nicht mehr aufgemacht hatte, eine große Herausforderung, und es öffnete sich eine wahre Fundgrube.

Zuerst wurden die Akten gesichtet, die Gerda Alexander mir übergab, als sie ihre Ausbildung in Kopenhagen beendete: Ein weitverzweigter persönlicher Briefwechsel, Aufzeichnungen ihrer Kurse mit den Arbeitsthemen und Teilnehmer/innen, Dokumente der Ausbildungen in Kopenhagen mit Unterrichtsthemen, Listen, Fotos und Diplom-Zeugnissen der Teilnehmerinnen, Planung, Praxis, Theorie und Organisation im Eutonie-Berufsfeld, dazu Fotos und viele kleine Notizzettel.

Besonders wertvoll sind die Briefe von Gerda Alexander, die sie in den Jahren zwischen 1933 und 1988 an ihren Freund Karl Heinz Taubert schrieb. Sie wurden mir von Klaus Metzmacher, Patenkind von Gerda Alexander und Neffe von Karl Heinz Taubert, übergeben.

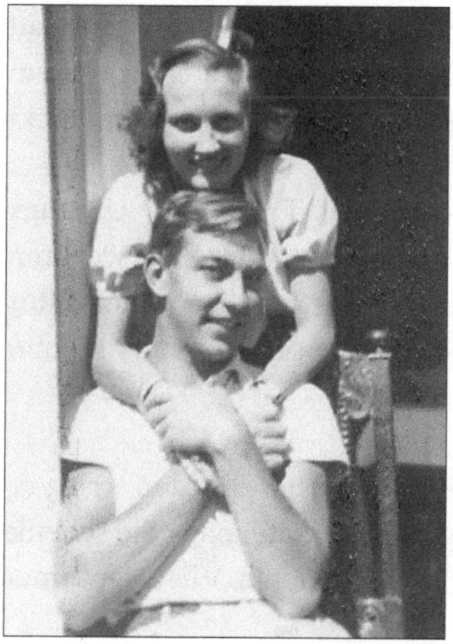

Das Bild zeigt Gerda Alexander und Karl Heinz Taubert in den 1930er Jahren.

Karl Heinz Taubert wurde am 16. Dezember 1912 geboren.

Er starb am 3. Januar 1990.

Am 19. Mai 1990 wurde ihm posthum der Deutsche Tanzpreis verliehen. Aus der Laudatio:

»... ›*Die Körperbewegung und ihr Gesetz, der Rhythmus und sein Gesetz müssen übereinstimmen, wenn sie überzeugen sollen*‹, *hat Taubert einmal in einem Aufsatz über Fragen des Rhythmus geschrieben. Die Harmonie von innen und außen, wie sie auch die Eutonie, der westliche Weg zur Erfahrung körperlich-geistiger Einheit, anstrebt, deren Theorie und Praxis Gerda Alexander, Tauberts langjährige, in Dänemark wirkende Freundin entwickelt hat. Die Harmonie von Körper und Geist war wohl auch das Geheimnis von Tauberts Wirkungskraft und seiner nie erlahmenden positiven Lebenseinstellung.*«

Karl Heinz Taubert, Oktober 1967

Dann folgte die Entdeckung meiner eigenen Bestände, deren Inhalt ich teilweise völlig vergessen hatte: Vor mir lagen die Bücher meiner Mutter, Briefe meiner Eltern und Großeltern seit 1932 und Schwarz-Weiß-Fotos von ihnen. Ich fand meinen ersten Brief an meinen Vater, der als Soldat in den Krieg ging, als ich fünf Jahre alt war, und da lagen getrocknete Blumen, die mein Vater in seinem letzten Brief von der Front in Kurland an meine Mutter geschickt hatte.

Was war in diesem Jahr so mühevoll, das Tragen der Umzugskisten oder ihr Inhalt und das Ertragen der dadurch erweckten Emotionen? Unerwartet war ich konfrontiert mit der wiedergefundenen Vergangenheit. Sie bringt mich zu mir selbst und zu meiner Familie.

Da sind drei fragende Enkelkinder: »Omi, wie hast Du den Krieg erlebt? Wie ging es Dir nach dem Krieg? Omi, erzähl mal.« Sie schenkten mir das Buch »*Oma, erzähl mal*« von Elma van Vliet, Droemer

Knaur 2008. Ich nahm es als eine Aufforderung an und begann zu schreiben: *»Ein Buch für Enkelkinder – wir alle sind Enkelkinder.«*

Da ist vor allem Marc, mein Mann, der in seinem Leben ständig auf Spurensuche in der historischen Orgelwelt war und mit seinem detektivischen Spürsinn immer wieder fündig wird. Jetzt arbeitet er seine Fundgrube auf, ordnet sie und schreibt Artikel, die in Fachzeitschiften veröffentlicht werden. Er gibt seine Energie hinein und tankt dabei sichtbar immer wieder neue Energie auf.

Am schönsten ist es, wenn wir uns gegenseitig unterstützen können bei unseren selbst gewählten Aufgaben. Nach einem mehr als 80 Jahre langen Leben gibt es vieles aufzuarbeiten, und es gibt immer noch neue Aufgaben. Das Leben ist reich, und es liegt an uns, ob wir diesen Reichtum als Last oder Geschenk empfinden – die Wahrheit liegt in uns selbst.

Belastend sind die ungelösten Konflikte in menschlichen Beziehungen. Wir erleben sie im beruflichen und im privaten Bereich, dazu überfallen sie uns übermächtig aus der ganzen Welt.

Wieder antwortet ein überraschender Fund auf die Frage nach Wahrheit:

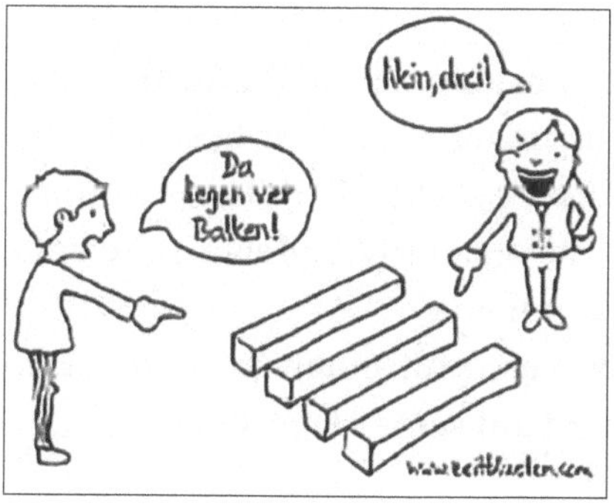

Cartoon Aaron Fischer, Quelle: Gefühlte Wahrheit, www.zeitblueten.com

Ein Cartoon zeigt ganz simpel eine alltägliche Situation: Die Partner oder Kontrahenten stehen einander gegenüber und nehmen von ihrem Standpunkt aus die Fakten wahr.

Ihre Wahrnehmung ist ihre Wirklichkeit. Was wäre, wenn sie ihre Standpunkte einmal tauschen würden, eine Tonusadaption anwenden würden? – Das Einfache ist oft das Schwerste.

Der Blick zurück geht mit zunehmendem Alter immer weiter in die Vergangenheit, trotzdem wird das Geschaute gegenwärtiger und spürbar lebendiger. Der Blick nach vorne wird kürzer, aber intensiver, und er erlaubt Gelassenheit.

Diese Gelassenheit wünsche ich mir für meine weiteren Versuche – für meine Essays.

4.2 Empirie und Wissenschaft

Was Gerda Alexander mit ihrem Spürsinn erforschte, wird wissenschaftlich bestätigt.

Gerda Alexander entwickelte ihre pädagogische und künstlerische Arbeit aufgrund ihrer eigenen Erfahrungen und ihrer Beobachtung bei anderen. Sie entdeckte, wie die bewusste Die damit verbundenen, sich selbst regulierenden und regenerierenden Kräfte sind heute nicht mehr unerklärliche Phänomene.

Nachweislich hat das Körperbewusstsein einen positiven Einfluss auf die Qualität des Körpers und auf seine Handlungen.

Beispiele:

- Tonusadaption

Bezeichnung von Gerda Alexander für das Phänomen der Anpassungsfähigkeit an die körperliche Spannung und seelische Stimmung anderer Menschen und an die aktuelle Situation. Gerda Alexander beobachtete, wie sich der somatopsychische Tonus intuitiv einstellt auf sinnlich wahrgenommene Eindrücke. Dieses Resonanzphänomen geschieht unwillkürlich und ist die Basis für emotionale Empathie und soziale Beziehung. Die Eutonie macht diese Tonusadaption mit ihren Prinzipien Berührung und Kontakt erfahrbar: Bewusstes körperliches Einspüren und psychische Hinwendung werden entwickelt, damit eine lebendige Beziehung zwischen Menschen, zu aktuellen Situationen und zu Gegenständen entstehen kann. Gleichzeitig schützt die Erfahrung dieses Phänomens vor Verlust der eigenen Identität und Manipulation durch eine bewusste Abgrenzung.

Der somatopsychische Tonus regiert flexibel und ist fähig, »... sich auf die Wirklichkeit des Augenblicks einzustellen« (Gerda Alexander).

Giacomo Rizzolatti entdeckte Ende der 90er Jahre die Spiegelnervenzellen (Spiegelneurone). Sie nehmen sinnliche Wahrnehmung der Umwelt wie ein Spiegel auf, der diese nach innen widerspiegelt. Die Spiegelneurone sind mit vielen Arealen im Gehirn vernetzt. Ihre Lage im Cortex in der Nähe der Bewegungsneuronen (motorischer Cortex) weist auf die Verknüpfung mit der Muskulatur hin:

Der Muskeltonus reagiert unmittelbar auf die wahrgenommene Situation.

Körpergefühle und seelische Emotionen (Körpertonus und Psychotonus) stehen in einer Wechselbeziehung zueinander. Sie wirken aufeinander ein, und sie beeinflussen das Handeln. (Joachim Bauer: Warum ich fühle, was du fühlst, 2005)

- Intention

Intention setzte Gerda Alexander experimentell schon in den 30er Jahren für ihre eigenen Bewegungen in der Rhythmik und beim Tanz ein. Sie verstand darunter die geistige Bereitschaft, sich auf eine bevorstehende Bewegung oder Handlung einzustellen und diese fühlend vorwegzunehmen. Eigene Erfahrung und ihre Beobachtungen bestätigten, dass sich der Muskeltonus durch physische und psychische Vorbereitung antizipatorisch auf die bevorstehende Anforderung einstellt. Der vegetative Organismus stellt die erforderliche Energie bereit, das Handeln wird leichter und ökonomischer. In der Rehabilitation wirkt diese Energie regenerierend und aufbauend, auch wenn die Handlung selbst unterbleibt.

Die Wirkung der Intention ist heute als Antizipation wissenschaftlich erforscht. Neurophysiologische Untersuchungen mittels MRT (Magnetresonanztomographie) zeigen, dass eine antizipierte Bewegung die gleichen Aktivitätsmuster im Gehirn erzeugt wie eine tatsächlich ausgeführte Bewegung. Das antizipatorische Training wird heute als mentaler Prozess eingesetzt, z. B. im Hochleistungssport. Im Stadium der Antizipation wird das Nervensystem trainiert, der mentale Vorgang wird gespeichert, und das Vegetativum stellt Energie bereit.

- Transport

Durch eine rheumatische Herzerkrankung kam Gerda Alexander zu einem längeren Aufenthalt in die Schlaffhorst-Andersen-Schule für Atem und Stimme. Hier erlebte sie den Umgang mit dem Schwingen (feine Oszillation um die senkrechte Körperachse) und deren regulierenden Einfluss auf die Atmung. Sie war beeindruckt, wie sich gleichzeitig die Aufrichtung änderte: Die Wirbelsäule richtet sich von innen her auf und findet ihr Gleichgewicht, Bewegungen werden leichter.

Ihre Versuche galten jetzt dem Zusammenhang zwischen der Oszillation, der Atmung, der Aus- und Aufrichtung der Wirbelsäule und dem Einfluss auf die Muskulatur. Sie beobachtete, dass die autochthone Muskulatur an dieser Aufrichtung beteiligt ist und die willkürliche Muskulatur frei bleibt für Bewegung.

Gerda Alexander sprach vom Aufrichtereflex und nannte die Wirkung Transport: Der Widerstand des tragenden Bodens wirkt auf das Gewicht des Körpers als Gegendruck. Dieser Druck überträgt sich von Knochen zu Knochen, er wird durch die Gelenke »transportiert«.

Dieses Spiel mit dem körperlichen Gleichgewicht führt zu einem vegetativ-emotionellen Gleichgewicht. Die Wirkung der mechanischen Kräfte innerhalb des Skeletts auf die Muskulatur war deutlich erfahrbar, aber damals noch nicht zu erklären.

Erst die Entdeckung der Mechanorezeptoren der Gelenke, ihre Stimulierung und die daraus folgende Innervation der autochthonen Muskulatur bestätigten Gerda Alexanders Annahmen. In allen Bereichen der Bewegungsschulung wird erkannt, wie kräftesparend ein optimaler Transportweg wirkt. Bewegung.

- Spannungsregulierung der Faszien

Gerda Alexander versuchte immer wieder neu herauszufinden, warum bei ihr selbst und bei den vielen Menschen, die hilfesuchend zu ihr kamen, Schmerzen ohne eine eindeutige Diagnose auftraten. Sie vermutete, dass nicht nur eine verspannte Muskulatur oder Gelenkeinschränkungen dazu führten. Erfolge bei der Behandlung stellten sich eindeutig ein durch die Art, wie sie mit Berührung und leichtem Druck in das Gewebe einwirkte.

Auch die Osteopathie, Rolfing und Massagen setzen Berührung und Druck ein.

Gerda Alexander aber entwickelte eine Hilfe zur Selbsthilfe. Der Klient lernt, verschiedene Materialien einzusetzen, die kühl oder vorgewärmt sind: Kastanien oder Kirschkerne in Schläuchen oder Kissen, weiche und feste, kleine und große Bälle, Bambusstäbe.

Der geplagte Mensch legt das Material unter den schmerzenden Körperteil: Fuß, Kreuzbein, Nacken, Kopf oder auch neben die Dornfortsätze der Wirbelsäule. Die Körperteile ruhen passiv auf dem Material, ihr Gewicht bewirkt einen mehr oder weniger starken Druck in das Gewebe. Aufmerksam spürend wird der eigene Körper mit seiner Reaktion wahrgenommen: Schmerzen, die zu mehr Spannung führen, oder ein passives Lösen, das schmerzlindernd ist. Es wird geübt, den Widerstand des Gewebes gegen das Material zu lösen, damit das Eigengewicht der Schwerkraft folgt, durch das Material zum Boden: sich tragen lassen. Dabei verändert sich der Tonus in dem elastischen Gewebe und reguliert sich.

Das Material wird je nach Erfordernis ausgewählt, es wird stimulierend oder sedierend eingesetzt: tonussenkend oder tonuserhöhend.

Gerda Alexander sprach vom Bindegewebe oder vom elastischen Gewebe. Dieses Gewebe wird z. B. deutlich spürbar, wenn ein Arm passiv auf einer festen Unterlage ruht und die Knochen mit einem Minimum an Muskelkraft im umgebenden Bindegewebe, den Faszien, verschoben werden.

Wie viele andere Erfahrungswerte wird auch die Spannungsregulierung der Faszien in den letzten Jahren medizinisch erforscht und bestätigt. Einen wesentlichen Anteil an diesen Erkenntnissen hat Dr. Robert Schleip durch seine wissenschaftliche Faszienforschung.

März 2015

4.3 Ist Erlebnisfähigkeit wissenschaftlich beweisbar?

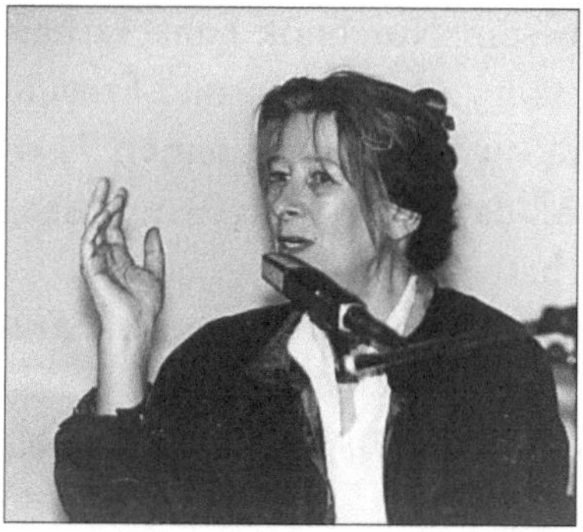

Wiesbaden 1993, Foto Atem-BVA

1993 hielt ich zum ersten Mal einen Vortrag (Atem-Kongress des BV-Atem in Wiesbaden). Danach kam ein Herr auf mich zu und sagte auf Englisch: »Sie sollten sich nicht hinter Zitaten verstecken, sondern sich selbst zeigen. Drehen Sie Ihre Jacke einfach um.«

Ich trug eine seidene Jacke, außen schwarz und innen lebhaft bunt gemustert. Er half mir, die Jacke auszuziehen, umzudrehen und sie »innen nach außen« wieder anzuziehen. Dann stellte er sich vor:

Amos Hetz, Professor für Bewegung, Tanz und Notation an der Rubin-Akademie in Jerusalem und Feldenkrais-Lehrer.

Dank an Amos für die Ermutigung, ich habe meine Sprache gefunden.

Trotzdem bastelte ich wieder aus Zitaten einen Text, ein Essay.

Ohne eine staatlich anerkannte Ausbildung absolviert zu haben, wage ich es, die Frage zu stellen: Ist Erlebnisfähigkeit wissenschaftlich beweisbar? Die Frage stelle ich in Beziehung zu der somatopsychischen Methode Eutonie-Gerda-Alexander®, die sich der menschlichen Erlebnisfähigkeit widmet. Empirisch ist die Wirkung der Methode bestätigt.

Das Buch »Armin« von Bernd-Jürgen Seitz[53] gab mir hierzu die erste Ermutigung: Der Protagonist liest einen Text, »den er in der Nacht zuvor in zwei Stunden in sein Notebook gehackt hatte«. Er hatte seine Kenntnisse, Gedanken, Intuitionen und Fragen zum Thema Evolution niedergeschrieben und nannte seinen Text »Essay«. Dies entsprach seinem Gefühl, da er »die Kriterien wissenschaftlicher Methodik vernachlässigt hatte«.

Im Internet findet er die Bestätigung: *Essay – ein Versuch, der Fragen offen lässt.*

Essay – ein Versuch, der Fragen offen lässt: Das passt gut zu meinem Vorhaben.

»Das wiedergefundene Licht« von Jacques Lusseyran gehört zur »Pflichtlektüre« in der Eutonie-Ausbildung. Lusseyran war blind und beschrieb die besondere Qualität seiner Erlebnisfähigkeit. Die Erinnerung daran kam für mich zur richtigen Zeit – ein Zufall?

Wenige Tage später hörte ich im Radio die Sendung von Thomas Palzer: »Gefühlte Wahrheiten, über Ahnungen, Vermutungen und Gespür«.[54]

Thomas Palzer sagte: »Die Welt ist grundsätzlich vernehmlich. Das heißt, sie kann vernommen und damit verstanden werden. Um die Welt zu vernehmen, wahrzunehmen, haben wir einen Körper. Der Körper steht zur Welt im Verhältnis der analogia – er hat Anteil an der Welt, und die Welt hat Anteil an ihm.«

Ich hörte – und fühlte mich verstanden. Hier wurde klar ausgesprochen, was mich seit langer Zeit beschäftigte und noch unklar in

53 Bernd-Jürgen Seitz: *Armin, (R)Evolution auf Madagaskar*, Wissenschaftsroman, Münster 2014.

54 Deutschlandfunk, »Essay und Diskurs«, 11.02.2018.

mir arbeitete. Meine Frage wurde konkreter und suchte dringender nach Antworten.

Langsam gestaltete sich der Text. Er besteht zum größten Teil aus Zitaten, denn das Wesentliche wurde schon gesagt. Ich könnte es nicht besser sagen. Mein Handwerk bestand darin, die Zitate, die ich fand, miteinander zu verweben und mit ihnen einen fiktiven Dialog zu gestalten. An Amos Hetz gewandt: Ich verstecke mich nicht hinter den Zitaten, sondern mache sie zu meinem Handwerkszeug.

Mein Dank geht an alle, die das Material für dieses Handwerk lieferten. Ich durfte es finden. Dazu noch ein Zitat: »Ich suche nicht, ich finde.« (Picasso)

Sinn der somatopsychischen Methode Eutonie-Gerda-Alexander®:

Die vorhandene Qualität der Erlebnisfähigkeit zugänglich zu machen und auszuschöpfen, die Fähigkeit zu fördern, auf die aktuelle Lebenssituation angemessen zu reagieren.

Ihre Methodik und Didaktik führen zu körperlichen Selbsterfahrungen, die zu Lernprozessen gestaltet werden.

»Somatopsychisches Lernen ereignet sich im permanenten Dialog des Individuums mit sich selbst und seiner Welt ... Die fragende Grundhaltung des Lehrers verweist den Schüler an sich selbst als Erkenntnissubjekt.«[55]

Die Ausbildung für Eutonie-Pädagogik und Eutonie-Therapie steht unter dem Leitwort:

Bewohnt euren Körper, bewohnt euren Raum, seid offen für alles Erstaunliche, fragt ohne Unterlass die Welt, befragt sie mit euren Sinnen.

Der psychosomatische Lernprozess beginnt mit der Entdeckung des eigenen Selbst. Die Spürfähigkeit und inneren Gefühle, der

55 Renate Riese in: *Gesundheit – Lernen – Kreativität,* Huber, Bern 2001.

eigene Raum und Rhythmus, die eigenen Ressourcen im Sinne der Salutogenese werden wahrgenommen, erlebt und reflektiert: Körperbewusstsein ist Selbstbewusstsein – sich seiner selbst bewusst sein.

Auf dieser Grundlage kann sich die soziale Beziehungsfähigkeit entwickeln:

Finde ich mich, finde ich die Welt; habe ich mich gefunden, kann ich mich hingeben an die Welt, ohne Verlust meiner individuellen Persönlichkeit.

»Darum ist die Eutonie keinesfalls eine Methode im traditionellen Sinn, sondern eine neue Haltung gegenüber den Menschen und dem Leben.«[56]

Eutonie-Gerda-Alexander®

Gerda Alexander (1908–1994), Gründerin der Methode, war Rhythmik-Lehrerin nach Émile Jaques-Dalcroze mit dem staatlichen Rhythmik-Examen an der Hochschule für Musik in Berlin. Ihr Praktikum machte sie am reformpädagogischen Institut von Professor Peter Petersen, Universität Jena. Ab 1929 hatte sie einen Lehrauftrag an der Fröbel-Hochschule in Kopenhagen und engagierte sich in der New Education Fellowship.

Unter dem Dirigenten Walter Meyer-Radon in Malmö war sie als Choreographin zuständig für die Inszenierungen der Opern »Orpheus und Eurydike« (Gluck), »Der Jasager« (Kurt Weill) und »Dido und Aeneas« (Henry Purcell).

Leopold Jessner, Intendant des staatlichen Schauspielhauses Berlin, engagierte sie zum März 1933 als Choreographin. Ihr Traum von einer künstlerischen Aufgabe schien in Erfüllung zu gehen. Jessner war Jude, die Nationalsozialisten lösten 1933 seinen Vertrag

---

56 Gerda Alexander: *Eutonie. Ein Weg der körperlichen Selbsterfahrung*, Bern 2012, S. 19.

auf. Gerda Alexander emigrierte nach Dänemark und begründete ihren Schritt: »Eine Pädagogik, die an die Verantwortung des Individuums appelliert, hat keinen Platz in einem Land, in dem ein Führer alle Verantwortung allein übernimmt.«[57]

Gerda Alexander erkannte, dass ihre Arbeit in Zukunft vermehrt einer neuen internationalen Erziehung gelten müsse, die für sie Friedensarbeit bedeutete. Während ihrer Arbeit im Rahmen der New Education Fellowship und am Fröbel-Seminar galt ihre empirische Forschung den Phänomenen des Körpererlebens. Aus ihnen entwickelte sie die praktischen Verfahrensweisen ihrer somatopsychischen Methode, die sie bei einem internationalen Kongress für Bewegung und Entspannung in Kopenhagen 1956 als EUTONIE vorstellte.

Die Verfahrensweisen wurden zu Eutonie-Prinzipien. Die Wirkungen der methodischen Prinzipien führen zu somatopsychischen Lernprozessen. In diesem Lernprozess gilt: Was ich wahrnehme, ist für mich wahr.

Empirie – Erfahrungen durch die Eutonie-Prinzipien

Berührung der sichtbaren Körpergrenze wirkt auf die Haut mit ihrer Sensorik. Berührung und Druck wirken durch die Haut hindurch auf die inneren Körperstrukturen, die auf diese sensorische Stimulierung tonisch reagieren. Bewusste Wahrnehmung verstärkt die Wirkung. Aufmerksam spürend wird die Spur zu sich selbst gelegt und wahrgenommen:

Was empfinde ich – was spüre ich – wie fühle ich mich?

Kontakt entsteht aus dem eigenen Körperinnenraum von innen durch die Haut nach außen. Das Material wird erspürt und über

57 Gerda Alexander: Interview mit David Bersin in *Somatics*, 1983.

die Berührungsfläche hinaus als Ganzes erlebt. Der haptische Tastsinn macht Dinge begreifbar, verständlich. Zwischen dem eigenen Körper und dem Material entsteht Resonanz, Transsensus lässt den Tonus reagieren:

Was ich berühre, das berührt auch mich.

Transport bezeichnet die Aufrichtung des menschlichen Körpers gegen die Schwerkraft. Der Widerstand des tragenden Bodens wirkt als Gegendruck auf das Gewicht zurück.

Diese Kraft wirkt durch die Statik des Skeletts von Knochen zu Knochen durch die Gelenke und bewirkt die natürliche Aufrichtung:

Ich stehe in der Welt, aufgerichtet – aufrichtig.

Präsenz beinhaltet eine achtsame, vorurteilslose, körperlich-seelische Wahrnehmung seiner Selbst als ein ganzheitliches Sich-seiner-selbst-Innesein. Das soziale Umfeld wird einbezogen. Auf die bewusst wahrgenommenen und angenommenen sensorischen Reize reagieren die Körperspannung und die seelische Stimmung. Das Körperbewusstsein wirkt selbstregulierend auf die Funktionen des Körpers mit seinen sensomotorischen Reaktionen. Präsenz gibt dem körperlich-seelischen Dasein seine Qualität.

Tonusadaption ist das Phänomen der Anpassungsfähigkeit an die aktuelle Lebenssituation und an die körperlichen Spannungen und seelischen Stimmungen anderer Menschen.

Bewusstes körperliches Einspüren und psychische Hinwendung führen zur lebendigen, sozialen Beziehung zwischen den Menschen:

Ich spüre dich, ich verstehe dich – auch wenn wir unterschiedlicher Meinung sind.

Intention ist die mentale Fähigkeit, sich auf Zeit und Raum, auf Bewegungen und Handlungen einzustellen und diese schon fühlend vorwegzunehmen. Damit stellt sich der Tonus antizipatorisch auf die bevorstehende Anforderung ein. Das Vegetativum sorgt für die erforderliche Energie. Das Handeln wird leichter und ökonomischer.

Die innere Bereitschaft, sich einzulassen auf die aktuelle Situation, ohne sich zu verlieren.

Die grundlegenden empirischen Erkenntnisse und die Verfahren der Gründerin sind heute wissenschaftlich erklärbar. Die aktivierenden Wirkungen der Eutonie-Prinzipien auf die Gehirnstruktur werden durch neurologische Forschungen bestätigt:

- Die Wirkung der Berührung auf die Sensomotorik, die Wirkung von Druck auf das tiefer liegende Gewebe (Faszien, Muskeln) und die Mechanorezeptoren mit ihrer Funktion für das Gleichgewicht und die Aufrichtung,
- die Reaktion der Spiegelneuronen auf Gesehenes, Gespürtes, Erahntes als Basis für emotionale Empathie und soziale Beziehung,
- die Intention als Bereitschaftspotenzial mit der antizipatorischen Wirkung auf den Körpertonus und die seelische Stimmung,
- die lebenslängliche Lernfähigkeit durch die Plastizität des Gehirns.

Die Wechselbeziehungen zwischen den Systemen des Körpers, zwischen Körper, Seele und Geist, dem Ich und seiner sozialen Umwelt sind heute bekannt und selbstverständlich, ebenso wie die Plastizität des Gehirns. Alle Funktionen wirken aufeinander ein und beeinflussen das Fühlen, Denken und Handeln.

Im Eutonie-Unterricht wird zuerst empfohlen, die Augen zu schließen. Ohne prüfende Blicke nach außen richten sich die Sinne leichter nach innen und wirken auf den Organismus.

Nach den spürbar erlebten Erfahrungen wird mit offenen Augen geübt, damit die Eutonie-Prinzipien in den Alltag integriert werden und auch in der »Wirklichkeit des Augenblicks« wirken können.[58]

Die Erfahrungen sind niedergelegt in schriftlichen, teilweise veröffentlichten Arbeiten, in Fragebögen, durch mündliche Aussagen und aktuelle Begebenheiten im Unterricht.

Trotzdem wird die Eutonie-Methode offiziell nicht anerkannt, weil ein wissenschaftlicher Beweis ihrer Wirkungen, ihrer fühlbaren Phänomene, fehlt.

Dem Berufsverband der Eutonie-Pädagogen (DEBEGA) begegnet bei seinen Versuchen nach beruflicher Anerkennung immer wieder das kritische Argument: Diese Methode ist nicht wissenschaftlich bewiesen. Der Spitzenverband der Krankenkassen begründet damit seine Ablehnung, die Methode in seinen Katalog aufzunehmen.

Dadurch liegt die berufliche Tätigkeit der ausgebildeten Eutonie-Pädagog/innen und Eutonie-Therapeut/innen in einer Grauzone und hat existenziell einen schweren Stand.

Gelebte Eutonie

Jacques Lusseyran (1924–1971), französischer Schriftsteller und Hochschullehrer, erblindete mit acht Jahre durch einen Unfall. Während der deutschen Besetzung in Frankreich wurde er mit 17 Jahren Mitglied der Résistance und gründete die Widerstandsgruppe »Volontaires de la Liberté«. Durch einen Verrat kam er in die Hände der Gestapo und wurde nach langer Einzelhaft in das KZ Buchenwald deportiert. Die Amerikaner befreiten 1945 die Häftlinge.

58 Karin Schaefer: *Die Wirklichkeit des Augenblicks* in *Geist und Leben,* GuL 83/2, Echter Verlag 2010.

Die Vichy-Regierung gab Invaliden keine Zulassung, an Universitäten zu arbeiten. Jacques Lusseyran übernahm Lehraufträge, Dozenturen und wurde Literaturprofessor in den USA. In seinem Buch »Das wiedergefundene Licht«[59] beschreibt er seine Erfahrungen nach seiner Erblindung. Sie veranschaulichen, was die Eutonie-Prinzipien vermitteln möchten.

Auszug aus dem Buch »Das wiedergefundene Licht« von Jacques Lusseyran

»Meine Hände gehorchten mir zunächst nicht mehr. Wenn sie ein Glas auf dem Tisch zu fassen suchten, verfehlten sie es. Sie tappten um die Türklinken herum und verwechselten die schwarzen und weißen Tasten des Klaviers. Sie schlugen in die Luft, wenn sie sich den Gegenständen näherten. Fast schien es, als seien sie entwurzelt, von mir abgeschnitten, und eine Zeitlang ängstigte mich das.

Glücklicherweise merkte ich sehr rasch, dass sie nicht nutzlos geworden waren; sie begannen, geschickt zu werden. Man musste ihnen nur Zeit lassen, sich an die Freiheit zu gewöhnen. Ich hatte geglaubt, sie gehorchten mir nicht mehr; in Wirklichkeit war es nur so, dass sie keine Anordnungen mehr erhielten. Meine Augen konnten sie nicht mehr befehligen.

Es ist eine Illusion zu glauben, dass die Gegenstände starr an einen Punkt gebunden, auf immer an ihn gefesselt und in eine einzige Form gepresst sind: Die Objekte leben, selbst die Steine. Mehr noch: Sie vibrieren, sie erzittern. Meine Finger fühlten deutlich dieses Pulsieren, und wenn sie darauf nicht mit eigenem Pulsschlag antworteten, waren sie sogleich hilflos und verloren ihr Gefühl. Wenn sie jedoch den Dingen entgegengingen, mit ihnen pochten, dann erkannten sie sie. (Eutonie-Prinzip Berührung)

59 Jacques Lusseyran: *Das wiedergefundene Licht,* Stuttgart 1966.

Doch es gab noch etwas Wichtigeres als die Bewegung: den Druck. Legte ich die Hand leicht auf den Tisch, so wusste ich, dass da der Tisch war, sonst aber erfuhr ich nichts über ihn. Um etwas zu erfahren, mussten meine Finger einen Druck ausüben, und das Überraschende dabei war, dass mir dieser Druck sogleich vom Tisch erwidert wurde.

Wenn jeder meiner Finger verschieden stark gegen die Rundung eines Apfels drückte, wusste ich bald nicht mehr, ob der Apfel schwer war oder meine Finger. Ich wusste nicht einmal mehr, ob ich ihn berührte oder er mich. Ich war ein Teil des Apfels geworden und der Apfel ein Teil von mir. Das war es, wie die Dinge – für mich – existierten. Meine zum Leben erwachten Hände führten mich in eine Welt hinein, in der alles ein Austausch von Druck war. Dieser Druck verdichtete sich zu Formen, und alle diese Formen hatten einen Sinn. Ich muss in meiner Kindheit Hunderte von Stunden damit verbracht haben, mich gegen die Gegenstände zu lehnen und sie sich gegen mich lehnen zu lassen. (Eutonie-Prinzip Kontakt)

Auf diese Art – die richtige Art – die Tomaten im Garten zu befühlen, die Hausmauer, den Vorhangstoff oder einen Erdklumpen, heißt, sie zu sehen, sie fast ebenso genau und vollständig zu sehen, wie es Augen vermögen, mehr noch: es heißt, sich auf sie einzustellen, gleichsam den elektrischen Strom, den sie enthalten, an jenen Strom, mit dem wir geladen sind, anzuschließen, anders ausgedrückt, nicht mehr von den Dingen zu leben, sondern zu beginnen, mit ihnen zu leben, es heißt – so schockierend das Wort auch scheinen mag –, sie zu lieben. Die Hände müssen das, was sie richtig berührt haben, lieben.«

Jacques Lusseyrans Schilderungen machen anschaulich, was im Eutonie-Unterricht durch die Prinzipien Berührung, Kontakt, Transport und Tonusadaption erlebt wird. Er erwähnt nicht, dass er bewusst seine Intention dazu einbringt, seine Bereitschaft zum Erleben ist ihm zunächst unbewusst. Er erlebt, dass ihm dieses schauende Erleben nur möglich ist in einer vertrauenden Harmonie mit sich und der Umwelt, in einem eutonischen Dasein.

»Ich hatte das sehende Auge in mir. Dennoch gab es Zeiten, in denen das Licht nachließ, ja fast verschwand. Das war immer dann der Fall, wenn ich Angst hatte.

Wenn ich, anstatt mich von Vertrauen tragen zu lassen, ... zögerte, prüfte, wenn ich an die Wand dachte, an die halb geöffnete Türe, den Schlüssel im Schloss, wenn ich mir sagte, dass alle Dinge feindlich waren und mich stoßen oder kratzen wollten, dann stieß oder verletzte ich mich bestimmt. Die einzige Art, mich im Haus, im Garten oder am Strand leicht fortzubewegen, war, gar nicht oder möglichst wenig daran zu denken. Dann wurde ich geführt, dann ging ich meinen Weg, vorbei an allen Hindernissen, so sicher, wie man es den Fledermäusen nachsagt. Was der Verlust meiner Augen nicht hatte bewirken können, bewirkte die Angst: Sie machte mich blind.

Dieselbe Wirkung hatten Zorn und Ungeduld, sie brachten alles in Verwirrung. Eine Minute zuvor kannte ich noch genau den Platz, den alle Gegenstände im Zimmer einnahmen, doch wenn mich der Zorn überkam, zürnten die Dinge mehr noch als ich, sie verkrochen sich in ganz unerwartete Winkel, verwirrten sich, kippten um, lallten wie Verrückte und blickten wild um sich. Ich aber wusste nicht mehr, worauf ich meine Hand legen, meinen Fuß setzen konnte; überall tat ich mir weh. Dieser Mechanismus funktionierte so gut, dass ich vorsichtig wurde. Wenn mich beim Spiel mit meinen kleinen Kameraden plötzlich die Lust überkam zu gewinnen, um jeden Preis als erster ans Ziel zu gelangen, dann sah ich mit einem Schlag nichts mehr. Ich wurde buchstäblich von Nebel, von Rauch umhüllt.

Die schlimmsten Folgen aber hatte die Boshaftigkeit. Ich konnte es mir nicht mehr leisten, missgünstig und gereizt zu sein, denn sofort legte sich eine Binde über meine Augen, ich war gefesselt, geknebelt, außer Gefecht gesetzt: Augenblicklich tat sich um mich ein schwarzes Loch auf, und ich war hilflos.

Wenn ich dagegen glücklich und friedlich war, wenn ich den Menschen Vertrauen entgegenbrachte und von ihnen Gutes dachte, dann wurde ich mit Licht belohnt.«

Jacques Lusseyran lernte aus seinen eigenen Erfahrungen: Psychische oder mentale Störungen wie Angst oder Boshaftigkeit führen zur Dystonie. Die Dystonie stört den Fluss der Lebensenergie. Sein Leben und Erleben zeigt ihm deutlich, wie Körper, Seele und Geist in Wechselwirkungen zueinander stehen und ein untrennbares Ganzes sind.

Gefühlte Wahrheiten

Thomas Palzer: »Gefühlte Wahrheiten, über Ahnungen, Vermutungen und Gespür«

Thomas Palzer bestätigt und ergänzt die praktischen somatopsychischen Erfahrungen von Jacques Lusseyran durch seine »Philosophie, angewandt in der Praxis«.

Die Zitate von Thomas Palzer sind einzelne Aussagen aus seiner Radiosendung, in denen ich eine Beziehung zur Eutonie und zu vielen Aussagen von Gerda Alexander fand – oder spürte, ahnte, wahrnahm?

»Gefühlte Wahrheiten, Ahnungen, Vermutungen und Gespür sind Eingebungen, die natürliche Erkenntnisse liefern. Sie lassen sich nicht vom Wissen übertreffen – weder in der Biologie noch der Physiologie oder Psychologie.

Welche Rolle spielen Ahnungen in unserem Leben, in der Informationsgesellschaft?

Wir leben in einer Welt, die nur noch eine Form des Wissens anerkennt: formalisierbares Wissen. Alle Formen des Wissens, die nicht formal produziert werden können, sind aus dem Erkenntnisregister entfernt und abgewertet worden.

Die Produktion von formalisierbarem Wissen beruht auf Rationalität – auf einer Rationalität freilich, die nur das Zerrbild dessen ist, was ratio im Sinne von Vernunft ursprünglich einmal bedeutet hat. Vernunft kommt von vernehmen – altgriechisch: nous: vernehmen, erschnüffeln, erspüren, ahnen.

Sind all diese epistemischen Haltungen erkannt als das, was sie sind: Möglichkeiten des Wissens und der Erkenntnis?

Der seichte Rationalismus der Aufklärung versteht unter Vernunft Regelgebrauch und Problemlösungsverfahren, mit anderen Worten: Mathematik und Berechenbarkeit.

Eigentlich beginnt Vernunft aber eben nicht mit dem Rechnen, sondern dann, wenn man vor dem unermesslichen Reichtum des Seins in ehrfürchtiges Staunen versetzt wird.

Der Begriff Wirklichkeit greift in unserem Sinn weit über jene ontologische Provinz hinaus, die von den Naturwissenschaften beschrieben und für das Ganze gehalten wird.«

Gerda Alexander: *»Allerdings wäre die Eutonie nicht entstanden, wenn wir erst die wissenschaftlichen Erklärungen ihrer Phänomene abgewartet hätten, ehe wir an uns selbst die umstürzenden Wirkungen eines neuen Zugangs zur vieldimensionalen Wirklichkeit feststellten.«*[60]

»Unser Ziel ist es, den Menschen in die Lage zu versetzen, sich auf die Wirklichkeit des Augenblickes einzustellen.«[61]

Thomas Palzer: *»Und was ist mit vorbegrifflichem Wissen, mit nicht propositionalem Wissen, mit somatischem Verstehen? Im Gegensatz zum methodischen Wissen will das Ahnen nicht nur über den Menschen sprechen, vielmehr will es ihn in seinem Leben erreichen.*

60 Gerda Alexander: Eutonie. Ein Weg der körperlichen Selbsterfahrung, Bern 2012, S. 15.

61 Gerda Alexander: Interview mit David Bersin in *Somatics* 1983.

Unser ganzer Körper ist ein Erkenntnisinstrument. Nicht nur unser kognitives Vermögen. Wir erkennen schon, wenn wir bloß sind. Wir ahnen, fühlen, spüren. Wir erschnuppern die Lage. Wir haben die Nase im Wind. Wir haben einen Sinn für das Gelingen.

Die Erkenntnis der Welt haben wir an Apparate delegiert, die zwar keine Wahrnehmungen haben, weder fühlen noch ahnen oder spüren, dafür aber können sie rechnen und messen. Wahrnehmung geht Wahrheit voraus. Ahnungen sind eine Form der natürlichen Erkenntnis – im Gegensatz zur ›rationalen‹, errechenbaren, formalisierbaren Erkenntnis.

Um aber keine Missverständnisse aufkommen zu lassen: An dieser Stelle soll es nicht darum gehen, eine Haltung zu verteidigen, die unter dem Namen Alternative Fakten in jüngster Zeit Furore gemacht hat und die glaubt, dass sie sich Gedanken, Erkenntnisse und Argumente schenken kann – um statt ihrer lieber zu ›fühlen‹ und zu ›meinen‹.

Wahrheiten, die gefühlt werden, können also einerseits Ahnungen sein, Vor-Wissen, andererseits können sie jedoch auch einfach nur Vorurteile bestätigen, also Unwissenheit zementieren.

Ahnungen müssen nicht zutreffen. Sie sind unzuverlässig. Trotzdem sind sie ernst zu nehmen. Ahnungen, Intuitionen, Gespürtes – all das ist epistemisch seriös.«

Gerda Alexander: *»Fühlen und Beobachten sind verschiedenartige Wege – es ist notwendig, dass sie sich in einem dialektischen Prozess gegenseitig durchdringen.«*[62]

Thomas Palzer: *»Die Welt ist grundsätzlich vernehmlich. Das heißt, sie kann vernommen und damit verstanden werden. Um die Welt zu vernehmen, wahrzunehmen, haben wir einen Körper. Der Körper steht zur Welt im Verhältnis der analogia – er hat Anteil an der Welt, und die Welt hat Anteil an ihm.*

---

62 Gerda Alexander, ebenda, S. 13.

Die Erfahrung unserer Existenz lässt uns verstehen, dass die Wirklichkeit, in der wir selbst vorkommen, unerschöpflich ist. Wir können das nicht beweisen oder errechnen, sondern nur erahnen. Aber diese Ahnung sagt uns, dass das Maß uns genau dann angemessen ist, wenn es in der Mitte zwischen Hybris und Kleinmut liegt, zwischen Skepsis und blinder Zuversicht.«

Eutonie-Gerda-Alexander: »Denn eine gesellschaftliche Neuordnung, wie sie heute angestrebt wird, kann nicht allein durch äußere Reformen erreicht werden, sondern nur, wenn gleichzeitig sich jeder Einzelne seiner Verantwortung für das sichtbare und unsichtbare Ganze bewusst wird und ihr entsprechend im Leben handelt.«[63]

Kurz vor dem Ende meiner Ausbildung bei Gerda Alexander in Kopenhagen (1977–1981) fragte ich sie, welche Bedeutung sie persönlich ihrer Arbeit gibt. Sie antwortete:

»Unser Bewusstsein braucht für seine Entwicklung noch ein ganzes Meer an Nahrung. Wenn ich durch meine Arbeit nur einen Tropfen dazu betragen kann, will ich zufrieden sein.«[64]

Wissenschaftlicher Beweis?

Warum wird der wissenschaftliche Beweis der Eutonie-Methode und ihrer Wirkung angestrebt? Er würde die Türen zur Forschung und Lehre öffnen.

Ganz praktisch geht es auch um die Anerkennung durch den Spitzenverband der Krankenkassen. Sie würde bedürftigen und interessierten Klienten den Zugang zu den Eutonie-Kursen finanziell erleichtern oder auch erst ermöglichen. Damit wäre auch die berufliche und finanzielle Existenz der Professionellen mit dem Zertifikat für Eutonie-Pädagogik und Eutonie-Therapie sicherer.

---

63 Gerda Alexander, ebenda, S. 43.

64 Gerda Alexander in: Hadassa Moscovici: *Vor Freude tanzen, vor Jammer halb in Stücke gehen, Pionierinnen der Körpertherapien*, Schiedle 1989.

Der Berufsverband DEBEGA hat sich mit vielen Gesundheits- und Sozialberufen im Netzwerk der Freien Gesundheitsberufe e. V. zusammengefunden. Alle fühlen sich der Gesundheitsförderung im Sinne der Ottawa-Charta der World Health Organisation (WHO) verpflichtet:

»Gesundheit steht für ein positives Konzept, das in gleicher Weise die Bedeutung sozialer und individueller Ressourcen für die Gesundheit betont wie die körperlichen Fähigkeiten.«[65]

Die Frage nach dem wissenschaftlichen Beweis, seinem Wie und Warum, bleibt offen. Die Eutonie-Gerda-Alexander wirkt trotzdem:

Der Glaube an die Evolution des menschlichen Bewusstseins macht ihre Wirkung unabhängig von wissenschaftlichen Beweisen. Ihre Praxis orientiert sich am Fassbaren – Begreifbaren, ihre Methodik und Didaktik ist für jeden Menschen verständlich.

»Es kommt eine neue Ära. Man könnte sie vielleicht als die Zeit des Untergangs der isolierten Vernunft bezeichnen. Denn es gibt inzwischen immer mehr Menschen, die Zusammenhänge deutlich erleben, miterleben oder auch mitgestalten.«[66]

»Die tiefgreifenden Veränderungen, die durch die Durchdringung des Körpers mit Bewusstseinskräften in der ganzen Persönlichkeit vor sich gehen, lassen erahnen, welche Entwicklungsmöglichkeiten des Menschen in Zukunft noch ihrer Erschließung harren.«[67]

---

65 *Ottawa-Charta zur Gesundheitsförderung,* Veröffentlichung der Weltgesundheitsorganisation (WHO) 1986.

66 Gerda Alexander in Moscovici: *Vor Freude tanzen, vor Jammer halb in Stücke gehen, Pionierinnen der Körpertherapien,* Schiedle 1989, S. 57.

67 Gerda Alexander, ebenda, S. 4.

4.4 Auszeit?

AUSZEIT, dieses Wort wird heute oft benutzt für eine Unterbrechung, eine Pause:

Im Sport wird ein Spiel unterbrochen, in der Arbeitswelt gibt es eine vorübergehende Freistellung, in der Therapie gibt es in einem anstrengenden Prozess eine Ruhezeit.

Diese Pausen werden zum Ausruhen, zum Reflektieren und zur Regeneration gegeben.

Pausen gehören zum Kontinuum unserer Lebenszeit, aus dem wir nicht aussteigen können.

Der Eutonie-Methode ist es ein großes Anliegen, die Eutonie-Pädagogik (Gruppenstunden) und die Eutonie-Therapie (Einzelstunden) so zu gestalten, dass die in diesen Stunden erlebten Erfahrungen in den Alltag integriert werden können. Eine heitere Aufforderung an die Teilnehmenden: »Lasst eure Erfahrungen nicht in der Garderobe liegen, nehmt sie mit nach Hause!« Trotzdem kann es passieren, dass eine gerade gut gelöste Schulter sich schon in der Garderobe unter dem darüber gelegten Riemen der Handtasche wieder hochzieht: Automatisierte, unbewusste Reaktionen sind nur schwer aufzulösen.

Seit Beginn des 20. Jahrhunderts wurden Körperwahrnehmung und Körpererfahrung als ein Weg zur Menschenbildung erkannt und entwickelt. Die Erkenntnis der Untrennbarkeit von Körper, Seele und Geist führte zu neuen, körperorientierten Methoden.

»Ich denke, also bin ich« (Descartes) wurde ergänzt durch »Ich fühle, also bin ich« (Damásio).

Die methodischen und didaktischen Ansätze der entstandenen Methoden waren und sind so verschieden wie ihre Gründer, aber allen ging es um den Menschen und seine Potenziale.

Anleitungen führen auf dem Weg der Selbsterfahrung zu einem erweiterten Körperbewusstsein, zur Körperbewusstheit:

Der Mensch wird sich seiner selbst inne und erlebt sich in seiner Beziehung zur Umwelt.

Gerda Alexanders Aufmerksamkeit galt den Wechselwirkungen zwischen den verschiedenen Funktionen unseres Organismus und zwischen der eigenen Leiblichkeit und der Umwelt, bevor es allgemein üblich wurde, von der Ganzheit des Körpers zu sprechen. Ihre Methode vermittelt, dass jeder einzelne Mensch in seinem persönlichen Beziehungsgeflecht lebt und eingebunden ist in das große Netz der Wechselwirkungen der ganzen Welt.

Seinen Körper zu spüren, heißt, sich selbst auf die Spur kommen. Die Eutonie-Methode vermittelt die Achtsamkeit sich selbst und der Umwelt gegenüber. Auf dieser Grundlage führt sie durch sinnlich erlebte Erfahrungen zu somatopsychischen Lernprozessen, die heilend wirken. Die modernen neurophysiologischen und biosozialen Erkenntnisse erklären heute die empirischen Erfahrungen von Gerda Alexander und bestätigen ihre Wirksamkeit und ihre Bedeutung für die menschliche Entwicklung.

EUTONIE: EU = wohl, harmonisch, angemessen, TONUS = Spannung, Stimmung.

Schon die genaue Übersetzung des griechischen Wortes zeigt:

Es gibt nicht den guten Tonus. Ein guter Tonus entspricht der aktuellen Situation, in der ein Mensch sich befindet. Ein gesunder, ungestörter Organismus stellt sich mit seiner Muskulatur und seinem autonomen Nervensystem antizipatorisch auf die aktuelle Lage ein. Dazu gehören auch die psychische Stimmung und die geistige Bereitschaft, sich auf die Anforderung der Situation angemessen einzustellen. Durch diese Intention ergibt sich ein psychosomatischer Tonus, dessen ökonomische Spannung der aktuellen Anforderung entspricht.

Unser Organismus ist aus vielen Gründen oft gestört. Dazu Beispiele aus dem Alltag:

- Das Telefon klingelt, der Hörer wird umklammert, die Schulter angehoben, der Kopf seitlich geneigt. Bei einem anstrengenden Gespräch verstärkt sich dieser körperliche Kraftaufwand noch. Die Folgen, z. B. der Handynacken, gehören zu den Berufskrankheiten.
- Ein junger Mann sieht auf dem Bahnsteig eine alte, gebrechliche Frau. Neben ihr steht ein großer Koffer. Erstaunt darüber, wie sie einen so schweren Koffer tragen kann, will er ihr den Koffer beim Einsteigen in den Wagen reichen. Als er den Koffer anhebt, fällt er fast um: Der Koffer war leer, sein Tonus war auf eine schwere Last eingestellt.
- Zur Wohnung führt eine steile Treppe. Oben wartet eine ungeliebte Hausarbeit, jede Stufe ist mühsam zu ersteigen. Oben wartet ein lieber Gast: Die Stufen sind leicht zu erspringen.

Diese Beispiele zeigen, wie unsere innere psychische und geistige Einstellung zu einer Handlung oder gegenüber einer Situation unseren Tonus beeinflusst.

Ungestört stellt sich der Tonus bei einem kleinen Kind ein. Die Mutter hebt es aus dem Bett:

Es wirkt schwer, wenn es schläft, also einen tiefen Tonus hat, es wirkt leicht, wenn es sich der Mutter freudig entgegenstreckt, also einen hohen Tonus hat.

Das Phänomen der ökonomischen Tonusregulierung ist weitgehend ein unbewusster Prozess. Viele Gründe im Laufe des Lebens führen dazu, dass der Eutonus sich zu einem Hypertonus, einem Hypotonus oder zu einer Dystonie entwickelt. Diesen Störungen begegnet die Eutonie-Gerda-Alexander mit ihren methodischen Mitteln, den Eutonie-Prinzipien (siehe Tabelle). Grundlage der

Prinzipien sind erfahrbare sensorische Wahrnehmungen, die individuell mit psychischen Gefühlen verbunden sind.[68]

Die Eutonie-Prinzipien bauen aufeinander auf. Sie vermitteln: Mein Körper – das bin ich:

Berührung – Ich spüre meine Haut und die Wirkung der Berührung nach innen, ich spüre meine Haut als schützende Grenze.

Innenraum – Ich erlebe die Dreidimensionalität meines Körpers, ich bewohne meinen Innenraum.

Kontakt – Ich spüre durch meine Haut nach außen zu dem, was mich berührt. Die Außenwelt wirkt auf mich zurück, meine Haut wird zu einem Kontaktorgan, bereit zum tonischen Dialog.

Transport – Ich spüre den Boden als tragende Kraft. Ich lasse mich vom Boden tragen, vertraue mich ihm an und erlebe, wie er mich aufrichtet.

Diese vier Grundprinzipien geben ein körperlich-seelisches Fundament, das Sicherheit im Kontakt zur sozialen Umwelt gibt: Finde ich mich, kann ich mich hingeben, ohne mich zu verlieren. Weitere Prinzipien führen aus dem eigenen Körperinnenraum in den Außenraum.

Zeichnen – Ich setze eine Bewegung an von einem peripheren Teil meiner Knochenstruktur (z. B. Acromion, Humerus, Elle) und zeichne Linien, Kreise, Kurven, meine Spuren in den Raum, der mich umgibt. Dabei erlebe ich, wie diese Bewegung zurückwirkt in meine Körperstruktur.

Verlängerung – Ich spüre im Zeichnen über die aktive Knochenstruktur hinaus in den mich umgebenden Raum (Transsensus). Die von mir gelegten Spuren gewinnen Weite. Diese Erweiterung meines Bewusstseins nach außen schafft gleichzeitig Raum in mir.

68 Siehe Co.med, August-Ausgabe: Wie wirklich ist die Wirklichkeit

Weitere Prinzipien vertiefen und erweitern diese methodischen Schritte, sie gelten besonders in der manuellen Eutonie-Vermittlung (Eutonie-Therapie).

Praxis: Protokoll einer Eutonie-pädagogischen Unterrichtsstunde

Verbale Anleitungen: sich auf der Matte am Boden in freien Bewegungen dehnen, rekeln und allmählich in der Rückenlage ankommen. Die Arme werden in einer angenehmen Entfernung neben den Körper gelegt.

- Erstes Experiment
  Meine Aufmerksamkeit wende ich dem linken Arm zu: Wie liegt er am Boden? Wo wird er vom Boden berührt? Wirkt die Berührung auf die Haut oder tiefer in das Gewebe hinein? Werden durch den Druck des Bodens Knochen, Muskeln und ihre Verspannungen spürbar? Dieser Druck, der nach innen wirkt, ist eine Aufforderung, mich von innen her dem Boden zuzuwenden und mein Gewicht abzugeben. Der Boden trägt meinen Arm – er trägt mich. Dann kommt die Aufforderung, meinen Arm ein wenig vom Boden zu lösen, ihn zu heben und sein Gewicht zu spüren: Wie schwer erscheint mir der Arm? Wie viel Kraft wende ich auf, um ihn zu tragen? Danach lasse ich ihn wieder nieder und spüre: Der Arm wird vom Boden getragen – der Boden trägt mich. Wie fühle ich jetzt meinen Arm?
- Zweites Experiment
  Die nächste Anleitung fordert mich auf, die Lage meines Armes in seiner ganzen Länge zu spüren, von der Schulter über Oberarm und Ellenbogen zum Unterarm und weiter zur Hand bis in die Fingerspitzen. Wie weit empfinde ich den Weg von der Schulter durch den Arm, durch die Hand bis in die Fingerspitzen? Wie weit kann ich aus dem Arm über meine Finger hinaus über den Boden nach außen spüren? Wohin zeigen die Finger?

Meine Finger zeigen weiter aufwärts in den Raum, Hand und Arm lösen sich vom Boden und schließen sich den Fingern an. Ich zeige über mich hinaus weit in den Raum hinein.
Wie schwer empfinde ich jetzt den Arm? Wie viel Kraft wende ich jetzt auf, um ihn zu tragen?
Ich lege den Arm zurück an den Boden. Wie fühle ich jetzt meinen Arm?

Nach diesen Erfahrungen folgen Austausch und Reflektion in der Gruppe: Gab es einen Unterschied zwischen dem gefühlten Gewicht nach dem ersten und dem zweiten Experiment? Die neurologische Erklärung der muskulären Antizipation hilft, das Phänomen der Tonusregulierung zu verstehen.

Methodik – Didaktik

Die somatopsychische Methode Eutonie-Gerda-Alexander® geht von der Einheit des Menschen aus. Folglich gibt es in der Praxis der Eutonie auch keine Trennung von Pädagogik und Therapie:

Lernen kann zu einem Heilungsprozess führen, Heilung kann zu einem Lernprozess werden.

Ein guter Pädagoge ist gleichzeitig Therapeut, ein guter Therapeut ist gleichzeitig Pädagoge.

Trotzdem gibt es mit der Eutonie-Pädagogik und Eutonie-Therapie zwei Wege der Vermittlung.

Pädagogik: verbale Anleitung in Gruppen mit einem freiwilligen Erfahrungsaustausch für den lernfähigen Menschen.

Therapie: manuelle Anleitung mit individueller Begleitung für Menschen, die vor allem Schutz und Sicherheit brauchen.

Ob als Pädagoge oder Therapeut vorgegangen wird, bestimmen die Klienten durch ihre aktuellen Bedürfnisse. Diese können sich von Tag zu Tag, von einer Eutonie-Sitzung zur anderen oder sogar innerhalb einer Eutonie-Sitzung ändern.

Lernen geschieht in der Eutonie-Methode im Dialog: ein Dialog zwischen Lernenden und Lehrenden, ein Dialog zwischen beiden und ihrem Ziel.

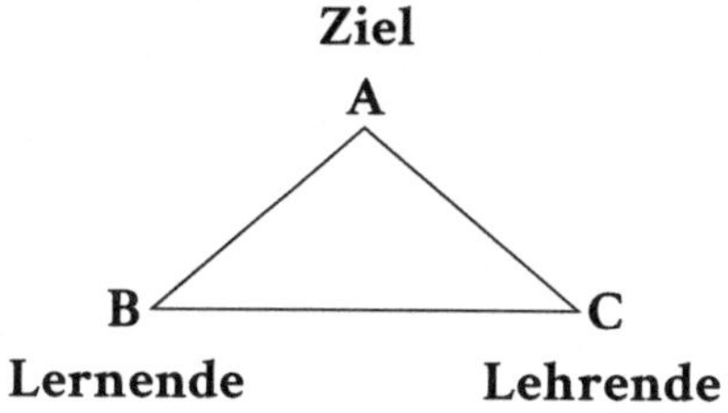

Im Prozess innehalten und klären:

- Beziehung von B → C, von C → B
- gemeinsamer Weg von B → A, von C → A
- Stimmt das Ziel A für alle Anwesenden?

Transport im Alltag – ein uraltes Wissen

Um im Leben aufrecht und aufrichtig zu stehen und seinen Widerständen angemessen zu begegnen, setzt die Eutonie-Methode das Prinzip Transport ein:

Das Eigengewicht des Körpers folgt der Schwerkraft. Der Widerstand des Bodens wirkt als Druck der Schwerkraft entgegen: Druck erzeugt Gegendruck (physikalisches Gesetz).

Druck ist das Ergebnis einer Kraft (Schwerkraft – Gewicht), die auf eine Fläche (Boden) wirkt.

Der Druck wird durch das Skelett über die Knochen und Gelenke transportiert (übertragen). Gleiche Kräfte, die aufeinandertreffen, stabilisieren sich gegenseitig.

Der Druck stimuliert über die Mechanorezeptoren die autochthone Skelettmuskulatur. Mechanische Kraft wird zu einer lebendigen, dynamischen Kraft, die den Menschen aufrichtet.

Ein Widerstand von außen, dem wir mit unserer eigenen Kraft angemessen, also euton, begegnen, stärkt unsere somatopsychischen Kräfte. Aufeinandertreffende Kräfte stabilisieren sich gegenseitig. Wenn starke Widerstände unsere eigenen Kräfte überfordern, können wir sie benutzen, um uns abzustoßen und von ihnen

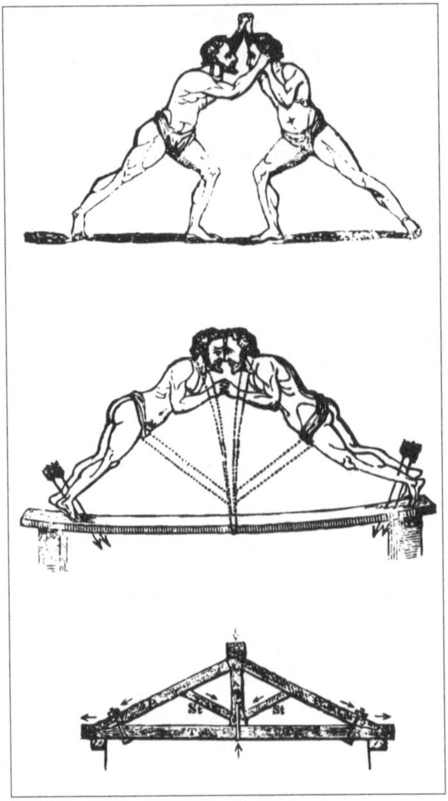

weg in andere Richtungen zu bewegen.

Der Transport als Kraftübertragung wird anschaulich durch Zitate aus Homers Schilderung des Kampfes zwischen Odysseus und Ajax, Vertreter der verfeindeten Stämme, und Achilles als Schiedsrichter.

Homer: Ilias, 23. Gesang

»Gegürtet traten sie in den Kreis der erregten Rivalen, umfassten sich mit enger Verbindung, oben fest geschlossen zwischen ihren Köpfen und Armen, unten mit festgestellten Füßen in sicherem Abstand:

Wie zwei feste Balken, geformt vom Zimmermann in hohen Gebäuden, die standhalten gegen Wind und heulenden Sturm:

Oben fest verbunden, aber unten mit weitem Abstand, steht im Zentrum ihre solide Basis.

Weder Odysseus vermochte, ihn (Ajax) verrückt auf den Boden zu schmettern, noch Ajax vermochte es, gehemmt von der Kraft des Odysseus.«

Der nachfolgende Text bei Homer berichtet von der List des Odysseus, Ajax vom Boden zu heben und ihm sein Kniegelenk von hinten zu beugen.

Der »Transport« von Ajax zerbricht, Ajax stürzt.

Odysseus fehlt die stützende Gegenkraft, er fällt auf Ajax. Achilles sprach: »Beiden gebührt der Sieg.«

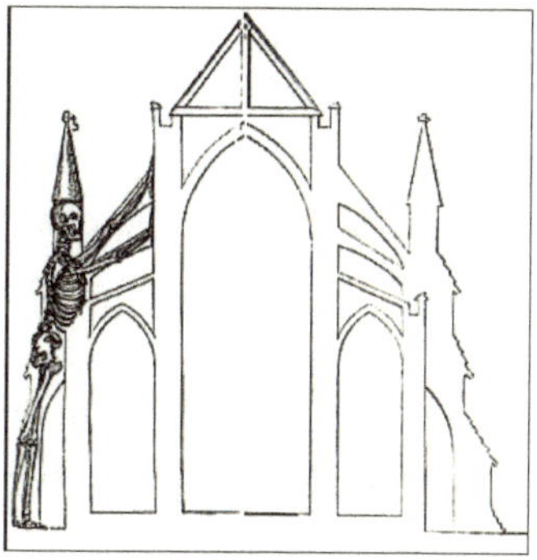

Der englische Architekt A. Bartholomew (1801–1845) vergleicht in seinem Buch »Specifications for Practical Architecture« (1836) die Funktion der menschlichen Aufrichtung mit der Statik der gotischen Architektur.

Fotos aus dem Eutonie-Unterricht

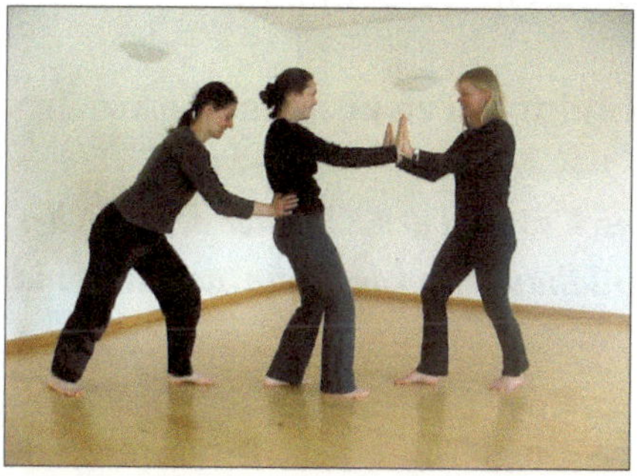

sich gegenseitig stabilisieren

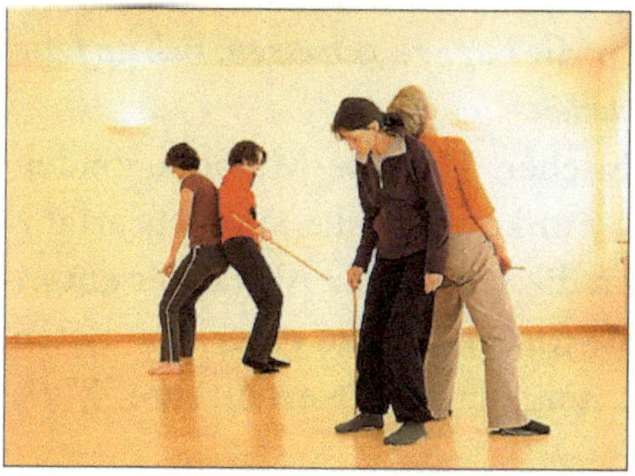

stützen und gestützt werden

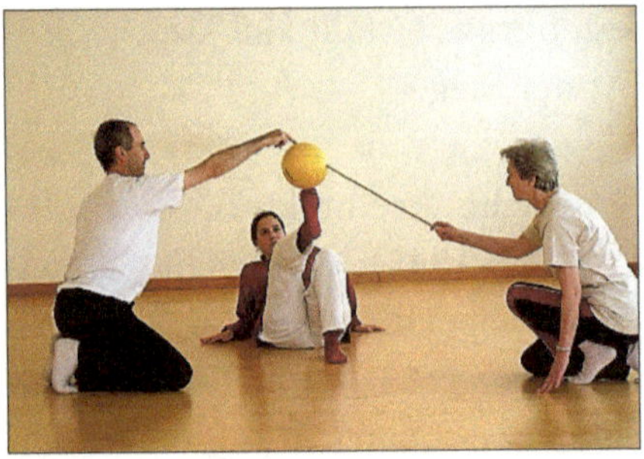

Tonusadaption für ein gleiches Ziel

Mit ihrer Eutonie-Methode sprach Gerda Alexander das Bewusstsein für die Präsenz in der Gegenwart und für die Qualität des Lebens an.

Ihre Übungsprinzipien befähigen zu der Kunst des Brückenbaus:

- die Kunst, tragende Brücken innerhalb unserer Körperstrukturen zu bauen
- die Kunst, Brücken zwischen unserem Körper und unserer Seele zu bauen
- die Kunst, Brücken aus unserem Innern zu unserem biosozialen Umfeld zu bauen

Bei der Kunst des Lebens ist der Mensch sowohl der Künstler als auch der Gegenstand seiner Kunst. Er ist der Bildhauer und der Stein, der Arzt und der Patient. (Erich Fromm)

Gerda Alexander formulierte ihr Anliegen in einem Interview mit David Bersin (Somatics, 1983):

»Unser Ziel ist es, den Menschen in die Lage zu versetzen, sich auf die Wirklichkeit des Augenblicks einzustellen.«

Grundlagen der somatopsychischen Eutonie-Methode bilden die körperlichen Strukturen und Funktionen, die sinnlich erfahrbar gemacht werden. Darauf bauen die von Gerda Alexander entwickelten Eutonie-Prinzipien auf. Sie fordern auf zu einer bewussten Präsenz für die eigene Wahrnehmung, damit die erfahrbare Wirklichkeit somatopsychischer Prozesse bewusst wird. Wahr ist, was ich wahrnehme.

Diese eigene Wahrheit wird im Kontakt mit anderen Wahrheiten, die sich oft stark unterscheiden von der eigenen, erlebt und verstanden, auch wenn das Einverständnis (noch) nicht da ist.

Die soziale Fähigkeit des Menschen nimmt zu, Bewusstsein wird zur Bewusstheit.

Auszeiten sind Zeiten der Ruhe, in denen wir uns selber finden. Haben wir uns gefunden, können wir in sozialen Beziehungen leben, ohne uns selbst zu verlieren.

5 Gerda Alexander

5.1 Lernen – ein Wagnis: Lernen von und mit Gerda Alexander

Diesen Beitrag schrieb ich 2008 als Hommage für Gerda Alexander zu ihrem 100. Geburtstag. Er beruht auf Erinnerungen an meine Ausbildungszeit bei Gerda Alexander in Kopenhagen.

Beim Schreiben entstand in mir ein inneres Gespräch mit Gerda Alexander. Immer deutlicher wurde mir bewusst, dass dieser innere Dialog ein ehrliches Bekenntnis und Mut von mir verlangt. Ich durchlebte noch einmal den Weg des intensiven Lernens, der vor 40 Jahren bei meiner ersten Begegnung mit Gerda Alexander begann und bis heute andauert.

LERNEN – EIN WAGNIS

Lernen beruht auf einer Wechselwirkung zwischen Lehren und Lernen, es entwickelt sich in der Beziehung zwischen Lehrenden und Lernenden. Ich kann über die in dieser Schrift beteiligten Personen nur so schreiben, wie ich sie in meinen Lernprozessen erlebte. Dazu gehören meine Widerstände und Ängste, meine Mängel und Schwächen. So wird mein Bericht über Gerda Alexander, über ihr Lehren und mein Lernen, auch autobiographische Züge enthalten.

Zu berichten, wie ich Gerda Alexander als meine Lehrerin erlebte, ist nicht möglich, ohne auch ihre Schwächen zu benennen. Zunehmend erkannte ich, dass ihr tiefes Verständnis für das leibliche Leben weitgehend auf ihrem Bewusstsein für ihre eigene menschliche Begrenztheit beruhte, die sie als Spiegel des Eigenen auch im Anderen entdeckte. Diese Einsicht führte sie zu einem sozialen Verständnis, das zum Fundament ihrer Arbeit wurde.

Um das zu veranschaulichen, muss ich die wichtigste Lehrerin meines Lebens und zugleich mich selbst den Lesern ausliefern.

Entlastend ist, dass Gerda Alexander sich nie auf einen Thron setzen lassen wollte oder sich gar selbst darauf setzte. Sie war wenig beeindruckt von großen Worten und Lobreden, bei ihr war konkrete Realität und Handeln angesagt.

Gerda Alexander stellte sich selbst in einen lebenslänglichen Lernprozess. Zuerst fand sie einen Weg für den besseren Umgang mit sich und den Schwächen ihres Körpers.

In der forschenden Arbeit mit und an sich selbst fand sie Antworten auf lebensnotwendige gesundheitliche und psychosoziale Fragen. In konsequenter Erprobung mit anderen Menschen, in Gruppen und individuellen Behandlungen, entwickelte sie ihre Lehre.

So wirken ihre selbst gefundenen Antworten auf existenzielle Lebensfragen weiter durch ihre Methode EUTONIE und sind zu einem bleibenden Wert für andere geworden.

Gerda Alexanders Lehre schränkt nicht ein, sondern legt eine tragfähige Basis für das Wachstum des menschlichen Bewusstseins. Dieses Bewusstsein beinhaltet auch die geistige und spirituelle Dimension.

Wie viele andere Menschen fand ich den Weg zur Eutonie in einer Lebenskrise:

Ehe, Beruf und Gesundheit gaben keine tragfähige Basis mehr, alles brach auseinander. So ging ich auf die Suche nach meinem Platz. Psychotherapie, Yoga und Zen-Meditation boten beglückende Erfahrungen, viele Schätze und neue Erkenntnisse, sie erhoben mich über den banalen Alltag und wurden zu Inseln, auf die ich mich zurückziehen konnte.

Es gelang mir aber nicht, diese Schätze in meinem alltäglichen Leben umzusetzen, sie zu integrieren. Was mich bereicherte, konnte und wollte ich nicht mit anderen teilen. Ich benutzte sie für mich als einen Schutz, der mir sogar heimlich noch ein Gefühl der Überlegenheit gegenüber den »Unwissenden« verlieh. Dieses Gebäude konnte nicht lange halten.

Ein Therapeut meinte eines Tages nachdenklich: »Sie sollten einmal Gerda Alexander kennenlernen. Ich glaube, das wäre richtig für Sie.«

Gerda Alexander – nie gehört. Was macht sie? Eutonie? Was für ein Wort!

Zufall ist das, was uns zufällt. So war es fast selbstverständlich, dass ich noch am gleichen Tag von einem Teilnehmer in der Therapiegruppe das Wichtigste erfuhr: »Gerda Alexander gibt einen Kurs in Fischerhude. Er beginnt in vier Wochen. Hier ist die Adresse, vielleicht klappt es noch.« – Vier Wochen später lag ich in der Turnhalle von Fischerhude zusammen mit 60 Personen auf dem Boden. Für mich begann der Weg, von dem Gerda Alexander sagte:

»Lernen, das ist lebenslänglich.«

LERNEN DURCH GERDA ALEXANDERS METHODE »EUTONIE«

Die Wirbelsäule auf Kastanienschnüren:
Meine erste Eutonie-Stunde erlebte ich in Fischerhude. Wir wurden aufgefordert, uns auf Kastanienschnüre zu legen und uns auf diesem Material niederzulassen. Durch jahrelange Schmerzen hatte ich gelernt, meinen Rücken zu schonen. Ich stützte mich auf die aufgestellten Füße und hob die Wirbelsäule an. Gerda Alexander forderte uns auf: »Lassen Sie sich nieder, spüren Sie die Kastanien.« Meinte sie mich? Ich konnte kaum atmen vor Anspannung. Die Ansage, das Material in mir zu fühlen und meine Haut, Muskeln und Knochen dabei zu spüren, versetzten mich in Angst und zugleich in tiefe Enttäuschung: Das sollte Eutonie sein? Eine Methode, die

zum Wohlfühlen führt? Irgendwann wurde meine Abwehrhaltung sehr anstrengend, Beine und Rücken ermüdeten, ich musste mich ausruhen, aber wie? Erschöpft ließ ich endlich davon ab, mich festzuhalten und kam mit einem großen Seufzer erleichtert an: auf den Kastanien und auf dem Boden.

Erst viel später konnte ich diese Erfahrung verarbeiten und einordnen in die Prozesse des somatopsychischen Lernens, die von der Eutonie angeregt werden.

Am Ende des Kurses nahm Gerda Alexander mich auf in ihre Schule, zwei Monate später kam ich mit einem großen Koffer nach Kopenhagen.

Gerda Alexander gab mir Vertrauen, mich auf den Weg zu machen.

Viel Chaos und eine ordnende Hand:
Kopenhagen im Herbst 1977: Meine dreijährige Ausbildung bei Gerda Alexander begann. Es war problematisch für mich, mit 43 Jahren noch einmal Schülerin zu werden. Trotz aller Motivation, mit der ich nach Kopenhagen in Gerda Alexanders Schule kam, um zu lernen, gab es in mir Rebellion, Widerstand und Aggression, selbst der Meisterin gegenüber. Ich zweifelte: an Gerda Alexander und ihren eigenen Widersprüchen, an der Eutonie – oder an mir?

Von meinen Widerständen Gerda Alexander gegenüber erzählte ich einer Eutonie-Lehrerin der Schule. Sie hörte mir zu und fragte: »Warum bist du nach Kopenhagen gekommen?«

»Um Eutonie zu lernen.« »Gut. Du bist nicht hierhergekommen, um Gerda Alexander zu verändern. Du bist gekommen, um Eutonie zu lernen. Geh' und tu das, da bist du bei Gerda am richtigen Platz.«

Kopenhagen im Frühjahr 1978: Gerda Alexander hatte ihren Unterricht beendet. Ich saß noch allein im Übungsraum auf dem Boden. Die Eutonie hatte mich zutiefst verwirrt. In mir gab es nur Fragen, die ich noch nicht einmal in Worte fassen konnte. Was ich vorher zu wissen meinte, verlor seinen Bestand durch völlig neue

Erfahrungen und durch die sachliche Art, mit der Gerda Alexander uns in diese Erfahrungen führte.

Gerda Alexander kam zurück in den Unterrichtsraum und hockte sich neben mich auf den Boden. Sie berührte ganz leicht meine Schulter und sagte:

»Unser Bewusstsein braucht für seine Entwicklung noch ein ganzes Meer an Nahrung. Wenn ich durch meine Arbeit nur einen Tropfen dazu beitragen kann, will ich zufrieden sein.« Sie sprach diese Worte so selbstverständlich und ohne jeden Anspruch aus, als wären sie eine Banalität.

Ich wurde berührt von der Hand auf meiner Schulter und von den Worten, wurde von nichts bedrängt, sondern war frei, beides anzunehmen. Zum ersten Mal seit langer Zeit fühlte ich mich am richtigen Platz.

Gerda Alexander vermittelte mir die Ahnung, dass meine Verwirrung eine Lösung finden wird und es in all meinem Chaos eine Geborgenheit gibt.

Musculus quadratus lumborum:

Die Ausbildungsgruppe arbeitete schon einige Monate zusammen, ich kam als »die Neue« dazu. Gerda Alexander warnte: »Das ist harte Arbeit, kein faules Herumliegen auf dem Boden. Sie müssen sehen, wie Sie von der Gruppe aufgenommen werden, wie Sie sich integrieren können. Da kann ich Ihnen nicht helfen. Vor den Weihnachtsferien sehen wir dann, ob Sie den Anschluss gefunden haben und bleiben können.« Punktum. Keine Gelegenheit, ihr zu sagen: »Es bleibt mir doch gar nichts anderes übrig, ich habe alles hinter mir gelassen.«

Das Skelett stand im Raum, alle Schüler/innen gingen vertraut damit um; für mich wirkten die Rippen wie Gefängnisgitter.

Gerda Alexander nahm den Unterricht auf: »Wie wichtig ist der ›Quadratus‹ für die Stabilität, wer erklärt das mal?«, fragte sie ihre Schüler/innen. »Labilität oder Rigidität, schauen wir uns das mal bei Karin an.« Sie stocherte mit einem Bambusstab in einem mir unbekannten Gebiet in meinem Rücken herum: »Kein Widerstand – kein Halt – sehen Sie? Da ist gar nichts!« Beschämt und nackt fühlte ich mich und stand hilflos herum. Bambusstäbe in den Händen einer Lehrerin weckten schlimme Erinnerungen: Das kleine ängstliche Mädchen Karin in der Schule und beim Klavierunterricht.

Ich fühlte meine Schwäche, wollte einfach nur losheulen und weglaufen. Aber wohin? Es gab nur diesen Satz: »Da ist gar nichts!«

So heftig konfrontiert, erwachte in mir eine sehr vitale Kraft. Eine große Wut stieg in mir auf und dann ein starker Widerstand: Mit mir nicht, nun erst recht nicht!

Aber ich verstand in dieser Situation nicht, dass dies meine »Probe«, meine »Initiation« war und ich nicht mehr bis Weihnachten warten musste, um endgültig von Gerda Alexander in die Ausbildung aufgenommen zu werden.

Gerda Alexander zeigte mir, wie Provokation meine Kraft wecken kann.

Kontakt vom Kreuzbein:
Im Unterricht arbeiteten wir zu zweit an dem Thema »Von der Berührung zum Kontakt«. Gerda Alexander leitete uns mit wenigen Worten an, ging durch den Raum und widmete sich einzelnen Schüler/innen. Ich lag auf dem Bauch, sie legte ihre Hand auf mein Kreuzbein und sagte: »Spüren Sie die Berührung.« Ich spürte den leichten Druck ihrer Hand, von der sich Wärme ausbreitete. »Jetzt kommen Sie zu meiner Hand.« Ich wusste nicht, was sie von mir erwartete, wie ich reagieren sollte. »Hallo, ich bin hier! Kommen Sie zu mir, spüren Sie aus Ihrer Haut hinaus zu mir hin!« Ich scheute mich, so viel Nähe zu suchen. Dazu kam meine Unsicherheit: Wie geht das? Was muss ich tun?

Die Hand spielte mit mehr und weniger Druck, sie schien eine Antwort zu fordern.

»Da sind Sie ja! Gut so – und nun nehmen Sie Ihr Steißbein noch mit dazu.« Plötzlich wurde das Steißbein mit seinen Umrissen und in seiner Lage für mich sehr deutlich, gleichzeitig war ich verbunden mit der Hand, die mich berührte: Es entstand in mir eine Wärme und Weite, eine Lösung und Erlösung.

Später fragte ich Gerda Alexander: »Was haben Sie da gemacht?«

Gerda Alexander sagte: »Ich mache gar nichts, das geschieht einfach. Wir beide waren einfach nur präsent. Eins und eins ist mehr als zwei, wenn die Präsenz dazukommt.«

Knochenarbeit:

Gerda Alexander experimentierte ständig mit ihrem eigenen Körper. Aus ihren Erfahrungen entwickelte sie Übungseinheiten, mit denen sie beharrlich die Auswirkungen ihrer Thesen mit ihren Schüler/innen zusammen erforschte. Dabei erforderte sie von sich selbst und anderen eine präzise, konsequente Arbeit, die auch unerbittlich sein konnte. Wochenlang beschäftigten wir uns mit unserem Skelett:

Erspüren der Knochen mit ihrer Form, ihrer Substanz und Lage, Gleiten der Knochen in der Haut und in Bezug zum Boden, Bewegungsansatz von den Knochen her, Kraftübertragung durch die Knochen und ihre Gelenke: Knochenbewusstsein rund um die Uhr! Dabei wurde uns manchmal kalt – bis in die Knochen hinein. Ich revoltierte innerlich: Ich bin nicht nur Knochen, ich bin auch Fleisch und Blut!

In der darauffolgenden Nacht träumte ich, dass Gerda Alexander in einem großen Schwimmbad meterhoch über mir auf einem Sprungturm stand. Ich hatte große Angst, sie könnte fallen. Plötzlich waren wir auf einer Ebene, und sie glitt langsam und sehr sanft auf den Boden. Ihr Körper wurde transparent und die Knochen ihres fein geformten Skeletts schimmerten hell strahlend nach außen. Es war für mich wie eine transzendente Botschaft.

Diesen Traum habe ich ihr nie erzählt.

Am Ende der nächsten Unterrichtsstunde mit dem gleichen Thema legte Gerda Alexander über mich und einige andere Schülerinnen eine wärmende Decke. Sie sagte: »Heute würde ich in einer Ausbildung mit der Arbeit am Skelett beginnen, unsere Knochen scheinen mir die Grundlage für alles zu sein.«

Als ich an diesem Tag nach Hause gehen wollte, holte sie mich in ihre Küche und meinte:

»Wir beide sollten jetzt einen Sherry zusammen trinken, das tut uns gut.«

Gerda Alexander konnte Himmel und Erde zusammenbringen, ohne über den Himmel zu reden.

Raum geben und nehmen:
Gerda Alexanders Begabung und Tätigkeit im künstlerischen Bereich Musik, Tanz und Choreographie waren geprägt von ihrem Raumgefühl. So wurde auch in der Eutonie-Ausbildung der Umgang mit Räumen ein umfassendes Thema. Der eigene Körper wurde in seiner Dreidimensionalität, mit seinen Strukturen, Funktionen und seiner Beziehung zur Schwerkraft erforscht und bewusstgemacht. Ziel ist, sich sinnlich fühlend zu kennen, zu erkennen und im eigenen Köperraum zu Hause zu sein. Gerda Alexander nannte diese Arbeit »Heimatkunde«.

Aus dieser Sicherheit des eigenen Innenraumes gehen dann die Schritte in den umgebenden Außenraum und in einen Kontakt zum sozialen Umfeld. Das bedeutet in der Eutonie: lernen, sich seinen Raum zu nehmen, anderen ihren Raum zu geben und Räume miteinander zu teilen.

Als ich 1987 mit Gerda Alexanders Unterstützung die Ausbildungsstätte für Eutonie in Deutschland gründete, bat ich Gerda Alexander um ein Geleitwort. Sie reagierte erst unwillig, da sie feierliche Worte nicht schätzte. Dann schaute sie mich an und sagte: »Geben Sie einander Raum!«. Nach einem längeren Schweigen wiederholte sie: **»Ja, das ist es, einander Raum geben.«**

LERNEN DURCH GERDA ALEXANDERS PERSÖNLICHKEIT

Schwächen bekennen:

Gerda Alexander war und ist für mich ein »Phänomen« durch ihre Art, auf eigene Schwächen und auf existenzielle Bedrohungen mit einer sich immer wieder selbst erneuernden Kreativität zu antworten. Stolpersteine, die das Leben ihr vor die Füße warf, benutzte sie zum Absprung, Lebenskrisen und Defizite nahm sie als Herausforderungen und Wegweiser an.

Dabei konnte sie sich nicht immer auf ihre künstlerische Begabung verlassen, sondern musste sich bewusst mit ihren Defiziten beschäftigen und durch sie hindurchgehen: Aus ihrem Mangel kreierte sie Fülle.

Diese Lebensart machte sie zu einem Vorbild. Überzeugend konfrontierte sie andere Menschen mit der greifbaren Realität des Lebens und vermittelte ihnen festen Boden unter den Füßen.

Von Gerda Alexander lernte ich, meine Schwächen vor mir selbst und vor anderen nicht zu verleugnen, sondern sie als »Lehrmaterial« zu nutzen.

Widerstände sind Herausforderungen:

Gerda Alexanders Jugendzeit war erfüllt von ihrer Begabung für Musik, Tanz und Rhythmik und ihrem Drang nach Bewegung und Weite.

- Als körperliche Schwäche und Krankheit sie eingeschränkten, ließ sie sich nicht durch diese Grenzen entmutigen, sondern verstand sie als eine Herausforderung. Ihr Körper wurde ihr strenger Lehrmeister, auf den sie horchte und dem sie gehorchte. So konnte sie aus ihrer Schwäche ihre Stärke entwickeln: ihre Lehre vom ökonomischen Umgang mit Körperkräften, mit Gelenken und Muskeln, mit Gewicht und Schwerkraft.

– Als ihre Arbeit auf der Bühne aus gesundheitlichen Gründen nicht mehr möglich war, wirkte sie hinter der Bühne als Rhythmik-Lehrerin und Choreographin.
– Als politische Umstände ihren Jugendtraum, ein Engagement am Berliner Staatstheater unter Leopold Jessner als Bewegungslehrerin und Regieassistentin, zerstörten, antwortete sie mit einem vermehrten Engagement für die freie Pädagogik, für Selbstverantwortlichkeit und internationale Solidarität.

1933 verließ sie Deutschland und ging nach Skandinavien. Das war für sie keine Emigration, weder eine äußere noch eine innere, sondern die Suche nach einem für sie sinnvollen Arbeitsplatz. Ihre eigenen Ängste forderten sie auf, Widerstand zu entwickeln.

Von Gerda Alexander lernte ich, innere und äußere Widerstände des Lebens als Herausforderung zu verstehen und ihnen mit »Transport« zu begegnen.

Improvisation als Lebenskunst:
Improvisation bedeutet, ein Prinzip der Eutonie, z. B. Berührung, Kontakt, Transport oder Zeichnen, in Bewegung zu veranschaulichen. Form und Rhythmus werden nicht vorgegeben, aber ein bestimmter Raum und eine bestimmte Zeit, dazu der Hinweis, weder sich selbst noch andere zu verletzen. Die Bewegungen gestalten sich aus den leiblich-seelischen Gefühlen der Ausführenden, die dieses Prinzip individuell in ihnen auslöst. Das verlangt die Bereitschaft, sich einzulassen und sich selbst vor anderen zu zeigen.

In meiner Ausbildung war Improvisieren nicht nur auf das Unterrichtsfach beschränkt. Hin und wieder waren wir mit der Situation konfrontiert, dass Gerda Alexander nicht zum Unterricht kam, denn für Terminplanung war sie nicht sonderlich begabt. Zuerst gab es Proteste, aber bald lernten wir, kreativ mit dieser Zeit umzugehen: Wir tauschten Erfahrungen aus, wir unterrichteten uns gegenseitig und suchten gemeinsam nach Antworten auf unsere Fragen. Wir lernten, auch im Alltag zu improvisieren, und entwickelten dabei für uns eine neue Art des Lernens.

Gerda Alexander konnte mit großer Leichtigkeit ungeordnete Lebenssituationen annehmen. Sie passte sich an, und ihre Lebendigkeit erlaubte ihr, zu improvisieren.

Die Räume der Schule gehörten zu Gerda Alexanders Wohnung. In den Pausen waren die Korbsessel und Holzstühle in ihrer Küche oft besetzt von ihren Schülern, die im Gespräch miteinander nicht merkten, dass für Gerda kein Platz frei war. Das zum Essen geplante Ei verbrutzelte in der Pfanne, und der Toast verkohlte, weil ein Telefonanruf kam. Sie beklagte sich nie; das chaotische Miteinander schien sie zu inspirieren.

Bei der Rückkehr von einer Reise in die USA erzählte Gerda Alexander:

»Ich hatte wieder einmal Glück! Im Flugzeug war eine sehr freundliche Stewardess. Als ich ins Flugzeug einstieg, kippte ich um und wurde dann von ihr so liebevoll umsorgt, dass es mir gleich wieder gut ging.« Ihre Abreise war chaotisch gewesen: Gerda unterrichtete noch, sie hatte nichts gegessen, und das Taxi für die Fahrt zum Flughafen stand schon vor der Tür. Sie reagierte gelassen, während eine Mitschülerin und ich aufgeregt ihren alten Koffer packten, den wir nur mit Mühe schließen konnten. Im letzten Moment im Flugzeug angekommen, wurde sie dort ohnmächtig. Ohne zu klagen, war sie dankbar für die erlebte Fürsorge.

Wir Schülerinnen schlugen ihr vor, regelmäßig für sie einzukaufen: »Gute Idee, am besten Avocados. Sie sind einfach zu essen und haben alles in sich, was man braucht.«

Von Gerda Alexander lernte ich, dass nicht Panik, sondern heitere Gelassenheit die bessere Antwort auf chaotische Situationen ist.

Einfach sein:

Gerda Alexander erspürte mit einem sicheren Sinn die Echtheit und den Wert einer Aussage auch hinter den ungeschicktesten Worten, und sie ermunterte die Menschen, authentisch zu sein. Andererseits war ihr jedes erhabene Gerede zuwider, sie trat dem oft energisch entgegen.

Fischerhuder Turnhalle: 60 Menschen hatten ihr Becken erforscht und gingen nun durch den Raum. Eine Teilnehmerin rief beseligt aus: »Ich sitze jetzt ganz tief in meinem Hara.« Gerda Alexander sagte erstaunt: »Ach, ich dachte, Sie gehen hier durch den Raum.«

Gerda Alexander forderte uns auf, ein Knie auf dem Boden abzulegen. Ein Teilnehmer sprach ausführlich und abstrakt von philosophischen Erkenntnissen. »Junger Mann, lassen wir das jetzt mal, legen Sie doch bitte Ihr Knie auf den Boden.«

Gegen Ende ihrer Tätigkeit wurde ihre Arbeit immer feiner und differenzierter, sie vermittelte eine Transparenz, die aber nie von ihr direkt verbalisiert wurde.

Ich fragte sie, warum sie ihre Arbeit mit dem Körper nicht benennt, was sie ist: Meditation. Ihre Antwort: »Wissen Sie, da oben (ihre Hand machte eine vage Geste über den Kopf hinweg) sind schon so viele tätig, wir brauchen den Boden.«

Gerda Alexanders Methode lag im Einfachen, Konkreten; so sprach sie, so erschien sie, so trat sie bei großen Kongressen auf: einfach, selbstverständlich, bescheiden.

Einfach, selbstverständlich und bescheiden lebte sie auch in ihrem privaten Leben:

Am Stadtrand von Kopenhagen sollte ein kleines uraltes Fischerhäuschen, gebaut aus geschwärzten Holzbalken mit kleinen weißgerahmten Fenstern, einer Straße weichen. Gerda Alexander war empört und kaufte das Haus. Auf einem Grundstück in einem Kiefernwald am Meer, etwa 100 Kilometer nordwestlich von Kopenhagen entfernt, wurde das Fundament vorbereitet und ein Tieflader beauftragt, das Haus dorthin zu befördern. Gerda Alexander kam erwartungsfroh zur Übernahme angereist, mit neu genähten Gardinen auf dem Arm. Sie fand die vier Wände mit Fenstern und Türen am richtigen Platz aufgestellt. Daneben lag das zerstörte Dach – eine zu niedrige Brücke hatte es auf der Reise abgerissen.

Sie war dankbar für alle Hilfe bei der Reparatur, das Häuschen wurde ihr Refugium. Sie nannte den Ort MORA. Auf meine Frage nach dem Namen lachte sie und sagte: »Das A ist nach hinten gerutscht.« Sie war glücklich dort und noch glücklicher, wenn sie diesen Ort mit anderen teilen konnte, auch mit ihren Schüler/innen.

In MORA war alles stimmig und dabei so anspruchslos wie Gerda Alexander selbst.

Die Einfachheit und Selbstverständlichkeit in ihrer Arbeit und in ihrem privaten Leben überzeugte die Menschen auch dort, wo ihre Körperarbeit angezweifelt wurde und sie keine wissenschaftliche Bestätigung erhielt. Gerda Alexander lehrte durch ihr Dasein, dass die Meisterschaft darin liegt, einfach zu sein, auch bei einem hohen Anspruch an sich und an andere.

Von Gerda Alexander lernte ich, dass ich einfach sein darf und dafür viel Mut brauche.

Ich in der Welt:

Gerda Alexander gehörte nicht zu den Menschen, die anderen schnell Vertrauen schenken. Sie vermisste eine eigene wissenschaftliche Ausbildung und litt unter der mangelnden Anerkennung ihrer empirischen Arbeit. Ihr ursprünglich fast naives Vertrauen wurde oft enttäuscht. Aus Verletzungen entstand Angst, sich auszuliefern und durch verschenktes Vertrauen etwas zu verlieren. So stand ihrer Begeisterungsfähigkeit und Spontaneität eine zögernde, skeptische Unsicherheit gegenüber.

Gerda Alexanders Antwort auf diesen Konflikt war der bewusste Umgang mit Kontakt, der als Arbeitsprinzip ein wesentlicher

Aspekt ihrer Eutonie-Methode wurde. Sie entwickelte damit einen Weg zu einem neuen sozialen Miteinander. Er führt über die Erfahrungen des eigenen Körpers und über den bewussten Umgang mit Nähe und Distanz, Öffnung und Abgrenzung zu einem Verständnis für die Wechselwirkung zwischen Innen- und Außenwelt. Das Prinzip Kontakt unterscheidet die Eutonie eindrücklich von anderen körperorientierten Methoden.

Ihre Lehre vom Kontakt wurde für viele Menschen zum Wegweiser, in der Welt zu sein ohne die Angst, sich zu verlieren.

Von Gerda Alexander lernte ich: Finde ich mich, finde ich die Welt; habe ich mich gefunden, kann ich mich hingeben an die Welt.

Lebenslänglich lernen:
Mit ihrer Methode gab Gerda Alexander mir einen tragfähigen Boden. Durch ihr persönliches Dasein zeigte sie mir eine Richtung, in die ich gehen konnte. Sie räumte mir keine Steine aus meinem Weg, sondern gab mir Mittel, ihnen angemessen zu begegnen.

Sie war keine schützende Mutter, sondern setzte mich Widerständen aus. Sie war kein Guru, sondern förderte meine Fähigkeit zur Selbständigkeit.

Gerda Alexander weckte in mir die Sehnsucht nach »dem Tropfen Bewusstsein« und ermuntert mich damit bis heute zu einem lebenslänglichen Lernen.

5.2 Gerda Alexander – Ein behutsamer Blick in ihr privates Leben

Erinnerungen, Gespräche, Dokumente, Briefe, Fotos

DEGGA – Heft 6, Aus den gesammelten Schriften über Eutonie-Gerda-Alexander
Herausgeber: Verein Gerda-Alexander-Schulen e. V.
Deutsche Eutonie-Gesellschaft Gerda Alexander e. V.
Bildnachweis: Fotos ohne Anweisungen stammen aus der Sammlung des dänischen Berufsverbandes www.eutoni.dk

Inhaltsverzeichnis

Einführung

Gerda Alexander (1908–1994) ist als Gründerin der somatopsychischen Eutonie-Methode bekannt. Mit ihrer Eutonie-Methode beeinflusste sie durch ihre zahlreichen Kurse und Vorträge bei internationalen Kongressen, mit ihrer Ausbildung in Eutonie-Pädagogik, Eutonie-Therapie und Bewegungsgestaltung an ihrer internationalen Schule in Kopenhagen und durch ihr Buch *Eutonie – Ein Weg der körperlichen Selbsterfahrung*[69] weite Bereiche der körperorientierten Methoden, der Pädagogik, Psychologie, Therapie, Musik und des Tanzes.

Mit Unterstützung des dänischen Unterrichtsministeriums organisierte sie 1959 in Kopenhagen den internationalen Kongress für Entspannung und natürliche Bewegung.

Hier wurden die zu der Zeit bekannten körperorientierten Methoden durch Vorträge, praktische Beispiele und Filme vorgestellt.

Gerda Alexander präsentierte ihre somatopsychische Methode unter dem Titel: *Die Lehre von Entspannung und Eutonie.* Später wählte sie für ihre Methode die Bezeichnung *Eutonie-Gerda-Alexander.* Diesen Namen ließ sie beim DPMA[70] international eintragen, um ihn vor Missbrauch zu schützen.

Die Erstauflage ihres Buches EUTONIE von 1979 erschien 2012 in der 10. Auflage.

Dies bestätigt die große Nachfrage und Aktualität der Eutonie-Methode.

69 Erstauflage Kösel 1979, 10. Auflage Huber 2012.

70 Deutsches Patent- und Markenamt

Der Blick in das private Leben von Gerda Alexander erschien mir einfach:

- Vor mir liegen etwa 50 Briefe von ihr, dazu etliche Dokumente aus dem privaten Familienbesitz, Fotos und viele kleine Zettel mit eilig hingeschriebenen Notizen.
- Über viele Jahre hinweg begegnete ich Menschen, die vertraut waren mit Gerda Alexander. Sie erzählten gerne von ihr. Ich durfte ihnen zuhören, mit ihnen reden und meine Fragen stellen.
- Dazu kamen meine eigenen Erinnerungen an die wichtigste Lehrerin meines Lebens, die mich seit 1977 immer wieder neu beeindruckte, mich beschäftigte, bewegte und innerlich aufweckte für eine neue Dimension in meinem Leben.

Während meiner Auseinandersetzung mit der privaten Persönlichkeit, die hinter ihrer Lehre stand, wurde mir immer deutlicher bewusst, dass es einen rein privaten Blick auf sie nicht geben kann. Ihr Leben bestand aus der Einheit von Privatleben und Beruf, der bei ihr eine Berufung war.

Gerda Alexander lehrte mit ihrer Eutonie-Methode die Einheit von Körper, Geist und Seele. Sie selbst lebte diese Einheit: Lernen und Lehren, innere Zentriertheit und weite Offenheit, klare Konsequenz und Flexibilität, Verständnis und Konfrontation gehörten zusammen.

Gleichzeitig bewahrte sie eine sensible Distanz und eine respektvolle Diskretion gegenüber den Menschen in ihrer Umgebung.

Umso mehr berührte mich, wie sie in einigen Briefen Worte fand für ihre einfühlsame Empathie und zärtliche Empfindsamkeit und sie den Empfängern gegenüber äußerte.

Diese neue Begegnung mit Gerda Alexander wurde zu einer Begegnung mit mir selbst:

Wie erlebte ich Gerda Alexander vor diesem Blick in ihr privates Leben, wie erlebe ich sie jetzt? Sie hat sich für mich gewandelt. Wandelt sich dadurch etwas in mir selbst?

Was habe ich nicht beizeiten wahrgenommen? Was kann ich jetzt nicht mehr nachholen?

Wie andere meiner Beiträge zur Eutonie-Gerda-Alexander nenne ich auch diesen Beitrag mit dem Blick in Gerda Alexanders privates Leben »Essay« – ein unvollkommener Versuch.

Da wir uns in der Ausbildung alle mit unseren Vornamen ansprachen, spreche ich auch in meinem Text häufig nur von Gerda.

Wer war Gerda Alexander?

Welche Frau stand hinter dieser genialen Methode, die viele Pädagogen, Mediziner, Psychologen und Künstler beeindruckte? Sie zog Menschen an, die bei ihr Hilfe suchten wegen ihrer somatopsychischen Beschwerden. In ihrer einfachen und konkreten Art sprach und agierte sie der Situation angemessen und gab dem Menschen, der ihr gegenüberstand, seinen Raum. Gleichzeitig vertrat sie voller Konsequenz und sehr eindeutig ihre Überzeugung: »Was wir nicht mit dem ganzen Körper erfahren, bleibt auf intellektuelle Information beschränkt, ohne Leben oder geistige Realität. Jede soziale Kommunikation bleibt oberflächlich, wenn wir nicht mit anderen leiden oder glücklich sein können. Diese ständige Tonusanpassung ist die Grundlage für einen realen und lebendigen Kontakt zu seiner Umgebung.«[71]

Ihr Eutonie-Unterricht gab Raum und Zeit zum Erleben der ganzen Bandbreite des Tonus.

Es gab ernste, forschende Arbeitsphasen, konsequente Anleitungen und freie Bewegungen, stille Ruhepausen zum Nachspüren, konfrontativen Austausch, leisen Humor, lauten Spaß.

---

71 Gespräche mit David Bersin, Somatics, 1983/84.

- Die Teilnehmer/innen lagen am Boden und wurden angeleitet, ihr Becken mit seiner Form, seinem Innenraum und seiner Struktur zu erspüren. Dann forderte Gerda Alexander alle dazu auf, sich aufzurichten, durch den Raum zu gehen, sich aufmerksam wahrzunehmen.
  In ein stilles, aufmerksames Gehen hinein rief jemand: »Jetzt sitze ich ganz tief in meinem Hara.« Gerda Alexander staunte: »Ach – ich dachte, Sie gehen hier durch den Raum.«
- - In einer anderen Stunde sollten alle im Sitzen ein Knie auf den Boden legen. Ein junger Teilnehmer philosophierte langatmig über Körper, Geist und Seele. Gerda Alexander sagte: »Danke, junger Mann, legen Sie jetzt mal Ihr Knie auf den Boden.«
  Auf olche Bemerkungen gab es sehr gegensätzliche Antworten: Empörung und Aggression, Zustimmung und Erleichterung, oft ein befreites Lachen.
- - Nach der Aufforderung, die Lachmuskulatur einzusetzen, ging das Lachen von etwa 60 Personen laut durch den großen Raum, klang ab, schwellte wieder an und ebbte langsam aus. In die Stille hinein sagte eine Stimme: »Wenn jetzt noch jemand lacht, gehe ich raus.« Jubelndes Lachen brach aus, und so aktiviert durften die Lachmuskeln weiter tätig sein.

Im Alter von neun Jahren bedrängte Gerda Alexander ihre Eltern, sie am Rhythmik-Unterricht nach Émile Jaques-Dalcroze bei Otto Blensdorf teilnehmen zu lassen. Obgleich ihre Mutter dagegen war und meinte, sie hätte schon zu viel Einbildungskraft, gewann sie den Kampf. Otto Blensdorf hatte viel Sinn für Humor und begeisterte seine kleinen wie großen Schüler/innen. Charlotte Blensdorf-McJannet, seine Tochter, erzählt:[72]

72 Erinnerungen an Gerda Alexander, DEGGA-Mitteilungen Nr. 38, März 1996.

»Wenn Gerda von ihren Eltern gefragt wurde, was sie in ihrer Stunde gelernt hat, gab sie zur Antwort: Wir haben uns totgelacht.«

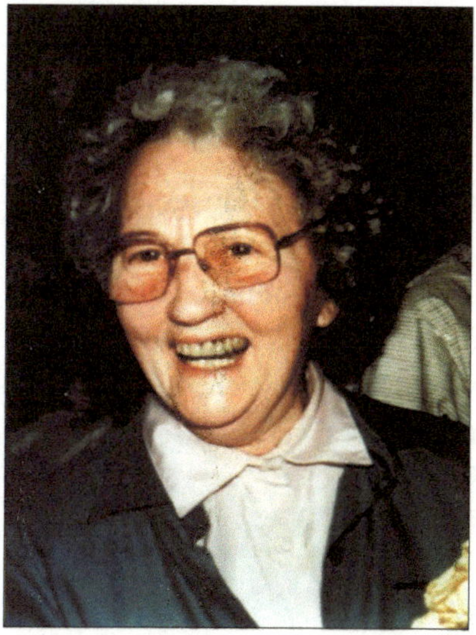

Das Lachen verging ihr nicht, auch wenn ihr Leben nicht leicht war.

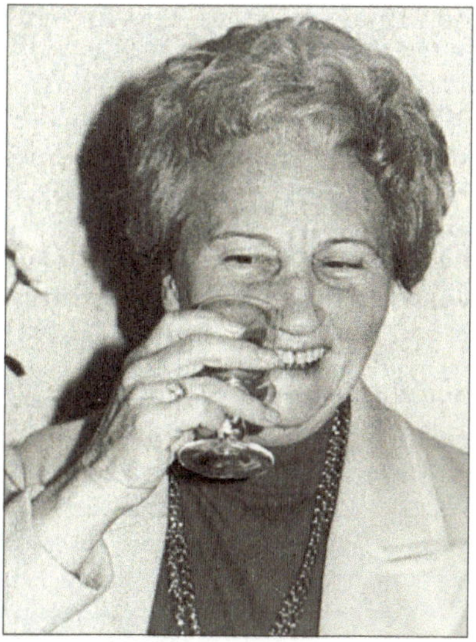

Foto rechts: Privatbesitz E. Rusche

Gerda sprach selten über sich selbst oder über andere Menschen, aber voll Begeisterung erzählte sie von ihren Vorbildern und über das, was sie von ihnen gelernt hatte.

Wir nannten uns gegenseitig mit dem Vornamen, blieben aber bei dem respektvollen Sie. Gerda stellte keine persönlichen Fragen an uns, aber sie spürte, wann es Zeit für uns war, mit ihr zu sprechen. Aufmerksam hörte sie zu, fragte einfühlsam, bedrängte aber nie mit guten Ratschlägen. Hierzu zitiere ich Léo-André Schmitt: »Die Achtung für die Person drückt sich in der Eutonie in allen Situationen aus. Es handelt sich hier um die Schaffung eines wirklichen Kommunikationsraumes und nicht um einen simplen Freiraum.«[73]

Diesen Worten von Léo-André Schmitt möchte ich auch meinen Blick in Gerda Alexanders Privatleben unterstellen.

So einfach und bescheiden wie Gerda Alexander öffentlich auftrat, so lebte sie auch privat.

Zu ihrer Wohnung in der ersten Etage des Hauses Frederiksgade 14 in Kopenhagen gehörte auch ihre Eutonie-Schule mit den verschiedenen Unterrichtsräumen für die Ausbildung.

Die damalige Vollschulzeit von vier Jahren bedeutete, dass wir Schüler/innen fast täglich in ihrer Wohnung waren. Ihr Privatbereich war nicht getrennt vom Schulbereich.

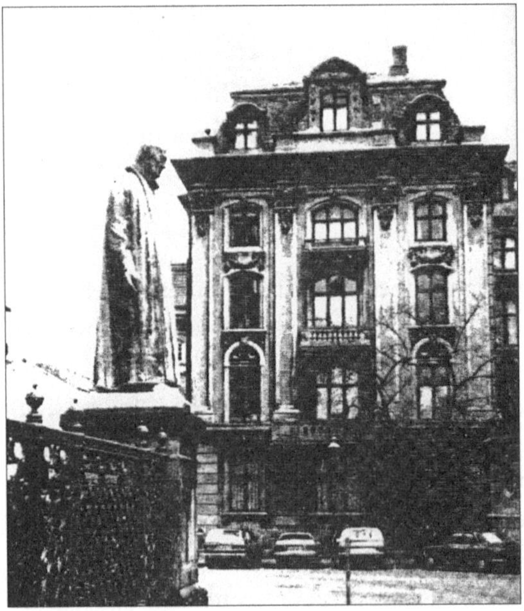

Foto: DEGGA-Mitteilungen Nr. 48, Mai 2001, S. 32.

73 Léo-André Schmitt: Gerda Alexander – eine Freundin der CEMEA in: Repères & Actions Nr. 9, Sept./Okt. 1994.

In den Pausen saßen wir in ihrer Küche und besetzten oft achtlos alle Stühle: Das Raumnehmen war bei uns ausgeprägter als das Raumgeben. Wir erlebten, wie ihr Spiegelei in der Pfanne verbrannte, weil das Telefon ging, wie ihr karges Essen kalt wurde, weil jemand mit ihr sprechen wollte, wie sie vergeblich im Kühlschrank nach Vorräten suchte.

Als wir fragten, ob wir für sie einkaufen und ihr ein Essen vorbereiten dürften, meinte sie:

»Das wäre nett, kaufen Sie mir ein paar Avocados, da ist alles drin, was man so braucht.«

Vor einer Reise in die USA arbeitete sie noch mit einer privaten Gruppe, als das Taxi zum Flughafen schon vor der Tür stand. Zwei Schülerinnen hatten den Koffer gepackt und riefen: »Gerda, Taxi is waiting for you!« Gerda Alexander rannte aus dem Unterrichtsraum die Treppen hinunter: »Farvel!« (Auf Wiedersehen)

Später erzählte sie uns strahlend, wie freundlich ihr eine Stewardess geholfen hatte, als eine kleine Ohnmacht sie beim Einsteigen ins Flugzeug überfallen hatte.

Nie nahm sie Rücksicht auf ihre seit Kindheit labile Gesundheit. Noch im hohen Alter mühte sie sich um einen guten Tonus und eine gute Aufrichtung. Bevor sie einen offiziellen Raum betrat, gab sie sich sichtlich einen kleinen Ruck und disziplinierte sich: Füße fest auf den Boden für die Aufrichtung! Einmal waren sehr viele Menschen im Raum versammelt, um sie zu begrüßen. Sie umklammerte meinen Arm und fragte besorgt: »Muss ich die alle kennen?« Meine Antwort: »Nein, Gerda, Sie müssen nicht alle kennen, aber alle müssen Sie kennen.« Ein Seufzer, dann ging sie mit einem leisen Lächeln den Menschen aufgerichtet entgegen.

Geklagt wurde nicht, entlasten konnte sie sich selten. Nur ihrem vertrauten und ähnlich veranlagten Freund Karl Heinz Taubert gegenüber teilte sie ihre Schmerzen, Sorgen und Anstrengungen mit, aber genauso auch Freude, Glück und ihre Fürsorge ihm gegenüber.

Ein wesentliches Erlebnis aus ihrer Kindheit prägte Gerdas späteres Leben:

Ihr wurde 1917 während des Ersten Weltkrieges aus gesundheitlichen Gründen zusammen mit anderen Kindern von der Regierung ein Aufenthalt in Montreux am Genfer See ermöglicht. Dort kam es zu einer Begegnung, von der sie auch Violeta de Gainza während ihrer vielen Gespräche erzählte. Diese zitiert Gerda in ihrem Buch:[74]

»Wir trafen einen französischen Offizier, der aus Clion herunterkam, einen Feind. Obwohl er einen kleinen Schnurrbart trug, war er ein normaler Mensch. Und er schoss nicht mit einer Waffe auf uns, er tötete uns nicht, sondern grüßte uns sehr freundlich. Die Verblüffung darüber, dass ein Feind eine so freundliche Person sein konnte, löste ein explosionsartiges Gefühl in mir aus: Alle Erwachsenen, die im Krieg mitmachten, mussten völlig im Irrtum sein. In diesem Augenblick beschloss ich, mich lebenslang darum zu bemühen, den Menschen begreiflich zu machen, dass auch die ›Feinde‹ menschliche Wesen sind. Jahre später erinnere ich mich an diesen Augenblick; als wäre es meine Geburtsstunde als autonomer Mensch, und auch heute noch fühle ich mich dem damaligen Gefühl tief verpflichtet.«

Hier finden wir die Wurzeln zu Gerda Alexanders Lebensweg. Tanz und Musik werden ergänzt durch die Reformpädagogik und die New Education Fellowship.

Als autonomer Mensch verließ sie 1933 Deutschland. Die leidenschaftliche Pädagogin begründete ihren Entschluss damit, dass

74 V. Hemsy de Gainza: Gespräche mit Gerda Alexander. Annäherung an die Eutonie, Herausgeber ASEGA 2003.

ein Führer die Verantwortung für alle Menschen auf sich nahm und Ermächtigungsgesetze erließ. Dort gab es für sie keinen Platz, denn ihre Pädagogik appellierte an die Selbstverantwortung eines jeden Menschen und förderte sie. Der Schwerpunkt ihrer Arbeit galt jetzt weniger der künstlerischen Tätigkeit, sondern der Entwicklung ihrer Eutonie-Pädagogik mit ihrem Einsatz für ein menschliches Miteinander auf der Basis ihrer Lehre:

»Jedes soziale Empfinden, das Mitfühlen und Mitleiden mit anderen, ist im Gegensatz zur intellektuellen Anteilnahme am Geist und an der Gesinnung einer Gruppe von entsprechenden Tonusveränderungen abhängig.«[75]

Einfach, bescheiden und selbstverständlich trat Gerda Alexander auch bei großen internationalen Kongressen auf. Ein Beispiel gibt der Bericht von Léo-André Schmitt:

»Wie alle, die ihrem Leben einen wahrhaftigen Sinn gegeben haben, war Gerda Alexander von einer seltenen Einfachheit. ...

Es ereignete sich 1988 beim internationalen Kongress für Somatotherapie, der in Paris die VertreterInnen aller Richtungen zusammenbrachte, die aktuell unter verschiedenen Überschriften Techniken lehren, bei denen der Körper die Hauptrolle spielt. Prof. Meyer, der den Kongress initiierte, hatte Gerda Alexander gebeten, dort als erste das Wort zu ergreifen. ... Nach einigen Begrüßungsworten sagte sie ohne Übergang:

›Und nun beobachten Sie einmal, wie Sie in Ihren Sesseln sitzen ...‹

Und so lässt sie die knapp 300 Kongressteilnehmer im Saal fast eine Viertelstunde lang mit der Eutonie arbeiten.

Stellen Sie sich für einen Augenblick vor: Sie sind aus Marseille, Bordeaux, aus der Schweiz, Deutschland oder aus Übersee angereist, um an einem internationalen Kongress teilzunehmen. Sie werden im Vortragsraum begrüßt und plötzlich fordert man Sie auf, sich für die Beziehung zu interessieren, die Sie zu Ihrem Sessel unterhalten! Nach dem ersten Mo-

75 Gerda Alexander: Eutonie, Huber 2012, S. 48.

ment der Verblüffung steigen alle ein auf das Angebot und beginnen zu arbeiten, unterstützt und begleitet von einer so gelassenen und ganz im Moment präsenten Stimme, dass Sie ein unerwartetes Wohlgefühl empfinden.«[76]

Keine Lehre, keine Erklärung, keine Show, sondern einfach Dasein:

So war Gerda Alexander, das prägte ihre Eutonie-Methode, ihren Unterricht, ihre Wirkung und Beziehung zu anderen Menschen.[77]

Die Spannweite ihres Lebens zwischen Realität und Vision wird deutlich durch ihre Worte:

»Unser Ziel ist es, den Menschen in die Lage zu versetzen, sich auf die Wirklichkeit des Augenblicks einzustellen.«[78]

»Es kommt eine neue Ära. Man könnte sie vielleicht als die Zeit des Untergangs der isolierten Vernunft bezeichnen. ... Zu dieser Bewusstseinserweiterung möchte ich beitragen. Und sei es auch nur mit einem Tropfen.«[79]

Liegt es an Gerda Alexanders selbstverständlicher Wesensart und Bescheidenheit, dass die Eutonie-Methode so einen bescheidenen Platz in der Öffentlichkeit einnimmt?

Liegt es auch daran, dass sie selbst nicht geschäftstüchtig war?

Achtlos stopfte sie die eingenommenen Kursgelder in eine offene Tasche.

---

76 Léo-André Schmitt: Gerda Alexander – eine Freundin der CEMEA in: Repères & Actions Nr. 9, Sept./Okt. 1994.

77 Karin Schaefer in: Eutonie , Huber 2012, Lernen von und mit Gerda Alexander, S. 166.

78 Gerda Alexander: Interview mit David Bersin in: Somatics Vol. 4, No 3, 2. 4–10, USA 1983.

79 Moscovici: Vor Freude tanzen, vor Jammer halb in Stücke gehen, Frankfurt 1989, S. 57.

Bei ihren sehr gut besuchten Kursen in Straßburg war ich von 1981 bis 1986 ihre Assistentin. Am Ende einer Kurswoche entschuldigte sie sich, dass sie kein Geld habe, um mich für meine Arbeit zu bezahlen: »Alles ist so teuer, alles Geld ist wieder weg – ich weiß nicht …«

Sie wühlte ratlos in ihrer Tasche. Ich beruhigte sie.

Bei unserer Abfahrt kam der Hausverwalter uns nachgerannt und rief laut:

»Frau Alexander, Sie haben Ihr Geld vergessen!« Es lag im Safe.

Auch in diesem Menschen, der sich auf die greif- und fassbaren Realitäten des Lebens bezog und die Einheit von Körper, Geist und Seele lebte, gab es Schatten.

Haben wir Schüler/innen auch davon etwas übernommen?

Natürlich, denn wo es Licht gibt, da fallen auch Schatten.

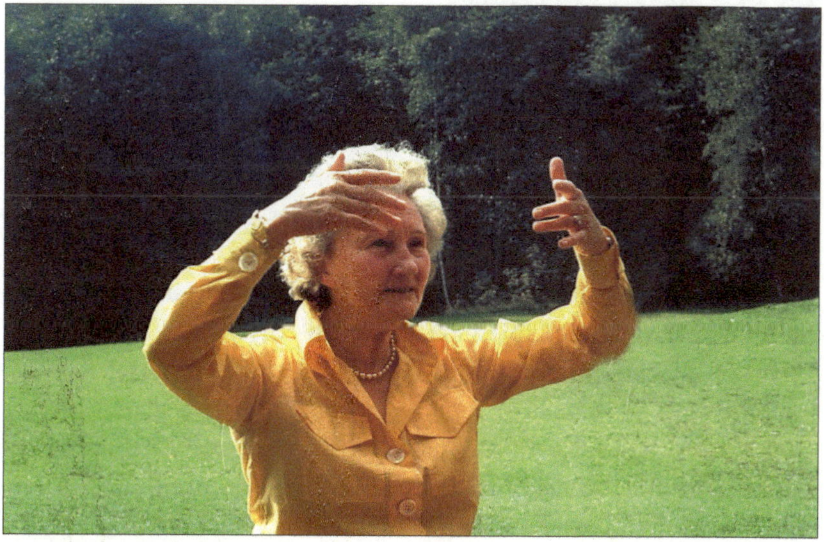

»Gebt einander Raum«

Die Familie Alexander in Wuppertal

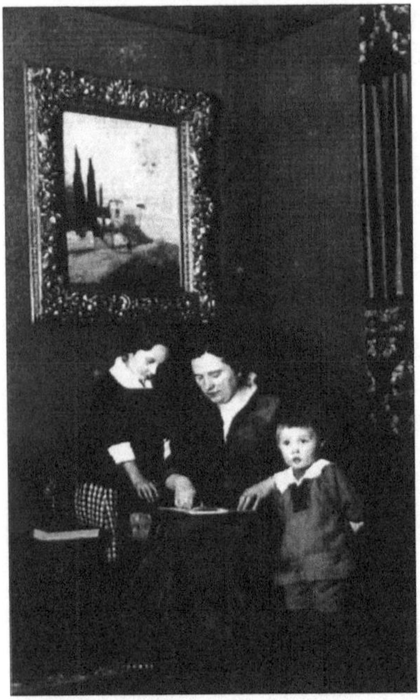

Foto: Gerda – Mutter Ruth – Bruder Reinhard

Gerda Alexanders Eltern hatten sich vor ihrer Heirat durch Otto Blensdorf, einen Schüler von Émile Jaques-Dalcroze, kennengelernt.

Sie wünschten sich für ihre Kinder Gerda und Reinhard eine Erziehung nach den Prinzipien der Dalcroze-Rhythmik.

Beide Eltern liebten die Musik, der Vater war ein guter Klavierspieler.

Gerda Alexander erzählte, dass ihr Vater sie als Baby aufnahm, wenn sie weinte, und sie zum Klavier trug, damit ihre Füße die Tasten berührten und einen Klang erzeugten.

Sie vermutete, dass diese Berührung der Fußsohlen mit der dadurch stimulierten Streckung der Beine gegen den Widerstand der Tasten und die so erzeugten Klänge und Rhythmen einen wesentlichen Grund legten für ihr Gefühl der Einheit von Berührung, Bewegung, Widerstand, Rhythmus und Klang.

Kaum konnte sie als kleines Kind alleine stehen und gehen, begann sie, zum Klavierspiel ihres Vaters zu tanzen.

Gerda Alexander fühlte sich ihrem fünfjährigen Bruder Reinhard gegenüber verantwortlich.

»Wenn ich zur Schule ging, begleitete ich ihn normalerweise bis zum Kindergarten. Eines Morgens, als ich ihn drängte, sich zu beeilen, antwortete er mir: ›Du hat mir gar nichts zu befehlen, ich bin eine selbständige Person.‹«[80] Beide liebten die Musik und waren durch sie miteinander verbunden, auch wenn sie später ganz unterschiedliche Wege gingen.

Gerda folgte den Spuren ihrer Eltern: Rhythmik-Ausbildung nach Jaques-Dalcroze bei Otto Blensdorf in Wuppertal, staatliches Rhythmik-Examen an der Musikhochschule in Berlin, reformpädagogisches Praktikum bei Prof. Peter Petersen in Jena. Viele Menschen, denen sie auf ihrem beruflichen Weg begegnete, gehörten später zu ihrem engen Freundeskreis.

1933 ging Gerda Alexander aus politischen Gründen nach Kopenhagen und fand hier für ihre Arbeit großen Anklang. 1940 begann die Zeit der deutschen Besetzung in Dänemark. Gerda Alexander wurde sowohl von der deutschen Besatzungsmacht als auch von der dänischen Regierung argwöhnisch beobachtet. Ihr deutscher Pass wurde von den deutschen Behörden unbefristet eingezogen. Sie verhielt sich politisch neutral und konnte unbehindert arbeiten, beteiligte sich aber an einem Solidaritätsnetzwerk, das viele Menschen vor den Nazi-KZs bewahrte. Sie wurden mit Fischerbooten und Schiffen in das neutrale Schweden gebracht.

---

80 V. Hemsy der Gainza: Gespräche mit Gerda Alexander. Annäherung an die Eutonie, ASEGA 2003, Seite 28.

In dieser Zeit änderte Gerda Alexander ihre Intention: Wichtiger als das künstlerische Engagement erschien ihr in dieser Zeit eine Pädagogik, die Menschen schon im frühen Alter über Grenzen hinweg miteinander verband. Ein reiches Feld fand sie in der New Education Fellowship, in der sie der Reformpädagogik wieder begegnete und Anerkennung für ihre Arbeit fand. Ihren Wunsch und ihre Ideen konnte sie in der Fröbel-Hochschule Kopenhagen umsetzen. Auf ihrem Weg begegnete sie viel Kritik und Widerstand, wichtiger waren für sie die Menschen, die sie unterstützten. Intuition und Kreativität leiteten sie.

Gerda Alexanders Eltern wussten in diesen Jahren wenig von ihrer Tätigkeit.

Wegen der schweren Bombenangriffe 1943 auf Wuppertal stellte Gerda Alexander für sie den Antrag für ein Visum, das ihren Eltern einen dreimonatigen Aufenthalt in Dänemark erlaubte. In dieser Zeit erlebten die Eltern die Arbeit und Begabung ihrer Tochter und erkannten sie als Weiterentwicklung der ihnen bekannten Jaques-Dalcroze-Rhythmik.

Nach dem Krieg erhielt Gerda Alexander 1946 die dänische Staatsbürgerschaft.

Ihre Sprache wurde zu einem Potpourri von deutsch – französisch – englisch – dänisch. Charlotte Blensdorf-MacJannet nannte ihre Sprache *Gerdanise,* eine Sprache, die überall zu verstehen sei.[81]

Diese Sprache wurde auch von ihren Schüler/innen in Kopenhagen übernommen. Die offizielle Unterrichtssprache war Englisch. In den Ausbildungsgruppen waren Franzosen, Deutsche, Skandinavier, Schweizer, Österreicher, Belgier, Holländer, aber keine Engländer.

---

81 Erinnerungen an Gerda Alexander, DEGGA-Mitteilungen Nr. 38, März 1996, S. 6.

Wir nannten unsere Schulsprache »a kind of english«, alle liebten Gerdas Sprachpotpourri.

Später begann der jüngere Bruder Reinhard Alexander, sich um seine Schwester zu kümmern, die sich zu wenig für materielle Dinge interessierte. Er sorgte für ihre Kranken- und Altersversicherung und für Ordnung »im lästigen Papierkram«.

Als es der Mutter zum Ende ihres Lebens sehr schlecht ging, fuhr Gerda Alexander so oft wie möglich nach Wuppertal, auch um ihre Schwägerin bei der Pflege zu entlasten.

Ihre Mutter starb 1963 mit 83 Jahren.

1989 holte der Bruder seine Schwester aus Kopenhagen in sein Haus nach Wuppertal.

Seine Frau Ruth und seine Schwester Gerda berichteten mir bei einem Besuch unabhängig voneinander, wie er jeder der beiden Frauen den Auftrag gab, auf die andere gut zu achten und sie zu pflegen. Beide nahmen dies als eine wichtige Aufgabe an, die ihrem Leben im hohen Alter eine neue Verantwortung gab – ein kluger Bruder. Beide Frauen überlebten ihn.

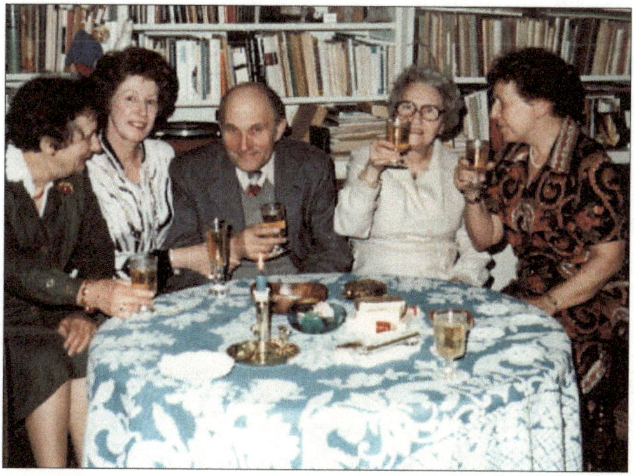

Familientreffen in Kopenhagen, von links nach rechts: Unbekannt, Bruder Reinhard, Gerda, Schwägerin Ruth

Mora

Gerda Alexander blieb immer sie selbst, privat oder beruflich, in der Konfrontation oder im Einklang, ihr Leben umfasste die ganze Spannweite des lebendigen Tonus.

Ihr Privatleben zentrierte sich auf einen kleinen Familienkreis und wenige Freundinnen und Freunde. Diese Beziehungen lebte sie mit liebevoller Fürsorge, Verständnis und Offenheit, mit Treue und großer Dankbarkeit. Ihre Ehelosigkeit erklärte sie mir einmal so:

»Meine Zeit gilt meiner Arbeit, das kann ich einem Mann nicht zumuten.«

Aber es gab Mora, ein Märchen: Im Zuge der Sanierung des Kopenhagener Hafenviertels sollte eine alte Fischerkate aus geschwärzten Holzbalken mit kleinen, weiß gerahmten Fenstern abgerissen werden. Gerda Alexander konnte das nicht zulassen, sie kaufte das kleine Holzhaus, ließ es von Fachkräften abbauen und durch einen Tieflader auf ihr Grundstück in einem Kiefernwald nahe Vig/Seeland, etwa 100 Kilometer nordwestlich der Stadt Kopenhagen, transportieren. Voll freudiger Erwartung fuhr sie zur Übernahme dorthin und stand mit frisch genähten Gardinen entsetzt vor einem Haus ohne Dach, es lag zerstört neben dem Haus auf dem Boden. Die Ladung war zu hoch gewesen für eine Brücke, unter der die Straße hindurchführte.

Alle Märchen enden gut: Das Dach fand seinen angemessenen Platz, das Haus wurde ein Refugium für Gerda Alexander, für ihre Familie und ihre guten Freunde.

Mora: Warum gab Gerda Alexander ihrem Ferienhaus diesen Namen? Mora bedeutet Zeiteinheit, die kleinste Zeiteinheit in einem Vers.

Vor 35 Jahren antwortete Gerda auf meine Frage nach dem Namen lachend:

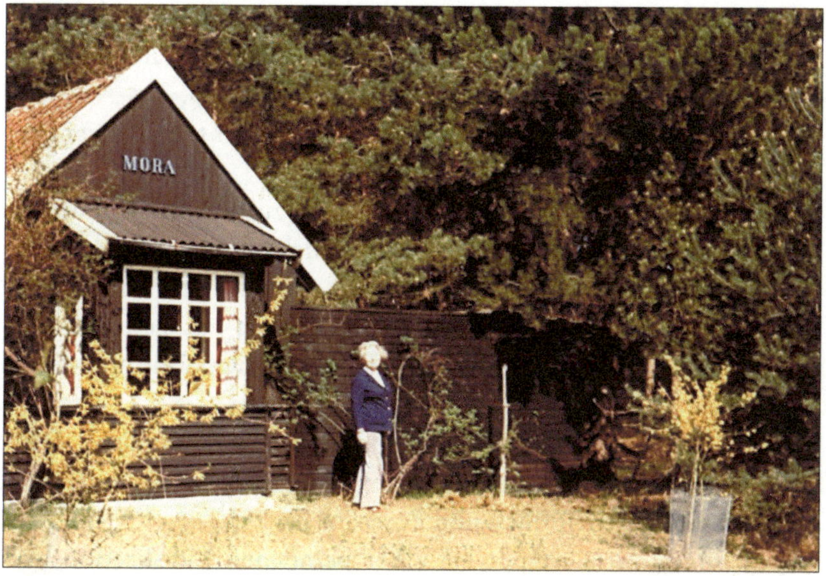

Foto: Privatbesitz

»Das A ist nach hinten gerutscht.«

Aus Amor wurde Mora: Eine kleine Zeiteinheit, die Gerda Alexander sich selbst gönnte – ganz für sich allein und mit Menschen, die ihr besonders nahestanden und die sie liebte.

Wer Mora kennenlernte, liebte dieses einfache Haus in einer ungebändigten Natur nahe dem Meer.

Einmal im Jahr reiste die Ausbildungsgruppe aus der Schule in Kopenhagen dorthin:

Natur, Kieferndukt, Sonne, Picknick im Grünen, Strandlauf und Schwimmen im Meer – ein Paradies! Meine Erinnerung an den Tag danach: Wir lagen im Unterricht am Boden, die frische Luft belebte uns noch. Gerda Alexander ging durch den Übungsraum, schaute uns an und sagte: »Bei Karin sind heute die Nasenlöcher viel größer als sonst.«

Die Beziehung zwischen meinem späteren Mann Marc Schaefer und mir stand von Beginn an unter ihrem Schutz. Marc war 1971 und 1975 in Gerda Alexanders Fischerhuder Kursen.

1981 nahm er am 1. Straßburger Eutonie-Kurs teil, ich war Gerdas Assistentin.

Nach dem Kurs sagte Gerda Alexander zu mir: »Karin, Sie haben in dieser Woche etwas Wichtiges nicht mitgekriegt.« Damit wies sie auf Marcs Interesse an mir hin. Im nächsten Straßburger Kurs änderte sich alles. Später schenkte Gerda uns den Schlüssel für Mora, geschmückt mit einem roten Bändchen: Zeit und Raum für uns.

In Mora nahm ich an einem Abend ein Buch aus dem Regal, schlug es auf und sah eine Postkarte: »Für mein liebes Gerdalein«. Erschrocken legte ich Buch und Postkarte zurück.

Ich fühlte mich ertappt bei einer peinlichen Indiskretion und war tief beschämt.

35 Jahre später liegen die Briefe vom »lieben Gerdalein« an »das fröhliche Häschen« vor mir, offiziell erlaubt und geschenkt für behutsame Blicke.

Wie ein Buch entsteht: Violeta Hemsy de Gainza

Gerda Alexander und Violeta Hemsy de Gainza, argentinische Musikpädagogin und Pianistin, begegneten sich 1970 in Moskau bei einem Kongress der ISME (Internationale Vereinigung für musikalische Erziehung). Violeta Hemsy de Gainza war sofort fasziniert von Gerda Alexanders Persönlichkeit und dem, was sie über Tonus und Tonusgleichgewicht sagte. In der Einführung zu ihrem Buch schreibt sie: »Ich spürte, dass ich da auf etwas gestoßen war, nach dem ich schon lange gesucht hatte.«[82]

---

82 Gespräche mit Gerda Alexander. Annäherung an die Eutonie, Seite 15.

1971 reiste Gerda Alexander zu der Tagung für musikalische Erziehung nach Buenos Aires. Beide Frauen trafen sich bei Kongressen in Buenos Aires, Montreux, Kanada, Warschau und Talloires, aus der beruflichen Annäherung entstand eine intensive menschliche Beziehung. Beide hatten den Wunsch, die Eutonie-Methode durch ein Buch bekannter zu machen, aber für die beruflich sehr aktiven Frauen war es ein Zeitproblem.[83]

Meine Ausbildungsgruppe (1977–1981) kam zu »unserer Gerda« mit der Frage und Bitte:

»Gerda, wann schreiben Sie für uns ein Buch über die Eutonie?« Sie antwortete:

»Falls ich wegen meiner Steuerschulden ins Gefängnis komme, habe ich Zeit dafür.«

Diesen beiden Frauen gelang es durch ihren Enthusiasmus und ihre Fähigkeit, sich dem Zeitmangel als Dauersituation anzupassen: Violeta de Gainza schlug Gerda Alexander vor, sich in Dänemark interviewen zu lassen, die Gespräche auf Tonband aufzunehmen und sie später schriftlich zu verwerten. Pragmatisch antwortete Gerda: »Fangen wir doch gleich an.«

1980 bis 1982 begleitete Violeta de Gainza mit einem Tonband ausgerüstet Gerda Alexander auf ihren Reisen zu Vorträgen und Kursen, sie stellte ihre Fragen im Flugzeug, in Hotels und bei einem Besuch in Kopenhagen, das Aufnahmegerät war immer dabei.

Die intensiven Gespräche wurden oft unter anstrengenden Umständen aufgenommen und dann schlicht Interviews genannt. Im Winter 1982 wurden die Aufzeichnungen in Kopenhagen bearbeitet und ergänzt. Gerda Alexander war 74 Jahre alt. Violeta de Gainza fror in dem kalten, nordisch-dunklen Dezember, aber sie wollte unbedingt die Lebendigkeit der Gespräche mit Gerda Alexander auch anderen Menschen zugänglich machen.

83 Ebenda, Vorwort von Karin Schaefer.

Diese gemeinsame Arbeit macht das Lebenswerk und die Persönlichkeit von Gerda Alexander auch für diejenigen lebendig, die sie nie persönlich erlebt haben.

Aus Enthusiasmus und Begeisterung für die Eutonie und der Überzeugung von ihrer Wichtigkeit, aus Dankbarkeit und durch die gelungene »Annäherung« entstand das Buch *Annäherung an die Eutonie. Gespräche mit Gerda Alexander.*[84]

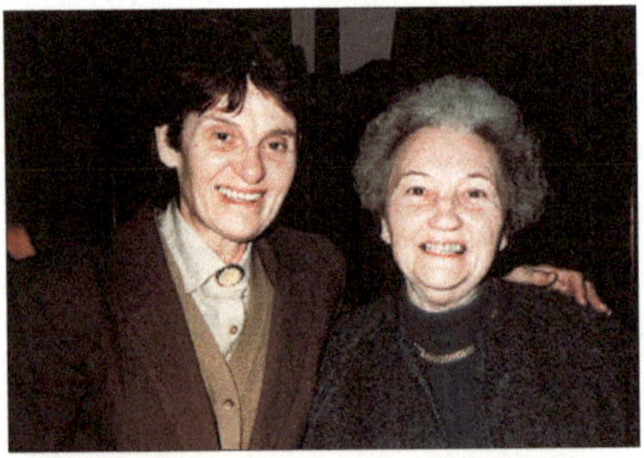

Violeta Hemsy de Gainza, Gerda Alexander, Buenos Aires 1983

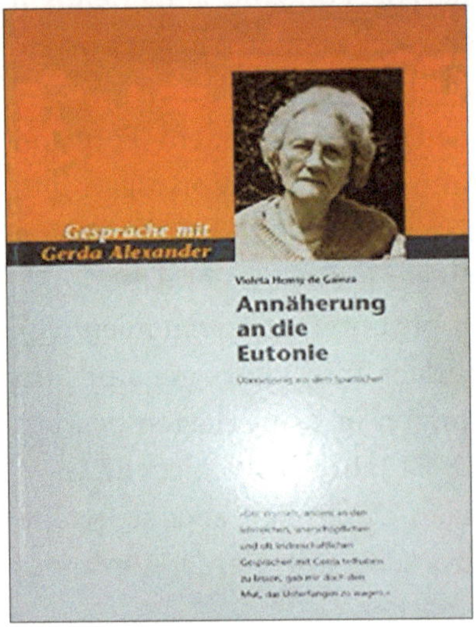

Gespräche mit Gerda Alexander. ASEGA 2003
Erstausgabe: Conversationes con Gerda Alexander, Vida y pensamiente da la Eutonia, Buenos Aires, 1983.

---

84 Herausgeber: Schweizerischer Berufsverband für Eutonie-Gerda-Alexander, 2003.

Gemeinsam auf dem Weg

Ihre engsten Freundinnen und Freunde fand Gerda Alexander im weiten Bereich ihrer Tätigkeiten und Interessen: Musik und Tanz, Pädagogik und Therapie, Psychologie, Medizin und Philosophie. Ihre tiefen menschlichen Beziehungen ergaben sich aus gemeinsamen beruflichen und persönlichen Interessen und Zielen: Persönliche Hingabe an die Realität des greifbaren Lebens und an die Visionen eines zukünftigen Menschen.

Charlotte Blensdorf-MacJannet (1901–1999)

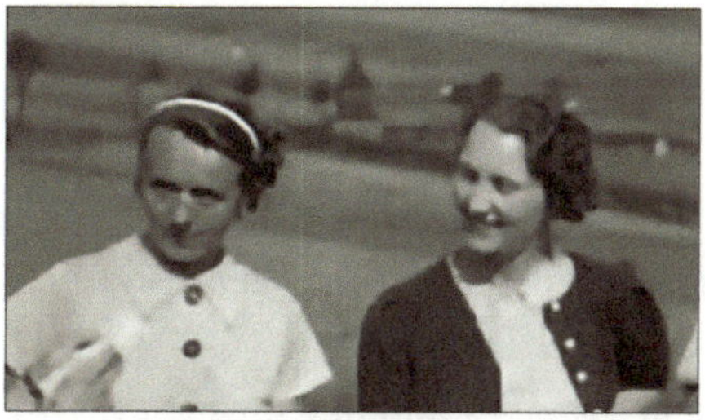

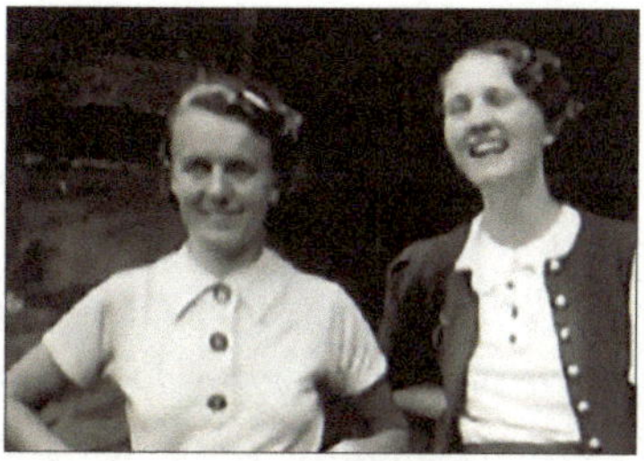

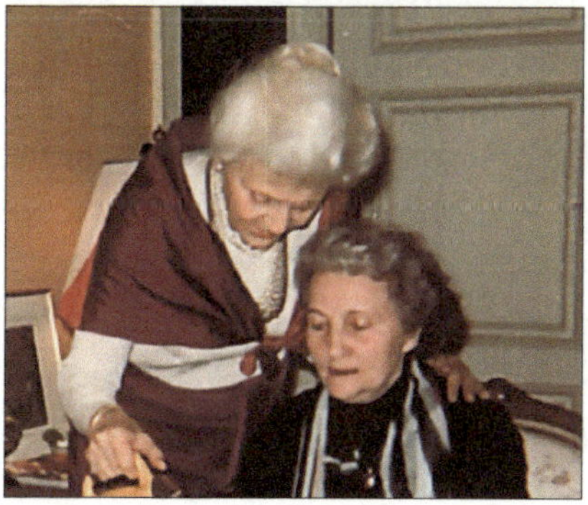

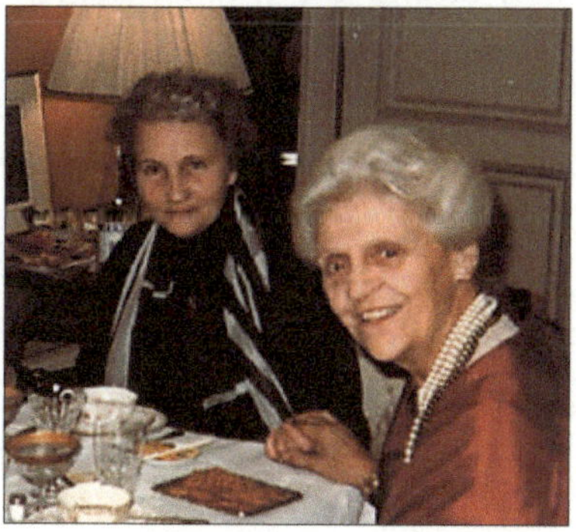

Die sieben Jahre ältere Charlotte erkannte früh Gerdas Talent, förderte sie und führte sie ein in Kongresse und Institute, u. a. zur

Reformpädagogik in Jena und Hellerau. Die gegenseitige Bewunderung und Achtung, die Freude am Gestalten und an einer Menschenbildung verband beide lebenslänglich.

Lassen wir sie selbst sprechen:

Zitate von Charlotte Blensdorf-MacJannet:[85]

»Gerdas Eltern verliebten sich während einer Reise durch die Schweiz, die mein Vater Otto Blensdorf organisiert hatte. Gerda war das erste Kind des jungen Paares, von daher war sie meiner Familie schon vor ihrer Geburt bekannt …« »… Sie liebte ihren Unterricht, wie auch ihre kleinen Freundinnen und Freunde, und so wurde die Gruppe bald sehr gut im Übersetzen von Musik in Bewegung und umgekehrt. Ihr Lehrer hatte einigen Sinn für Humor. Wenn Gerda von ihren Eltern gefragt wurde, was sie in ihrer Stunde gelernt hat, gab sie zur Antwort: Wir haben uns totgelacht. (S. Kapitel: Wer war Gerda Alexander?)

Jaques-Dalcroze sagte einmal zu mir ›Es ist an Ihnen, der neuen Generation, den Weg zu finden, wie die natürliche Bewegung gestaltet werden kann.‹

… Sein Anliegen wurde von unserer Gruppe sehr ernst genommen und führte vielleicht Gerda dazu, ihre Eutonie zu entwickeln. …

Meine Familie sowie ich selbst und meine Freundinnen stehen tief in ihrer Schuld und sind dankbar für ihr beispielhaft hingebungsvolles und freudiges Leben.«

Zitate von Gerda Alexander:[86]

»Meine erste Stunde im Frauenklub Elberfeld unterrichtete Charlotte. Von da an blieb sie das Vorbild für lebendigen Bewegungsausdruck in Körper und Stimme. Ein neues Leben begann.«

Ostern 1924 war die Lyzeumszeit abgeschlossen, drei Jahre Frauenschule sollten folgen. *»Glücklicherweise öffnete Otto Blensdorf für unsere Gruppe die erste Ausbildungsklasse. Noch jetzt in der Erinne-*

85 DEGGA-Mitteilungen Nr. 38, März 1996: Erinnerungen an Gerda Alexander, Charlotte Blensdorf-MacJannet.

86 DEGGA-Mitteilungen Nr. 38, März 1996: Gerda Alexander erinnert sich.

rung fühle ich das Glück und die Dankbarkeit, eine solche Lebensaufgabe bekommen zu haben.« Zu den Tätigkeiten und Erfolgen von Charlotte schreibt sie: »*Wir waren sehr stolz auf unsere Charlotte.«*

"WE DO NOT WANT TO WASTE ... OUR SHORT LIVES
BUILDING FOR OURSELVES ALONE,
WHEN WE CAN HELP OTHERS,
WHEN WE CAN DO A GREATER WORK."

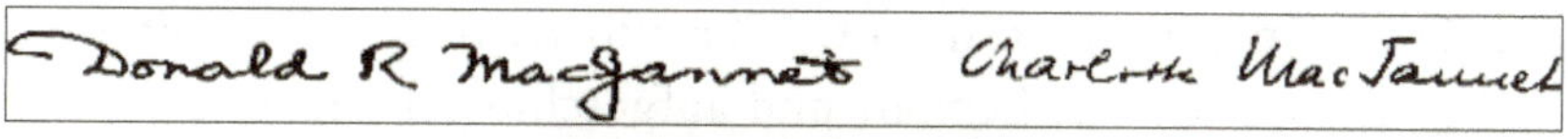

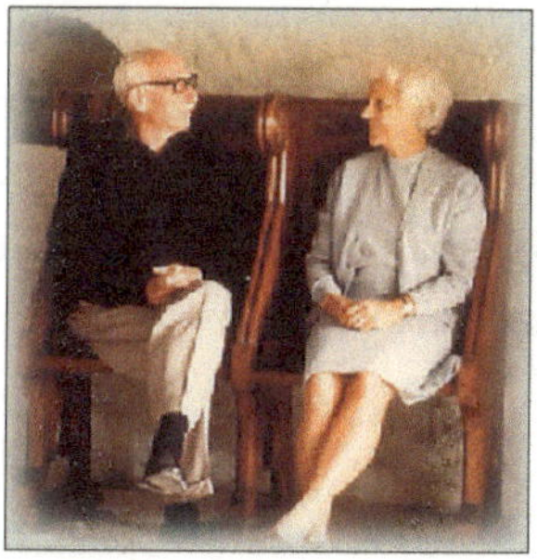

Exploring the ideas of leadership, international understanding, and education through the lives and work of Donald and Charlotte MacJannet.[87]

Charlotte Blensdorf war überzeugt von Gerdas Talent, sie wurde ihre Beraterin, ihre Förderin und lebenslange Freundin. Die politische Situation und der Krieg traten trennend zwischen sie: Gerda Alexander emigrierte nach Dänemark. Charlotte Blensdorf war verheiratet mit dem amerikanischen Sprachwissenschaftler und begeisterten Pädagogen Donald MacJannet und ging mit ihm in die USA. 1946 trafen sie sich wieder in Talloires, wo Charlotte und Donald MacJannets internationale Sommercamps für Jugendliche stattfan-

87 The MacJannet Legacy Portal – Tufts University

den. Hier gab Gerda Alexander regelmäßig Eutonie-Kurse. Später erwarben und restaurierten Charlotte und Donald MacJannet die »Prieuré«, ein ehemaliges Benediktinerkloster. Das Ziel ihrer Veranstaltungen: kultureller Austausch, internationale Erziehung, Beziehungen, Weltfrieden.

Charlotte MacJannet kam 1994 zu Gerda Alexanders Beerdigung. Dort lud sie mich zu einem Besuch ein. Sie lebte nicht mehr in Talloires, sondern auf dem gegenüberliegenden Ufer des Lac d'Annecy. Die Prieuré wurde 1978 von Donald und Charlotte MacJannet der Tufts University vermacht. 1996 fuhren mein Mann und ich zu ihr in die Schweiz. Lebhaft und aufgeschlossen erzählte sie uns von Gerda Alexander, den gemeinsamen Ideen und Visionen. Wir fuhren mit ihr zur Prieuré, sie führte uns im Haus herum, erfüllte es mit Leben und bat eine junge Praktikantin, einen Tee für uns zu kochen. Durch ihre Sprache, Gestik und wache Präsenz erinnerte sie uns an Gerda Alexander.

Rosalia Chladek (1905–1995)

Rosalia Chladek startete nach der Ausbildung in Hellerau an der früheren Bildungsanstalt Émile Jaques-Dalcroze ihre internationale Karriere als Tänzerin. Sie entwickelte eine Tanztechnik, die losgelöst vom klassischen Ballett auf der Gesetzmäßigkeit von Schwerkraft und eigener Energie, auf einem logischen, funktionalen System beruhte.

Die Logik und Klarheit ihrer Technik erhielten ihre besondere Lebendigkeit und Ausdrucksform durch Einsatz unterschiedlicher Körperspannungen. Forschung und Erfahrung, aber auch gegenseitige Ergänzungen erfüllte die lebenslängliche Beziehung beider Frauen. Rosalia Chladek erlebte ich in Kopenhagen als Gastdozentin und war beeindruckte von ihrer Klarheit, mit der sie unterrichtete.

Ein frappierender Unterschied: Ihre Schüler/innen sagten »die Chladek«, wir sagten »die Gerda«.

Gerda Alexander war Herausgeberin des Buches über Rosalia Chladek. Es war ein Ausdruck ihrer Bewunderung für diese Tänzerin und Bewegungslehrerin.

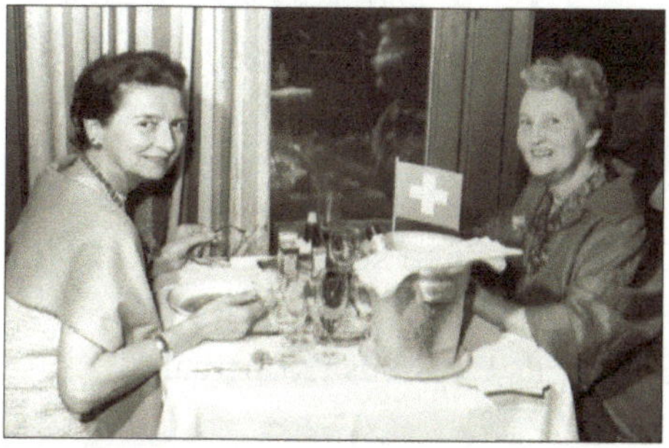

Rosalia Chladek, Gerda Alexander

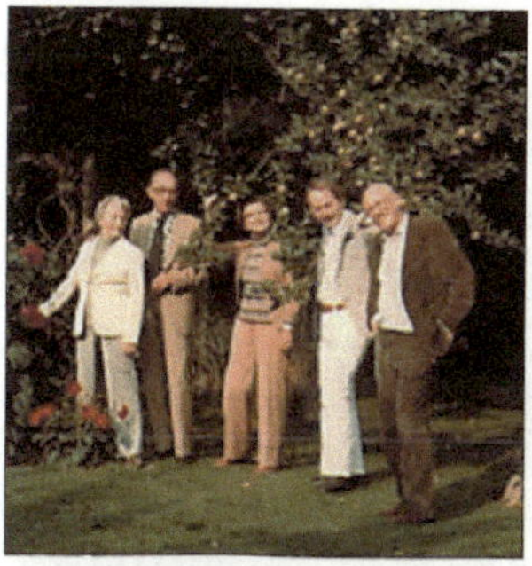

von links: Gerda Alexander, Karl Heinz Taubert, Rosalia Chladek, unbekannt, 1970er Jahre

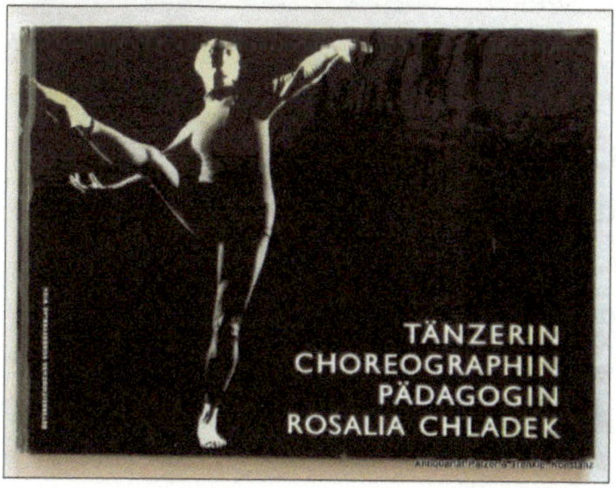

Herausgeber: Gerda Alexander, Hans Groll
ÖBV Pädagogischer Verlag
Wien 1965

Else Brems (1908–1995)

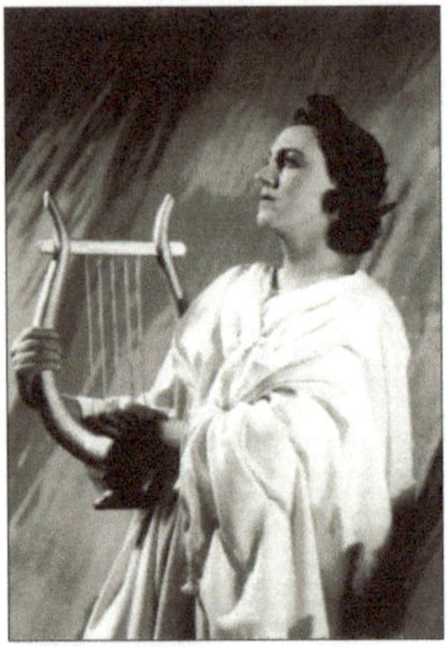

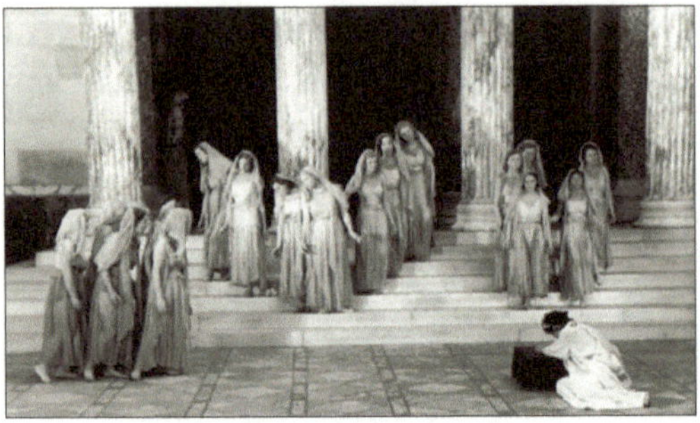

Reigen seliger Geister (1946)

Else Brems als Orpheus (Kontraalt)

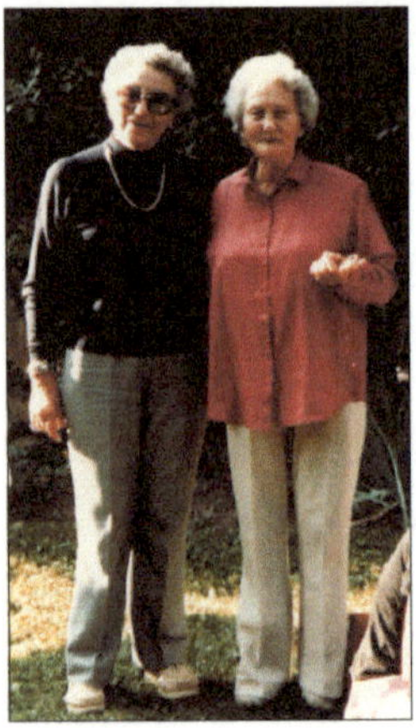

Nachbarinnen in Vig auf Seeland

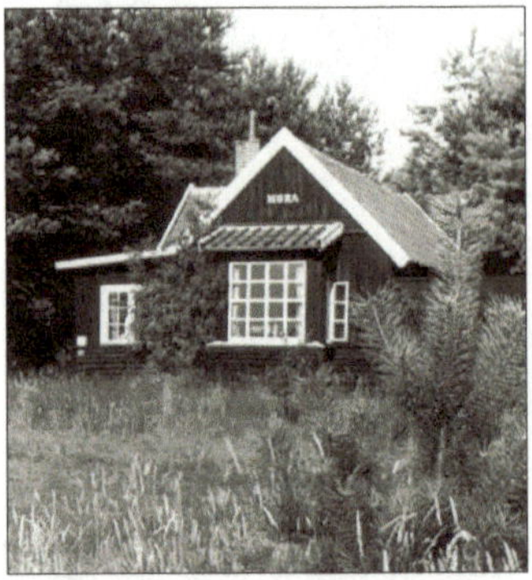

Gerda Alexander war von 1930 bis 1935 als Choreographin an der Philharmonie Malmö unter der Leitung des Dirigenten Walter Meyer-Radon tätig. Inszeniert wurden die Opern

Orpheus und Eurydike, Gluck, Der Jasager, Weill, Dido und Aeneas, Purcell.

1946 wurden Szenen aus der Oper in der Glyptothek Kopenhagen aufgeführt.

Sie übernahm auch die Choreographie für die Neuinszenierung 1951 am Königlichen Theater Kopenhagen, Regie von Torben Anton Svendsen, musikalische Leitung Maestro Tango.

Else Brems aus Kopenhagen sang 1946 und 1951 den Orpheus.

Aus der künstlerischen Zusammenarbeit erwuchs eine bleibende Freundschaft.

Else Brems besaß ein Haus im Kiefernwald bei Vig auf Seeland, ein solides Steinhaus, in dem ihr Flügel stand. Für Gerda fanden die Freundinnen ein Grundstück in der Nähe – aber nicht zu nah, damit der Raum für die äußere und innere Freiheit gewahrt bleibt. Hier landete später das Haus Mora.

Else Brems war eine Vertrauensperson für Gerdas Gäste in Mora, wenn sie Probleme hatten. Als es in Else Brems' Leben durch Alter und Krankheiten viel Leid gab, nahm Gerda Alexander mit schmerzlichem Mitgefühl Anteil. Für beide stand immer der Respekt vor der Person an erster Stelle.

Karl Heinz Taubert

Karl Heinz Taubert wurde am 16. Dezember 1912 geboren. Er verstarb am 3. Januar 1990.

Am 19 Mai 1990 wurde ihm posthum der Deutsche Tanzpreis verliehen.

Auszüge aus der Laudatio von Sibylle Dahms für Karl Heinz Taubert:

»... was Karl Heinz Tauberts Wesen und Wirken so unverwechselbar machte: höchster persönlicher Einsatz von Physis und Psyche im harmonischen Miteinander, und damit verbunden, ja daraus resultierend die erstaunliche und heute so seltene Gabe, den Funken der Begeisterung für die Sache auf andere überspringen zu lassen. Der Enthusiasmus, mit dem

er sich der Erforschung und Verlebendigung historischen Tanzguts hingab, das er in jahrzehntelangem Wirken einem immer breiteren Interessentenkreis weit über Deutschlands Grenzen hinaus vermitteln konnte, dieser Enthusiasmus war ungemein kräfteraubend und doch zugleich Tauberts Lebenselixier. ›Lieber Enthusiast‹, meinte Derra einmal in einem ihrer Briefe, ›wenn Sie nicht solch ein Enthusiast wären, könnten Sie wirklich nicht so viel leisten!‹, oder in einem anderen Schreiben: ›Nun ja, ich sag's ja, der Enthusiast arbeitet viel zu viel, aber wie wäre es, wenn es keine Enthusiasten gäbe! Arme Welt, könnte man da nur sagen ... Nun, treiben Sie es nicht gar zu toll und lassen Sie das Karussell langsamer drehen ...‹ Doch solche Warnungen, und das wusste Derra, und das wussten wir, die wir später in ähnlicher Form zu mehr Schonung der Kräfte mahnten, fruchteten nichts. Der einmal erkannten Bestimmung seines Lebens mit ganzem Einsatz bis zu den letzten Kraftreserven zu dienen, das lag im Wesen Karl Heinz Tauberts begründet.

... Das 1986 erschienene ›Barock-Tänze‹-Buch hat Taubert all jenen gewidmet, ›die tanzend und musizierend Raum und Zeit verwandeln‹. Dieses Motto hatte ihm schon Georg Götsch mit auf die zweite und so besonders erfüllte Hälfte seines Lebensweges mitgegeben. Vielen seiner Mitmenschen hat Taubert diese beglückende Erfahrung mitteilen und damit auch ihr Leben entscheidend bereichern können.

... Die Verleihung des Deutschen Tanzpreises an einen Mann, der wie Taubert trotz seiner erstaunlichen Breitenwirkung in stiller Bescheidenheit seinen Weg zu Ende ging, ist eine Ermutigung und ein Signal für alle jene, die sich abseits begangener Pfade auf Neuland vorwagen und deren Wirken für die Künste und Wissenschaften gleichermaßen unverzichtbar ist.

... ›Die Körperbewegung und ihr Gesetz, der Rhythmus und sein Gesetz müssen übereinstimmen, wenn sie überzeugen sollen‹, hat Taubert einmal in einem Aufsatz über Fragen des Rhythmus geschrieben. Die Harmonie von innen und außen, wie sie auch die Eutonie, der westliche Weg zur Erfahrung körperlich-geistiger Einheit, anstrebt, deren Theorie und Praxis Gerda Alexander, Tauberts langjährige, in Dänemark wirkende Freun-

din, entwickelt hat – die Harmonie von Körper und Geist war wohl auch das Geheimnis von Tauberts Wirkungskraft und seiner nie erlahmenden positiven Lebenseinstellung.«

Diese Worte der Laudatio können auch Gerda Alexander gelten: Der Enthusiasmus beider, anderen Menschen einen Weg zur Harmonie von Körper, Geist und Seele zu zeigen, ging manchmal über ihre eigenen körperlichen Kräfte hinaus. Ihre stille Bescheidenheit machte sichtbar, dass sie sich selbst gefunden hatte.

Die jahrelange Beziehung zwischen Gerda Alexander und Karl Heinz Taubert wird durch diese Laudatio sehr verständlich. Diese beiden Menschen lebten in räumlicher Distanz:

Karl Heinz Taubert lebte in Berlin, Gerda Alexander wohnte in Kopenhagen. Beide waren überall dort zu Hause, wo man ihre beseelte Körpersprache verstand.

Ihr enger Kontakt beruhte auf dem gegenseitigen Verständnis füreinander und für ihre Berufung – ihren Aufruf an die Menschen. Schon am Anfang ihrer beruflichen Laufbahn waren beide geprägt und motiviert von den geistigen Strömungen in Hellerau, der

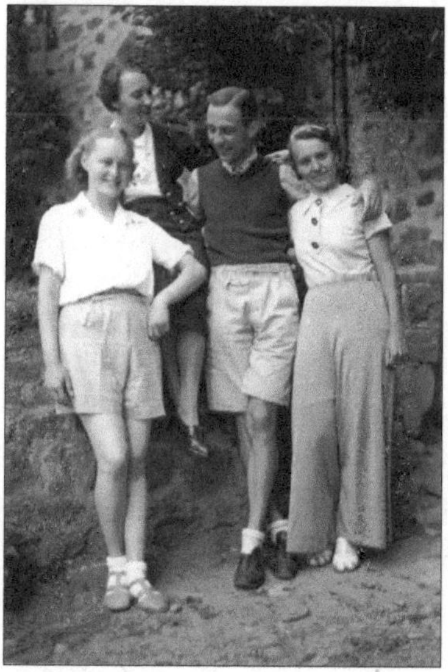

Rhythmik-Kurs in Sternberg, Mecklenburg, 1938 Hinten von links nach rechts: Gerda Alexander, Karl Heinz Taubert, Charlotte Blensdorf, vorne links: unbekannt

Rhythmik Jaques-Dalcroze und von der Erkenntnis der Einheit von Körper, Geist, und Seele.

Eine innere Übereinstimmung führte sie zusammen. Lebenslänglich nahmen sie beruflich und privat einen empathischen Anteil am Leben des anderen, sie anerkannten und ermutigten sich gegenseitig, und sie freuten sich von Herzen miteinander.

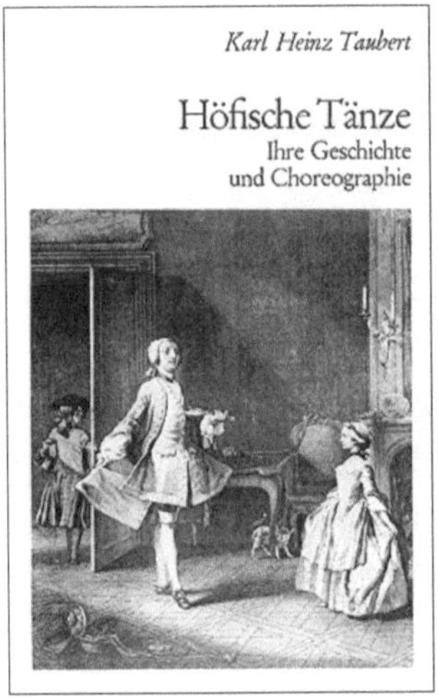

Verlag Schott, Mainz 1983, Wikipedia

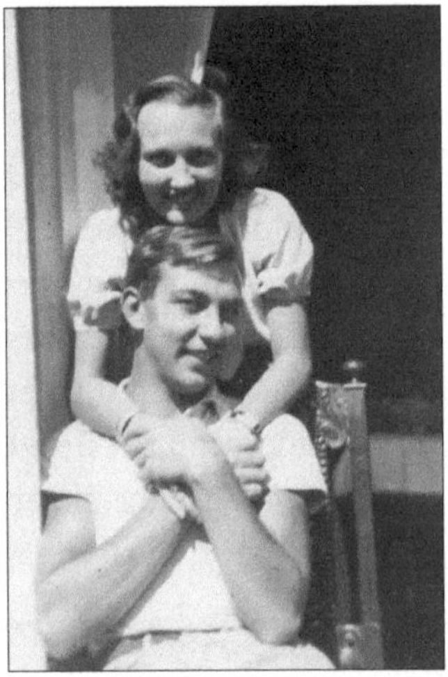

Gerda Alexander und Karl Heinz Taubert in den 1930er Jahren

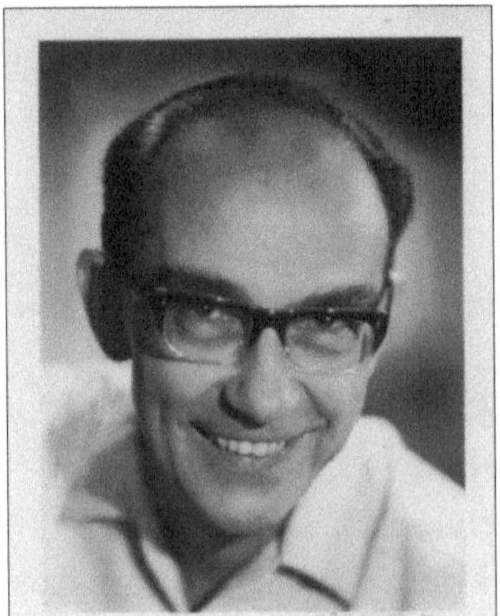

Karl Heinz Taubert 1967, handschriftlich von ihm auf der Rückseite: Fürs Gerdalein vom fröhlichen »Häschen«!

Fotos: Privatbesitz

Ererbte Freundschaft: Butterbrot oder Bratkartoffeln?

Die Privathäuser der Familien Mittelsten Scheid (Besitzer des Unternehmens Vorwerk) und der Familie Alexander (Garnfabrikant) lagen nebeneinander in Wuppertal, An der Bergbahn.

Bei den großen Fliegerangriffen 1943 auf Barmen wurden durch Phosphorbomben beide Häuser restlos zerstört.

Gerda Alexander: »75.000 Menschen erlitten tödliche Verbrennungen, niemand konnte etwas retten ...

In der Nähe meines Elternhauses gab es einen großen Park, und das hat ihnen das Leben gerettet. Es verging fast ein halbes Jahr, bis ich erfuhr, dass sie noch lebten.

Ich erhielt von der dänischen Regierung die Bewilligung, sie im Herbst 1943 zu einem dreimonatigen Aufenthalt nach Dänemark einzuladen.«[88]

Heute stehen auf den Grundstücken Häuser mit Eigentumswohnungen.

Die Familie Alexander und Familie Mittelsten Scheid waren Nachbarn. Hinter ihren Häusern lagen große Gärten, durch einen Zaun voneinander getrennt.

Die beiden Söhne Erich (geb. 1908) und Rudi (geb. 1910) Mittelsten Scheid konnten diesen Zaun leicht überwinden. Gerda Alexander erzählte mir 1987 in fröhlicher Erinnerung:

»Die beiden Brüder kamen gerne zu uns, besonders zum Abendbrot. Alles stand auf dem Tisch, und jeder nahm sich für sein Brot, was er gerne mochte. Ich glaube, bei der Familie Mittelsten Scheid wurde alles fertig auf Tellern serviert. Als ganz junges Mädchen verliebte ich mich in den Bruder Erich und hoffte, er käme meinetwegen über den Zaun. Dann verstand ich: Er liebt die Butterbrote meiner Mutter.«

---

88 Violeta Hemsy de Gainza: Annäherung an die Eutonie, 2003.

In der Familie Mittelsten Scheid ist überliefert, dass es die leckeren Bratkartoffeln waren, die beide Brüder zum Nachbarn trieben. Bratkartoffeln gab es bei ihnen zu Hause nicht.

Bratkartoffeln oder Butterbrote? – Die Geschichte geht weiter:

Von 1977 bis 1981 war ich zur Ausbildung bei Gerda Alexander in Kopenhagen.

Vor meiner Abschlussprüfung sagte Gerda Alexander zu mir, dass sie Besuch bekomme von einem Jugendfreund aus Wuppertal und seiner Ehefrau, einer Physiotherapeutin. Sie fügte hinzu: »Beide werden morgen bei Ihrer Bewegungsstudie zuschauen.«

Etwas beklommen betrat ich den Raum. Gerda Alexander und der Wuppertaler Besuch kamen freundlich grüßend herein und setzten sich zu der anwesenden Jury.

Während meiner Bewegungsstudie machte mir ein Bambusstab in meinen Händen die Eutonie-Prinzipien Berührung – Kontakt – Raum fühlbar. Die Studie sollte es auch für die Jury und die Gäste sicht- und fühlbar machen. Der Bambusstab war mir vertraut und gab mir Sicherheit, meine Studie begann. Aufmerksame Ruhe war im Raum – und in mir.

Dann erklang Gerda Alexanders Stimme: »Was sie jetzt gerade macht, hat sie nicht bei mir gelernt, das brachte sie schon mit.« Was meinte sie? War das ein Lob? War das ein Tadel?

Später erfuhr ich, wer die Besucher waren: Der Nachbarsohn Erich Mittelsten Scheid mit seiner Frau Charlotte. Die alte Freundschaft lebte noch, und beide interessierten sich für die Arbeit von Gerda Alexander. Der Zaun zwischen den Gärten wurde wieder überwunden:

Zu Hause in Wuppertal erzählte Charlotte Mittelsten Scheid ihrer Nichte Karen von dem Besuch bei Gerda Alexander und der Eutonie-Methode.

Karen, geborene Mittelsten Scheid, heute Karen Schmidt-Paas, ist die Tochter von dem Zaunüberwinder Rudi, dem dritten Sohn der Familie Mittelsten Scheid. Er ist im Krieg gefallen und hinterließ seine Frau mit den Kindern Karen und Dieter. Beide machten sich auf die Suche nach einem Weg zum ganzheitlichen Menschen. Dieter widmete sich der Meditation und ging zu Hertha Richter, um bei ihr die Atem-Ausbildung zu machen. Karen wurde Physiotherapeutin und suchte in diesem Bereich nach Erweiterung und Vertiefung.

Charlotte Mittelsten Scheid riet ihr, die Eutonie-Methode kennenzulernen und Kontakt zu mir aufzunehmen.

Karen folgte dem Rat und nahm 1981 an einem meiner ersten privaten Wochenkurse teil. Beeindruckt von der Eutonie-Methode, kam sie regelmäßig zu meinen Kursen. Gerne hätte sie die Eutonie-Ausbildung gemacht. Als Ehefrau mit zwei Kindern war für sie die damalige vierjährige Vollschulzeit nicht möglich. In unseren Gesprächen über körperorientierte Arbeit erzählte ich ihr von der Feldenkrais-Methode und meiner Teilnahme an den von Chava Shelhav geleiteten Feldenkrais-Wochenendkursen »Bewusstheit durch Bewegung« in Hamburg. Interessiert schloss sie sich mir an, der Kurs begeisterte sie. Schnell war sie überzeugt von der Qualität der Feldenkrais-Methode und von der professionellen Unterrichtsweise von Chava Shelhav. Karens Wunsch, eine somatopsychische Ausbildung zu absolvieren, konnte realisiert werden: Die Feldenkrais-Ausbildung wurde berufsbegleitend durchgeführt.

Karen wandte sich an Chava Shelhav mit dem Vorschlag, eine Ausbildung in Deutschland zu planen. Diese stimmte zu. Karens hohe Motivation, ihre ganz persönliche Kontaktfähigkeit und ihr Organisationstalent machten es möglich: 1984 begann die erste Feldenkrais-Ausbildung in Deutschland (Neuss I). Von Karen und Chava Shelhav erhielt ich die Einladung, an der Feldenkrais-Ausbildung teilzunehmen – eine ungeahnte Chance.

In dieser Zeit hatte Gerda Alexander mich ermutigt, unter ihrer Schirmherrschaft eine Ausbildungsstätte für Eutonie-Gerda-Alexander in Deutschland zu gründen. Die Eröffnung einer Eutonie-

Schule wurde für 1987 geplant und nahm mich sehr in Anspruch. Interessierte Fragen dazu wurden gestellt, viele Anmeldungen trafen ein und KollegInnen sagten ihre Mitarbeit zu. – Und nun lockte Feldenkrais! Was tun?

Ich erzählte Gerda Alexander von meiner Chance zur Teilnahme an der Feldenkrais-Ausbildung. Sie war irritiert. Ich erklärte ihr, dass mir für die Leitung einer Eutonie-Ausbildung die Klarheit der körperlichen Funktionen mit ihren Strukturen und ihrem neuronalen Zusammenspiel fehlt und die Feldenkrais-Methode diese sehr konsequent vermittelt.

Sie antwortete: »Gehen Sie zum alten Moshé und lernen Sie von ihm. Wenn ich seinen Kopf gehabt hätte, wäre mehr aus uns geworden.«

Karen und ich begannen 1984 gemeinsam mit der Feldenkrais-Ausbildung Neuss I, eine Lernzeit voll Erfahrungen, neuen Fragen, wertvollen Begegnungen und sehr viel Humor.

Butterbrot oder Bratkartoffeln? Eutonie-Gerda-Alexander oder Feldenkrais? Beides!

Karen Schmidt-Paas engagierte sich bei den »Feldenkraislern«: Sie organisierte mit Chava Shelhav zusammen die Ausbildungen, sorgte 1992 für das Seminarhaus »Das Haus« in Vussem und wurde Geschäftsführerin des Feldenkraiszentrums Chava Shelhav, eine gemeinnützige GmbH, Bildungsmanagement.

Gleichzeitig blieb Karen der Eutonie-Gerda-Alexander treu. Sie gehört zu den Gründerinnen und Mitgliedern des gemeinnützigen Vereins Gerda-Alexander-Schulen e. V.

Mit Spenden aus einem Vorwerk-Fonds unterstützt sie den Verein und damit die Eutonie-Ausbildung.

Die Freundschaft der Nachbarkinder aus Wuppertal wurde vererbt. Als langjährige Assistentin von Gerda Alexander wuchs ich in die Rolle des »Nachbarkindes« hinein.

Zäune gab es nicht mehr.

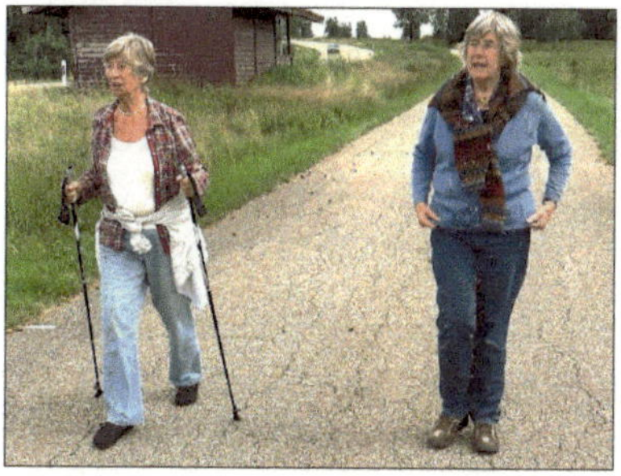

Foto: Privatbesitz
Karin Schaefer, Karen Paas, 2019

Eutonie-Gerda-Alexander oder Bewusstheit durch Bewegung von Feldenkrais? Beides!

Die sinnlich-intuitive und künstlerische Eutonie-Methode von Gerda Alexander und die auf wissenschaftlicher Basis aufbauende und klar strukturierte Methode »Bewusstheit durch Bewegung« von Moshé Feldenkrais ergänzen sich wie Yin und Yang.

Gerda Alexander fördert das Spüren (Sensorik) und setzt dazu die Bewegung ein.

Moshé Feldenkrais fördert die Bewegung (Motorik) und setzt dazu das Spüren ein.

Beide beginnen mit der Sensomotorik zur Entwicklung des Körperbewusstseins, und sie begegnen sich in dem Wunsch, die Bewusstseinsentwicklung des ganzen Menschen zu fördern.

Zwischen Gerda Alexander und anderen Menschen entstanden persönliche Beziehungen und Freundschaften vor allem durch die gemeinsamen Visionen von einem wachsenden menschlichen Bewusstsein, von einem Dasein füreinander und miteinander und durch den persönlichen Einsatz, an der Verwirklichung mitzuwirken.

Diese Vision lebt weiter – auch als eine Wirklichkeit.

Ein Vermächtnis

Klaus Metzmacher gibt das Vermächtnis weiter und schreibt dazu:

Für diesen Blick in das private Leben von Gerda Alexander will ich als ihr Patensohn gerne von unserem späten Kennenlernen und meinen Erinnerungen berichten.

Am 17. November 1936 wurde ich als zweites Kind der Konzertsängerin Berta Taubert-Metzmacher und des Violoncellisten Rudolf Metzmacher in Hamburg geboren. Bei der Taufe am 6. November 1938 wurde in dem erst spät in meinen Besitz gelangten Kirchenpass als Patin »Frl. Gerda Alexander, Kopenhagen« eingetragen, aufgrund der engen Freundschaft mit meiner Mutter.

In Anbetracht der Konzerttätigkeit meiner Eltern hatte ich kein familiäres Zuhause und wuchs unter fremder Obhut auf. Nach dem Krieg besuchte ich das Pädagogium Bad Sachsa und ab 1950 bis zur mittleren Reife das Internat Louisenlund, dem ich bis heute sehr verbunden bin.

Am 24. Mai 1950 fand meine schwerkranke Mutter nach einem Jahr schwersten Leidens den Weg in die Erlösung: Ich sah sie zum letzten Mal im März 1949 bei der Trauerfeier für meinen Großvater in Blankenese.

Den Impuls für die Kontaktaufnahme zu Tante Gerda gab mein Onkel Karl Heinz (bei uns »Onkel Mu« genannt), als ich ihn im April 1956 in Berlin besuchte. Er regte an, mich doch mal mit ihr in Verbindung zu setzen. Schon kurz darauf lernten wir uns kennen. Dies ist in eigenen Briefen belegt, die vor einigen Monaten bei der Auflösung des letzten Hausstandes meines Vaters den Weg zurück zu mir fanden. Ich zitiere daraus:

20. April 1965: »Meinen Urlaub verbringe ich wahrscheinlich in Dänemark 1 1/2 Stunden von Kopenhagen entfernt in einem Wo-

chenendhaus von Tante Gerda, die wohl eine Nenntante von mir ist. Ich will gleich heute Nachmittag hinschreiben.«

27. April 1965: »Am 8.5. will ich nach Kopenhagen und mal die Lage peilen.«

10. Mai 1965: »Das Wochenendhaus dort ist so liebevoll, nett und einladend eingerichtet von Tante Gerda, dass ich am liebsten dort geblieben wäre. Wie ein Pfefferkuchenhaus im Wald an einer Wiese und 15 Min. von der See entfernt. Ich fahre nun endgültig vom 10.–31.7.«

18. März 1966: »Vorgestern schrieb Tante Gerda, ob ich wieder ins Mora-Häuschen kommen will. Ich sagte mich für Ende Juli an und hoffe, dass es klappt.«

Daraus wurde nichts, weil ich im Mai meine künftige Ehefrau Gabi kennenlernte. Nach dem Wechsel des Arbeitgebers und dem Umzug nach Berlin heirateten wir im März 1967 und durften anschließend sowie in den Folgejahren mit unserer Tochter Katrin herrliche Urlaubswochen im Mora-Häuschen verbringen. Die Erinnerungen daran und an gelegentliche Besuche in Kopenhagen sind dank unserer inzwischen digitalisierten Super-8-Filme sehr gegenwärtig.

Infolge meiner beruflichen Versetzung nach München lebten wir ab 1974 in Ismaning, wo wir ein Haus mieteten. Auch dort gab es zwei beglückende Wiedersehen, die durch folgende Einträge in unser Gästebuch dokumentiert sind:

23. Juni 1972: »Welch schöner Sommernachmittag im Garten und im schönen Haus! Bin so froh, nun zu wissen, welch gemütliches Heim ihr habt – und viele schöne Jahre liefen im Film ab! Nun bin ich wirklich mit dabei. Dank für alles. Eure Tante Gerda.«

9. Mai 1981: »Ein herrlicher Sonnentag im Garten und ein Zusammentreffen – ganz ungewollt – mit Mu – eine glückliche Familienfeier bei Sachertorte, Sekt, Fondue und gutem Wein.

Dank für diese schöne Stunden! Tante Gerda.«

Wir sahen sie zuletzt 1991, als Gabi und ich sie in Wuppertal besuchten. Tante Gerda wurde dort von ihrer Familie betreut, war geistig und körperlich schon sehr angeschlagen und ein Schatten ihrer selbst.

Kurz nach unserem Umzug an die schleswig-holsteinische Westküste im April 1994 überraschte uns Tante Gerda mit einer testamentarisch festgelegten Erbschaft. Der von diesem Geld gekaufte damals 80 Jahre alte Perserteppich erfreut uns bis heute täglich.

Ich bin dankbar, dass uns meine Patentante Gerda Alexander so viel Herzenswärme entgegenbrachte und mir zeigte, was Gelassenheit bedeutet.

Klaus Metzmacher

Klaus und Gabi Metzmacher

Die Begegnung mit Klaus Metzmacher und seiner Frau Gabi war für mich eine Offenbarung. Klaus Metzmachers Mutter war eng befreundet mit Gerda Alexander. Gerda Alexander war seine Patin und Karl Heinz Taubert sein Onkel. Beide verband eine innige, lebenslängliche Freundschaft.

Klaus Metzmacher und seine Frau Gabi ließen meinen Mann und mich in gemeinsamen Gesprächen voll Vertrauen teilhaben an ihren sehr persönlichen Beziehungen zu »Tante Gerda«. Herzlichkeit, Offenheit und Humor prägten ihre Erzählungen, Mora gehörte dazu.

Klaus Metzmacher hatte den Nachlass seines Onkels Karl Heinz Taubert sorgsam geordnet. Er übergab uns 45 Briefe, die Gerda Alexander in den Jahren 1950 bis 1980 an ihren Freund Karl Heinz Taubert geschrieben hatte: Briefe bis zu drei DIN-A4-Seiten im Wechsel mit der Hand oder auf der Schreibmaschine geschrieben, teilweise auf Luftpostpapier. Erkennbar ist, dass die Briefe oft spontan entstanden, sie sind unkorrigiert und manchmal schwer lesbar.

Viele Briefe sind nicht datiert, hin und wieder gibt es Tages- und Monatsangaben, einfache Angaben wie erster Advent, Weihnachten, Ostern oder eine Ortsangabe: Kanada, Talloires, c/o André Schmitt, im Zug von Straßburg.

Dieser Schatz liegt nun vor mir und hilft bei der Suche nach der privaten Gerda Alexander. Außerdem haben Klaus und Gabi Metzmacher mir leihweise das Testament und Dokumente von Gerda Alexander überlassen.

Die folgenden Briefe richten sich an Klaus Metzmacher und seine Frau, sie bereiten deren Ferienaufenthalt 1972 in Mora vor. Diese Briefe erzählen, wie offen Gerda das Haus Mora ihren Freunden anbot, von ihr aber auch viel Sorge, Zeit und Arbeit investiert werden musste. Diese Mühe wurde für sie leicht durch die Liebe zu dem einfachen Holzhäuschen mitten in der Natur und zu den Menschen, die sich mit ihr daran freuten.

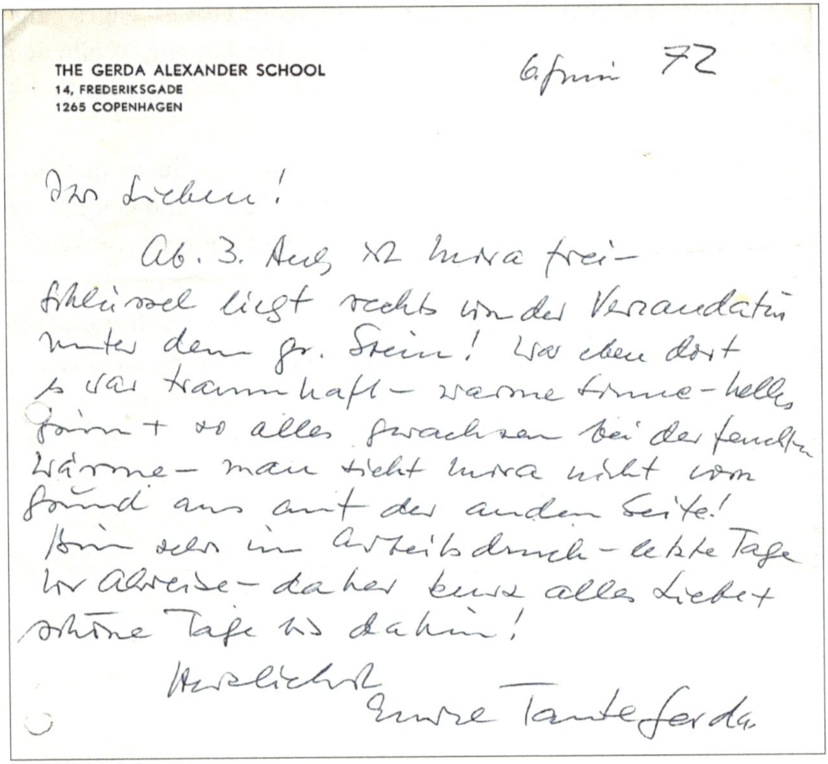
THE GERDA ALEXANDER SCHOOL
14, FREDERIKSGADE
1265 COPENHAGEN

6. Juni 72

Ihr Lieben!

Ab 3. Aug. 72 Mora frei – Schlüssel liegt rechts von der Verandatür unter dem gr. Stein! War eben dort – so traumhaft – warme Sonne – helles Grün + so alles gewachsen bei der feuchten Wärme – man sieht Mora nicht vom Grund aus auf der andern Seite! Bin sehr im Arbeitsdruck – letzte Tage vor Abreise – daher kurz alles Liebe + schöne Tage bis dahin!

Herzlichst
Eure Tante Gerda

In diesen zwei Briefen wird deutlich, dass für Gerda Alexander die Prinzipien ihrer Eutonie-Methode auch im privaten Bereich galten: Zuerst einen guten Boden bereiten für einen sicheren Stand. Wenn die Füße dort ihren Halt finden, wachsen Aufrichtung und Offenheit für die Umgebung. Ganz praktisch ging es um reale Alltagsbedürfnisse: Der Tank war in Unordnung, das Klo funktionierte schlecht, der Kühlschrank wackelte und soll auf die Erde kommen, »… für alle Fälle besser ihn nachts abzustellen … und auch keine Flaschen in die Tür stellen, damit er nicht runterkippt.« Sie selbst sehnte sich nach mehr Zeit für Mora und schrieb weiter: »Es ist eine Chance, wenn Onkel Mu kommt, dass wir ein Weekend hier sein können.« Damit sind wir bei »Onkel Mu«. So wurde Karl Heinz Taubert im

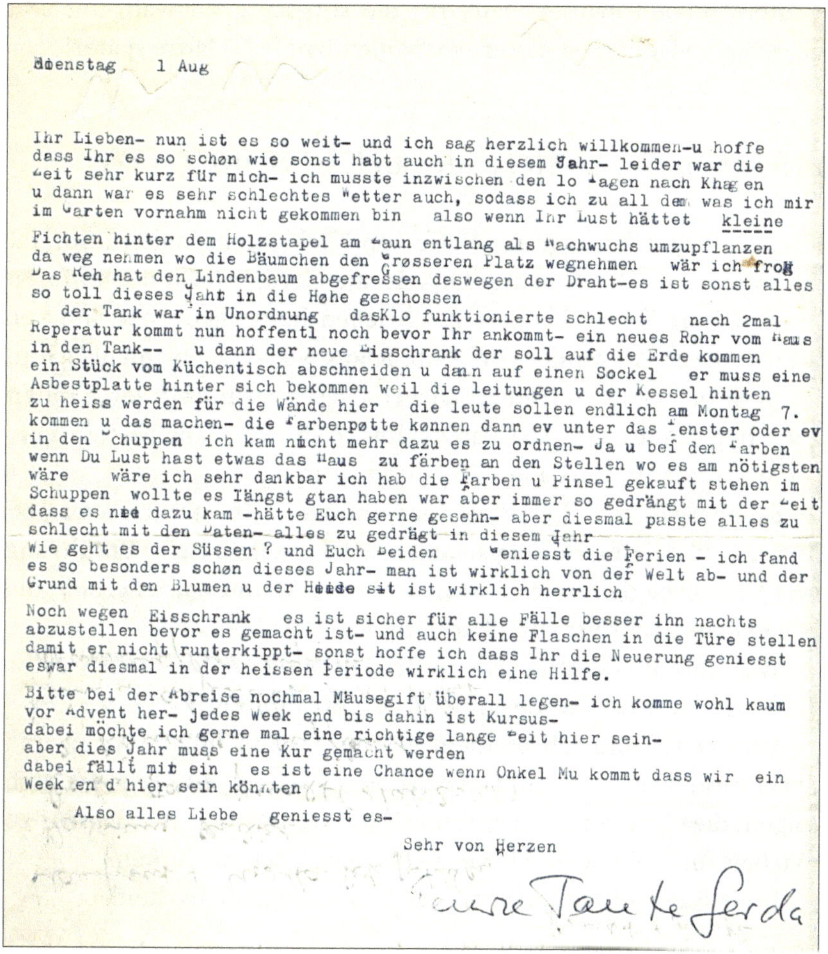

Dienstag 1 Aug

Ihr Lieben- nun ist es so weit- und ich sag herzlich willkommen-u hoffe dass Ihr es so schøn wie sonst habt auch in diesem Jahr- leider war die Zeit sehr kurz für mich- ich musste inzwischen den lo Tagen nach Khagen u dann war es sehr schlechtes Wetter auch, sodass ich zu all dem was ich mir im Garten vornahm nicht gekommen bin also wenn Ihr Lust hättet kleine Fichten hinter dem Holzstapel am Zaun entlang als Nachwuchs umzupflanzen da weg nehmen wo die Bäumchen den grøsseren Platz wegnehmen wär ich froh
Das Reh hat den Lindenbaum abgefressen deswegen der Draht-es ist sonst alles so toll dieses Jahr in die Høhe geschossen
der Tank war in Unordnung dasKlo funktionierte schlecht nach 2mal Reperatur kommt nun hoffentl noch bevor Ihr ankommt- ein neues Rohr vom Haus in den Tank-- u dann der neue Eisschrank der soll auf die Erde kommen ein Stück vom Küchentisch abschneiden u dann auf einen Sockel er muss eine Asbestplatte hinter sich bekommen weil die leitungen u der Kessel hinten zu heiss werden für die Wände hier die leute sollen endlich am Montag 7. kommen u das machen- die Farbenpøtte kønnen dann ev unter das Fenster oder ev in den Schuppen ich kam nicht mehr dazu es zu ordnen- Ja u bei den Farben wenn Du Lust hast etwas das Haus zu färben an den Stellen wo es am nötigsten wäre wäre ich sehr dankbar ich hab die Farben u Pinsel gekauft stehen im Schuppen wollte es längst gtan haben war aber immer so gedrängt mit der Zeit dass es nie dazu kam -hätte Euch gerne gesehn- aber diesmal passte alles zu schlecht mit den Daten- alles zu gedrägt in diesem Jahr
Wie geht es der Süssen ? und Euch Beiden Geniesst die Ferien - ich fand es so besonders schøn dieses Jahr- man ist wirklich von der Welt ab- und der Grund mit den Blumen u der Heide ist wirklich herrlich

Noch wegen Eisschrank es ist sicher für alle Fälle besser ihn nachts abzustellen bevor es gemacht ist- und auch keine Flaschen in die Türe stellen damit er nicht runterkippt- sonst hoffe ich dass Ihr die Neuerung geniesst eswar diesmal in der heissen Periode wirklich eine Hilfe.

Bitte bei der Abreise nochmal Mäusegift überall legen- ich komme wohl kaum vor Advent her- jedes Week end bis dahin ist Kursus-
dabei möchte ich gerne mal eine richtige lange Zeit hier sein-
aber dies Jahr muss eine Kur gemacht werden
dabei fällt mir ein es ist eine Chance wenn Onkel Mu kommt dass wir ein Week end hier sein könnten

Also alles Liebe geniesst es-

Sehr von Herzen

Eure Tante Gerda

ganz privaten und vertrauten Freundeskreise wegen seiner tiefen Mu-Stimme genannt. In einem Brief an ihn schrieb Gerda Alexander am 18. Februar 1955: »Klaus[89] schrieb mir so einen netten Brief, er scheint ein lieber Kerl zu werden.« Sie hatte Recht!

89 Klaus Metzmacher

Ihm gilt ein großer Dank für die sorgsame Verwahrung und großzügige Übergabe dieser wertvollen Briefe 60 Jahre später!

Briefe von Gerda Alexander an Karl Heinz Taubert

Klaus Metzmacher war ein Neffe von Karl Heinz Taubert. Sorgfältig hatte er die Briefe seines Onkels, die Gerda Alexander an ihren Freund Karl Heinz Taubert geschrieben hatte, geordnet und verwahrt. Gerda Alexander erwähnte Klaus Metzmacher mehrfach in ihren Briefen an Karl Heinz Taubert. Dieser vermittelte ein Treffen zwischen Patentante und Patensohn, so lernte Klaus Metzmacher seine Patentante Gerda mit 20 Jahren kennen.

Er übergab mir die Briefe im Sommer 2016, die ich jetzt »behutsam« für diesen Beitrag auswerten darf. Neben tiefer Berührung und Freude begleiten mich auch Unbehagen und Unsicherheit, die Briefe liegen sehr verwundbar in meiner Hand:

Was darf aus diesen privaten Briefen publiziert werden?

Wozu gäbe Gerda Alexander ihre Zustimmung?

Wie weit kann ich meinem eigenen Gefühl für Grenzen und Diskretion vertrauen und gleichzeitig meinem eigenen Wunsch folgen, die Gründerin der Eutonie-Methode als Mensch sichtbar zu machen für diejenigen, die sie nicht mehr erleben können?

Ein Essay – die Leserinnen und Leser mögen entscheiden.

Meine Kollegin Claudia Nadler hat sich auf meine Bitte hin auch den Briefen gewidmet und viele von ihnen gelesen. Sie machte sich dazu Notizen, die sie mir später übergab, wir tauschten uns aus.

Claudia Nadler war besonders beeindruckt davon, wie sich Gerda Alexander, eine Frau voller Selbstdisziplin, ihrem Freund Karl Heinz Taubert anvertraute. Ihm konnte sie von den Lasten ihrer Sorgen berichten, an ihn schrieb sie von den Beschwerden durch ihren sehr labilen Gesundheitszustand, von Enttäuschungen und

Konflikten beruflicher und menschlicher Art, von ihren oft zeitlichen Überbeanspruchungen und finanziellen Problemen. Bei ihm konnte sie auch einen tiefen Tonus zulassen und sich entlasten.

Meine Aufmerksamkeit galt vor allem den Berichten über ihre Tätigkeiten. Sie konnte sich immer auf die Anteilnahme und das Verständnis von Karl Heinz Taubert verlassen. Auch ihre Anteilnahme an seiner Arbeit und die Übereinstimmungen ihrer gegenseitigen Interessen und Intentionen werden deutlich. Das gegenseitige Verständnis der beiden Menschen für das jeweilige berufliche Engagement zeigt eine starke Intensität. Beeindruckend ist, wie Mut und Kreativität gestärkt werden durch Gemeinsamkeit und gegenseitige Unterstützung.

Alle Briefe sind geprägt von Dankbarkeit und einer fürsorglichen und liebevollen Zuneigung.

Die Blickwinkel von Claudia und mir ergänzten sich und wuchsen zusammen.

Aus dem großen Umfang der Briefe wählte ich Texte aus, die beispielhaft sind für Themen, die immer wieder die Grundlage der Briefe bilden.

Der Originaltexte wurden unkorrigiert wiedergegeben. An unleserlichen Stellen setzte ich Fragezeichen, da meine Interpretation möglicherweise nicht richtig ist.

Einige leserliche Zeilen wurden eingescannt, damit auch die persönliche Handschrift von Gerda Alexander sichtbar wird.

Die ausgewählten Texte können den Lesern hoffentlich »einen behutsamen Blick« in die Persönlichkeit von Gerda Alexander geben und in ihre sehr persönliche Beziehung zu Karl Heinz Taubert.

Leider liegen uns die Briefe von Karl Heinz Taubert nicht vor. Wahrscheinlich wurden sie bei der Schließung der Kopenhagener Schule vom Verein der dänischen Eutonie-Pädagogen zusammen mit allen anderen Dokumenten nach Gerda Alexanders Tod in das Rigsarchiv Kopenhagen gegeben.

Gerda Alexander – aus ihren Briefen an Karl Heinz Taubert

Zu den einzelnen Briefen habe ich kurze Kommentare eingefügt. Sie stellen die Briefe in den zeitlichen oder inhaltlichen Zusammenhang, in dem sie geschrieben wurden.

1 Der erste Brief der mir vorliegenden Manuskripte.
Gerda Alexander schrieb ihn 1950 in Wuppertal, als sie die Weihnachtszeit bei ihrer Familie verbrachte. Dieser handgeschriebene, vier Seiten lange Brief zeigt mit seinem gelöst fließenden und klaren Duktus und der deutlichen Schrift eine ausgeruhte Schreiberin.
Viele ihrer anderen Briefe zeigen durch Schrift, Gestaltung und Fehler den aktuellen Zustand von Gerda Alexander: ruhig und konzentriert, übermüdet, deprimiert, hastig, voller Freude und Hingabe.

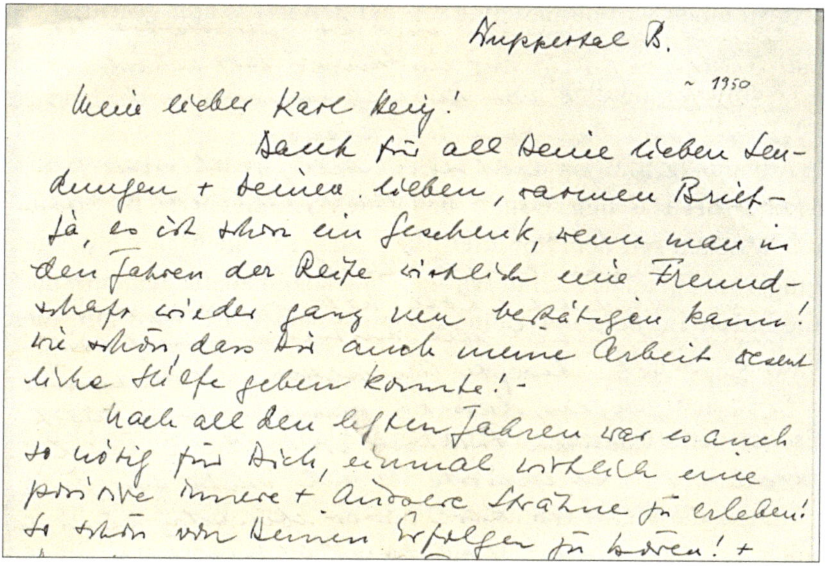

Wuppertal B.

~ 1950

Mein lieber Karl Heinz!

Dank für all Deine lieben Sendungen + Deinen lieben, warmen Brief – Ja, es ist schon ein Geschenk, wenn man in den Jahren der Reife wirklich eine Freundschaft wieder ganz neu bestätigen kann! Wie schön, dass Dir auch meine Arbeit wesentliche Hilfe geben konnte! –

Nach all den letzten Jahren war es auch so nötig für Dich, einmal wirklich eine positive innere + äussere Strahlung zu erleben! So schön von Deinen Erfolgen zu hören! +

Dank auch besonders für die Platten von B.[90] – es ist doch schon eine glückliche Seite, die uns die Technik schenkt, nach dem Tod die Stimme so lebendig + nah zu hören – wir spielten sie hier am Weihnachtstag zu einer stillen, festlichen Stunde. …

… Marianne + Klaus schickten mir einen lieben Brief, sehr schön zu sehen, dass sie beide ihren Weg finden –

Lieber Karl Heinz – ein gutes neues Jahr – und hoffentlich uns ein baldiges Wiedersehen in Kopenhagen oder sonst im Sommer – d. h. im Mai ja in Berlin bestimmt. Deine Gerda.

Die Eltern + die ganze Familie lassen herzlich grüssen + gutes Neujahr wünschen.

90 B.: Sängerin Berta Taubert-Metzmacher, sie war seit ihrer Jugendzeit mit Gerda Alexander befreundet. Ihr Bruder Karl Heinz Taubert war Gerda Alexanders Freund, ihr Sohn Klaus Metzmacher war Gerda Alexanders Patenkind.

2 Auf einer Schreibmaschine mit dänischer Tastatur geschrieben:
ø = ö
Kein Datum (1954?)

1. Advent Nachmittag
Mein liebes Häschen, Danke für Deinen Schreibebrief. Ja, wo sind die Wochen seit dem Sommer hin? ... das einzige Mal, wo ich den Flügel anrührte, hab ich in schønen Gedanken an die gemeinsamen Erlebnisse im Sommer Deine Sachen gespielt. E[91] wird Dir auch danken!

Es war der schwärzeste Herbst seit je glaube ich ... solche Depressionen!

Dazu die vielen traurigen Dinge mit Luise Brems, die immer noch lebt, aber schrecklich leiden muss. Das Altwerden u. sterben müssen ist halt hart und fast noch schwerer zuzusehen ... ich glaube, wenn man selbst alt ist, wird man dankbar, wenn man aus diesem Leiden Ferien hat!

Von zu Hause høre ich auch nichts Erfreuliches ... ich fahre am 21. hin. ...

Ja, was soll man mit Klaus machen? Was kann er denn kaufmännisch werden – wo er herumkommt ... dass er nicht Künstler werden will, ist ja süss kindlich geschrieben, so als man wählt Schuster oder Schneider. Der Arme vermisst sicher ein gutes Zuhause ... die Wärme fehlt ihm auch. Hoffe, dass Du ihn zu Weihnachten hast, trotz der kurzen Zeit, es täte ihm wohl gut und Du könntest mit ihm reden, vielleicht etwas finden ... Bitte gib ihm 5mk von mir zu Weihnachten.

91 Elsa Brems

Es sieht wirklich so aus, als ob Lotte[92] es wahrmacht mit der Reise nach Amerika, ab 26.II. Bremerhaven! ... Was ich noch gar nicht sehe, da ich kein Geld hab und das Reisen ein Vermøgen kostet – dh. Hotels. ...

Donny[93] hat sich erboten, uns im Auto von Los Angelos bis New York an all die Stellen zufahren, die für uns interessant sind ...

Es würde sich nur lohnen, wenn man drüben wirklich Verbindungen für eine weitere Entwicklung aufnehmen kønnte vor allem wegen wissenschaftlicher Auswertungen gewonnener Erfahrungen. Donny hatte schon an das Konsulat geschrieben u. die Passsache ist ziemlich im Gang. Versuche nun ein Legat zu bekommen, aber leider ist überall irgendwo einer von den uns feindlich eingestellten Ärzten mit in den Kommités als Sachverständiger, so sieht es nicht aus, als ob man was erreichen kann auf diesem Weg.

... Die Chance, wenn ich mit Lotte überall die Leute aufsuchen kann ist ja einmalig u. sicher mehr wirkungsvoll, als wenn ich allein auftrete. ...

Herzliches Gedenken – Vorweihnachten!

3 Dieser maschinengeschriebene Brief bezieht sich auf den vorangegangen:
Else Brems und Krankheit, Amerika-Reise mit Hoffnungen und tiefe Erschöpfung.
Dazu Hinweise für den Aufenthalt von K. H. Taubert in Kopenhagen während ihrer Abwesenheit.

Kopenhagen, 18. Februar 1955
Mein liebes Häschen! Wie oft sind meine Gedanken zu Dir gegangen in diesen Wochen, die das Schlimmste waren seit vielen Jahren.

92 Charlotte MacJannet
93 Donald MacJannet

Else mit Heiratsgedanken nicht aus Lieben sondern aus Müdigkeit und Aufgebenwollen am Theater. Luise Brems mit den grauenhaften Schmerzen, die nur durch Behandlungen etwas besser werden kønnen, bin täglich Stunden und die meisten Abende draussen gewesen, sodass ich überhaupt noch keinen Gedanken auf Reisevorbereitungen opfern konnte.

Dazu habe ich Absage vom Legat bekommen, d. h. also auf Pump die ganze Reise und leihen von Donny – das ist auch nicht nach meinem Geschmack.

Lotte hat die Reise fabelhaft organisiert. Ich soll u. a. in der Duke University für alle Mediziner und Psychiater reden – das ist die Centrale dort für psychosomatisch Medizin – man hat schon geschrieben ... die Zeit wäre reif, um Entspannungsphänomene wissenschaftlich zu beleuchten – es wäre ja alles gut, wenn man dann den Kontakt mit wirklich wissenschaftlichen Centren bekäme. Dann wäre ich auch nicht so traurig wegen der Unsicherheit des Geldleihens. Wenn man sich müde fühlt ist man ja weniger denn je geneigt Schulden zu machen. Rhythmikkongress in New York wird ja auch interessant werden.

Wenn ich erst auf dem Boot bin – United States – das grøsste was da fährt – werde ich mich wohl freuen und ein bisschen ausruhen können. Du bekommst meinen Reiseplan, dass Du weißt wo Du mich in Gedanken finden kannst. Du holst Dir den Schlüssel bei Svend ab, schreib ihm, wann Du kommst. Es steht ein Cognac bei mir im Schrank u- das Radio ist abgedreht, Kontakt im Schrank darunter ganz in der Ecke rechts. Ich hoffe, dass Du Dich gemütlich einrichtest. Stunden sind hier wie immer, aber das braucht Dich nicht zu støren. ... Der Tauchsieder ist am Teewagen.

Du schläfst am besten in meinem Bett, das ist sauber gebettet und Handtücher auch da – frag Frau Nielsen, die findet das sehr nett, dass Du kommst!

Schreib wann Du kommst! Von Herzen alles Liebe!

Deine Gerda.

4 Dieser maschinengeschriebene Brief zeigt exemplarisch für viele andere, wie gut Gerda Alexander ihre Freunde und Freundinnen versteht, mit ihnen fühlt, leidet und lebt, sich mit ihnen und über sie freut, trotz räumlicher Entfernung.

8. Nov. 60
Mein lieber Hase,
Dank für Kärtchen – seit Wochen will ich Dir auf Deinen Brief abtworten – ich kann so gut verstehen, dass Du so eine große Freude mit der Entwicklung Deiner Gesangarbeit hast u. dass so ein Schüler ganz neue Perspektiven erøffnet und so letzten Endes künstlerisch ausgerichtete Arbeit doch mehr befriedigend ist als die Rhythmik, die ja im besten Sinne nur eine Vorarbeit für künstlerische Betätigung ist –

Ja zu Chladek ist man wirklich schon zu alt – leider leider – es würd mich so freuen wenn ich ihre Arbeit nicht nur verstehen sondern auch ausführen kønnte. Die Arme hat mal wieder neue Komplikationen natürlich hat sie sich wieder überanstrengt … Oberschenkelhalsbruch, Operation u. sehr unsicher, wie sich das für Rosalias Zukunft auswirkt … trotzdem hat sie zugesagt, für die Weihnachtsferien nach Lemgo zu kommen und den Film zu drehen ab 27. Dez – Sie scheint jetzt doch zu begreifen, dass es notwendig ist auch von ihr aus gesehen dieses Material zeigen zu kønnen, ohne sich jedesmal krank zu arbeiten in ihrem jetztigen Zustand hoffe von Herzen dass es noch møglich sein wird – ohne dass man ihr die letzten Kräfte dabei nimmt.

Inzwischen hat sich hier viel getan – nur in Kürze: Else[94] mit eigenem Schumann Brahms Franzosen Abend so vollendet wie ein Vogel Phønix aus der Asche – alles da – menschliche Reife, blendende Stimme – na, um mit Kubelik zu reden: die beste Gesangkünstlerin die existiert – was auch alle Kritiken vollständig überwältigend

94 Else Brems

schrieben – da ist wirklich menschlicher Durchbruch geschehen der wunderbar ist was leider nicht alles bedeutet – dass man manchmal ziemliche Komplikationen hat mit ihr – wohl aber auch an einem selber liegend. Gleichzeitig war Kubelik hier mit wunderbaren Konzerten und einer Nervenentzündung im rechten Arm die sich als verkehrte Bewegungstechnik in der Achse erwies. Hab mit ihm gearbeitet er legte von einem Tag zum anderen seine ganze Technik um – der ganze Körper vollendet durchstrømt – war nach den Konzerten frisch – Entzündung weg – na so geniale Schüler møchte man sich oft wünschen! Welche Anregung, welches Gehirn und dabei welche Persönlichkeit! Unsere gegenseitige jahrelange Sympati konnte sich diesmal realisieren in sehr langen Gesprächen, die einen so großen Menschen zeigten, dass ich zutiefst beeindruckt u. dankbar bin für das Vertrauen und die Freundschaft die mir da zugefallen ist. Weißt Du, gerade wenn man so mit Ros.[95] alle möglichen Komplikationen erlebt hat und dann so eine Selbstverständlichkeit erlebt, ist das wie ein Wunder, dass es gegenseitig und gleichzeitig auftritt.

Sag' mal, wie ist es mit Deinem Kommen, ein Weekend? … Würde mich sehr freuen und kann mich von Freitag bis Montag freimachen wenn du kämst. … es war unbeschreiblich viel zu tun, häuslich und teilweise ohne Hilfe 2mal Überschwemmung vom Dach mit allen Teppichen durchnässt und jetzt Umbau über mir mit neuen Kanalisationsrohre durch meine Wohnung – es lebe die Anpassungsfähigkeit – es wäre nett wenn du schriebst Du kommst. Herzlichen Kuss in Eile – Deine Gerda.

95 Rosalie Chladek

5 Handgeschriebener kurzer Brief.
Hier erwähnt Gerda Alexander die Schwierigkeiten bei der Herausgabe des Buches EUTONIE zum Kongress 1956 durch den Haug-Verlag.
Dr. Volkmar Glaser setzte sich erfolgreich für die Herausgabe 1964 ein.

16.6.62
Häschen! Dank für Deinen Brief mit den guten Einlagen. Ja, es ist fast zu viel + man könnte noch ein Doppelleben gut ausfüllen! …

Danke auch für Klaus Brief und die schöne Geschichte! Eine wirkliche Freude. Ja, bei aller Freude an den Dingen schon fast drüben sein – durch die Dinge die geistige Welt sehen, ist doch das Wesentliche unseres Lebens jetzt. – …

Auf der Rückreise mit Haug Verlag in Ulm gekämpft wegen des Kongressbuches – noch immer kein endgültiger Bescheid.

Fuhr dann nach München, um die Jahreszeiten unter Kubelik mit Agnes Giebel zu erleben – einfach herrlich, tat gut nach allem eigenen Tun.

Viel Liebe, Deine Gerda

6 Handgeschriebener Brief aus Wuppertal.
Gerda Alexander verbrachte die Weihnachtstage in Wuppertal bei der Familie ihres Bruders. Ihre Mutter ist schwer erkrankt. Sie starb 1963 mit 83 Jahren.

28. Dec. 62
Mein lieber Karlheinz – Dank für all Deine lieben Gedenken + die schönen Gaben zu Weihnachten!

Ich bin so froh, Dich in Ruhe + Frieden Deines Heimes und in guter Arbeit zu wissen + mit der Möglichkeit zur Sammlung, die uns allen in der vorangehenden tägl. Arbeit so bitter nötig ist – und die ich hier so schmerzlich vermisse – Du kannst glauben, dies ist wie ein Albdruck – die Nächte, wo Mutter unentwegt jammert – ab 1 Uhr nachts bis 8 Uhr früh, wo sie dann erschöpft den ganzen Morgen schläft, um vergnügt und frisch am Nachmittag aufzuwachen – von nichts wissend.

Ruth ist so erschöpft, irritiert + ganz unzurechnungsfähig – finanziell eine große Misere. Dazu noch der Widerstand gegen mich + alles was ich tu, meine oder vorschlage – Ach, es ist wirklich traurig –

Übrigens die Freuden zu Weihnachten – am Heiligabend aus Köln eine Sendung der Schubertmesse mit Rafael Kubelik + Eure Sendung die man normalerweise hier nicht hören kann, die Reinhard aber durch stundenlanges Experimentieren hier doch über Mittelwelle für Übersee erwischte + auf Band aufnahm – Werde sie Dir vorspielen, wirklich eine Freude! … Wir werden uns sehen, hoffentlich 2 x! –

Diesen Gruss zum Jahresende mit vielen lieben Gedanken + viele-viele gute Wünsche zum 1963 – Deine Gerda.

7 Ein sehr offizieller, handgeschriebener Brief anlässlich der Herausgabe des Buches von Karl Heinz Taubert: *Höfische Tänze*

Kopenhagen, 18. Nov. 1968
Lieber Prof. Taubert
Endlich kam also das von so vielen Schülern lang erwartete Buch! Meine herzlichen Glückwünsche zu diesem schönen Werk. Ausser den wirklich klaren Tanzbeschreibungen diese Fülle von kulturellem Gut, die damit vermittelt wird – es ist wirklich eine Freude, darin zu lesen.

Im königlichen Ballett hier in K'hagen hat man sofort angefangen danach zu unterrichten. Trotz der guten Ausführung ist der Peis so, dass es sich alle anschaffen können.

Bitte schicken Sie doch zu Weihnachten auf meine Rechnung ein Exemplar an Frau Zou Zou Nikolandi, Leiterin der griech. Tanzdrama-Gruppe an der Akademie für Tänzer und Choreographen der Organisation CEMEA, Paris,

Nochmals herzliche Glückwünsche! Ihre Gerda Alexander

8 Ein vier Seiten langer, eng von Hand geschriebener Brief aus Almuñécar/Granada, in dem Gerda Alexander hauptsächlich schwärmerisch die Landschaft und das Wetter beschreibt. Sie schreibt »wir«, leider geht nicht daraus hervor, mit wem sie dort war.

Almuñécar/Granada am 9. 11. 74
Mein lieber Karl Heinz – während Du nun allein in höchstem Stress stehst, mit Terminen und Arbeit überhäuft im wahrscheinlich auch grau-grauen/nasskalten Berlin (?) – geniessen wir hier heisses, strahlendes Sommerwetter – im Badeanzug oder leichter Kleidung, faulenzen am Stein-Strand, baden, lesen (als höchste Potenz unsrer Aktivität wie Schreiben auch!) Kurzum »Ferien« im reinsten Sinne.

Ob Du es glaubst oder nicht: es ist noch nicht 11 Uhr morgens + ich komme auf den Balkon, der nach Osten geht – kaum mehr auszuhalten vor Sonnenglut. Gleich geht es runter an den ca. 30 m entfernten Strand, an dem unaufhörlich Tag und Nacht mehr oder weniger wuchtig + dröhnend die Wellen schlagen. … Unbeschreiblich schön die Klarheit des Himmels + der Luft + der Farben – die täglich wieder überwältigend schönen Sonnenaufgänge, die Abende mit Vollmond über dem Meer und dem Jupiter und die Grillen zirpen ohne Unterlass.

Wir vertragen uns gut unterwegs, es sind sehr nette, hilfsbereite Leute … sie haben doch einen ganz anderen Lebensstil als wir. Die Gespräche berühren nur die Oberfläche des Lebens, das rein Materialistische und Nützliche – da bleiben wir lieber allein mit unseren Büchern und Gedanken. …

Wir lassen die Zeit ruhig mal dahinströmen, über uns hinweg – wissen nichts weg von Politik und sonstigem Weltgeschehen – allzu bald sind wir wieder mitten drin. …

Du bist sicher momentan so weit weg von Sonne und Ferien + Du wirst Dir unser Faulenzer-Genießerleben kaum vorstellen können.

Las eben Deinen Brief nochmal durch + sah mir Dein Foto auch an – so bist Du über alle 1000 km Entfernung lebendig und nah bei mir, Du Lieber!

9 Dieser Brief zum 65. Geburtstag wurde sorgsam und gut leserlich geschrieben.
Anfang und Ende des Briefes sind Kopien der Handschrift.
Im weiteren Verlauf ihres Briefes schreibt Gerda Alexander u. a. über Mora.
Dieser Text wurde von mir in Druckschrift übertragen.

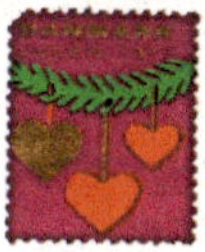

11. Dec 77

Häschen, gar nicht zu fassen, dass Du 65 wirst – und Pensionist! und schon mit neuen Verpflichtungen – es ist ja eine Freude, wenn man noch gebraucht wird und dieses neue Engagement zeigt ja auch, wie Deine Arbeit auch offiziell geschätzt wird! In Praxis für Dich allerdings keine grosse Freiheit; nur der ~~Freitag~~ Freitag als verlängertes Wochenende fällt aus! Für Reisen nicht genug!
Jedenfalls fällt Dein Geburtstag nochmal in die Freitagsarbeit – werd Dich abends spät anrufen, denn wir haben hier Examen + Julemiddag etwas bis 9, 1/2 10 abends – der Tag ist überwältigend, wie diese Wochen; es ist ein Mirakel dass man es durchhält, oft nur bis 4 Std. Schlaf.

Dank für den zauberhaften Kalender, er wird in meinem Himmelbett hängen! – + für Deinen langen Brief. Quibbrich: ja das ist immer wie eine reale Berührung mit der Schattenseite des Menschlichen + immer ein Schock! Wo bist Du zu Weihnachten? Ich am 23. – 26 in Wuppertal – vorher einen Vortrag in Siegen zur Eröffnung von Benoît 3. Filiale in Belgien – für Arbeit Therapeuten – ja, die Kinder werden gross!

Morgens bei dem Unfallort erspart. Ein Wunder dass es nicht häufiger geschah!

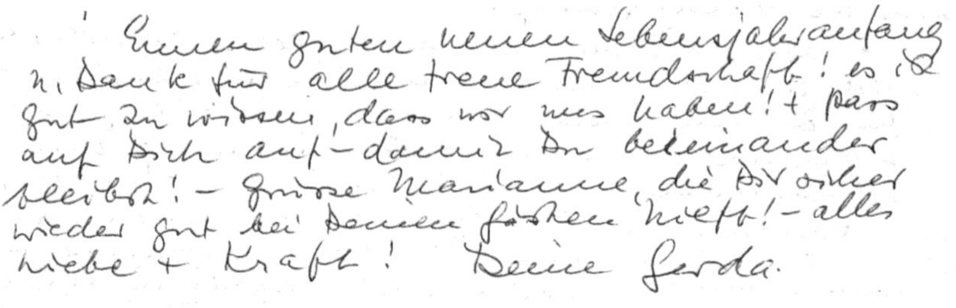
Einen guten neuen Lebensjahranfang u. Dank für alle treue Freundschaft! es ist gut zu wissen, dass wir uns haben! + pass auf Dich auf – damit Du beieinander bleibst! – Grüsse Marianne, die Dir sicher wieder gut bei Deinen Füssen hilft! – alles Liebe + Kraft! Deine Gerda.

Dieser Mora-Gruss vom letzten Juni, da war ich noch »Besitzerin«, jetzt ist der ganze Wald hinter dem Haus gefällt – ich war schockiert, als ich es sah – freie Aussicht für ihn[96]. … es geht einem doch ein Stich durchs Herz – aber man muss wohl lernen, diese Dinge loslassen und gehen zu können.

Wir werden hoffentlich bald im Frühjahr dort sein – zusammen! –

10 In diesem Brief aus Talloires berichtet Gerda Alexander von den Veranstaltungen dort und ihrer wichtigen Begegnung mit Prof. Wyke aus England.
Deutlich wird, wie ihr privates und ihr berufliches Leben zusammengehörten. Sie konnte Prof. Wyke als Dozent für ihre Schule in Kopenhagen gewinnen. Er unterrichtete das Fach Neurologie in meiner Ausbildungsgruppe von 1978 bis 1981.
Der Brief wurde auf die Rückseite eines Konzertprogramms handgeschrieben:
Concert de Luths, Musique du 17 s. en France & en Italie, Abbaye de Talloires (Lautenmusik aus dem 17. Jahrhundert in Frankreich und Italien, Kloster Talloires)

6. July 78 Karlheinz!
– 2 Wochen gut – bestens verlaufen …

96 den Nachbarn

Die große Überraschung war Prof Wyke von England, der nicht nur eine überragende Intelligenz hat, einen tollen Vortrag hielt über das komplizierte System in den Gelenken, aber der Supervisor mondial ist für alle moderne Forschung auf den Gebiet der Neurologie, der N.-Psychologie + N.-Physiologie – er reist + seine Vorschläge werden verwirklicht – bei diesem Niveau ist er voller commensence (Australier) ... – und bei allem eine so feine kultivierte Persönlichkeit mit unbestechliche Ehrlichkeit + Kritik, die helfend und aufbauend ist. Nachdem er etwas von Eutonie begriff, kamen sofort bedeutende Hilfen und diese Korrekturen in der Formulierung meiner Arbeit rückt uns er in das Zentrum der Forschung der letzten Jahre. ... Ich fühle mich reich beschenkt und glücklich erleichtert für die Zukunft der Arbeit, dies auch wirklich auf therap. Sektor!

11 Fliegendes Blatt aus dem Eutonie-Kurs in Talloires, 4. September 1980:
Grüße der Freundinnen Henriette Goldenbaum, Gisèle de Failly, Gerda Alexander

- Also ich hoffe auf 1981 und umarme sie inzwischen herzlich, Henny.
- Cher Karl Heinz, nous sommes en plein travail avec notre chère Gerdachen, qui est parfaite, dynamique et gaie! C'est merveileux et cela nous rapelle l'heureux temps où vous étiez des nôtres. Vous verra-t-on à Paris? Je l'èspère.
  Avec beaucoup bon souvenirs, d'amitiés, je vous embrasse, Gisèle
- In Eile! Kuss, auf bald – Gerda

Schlusswort

In der Einführung fragte ich:

»Wie erlebte ich Gerda Alexander vor diesem Blick in ihr privates Leben, wie erlebe ich sie jetzt? Was habe ich nicht beizeiten wahrgenommen? Was kann ich jetzt nicht mehr nachholen?« Meine innere Beziehung zu ihr wurde inniger, die Dankbarkeit bleibt.

Klaus Metzmacher schreibt:

»Ich bin dankbar, dass uns meine Patentante Gerda Alexander so viel Herzenswärme entgegenbrachte und mir zeigte, was Gelassenheit bedeutet.«

Menschen, die Gerda Alexander erlebten, sprechen noch heute voll Dankbarkeit über sie.

Gerda Alexander zeigte und zeigt mit ihrer Eutonie-Methode auch heute noch einen Weg, der den Menschen zu sich selbst führt. Ihr Wegweiser ist ein Geschenk, aber den Weg muss jeder selber gehen.

Gerda Alexander glaubte daran, dass jeder Mensch seine Fähigkeit zur Selbständigkeit und Selbstverantwortung entwickeln kann, wenn er sich mit Gelassenheit dem tragenden Boden seines Lebens anvertraut.

Das ist kein bequemer Weg: Konfrontationen mit sich selbst können zu Steinen auf diesem Weg werden. Aber Widerstände fördern die Lebenskraft, die zu einem selbstbestimmten Leben führt und über die eigene Person hinaus zu einem sozialen Miteinander. Gelernt wird, über die Steine auf dem Lebensweg nicht zu stolpern, sondern sie zum Absprung zu nutzen.

Hören wir auf Gerda Alexanders Worte:

»Denn eine gesellschaftliche Neuordnung, wie sie heute angestrebt wird, kann nicht allein durch äußere Reformen erreicht werden, sondern nur, wenn gleichzeitig sich jeder Einzelne seiner Verantwortung für das sichtbare und unsichtbare Ganze bewusst wird und ihr entsprechend in seinem Leben handelt.«[97]

Sie sagte: »Unser Bewusstsein braucht für seine Entwicklung noch ein großes Meer an Erkenntnis. Dazu möchte ich mit der Eutonie beitragen – und sei es nur mit einem Tropfen, dann wäre ich dankbar.«[98]

Wir können Gerda Alexander auch heute noch danken für ihr Geschenk, indem wir ihrem Wegweiser folgen, diesen Weg mit eigenem Leben füllen und für andere öffnen.

---

97 Gerda Alexander: Eutonie. Ein Weg der körperlichen Selbsterfahrung, Huber 2012.

98 Gerda Alexander: Unterrichtsstunde 1980 in Kopenhagen

Vita Karin Schaefer

Karin Schaefer, geboren in Kallmerten am 04. 07. 1934 in Husum.

Sie ist die Begründerin der beruflichen Aus- und Weiterbildung für die körperorientierte Methode Eutonie Gerda Alexander® in Deutschland. Darüber hinaus hat sie Fachpublikationen zur Methode und zum Dialog mit anderen Methoden wie Alexandertechnik und Feldenkrais veröffentlicht.

1953–1958: Ausbildung zur Hotelkauffrau in Hamburg, Tätigkeit in Paris, Hamburg, Hannover.

1958: Ehe mit Dr. Wilfried Sackmann, Sohn Martin, mehrfacher Wohnortwechsel.

1963: Gründung eines Gartenbaubetriebs für Orchideen in Achim/Bremen.

1975: Aufgabe der Gärtnerei aus gesundheitlichen Gründen. Dies führte zu einer Lebenskrise und zur Suche nach neuen Wegen, zur Suche nach sich selbst.

Über psychotherapeutische Gruppen- und Einzelstunden und die Ausbildung für den Yoga-Unterricht fand sie zur Zen-Meditation bei dem Jesuitenpater Hugo Makibi Enomiya-Lasalle. Hier wurde ihr empfohlen, Kontakt zu Gerda Alexander und ihrer Eutonie-Methode aufzunehmen.

1977–1981, Kopenhagen: Ausbildung bei Gerda Alexander, der Begründerin der Methode, zur Eutonie-Pädagogin und -Therapeutin, Abschluss mit dem Diplom.

1981: Ehescheidung.

1981–1987: Gruppen- und Einzelunterricht nach der Eutonie-Methode in eigener Praxis.

Kurse mit psychotherapeutischer Begleitung, Kurse für Musiker, Schauspieler und Menschen mit Behinderung, Eltern-Kind-Gruppe für Pflegeeltern mit sozial geschädigten Kindern.

Mit Eutonie-Einzel- und -Gruppenstunden begleitete sie in einer Praxis für Neurologie und Psychiatrie in Hamburg die dort behandelten Patient*innen.

Gleichzeitig wurde sie Gerda Alexanders persönliche Assistentin und hielt in Deutschland Vorträge und Workshops über die von Gerda Alexander entwickelte Methode.

1985 wurde sie von Gerda Alexander in einen Arbeitskreis berufen, in dem die Curricula, eine Berufsordnung und Berufsethik für die zukünftige Ausbildung der Eutonie-Methode

erarbeitete wurden.

1987 übernahm Karin Schaefer die Leitung der jährlichen Sommerkurse von Gerda Alexander in Straßburg (bis 2012) und in Fischerhude (bis 2016).

1987 gründete Karin Schaefer unter der Schirmherrschaft von Gerda Alexander die erste Ausbildungsstätte für die Eutonie-Methode in Deutschland. Auf Initiative der Deutschen Gesellschaft Eutonie Gerda Alexander e. V. (DEGGA) wurde der gemeinnützigen Verein Gerda-Alexander-Schulen e. V. gegründet. Die Schule wurde als Betrieb des Vereins finanziell und juristisch unterstützt und erhielt den Namen Gerda-Alexander-Schule.

1988–1992: Feldenkrais-Ausbildung bei Chava Shelhav, Zertifikat.

1989: Heirat mit Marc Schaefer, Organist und Dozent am Conservatoire National in Straßburg.

1991: privater Umzug nach Straßburg.

1993: Umzug der Gerda-Alexander-Schule nach Offenburg.

1997: Leitung einer Masterclass für Musiker am Conservatoire National de Région de Strasbourg.

2008: Initiative für ein Symposium unter dem Titel »Eutonie im Wandel« anlässlich des 100. Geburtstags von Gerda Alexander in deren Geburtsstadt Wuppertal.

2013–2014: Eutonie-Kurse und Workshops an der Akademie Heiligenfeld, Vorträge im Rahmen der jährlichen Kongresse der Akademie.

2017: Übergabe der Gerda-Alexander-Schule Offenburg und aller privaten Kurse an jüngere Kolleginnen.

Ab 2018: Schriftstellerische Tätigkeiten

- *Ein Buch Für Enkelkinder – wir alle sind Enkelkinder,* Literareon im utzverlag, 2021
- *Körperbewusstsein – Selbstbewusstsein,*
  Eutonie Gerda Alexander® im Alltag – gesammelte Schriften, Literareon im utzverlag, 2021

Publikationen:

- DEGGA (Deutsche Eutonie Gesellschaft e. V.)
  Heft 1: *Eutonie Gerda Alexander*
  Heft 2: *Tonusübertragung*

- *Tonusübertragung,* in: Steinaecker, K. v. (Hrsg.): *Der eigene und der fremde Körper, Übertragungsphänomene in der Atem- und Leibpädagogik.* Kongressbericht, Vortragssammlung 1994, S. 104 ff.

- *Eutonie Gerda Alexander,* in: W. Steinmüller, K. Schaefer, Michael Fortwängler (Hrsg.):
  Gesundheit – Lernen – Kreativität, Alexander-Technik, Eutonie Gerda Alexander und Feldenkrais als Methoden zur Gestaltung somatopsychischer Lernprozesse, Huber Verlag, Bern 2001

- *Vorwort* zu: Violeta Hemsy de Gainza: *Gespräche mit Gerda Alexander – Annäherung an die Eutonie,* Schweizer und deutscher Berufsverband für Eutonie G. A. 2003 (Hrsg.)

- *Eutonie Gerda Alexander,* Sonderheft der »Deutschen Gesellschaft für Musikerphysiologie und Musikermedizin«, 2004

- Vorwort: *Somatisches Lernen,* Beitrag: *Eutonie Gerda Alexander,* in: Frans van den Berg (Hrsg.), *Angewandte Physiologie, Band V: Komplementäre Therapien verstehen und integrieren,* Thieme 2005

- *Eutonie – ein Weg der körperlichen Selbsterfahrung.* 10. Auflage. Hans Huber, Bern 2012

Videos zur Eutonie Gerda Alexander:

- Ein Blick in die Eutonie-Werkstatt: Wir stellen das Lernen vom Kopf auf die Füße, 2016
  https://www.youtube.com/watch?v=q-blRhEs-P0

- Eutonie Gerda Alexander® – Das Bild vom eigenen Körper, 2016
  https://www.youtube.com/watch?v=KEQonwEO7mo&t=16s

Danksagung

Auf meinem Weg zur Eutonie Gerda Alexander und weiter auf dem Weg mit und für diese Methode begegneten mir viele Menschen, die mich unterstützten. Sie förderten mich und ebneten mir diesen Weg durch ihren Rat und ihre Fragen, ihren Dank und ihre Anforderungen, durch ihre Kritik und ihr Vertrauen, das sie mir schenkten. Ihnen allen gehört mein Dank.

Bedanken möchte ich bei den gemeinnützigen Vereinen Deutsche Eutonie-Gesellschaft Gerda-Alexander e.V. (DEGGA) und ganz besonders bei dem Verein Gerda-Alexander-Schulen e.V., der mir die Gründung einer Ausbildungsschule für Eutonie G.A. ermöglichte. Unter seinem juristischen und finanziellen Schutz konnte ich mich ganz der pädagogischen Arbeit der Eutonie-Ausbildung widmen.

Mein Dank geht auch an die Berufsverbände DEBEGA (Deutscher Berufsverband Eutonie Gerda Alexander e.V.) und BV-Atem (Berufsverband Atem e.V.). Hier durfte ich in einem qualifizierten Kollegenkreis weiter lernen, meinen Blick weiten oder zentrieren. Durch Anerkennung wurde ich ermutigt …

Ein ganz persönlicher Dank geht an Tamara Tschikowani für die jahrelange professionelle Begleitung auch in den Projekten, die über mein Engagement für die Eutonie-Ausbildung hinausgingen. Ihr verständnisvolles Heranführen an die digitale Welt und ihr sorgsames Sammeln und Ordnen meiner Texte wirkten mit bei der Erstellung dieses Buches.

Clinical Contact Dermatitis

Gianni Angelini
Domenico Bonamonte
Caterina Foti
Editors

Clinical Contact Dermatitis

A Practical Approach

Springer

Editors
Gianni Angelini
University of Bari "Aldo Moro"
Dermatology, Bari, Italy

Caterina Foti
Department of Biomedical Science
and Human Oncology
University of Bari "Aldo Moro"
Bari, Italy

Domenico Bonamonte
Department of Biomedical Science
and Human Oncology
University of Bari "Aldo Moro"
Bari, Italy

Chapters 1,2,6-11,13,16-19,21-23,26,27 have been translated by Mary VC Pragnell, B.A. (HONS)

ISBN 978-3-030-49331-8 ISBN 978-3-030-49332-5 (eBook)
https://doi.org/10.1007/978-3-030-49332-5

This Springer imprint is published by the registered company Springer Nature Switzerland AG
The registered company address is: Gewerbestrasse 11, 6330 Cham, Switzerland

To Davide and Elizabeth
Maria Sofia, Cesare, and Vittorio
Gianmarco

Preface

Contact dermatitis, that is a vast and fascinating field of study, has a high frequency worldwide in both children and adults of both sexes, and during daily routine dermatologists invariably observe many patients with this disease.

To ensure the proper management of these patients, it is necessary first of all to formulate a clinical diagnosis on accurate morphological grounds, since it is the most clinically polymorphic disease in dermatology and hence very demanding in terms of differential diagnosis. Then, to achieve proper targeted prevention in each patient, it is essential to isolate the causes among the numerous etiological chemical agents present in both working and leisure time activities and environments. The aim of this book is therefore two-fold: firstly to write an account of the various clinical features of contact dermatitis and review their differential diagnosis, and secondly to produce a comprehensive etiological overview.

Particular attention has been paid to the methodologies and importance of patch tests and other diagnostic tools, as well as to the principles of prognosis, treatment, and rehabilitation, together with considerations on some preventive aspects underlying contact dermatitis. The addition of many relevant colored images of clinical pictures, as well as tables and explanatory diagrams, complete the book.

The book is envisaged as a manual offering a helpful tool for practicing and occupational dermatologists, for postgraduates training in dermatology and allergo-immunology, and for allergologists and occupational physicians. Moreover, the authors include information from the world literature serving to widen the readership to those who work in industrial fields who are concerned about the dermatological safety of products and the environment.

The field of contact dermatitis is already well served by many important and highly detailed textbooks and voluminous tomes. The work described herein is intended to provide a handy update on this complex, rapidly evolving research area, and in particular, an in-depth analysis of the clinical aspects of this important field of dermatology.

Bari, Italy
December 2020

Gianni Angelini, M.D.
Domenico Bonamonte, M.D., Ph.D.
Caterina Foti, M.D.

Contents

Contributors

Francesca Ambrogio Department of Biomedical Science and Human Oncology, University of Bari "Aldo Moro", Bari, Italy

Gianni Angelini Professor of Dermatology, University of Bari "Aldo Moro", Bari, Italy

Annarita Antelmi Department of Occupational and Environmental Dermatology, Lund University Skåne, Malmö, Sweden

Domenico Bonamonte Department of Biomedical Science and Human Oncology, University of Bari "Aldo Moro", Bari, Italy

Alessandro Borghi Department of Medical Sciences, University of Ferrara, Ferrara, Italy

Anna Bosco Department of Biomedical Science and Human Oncology, University of Bari "Aldo Moro", Bari, Italy

Magnus Bruze Department of Occupational and Environmental Dermatology, Lund University Skåne, Malmö, Sweden

Caterina Cattani National Institute for Health Migration and Poverty (INMP), Rome, Italy

Andrea Cavani National Institute for Health Migration and Poverty (INMP), Rome, Italy

Gerardo Cazzato School of Pathology, University of Bari, Bari, Italy

Monica Corazza Department of Medical Sciences, University of Ferrara, Ferrara, Italy

Antonio Cristaudo San Gallicano Dermatological Institute, IRCCS, Rome, Italy

Giovanni Damiani Clinical Dermatology, IRCCS Istituto Ortopedico Galeazzi, Milan, Italy;
Department of Biomedical, Surgical and Dental Sciences, University of Milan, Milan, Italy;
Department of Dermatology, Case Western Reserve University, Cleveland, OH, USA;
Young Dermatologists Italian Network, Centro Studi GISED, Bergamo, Italy

Valentina Dimartino National Institute for Health Migration and Poverty (INMP), Rome, Italy

Angela Filoni Istituto Oncologico Veneto, IRCCS, Padua, Italy

Caterina Foti Department of Biomedical Science and Human Oncology, University of Bari "Aldo Moro", Bari, Italy

An Goossens Dermatology, Contact Allergy Unit, University Hospital KU Leuven, Leuven, Belgium

Fabrizio Guarneri Department of Clinical and Experimental Medicine, University of Messina, Messina, Italy

Giulia Gullo Department of Biomedical Science and Human Oncology, University of Bari "Aldo Moro", Bari, Italy

Andrea Marzullo Section of Pathology, Department of Emergency and Organ Transplantation, University of Bari, Bari, Italy

Concetta Mirisola National Institute for Health Migration and Poverty (INMP), Rome, Italy

Alessia Pacifico San Gallicano Dermatological Institute, IRCCS, Rome, Italy

Cataldo Patruno Department of Health Sciences, University Magna Graecia of Catanzaro, Catanzaro, Italy

Paolo Daniele Maria Pigatto Clinical Dermatology, IRCCS Istituto Ortopedico Galeazzi, Milan, Italy; Department of Biomedical, Surgical and Dental Sciences, University of Milan, Milan, Italy

Paolo Romita Dermatological Clinic, Azienda Ospedaliero-Universitaria Policlinico, Bari, Italy

Roberta Rossi Ultrastructural Pathology, Section of Pathology, Department of Emergency and Organ Transplantation, University of Bari, Bari, Italy

Fernanda Scopelliti National Institute for Health Migration and Poverty (INMP), Rome, Italy

Cecilia Svedman Department of Occupational and Environmental Dermatology, Lund University Skåne, Malmö, Sweden

Pietro Verni Department of Biomedical Science and Human Oncology, University of Bari "Aldo Moro", Bari, Italy

1 Introduction and Epidemiology

Caterina Foti, Domenico Bonamonte,
Anna Bosco and Gianni Angelini

As the shock organ, the skin opposes the first line of defence against the various exogenous environmental agents including chemical substances. The interaction of these agents and the skin can induce contact dermatitis, a multifactorial disease caused by different pathogenic mechanisms and characterized by multiple clinical-morphological aspects and a variable evolution.

Contact dermatitis is the most frequent form of eczema (that in turn accounts for 1/3 of all skin diseases) and is among the most common diseases observed in dermatology and in occupational medicine [1].

1.1 Brief Historical Background

Contact dermatitis has probably been known since the early ages. Among the first references is a description of skin toxicity to *Rhus vernicifera* reported by a Chinese author in the seventh century B.C. [2]. Hippocrates (circa 460-377 B.C.) considered environmental influences to be possible causes of diseases [3]. Pliny the Younger (Caius Plinius Caecilius Secundus, 62-125 A.D.) noted that some subjects suffered intense pruritus when pruning pine trees [4].

The term "eczema" is said to have been coined by Aetius (6th century A.D.) in his writings about skin diseases [5]. In "*De rerum natura*" Lucretius stated "Quod cibus est aliis, aliis est venenum" ("what is food for one man is poison for another") [6].

Bernardino Ramazzini (1633–1714) is considered to be the father of occupational medicine and occupational dermatology: the first edition of his book "*De morbis artificium diatriba*" appeared in 1700 in Modena, Italy [7].

The natural history of contact dermatitis and of patch tests has been reported by various authors [8–13]. Already by the 17th century and then to a greater degree in the 18th and 19th centuries, some researchers had occasionally reproduced contact dermatitis on healthy skin after applying the agent believed responsible (plant, chemicals). Some of these observations are anecdotal but others are well documented. In 1847, Städeler described a method for reproducing, on healthy human skin, the lesions provoked by *Anacardium occidentale*. In this method (Städeler's blotting paper strip technique), described in detail, a balsam is applied on the lower chest over an area of 1 cm^2; then a piece of blotting paper dipped in the balsam is placed on the same site. After 15 minutes, the subject feels a growing burning sensation that reaches a peak in the following 90 minutes. The

C. Foti (✉) · D. Bonamonte · A. Bosco
Department of Biomedical Science and Human Oncology, University of Bari "Aldo Moro", Bari, Italy
e-mail: caterina.foti@uniba.it

G. Angelini
Professor of Dermatology, University of Bari "Aldo Moro", Bari, Italy

G. Angelini et al. (eds.), *Clinical Contact Dermatitis*, https://doi.org/10.1007/978-3-030-49332-5_1

skin under the blotting paper becomes whitish and is surrounded by an erythematous halo. After the burning dies down the blotting paper is left in situ for a further 3 hours [14].

At the same time as experiments by Jadasshon were being conducted, in 1897, another patch test technique was described by the French entomologist Jean-Henri Fabre (1823–1915), who lived in Sérignan-du-Comtat, a village in Provence [15]. To study the effects of the pine processionary moth, Fabre used a piece of blotting paper, folded into 4 and dipped in an extract of processionary moth hairs, on his own skin. The blotting paper was applied on the flexory face of the forearm and covered with a piece of rubber, then bandaged onto the site. The test apparatus was removed after 24 hours, when a clear, distinct erythemato-edematous reaction was evident on the test site, with evident margins outlining the shape of blotting paper. Fabre's method was later widely employed to study and isolate harmful agents contained in plants, animals and industrial products [16]. The repercussions of Fabre's experiments in the field of dermatology have been underlined by Lachapelle [17].

Josef Jadassohn (1863–1936) is unanimously considered to be the true pioneer and the father of patch tests, that he used to make experimental reproductions of the observations he had made in the clinical setting. He performed patch tests at the University of Breslau (now Wroclaw in Poland), a city that was then part of Germany. The room where this illustrious dermatologist very probably did the first patch tests has been kept as he left it and has now been turned into a museum of dermatology. Sulzberger has described the life and work of Jadasshon [18, 19].

By applying chemical substances on blotting paper then applied to the skin, Jadassohn succeeded in reproducing the iodoform- and mercury salts-induced contact dermatitis pictures in patients with skin intolerance to these substances [20, 21]. He therefore suspected the specific significance of such tests before the term "allergy" had ever been created or defined. As reported by Foussereau [8] and Lachapelle [22], Jadassohn most likely applied and extended the observations and interpretations previously made by his teacher, Albert Neisser, in 1884 [23]. According to the bibliographic data, Jadassohn presented the results of patch tests at the meeting in Graz (Austria) in 1895, and published the first report in 1896 [20].

1.2 Classification

Contact dermatitis accounts for about 60% of all forms of eczema [1]. It is widespread in both occupational and non occupational settings. In the former case the incidence ranges from 85 to 98% of all job-related skin diseases; the peak prevalences are recorded in the building, leather, rubber, metallurgy, food and chemical industries; health staff and apprentice hairdressers are also at high risk.

The interval between the harmful contact and the onset of the dermatitis (induction time) is in practice unknown because it depends on various exogenous environmental and endogenous human factors. In any case it is extremely variable, ranging from hours or days (in cases of irritant contact dermatitis due to highly acid or alkaline agents, for example), to months or years (in cases of irritant contact dermatitis resulting from toxic damage accumulating over years, for instance).

From the clinical and aetiopathogenic standpoints, contact dermatitis can be subdivided into various types of reactions, as shown in Table 1.1. Among these reactions, the most common is undoubtedly irritant contact dermatitis, that shows a more prevalent incidence today than contact allergy, for various reasons: the substitution of various allergens previously used in occupational settings, automated production cycles, earlier causal diagnosis, much more accurate prevention measures, and earlier medicolegal intervention.

The clinical differences among the various forms of contact dermatitis are due to a number of factors, especially the type of contact, the chemical characteristics of particular causal agents, and the underlying pathogenic mechanisms in each case. Moreover, in each type of

Table 1.1 Different forms of contact dermatitis

Irritant contact dermatitis
Allergic contact dermatitis
Irritant photocontact dermatitis
Allergic photocontact dermatitis
Irritant airborne contact dermatitis
Allergic airborne contact dermatitis
Systemic contact dermatitis
Noneczematous contact dermatitis
Contact urticaria
Protein contact dermatitis

reaction class, morphologically different clinical pictures can be observed, also related to the clinical stage of evolution of the disease.

1.3 Skin Contact Types

A harmful chemical agent can reach the skin via two different routes, exogenous or endogenous (Table 1.2). Inevitably, the latter comes into action in subjects who have been prior sensitized by exogenous route, as occurs in the case of systemic contact dermatitis.

1.3.1 Exogenous Contact

Exogenous contact can be "direct" or "airborne". The former occurs when a substance enters in direct contact with the skin, and is the most common and best known form. In a certain sense, for one reason or another, it occurs due to "intentional", or sometimes "accidental" contact.

Table 1.2 Types of skin contact

Exogenous
Direct contact
Airborne contact
Endogenous
Oral
Intravenous
Intramuscular
Inhalation
Rectal
Vesical
Reconstructive surgery

Instead, airborne contact occurs when a substance is carried through the air, being widespread in the environment, and lands on the skin. This form of contact, that is less well known but equally frequent, occurs largely in occupational settings and dictates important prevention measures to reclaim the workplace and safeguard the workers.

Naturally, direct exogenous and airborne contact can coexist and occur simultaneously. There are innumerable examples of such events: substances that are normally handled by workers are generally present in the environment (e.g. the dust scattered from such substances) and so reach the skin also through the airborne route. The sites involved are therefore those in direct contact with the causal agent, generally the hands, and those exposed to the air in the workplace. When such substances are widespread in the air, direct and airborne contact may also be accompanied by inhalation of the substance, thus inducing systemic contact dermatitis.

1.3.2 Endogenous Contact

In subjects sensitized by cutaneous route, the allergen can enter the circulation and then return to the skin through various routes. This happens with substances that, apart from acting topically, can also be administered by general route, such as drugs and their excipients, foods and food additives, and metals. The role of the oral, intravenous, intramuscular and rectal routes is quite obvious. Drugs can also be administered by intravesical instillation. As regards inhalation, there are many allergizing substances that arrive by topical route but are also present in the environmental air: gases, vapors (formaldehyde), fumes (chromium, poison ivy) and dusts (resins).

1.4 Epidemiology

The epidemiology of contact dermatitis is not well known. Various different factors are implicated: the general population subdivided by age and sex, the worker population, the degree of harmful contact, the ubiquity of some substances, the presence on the market of some allergens (e.g. potentially sensitizing topical medicaments), subjects referring to hospitals or outpatients clinics, reports of failure to comply with norms in cases of occupational origin, and so on. The problem is further complicated by the lack of codified diagnostic criteria defining contact dermatitis. In fact, contact dermatitis is one of the various clinical forms of eczema and each single form of the latter has not always been fully defined. In clinical practice it is often difficult to distinguish the different categories of eczema because such classifications are based on a combination of morphological, aetiological and constitutional factors. This creates confusion as regards the terminology and overlaps among different forms of eczema.

In some publications, and in certain nations, the terms "eczema" and "contact dermatitis" are used as synonyms; this could generate the erroneous concept that irritant or sensitizing agents play an aetiological role in all forms of eczema. Actually, the term contact dermatitis is usually reserved to frankly eczematous forms, in the sense of erythemato-vesicular lesions. In our opinion, instead, all the clinical-morphological pictures that arise after contact with potentially irritant and sensitizing substances should come under this definition, including dyschromic pictures.

The ambiguity of the diagnostic criteria is an important aspect also when attempting to distinguish between irritant contact dermatitis and allergic contact dermatitis. Negative responses to patch tests do not exclude the allergic nature of a contact dermatitis, nor are positive tests always referred to the observed dermatitis. In fact, in the first case all the possible reasons for 'false negative reactions' must be taken into account, and in the second the "relevance" of the positive reactions must be considered.

Statistical data present in the literature are generally referred to hospital cases or those observed in Dermatologic Clinics, as well as those reported as occupational diseases. Such statistics therefore likely include only the more serious cases of contact dermatitis. This means that they reveal only the tip of the iceberg, since they do not include more modest or episodic forms of contact dermatitis, of either occupational or non occupational origin.

Data on hospitalizations show, as is also our personal experience, that contact dermatitis is an infrequent cause of hospitalization. In The Netherlands, for example, the number of hospitalizations for contact dermatitis as a primitive diagnosis was approximately 9 per 100,000 inhabitants per year, or 6% of all hospitalizations for skin diseases, and less than 1% of all hospitalizations for any cause in 1988 [24]. To those with experience in this field, it is evident that such incidences are underestimated.

Statistics on occupational diseases provide useful information about the incidence of occupational skin complaints in the worker population. There are registers of occupational diseases in various European nations and in the United States. However, a distinction is not always made in them between eczema in general and contact dermatitis. Moreover, these registers record only those cases judged to warrant an indemnity, whereas more modest cases of occupational contact dermatitis are often not reported. In turn, the criteria for granting an indemnity and hence the criteria for notifying an occupational disease depend on the specific legislation in force in the different nations. In view of these considerations, therefore, it is clear that even the statistics of occupational concern are underestimated. In the United States, for example, the incidence of occupational diseases is calculated to be underestimated by 10–50-fold, due to failure to report and register milder clinical cases [25].

Independently of these problems, the incidence of contact dermatitis is calculated to be from 85 to 98% of all occupational skin diseases [25, 26]. Contact dermatitis contributes to loss of working days for 46–60% of the total loss [27, 28]. Atopical subjects [29–31] and those sensitized to nickel and chromium [32] are those with the worst prognosis.

1.4.1 Prevalence in the General Population

Industrialization and the modern lifestyle have led to an increased exposure to occupational and consumer products, that contain various substances that can induce contact allergy. Following repeated skin exposure, sensitized subjects can develop allergic contact dermatitis, that has negative socio-economic consequences at both the individual and the social level [33, 34].

To estimate the prevalence of contact allergy in the general population, a recent ample study was conducted by Alinaghi and Coll., who reviewed 28 studies in the European and North American literature, 20 published between 1966 and 2007 [35] and 8 from 2008 to 2017, for a sum total of 20,107 patch-tested subjects [36]. Overall, the pooled prevalence of contact allergy was 20.1% (95% confidence interval: 16.8–23.7%). In children and adolescents (<18 years), the prevalence was 16.5% (95% confidence interval: 13.6–19.7%). The prevalence was significantly higher in women (27.9%) (95% confidence interval: 21.7–34.5%) than in men (13.2%) (95% confidence interval: 9.3–17.6%) [36].

The most common allergen was nickel (11.4%), followed by fragrance mix (3.5%), cobalt (2.7%), *Myroxylon pereirae* (1.8%), chromium (1.8%), paraphenylenediamine (1.5%), methylchloroisothiazolin. One/methylisothiazolinone (1.5%), and colophonium (1.3%) [36].

When considering the geographical area, it was seen that the prevalence of contact allergy in Europe (including 22 studies and 18,709 patch-tested individuals) was 19.5% (95% confidence interval: 15.8–23.4%). The prevalence estimates for northern Europe and southern Europe were 19.2% and 21.0%, respectively. The prevalence in North America (based on 1639 subjects from 4 studies) was 20.6% (95% confidence interval: 9.2–35.2%). Moreover, the 2 studies from Asia (China) showed a prevalence of 20.6% [36].

In conclusion, this meta-analysis showed that one in five subjects from the general population suffers from contact allergy. It therefore highlights the need for more effective preventive strategies against common allergens in consumer products, cosmetics, and the workplace [36].

Comparable results had been reported in a previous work in 2012, summarizing the data that emerged from an International Workshop on Contact Dermatitis held in Germany, at which many European and North American reseachers were present [37]. In Europe, about 20% of the general population suffer from contact allergy to at least one contact allergen. The most common allergens are nickel, fragrances and preservatives. Allergic reactions to chromium and paraphenylenediamine are less common in general, but more frequent in the occupational setting. Contact dermatitis occurs twice as frequently in women as in men and often starts at a young age, showing a prevalence of 15% in 12–16-year-olds [38].

As regards age, the data in literature do not demonstrate any particular distribution in males, although in females the peak prevalence is in young women (under the age of 30), possibly due to exposure to damp work in household jobs and in child care. In the United States [39], instead, the prevalence seems to increase with age, while in Holland [40], Sweden [41] and Norway [42], it decreases after the age of 50. Our personal data are in agreement with the latter prevalence.

1.4.2 Prevalence in the Worker Population

A North American study was focused on the epidemiology of contact dermatitis in the occupational setting [43]. Among the various occupational diseases included (neoplasms, infections, and injuries), contact dermatitis is by far the most common work-related skin disorder [44–47], accounting for 90–95% of all cases [44, 45, 48]. The hands are most commonly affected, accounting for 80–90% of cases [44, 49–52], while the face is affected in only 10% of cases [49]. When considering the two major subtypes of occupational contact dermatitis, irritant and allergic, the former is responsible for 80% of all occupational cases and allergic contact dermatitis for the remaining 20% [44, 45, 49]. However, there are wide variations: in fact, the NACDG reported significantly more cases of occupational allergic contact dermatitis (60%) than irritant contact dermatitis (32%) in the United States [49–53].

A retrospective analysis of data from the Information Network of Dermatology Departments (IVDK) (an epidemiological surveillance system on contact allergy that collects clinical and patch test data from 56 dermatology departments in Germany, Austria and Switzerland), conducted from 1994 to 2013 and including 201,344 consecutive patch-tested patients, revealed an incidence of airborne contact dermatitis of 0.6%. Of the 1203 patients with airborne contact dermatitis, 421 (35%) had an occupational background. Occupational dermatitis and face involvement were more prevalent than in patients without airborne contact dermatitis. Sensitization to epoxy resin and methylchloroisothiazolinone/methylisothiazolinone were significantly associated with airborne contact dermatitis. Adhesives, plastics, construction materials, paints and varnishes in occupational cases, and plants (Compositae mix and sesquiterpene lactones) in non occupational cases, were the most commonly documented culprit product categories [54]. These data demonstrate that airborne contact dermatitis is more common in patients with occupational dermatitis than in those with non occupational dermatitis.

1.4.3 Prevalence of Contact Allergy to Metals

To determine the prevalence of sensitization to metals in the general population, in 5 European countries (The Netherlands, Germany, Italy, Portugal and Sweden) a random sample ($N = 3119$) from the general population (aged 18–74 years) was patch tested and interviewed by questionnaire, probing exposure to metals, piercing, and jewelry [55]. Overall, the age-standardized prevalences of sensitization to nickel, cobalt and chromium were 14.5%, 2.1% and 0.8%, respectively. The highest prevalence of nickel allergy was observed in Portugal (18.5%) and the lowest in Sweden (8.3%). The prevalence of cobalt allergy ranged between 3.8% (The Netherlands) and 0.9% (Italy), and the prevalence of chromium allergy between 1.3% (Portugal) and 0.2% (Sweden). Significant associations were observed between nickel sensitization and the female sex, past piercing, and currently having 3 or more piercings [55].

In 2007, Thyssen and Coll. reported a median prevalence of nickel sensitization of 8.6%, based on all studies performed in the general population at that time (range 0.7–27.8%) [35]. In a review conducted in 2017 examining the prevalence of nickel allergy in European countries based on 46 studies (10 in the general population and 36 in patch-tested dermatitis patients), a significantly lower prevalence was found after the implementation of the EU nickel Directive, in women aged 18–35 years (11.45% vs. 19.8%), in female dermatitis patients aged ≤ 17 years (14.3% vs. 29.2%), and in dermatitis patients aged 18–30 years (women: 20.2% vs. 36.6%; men: 4.9% vs. 6.6%) [56]. Overall, the prevalence was higher in southern than in northern European countries, and generally remained high, affecting 8–18% of the general population.

These studies show that despite the consistent pattern of a decreasing prevalence of nickel sensitization in some European countries, the prevalence among young women remains high. Therefore, suitable measures are needed to ensure a better prevention of nickel contact sensitization in European countries. In fact, the lowest prevalence of allergy to nickel, observed in Sweden, supports the effectiveness of long-standing regulation.

In the United States, too, the incidence of contact allergy to nickel is still vey high. A retrospective, cross-sectional analysis of 44,097 patients patch tested by the North American Contact Dermatitis Group from 1994 to 2014 yielded an estimated average frequency of nickel sensitivity of 17.5% [57]. This type of allergy increased significantly over time: from 14.3% in 1994–1996 to 20.1% in 2013–2014.

Nickel-sensitive patients were significantly more likely to be female, young, non white, and atopic; the dermatitis affected the face, scalp, ears, neck, arms or trunk. Jewelry was the most common source of nickel contact. Overall, 55.5% of reactions were clinically relevant; this percentage also increased significantly over time (from 44.1% in 1994–1996 to 51.6% in 2013–2014). The rate of occupational relatedness was 3.7% overall, showing a significant decrease from 7.9% in 1994–1996 to 1.9% in 2013–2014 [57].

1.4.4 Seasonal Variations

Various data demonstrate that seasonal factors can affect the incidence of contact dermatitis. Experimental sensitization in man using dinitrochlorobenzene seems to be easier to achieve in the winter than the summer [58]. Winter chapping predisposes to irritant contact dermatitis and increases the incidence of false positive reactions [59]. In the summer, instead, an increased incidence of dermatitis induced by cement has been observed in Kuwait [60]. The sun, UV rays and PUVA therapy reduce the immune response [61–63]. Contact dermatitis due to plants shows seasonal variations [59].

Conclusions

Contact dermatitis is a multifactorial disease. Apart from through exposure to irritant and sensitizing agents, various other factors can induce the development of this disease, such as the seasons, environmental humidity, an atopic constitution. These factors need to be taken into account in epidemiological studies.

Subjects with contact dermatitis do not necessarily present continual clinical symptoms because the disease may be relapsing. This must be borne in mind when studying the disease incidence, that may vary depending on whether it is referred to particular moments of observation.

Contact dermatitis is not uncommon in the general population. Nevertheless, studies of the disease prevalence need to be conducted in large numbers of subjects to ensure sufficient cases by the end of the follow-up. Follow-up studies are also necessary when investigating the role of a factor that varies over time.

In occupational settings, few people abandon their job due to a skin complaint. This means that in studies of the incidence in the worker population, the risks of selection and follow-up bias are minimal.

The time interval between exposure and the development of the contact dermatitis (induction time) is not known, and is almost certainly different for contact irritation or contact allergy. The induction time is an extremely important factor when calculating the incidence. If the duration of the follow-up in a prospective study is shorter than the incubation period, the incidence in the exposed population will be underestimated, as also the risk, simply because the disease has not had the time to manifest. A prospective study of apprentice hairdressers demonstrated that the incidence was higher in the first 6 months of exposure, and then declined over time [64].

References

1. Meneghini CL, Angelini G. Le dermatiti da contatto. Roma: Lombardo Ed; 1982.
2. Woods B, Calnan CD. Toxic woods. Br J Dermatol. 1976;94(suppl. 12):47.
3. Cadwick J, Mann WN. The medical works of Hippocrates. London: Blackwell Scientific Publication; 1950.
4. Castagne D. Dermatoses professionnelles provoquées par les bois tropicaux. Bordeaux, Bergeret: Thèse U.E.R; 1976.
5. Mitchell J, Rook A. Botanical dermatology. Vancouver: Greengrass; 1979.
6. Lachapelle JM. Historical aspects. In: Rycroft RJG, Menné T, Frosch PJ, editors. Textbook of contact dermatitis. Berlin: Springer; 1995. p. 3.
7. Ramazzini B. De morbis artificium diatriba. Typis Antonii Capponi, Impressoris Episcopalis, Modena; 1700.
8. Foussereau J. History of epicutaneous testing: the blotting-paper and other methods. Contact Dermatitis. 1984;11:219.
9. Wright RC, Goldman L. Contact dermatitis: a historical perspective. Int J Dermatol. 1979;18:665.

10. Avenberg KM. Footnotes on allergy. Uppsala: Pharmacia; 1980.
11. Rostenberg A. An anedotal biographical history of poison ivy. Arch Dermatol. 1955;72:438.
12. Lachapelle JM. Le test épicutané: aperçu historique. Gist-Brocades, Brussels: Seninfo; 1986.
13. Lachapelle JM. Giant steps in patch testing. A historical memoir. Phoenix, AZ (USA): SmartPractice; 2010.
14. Städeler J. Űber die eigenhümlichen Bestandtheile der *Anacardium* Früchte. Ann Chemie Fharmacie. 1847;63:117.
15. Fabre J-H. Souvenirs entomologiques, vol. 6. Paris: Delagrave; 1897. p. 378.
16. Rostenberg A, Solomon LM. Jean Henri Fabre and the patch test. Arch Dermatol. 1968;98:188.
17. Lachapelle JM. The experiments of an entomologist, Jean-Henri Fabre, and their repercussions in dermatology. In: Lachapelle JM, editor. Giant steps in patch testing. A historical memoir. Phoenix, AZ (USA): SmartPractice; 2010. p. 17.
18. Sulzberger MD. Josef Jadassohn (1863–1936). Arch Dermatol. 1936;33:1063.
19. Sulzberger MD. From there to here. My many lives. An autobiography of a dermatologist. Institute for Dermatologic Communications and Education. Skin Allergy News; 1986.
20. Jadassohn J. Zur Kenntnis der Arzneiexantheme. Arch Dermatol Forsch. 1896;34:103.
21. Jadassohn J. Zur Kenntnis der medicamentösen Dermatosen. Verhandlungen der Deutschen Dermatologischen Gesellschaft, V Congress, Vienna (1895), Braunmüller: 1896. p. 103.
22. Lachapelle JM. Josef Jadassohn (1863–1936): the father of patch testing. In: Lachapelle JM, editor. Giant steps in patch testing. A historical memoir. Phoenix, Az (USA): SmartPractice; 2010. p. 11.
23. Neisser A. Űber Jodoform-Exantheme. Dtsch Med Wochenschr. 1884;10:467.
24. LMR. National medical registration. SIG, Utrecht: LRM yearbook; 1987.
25. Emmet EA. The skin and occupational disease. Arch Environ Health. 1984;39:144.
26. Mathias CGT. The cost of occupational skin disease. Arch Dermatol. 1985;121:332.
27. Johnson MLT, Burdick AE, Johnson KG, et al. Prevalence, morbidity and cost of dermatological disease. J Invest Dermatol. 1979;73:395.
28. Keil JE, Shumes E. The epidemiology of work-related skin disease in South Carolina. Arch Dermatol. 1983;119:650.
29. Menné T, Backman E. Permanent disability from skin diseases. A study of 564 patients over 6-yr period. Dermatosen Beruf Umwelt 27:32 (1979).
30. Rystedt I. Factors influencing the occurence of hand eczema in adult with a history of atopic dermatitis in childhood. Contact Dermatitis. 1985;12:185.
31. Rystedt I. Atopic background in patients with occupational hand eczema. Contact Dermatitis. 1985;12:247.
32. Menné T, Christoffersen J. Epidemiology of allergic contact sensitization. Curr Prob Dermatol. 1985;14:1.
33. Swietlik J, Reeder M. Current quality-of-life tools available for use in contact dermatitis. Dermatitis. 2016;27:176.
34. Saetterstrom B, Olsen J, Johansen JD. Cost-of-illness of patients with contact dermatitis in Denmark. Contact Dermatitis. 2014;71:154.
35. Thyssen JP, Linneberg A, Menné T, et al. The epidemiology of contact allergy in the general population-prevalence and main findings. Contact Dermatitis. 2007;57:287.
36. Alinaghi F, Bennike NH, Egeberg A, et al. Prevalence of contact allergy in the general population: a systematic review and meta-analysis. Contact Dermatitis. 2019; 80: 77.
37. Peiser M, Tralau T, Heidler J, et al. Allergic contact dermatitis: epidemiology, molecular mechenisms, in vitro methods and regulatory aspects. Cell Mol Life Sci. 2012;69:763.
38. Mortz CG, Lauritsen JM, Bindslev-Jensen C, et al. Contact allergy and allergic contact dermatitis in adolescents: prevalence measures and associations: the Odense adolescence cohort study on atopic diseases and dermatitis (TOACS). Acta Derm Venereol. 2002;82:352.
39. Johnson MT, Roberts J. Skin conditions and related need for medical care among persons 1–74 years. Vital Health Stat. 1978;11:1971–1974.
40. Coenraads PJ, Nater JP, van der Lenbe R. Prevalence of eczema and other dermatoses of the hands and arms in Netherlands. Association with age and occupation. Clin Exp Dermatol. 1983;8:495.
41. Meding BE, Swanbeck G. Prevalence of hand eczema in an industrial city. Br J Dermatol. 1987;116:627.
42. Kavli G, Forde OH. Hand dermatoses in Tromso. Contact Dermatitis. 1984;10:174.
43. Cashman MW, Rendemann PA, Ehrlich A. Contact dermatitis in the United States: epidemiology, economic impact, and workplace prevention. Dermatol Clin. 2012;30:87.
44. Clark SC, Zirwass MJ. Management of occupational dermatitis. Dermatol Clin. 2009;27:365.
45. Lushniak BD. Occupational contact dermatitis. Dermatol Ther. 2004;17:272.
46. Blanciforti LA. Economic burden of dermatitis in US workers. J Occup Environ Med. 2010;52:1045.
47. McCall BP, Horwitz IB, Feldman SR, et al (2005) Incidence, rates, costs, severity, and work-related factors of occupational dermatitis. A workers' compensation analysis of Oregon, 1990–1997. Arch Dermatol 141:713.
48. Mathias CGT. Occupational dematoses. J Am Acad Dermatol. 1988;19:1107.

49. Belsito DV. Occupational contact dermatitis: etiology, prevalence, and resultant impairment/disability. J Am Acad Dermatol. 2005;53:303.
50. Koch P. Occupational contact dermatitis. Recognition and management. Am J Clin Dermatol. 2001;2:353.
51. Nethercott JR, Holness DL, Adams RM, et al. Patch testing with a routine screening tray in North America, 1985 through 1989: I-IV. Am J Contact Dermatitis. 1991;2:122, 198, 247.
52. Curr N, Dharmage S, Keegel T, et al. The validity and reliability of the occupational contact dermatitis disease severity index. Contact Dermatitis. 2008;59:157.
53. Kucenic MJ, Belsito DV. Occupational allergic contact dermatitis is more prevalent than irritant contact dermatits: a 5-year study. J Am Acad Dermatol. 2002;46:695.
54. Breuer K, Uter W, Geier J. Epidemiological data on airborne contact dermatitis—results of IVDK. Contact Dermatitis. 2015;73:239.
55. Schuttelaar MLA, Ofenloch RF, Bruze M, et al. Prevalence of contact allergy to metals in the European general population with a focus on nickel and piercing: the EDEN Fragrance Study. Contact Dermatitis. 2018;79:1.
56. Ahlström MG, Thyssen JP, Menné T, et al. Prevalence of nickel allergy in Europe following the EU Nickel Directive—a review. Contact Dermatitis. 2017;77:193.
57. Warshaw EM, Zhang AJ, DeKoven JG, et al. Epidemiology of nickel sensitivity: retrospective cross-sectional analysis of North American Contact Dermatitis Group data 1994–2014. J Am Acad Dermatol. 2019;80:701.
58. Lowney ED. Dermatologic implications of immunologic unresponsiveness. J Invest Dermatol. 1970;54:355.
59. Njorth N. Seasonal variations in contact dermatitis. Acta Derm Venereol. 1967;47:409.
60. Kanan MW. Cement dermatitis and atmospheric parameters in Kwait. Br J Dermatol. 1972;86:155.
61. Morison WL. Photoimmunology. J Invest Dermatol. 1981;77:71.
62. O'Dell BL, Jessen T, Bocker LE, et al. Diminished immune response in sun damaged skin. Arch Dermatol. 1980;116:559.
63. Thorvaldesen J, Volden G. PUVA-induced diminution of contact allergic and irritant skin. Clin Exp Dermatol. 1980;5:43.
64. Smit HA, Van Rijssen A, Vandenbroucke J, et al. Individual susceptibility and the incidence of hand dermatitis in a cohort of apprentice hairdressers and nurses. Scand J Work Environ Health. 1994;20:113.

Eczematous Dermatoses

2

Caterina Foti, Domenico Bonamonte, Anna Bosco and Gianni Angelini

Eczematous dermatoses, that are everyday observations in clinical practice, are induced by various factors of an exogenous and endogenous nature, some better known than others, that can act individually or, more often, in combination.

The nomenclature of these clinical forms seems to be fairly controversial and has not been standardized, both because it is not possible to produce a sufficiently satisfactory classification based on aetiologic or pathogenic criteria and because one or more clinical pictures of eczema can be present in the same patient at the same time or consecutively. The term eczema (from the Greek éczema, in turn stemming from eczéo = to boil) denominates a clinical and histological pattern of skin inflammation that characterizes various dermatoses with different aetiologies. From the clinical standpoint, eczematous dermatoses involve variable pruritus and an ample range of variable symptoms depending on the clinical phase, such as erythema, dryness, exudation, excoriations, scaling, blistering, hyperkeratosis, lichenification, and fissuring. Histologically, at the epidermic level there is spongiosis with various degrees of acanthosis and hyperkeratosis, accompanied at the dermal level by a lymphohistiocytic infiltrate [1].

A helpful classification of the various forms of eczema is to subdivide them into exogenous and endogenous (Table 2.1). However, it must be borne in mind that this is not a clearcut subdivision since in exogenous forms the external triggering factors are associated with an inherited predisposition, while in endogenous forms both internal and external precipitating factors contribute to induce the disease.

Eczematous dermatoses account for a large proportion of all skin diseases, although studies of the relative prevalence have mostly been focused on atopic dermatitis, whereas few have addressed other types of eczema. A study conducted in the USA in a sample of over 20,000 people showed that nearly one-third of them had some significant skin disease. The prevalence of eczemas was 18 $^{0}/_{00}$, seven of whom had atopic dermatitis, while dyshidrotic eczema and nummular eczema each accounted for about 2 $^{0}/_{00}$ [2]. Consultations for eczematous dermatoses are dealt with above all in primary care. In addition, various cases are referred to hospital, among which eczema forms accounted between 17% [3] and about one-third of all new

C. Foti (✉) · D. Bonamonte · A. Bosco
Department of Biomedical Science and Human Oncology, University of Bari "Aldo Moro", Bari, Italy
e-mail: caterina.foti@uniba.it

G. Angelini
Professor of Dermatology, University of Bari "Aldo Moro", Bari, Italy

G. Angelini et al. (eds.), *Clinical Contact Dermatitis*, https://doi.org/10.1007/978-3-030-49332-5_2

Table 2.1 Classification of principal eczematous dermatoses

Exogenous eczema	
	Irritant contact dermatitis
	Allergic contact dermatitis
	Microbial eczema
	Dermatophytide
Endogenous eczema	
	Atopic eczema
	Nummular eczema
	Pompholyx
	Asteatotic eczema
	Gravitational eczema
	Pityriasis alba
	Juvenile plantar dermatosis
	Seborrhoeic dermatitis

dermatological cases [4]. In an analysis conducted between 1982 and 1990 in a national tertiary referral centre in Singapore, eczemas accounted for 34% of all new dermatology cases; 66.3% were classified as endogenous while 13.7% were contact dermatitis [5].

Some forms of eczema are more common in infants and young children, like atopic dermatitis, whereas nummular eczema and pompholyx are less frequent in this age group. Other specific patterns are almost exclusive to children, such as juvenile plantar dermatosis. Nummular eczema occurs particularly in elderly males, as also does asteatotic eczema.

The histopathological features of eczema vary according to the clinical phase: acute, subacute or chronic [6, 7]. In the acute phase spongiosis is prevalent. This is an intraepidermic intercellular edema that consequently results in stretching, rupture of intercellular attachments, and the formation of blisters. Lymphocytic exocytosis is present in the epidermis. The increased intraepidermal mitotic activity leads to acanthosis. The intercellular edema is most evident in the mid-epidermal region, while some intracellular vacuolation can also be observed. In the subacute phase, spongiosis and blistering decline while acanthosis increases, together with a parakeratotic horny layer. In the chronic phase, hyperkeratosis gradually replaces the parakeratosis. Acanthosis is more evident, whereas the edema and exocytosis are notably reduced. The inflammatory infiltrate also increases, especially of mononuclear cells at the upper dermis level, although polymorphs and eosinophils may be present in very acute forms. The trauma of scratching causes superficial erosions. Some degree of lichenification is always present in chronic forms, sometimes together with hyperkeratosis and papillomatosis.

2.1 Nummular Eczema

Nummular eczema, also known as discoid eczema, is a clinical entity characterized by coin-shaped or oval lesions with well-defined borders [1]. It was first described by Devergie [8] in 1857 but clinical aspects of the condition had already been roughly outlined by Rayer in 1845 [9]. According to Chipman [10], other historical clinical descriptions, such as Ormsby orbicular eczema, Brocq neurotic eczema, and Pollitzer recurrent eczematoid affection, are similar and actually refer to the same disease, namely nummular eczema, under different eponyms. Histologically, nummular eczema lacks specific features. For this very reason, as well as for its morphological appearance, there is often overlapping with other eczema variants.

2.1.1 Etiology

The condition is not a precise etiological entity and as a matter of fact, a number of agents acting individually or in a combined fashion have been assessed and suggested as the likely etiological factors. The most frequently quoted are nutritional [11, 12], infective [11, 13–15], and emotional [16, 17] etiologies, together with excessive alcohol intake [18] and dry skin, particularly in the elderly [19–21]. In some patients, nummular eczema has also exceptionally been induced by methyldopa [22], gold [23], as well as peginterferon alpha-2b and ribavirin [24].

Contact irritation and contact sensitivity are uncommonly reported as etiological causes. In particular, anecdotal reports have described nummular eczema as a consequence of hypersensitivity to aloe [25], ethylenediamine hydrochloride [26], depilatory creams [27], mercury [28], soluble oils [29], scabies treatment [30], and fragrances [31]. Relatively large observations, focused on the incidence of contact allergy in nummular eczema patients, are scarce in number [32–37].

As regards the correlation with age, nummular eczema is predominantly an adult disorder, showing a peak between the ages of 20 and 50 years, although it is also observable, albeit at a low incidence, even in pediatric ages [31, 37–42]. It occurs more often in females but then becomes prevalent in males with advancing age.

2.1.2 Clinical Features

Coin-shaped erythemato-vesicular patches form rapidly, due to the confluence of minute papules and papulovesicles, that can also develop as single lesions on the trunk and limbs, together with such patches (Figs. 2.1, 2.2, 2.3 and 2.4). In the acute phase, the patches are intensely erythematous and very itchy. Then they evolve to a desquamation stage with a peripheral extension and possible central resolution, thus giving rise to ring-shaped lesions (Fig. 2.5). During regression, they appear dry and scaly. The patches vary in size from 1 to 5 cm or more in diameter, are generally few, but may be scattered with a bilateral, symmetric pattern. The sites most commonly affected are the arms and trunk.

In young subjects the back of the hands and forearms can be involved (discoid eczema of the hands and forearms) as a form of irritant occupational dermatitis. Women with this clinical variant often have a history of atopy.

The most common clinical variant, that affects the limbs and trunk, can also be observed in elderly people, often with dry skin, where the complaint is exacerbated by low humidity and central heating. The patches appear firstly on the legs and then extend to the trunk and arms. The complaint has a chronic, recurrent course and worsens in the winter months; it may last for a year or more [43]. It is important to exclude an etiological role of irritant or sensitizing chemical agents.

Histopathology reveals typical acute or subacute eczematous findings, with intercellular edema and spongiotic vesicles in the epidermis, that also shows acanthosis with hyperkeratosis and parakeratosis foci. In the superficial derma, there is evident edema and a perivasal lymphomononuclear infiltrate, as well as some eosinophils.

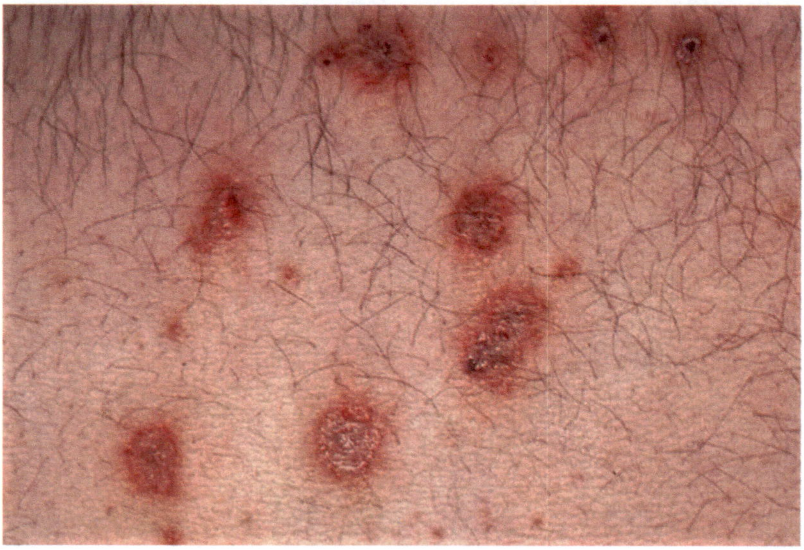

Fig. 2.1 Coin-shaped patches of nummular eczema

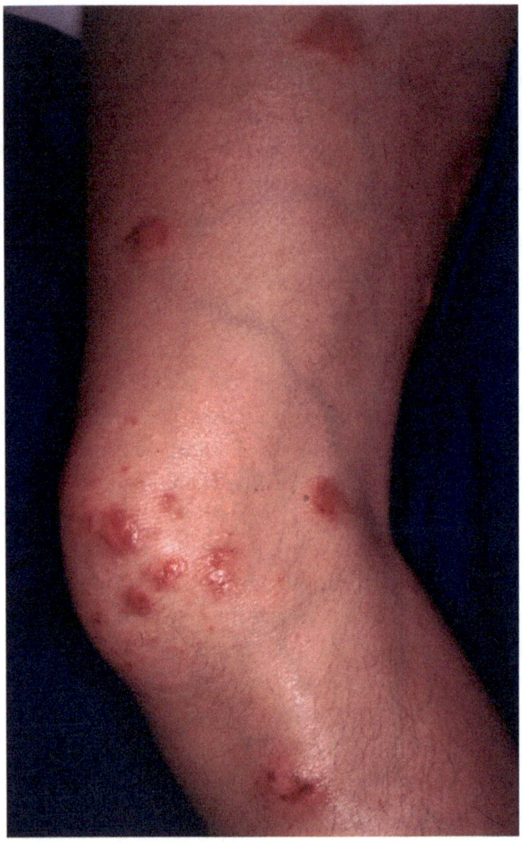

Fig. 2.2 Coin-shaped patches of nummular eczema

2.1.3 Diagnosis and Differential Diagnosis

If few, asymmetric, persistent lesions or those with an unusual configuration are present, an exogenous contact dermatitis should be suspected and patch tests performed. In one series, 33% of patients had positive reactions to rubber chemicals, formaldehyde, neomycin, chromium, and nickel [34]. In another study, positive patch tests were detected in 56% of patients, in particular to metals and fragrances [35]. If just one or very few lesions are present, differential diagnosis must be made with tinea corporis, although even in cases of ring-shaped lesions, nummular eczema has more blistering and erythematous margins. Fresh and culture mycological tests provide the definitive diagnosis.

In cases with disseminated lesions various complaints need to be considered. The spots in nummular psoriasis are not vesicular and they are hyperkeratotic. Pre-lymphomatous eruptions mainly affect the trunk and limb joints; the lesions are never blistering or scabbing, but are more infiltrated and have a bizarre morphology. Pityriasis rosea may transiently resemble nummular eczema, but generally presents the herald patch

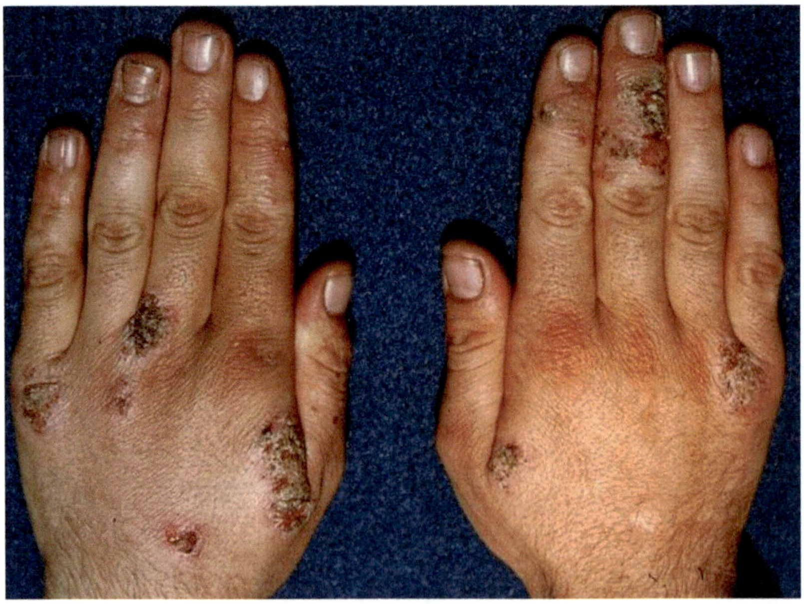

Fig. 2.3 Coin-shaped patches of nummular eczema (reproduced from Meneghini and Angelini [4])

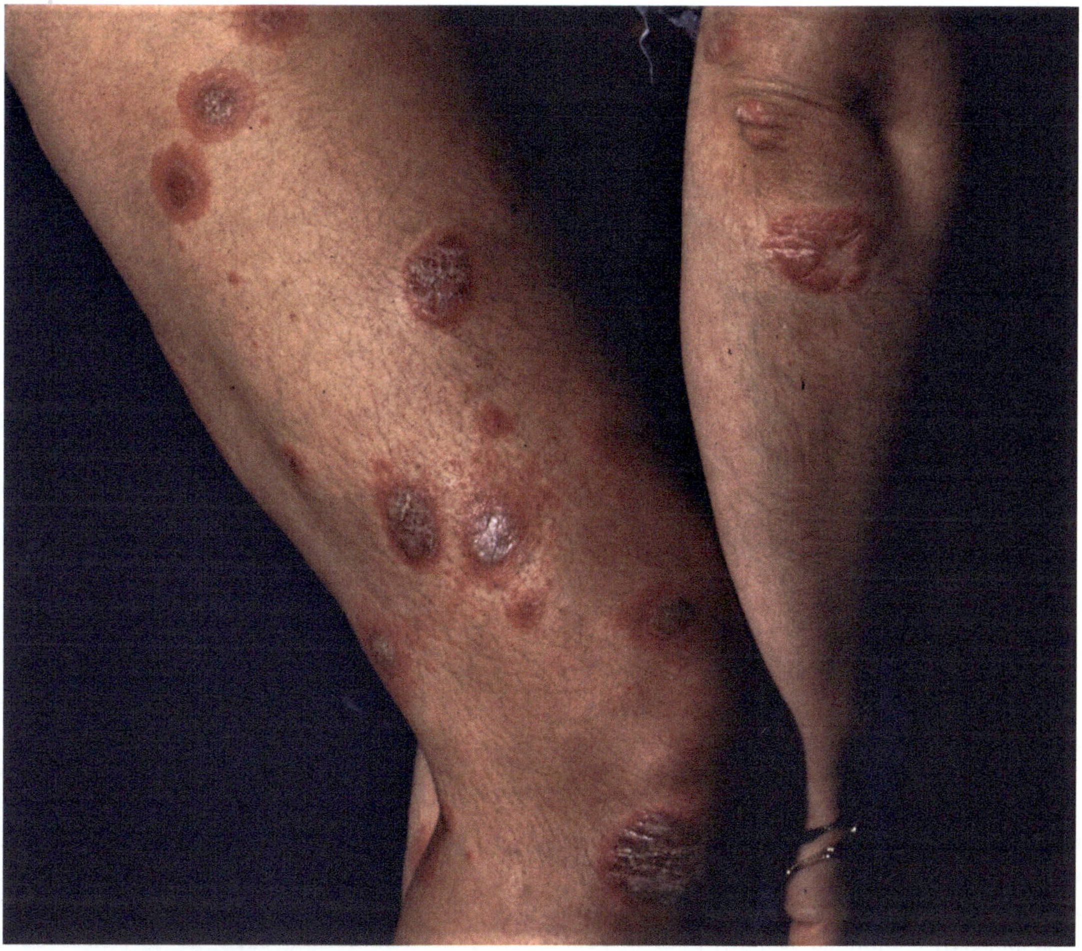

Fig. 2.4 Coin-shaped patches of nummular eczema

and characteristic oval patches with long axes parallel to the ribs. Asteatotic eczema usually affects the extensor face of the limbs and the lesions are only mildly erythematous, and decidedly dry.

2.1.4 Relationship of Nummular Eczema and Atopy

The relationship of nummular eczema with atopy is fairly controversial. Various studies showed no association between discoid eczema and atopy [11, 12, 43, 44], partly based on the observation of low serum immunoglobulin E levels in the former compared to the latter [45]. Atopic dermatitis, however, can occur with nummular lesions in both children and adults [39, 46, 47]; the incidence is 9% and 12%, respectively [39]. Recent studies indicate that nummular lesions are the most common atypical morphological variant of atopic dermatitis, in pediatric ages as well as in adults. In children it is not uncommon to observe coexisting or alternating eczematous nummular lesions, along with typical skin folds involvement [47]. Even in adult atopic dermatitis, nummular lesions account for about 50% of atypical morphological variants of atopic dermatitis [46]. Nummular eczema, therefore, is an important pattern of presentation of atopic dermatitis, regardless of its association with high serum total IgE levels, the presence of specific IgE and a personal or family history of atopy [48].

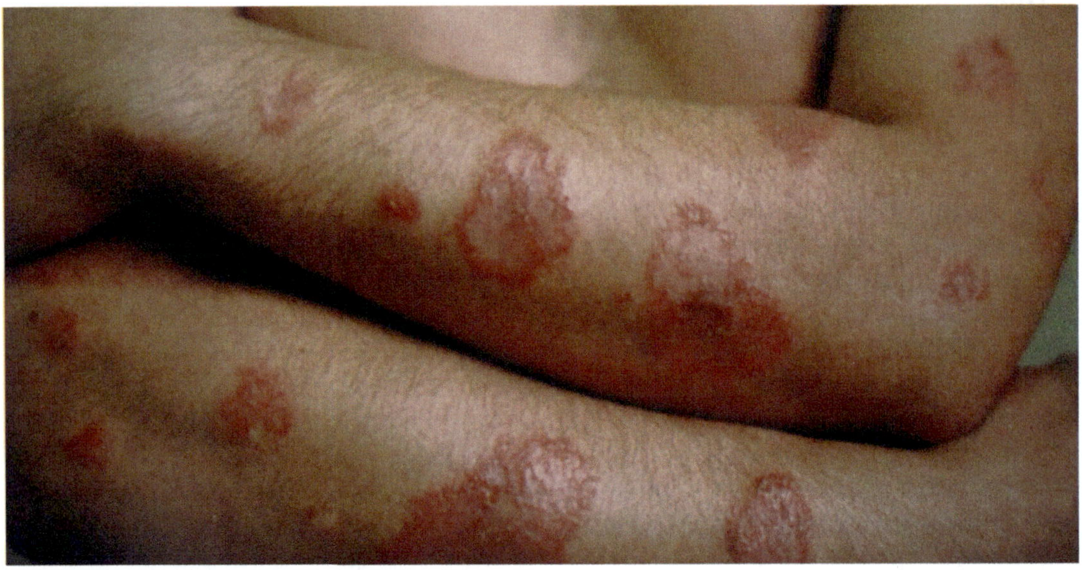

Fig. 2.5 Ring-shaped lesions of nummular eczema

Between non atopic and atopic nummular eczema there are several significant differences. Nummular eczema, unlike atopic dermatitis, rarely develops in the first years of life; it commonly occurs around the age of five. Its natural history is different: cutaneous xerosis is missing and the disease does not generally persist after puberty. Nummular lesions, both in pediatric and adult ages, are more exudative, unlike the more usual dry and scaling atopic lesions, and less numerous, asymmetric and irregularly shaped, and resolve with hyperchromic or hypochromic outcomes (especially in atopics) [31, 41, 49, 50]. The most frequently affected sites are the extensor face of the limbs, while the flexor surface and the face are usually spared. When nummular eczema is etiologically linked to infections, alcohol abuse or exogenous chemical agents, it resolves quickly with specific treatment and prevention, and does not recur.

2.1.5 Treatment

The topical treatment is that of eczema in general, according to the various clinical phases; emollients and topical corticosteroids are useful. In cases localized on the hands, it is important to avoid contact with irritants and sensitizers.

Low environmental humidity conditions need to be corrected, including direct exposure to convection heating systems. Systemic anti-histamines relieve the pruritus. In severe exudative forms a course of broad-spectrum systemic antibiotics, such as oxytetracycline or erythromycin, may be useful, also for prophylactic purposes. In severe refractory cases, potentially useful treatments include topical immunosuppressants, oral steroids and immunosuppressants, PUVA and broad- or narrow-band UVB.

2.1.6 Personal Observations

A retrospective epidemiologic and allergologic study conducted in 29,323 consecutive patients patch-tested from January 1982 to December 2009 for eczematous dermatitis of various types elicited 1022 (3.5%) subjects with nummular eczema [33, 37]. The cases of nummular eczema were diagnosed following standardized clinical-morphological criteria: the presence of single or often multiple coin-shaped or oval patches, with either an oozing crusted surface in acute lesions, or dry, scaly, and lichenified aspects in chronic forms. Moreover, an essential criterion was a clearly demarcated lesional edge, that is crucial when differentiating nummular from other types of eczema, which feature irregularly shaped lesions and blurred margins.

It is essential to stress the chronic course of the dermatitis in all selected patients. Indeed, cases of nummular eczema with a clear endogenous etiology were not included in our analysis, so clinical forms secondary to intestinal parasitosis, systemic drugs or alcohol intake, and focal bacterial infections were excluded by means of the history, clinical course, laboratory data, and response to specific therapy.

Of the 1022 patients, 589 (57.6%) were males and 433 (42.4%) females. Clinical data and medical history showed that among the 1022 patients, 82 (8%), aged from 5 to 20 years, presented both clinical manifestations of atopic nummular eczema and a personal history of atopy. The remaining 940 subjects (92%) were non atopic. These included 181 subjects (19.3%) over the age of 65 years, with serious xerosis and/or stasis dermatitis of the lower limbs and 759 (80.7%) young adults, ranging from 20 to 64 years old, showing primitive idiopathic nummular lesions. As to age at the time of the disease onset, the peak incidence was found in the third decade, with lower figures in the first decade and from the fifth decade onward. In younger individuals, the affliction occurs more frequently in females, then with increasing age it becomes prevalent in males. The median duration of the symptoms was 8 months (range, 4–60 months), and any part of the body could be affected. Lesions were mainly found on the upper (75.8%) and lower (64.5%) limbs, followed by the trunk (45.6%), dorsum of the hands (35.6%), and face and neck (22.3%).

Of the 1022 subjects with nummular eczema, 1 or more positive reactions to patch testing were observed in 332 cases, 182 females (54.8%) and 150 males (45.2%), accounting for 32.5% of the study population. The allergens most frequently involved were nickel (10.2%), chromium (7.3%), and cobalt (6.1%), followed by paraphenylenediamine (5.8%) and ethylenediamine (3.6%). Topical medicaments and their additives were involved particularly in atopic subjects and in the elderly. Overall, in cases of positive reactions their relevance was registered as high (69.7%). We observed an increasing severity of the disease, with greater numbers of lesions in multiple body areas, in patients resulting positive to patch testing.

As previously underlined, our patients were assessed before patch test execution. Therefore, subjects demonstrating a rapid dermatitis resolution following specific (laboratory-guided) treatment were not patch tested. When considering this, the sensitization observed might be explained as follows: in atopic nummular eczema subjects, similarly to in the elderly with nummular eczema overlapping xerosis and/or stasis eczema, contact allergy can be interpreted as a "complication" of a preexisting dermatitis. This is typically a consequence of reiterated topical application of medicaments and cosmetics. In the remaining individuals, instead, allergic contact dermatitis, clinically presenting with nummular lesions, has likely been "primarily" induced by contact with occupational and/or extraoccupational haptens. In both occurrences, the incidence of contact sensitization we found did not differ much from the known rates reported in the international literature.

Our study, albeit hampered by limitations dependent on its retrospective nature, shows that contact allergy is common in persistent nummular eczema and could also possibly be the primary cause of discoid eczema. Therefore, we advise patch testing in all cases of persistent nummular eczema; indeed, if contact allergy is demonstrated, avoidance of the incriminated allergens, whenever possible, might prove of substantial benefit to the patients.

2.2 Asteatotic Eczema

Also known as "xerotic eczema" or "hiemalis" (from the Latin = winter), or "craquelé", this is a dry form with minimal clinical signs, such as modest erythema and pityriasiform desquamation (Fig. 2.6). This eczema is usually observed in the elderly.

Although commonly attributed to a reduction in lipids on the skin surface, asteatotic eczema is actually multifactorial, being a cumulative dermatitis due to various factors: a naturally, perennially dry skin (in atopy for example); the further reduction in surface lipids occurring with age; particular diseases, malnutrition or hormonal alterations; increased transpiration in humid environmental conditions; alterations of the corneum and chapping due to industrial or domestic solvents and detergents; low environmental humidity and a dry cold wind. In such conditions the physiological skin defences are impaired [51, 52] and there is hence an increased skin absorption of irritant or sensitizing substances coming in contact with the skin that, in turn, cause further skin damage. Other

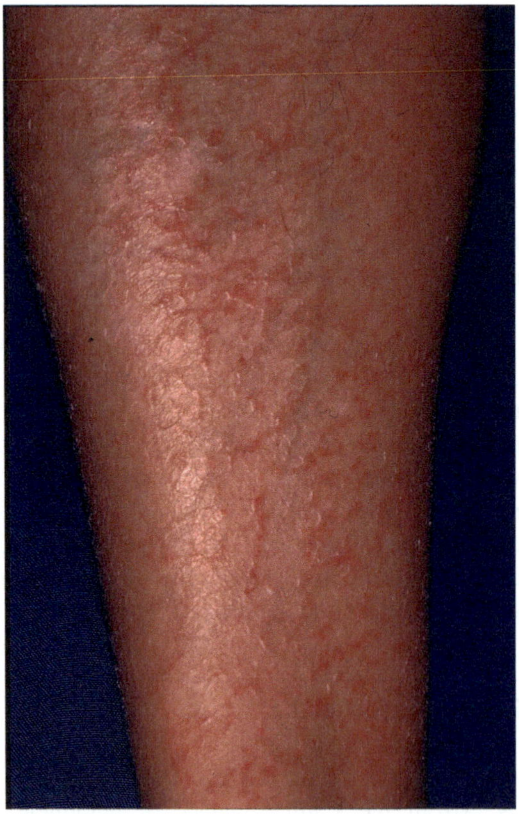

Fig. 2.6 Asteatotic eczema: modest erythema and pityriasiform desquamation

cofactors may be diuretics in elderly people, zinc deficiency [53], cimetidine [54], and topical corticosteroids [55].

The dermatitis mainly affects children, atopic adults and elderly subjects. The sites most often affected are the legs, forearms and hands; the complaint is more pronounced in the winter months. The skin is dry and mildly scaly and the backs of the hands show a crisscross design of scaly lesions. The fingertips are dry and fissured, with skin like parchment (on pressure, a depression appears and lasts a while). At the level of the legs, the skin appears deeply grooved (hence the term "craquelé" used by French authors). The margins of the patches are often erythematous and slightly raised; frankly eczematous lesions can later develop. The complaint has a chronic course, worsening in winter and improving in summer months. An overlapping contact dermatitis is often observed. The pruritus is intense, particularly when undressing.

Extensive or generalized forms of asteatotic eczema should suggest malignancy [56]. Histopathology shows the features of a mild, subacute eczema with a modest dermal infiltrate. The environmental humidity must be corrected. Wool in direct contact with the skin is poorly tolerated and can cause further irritation. The patient should be advised not to bath too frequently; to apply soothing soaps and emollients all over the body every day, and oily topical creams (based on lanolin or paraffins) on restricted skin areas. If necessary, weak topical corticosteroids in a urea base that increases hydration are useful.

2.3 Gravitational Eczema

The terms "stasis eczema" or "varicose eczema" by which this complaint used to be known are no longer acceptable because varices and stasis are not a requirement for the development of the disease. Instead, it is associated with venous hypertension and increased tissue perfusion. In cases with venous hypertension of the legs there is an increased blood oxygen content and accelerated circulation. This leads to dilatation of the local capillary bed and hence the escape of fibrinogen from the vessels. The perivasal fibrin layer then acts as a barrier to the spread of oxygen and other nutrient substances and so causes an altered skin vitality [57, 58]. Venous hypertension can induce leukocytes intravenular sequestration and the consequent release of proteolytic enzymes and free radicals, triggering the inflammatory process [59].

The dermatitis initially involves the internal face of the lower third of the legs, and may have an acute or an insidious onset, often the result of a previous deep vein thrombosis. Patients are generally middle-aged or elderly and more often women, probably due to hormonal effects and the tendency to venous thrombosis in pregnancy.

The dermatitis is of erythemato-desquamative type and often exudative, usually accompanied by venous hypertension, edema, purpura, hemosiderosis, ulceration, or small patches of white, atrophic, telangiectatic scarring ("atrophie blanche"). This altered skin condition is very prone to the onset of allergic contact dermatitis, perhaps also because of the large number of HLA-DR+cells in the affected skin [60].

In differential diagnosis it must be borne in mind that various other types of eczema can affect this region, like atopic dermatitis in children and young adults, nummular eczema (usually on the anterior or anterolateral aspect of the lower legs), and asteatotic eczema in the elderly.

The venous hypertension must be controlled by physical means (elastic socks and permanent use of appropriate bandaging) and medicaments. Obese patients need to lose weight. It is important to instruct the patient about the correct posture of the legs, and sometimes bed rest can help. Topical treatment must take into account the increased risk of contact allergy. Mild topical steroids can be used to relieve irritation, but potent steroids must not be used due to the risk of atrophy and hence ulceration. Topical tacrolimus has been reported to be efficacious. Any supervening bacterial infection must be treated with systemic antibiotics and leg soaks with a mildly antiseptic solution. In all cases patch tests are advisable.

2.3.1 Personal Observations

Notoriously, gravitational eczema, with or without ulcerations, can be complicated by contact allergy; the pertinent literature contains sample data, above all about iatrogenic factors in the form of medicaments. In our studies of a total of 1204 patients, contact allergy was demonstrated in 54.9% of the cases [61–63]. The patch test series included 63 substances, among which were numbered medicaments, topical drugs excipients and other haptens. The highest percentage of positive responses was obtained to medicaments, in particular neomycin, benzocaine, sulfamide, promethazine, penicillin, chloramphenicol, and quinolines. Among excipients, the main culprits were parabens, wool alcohols, benzoyl peroxide, Peru balsam, and colophony. Other prevailing haptens were paraphenylenediamine and other clothing dyes (socks, shoes), chromium (shoes), nickel and cobalt (shoe buckles), thiurams (shoes).

The data clearly showed that legs with gravitational eczema are the site most vulnerable to contact allergy, owing to the reduced or impaired integrity of the skin barrier (in cases of ulcerations) [64]. In this disease, the incidence of contact allergy reported in the literature ranges from 40% to 90% (mean about 60%) [65–72]. Thus, preventive measures are essential; they rely mainly on the use of non sensitizing topical products.

2.4 Pityriasis Alba

This is characterized by hypopigmented patches preceded by mild erythema and scaling. It is often a manifestation of atopic dermatitis but does not only affect atopic subjects.

Pityriasis alba is observed above all between the ages of 3 and 16 years in both sexes, and features rounded or oval hypopigmented patches with indistinct margins. Initially the patches are erythematous with fine scaling, then the erythema disappears leaving hypochromic lesions. These are most evident in dark-skinned subjects or in fair-skinned subjects after exposure to the sun. The lesions range from 0.5 to 2 cm or more in diameter and are localized on the trunk, and in children above all on the cheeks, neck and arms (Figs. 2.7, 2.8, and 2.9). The disorder has a variable course, and the lesions can persist for months; it can also recur. Histology shows modest spongiosis, acanthosis, and parakeratosis. There may also be follicular plugging and sebaceous gland atrophy. The number of active melanocytes is reduced (but not of total melanocytes) and melanosomes are fewer and smaller [73, 74].

An accentuated hypopigmentation must raise the suspicion of vitiligo. Naevus depigmentosus is commonly present at birth or before the age of 3, and is often a single lesion with distinct margins. Nummular eczema in an atopic child features larger lesions that are intensely itchy. In adults, lesions of the trunk must be differentiated from psoriasis. In rare cases, mycosis fungoides presents with hypochromic lesions, and this is difficult to identify in differential diagnosis, even histologically. Treatment, that is not always successful, relies on emollients. The pigmentation will resolve slowly over time. Topical tacrolimus and pimecrolimus seem to be efficacious in cases of facial involvement and inflammation [75].

2.5 Juvenile Plantar Dermatosis

Since 1968 this has been described almost exclusively in children aged between 3 and 14 years, using various synonyms: "peridigital dermatosis" [76], "atopic winter feet" [77], "recurrent juvenile eczema of hands and feet" [78], "forefoot eczema" [38], South Australian feet" [79], "shoe dermatitis in children" [80]. Then, in 1976 the term "juvenile plantar dermatosis" was proposed [81, 82], and it is now known by this name, although this does not

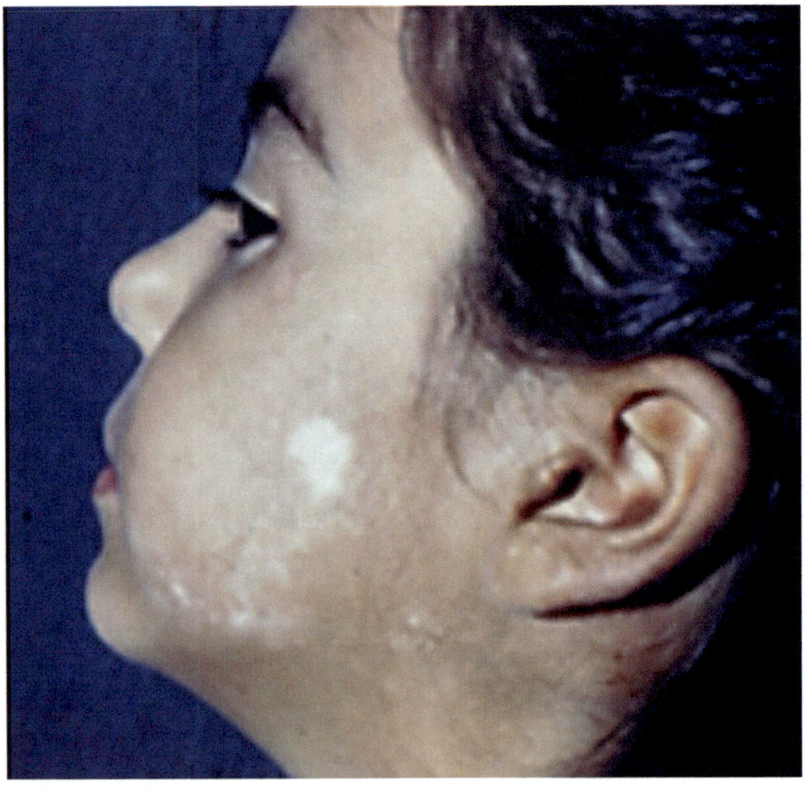

Fig. 2.7 Hypochromic lesions of pityriasis alba

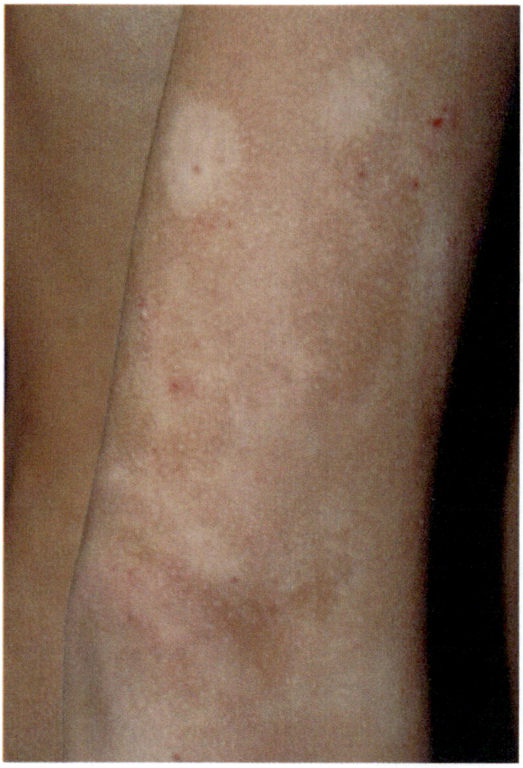

Fig. 2.8 Hypochromic lesions of pityriasis alba

take into account etiological agents, seasonal variations or the geographic distribution of the condition. Although almost always a childhood complaint, there have been anecdotal reports describing the condition in babies in arms [83], and rare cases in adults. Both sexes are affected although there is a slight prevalence in males.

The dermatitis normally appears in children who actively practice sports: the plantar surface of the forefoot appears smooth and shiny, with ragades at the flexory folds of the toes. The support areas of the forefeet and tips of the toes are particularly affected, and the heels may also be involved, but not foot areas that do not come in contact with the ground. The interdigital spaces are normal with no signs of maceration due to fungal infection; in many cases the lateral and medial faces of the first and fifth toes are affected. The dermatitis is bilateral and symetrical. In rare cases of involvement of the hands, the complaint shows the same clinical aspects on the palms and possible fissuration of the fingertips.

The clinical diagnosis is not generally difficult. A family or personal history of atopy should be checked for, although this association is controversial. In doubtful cases it is necessary to perform patch tests to exclude contact allergy to shoe components or sock dyes, or to topical medicaments used to treat the disorder. A mycological test may also be useful. In exceptional cases the histology has been analyzed but conflicting findings have been reported. A block of the sweat ducts may be evident, and hence sweat retention, while other authors have reported a picture of mild chronic eczema or chronic miliaria.

As regards the etiopathogenesis, juvenile plantar dermatitis is linked to the use of synthetic socks and shoes that, unlike natural materials like cotton, wool and leather, are not porous. The natural evaporation of sweat is therefore prevented and the feet are chronically hot and damp and therefore subject to maceration. The latter phenomenon can block the sweat pores causing sweat retention. This concept is supported by the fact that sports are practiced by a very high percentage of affected children, wearing relatively non porous sports shoes, even if the complaint is occasionally observed in subjects wearing open sandals and cotton socks. High proportions of children with plantar dermatitis have a family history (24%) or are personally affected (18%) by atopy, although few of them present active atopic dermatitis lesions at the time of observation [82]. The issue of an association with atopy warrants further study. In any case, it is reasonable to believe that subjects with a history of atopy are more predisposed to this dermatitis, that can develop after even mild exogenous stimuli. In the case of children with a negative history of atopy, instead, very intense physical activity and continual use of gym shoes is required to bring on the complaint. These latter conditions are essential in non atopic subjects. By contrast, children with severe atopic dermatitis do not present plantar dermatitis, presumably because they do not do gymnastic activities.

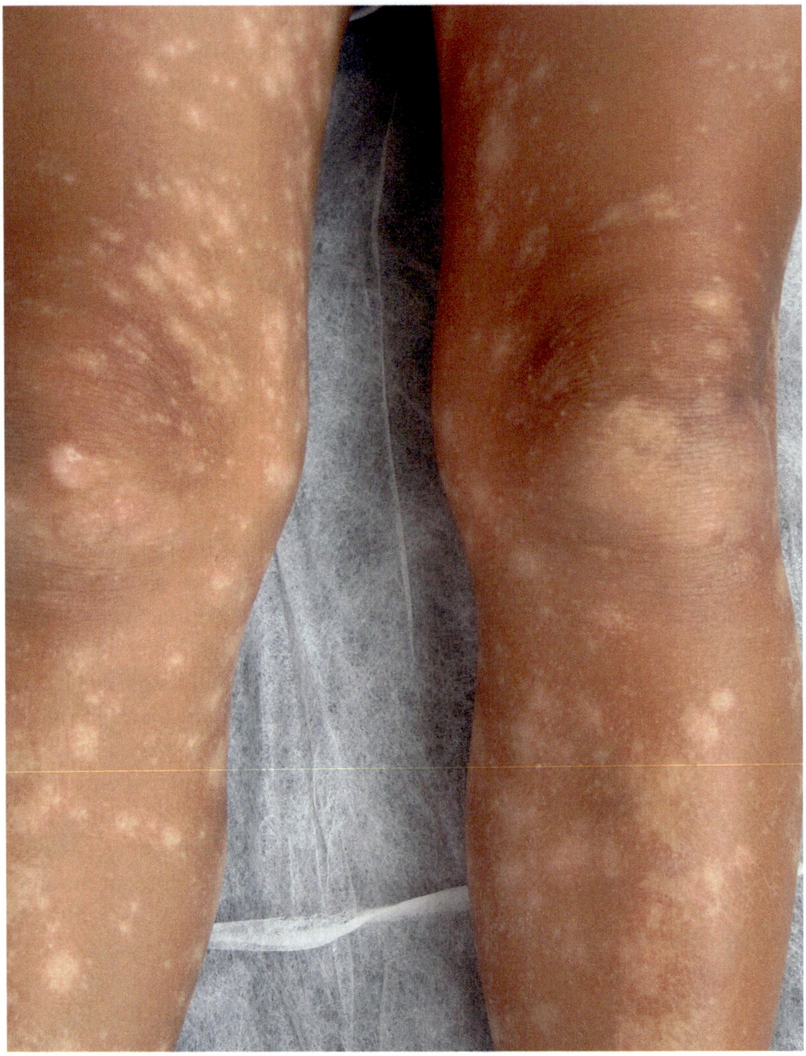

Fig. 2.9 Hypochromic lesions of pityriasis alba

The prognosis is good and the dermatitis generally resolves within about 4 years, either due to adequate treatment or to using appropriate shoes, or else on account of a sort of "hardening" of the plantar skin. Undoubtedly, the use of cotton socks and leather shoes contributes to an evident improvement of the dermatitis, that may resolve spontaneously over time.

Topical treatment is not usually efficacious, but good results can be obtained with topical drugs with a urea, tar or Lassar paste base.

2.6 Pompholyx

Pompholyx (synonyms: vesicular eczema of the palms and soles, dyshidrotic eczema) is a chronic recurrent eruption of vesicles or blisters on non erythematous skin of the palms (cheiropompholyx) and soles (podopompholyx). The term dyshidrotic eczema, that has a supposed connection with sweat gland activity since the condition is worse in hot weather, should be abandoned, as no causal relationship with the sweat glands or sweating has been demonstrated.

The incidence in the general population is not known, but the range is 5-20% among all cases of eczema of the hands [84]. The etiology is also unknown (Table 2.2). In most cases there are no evident exogenous causes. The role of a hereditary predisposition has not been established. The role of the sweat glands is debated: the dermatitis affects sites with emotionally-induced heavy sweating, and worsens during the warm months, but it is not constantly associated with hyperhidrosis; serial histological sections of the blisters show that they dislodge the sweat ducts that pass between these same blisters [85].

The role of atopy is also controversial: some authors believe there is a relation between the two conditions [86, 87] whereas others regard this as irrelevant [88]. Direct contact with some allergens can sometimes cause an asymmetrical palmar vesicular eruption, rather than the more common frank eczema of the dorsum of the hands [89]. In any case, the possibility of onset of contact allergy superimposed upon primitive pompholyx should be borne in mind [90–92]. The reported high incidence of pompholyx in nickel-sensitized subjects, that could be reproduced also by means of oral challenge with nickel sulfate [93–96], was not confirmed by other authors [97, 98]. The same event has occasionally been observed in subjects allergic to chromium and cobalt [90] and in 3 of 10 subjects allergic to neomycin, after oral challenge with this drug [99].

Table 2.2 Etiological factors in pompholyx

Sweating
Hot weather
Atopy
Stress
Bacterial foci
Mycobacterial foci
Drugs (aspirin, oral contraceptives)
Cigarette smoking
Direct contact allergy
Systemic contact allergy

A mycotic infection of another site, in general the feet, can provoke a palmar dyshidrosic eczema of tinea type (dermatophytide), that may resolve after healing of the starting focus and recur when this reappears. Bacterial foci (bacterides) may act according to the same mechanism. The role of stress is difficult to define: very likely stress and pompholyx have a reciprocal influence. Exceptionally, pompholyx may follow a drug eruption. Aspirin, oral contraceptives and cigarette smoking increase the risk of pompholyx [100].

The onset of pompholyx may occur at any age, although it is more common in young adults and rare before the age of 10 years. The onset is extremely acute, featuring groups of deep, clear blisters resembling sago beans. Erythema is lacking, but pricking, pruritus and heat can precede the eruption. The vesicles can become confluent (Figs. 2.10, 2.11, and 2.12), forming blisters, especially on the feet. The pruritus is intense. The episode will regress spontaneously within 2–3 weeks, although the disease course may feature further episodes in stages. In modest cases only the internal faces of the fingers are affected whereas in more manifest cases the palms and/or soles are symmetrically involved. A unilateral localization is possible, although it should suggest a form of contact allergy. The hands alone are affected in 80% of cases, the hands and feet in 10% and just the feet in 10%. A superimposed infection with pustules and lymphangitis is possible. In chronic, recurrent cases affecting the dorsa of the fingers, the nails are dystrophic, showing irregular horizontal grooves, domed depressions, thickening and dyschromia. In cases with an unknown etiology (the majority) there are frequent recurrences at intervals of about 1 month or more apart: they are more common in the summer.

Histopathology shows the alterations of acute eczema, modified by thickening of the epidermis; in the resolution phase there is evident hyperkeratosis and epidermal shedding (Fig. 2.13).

A very mild form of probable pompholyx is "recurrent focal palmar and plantar peeling" (in the past this was improperly called "keratolysis exfoliativa"). During the summer months small

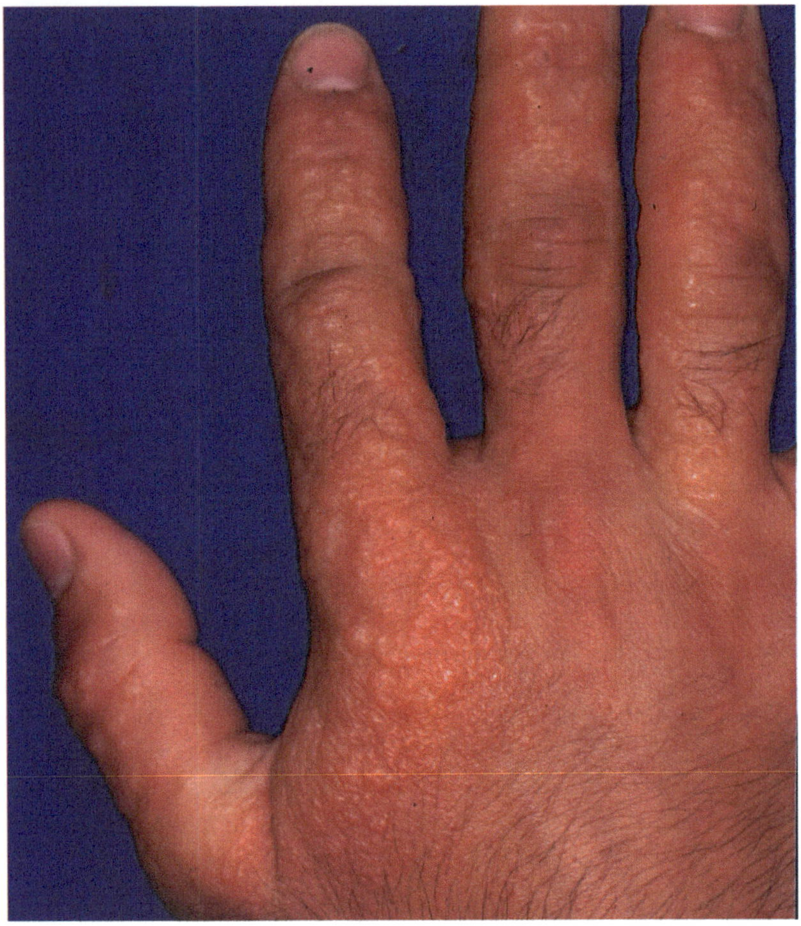

Fig. 2.10 Pompholyx

areas of whitish superficial scaling appear in the palmo-plantar sites, with no erythema nor evident blistering. This picture is probably not rare but it is often missed due to modest symptoms that do not drive the patient to seek dermatological help.

The diagnosis of pompholyx is easy; differential diagnosis is with tinea manuum, contact dermatitis and pustulous psoriasis. It is important to take into account a possible distant bacterial or mycotic focus. Occasionally, pemphigoid, linear IgA disease, and pemphigoid gestationis can present with large blisters on the palms mimicking pompholyx [101]. The treatment is symptomatic in most cases. In the acute phase applying compresses with a weak antiseptic solution 3–4 times a day (Burow solution, sodium hypochloride or potassium permanganate) can be useful. The content of large blisters must be aspirated with a sterile syringe. In the subacute phase topical steroids can be used, while in the hyperkeratotic phase topical keratolytics are a valid treatment. Any secondary bacterial infection must be treated with systemic antibiotics.

2.6.1 Personal Observations

Pompholyx has a tendency to become a chronic recurrent disease that favours the onset of contact allergy to occupational and non occupational substances [102].

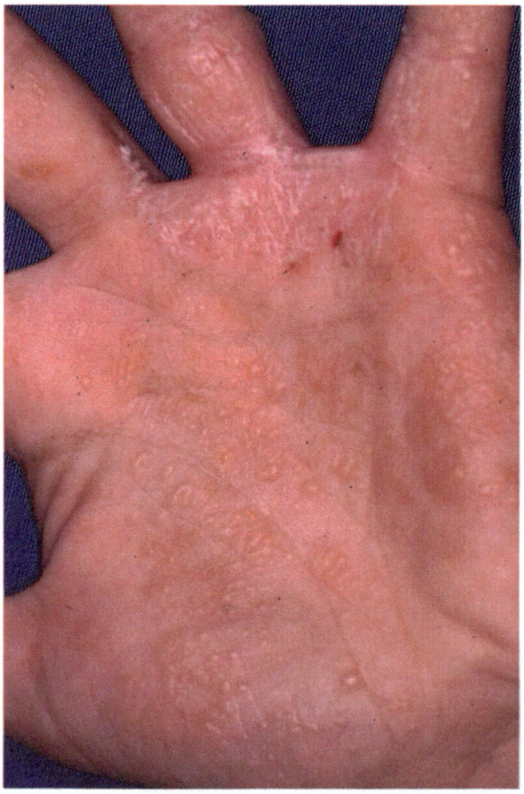

Fig. 2.11 Pompholyx and contact dermatitis

In a first study [91] the disease incidence was assessed in a group of 364 patients (60% males and 40% females) with palmar and/or plantar forms, consecutively observed over 5 years. Patch tests demonstrated major positive reactions to one or more substances in 108 cases (29.6%); among these, 26.8% were positive to topical medicaments or their excipients and 73.2% to other haptens. Among the medicaments, the most common were neomycin, penicillin, sulfamide, and promethazine, and among excipients the most frequent culprits were parabens, Peru balsam, and ethylenediamine. Of the other substances, the highest incidence of positive reactions was to paraphenylenediamine (31.5%), followed by chromium (25%), cobalt (10.2%), mercaptobenzothiazole (9.3%), nickel (6.5%), and *p-tert*-butylphenolformaldehyde resin (2.7%). The degree of positive reactions depended on specific working activities, and on the use of special gloves and shoes. In a subsequent study [92], the above incidence of contact allergy in subjects affected by pompholyx was confirmed, being 31% (14 of 45 subjects). The incriminated agents were the same as in the previous study.

2.7 Seborrhoeic Dermatitis

This is a chronic dermatitis characterized by a peculiar clinical picture in terms of morphology (well defined erythematous patches covered by fatty scales) and sites (areas with many sebaceous glands: the scalp, face and upper trunk). The skin folds can also be affected, although this is not an essential diagnostic criterion. The incidence is 3–5% in the general population, being more prevalent in young adults and in subjects with dandruff and visible scaling of the scalp. The incidence is very high in subjects with the initial stages of HIV infection: a study of patients with a normal helper T-cells count and delayed hypersensitivity revealed an incidence of 36% [103].

2.7.1 Etiology

It is generally agreed that yeast of the genus *Malassezia*, that is increased in the scaly epidermis in dandruff and seborrhoeic dermatitis conditions, causes the condition [104]. The mechanism of action whereby *Malassezia* spp. induces the disease is not clear, and the main evidence of an etiological role remains the positive response to specific treatment against this genus [104].

The activity of the sebaceous glands at birth, linked to stimulation by maternal androgens, ceases when this stimulation ends; the sebaceous glands then remain inactive for 10–12 years. In fact, infant seborrhoeic dermatitis is confined to the first months of life, although it is not yet certain that this is the same condition that appears in adolescence and adulthood. This latter condition is rare before puberty, reaches a peak between 18 and 40 years, and is occasionally

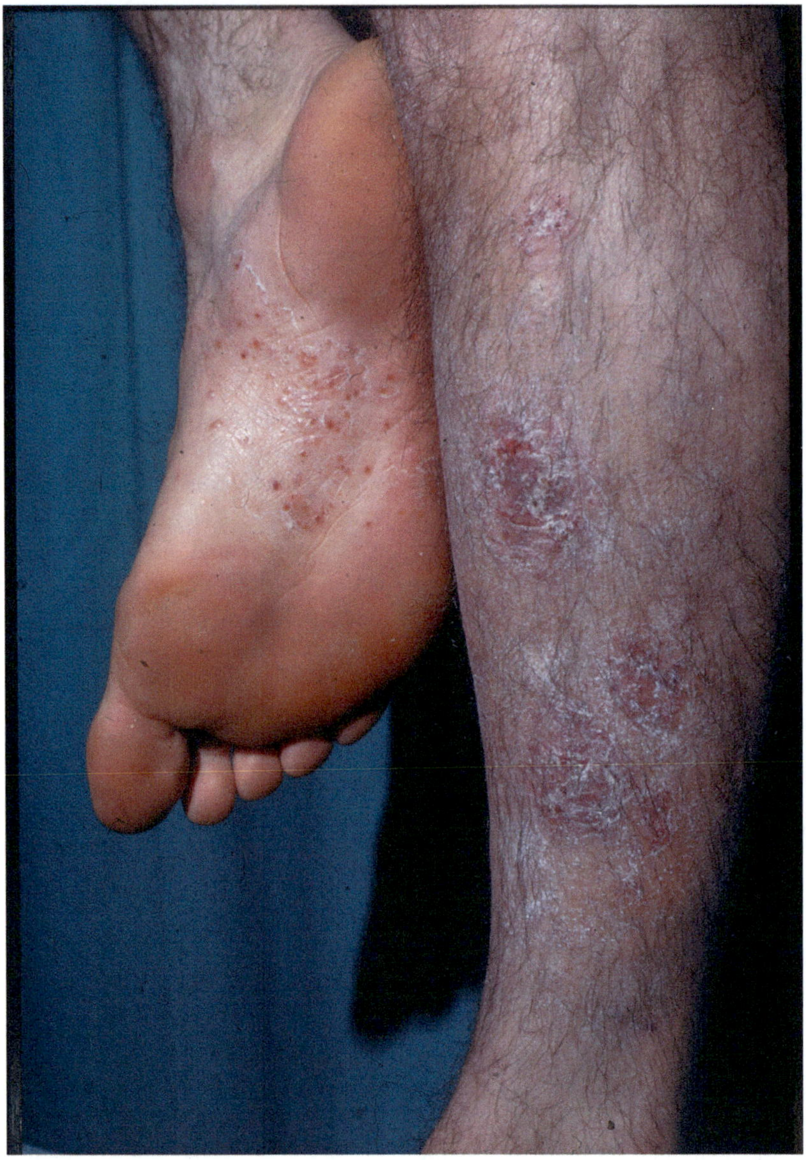

Fig. 2.12 Pompholyx and contact dermatitis

observed in the elderly. Seborrhoeic dermatitis is more common in men than women.

The role of seborrhoea in the pathogenic mechanism of seborrhoeic dermatitis is doubtful, although the maturation of the sebaceous glands can be a factor favouring the disease onset. Many young adults with the disease have oily skin, but frontal sebaceous excretion measured in subjects with classic seborrhoeic dermatitis appears to be normal in males and significantly reduced in females. On this basis, it has been suggested that the term "dermatitis of the sebaceous areas" would be more pertinent than seborrhoeic dermatitis. The belief that seborrhoeic dermatitis is more common in subjects with acne has no scientific basis.

No qualitative abnormalities in the composition of the sebum have been demonstrated. Seborrhoeic skin is highly susceptible to bacterial agents and physical and chemical stimuli,

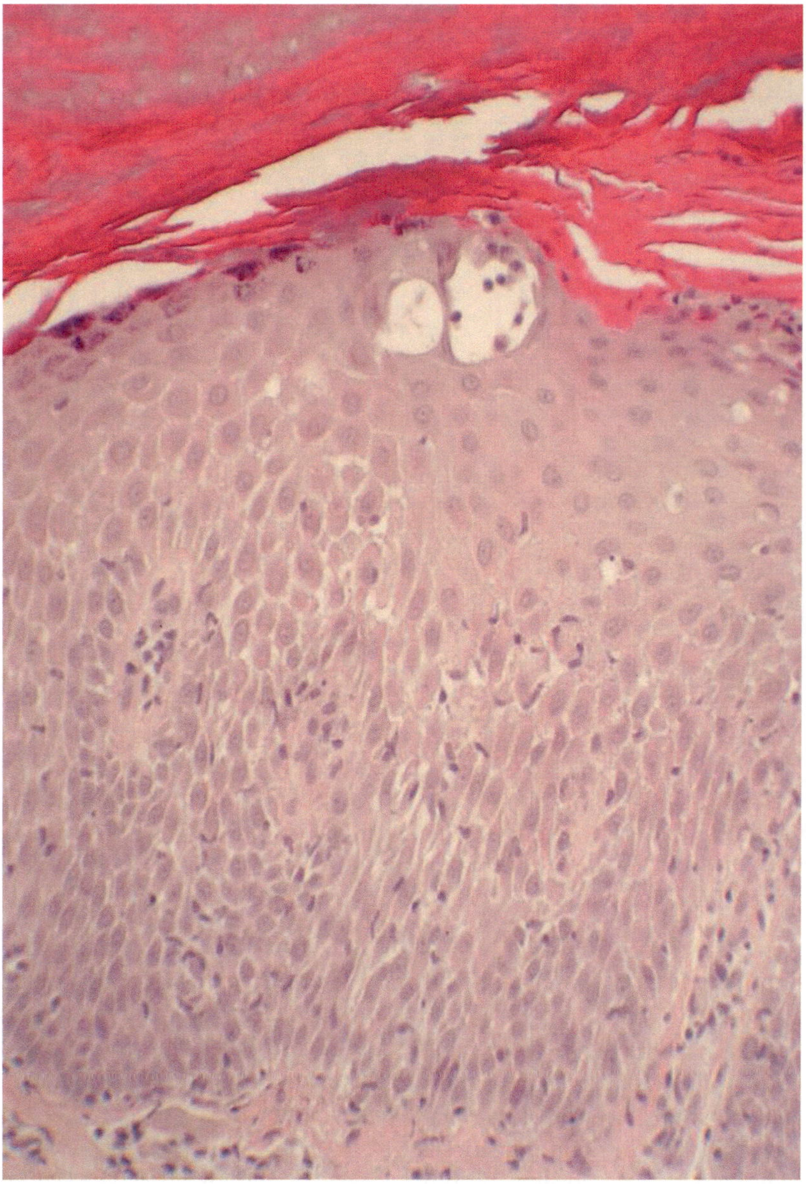

Fig. 2.13 Histopathology of pompholyx: confluent intraepidermal vesicles

that can therefore bring on infections and contact dermatitis.

2.7.2 Histopathology

The histopathology demonstrates hyperkeratosis with parakeratotic foci, moderate acanthosis and modest spongiosis. A mild chronic inflammatory infiltrate is present in the derma. Ultrastructural studies have shown findings more similar to those of nummular eczema than to irritant contact dermatitis or allergic contact dermatitis. In patients with AIDS there is a greater follicular involvement, with numerous plasma cells, neutrophils and intraepidermal nuclear dust, as well as a remarkable quantity of yeasts.

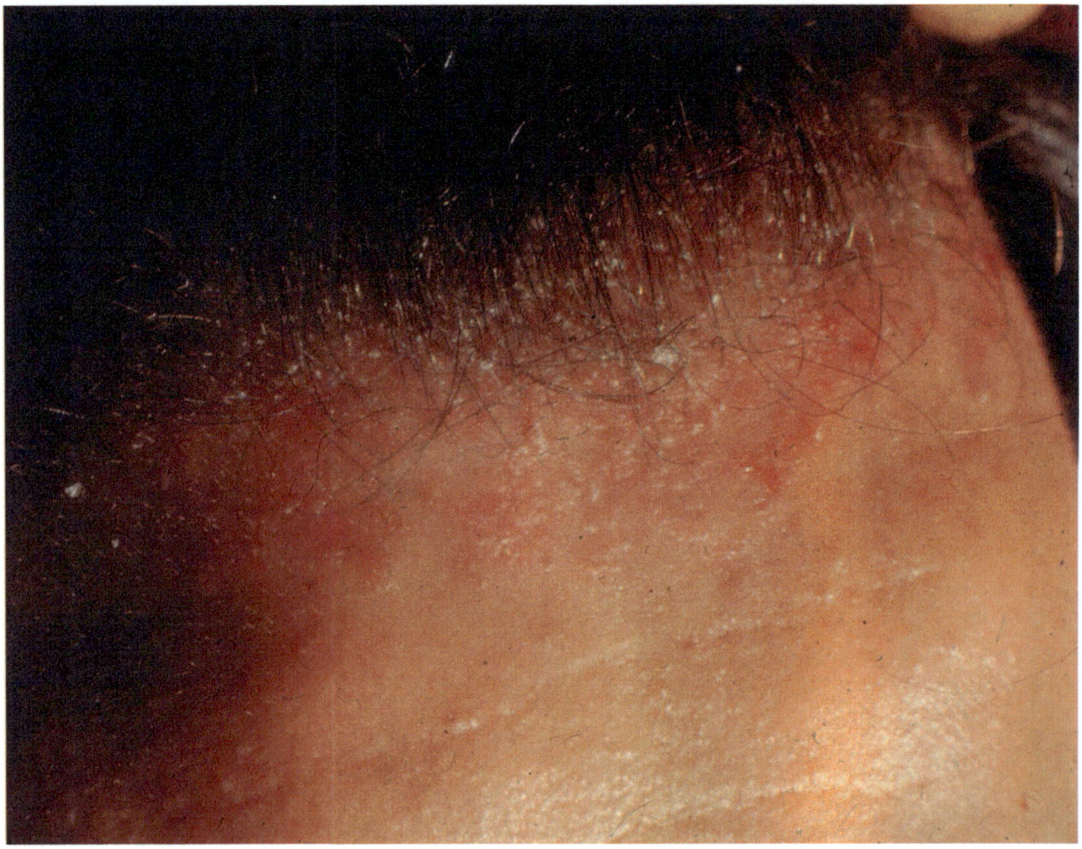

Fig. 2.14 Seborrhoeic crown beyond the hair line

2.7.3 Clinical Aspects

Seborrhoeic dermatitis presents various clinical variants (Table 2.3), that usually start in hairy zones, involving the scalp, face, presternal and interscapular regions and the skin folds. The lesions are reddish-yellow and covered by oily scales. The first manifestation is usually simple dandruff of the scalp, followed by a perifollicular erythema stage and the gradual formation of patches with distinct margins, consisting isolated or confluent lesions that will spread over much of the scalp and extend beyond the hair line (a "seborrhoeic crown") (Fig. 2.14). In chronic cases this form can be accompanied by hair loss, that may resolve when the inflammation dies down. It has not been established whether seborrhoeic dermatitis may accelerate the appearance of androgenic alopecia.

The retroauricular regions are erythematous with abundant oily scaling and possibly ragades and scabs in the folds. From there the dermatitis can extend to the ears, periauricular regions and sides of the neck.

Table 2.3 Clinical variants of seborrhoeic dermatitis

Childhood
Scalp (cradle cap)
Trunk (flexures, napkin area)
Leiner's disease
Adults
Scalp (dandruff, inflammatory form)
Face
Trunk
Petaloid
Pityriasiform
Follicular
Flexural
Generalized

On the face, the disease characteristically affects the internal eyebrow area, the glabella and the naso-labial grooves (Fig. 2.15). Blepharitis is frequent: the eyelid margins (Fig. 2.16) are erythematous and covered with small whitish scales. In this site, an alternating course is very common, with recurrence in times of stress. Exposure to light can aggravate the problem but tanning will improve it. A modest form of seborrhoeic dermatitis may be evident on the cheeks and chin during the initial stages of beard growth.

The most common clinical form on the trunk is petaloid (the patches are petal-shaped). This is most frequent in males in the anterior and posterior mediothoracic sites. The patches will sometimes converge to form circinate figures (Figs. 2.17 and 2.18). The pityriasiform variant, a generalized erythemato-desquamative eruption similar to pityriasis rosea, is rarer. This variant is only mildly pruriginous, and resolves spontaneously, albeit more slowly than pityriasis rosea.

In the folds (axillae, groin, submammary region, ano-genital region, umbilicus) the dermatitis presents as an intense, diffuse erythema with clearcut margins and oily scales. There may be ragades and secondary infections; intense exudation appears with sweating or in cases of inadequate treatment. The external genitals are affected in both sexes and may also feature chronic scabbing or psoriasiforme lesions.

The severity and course of seborrhoeic dermatitis are very variable, although the disease always has a tendency to become chronic and recurrent. Bacterial complications and a superimposed contact dermatitis are fairly frequent. Erythrodermia is exceptional. In the course of atopic dermatitis or psoriasis, seborrhoeic dermatitis acquires morphological aspects that are difficult to define.

2.7.4 Diagnosis

The diagnosis is generally easy. In severe, generalized cases HIV infection should be excluded. Differential diagnosis must be made with psoriasis, especially of the scalp (the psoriasis patches are often thickened, bright red and with mycaceous scales). At the level of the scalp, pediculosis with pyodermitis can mimic a seborrhoeic dermatitis. In pityriasis rosea the

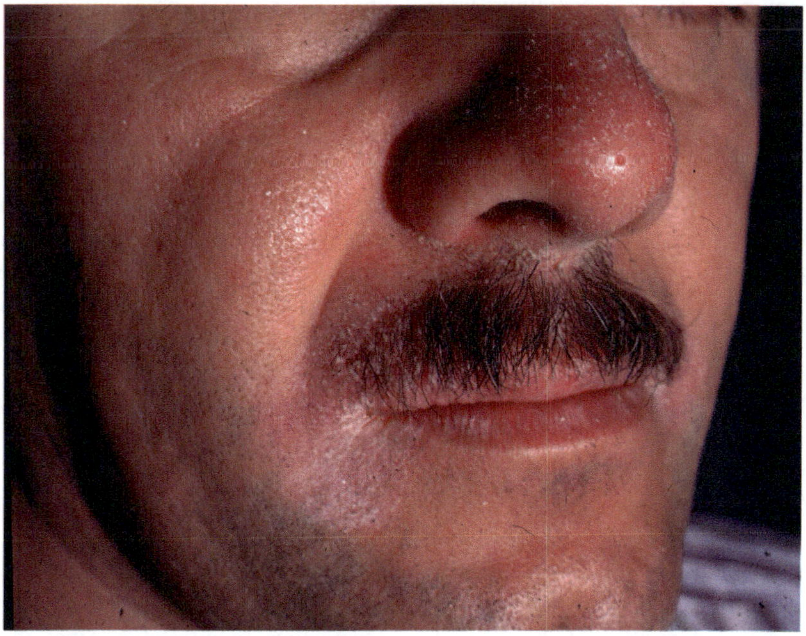

Fig. 2.15 Seborrhoeic dermatitis

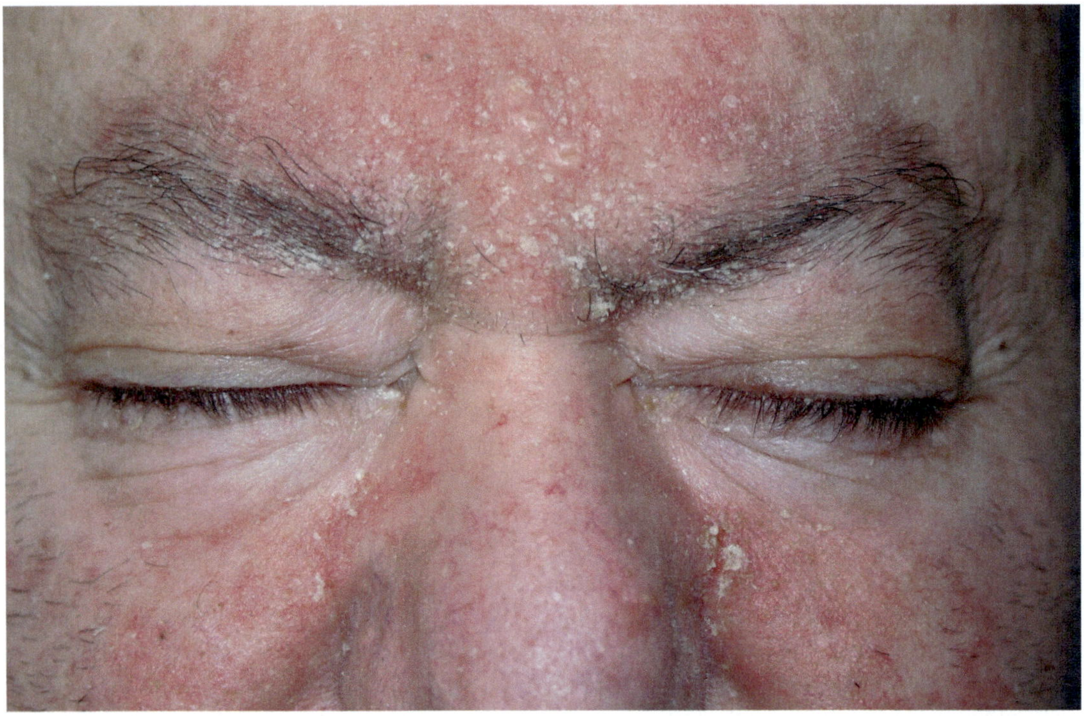

Fig. 2.16 Seborrhoeic dermatitis

lesions are more diffuse and there is the "mother patch". In the folds, the complaint must be differentiated from mycotic or eczematous intertrigo. The follicular form on the trunk must be differentiated from Darier's disease, in which the papules are brown, dome-shaped and confluent, forming bunches. Histology is in any case diagnostic.

2.7.5 Treatment

First of all, it is important to convince the patient that there is no definitive treatment and so the complaint will require regular treatment for years.

Dandruff is treated with the regular, frequent use of anti-*Malassezia* yeast medicated shampoos, with a selenium sulphide, zinc pyrithione, ketoconazole, and tar base. In severe cases 5% salicylic acid ointment can be applied. In acute forms of seborrhoeic dermatitis of the face and trunk, weak steroids (hydrocortisone 0.5%), combined with sulphur (0.5%) are beneficial. Ketoconazole 2% cream is a logical treatment choice, and can be combined with steroids. Tacrolimus and pimecrolimus are also valid, especially for facial forms. Other topical drugs that can yield good results include metronidazole, ciclopiroxolamine, benzoyl peroxide, and 5% lithium succinate. Forms resistant to topical treatment alone can benefit from a course of UVB therapy; in these cases oral itraconazole (100 mg daily for up to 21 days), and oral terbinafine can also be useful. To treat affected skin folds, symptomatic treatment of intertrigo can help.

2.8 Microbial Eczema

This is a controversial clinical entity that is not acknowledged by all authors. However, it is possible to observe occasional cases in which a primitive bacterial or viral skin invasion is followed by eczematous manifestations that then heal when the primitive infection has resolved. For instance,

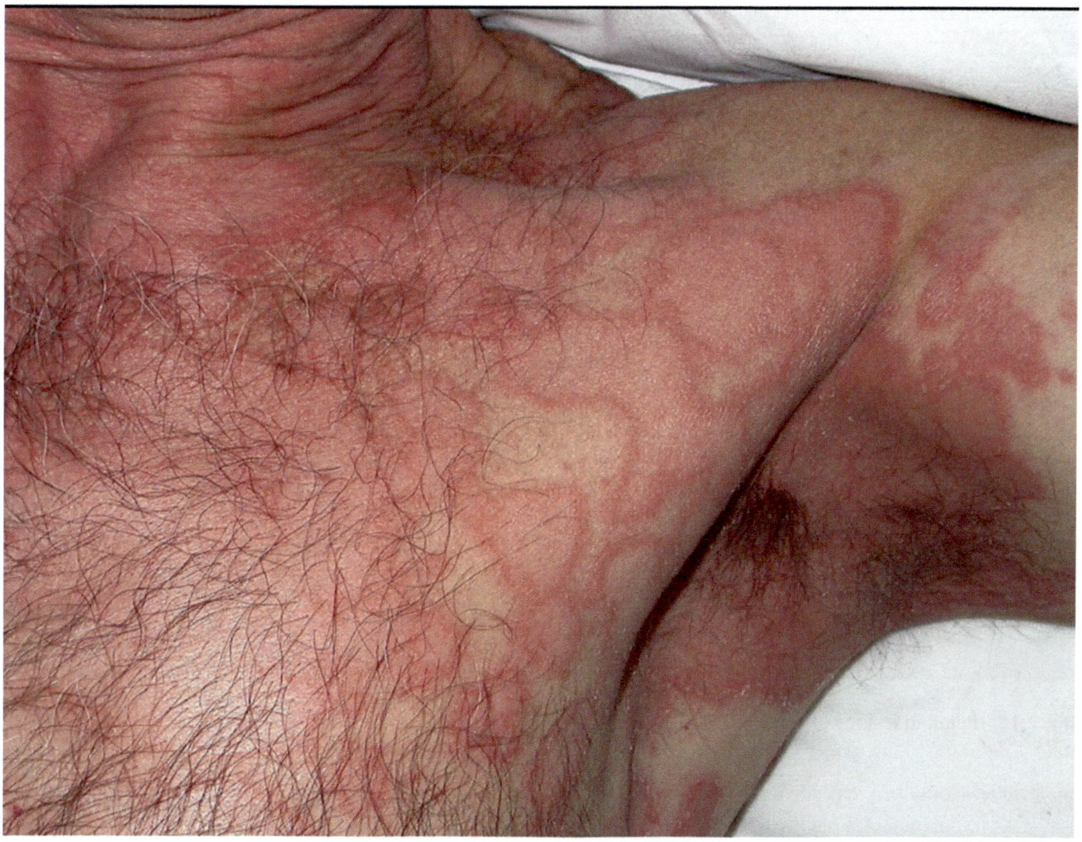

Fig. 2.17 Petaloid lesions of seborrhoeic dermatitis

a good example is eczema that occasionally develops around lesions of molluscum contagiosum, without these having been traumatized, and resolves when the infection is over. Another example is eczema that appears around infected wounds and resolves with antibiotic treatment only.

Microbial eczema must be differentiated from infected eczema in which the eczematous infection caused by other causes is complicated by a secondary bacterial or viral invasion even if, in practice, these two conditions can coexist, making differential diagnosis very difficult. A further complication is the fact that the microbial flora present on an eczematous lesion can be linked to a simple colonization rather than to infection.

The histological picture of microbial eczema is that of a subacute eczema, with spongiosis, acanthosis, and hyperkeratosis and parakeratosis; there is an evident perivasal infiltrate in the derma, with polymorphonuclear leukocytes and lymphocytes that invade the epidermis. The pathogenic mechanism is unknown, although it is likely that bacterial antigens can promote a cytotoxic reaction at the skin level.

The clinical picture features intense erythema with microvesicles, that develop around wounds or ulcers, or on moist skin (folds, interdigital spaces on the feet) (Figs. 2.19 and 2.20). Staphylococci or streptococci can be cultured, and the lesions respond to antibiotic treatment [105], which will consist of local and systemic antibiotics and local antiseptics (potassium permanganate soaks for 2–3 days if there are exudative lesions).

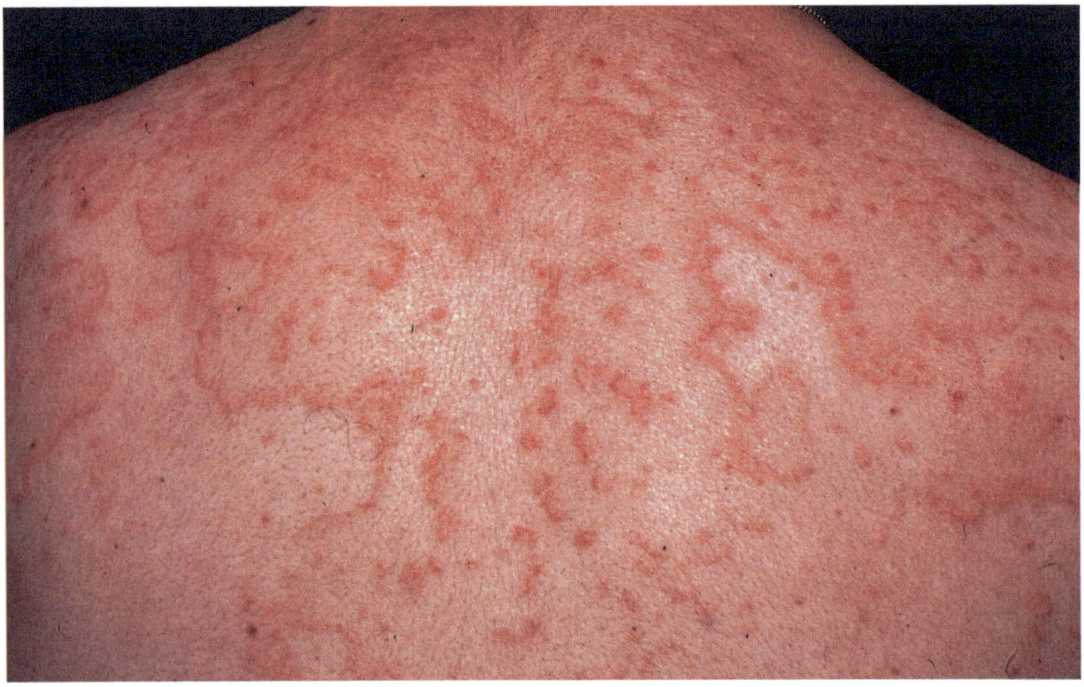

Fig. 2.18 Petaloid lesions of seborrhoeic dermatitis

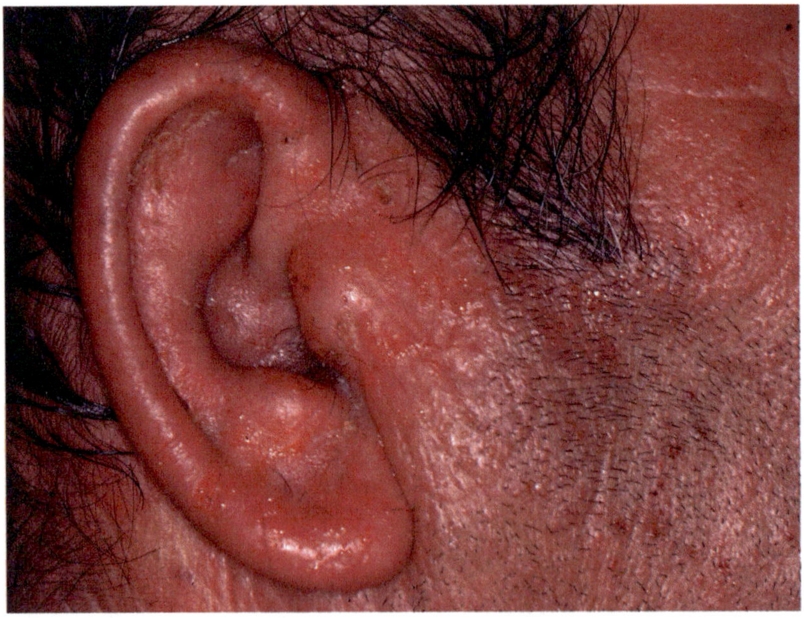

Fig. 2.19 Microbial eczema

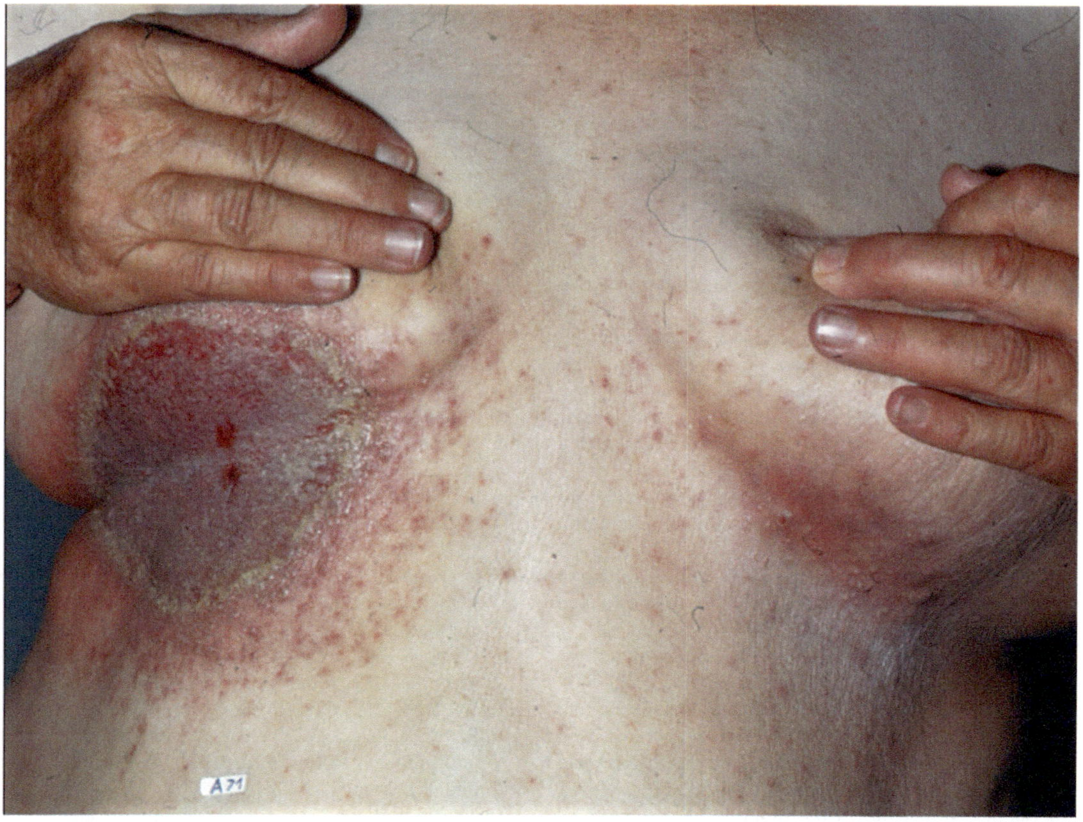

Fig. 2.20 Microbial eczema

2.9 Dermatophytide

This is a distant reaction starting from a dermatophyte infection [106–108]. The diagnosis is supported by the absence of fungi at the dermatophytide lesions, and by their resolution when the starting lesion is treated. Dermatophytide, therefore, is a distant, secondary aseptic lesion. The condition is rarely observed. Various clinical patterns have been described. The classic example is a symmetrical eczematous area on the sides of the fingers of the hands, starting from a tinea pedis.

A dermatophytide onset is more likely in cases of inflammatory dermatophytes, such as *Trichophyton mentagrophytes* of the zoophilic type [108]. Candidiasis (levuride) is a comparable allergic reaction to a yeast-induced infection.

References

1. Berth-Jones J. Eczema, lichenification, prurigo and erythroderma. In: Burns T, Breathnach S, Cox N, et al., editors. Rook's textbook of dermatology, 8th ed. Blackwell Publishing Ltd.;2010 (chap 23.1).
2. Johnson M-LT, Roberts J. Prevalence of dermatological disease among persons 1–74 years of age. Washington DC: US Department of Health Education, National Centre for Health Statistics;1978: PHS 79-1660.
3. Bowker NV, Cross KV, Fairburn EA, et al. Sociological implications of an epidemiological study of eczema in the city of Birmingham. Br J Dermatol. 1976;95:137.
4. Meneghini CL, Angelini G. Le dermatiti da contatto. Lombardo Ed., Roma, 1982.
5. Goh CL, Chua-Ty C, Koh SL. A descriptive profile of eczema in a tertiary referral centre in Singapore. Ann Acad Med Singapore. 1993;22:307.
6. Russel Jones R, MacDonald DM. Eczema: immunopathogenesis and hystogenesis. Am J Dermatopathol. 1982;4:335.

7. Russel Jones R. The histogenesis of eczema. Clin Exp Dermatol. 1983;8:213.
8. Devergie MGA. Traité pratique des maladies de la peau, 2nd ed. Paris:Masson;1857. p. 238.
9. Rayer PA. A theoretical and practical treatise of diseases of the skin. Philadelphia: Carey and Hart; 1845. p. 114.
10. Chipman FD. Differentiation of sharply outlined eczematoid patches. Arch Derm Syphilol. 1935;32:605.
11. Fowle LP, Rice JW. Etiology of nummular eczema. AMA Arch Derm Syphilol. 1953;68:69.
12. Krogh HK. Nummular eczema: its relationship to internal foci of infection. A survey of the case records. Acta Derm Venereol. 1960; 40:114.
13. Welbourn E, Champion RH, Parish WE. Nummular eczema with staphylococcal sensitivity. Br J Dermatol. 1975; 93(Suppl.):40.
14. Leyden JI, Kligman AM. The case for steroid-antibiotic combinations. Br J Dermatol. 1977;96:179.
15. Tanaka T, Satoh T, Vokozeki H. Dental infection associated with nummular eczema as an overlooked focal infection. J Dermatol. 2009;36:462.
16. Becker JW, Obermayer ME. Modern dermatology and syphilology. Philadelphia: Lippincott Co; 1940.
17. Baer TW. Nummular eczema: its diagnosis and treatment. Pa Med J. 1954;57:230.
18. Higgins EM, Du Vivier AW. Cutaneous disease and alcohol misure. Br Med Bull. 1994;50:85.
19. Shelley WB, editor. Consultations in dermatology, vol. II. Philadelphia: WB Saunders;1974, p. 172.
20. Rollins TG. From xerosis to nummular dermatitis. The dehydration dermatosis. JAMA. 1968;206:637.
21. Aoyama H, Tanaka M, Hara M, et al. Nummular eczema: an addition of senile xerosis and unique cutaneous reactivities to environmental aeroallergens. Dermatology. 1999;199:135.
22. Church R. Eczema provoked by methyldopa. Br J Dermatol. 1974;91:373.
23. Wilkinson SM, Smith AG, Davis MJ, et al. Pityriasis rosea and discoid eczema: dose related reactions to treatment with gold. Ann Rheum Dis. 1992;51:881.
24. Shen Y, Pielop J, Hsu S. Generalized nummular eczema secondary to peginterferon alpha 2b and ribavirin combination therapy for hepatitis C infection. Arch Dermatol. 2005;141:102.
25. Morrow DM, Rapaport MJ, Strick RA. Hypersensitivity to aloe. Arch Dermatol. 1980;116:1064.
26. Caraffini S, Lisi P. Nummular dermatitis-like eruption from ethylenediamine hydrochloride in two children. Contact Dermatitis. 1987;17:313.
27. Le Coz CJ. Contact nummular (discoid) eczema from depilating cream. Contact Dermatitis. 2002;46:111.
28. Adochi A, Horikawa T, Takashima T, et al. Mercury-induced nummular dermatitis. J Am Acad Dermatol. 2002;43:383.
29. Rycroft RJG. Soluble oil dermatitis. Clin Exp Dermatol. 1981;6:229.
30. Kaminska R, Mörtenhumer M. Nummular allergic contact dermatitis after scabies treatment. Contact Dermatitis. 2003;48:337.
31. Bonamonte D, Filoni A, Gullo G, et al. Nummular contact eczema: presentation of a pediatric case. Open Dermatol J. 2019;13:3.
32. Fregert S, Hjorth N, Magnusson B, et al. Epidemiology of contact dermatitis. Trans St John Hosp Dermatol Soc. 1969;55:17.
33. Angelini G, Vena GA, Giglio G. Nummular eczema and contact allergy. Boll Dermatol Allergol Profes. 1987;2:170.
34. Fleming C, Parry E, Forsyth A, et al. Patch testing in discoid eczema. Contact Dermatitis. 1997;36:261.
35. Khurana S, Jain VK, Aggarwal K, et al. Patch testing in discoid eczema. J Dermatol. 2002;29:763.
36. Ds Krupa Shankar, Shrestha S. Relevance of patch testing in patients with nummular dermatitis. Indian J Dermatol Venereol Leprol. 2005;71:406.
37. Bonamonte D, Foti C, Vestita M, et al. Nummular eczema and contact allergy: a retrospective study. Dermatitis. 2012;23:153.
38. Hambly EM, Wilkinson DS. Sur qualques formes atypiques d'eczéma chèz l'enfant. Ann Dermatol Vénéreol. 1978;105:369.
39. Patrizi A, Ricci G, Neri I, et al. Eczema in chiazze nell'infanzia: studio retrospettivo di 515 casi. Eur J Pediat Dermatol. 2006;16:21.
40. Martinez-Blanco J, Garcia-Gonzales V, Gonzales-Gracia J, et al. Nummular dermatitis: report of two cases in children. Arch Argent Pediatr. 2016;114:e241.
41. Kang IJ, Shin MK, Haw CR. Patch testing in nummular eczema: comparison of patch tests results between nummular eczema and atopic dermatitis. Korean J Dermatol. 2007;45:871.
42. Jiamton S, Tangjaturonrusamee C, Kulthanan K. Clinical features and aggravating factors in nummular eczema in Thais. Asian Pac J Allergy Immunol. 2013;31:36.
43. Cowan MA. Nummular eczema—a review, follow up and analysis of 325 cases. Acta Derm Venereol (Stockh). 1961;41:453.
44. Sirot G. Nummular eczema. Semin Dermatol. 1983;2:68.
45. Krueger GG, Kahn G, Weston WL, et al. IgE levels in nummular eczema and ichthyosis. Arch Dermatol. 1973;107:56.
46. Kulthanan K, Samutrapong P, Tuchinda P. Adult-onset atopic dermatitis: a cross-sectional study of natural history and clinical manifestation. Asian Pac J Allergy Immunol. 2007;25:207.
47. Pugliarello S, Cozzi A, Gisondi P, et al. Phenotypes of atopic dermatitis. J Dtsch Dermatol Ges. 2011;9:12.

48. Lange L, Rietschel E, Hunzelmann N, et al. Elevated levels of tryptase in children with nummular eczema. Allergy. 2008;63:947.
49. Bonamonte D, Angelini G. Disordini pigmentari da contatto. Ann Ital Dermatol Allergol. 2001;55:1.
50. Bonamonte D, Foti C, Romita P, et al. Colors and contact dermatitis. Dermatitis. 2014;25:155.
51. Tezuka T. Electron microscopic changes in xerosis senilis epidermis. Dermatologica. 1983;166:59.
52. Horri I, Nakayama Y, Obata M, et al. Stratum corneum hydration and amino-acid content in xerotic skin. Br J Dermatol. 1989;121:587.
53. Weismann K, Wadskov S, Mikkelson HY. Acquired zinc deficiency dermatosis in man. Arch Dermatol. 1978;114:1509.
54. Greist MC, Epinette WW. Cimetidine-induced xerosis and asteatotic dermatitis. Arch Dermatol. 1982;118:253.
55. Björnberg J. Erithema craquelé provoked by corticosteroids on normal skin. Acta Derm Venereol (Stockh). 1982;62:147.
56. Ridley CM. Eczema craquelé and systemic carcinoma. Br J Dermatol. 1984;110:246.
57. Browse NL, Burnard KC. The cause of venous ulceration. Lancet. 1982; ii:243.
58. Burton JL. Venous hypertension, fibrin and leg ulcers. Br J Dermatol. 1983;109:229.
59. Coleridge Smith PD, Thomas P, Scurr JH, et al. Causes of venous ulceration: a new hypotesis. BMJ. 1988;296:1726.
60. Bahmer FZ. Immunohistologische Charakterisiertung stanungsdermatotisch veränderter Unterschenkelhaut. Z Hautkr. 1987;62:1056.
61. Angelini G, Rantuccio F, Meneghini CL. Contact dermatitis in patients with leg ulcers. Contact Dermatitis. 1975;1:81.
62. Angelini G. Topical drugs. In: Rycroft RJG, Menné T, Frosch PJ, editors. Textbook of contact dermatitis. Berlin: Springer; 1992. p. 477.
63. Angelini G, Vena GA, Grandolfo M, et al. Iatrogenic contact dermatitis and eczematous reactions. Clin Dermatol. 1993;4:467.
64. Angelini G, Vena GA, Giglio G, et al. Allergia da contatto e cute traumatizzata. Boll Dermatol Allergol Profes. 1986;1:24.
65. Stoltze R. Dermatitis medicamentosa in eczema of the leg. Acta Derm Venereol. 1966;46:54.
66. Fisher AA. The role of topical medications in the management of stasis ulcers. Angiology. 1971;22:206.
67. Malten KE, Kniper JP, van der Staak WBJM. Contact allergic investigations in 100 patients with ulcur cruris. Dermatologica. 1973;147:241.
68. Rudzki E, Baranoska E. Contact sensitivity in stasis dermatitis. Dermatologica. 1974;148:353.
69. Breit R. Allergen change in stasis dermatitis. Contact Dermatitis. 1977;3:309.
70. Fraki JE, Peltonen L, Hopsu-Havu VK. Allergy to various components of topical preparations in stasis dermatitis and leg ulcers. Contact Dermatitis. 1979;5:97.
71. Kokelj F, Cantarutti A. Contact dermatitis in leg ulcers. Contact Dermatitis. 1986;15:47.
72. Wilkinson S, Wilkinson JD, Wilkinson DS. Medicament contact dermatitis: risk sites. Boll Dermatol Allergol Profes. 1987;2:21.
73. Vargas-Ocampo F. Pityriasis alba: a histologic study. Int J Dermatol. 1993;32:870.
74. In SL, Yi SW, Kang HY, et al. Clinical and histopathological characteristics of pityriasis alba. Clin Exp Dermatol. 2009;34:591.
75. Fujita WH, McCormick CL, Parneix-Spake A. An exploratory study to evaluate the efficacy of pimecrolimus cream 1% for the treatment of pityriasis alba. Int J Dermatol. 2007;46:700.
76. Enta T. Peridigital dermatitis in children. Cutis. 1972;10:325.
77. Möller H. Atopic winter feet in children. Acta Derm Venereol (Stockh). 1972;52:401.
78. Schultz H, Zachariae H. The trafuril test in recurrent juvenile eczema of hands and feet. Acta Derm Venereol (Stockh). 1972;52:398.
79. Turner T (1977) South Australian feet. Personal communication.
80. Shrank AB. The etiology of juvenile plantar dermatosis. Br J Dermatol. 1979;100:641.
81. Mackie RM, Husain SL. Juvenile plantar dermatosis: a new entity? Clin Exp Dermatol. 1976;1:253.
82. Mackie RM. Juvenile plantar dermatosis. Sem Dermatol. 1982;1:67.
83. Verbov JL. Atopic eczema localized to the forefoot. An unrecognised entity. Practitioner. 1978;220:465.
84. Meding B, Swanbeck G. Epidemiology of different types of hand eczema in an industrial city. Acta Derm Venereol (Stockh). 1989;69:227.
85. Simons RDGP, editor. Eczema of the hands, 2nd ed. Basel: Karger;1966.
86. Oddoze L, Temine P. Dyshidrosis and atopy. Bull Soç Fr Dermatol Syphiligr. 1968;75:378.
87. Lodi A, Betti R, Chianelli G, et al. Epidemiological, clinical and allergological observations on pompholyx. Contact Dermatitis. 1992;26:17.
88. de Boer EM, Bruynzeel DP, Van Ketel WG. Dyshidrotic eczema as an occupational dermatitis in metal workers. Contact Dermatitis. 1988;19:184.
89. Lehucher-Michel MP, Koeppel MC, Lanteaume A, et al. Dyshidrotic eczema and occupation: a descriptive study. Contact Dermatitis. 2000;43:200.
90. Menné T, Hjorth N. Pompholyx-dyshidrotic eczema. Sem Dermatol. 1983;2:75.
91. Meneghini CL, Angelini G. Contact and microbial allergy in pompholyx. Contact Dermatitis. 1979;5:46.
92. Vena GA, Mazzoccoli S, Angelini G. Studio epidemiologico, clinico ed eziopatogenetico della disidrosi. Boll Dermatol Allergol Profes. 1992; 7:259.
93. Christensen OB, Möller H. Nickel allergy and hand eczema. Contact Dermatitis. 1975;1:129.

94. Christensen OB, Möller H. External and internal exposure to antigen in hand eczema of nickel allergy. Contact Dermatitis. 1975;1:136.
95. Cronin E, Di Michiel AD, Brows SS. Oral challenge in nickel sensitive women with hand eczema. In: Brown SS, Sunderman Jr FW, editors. Nickel toxicology. New York: Academic Press; 1980. p. 149.
96. Kaber K, Veien NK, Tjell JC. Low nickel diet in the treatment of patients with chronic nickel dermatitis. Br J Dermatol. 1978;98:197.
97. Burrows D, Creswell S, Merrett JD. Nickel, hands and hip protheses. Br J Dermatol. 1981;105:437.
98. Jordan WP, King JE. Nickel feeding in nickel-sensitive patients with hand eczema. J Am Acad Dermatol. 1979;1:506.
99. Ekelund AG, Möller H. Oral provocation in eczematous contact allergy to neomycin and hydroxyquinolones. Acta Derm Venereol (Stockh). 1969;49:422.
100. Edman B. Palmar eczema: a pathogenic role for acetylsalicylic acid, contraceptives and smoking? Acta Derm Venereol (Stockh). 1988;68:402.
101. Barth JH, Venning VA, Wojnarowska F. Palmoplantar involvement in autoimmune blistering disorders: pemphigoid, linear IgA disease, and herpes gestationis. Clin Exp Dermatol. 1988;13:85.
102. Reichenberger M. Die Dyshidrosis als Schrittmacher für beruf-liche Dermatosen. Derm Beruf Umwelt. 1975;23:127.
103. Berger RS. Cutaneous manifestations of early human immunodeficiency virus exposure. J Am Acad Dermatol. 1988;19:298.
104. Hay RS, Graham-Brown RA. Dandruff and seborrhoeic dermatitis: causes and management. Clin Exp Dermatol. 1997;22:3.
105. Weismann K, Hjorth N. Microbial eczema of the feet. Br J Dermatol. 1982;107:330.
106. Jillson OF. Dermatophytids and candidids. Semin Dermatol. 1983;2:60.
107. Kaaman T, Torssander J. Dermatophytide—a misdiagnosed entity. Acta Derm Venereol (Stockh). 1983;63:404.
108. Veien NK, Hattel T, Laurberg G. Plantar *Trichophyton rubrum* infections may cause dermatophytide of the hands. Acta Derm Venereol (Stockh). 1994;74:403.

Mechanisms in Irritant Contact Dermatitis

3

Valentina Dimartino, Fernanda Scopelliti, Concetta Mirisola and Andrea Cavani

3.1 Introduction

Irritant contact dermatitis (ICD) is the consequence of an inflammatory response of the skin to various chemical or physical stimuli that perturb skin homeostasis and activate innate immune responses. In contrast to allergic contact dermatitis (ACD), irritant dermatitis does not require prior sensitization and does not depend on the intervention of hapten-specific T cells [1–3], but it's the consequence of the direct damage of skin cells, followed by the activation of an inflammatory response, prevalently due to the rapid intervention of the innate immune system.

Mechanisms of tissue injury vary depending on the nature and concentration of the stimuli, as well as on the duration of the exposure. Most frequently, ICD manifests as a chronic inflammatory reaction due to the repeated exposure to mild toxic substances, but acute reaction following single exposure to strong chemicals may occur.

Additionally, susceptibility to ICD depends on intrinsic factors, such as atopy, sex, age and polymorphism in genes regulating innate immunity [4].

3.2 Innate Immune Responses in Irritative Contact Dermatitis

Main function of the skin immune system is to recognize danger signals and to maintain skin homeostasis. The penetration of irritants into the skin layers activates protective mechanisms aimed at limiting the diffusion of the dangerous substance and repristinate tissue integrity. Keratinocytes are the major skin cell population and are critically involved in the recognition of danger signals and in the initiation of innate immune responses.

Disruption of the epidermal barrier followed by the transepidermal penetration of the irritant is considered the initiating event of ICD. In this scenario, irritants penetrating through the stratum corneum enter in contact with keratinocytes leading to the activation of multiple intracellular pathways and the release of pro-inflammatory cytokines [5, 6]. The profile of cytokine expression during ICD varies depending mainly on the nature and concentration of the irritant [7]. Numerous in vitro studies have shown that various irritants induce the rapid release of IL-1α by keratinocytes [8], followed by other pro-inflammatory cytokines and chemokines, such as

V. Dimartino · F. Scopelliti · C. Mirisola · A. Cavani (✉)
National Institute for Health Migration and Poverty (INMP), Via Di San Gallicano 25A, 00153 Rome, Italy
e-mail: Andrea.cavani@inmp.it

G. Angelini et al. (eds.), *Clinical Contact Dermatitis*, https://doi.org/10.1007/978-3-030-49332-5_3

IL-1β, TNF-α, IL-6, GM-CSF and CXCL8 [9–11]. IL-1α has both an autocrine effect through the IL-1 receptor (IL-1R), and paracrine effects on dermal endothelial cells and skin dendritic cells. In keratinocytes, IL-1α activates the transcriptional factors NFkB, AP-1, C/EBPb and directly induces the synthesis of Keratin 6, that determines the remodeling of the cytoskeleton; in endothelial cells IL-1α promotes the expression of selectins and serves as a chemo-attractor for lymphocytes at the site of inflammation [12]. Unlike IL-1α, which is constitutively produced, IL-1β is secreted as a biologically inactive precursor that is cleaved into an active molecule by a protease, the IL-1b-converting enzyme (ICE) which is rapidly induced in keratinocytes by phorbol myristate acetate (PMA) or SLS [13]. TNF-α released by keratinocytes promotes the migration of Langerhans cells (LC) both directly, by inducing LC maturation and e-cadherin downregulation, and indirectly, by activating fibroblasts that contributes to the LC mobilization by releasing CCL2 and CCL5 [14]. To note that, upon exposure to irritants, LC maturation/migration is not paralleled by the upregulation of the chemokine receptors CXCR4 and CCR7, required for LC targeting to regional lymph nodes. In ex vivo models it has been suggested that LC migrated in the dermis upon irritant exposure switch to a macrophage phenotype in an IL-10-dependent manner [15].

TNF-α is also critical for endothelial cells activation, which results in augmented adhesiveness for circulating leukocytes, production of VEGF and of a plethora of chemokines. IL-6 is a cytokine with variegate effects on keratinocytes and other skin resident cells: in particular, IL-6 facilitates the re-epithelialization by inducing the expression of the TGF-β receptor in keratinocytes; indeed, it has been shown that knockout mice for IL-6 have a delayed wound closure [16]. Furthermore, it has been shown that IL-6 deficiency or deletion of the receptor IL6Ra in murine models exacerbates the inflammatory response to skin applied irritants, thus suggesting a regulatory role of the cytokine in the context of ICD [17–19]. All together, the release of cytokines and chemokines by resident skin cells and the activation of endothelial cells promotes the recruitment of migrating cells, such as neutrophils, monocytes and T lymphocytes that are involved in the amplification of the inflammatory reaction.

Attempts performed to differentiate ACD from acute ICD with a molecular approach did not reveal a specific signature for either diseases, although in ACD skin both the cytokine IL-1β and the chemokines CXCL8, CXCL10, and CCL17 were much more expressed than in ICD skin [20].

3.3 Genetic Susceptibility to ICD

Susceptibility to ICD depends on several intrinsic factors which ranges from the age and sex of the individual, to the integrity of the skin barrier, and, finally, to the genetic polymorphism in cytokine genes.

In atopic skin, the altered lipidic composition of the skin barrier is known to augment the susceptibility to ICD by increasing skin permeability to potential irritants. Accordingly, polymorphisms in the filaggrin gene (loss of function mutations p.R501X and c.2282del4), which determine the presence of a null allele, have been reported to be a predisposing factor for chronic ICD. Recently, it has been shown that filaggrin loss-of-function mutation is associated with an enhanced expression of IL-1, which plays a central role in the initiation of ICD [21].

The role of polymorphisms in cytokine genes in ICD susceptibility have been widely investigated. Several reports indicate an association between the TNF A-308A allele, increased risk of ICD and lower irritant threshold to SLS [21–23]. In contrast, IL1A-889 C/T polymorphism, correlate with a lower expression of IL-1α in the epidermis and has been suggested to have a protective role in the development of ICD [21, 24]. More recently, a next-generation sequencing-based study in patients affected with ICD revealed a number of SNPs in genes associated with skin irritation, such as ACACB

(Acetyl-CoA Carboxylase Beta), NTRK2, NTRK3 (Neurotrophic Tyrosine Kinase, Receptor, Type 3), IL22 (interleukin 22), PLAU (Plasminogen Activator, Urokinase), EGFR (Epidermal Growth Factor Receptor), and FGF2 (Fibroblast Growth Factor 2) [25]. Of particular interest, ACACB is involved in the lipid synthesis and skin barrier restoration and its altered expression may affect skin penetration of irritants [26]. To note that IL-22 has profound influence on keratinocyte differentiation and proliferation and increased IL-22 has been associated with severe atopic dermatitis [27, 28].

Overall, molecular investigations aimed at defining specific predisposing factors as well as supporting diagnostic procedure to distinguish ICD from ACD could support clinicians to address a targeted therapeutic strategy.

References

1. Lee HY, Stieger M, Yawalkar N, et al. Cytokines and Chemokines in Irritant Contact Dermatitis. Mediat. Inflamm. 2013;2013:916497.
2. Nosbaum A, Vocanson M, Rozieres A, et al. Allergic and irritant contact dermatitis. Eur J Dermatol. 2009;19:325.
3. Smith HR, Basketter DA, McFadden JP. Irritant dermatitis, irritancy and its role in allergic contact dermatitis. Clin Exp Dermatol. 2002;27:138.
4. Tupker RA, Pinnagoda J, Coenraads PJ, et al. Susceptibility to irritants: role of barrier function, skin dryness and history of atopic dermatitis. Br J Dermatol. 1990;123:199.
5. Sheu MY, Fowler AJ, Kao J, et al. Topical peroxisome proliferator activated receptor-alpha activators reduce inflammation in irritant and allergic contact dermatitis models. J Invest Dermatol. 2002;118:94.
6. Feingold KR, Schmuth M, Elias PM. The regulation of permeability barrier homeostasis. J Invest Dermatol. 2007;127:1574.
7. Bains SN, Nash P, Fonacier L. Irritant Contact Dermatitis. Clin Rev Allergy Immunol. 2019;56:99.
8. De Jongh CM, Lutter R, Verberk MM, et al. Differential cytokine expression in skin after single and repeated irritation by sodium lauryl sulphate. Exp Dermatol. 2007;16:1032.
9. Wood LC, Jackson SM, Elias PM, et al. Cutaneous barrier perturbation stimulates cytokine production in the epidermis of mice. J Clin Invest. 1992;90:482.
10. Nickoloff BJ, Naidu Y. Perturbation of epidermal barrier function correlates with initiation of cytokine cascade in human skin. J Am Acad Dermatol. 1994;30:535.
11. Döge N, Avetisyan A, Hadam S, et al. Assessment of skin barrier function and biochemical changes of ex vivo human skin in response to physical and chemical barrier disruption. Eur J Pharm Biopharm. 2017;116:138.
12. Freedberg IM, Tomic-Canic M, Komine M, et al. Keratins and the keratinocyte activation cycle. J Invest Dermatol. 2001;116:633.
13. Zepter K, Häffner A, Soohoo LF, et al. Induction of biologically active IL-1beta converting enzyme and mature IL-1beta in human keratinocytes by inflammatory and immunologic stimuli. J Immunol. 1997;159:6203.
14. Ouwehand K, Scheper RJ, de Gruijl TD, et al. Epidermis-to-dermis migration of immature Langerhans cells upon topical irritant exposure is dependent on CCL2 and CCL5. Eur J Immunol. 2010;40:2026.
15. Ouwehand K, Oosterhoff D, Breetveld M, et al. Irritant-induced migration of langerhans cells coincides with an IL-10-dependent switch to a macrophage-like phenotype. J Invest Dermatol. 2011;131:418.
16. Luckett-Chastain LR, Cottrell ML, Kawar BM, et al. Interleukin (IL)-6 modulates transforming growth factor-β receptor I and II (TGF-βRI and II) function in epidermal keratinocytes. Exp Dermatol. 2017;26:697.
17. Lee EG, Mickle-Kawar BM, Gallucci RM. IL-6 deficiency exacerbates skin inflammation in a murine model of irritant dermatitis. J of Immunotoxicol. 2013;10:192.
18. Luckett-Chastain LR, Gipson JR, Gillaspy AF, et al. Transcriptional profiling of irritant contact dermatitis (ICD) in a mouse model identifies specific patterns of gene expression and immune-regulation. Toxicology. 2018;410:1.
19. Frempah B, Luckett-Chastain LR, Gallucci RM. IL6Rα function in myeloid cells modulates the inflammatory response during irritant contact dermatitis. Exp Dermatol. 2019;28:948.
20. Kamsteeg M, Jansen PA, van Vlijmen-Willems IM, et al. Molecular diagnostics of psoriasis, atopic dermatitis, allergic contact dermatitis and irritant contact dermatitis. Br J Dermatol. 2010;162:568.
21. de Jongh CM, Khrenova L, Verberk MM, et al. Loss-of-function polymorphisms in the filaggrin gene are associated with an increased susceptibility to chronic irritant contact dermatitis: a case–control study. Br J Dermatol. 2010;159:621.
22. Davis JA, Visscher MO, Wickett RR, et al. Influence of tumour necrosis factor-α polymorphism-308 and atopy on irritant contact dermatitis in healthcare workers. Contact Dermatitis. 2010;63:320.
23. Landeck L, Visser M, Kezic S, et al. Impact of tumour necrosis factor-α polymorphisms on irritant contact dermatitis. Contact Dermatitis. 2012;66:221.

24. de Jongh CM, John SM, Bruynzeel DP, et al. Cytokine gene polymorphisms and susceptibility to chronic irritant contact dermatitis. Contact Dermatitis. 2008;58:269.
25. Yucesoy B, Talzhanov Y, Barmada MM, et al. Genetic basis of irritant susceptibility in health care workers. J Occup Environ Med. 2016;58:753.
26. Törmä H, Berne B. Sodium lauryl sulphate alters the mRNA expression of lipid metabolizing enzymes and PPAR signalling in normal human skin in vivo. Exp Dermatol. 2009;18:1010.
27. Eyerich S, Traidl-Hoffmann C, Behrendt H, et al. Novel key cytokines in allergy: IL-17, IL-22*. Allergologie. 2017;34:344.
28. Nograles KE, Zaba LC, Shemer A, et al. IL-22-producing "T22" T cells account for upregulated IL-22 in atopic dermatitis despite reduced IL-17-producing TH17 T cells. J Allergy Clin Immunol. 2009;123:1244.

Mechanisms in Allergic Contact Dermatitis

4

Fernanda Scopelliti, Valentina Dimartino, Caterina Cattani and Andrea Cavani

4.1 Introduction

The skin is challenged everyday with an enormous variety of pathogens, as well as physical and chemical stimuli. In most cases, the skin immune system guarantees an efficient and protective response against hazardous stimuli, while preventing undesired responses towards innocuous substances. However, under certain conditions, undesired immune responses towards otherwise innocuous substances may occur. Allergic Contact Dermatitis (ACD) is the consequence of a deleterious immune reaction, mostly mediated by T lymphocytes, to small molecular weight chemicals-the haptens- that penetrate the skin and act as "danger signals", thus activating the innate immune system [1–3]. The sensitization phase of ACD results in the expansion of skin-homing hapten-specific T cells that, upon subsequent hapten challenge, migrate into the skin and induce the skin damage through the release of proinflammatory cytokines and by killing hapten-loaded keratinocytes.

F. Scopelliti · V. Dimartino · C. Cattani ·
A. Cavani (✉)
National Institute for Health Migration and Poverty (INMP), Via di San Gallicano 25A, 00153 Rome, Italy
e-mail: andrea.cavani@inmp.it

Most of our knowledge on ACD derived from studies in murine models, the so-called contact hypersensitivity (CHS). In particular, those studies have elucidated the role of the diverse T cell subsets in the expression of the disease and have clearly demonstrated that contact sensitization is a highly regulated phenomenon, resulting from a delicate balance between the expansion of effector and regulatory T lymphocytes.

4.2 Chemical Nature of Skin Sensitizers

Most contact sensitizers are small (less than 500KD), chemically reactive, hydrophobic substances that have the capacity to penetrate the epidermal barrier, to diffuse into the extracellular compartment and, finally, to bind covalently to nucleophilic residues, usually ε-amino group of lysine or the thiol (SH) group of cysteine, of self-proteins [4]. Indeed, protein reactivity is mandatory for hapten recognition by the immune system since it allows the hapten to be presented in an MHC class I and class II-restricted manner to CD8+ and CD4+ T cells, respectively [5, 6]. A number of allergens, named pro-haptens, have minimal (or absent) chemical reactivity and their sensitizing potential is acquired upon in situ enzymatic activation [7, 8]. In most cases, pro-hapten activation consists in oxidative processes mediated by the

G. Angelini et al. (eds.), *Clinical Contact Dermatitis*, https://doi.org/10.1007/978-3-030-49332-5_4

cytochrome P450, although other enzymatic pathways, such as alcohol dehydrogenases, aldehyde dehydrogenases, monoamine oxidases have been also involved. It has been argued that the nomenclature should be extended by addition of a new term, namely 'pre-haptens', when the chemicals are not enzymatically activated, but converted abiotically by ambient or air oxidation to form hydroperoxides [9]. Exceptions to the general rule that state the requirement of a stable interaction between the hapten and the protein are metal salt, such as nickel, which interact non covalently with protein, in particular to histidine residues [10].

4.3 Haptens Act as Danger Signals and Activate the Innate Immune System

The potency of a skin sensitizer is determined not only by its chemical reactivity to proteins, but also by its intrinsic capacity to trigger the innate immune system. Recent data have provided evidence that haptens could directly or indirectly trigger pattern recognition receptors (PRRs), such as the Toll like receptors (TLRs) or the Nucleotide-binding oligomerization domains-like (NODS-like) receptors. TLRs are a family of at least 10 members (TLR1-10) of evolutionarily conserved receptors that recognize pathogen-associated molecular patterns (PAMPs) expressed by pathogens, and damaged-associated molecular pattern (DAMPs), released by damaged cells [11]. Main function of PRRs is to recognize "danger signals" at peripheral sites providing a rapid response aimed at preserving tissue homeostasis. Triggering of TLRs initiates a cascade of events that involve the activation of NFkB, IRF3/7 and inflammasome thus culminating with the secretion of the pro-inflammatory cytokines IL-1α, IL-1β, TNF-α, IL-6, IL-18 and type I interferons [12].

Nickel and Cobalt directly triggers TLR4, whereas other haptens could generate danger signals by inducing endogenous ligands for PRRs or promoting the production of ROS. For example, in murine models it has been demonstrated that the haptens 2,4,6 trinitrochlorobenzene (TNCB) and oxazolone indirectly activates PRRs by inducing hyaluronic acid breakdowns that function as TLR2 and TLR4 ligands [13]. An additional stimulus for the activation of the skin innate Immune system is the release of RNA, a ligand for TLR3, or ATP, a ligand for NLRP3 inflammasome, both released by damaged cells [14].

The importance of signals that activate the innate immune system in the sensitization process has been confirmed by studies demonstrating that the risk to develop an ACD to weak sensitizers is increased by the co-exposure to irritants or pathogens, that trigger the PRRs [15].

Activation of the skin innate immune system by haptens culminates in the secretion of a vast array of cytokines and chemokines. Keratinocytes are a critical source of pro-inflammatory mediators released during the early phase of skin sensitization, including IL-1α, IL-1β, IL-6, IL-18, TNF-α that affect other skin resident cells such as Langerhans cells (LC), dermal dendritic cells (DC), mast cells and endothelial cells. The role of mast cells in contact sensitization has been studied in murine models of CHS with contrasting results, being described either as required for the expression of the allergic reaction or rather being involved in the negative regulation of the inflammatory response [16, 17].

4.4 Role of Dendritic Cells in the Sensitization Phase of ACD

The cascade of signals induced by haptens results in the release of cytokines that induce the maturation and migration of skin-resident DC to regional lymph nodes. LC, the principal DC residing in the epidermis, make up 3–5% of all nucleated cells in the epidermis and are located near the dermal–epidermal junction, to form a network designed to "catch" foreign antigens that have entered the skin, including chemical allergens [18]. In steady state, the dermis hosts at least 3 different subsets of DC that could be distinguished on the basis of the expression of the surface makers CD14, CD1a and CD141. The main role of DC is to link innate to adaptive immunity: DC collect danger signals at peripheral sites, process them in order to be recognized by the adaptive immune system, transport the signal to regional lymph node and finally instruct T and B cells to react appropriately to the specific antigen [19]. Immature DC residing in the skin are highly efficient in picking up antigens from the extracellular space and in processing them in endocytic compartments. Processing of hapten-protein complexes generates hapten-peptides that can be mounted on MHC class II and class I molecules for T cell recognition. Alternatively, hapten-epitopes could be generated in a processing independent manner, when the hapten bind directly to self-peptides contained in the groove of MHC molecules exposed on the membrane of DC. In parallel, under the effects of IL-1, IL-18 and TNF-α, DC undergo a maturation process and leave the skin to reach the regional lymph nodes. Maturing DC increase the expression of molecules involved in antigen presentation, such as MHC class I and class II and the co-stimulatory molecules CD80 and CD86, while decreasing progressively the endocytic capacity. Maturation also induces the expression of the chemokine receptor CCR7, that guide maturing DC to lymph nodes. In the last few years, the relative contribution of LC versus dermal DC in ACD has been largely debated. In a transgenic mouse model, selective depletion of LC, but not dermal DCs, resulted in an increased expression of CHS, thus indicating that the major DC population involved in the sensitization process are the dermal DC, and suggesting that skin LC may have a negative regulatory role [20]. Overall, these data have not been confirmed by other studies, indicating that the experimental setting, the strength of the sensitizer and the dose administered may be critical for the selective or combined intervention of the different subpopulation of DC during skin sensitization [21].

4.5 T Cells and the Effector Mechanisms of ACD

Efficient T cell presentation of hapten-epitopes by DC migrated in the paracortical area of regional lymph nodes determines the expansion of a variety of hapten-specific CD4+ and CD8+ T lymphocytes. The cytokine profile of hapten-specific T cells varies depending on the type of sensitizer, the strength of the co-stimulatory signals provided by the DC and by the cytokine milieu at the site of T cell priming. Generally speaking, most of the CD8+ T cells generated during the sensitization process belong to the Tc1 subset: upon stimulation they release abundant IFN-γ and TNF-α and possess prominent cytotoxic capacity thanks to the high expression of perforin and granzyme. Both in murine CHS and in human ACD, it has been demonstrated that the expansion of hapten-specific CD8+ T lymphocyte and their recruitment at the site of hapten challenge is mandatory for the development of the allergic reaction [22–26]. In contrast, CD4+ T cells expanded during ACD are more variegate in terms of cytokine production and function. Together with Th1, releasing IFN-γ and TNF-α, and Th2, releasing IL-4 and IL-13, a number of Th17 cells, releasing IL-17, and Th22 lymphocytes, releasing IL-22, can be isolated from the blood and, at higher percentage, from the skin of ACD patients [24]. Moreover, cells with a mixed Th1/Th17 phenotype could be isolated from skin lesion of ACD. These cells, thanks to the simultaneous release of IFN-γ, TNF-α and IL-17, display strong pro-inflammatory properties. Finally, DC-T cell encounter generate a variable number of CD4+ T lymphocytes with regulatory function. Hapten-specific T regulatory cells 1 (Tr1) release abundant IL-10 upon activation and limit the magnitude of the immune response, whereas CD25+ Foxp3+ T cells are critical for the maintenance of immune tolerance not only versus self-antigens but are also involved in the peripheral tolerance versus potential sensitizers.

DC not only determine the functional properties and the cytokine repertoire of T lymphocytes, but they also induce on differentiating T cells a specific repertoire of chemokine and homing receptors that confer the capacity to circulate preferentially in the cutaneous environment. Skin homing T cells display the cutaneous lymphocyte associated antigen (CLA) that binds e-selectin expressed on activated skin microvasculature. Independently from their cytokine profile, skin-homing T cells also express the chemokine receptor CCR4, that serve as a ligand for CCL17 and CCL22, abundantly expressed in inflamed skin [27].

Re-exposure to the relevant hapten in sensitized individuals, activates the skin innate immune system and determines the release of a multitude of pro-inflammatory cytokines. IL-1 and TNF-α promote the synthesis and expression of selectins, adhesion molecules and membrane-bound chemokines on endothelial cells. The augmented adhesiveness of skin microvasculature determines the rapid recruitment of circulating leukocytes at the site of hapten challenge.

Although DC are required for efficient priming of hapten-specific naive T cells in the sensitization phase of ACD, they are not required for the activation of memory/effector T lymphocytes migrating in the skin during the efferent phase of the allergic reaction. In this scenario, also non-professional antigen presenting cells, such as macrophages and endothelial cells can efficiently activate T lymphocytes and initiate the inflammatory reaction leading to the clinical manifestation of ACD.

The eczematous reaction is the consequence of two main mechanisms: (i) induction of keratinocyte apoptosis, mostly mediated by hapten-specific CD8+ T cells, and (ii) release of proinflammatory cytokines by infiltrating CD4+ lymphocytes and NK cells. Although CD4+ T cells in ACD skin outnumber CD8+ lymphocytes, the latter are crucial for disease expression. The relative contribution of CD4+ and CD8+ T lymphocytes in the expression of inflammatory responses to skin sensitizers have been originally demonstrated in the murine model of CHS, using MHC class II and MHC class I KO mice. In this experimental setting, MHC class II deficient mice, that are depleted of CD4+ T cells, showed a much-increased ear thickness upon hapten challenge compared to littermate controls, whereas in MHC class I deficient mice, that are depleted of CD8+ T cells, inflammation was strongly reduced [28]. Furthermore, transgenic mice lacking Fas ligand (FasL) and perforin genes, both involved in T cell-mediated cytotoxicity, fail to mount CH reactions, thus demonstrating that cytotoxic mechanisms against keratinocytes are mandatory for full expression of murine CHS [28]. The role of CD8+ T cells have been afterword indirectly confirmed in human beings, by demonstrating that nickel-allergic but not non-allergic individuals, bear circulating nickel-specific CD8+T cells responsible for induction of keratinocyte apoptosis in the early phase of ACD [24, 29, 30].

Keratinocyte apoptosis determines the cleavage of E-cadherins, adhesion molecules involved in keratinocyte homotypic adhesion, thus leading to epidermal spongiosis [31]. $CD4^+$ lymphocytes play a dual role in ACD. Activated $CD4^+$ Th1 lymphocytes secrete IFN-γ and TNF-α, which are critical for the engagement of keratinocytes and other skin-resident cells in the inflammatory process. In particular, type 1 cytokines promote the expression of MHC class II and ICAM-1 molecules and the secretion of a plethora of cytokines and chemokines in keratinocytes, such as CXCL1, CXCL8, CXCL10, CCL1, CCL5, CCL20, CCL22, that contribute significantly to the recruitment of new waves of leukocytes at the site of hapten exposure. IL-17, released by Th17 and by Th1/17 cells, synergize with TNF-α and IFN-γ in the induction of ICAM-1, thus promoting the interaction between keratinocytes and T cells, and in the production of CXCL8 by keratinocytes. Finally, Th1 cells could contribute to the induction of apoptosis of keratinocyte at a later time point, when keratinocytes exposed to IFN-γ, become MHC class II+ and can present hapten epitopes to CD4+ T lymphocytes. Th1-mediated, in contrast to CD8+ T cells-mediated, cytotoxicity is mostly dependent on the Fas-FasL pathway [30].

Despite the general assumption that ACD is a Th1/Th17-mediated reaction, more recently it has been demonstrated that the T cells involved in the allergic reaction could have distinct cytokine profiles depending on the chemical characteristic of the hapten.

Indeed, studies investigating the gene expression in ACD patients identified a significant number of genes that were regulated in a contact allergen-specific manner. For example, ACD to nickel showed a potent induction of innate immunity-related genes and a predominant Th1/Th17 and a Th22 response; in contrast, fragrances ACD, evidenced a strong expression of Th2 cytokines with a limited Th1/Th17 contribution [32].

Also, neuroendocrine factors have a key role in T-cell differentiation [33–36]. An important link has been established between nutritional deprivation and decreased T-cell-mediated ACD reactions [37]. For example, leptin, that is released by nourished and functioning fat cells, is required for type-1 T-cell differentiation [36]. Moreover, androgens, estrogens and adrenal cortex-derived steroidhormones promote Th1 cell polarization, IFN-γ production while suppressing IL-4 release [38, 39]. In contrast, the female sex hormone progesterone favors the development of Th2 cells [40].

NK cells constitute the 5-10% of the cellular infiltrate in ACD skin. Most of the skin-infiltrating NK cells display a CD3-CD56+ CD16- phenotype and release IFN-γ and TNF-α upon exposure to activating signals, such as the cytokines IL-2 and IL-15. ACD-infiltrating NK cells can contribute to the tissue damage not only by releasing type 1 cytokines in the skin microenviroment, but also because once activated they can induce keratinocyte apoptosis in a perforin/granzyme-dependent manner [41]. In murine CHS, evidence has been provided that NK cells specific to hapten epitopes are expanded upon exposure to the sensitizer [42]. Such a finding has not been confirmed in human beings, so far (Fig. 4.1).

4.6 Regulation of ACD

The regulation of immune responses to environmental antigens is a critical task for the skin immune system, that involves multiple

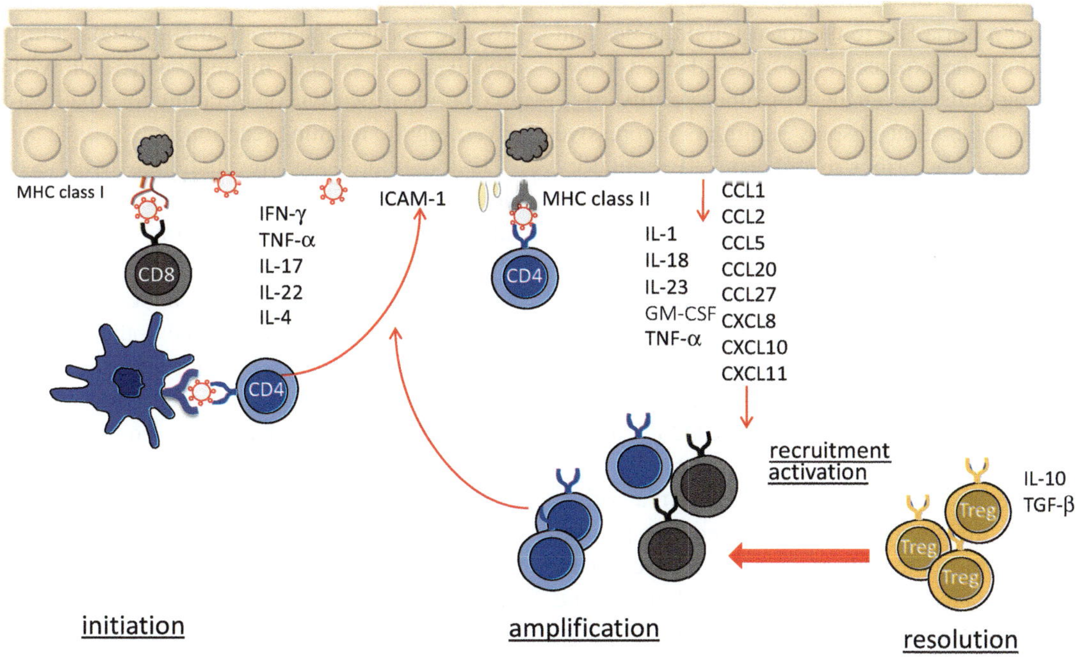

Fig. 4.1 Effector and regulatory mechanisms in allergic contact dermatitis

mechanisms, including apoptosis of effector T lymphocytes due to activation induced cell death, induction of T cell anergy, release of anti-inflammatory cytokines, and expansion of specialized subsets of T lymphocytes with regulatory function (Treg).

Most of our knowledge about the tolerogenic mechanisms in skin hypersensitivity to chemicals derives from murine models of CHS. At least two tolerogenic models have been widely investigated: haptens painted upon UVB-irradiated skin induces a specific immune tolerance that can be transferred with lymphocytes to naïve animals. UVB-induced immune tolerance appears dependent upon the expansion of IL-10+ CD4+ CD25+ T reg cells [43, 44]. The second model, named oral tolerance, consists in oral feeding the animal with the skin sensitizer. In such a case, the hapten activates the gut immune system and determines the expansion of TGF-β+ T cells and IL-10+ T cells with regulatory function that prevent the occurrence of skin hypersensitivity upon re-exposure to the sensitizer [45]. It has been shown that oral tolerance depends on TLR4 expression on hematopoietic cells, being necessary for the mobilization of tolerogenic CD103+ CD11c+ lamina propria DC to the local lymph nodes and to induce the expansion of Foxp3+ Tregs [46].

Treg cells are an heterogenous family of T lymphocytes that display immune-suppressive function with various mechanisms. T regulatory cells 1 (Tr1) have been described both in mice and in humans, as in vitro slow-proliferating cells that release IL-10, but not IFN-γ, IL-4 or IL-17 upon activation, and are believed to be central regulators of the extent and duration of ACD responses. to regulate immune responses to haptens in vitro [47, 48]. A second population of regulatory cells, the $CD4^{+}CD25^{+}$ Foxp3+ Treg lymphocytes, have been first identified in mice as a distinct T cell lineage that originate in the thymus and guarantee the peripheral tolerance to self-antigens. Evidence have been provided that a similar T cell lineage, the induced or adaptive $CD4^{+}CD25^{+}$ Foxp3+ Treg, are expanded in secondary lymphoid organs following the encounter with environmental antigens, including chemicals [49] The role of $CD4^{+}CD25^{+}$ Foxp3+ Treg in regulating T cell responses to skin applied haptens have been demonstrated both in murine CHS and in human ACD to nickel [50]. Mechanisms involved in the CD25+ Treg-mediated immune suppression are multiple and include the release of regulatory cytokines, such as IL-10 and TGF-β, the expression of CTLA-4, which bind CD80 and CD86 on DCs and induces the production of indoleamine 2,3-dioxygenase (IDO).

Finally, in mice, evidence has been provided of the existence of B cells with regulatory function. Breg cells modulate CHS expression by two mechanisms: the secretion of IL-10 and by inducing apoptosis in activated T cells through a Fas-FasL mechanism [51]. Interestingly, CD1d-deficient mice show increased CHS responses, paralleled by a reduction of IL-10+ Bregs in secondary lymphoid organs, suggesting a critical regulatory role of NKT cells in skin hypersensitivity [52].

4.7 Conclusions

New insights into ACD mechanisms have been possible thanks to the availability of animal models and in vitro techniques, which allowed a precise identification of inflammatory pathways governing the immune reaction.

In the future, the big challenge will be the identification of biomarker with prognostic value, especially in prediction occupational ACD, and the characterization of markers that support the differential diagnosis between ACD, irritant contact dermatitis and other inflammatory skin diseases. In this scenario, recent promising studies have been conducted with preliminary results, that will require further investigation to be confirmed [53–56].

Finally, the management of ACD could benefit from studies focused on the induction of tolerogenic signals that could dampen the allergic reaction to environmental substances. The recent reports indicating that some cell-wall proteins of commensal bacteria act as 'safety' signals that actively antagonize TLR4 signaling and induce immunologic tolerance [57, 58] may represent a potential and innovative therapeutic approach.

References

1. Nosbaum A, Vocanson M, Rozieres A, et al. Allergic and irritant contact dermatitis. Eur J Dermatol. 2009;19:325.
2. Cavani A, De Luca A. Allergic contact dermatitis: novel mechanisms and therapeutic perspectives. Curr Drug Metab. 2010;11:228.
3. Martin SF. Allergic contact dermatitis: xeno-inflammation of the skin. Curr Opin Immunol. 2012;24:720.
4. Bos JD, Meinardi MM. The 500 Dalton rule for the skin penetration of chemical compounds and drugs. Exp Dermatol. 2000;9:165.
5. Ortmann B, Martin S, von Bonin A, et al. Synthetic peptides anchor T cell-specific TNP epitopes to MHC antigens. J Immunol. 1992;148:1445.
6. Cavani A, Hackett CJ, Wilson KJ, et al. Characterization of epitopes recognized by hapten-specific CD4+ T cells. J Immunol. 1995;154:1232.
7. Liberato DJ, Byers VS, Ennick RG, et al. Region specific attack of nitrogen and sulfur nucleophileson quinones from poison oak/ivy catechols (urushiols) and analogues as models for urushiol-protein conjugate formation. J Med Chem. 1981;24:28.
8. Kalish RS, Wood JA, LaPorte A. Processing of urushiol (poison ivy) hapten by both endogenous and exogenous pathways for presentation to T cells in vitro. J Clin Invest. 1994;93:203.
9. Lepoittevin JP. Metabolism versus chemical transformation or pro-versus prehaptens? Contact Dermatitis 2006;54:73.
10. Thierse HJ, Moulon C, Allespach Y, et al. Metal-protein complex-mediated transport and delivery of Ni^{2+} to TCR/MHC contact sites in nickel-specific human T cell activation. J Immunol. 2004;172:1926.
11. Akira S, Uematsu S, Takeuchi O. Pathogen recognition and innate immunity. Cell. 2006;124:783.
12. Martin SF, Dudda JC, Bachtanian E et al. Toll-like receptor and IL–12 signaling control susceptibility to contact hypersensitivity. J Exp Med 2008;205:2151.
13. Martin F, Rustemeyer T, Jacob P et al. Recent advances in understanding and managing contact dermatitis. F1000 Res 2018;20:7.
14. Martin SF. Mechanistic understanding of contact allergy. Cosmetics. 2016;3:8.
15. Kaplan D,Botond Z, Igyártó et al (2012) Early events in the induction of allergic contact dermatitis. Nat Rev Immunol 12:114.
16. Dudeck A, Dudeck J, Scholten J, et al. Mast cells are key promoters of contact allergy that mediate the adjuvant effects of haptens. Immunity. 2011;34:973.
17. Gimenez-Rivera VA, Siebenhaar F, Zimmermann C, et al. Mast cells limit the exacerbation of chronic allergic contact dermatitis in response to repeated allergen exposure. J Immunol. 2016;197:4240.
18. Banchereau J, Ralph M. Dendritic cells and the control of immunity. Nature. 1998;392:245.
19. Gogolák P, Réthi B, Hajas G, et al. Targeting dendritic cells for priming cellular immune responses. J Mol Recognit. 2003;16:299.
20. Kaplan DH, Jenison MC, Saeland S, et al. Epidermal langerhans cells-deficient mice develop enhanced contact hypersensitivity. Immunity. 2005;23:611.
21. Deckers J, Hammad H, Hoste E. Langerhans cells: Sensing the environment in health and disease. Front Immunol. 2018;1:9.
22. Kapsenberg ML, Wierenga EA, Stiekma FEM, et al. Th1 lymphokine production profiles of nickel-specific CD4+ T-lymphocyte clones from nickel contact allergic and non-allergic individuals. J Invest Dermatol. 1992;98:59.
23. Probst P, Kuntzlin D, Fleischer B. Th2-type infiltrating T cells in nickel-induced contact dermatitis. Cell Immunol. 1995;165:134.
24. Cavani A, Mei D, Guerra E et al Patients with allergic contact dermatitis to nickel and non allergic individuals display different nickel-specific T cell responses. Evidence for the presence of effector CD8+ and regulatory CD4+ T cells. J Invest Dermatol 1998;111:621.
25. Xu H, DiIulio NA, Fairchild RL. T cell populations primed by hapten sensitization in contact sensitivity are distinguished by polarized patterns of cytokine production: interferon gamma-producing (Tc1) effector CD8+ T cells and interleukin (Il) 4/Il-10-producing (Th2) negative regulatory CD4+ T cells. J Exp Med. 1996;183:1001.
26. Borg L, Christensen JM, Kristiansen J, et al. Nickel-induced cytokine production from mononuclear cells in nickel-sensitive and controls. Arch Dermatol Res. 2000;292:285.
27. Sebastiani S, Albanesi C, Nasorri F et al. Nickel-specific CD4+ and CD8+ T cells display distinct migratory responses to chemokines produced during allergic contact dermatitis. J Invest Dermatol 2002;118:1052.
28. Bouloc A, Cavani A, Katz SI. Contact hypersensitivity in MHC class II-deficient mice depends on CD8 T lymphocytes primed by immunostimulating Langerhans cells. J Invest Dermatol. 1998;111:44.
29. Kehren J, Desvignes C, Krasteva M, et al. Cytotoxicity is mandatory for CD8(+) T cell-mediated contact hypersensitivity. J Exp Med. 1999;189:779.
30. Traidl C, Sebastiani S, Albanesi C, et al. Disparate cytotoxic activity of nickel-specific CD8+ and CD4+ T cell subsets against keratinocytes. J Immunol. 2000;165:3058.

31. Trautmann A, Altznauer F, Akdis M, et al. The differential fate of cadherins during T-cell-induced keratinocyte apoptosis leads to spongiosis in eczematous dermatitis. J Invest Dermatol. 2001;117:927.
32. Dhingra N, Shemer A, Correa da Rosa J, et al. Molecular profiling of contact dermatitis skin identifies allergen-dependent differences in immune response. J Allergy Clin Immunol. 2014;134:362.
33. Geenen V, Brilot F. Role of the thymus in the development of tolerance and autoimmunity towards the neuroendocrine system. Ann N Y Acad Sci. 2003;992:186.
34. Scholzen T, Armstrong CA, Bunnett NW, et al. Neuropeptides in the skin: interac-tions between the neuroendocrine and the skin immune systems. Exp Dermatol. 1998;7:81.
35. Luger TA, Lotti T. Neuropeptides: role in inflammatory skin diseases. J Eur Acad Derm Venereol. 1998;10:207.
36. Lord GM, Matarese G, Howard LK, et al. Leptin modulates the T-cell immune response and reverses starvation-induced immunosuppression. Nature. 1998;394:897.
37. Morfin R, Lafaye P, Cotillon AC, et al. D 7 alpha-hydroxy-dehydroepiandroste-rone and immune response. Ann N Y Acad Sci. 2000;917:971.
38. Cutolo M, Seriolo B, Villaggio B, et al. Androgens and estrogens modulate the immune and inflammatory responses in rheumatoid arthritis. Ann N Y Acad Sci. 2002;966:131.
39. Kidd P. Th1/Th2 balance: the hypothesis, its limitations, and implications for health and disease. Altern Med Rev. 2003;8:223.
40. Piccinni MP, Giudizi MG, Biagiotti R, et al. Progesterone favorsthe development of human T helper cells producing Th2-type cytokines and promotes both IL-4 production and membrane CD30 expression in established Th1 cell clones. J Immunol. 1995;155:128.
41. Carbone T, Nasorri F, Pennino D, et al. CD56highCD16-CD62L- NK cells accumulate in allergic contact dermatitis and contribute to the expression of allergic responses. J Immunol. 2010;184:1102.
42. O'Leary JG, Goodarzi M, Drayton DL, et al. T cell- and B cell-independent adaptive immunity mediated by natural killer cells. Nat Immunol. 2006;7:507.
43. Enk AH, Saloga J, Becker D, et al. Induction of hapten-specific tolerance by interleukin 10 in vivo. J Exp Med. 1994;179:1397.
44. Schwarz A, Maeda A, Martin K, et al. Ultraviolet radiation-induced regulatory T cells not only inhibit the induction but can suppress the effector phase of contact hypersensitivity. J Immunol. 2004;172:1036.
45. Dubois B, Chapat L, Goubier A, et al. Innate CD4+ CD25+ regulatory T cells are required for oral tolerance and inhibition of CD8+ T cells mediating skin inflammation. Blood. 2003;102:3295.
46. Braun A, Dewert N, Brunnert F, et al. Integrin α E (CD103) is involved in regulatory T-cell function in allergic contact hypersensitivity. J Invest Dermatol. 2015;135:2982.
47. Groux H, O'Garra A, Bigler M, et al. A CD4+ T-cell subset inhibits antigen-specific T-cell responses and prevents colitis. Nature. 1997;389:737.
48. Cavani A, Nasorri F, Prezzi C, et al. Human CD4+ T lymphocytes with remarkable regulatory functions on dendritic cells and nickel-specific Th1 immune responses. J Invest Dermatol. 2000;114:295.
49. Sakaguchi S, Ono M, Setoguchi R, et al. Foxp3+ CD25+ CD4+ natural regulatory T cells in dominant self-tolerance and autoimmune disease. Immunol Rev. 2006;212:8.
50. Cavani A, Nasorri F, Ottaviani C, et al. Human CD25+ regulatory T cells maintain immune tolerance to nickel in healthy, nonallergic individuals. J Immunol. 2003;171:5760.
51. Liu X, Huang H, Gao H, et al. Regulatory B cells induced by ultraviolet B through toll-like receptor 4 signalling contribute to the suppression of contact hypersensitivity responses in mice. Contact Dermatitis. 2018;78:117.
52. Gomez de Agüero M, Vocanson M, Hacini-Rachinel F, et al. Langerhans cells protect from allergic contact dermatitis in mice by tolerizing CD8+ T cells and activating Foxp3+ regulatory T cells. J Clin Invest. 2012;122:1700.
53. Zinkevičienė A, Kainov D, Lastauskienė E, et al. Serum biomarkers of allergic contact dermatitis: A pilot study. Int Arch Allergy Immunol. 2015;168:161.
54. Koppes SA, Ljubojevic Hadzavdic S, Jakasa I, et al. Stratum corneum profiles of inflammatory mediators in patch test reactions to common contact allergens and sodium lauryl sulfate. Br J Dermatol. 2017;176:1533.
55. Flier J, Boorsma DM, Bruynzeel DP, et al. The CXCR3 activating chemokines IP-10, Mig, and IP-9 are expressed in allergic but not in irritant patch test reactions. J Invest Dermatol. 1999;113:574.
56. Quaranta M, Knapp B, Garzorz N, et al. Intraindividual genome expression analysis reveals a specific molecular signature of psoriasis and eczema. Transl Med. 2014;9:244.
57. Sansonetti PJ. To be or not to be a pathogen: that is the mucosally relevant question. Mucosal Immunol. 2011;4:8.
58. Dunn-Siegrist I, Tissieres P, Drifte G, et al. Toll-like receptor activation of human cells by synthetic triacylated lipid A-like molecules. J Biol Chem. 2012;287:16121.

5 Histological, Immunohistochemical and Ultrastructural Aspects of Contact Dermatitis

Andrea Marzullo, Gerardo Cazzato and Roberta Rossi

5.1 Allergic Contact Dermatitis

The histologic patterns of allergic contact dermatitis are extremely heterogeneous [1]. Moreover, many factors that may alter the typical morphology must be taken in account: the clinical phase (acute, subacute and chronic) and the clinical variability. Most studies are based on the histological evaluation of biopsies obtained from patch test performed to make a differential diagnosis between allergic and irritant contact dermatitis [2]. As for the typical lesions, the finding that best characterize the allergic contact dermatitis is the spongiosis [2] (Fig. 5.1). It is particularly evident in the acute phase (at 48 h in a positive patch test reaction) and occurs as intercellular oedema that separates the keratinocytes. Spongiosis can be focal or involves the whole epidermis and in most cases extends to the hair follicles, sparing the sweat duct units. The intercellular oedema can lead to the intercellular prickles rupture and to the formation of vesicles that, in turn, induce the occurrence of bullae, due to their confluence, localized in the stratum spinosum and rarely in the stratum corneum. Erosions covered by sero-fibrinous exudate are the result of rupture of vesicles and bullae. Occasional intraepidermal leukocytes are detected in the spongiotic vesicles (exocytosis), mostly represented by lymphocytes and sporadic eosinophils and neutrophils that tend to accumulate in the vesicles. In papillary dermis, capillaries are dilated and congested with accentuated interstitial oedema. The inflammatory infiltrate, if present, is perivascular or, rarely, diffuse and sometimes extends to the deep dermis and subcutaneous tissue. It is formed by mononuclear cells, namely lymphocytes and hystiocytes. Occasional neutrophils can be present and progressively increasing is the amount of eosinophils that migrate from the upper dermis to the epidermis. Unclear still remains the role played by mastcells. Histological evidence of mast cells degranulation would suggest an early activation of these cells in allergic contact dermatitis [3]. The prolonged exposure to the antigenic agents induces a progressive hyperkeratosis (ortho-parakeratosis) of the epidermis and a decrease of the intercellular oedema and of the inflammatory infiltrate. In case of erosion, the exudate is infiltrated by neutrophils with increasing risk of infection.

A. Marzullo (✉)
Section of Pathology, Department of Emergency and Organ Transplantation, University of Bari, Bari, Italy
e-mail: andrea.marzullo@uniba.it

G. Cazzato
School of Pathology, University of Bari, Bari, Italy

R. Rossi
Ultrastructural Pathology, Section of Pathology, Department of Emergency and Organ Transplantation, University of Bari, Bari, Italy

G. Angelini et al. (eds.), *Clinical Contact Dermatitis*, https://doi.org/10.1007/978-3-030-49332-5_5

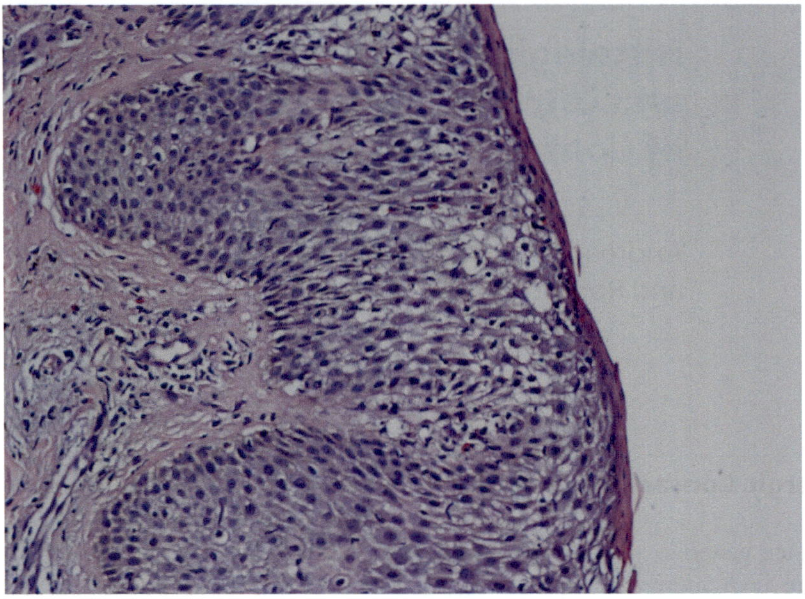

Fig. 5.1 Subacute allergic contact dermatitis. Epidermal spongiosis with exocytosis of mononuclear cells, dermal oedema and a mild perivascular infiltrate of mononuclear cells. Hematoxylin-Eosin stain (×200)

In chronic forms, epidermis shows acanthosis and hyper-parakeratosis. In the dermis, fibrosis predominates with scant inflammation. Other variants of allergic contact dermatitis exist: photo-induced, lymphomatoid, lichenoid, erithema multiforme like, pustulous, orticarioid, purpuric, all of them characterized by the occurrence of lesions that need a differential diagnosis with other dermatosis on both a clinical and histological level. In lymphomatous forms, there is a strong predominance of the inflammatory infiltrate made of lymphocytes, monocytes, macrophages, plasma cells, and eosinophils with a perivascular and periannexial distribution or occasionally as a sub epidermal band. Rarely the inflammatory infiltrate can assume the shape of intraepidermal micro-abscesses to be differentiated from micro-abscesses of Pautrier of mycosis fungoides by the presence of an accentuated cell polymorphism and the absence of the typical cells provided with a convoluted nucleus. The immuhistochemical profile of the lymphocytes involved in allergic contact dermatitis is typically that of T helper lymphocytes with expression of CD3 (Fig. 5.2), CD4 (Fig. 5.3) and CD45RO [4]. Sometimes in the pseudo-lymphomatous variant, the infiltrate is formed by T and B-lymphocytes with possible formation of true lymphatic follicles and in other cases it can predominates a granulomatous appearance with epithelioid sarcoid-like granulomas or foreign-body granulomas. In presence of both spongiosis and a subepidermal band of T lymphocytic infiltrate, a differential diagnosis must be made with lichen planus. However, the diffuse spongiosis and occurrence of a significant eosinophilic component, together with the patch test positivity are strongly suggestive for an allergic contact dermatitis. Similarly, other forms that can mimic amicrobic pustulosis, erythema multiforme-like or orticarioid papulosis still retain spongiosis and eosinophilic infiltrate. Electron microscopy confirms histological features of chronic dermatitis: acanthosis, spongiosis and hyperkeratosis with a mild chronic inflammatory cell infiltrate in the upper dermis [5]. Ultrastructural findings in the epidermis demonstrates separation of the basal cell, a decreased number of desmosomes with marked intercellular oedema

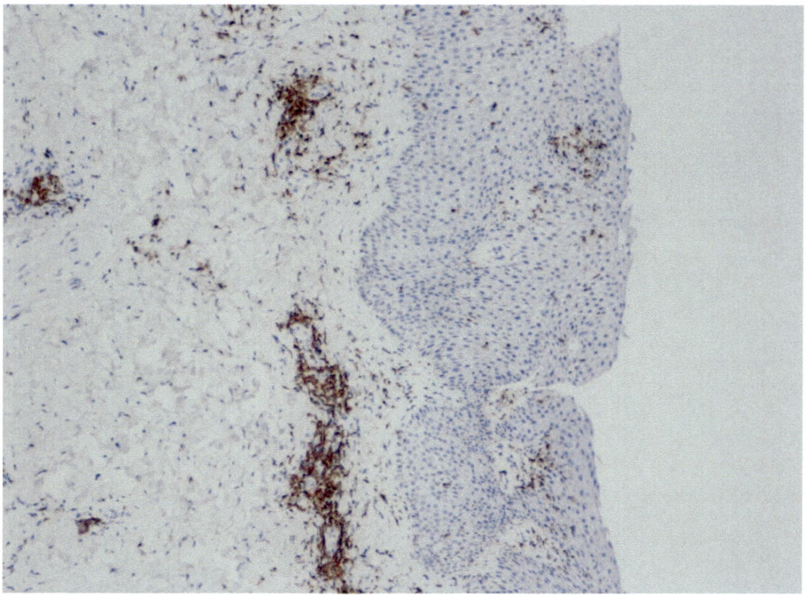

Fig. 5.2 Allergic contact dermatitis. Dense perivascular dermal infiltrate of CD3+ T-cells; occasional T-cell in epidermis. Immunostaining for CD3 (×100)

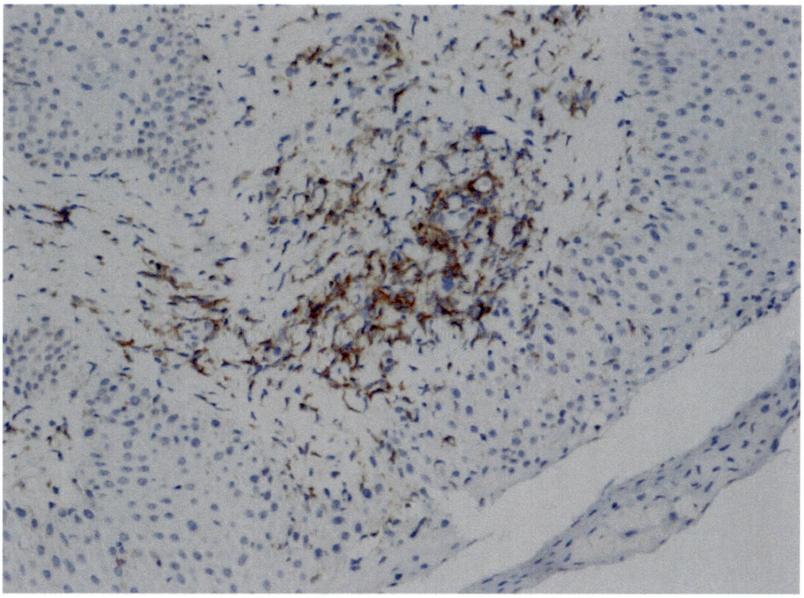

Fig. 5.3 Allergic contact dermatitis. A focal subepidermal infiltrate of CD4+T-cells. Immunostaining for CD4 (×200)

of the lower epidermal keratinocyte (Fig. 5.4), formation of cytoplasmic vacuoles and aggregation of intermediate filaments around the periphery of the cell. Enlarged upper epidermal cells with cytoplasm containing finely dispersed filaments and ribosomes are evident (Fig. 5.5). Apoptotic changes were identified in the basal and suprabasal layers. Hyperplasia of sebaceous

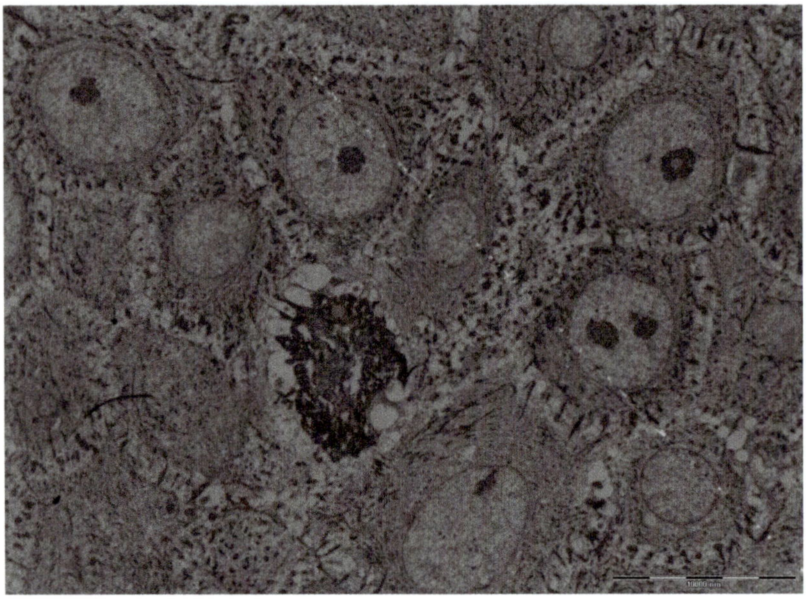

Fig. 5.4 Allergic contact dermatitis. Intercellular oedema in epidermis and isolated apoptotic keratinocyte. Electron Microscopy (×2200)

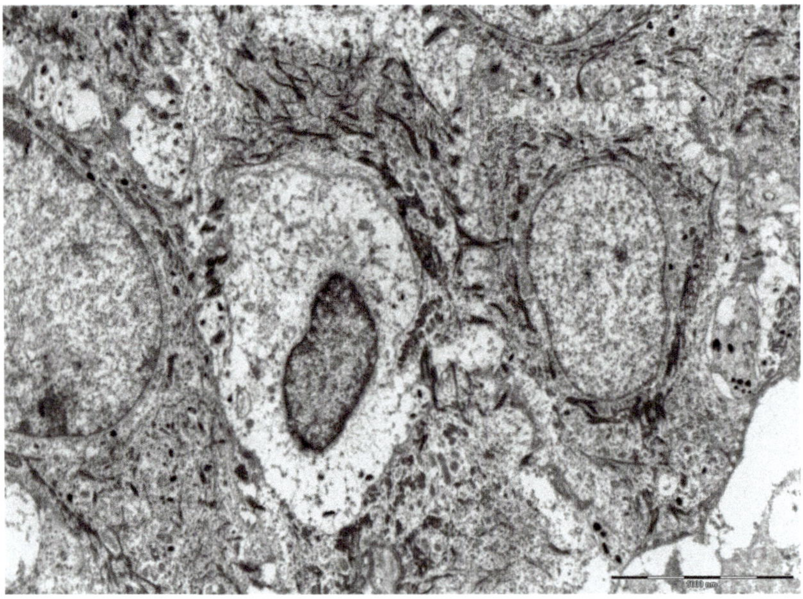

Fig. 5.5 Allergic contact dermatitis. Intracellular oedema, cytoplasmic vacuoles and aggregation of intermediate filaments around the periphery of the cell. (×4400)

glands, with basal cells displaying morphological signs of enhanced metabolic activity such as increased rough endoplasmic reticulum and sebum droplets. The inflammatory infiltrate is low and localized in the perivascular area. Langerhans cells play an important role in the diagnosis of allergic contact dermatitis. As reported in a recent study by Rosa et al. [6],

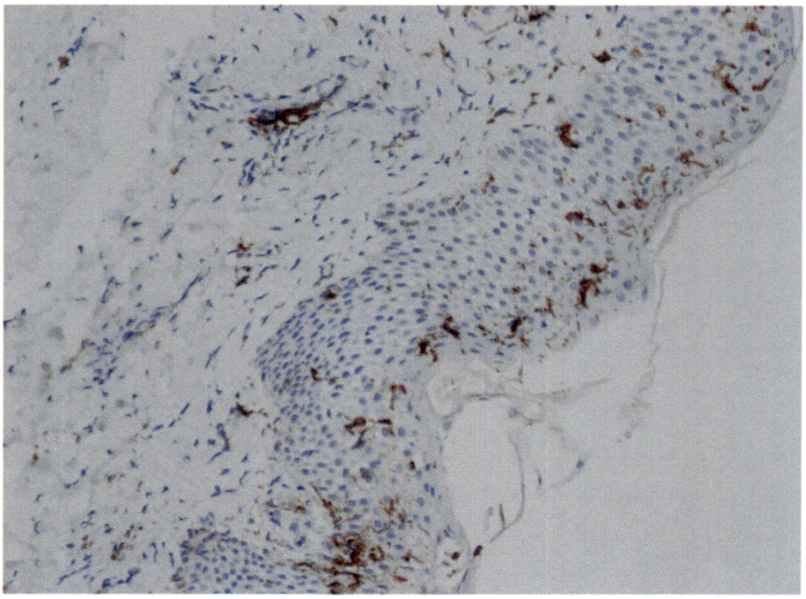

Fig. 5.6 Allergic contact dermatitis. Increased CD1a positive Langerhans cells in epidermis. Immunostaining for CD1a (×200)

the only histopathologic feature associated with patch test-confirmed allergic contact dermatitis was the presence of Langerhans cell collections supporting the concept that the presence of Langerhans cells could be a clue to the diagnosis of the disease (Fig. 5.6). The sensitivity of this finding is relatively low (48%), but the positive predictive value was relatively strong (78%), as was the specificity (75%). In the same study, there was no difference in the patch test positive and patch test negative cases in terms of dermal eosinophilic counts and eosinophilic spongiosis (Fig. 5.7). The explanation of this finding would be that allergic contact dermatitis is a type IV hypersensitivity reaction lymphocyte-driven not dependent on eosinophils.

5.2 Irritant Contact Dermatitis

In irritant contact dermatitis the morphologic pattern depends on the clinical phase and time of sampling (acute, subacute and chronic) but it is also the combined effect of nature of the irritant agent, its concentration, physical state, duration of exposure and finally of subject reactivity [7]. As for allergic forms, also in this case our information derive from experimental models and results of patch tests. In the typical lesions, one of the following aspects can predominate: hyper-parakeratosis, spongiosis, acantholysis with the consequent formation of intraepidermal vesicles or bullae or in most severe cases, due to strong alkali or acid exposure, necrosis of keratinocytes and erosion or ulcerative lesions. In the less aggressive forms, lesions of the upper epidermis predominate as the so-called Bandmann's achromasia that can be circumscribed to the superficial epidermal layer or extends to the upper part of the stratum spinosum; in more severe forms, the whole epidermis is involved. The exposure to strong irritant agents can lead to formation of intra-epidermal pustule with accumulation of polymorphonucleates (Fig. 5.8). Rarely, follicular pustules can be found, especially in atopics or after exposure to particular irritant as metal salts and croton oil. The vast majority of cases show exclusively spongiotic lesions not necessarily associated with vesicles. Spongiosis, in typical cases, seems to be less intense than that observed in allergic reactions. In chronic forms

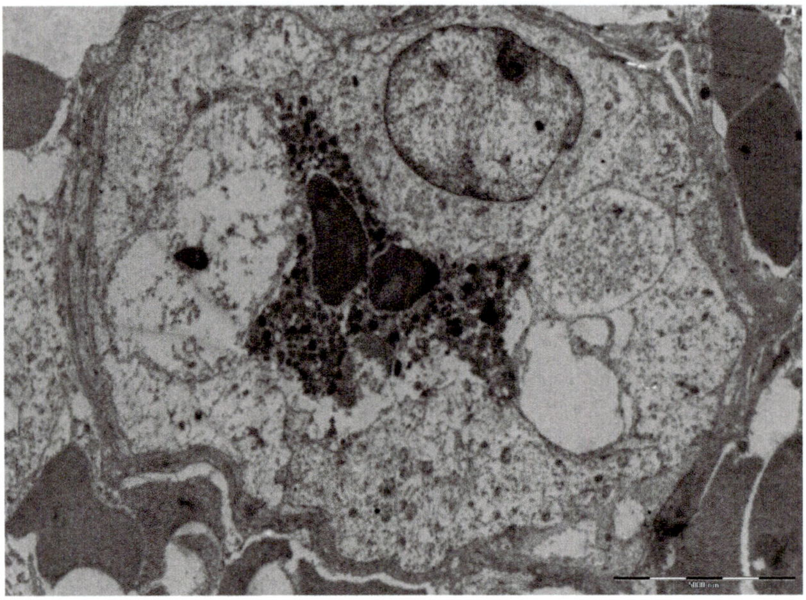

Fig. 5.7 Allergic contact dermatitis. An intraluminal eosinophil in a dermal capillary with evident enlargement and vacuolization of endothelial cells (×2800)

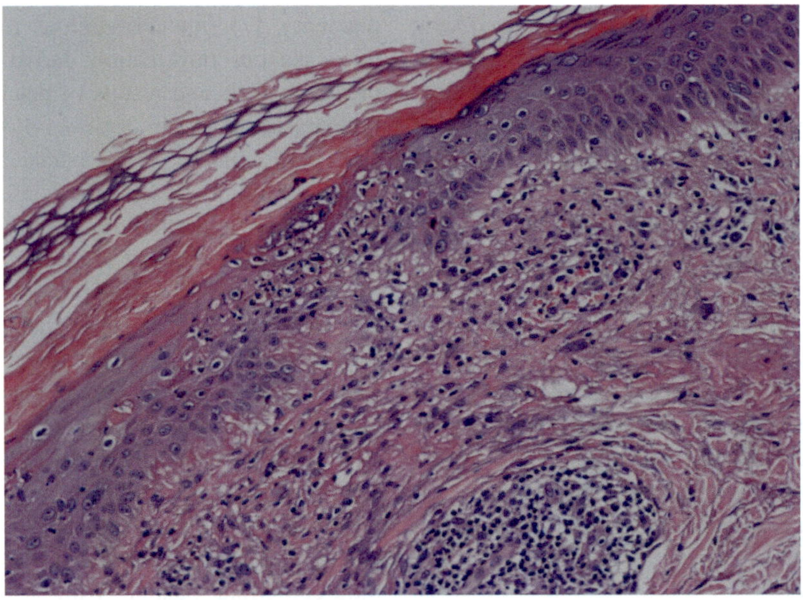

Fig. 5.8 Subacute irritant contact dermatitis. Hyper-parakeratosis of epidermis, neutrophilic exocytosis and dermal perivascular infiltrate of mononuclear cells. Ematoxylin-Eosin (×200)

hyperkeratosis, parakeratosis and elongation of rete ridges can predominate. In all cases, mild oedema and a lymphocytic perivascular and periannexial infiltrate coexist. Eosinophils are virtually absent. As for the infiltrate, in mild to moderate reaction mononuclear cells predominate, namely T lymphocytes CD4 positive with a minor component of suppressor/cytotoxic T lymphocytes (CD8+), macrophages, Langerhans cells CD1 positive and occasional B lymphocytes, natural killer (NK) cells and follicular dendritic cells. Ultrastructural changes are irritant-dependant and include cytolysis of epidermal keratinocytes, condensation of chromatin and cytoplasm, tonofilament clumping and loss of membrane-bound cell fragments [3].

5.3 Irritant Versus Allergic Contact Dermatitis

The histological differential diagnosis between allergic and irritant contact dermatitis is extremely difficult, if possible, and it can be made only in typical cases as response to pure allergic or irritant agents. In fact, the lesions found at patch tests are virtually similar and the predominance of an aspect cannot be considered as specific [8]. Moreover, many allergens possess also irritant properties even at low concentrations. It is the reason why the skin biopsy is discouraged. Lachapelle et al. [2] sustained that although the conventional histology of positive patch test can provide some useful information, it is of little help to make a differential diagnosis between allergic, irritant and mixed forms. However, some studies based on patch tests underlined the possibility to make a histological distinction between early allergic and irritant reaction; in particular, in strong patch test reactions, the occurrence of follicular spongiosis, lymphocytic exocytosis of the follicular infundibulum would best characterize the allergic forms, especially in early phase [9]. The timing of the biopsy would be critical since these differences are more appreciable in the early phase of reaction. Other histologic findings detected in previous studies [10] included a less intense ("focal") intra-epidermal inflammation in allergic reaction and the presence of epidermal necrosis and dermal infiltration of neutrophils in the more severe forms of irritant dermatitis. A tendency to develop intraepidermal oedema, increased number of epidermal lymphocytes and spongiosis, even though with high variability due to the different technical procedures adopted for processing samples, was already noted in these studies. The presence of dermal and epidermal neutrophils was in favour of a diagnosis of irritant contact dermatitis at patch test. In case of spongiotic dermatitis, Tzank smears showed more than 10 tadpole cells and numerous lymphocytes in the 80.5% of allergic contact dermatitis and more than 10 tadpole cells and numerous neutrophils in most (15/18) irritant contact dermatitis. A tadpole cell is a cell of round shape with a single nucleus and a clearly defined cytoplasm, which was drawn out into one or occasionally two tapered pointed processes. This shape is retained long enough to allow the cell scraped from the blisters to dry on the slides with their "tails" intact. The presence of more than 10 tadpole cell is considered a diagnostic indicator for spongiotic vesicular dermatitis with a sensitivity of 81.5% and specificity of 99.3% [11]; in a previous study Parisier [12] reported similar results. Recently [4], immunohistochemistry has given the possibility to better characterize the lymphocytic subpopulations and clarify the role of Langerhans cells. For example, it has been demonstrated a decrease of CD1a positive Langerhans cells from 48 to 72 hours after the exposure to irritant agents; on the other hand, in allergic forms there would be a mild and transient increase of such cells in the same range of time. However, these findings would lack of specificity and of utility in differentiating irritant from allergic reactions. Analogously the lymphocytic population in both cases is similar and consists of T lymphocytes of helper/inducer type; their number results unaltered in early and late biopsies; on the opposite it has been noted an increase of expression of proliferative (Ki 67 labelling index, transferrin receptor) and activation markers (interleukin 2 receptor) in both allergic and irritant forms.

References

1. Filotico R. Istopatologia della dermatite da contatto. In: Angelini G, Vena GA, editors. Dermatologia Professionale e Ambientale, vol. II. Brescia: Ised; 1999. p. 513.

2. Lachapelle JM, Marot L. Histopathological and immuno histopathological features of irritant and allergic contact dermatitis. In: Frosch PJ, Mennè T, Lepoittevin JP, editors. Contact dermatitis, 4th ed. Berlin: Springer; 2006. pp. 91–102.
3. Angelini G, Vena GA, Filotico R, Tursi A. Mast cell participation in allergic contact sensitivity. Contact Dermatitis. 1990;23:239.
4. Frings VG, Boer-Auer A, Breuer K. Histomorphology and immunophenotype of eczematous skin lesions revisited—skin biopsies are not reliable in differentiating allergic contact dermatitis, irritant contact dermatitis, and atopic dermatitis. Am J Dermatopathol. 2017.
5. Willis CM. Ultrastructure of irritant and allergic dermatitis. In: Frosch PJ, Mennè T, Lepoittevin JP, editors. Contact dermatitis. Berlin: Springer; 2006. p. p117.
6. Rosa G, Fernandez AP, Vij A, Sood A, Plesec T, Bergfeld WF, Billings SD. Langerhans cell collections, but not eosinophils, are clues to a diagnosis of allergic contact dermatitis in appropriate skin biopsies. J Cutaneous Pathol. 2016;43:498–504.
7. Wilkinson SM, Beck MH. Contact Dermatitis: irritant. In: Burns ST, Breathnach S, Cox N et al, editors. Rook's textbook of dermatology, vol. 25, 8th ed. Oxford: Wiley-Blackwell; 2010. p. 25.4.
8. Nater JP, Hoedemaeker PhJ. Histological differences between irritant and allergic patch test reactions in man. Contact Dermatitis. 1976;2:247–53.
9. Vestergaard L, Clemmensen OJ, Sorensen FB, Andersen KE. Histological distinction between early allergic and irritant patch test reactions: follicular spongiosis may be characteristic of early allergic contact dermatitis. Contact Dermatitis. 1999;41:207–10.
10. Avnstorp C, Balslev E, Thomsen HK. The occurrence of different morphological parameters in allergic and irritant patch test reactions. In: Current topics in contact dermatitis. Berlin: Springer; 1989. p. 38.
11. Durdu M, Baba M, Seckin D. The value of Tzanck smear test in diagnosis of erosive, vesicular, bullous, and pustular skin lesions. J Am Acad Dermatol. 2008;59:958–64.
12. Parisier RJ. Diagnosis of spongiotic vesicular dermatitis by Tzank smear: the "tadpole cell". J Am Acad Dermatol. 1983;8:519–522.

Irritant Contact Dermatitis

6

Caterina Foti, Domenico Bonamonte, Francesca Ambrogio and Gianni Angelini

Irritant contact dermatitis is a non immunological local inflammatory skin reaction to external agents. Chemical and chemical-biological agents with a toxic action (irritants) are the most common causes; important cofactors are noxae of a physical nature (mechanical, thermal and climatic) [1–4]. The related skin damage can be the result of acute toxic aggression, generally linked to a single 'strong' etiological agent, or of repeated cumulative aggression by several 'weaker' irritants. Contact irritation is mediated by a complex pathogenic mechanism [5–8], and the same substance can induce different clinical pictures depending on the concentration. The response to irritants can also vary according to the site and type of application [6], the vehicle [9], individual susceptibility and the nature of the etiological agent [10].

C. Foti (✉) · D. Bonamonte · F. Ambrogio
Department of Biomedical Science and Human Oncology, University of Bari "Aldo Moro", Bari, Italy
e-mail: caterina.foti@uniba.it

G. Angelini
Professor of Dermatology, University of Bari "Aldo Moro", Bari, Italy

6.1 Epidemiology

The prevalence of irritant contact dermatitis in the general population depends on various factors. In the occupational field these consist of the degree and type of industrialization, the work processes, the degree of conformity to industrial hygiene norms and the legislative and preventive measures adopted. The prevalence of the dermatitis also depends on the dermatologist's ability to differentiate irritant contact dermatitis from allergic contact dermatitis. In cases of acute irritant reactions there are not usually any diagnostic problems; however, many cases of chronic irritant contact dermatitis are not morphologically easy to differentiate from allergic contact dermatitis [11, 12]. For this reason, it is possible that the prevalence of contact irritation may be overestimated if patch tests are not done or the culprit allergens fail to be identified.

Despite these circumstances, irritant contact dermatitis is generally regarded as more common than contact allergy, especially in the occupational setting [1–4, 11]. There are few data in literature on the incidence of irritant contact dermatitis, and not many studies have addressed the study of the prevalence of the various forms of contact dermatitis in the general population. The reference population is often poorly defined or, on the contrary, highly selected (e.g. subjects referred specifically to institutes specialized, in particular, in contact dermatitis). It should also

G. Angelini et al. (eds.), *Clinical Contact Dermatitis*, https://doi.org/10.1007/978-3-030-49332-5_6

be borne in mind that a great many cases of modest skin irritation do not receive due medical attention and so are not included in the prevalence rates.

The prevalence of contact allergy and contact irritation in the general population is 1.5–5.4% [11]; the site most often affected is the hands. A Swedish study demonstrated that more than 2% of the population have dermatitis of the hands, of which at least 16% are of occupational origin, while 31% are labeled as irritant contact dermatitis; 62% of the latter subjects are male [13]. The number of women with contact irritation of the hands rises at least 7-fold if housewives are included in the case series [13].

A review of international studies of the prevalence of eczema due to all causes conducted in the general population in five countries (England, the Netherlands, Norway, Sweden, the United States) revealed that the prevalence rates were 1.7 to 6.3%, and the 1- to 3-year-period prevalence rates were 6.2 to 10.6% [14].

Epidemiological data referred to specific work activities have more frequently been addressed. Among occupational skin diseases, contact dermatitis is the most frequent [15, 16]. The incidence of skin diseases in the occupational context ranges from 20 to 70% in different nations; contact dermatitis accounts for 20–95% of occupational dermatoses [15–18]. Irritant contact dermatitis is generally more common than allergic contact dermatitis: in one study the reported prevalence was 65% of 389 cases with occupational contact dermatitis, for instance [17].

As to specific work activities, it has been noted that the incidence of occupational dermatitis in hairdressers reaches no less than 90% [19]. In the same study, all young hairdressers were affected by irritant contact dermatitis. The latter complaint is predominant also in other worker categories, such as hospital staff [20, 21], veterinary surgeons [22], shrimp peelers [23], workers in the electronics industry [24] and builders [25]. In a study carried out in Germany in 683 subects with eczema of the hands, 24.2% were affected by irritant contact dermatitis, 15.8% by allergic contact dermatitis, and 38.5% by atopic dermatitis [26].

In conclusion, irritant contact dermatitis is a fairly common complaint. Based on clinical criteria, indeed, 100% of subjects exposed to some working activities may be affected by a modest contact irritation of the hands; these subjects include food handlers, fishermen, housewives, hairdressers, builders. However, most workers do not pay much attention to the problem because it is not serious and is accepted as 'normal' in that work field.

6.2 Etiology

Irritants consist of any agent of a chemical or physical nature that can induce cellular damage if applied on the skin in sufficient quantitites and concentrations. Immunological processes are not involved in the resulting dermatitis, that is not preceded by sensitization but develops when the penetration of the culprit agent stimulates an inflammatory response. Irritants have comparable effects in all exposed subjects, although the individual susceptibility varies remarkably, and it is not generally possible to predict the degree of reaction to an irritant from the response obtained with another. In general, strong irritants induce a clinical reaction in nearly all subjects, whereas with weak irritants the response may be physiological and not apparent. In the latter case, the dermatitis develops in more susceptible subjects or in situations where the subject has repeated contact with the irritant agents. Subclinical inflammation and damage to the skin barrier can now be demonstrated using various non invasive methods.

6.2.1 Irritants and Their Mechanism of Action

Irritants can be subdivided into classes, that include siccatives, abrasives, organic solvents, surfactants, acids and alkalis, concentrated saline solutions and enzymes. Not all irritants can be classified in these classes [27]. The action of irritants on the skin varies greatly, as do the cellular and non cellular skin targets.

Siccatives. This class includes various powders that cause airborne irritation. A contact irritation epidemic occurred in a factory producing contact lenses, induced by the hygroscopic powder of an acrylic polymer, acting together with the low environmental humidity [28]. Powder from a food additive caused irritation due to dryness [29]. Skin dryness causes the corneal layer to become fragile and likely permeable [30].

Abrasives. Many small pointed and cutting particles of industrial and botanic origin have an abrasive action. In machinists irritation can be induced by metal splinters. Exposure to metal particles in association with cutting oils causes irritation in workers using grinding machines [31]. Abrasive mineral dusts induce irritation in miners [32]. Many plants have a mechanical irritant action induced by their bristles and hairs (trichomas or glochids), including many species of the borage family (Boraginaceae), such as *Borago, Echium, Symphytum* and *Pulmonaria, Cornus sanguinea* and *Malpighia urens* [33].

In agricultural workers picking prickly pears (*Opuntia ficus indica* and *O. cochinillifera*), of the Cactacea genus, so-called "sabra dermatitis" is observed ("sabra" is the vernacular English name for prickly pears); this has been described in Istrael [34]. The complaint, linked to the fruit glochids, typically manifests with a papulous rather than vesicular eruption, mimicking scabies. The lesions appear on the fingers, wrists, genitals, chest and buttocks, and evolve leaving pigmented areas that persist for a few months. On windy days, a very high number of glochids come in contact with the skin (by airborne as well as direct contact). Histopathologic examination of the papulous lesions reveals the presence of plant hairs [34]. The beard of barley and other cereals can cause mechanical irritation. Cereal flours can contain trichomas fragments [35].

Some plants, like *Dieffenbachia, Narcissus* spp. and *Hyacinthus* spp., can induce irritant contact dermatitis, linked at least partially to the mechanical action of calcium oxalate crystals [36]. Some fabrics, like wool and fiberglass, can also have a mechanical irritant action [37]. Fiberglass, in particular, is an important cause of contact irritation in occupational settings: the resulting dermatitis is observed in susceptible subjects, being induced only by fibers with a diameter of more than 4.5 μ [38, 39] (see Chap. 11).

Organic Solvents. These irritants cause 6–20% of occupational dermatitis [40]. They can also be present in non occupational environments, and in fact, cases of irritant contact dermatitis induced by clothing have been reported, due to perchloroethylene residues after dry-cleaning [41]. The strongest irritants are chlorinated aliphatic compounds, like trichloroethylene, and aromatics, like toluene; next in line are non substituted aliphatics, like n-hexane, and lastly ketones and alcohols, that are only mildly or non irritant [42, 43]. The pathogenic mechanism induced by solvents is not entirely clear. It has been shown that they cause severe nuclear-cytoplasmic damage to keratinocytes after a few minutes of exposure, without evident macroscopic alterations [44]. Moreover, they extract lipids from the corneal layer [45] and can cause dispersal of corneocytes, by dissolving the lipids that act as the "cement" holding the cells together [46]. Both effects can reduce the barrier function of the stratum corneum and increase skin permeability to other irritant agents, acting in concert.

Surfactants. In second place as causes of occupational contact dermatitis, after solvents, come soaps and detergents. Soaps can contain many additives and impurities; however, in most cases the skin irritation is linked to the surfactants themselves. The latter can be subdivided into anionic, cationic, non ionic and amphoteric [47]. Surfactants have different irritant mechanisms of action. Like organic solvents, they remove lipids from the corneal layer; this action is more active in most anionic surfactants than it is in the non ionic kinds [48]. They extract aminoacids and proteins and remove the hygroscopic materials from the corneal skin layer [49, 50], as well as adsorbing to the corneum, denaturing keratin and other proteins [51]. In vitro, surfactants can damage the barrier function, markedly increasing the permeability of the epidermis to water [50]. An action on lisosomes making them more fragile has also been demonstrated [52]: the reduction in length of the alkyl chain is associated with a decrease in the force of this action, that declines due to surfactants, in decreasing order from cationic, anionic to non ionic. This same order of power has also been observed for the effects on the roughness of the skin. Surfactants induce the release of histamine from the mast cells [49] and show chemotactic and chemokinetic properties toward neutrophils; the chemotactic and chemokinetic action of sodium lauryl sulfate and of alkyl dimethylbenzyl ammonium chloride is comparable to that of leukotriene B4 [53].

As regards the effect of the soaps and detergents pH on the skin, it has always been believed that soaps are more irritant due to their alkaline pH, while synthetic detergents are less irritant because their pH can be adjusted to neutral or to the mild acidity of the skin pH. However, some studies have demonstrated that alkaline soaps can be less irritant than acid detergents, because they are rapidly neutralized on the skin surface, whereas the charge density of synthetic detergents is persistent [54–56]. The fatty acids present in soaps, deriving from coconut and sago, actually have a minimal irritant action. Apart from surfactants, soaps available on the market can contain various additives serving as inhibitors of corrosion, structurants, optical whiteners, germicides, fragrances, abrasives and proteolytic enzymes. The skin tolerates pH variations fairly well: solutions with a pH ranging between 4 and 10.5 do not provoke irritation, whereas by pH 11 or 12 they do become irritant [57].

Acids and Alkalis. The pathogenic mechanism underlying irritation linked to acids and alkalis is not fully understood. They do not attack the stratum corneum but certainly do denature proteins [55]. A histological and ultrastructural study conducted on porcine skin treated with chloric acid and sodium hydroxide, after removing the superficial portion of the corneal layer, demonstrated that in both cases the corneum was normal, whereas the epidermic cells showed marked nuclear alterations, including agglutination of the chromatin and homogenization of the cytoplasm [58]. Hydrofluoric acid, an important, strong industrial irritant, produces irritation by releasing the ionic fluoride, that has a very low pH and a necrotizing action on soft tissues, as well as decalcifying the bones. In the literature, cases of airborne irritant contact dermatitis due to alkaline industrial dusts have been reported [59, 60]. Napkin dermatitis is partly linked to alkaline products owing to the action of fecal urease on the skin [61].

Saline Solutions. These have been found to be only mildly irritant on intact skin but highly irritant on damaged skin; in such cases the saline solution presumably exerts an osmotic pressure on the keratinocytes. Metal salts, and in particular those of nickel, chrome and cobalt [62, 63] and tungsten salts [64] produce a peculiar follicular irritant reaction that may cause the development of pustules. Cobalt salts also produce an irritant reaction of petecchial type [65, 66].

Enzymes. These are irritants due to their proteolytic and lipolytic action. Bromelin, present in pineapple, causes dermatitis in agricultural workers handling the fruit. Another irritant is mucunaine, present in the trichomas of American jasmine (*Mucuna pruriens,* of the Leguminosae family) and other species of *Mucuna.* Fecal lipases and proteases are partly responsible for napkin dermatitis [67]. The proteolytic enzyme derived from *Bacillus subtilis* caused irritation in workers handling a detergent containing the substance [68].

Miscellanea. Many plants have a particularly irritant action. The nettle, of the Urticaceae family, produces irritation after direct injection of inflammatory mediators via its urticant hairs. These penetrate the skin and when they break, they release acetylcholine, histamine, and 5-hydroxytryptamine [33, 36], among other substances. The euphorbiae, of the Euphorbiaceae family, have an irritant action due to the polycyclic diterpene alcohol esters [69].

Capsaicin, present in the fruits of *Capsicum frutescens* of the Solanaceae family, causes pain and irritation when it comes in topical contact with the skin [70]. The substance induces the release of substance P from sensory neurons and prostaglandins. Capsaicin also has a sensitizing action, as we previously demonstrated [71].

Anthralin is a well known irritant: it is a synthetic substance shown to have various irritant and inflammatory actions. It forms free radicals that react with molecular oxygen, giving rise to a peroxide radical, that then produces the hyperactive superoxide anion. Free radicals and superoxide anion react with the membrane lipids. Moreover, anthralin also has a harmful effect on the mitochondria and alters the activity of various enzymes [72, 73].

Furocoumarins, present in plants of the Umbelliferae, Rutaceae, Moraceae, Rosaceae, Leguminosae and Compositae families, cause irritant contact photodermatitis [74]. Linear furocoumarins (psoralen, 5-methoxypsoralen and 8-methoxypsoralen) are more phototoxic than the angular type; 5-methoxypsoralen (bergaptene) is the most common furocoumarin in plants. Linear furocoumarins, when exposed to UVA rays, form a covalent bond with pyrimidine residues in the DNA, interfering with DNA replication. In addition, psoralens attack the membrane lipids through a mechanism involving the formation of singlet oxygen, and inactivate enzymes through aerobic (photodynamic) and anaerobic mechanisms. As we demonstrated in cases of dermatitis due to *Ficus carica*, psoralens can also induce contact photoallergy [75, 76].

6.2.2 Occupational Irritants

Occupational exposure to irritants is most often evident and obvious, but may not always be easy to elicit [77].

In occupations at risk of accidental exposure to strong irritants, like caustic alkalis and strong acids, a single contact episode may be sufficient to trigger an irritant reaction. Such occurrences, that are easily diagnosed, are important in view of the possibly extensive tissue damage and systemic effects they may provoke [78, 79]. The most frequent manifestations of occupational skin irritation, however, are those resulting from repeated exposure, in the presence of various physical and chemical irritants, as well as other fostering factors [8, 80, 81]. In all cases when the medical history and clinical manifestations suggest, but do not prove, that the complaint is an occupational contact dermatitis, the work place must be checked out [82]. The visit serves to increase the dermatologist's general knowledge of the various work processes, and can thus be useful also for the management of future patients. Table 6.1 shows the most common irritants present in work environments [82], some of which have already been mentioned.

Water. Many occupations involve wet work [20, 21]. Water causes skin drying, dissolving and removing the hygroscopic substances from the epidermis; this action is boosted by the primary damage to the surface lipids and stratum corneum. Water is hypotonic and can have a cytotoxic or erosive action. Wet work increases skin hydration, that in turn facilitates the penetration of hydrosoluble irritants.

Oils. Cutting oils, used as coolers in the metallurgic industry, can contain oil, water, emulsifiers, antioxidants, anticorrosives, preservatives, dyes and fragrances [83]. They dehydrate the skin [83]. Lubricating oils substitute the normal lipids of the corneal layer and so are difficult to remove; for this purpose workers may have to use organic solvents, that are notoriously harmful, to clean the skin.

Oxidants. These are strong cytotoxic agents [84]. Hydrogen peroxide and organic peroxides,

Table 6.1 Most common categories of occupational irritants

Water
Detergents
Surfactants
Emulsifiers
Humectants
Sulfonate oils
Alkalis
Acids
Oils
Organic solvents
Oxidizing agents
Reducing agents
Plants
Animal products
Preservatives

such as benzoyl peroxide and cyclohexanone peroxide, are used in various industries, including those producing polyester resins. Some are employed in bleaching products for the hair or in fabrics, oils and flours.

Reducers. Phenols, hydrazines, aldehydes and thioglycolates are widely used in the industrial fields. Thioglycolates are also employed in cold permanent wave solutions. In an alkaline environment, reducers break the bonds in keratin molecules, causing swelling and increased skin absorption.

Occupations at High Risk. Irritant chemical substances vary according to the different working activities and the specialist tasks involved in these activities [85, 86]. Table 6.2 shows the occupations at highest risk of irritant contact dermatitis: they are all activities that expose workers to many different strong irritants.

An adequate knowledge of the irritants to be encountered in the various occupations is useful not only for preventive purposes but also in order to plan rehabilitation and a job change in those subjects that cannot continue to carry out a given working activity. Many dermatoses (psoriasis of the hands, atopic dermatitis of the hands, acne) can be aggravated by contact with the various irritants, so affected subjects need to be properly informed and well advised as to the possible choices of work activities. Table 6.3 reports a list of irritants in various occupations [85, 86].

Table 6.2 Working activities at high risk of irritant contact dermatitis

Builders
Cooks
Hairdressers
Agricultural workers
Mechanics
Odontotechnicians
Housewives
Bakers
Motorists
Nurses
Typographers
Butchers
Cheesemakers
Fishermen
Masseurs
Cleaners
Barmen
Workers at preserves factories
Wall painters

6.2.3 Household Products

The house is an important "work place" both because it involves exposure to various irritants and because it is an environment where any kind of control is lacking, with the exception of the "warnings" printed on some household product labels.

The principal household irritant is water that, alone or combined with other chemical products (detergents, soaps, solvents, abrasives), is the most common cause of irritant contact dermatitis. The latter is the outcome of frequent cumulative subclinical inflammatory processes, that are also linked to pH fluctuations, maceration and microbiological alterations. Other household irritants include steel wool, sodium hypochloride, aerosols, sodium perborate, alcohol, ammonia, sodium hydroxide, enzymes. Irritant contact dermatitis develops most commonly in young women with children in the early months of life. Skin irritation of the hands can also follow contact with foods and gardening products.

6.2.4 Cosmetics

Irritant reactions to cosmetics are not frequent, but it should be borne in mind that these are products in frequent use (even several times a day); a woman working in the city uses an average of 15 to 20 cosmetics per day. Moreover, cosmetics are often used to hide other preexisting dermatoses, such as seborrhoeic dermatitis, acne, atopic dermatitis, senile skin, so the skin is more vulnerable. The symptoms of skin irritation due to cosmetics can initially be purely subjective (pricking and burning sensations). The site most commonly affected is the eyelids. Erythema, desquamation and fissuring of the corners of the mouth and the lips can be linked to toothpastes, mouthwashes and foods. The use

Table 6.3 Most common irritants in various occupations

Workers at swimming pools	Damp work, soaps and detergents, chlorine, bromium
Cleaners	Damp work, solvents and detergents
Workers in the food industry	Damp work, soaps, detergents, syrups, vegetables, vegetable juices, fruits, fruit juices, meat, fish, shellfish
Workers in the chemical and pharmaceutical industry	Damp work, soaps and detergents, solvents, many other specific irritants according to the work activity
Workers in rubber factories	Talcum powder, zinc stearate, solvents
Workers in resins factories	Solvents, acids, oxidizing agents, isocyanates, acrylic monomers, phenols, formaldehyde, diallylphthalate, additives in epoxy resins
Textile industry workers	Solvents, optical whiteners, detergents
Agricultural workers	Pesticides, synthetic fertilizers, disinfectants, plants, animal secretions
Barmen	Damp work, soaps and detergents, fruit juices, alcohol
Shoemakers	Solvents, paints
Carpenters	Solvents, glues, wood preservatives, varnishes
Housewives	Damp work, soaps and detergents, foods, floor waxes, solvents
Roof makers	Tar, pitch, asphalt, solvents, hands detergents
Leather workers	Wet work, acids, alkalis, oxidizing agents, reducing agents, solvents, proteolytic enzymes
Cooks	Wet work, soaps and detergents, fruit juices, vegetable juices, spices, fish, meat, shellfish, vinegar, sauces
Dentists and odontotechnicians	Wet work, soaps and detergents, adhesive glues, acrylic monomers, solvents
Electricians and workers in the electronics industry	Soldering flows, epoxy resin, resin hardeners, metals, detergents
Joiners	Wood preservatives, detergents, solvents, oils
Florists, gardeners and floriculturalists	Fertilizers, pesticides, plants, compost and manures
Foundry workers	Detergents, oils, phenol-formaldehyde resins, other resins
Photographers (developers)	Acids, alkalis, solvents, oxidizing agents, reducing agents
Jewellers	Acids and alkalis as metal cleaners, paints and varnishes, flow soldering, adhesives, antirust products
Plumbers	Wet work, hands detergents, flow soldering
Office workers	Copying paper, paper ammonia for photocopies
Laundry workers	Wet work, detergents, optical whiteners, solvents, stain removers
Butchers	Wet work, soaps and detergents, spices, meat, animal innards
Metal mechanics	Wet work, detergents, degreasers, lubricants, oils, cooling oils, battery acids, flow soldering
Miners	Oils, grease, cement, lime dust
Builders	Cement, lime, hydrochloric acid, hydrofluoric acid, wood preservatives, glue
Hairdressers and barbers	Wet work, soaps, shampoos, permanent wave solutions, hair dyes, peroxide solutions
Pastry cooks and bakers	Soaps and detergents, fruit juices, acetic acid, ascorbic acid, lactic acid, spices, enzymes, stove degreaser products
Floor layers	Solvents, detergents, cements, adhesives
Fishermen	Wet work, oils, gasoline, fish, shellfish, fish innards
Painters	Emulsifying solvents, hands detergents, paint strippers
Metal plating workers	Acids, alkalis, solvents, detergents
Book binders	Solvents, glues

Table 6.3 (Continued)

Solderers	Oils, metals detergents, degreasers, flow soldering
Health care workers	Wet work, soaps and detergents, hand creams, disinfectants, quaternary ammonium compounds
Histology technicians	Solvents, formaldehyde
Radio and television technicians	Solvents, metals, detergents, flow soldering
Typographers	Solvents, hands detergents, acrylates in varnishes and inks
Veterinary surgeons	Soaps and detergents, hypochloride, animal secretions, animal innards

of antiperspirants for excessive sweating, associated with the friction of clothing and shaving products, can induce irritation of the axillae, in particular around the top of the armpit. Physical irritation produced by shaving can be observed on women's legs and men's cheeks. Scents are rarely causes of irritation, although the alcohol mix components can induce pricking sensations. During summer months perfumes can cause phototoxicity when used before exposure to the sun. The dermatitis will present with erythema and edema, sometimes vesicles and blisters, followed by hyperpigmentation. In hairdressers and beauticians, irritation of the hands is caused by hair products (thioglycolates) and other irritants (water, degreasers, detergents, soaps, hairdyes).

6.2.5 Medicaments

Many topical medicaments are themselves irritants, and indeed, they are employed for this very action (Table 6.4). Tachyphylaxis is a particular reaction, and not infrequent following the topical use of fluorinated corticosteroids, especially on the face and genitals. The clinical signs, consisting of erythema and a pricking sensation, are reversible, although attempts to suspend treatment rapidly and abruptly are followed by a prompt exacerbation of the symptoms. The clinical picture may therefore be long-lasting, and permanent teleangectasia may be left. Many topical or systemic medicaments can predispose the skin to phototoxic reactions (Table 6.5). Amiodarone, oral contraceptives, chlorpromazine and topical and systemic psoralens can induce skin pigmentation.

Table 6.4 Medicaments for topical use with an intrinsic irritant action

Salicylic acid
Benzoic acid
Trichloroacetic acid
Dichloroacetic acid
Sulfur
Resorcinol
Phenol
Tretinoin
Anthraline
Tars
Benzoyl peroxide
Iodine tincture
Gentian violet
Aluminum salts

Table 6.5 Topical and systemic medicaments with a phototoxic action

Doxycycline	
Demeclocycline	
Minocycline	
Tetracycline	
Sulfonamides	
Griseofulvin	
Chlorpromazine	
Promethazine	
Trimeprazine	
Trifluoroperazine	
Furosemide	
Sulfonamide oral hypoglycemic agents	
	Chlorpropamide
	Tolbutamide
	Carbutamide
Non-steroidal antiinflammatory drugs	
	Anaproxene
	Phenylbutazone
	Piroxicam
Antidepressants	
	Amitriptyline
	Desipramine
	Doxepin
	Imipramine
	Isocarboxazid

Medicaments that induce peeling or inflammatory alterations of the skin (tretinoin, isotretinoin) make it more vulnerable to sunlight. Skin irritation due to isotretinoin is also observed after ingestion of the drug and is aggravated by exogenous factors such as sunrays, wind, cold, water and soaps.

6.3 Pathogenic Mechanisms

The quali-quantitative degree of damage does not only depend on the intrinsic properties of the irritant, but also on various other fostering factors (Table 6.6).

6.3.1 Exogenous Factors

Exogenous factors that foster the complaint include the chemical properties of the product, the time and mode of exposure, and above all the inherent toxicity of the irritant and its degree of skin penetration.

Apart from alkaline and strong acid substances, it is not possible to predict the irritant potential of a substance on the basis of its molecular structure as it is possible to do, to a certain extent, for contact allergens. The pH is not strictly correlated to the irritation [54, 55, 87], although an examination of the 12 basic substances demonstrated a positive correlation between increasing dissociation contact (pKa) and skin irritation capacity, measured both visually and by reflectance spectroscopy [88]. Compounds with a low pKa induce vasoconstriction, while those with a high pKa induce vasodilation.

Table 6.6 Pathogenic factors inducing susceptibility to irritant contact dermatitis

1. *Factors related to the irritant*
Chemical properties
pH
2. *Exposure factors*
Number of irritant substances
Concentration
Duration of exposure
Vehicle
Occlusion
3. *Endogenous factors*
Race, age, gender
Anatomical sites
Individual susceptibility
Sensitive skin
Atopy
Sensitivity to UV light
4. *Environmental factors*
Temperature, humidity, wind
Mechanical stimuli (pressure, friction, abrasion)

The intensity of the skin irritation depends above all on the anatomic site. The face, genital and retroauricular regions are particularly sensitive owing to the reduced barrier and notable presence of skin cavities, such as sweat ducts and hair follicles [89]. The response to the irritant dimethylsulfoxide (DMSO), that induces toxic degranulation of mast cells, is stronger in the facial region and weaker at the level of the palms [90], while the reaction to sodium lauryl sulphate (SLS) is higher on the thighs and lower on the palms [91].

Climatic, mechanical, and thermal conditions are important cofactors inducing skin irritation. In a cohort of 111 office apprentices, the prevalence of irritant or atopic eczema of the hands was 18.9% at the initial examination and 25% by the final visit, 3 years later: handling paper, especially carbonless copy paper, and the low relative humidity were considered to be the main causal factors [92]. A detergent caused an epidemic in hospital kitchen workers because it was used at too high a temperature [93]. A cold, windy climate causes skin dryness due to the reduced corneal capacity to retain water at low temperatures; this condition is aggravated by frequent showering and the use of soapbars and detergents. In one study, hard water with a high calcium content was shown to be more irritant than soft water [94].

6.3.2 Endogenous Factors

Atopy and skin sensitivity are important endogenous factors. Various research studies have shown that previous or current atopic dermatitis is a risk factor for hands eczema in workers exposed to wet work [95–98]. Subjects with atopic dermatitis in childhood often have dry skin throughout their lifetime. Histologically, dry skin shows the same alterations as subclinical eczema. It is therefore necessary to evaluate the atopic skin diathesis in order to estimate the risk of occupational irritant contact dermatitis [99].

6.3.3 Sensitive Skin

Some individuals are genetically predisposed to a sensitive, hyperirritable skin, independently of the atopic element. In this sense, racial differences have been well documented: black skins are, in general, less prone to irritation than white skins, even if some studies of the response to sodium lauryl sulphate, assessed on transepidermal water loss (TEWL), found the opposite [100, 101]. Subjects with a light skin (types 1 and 2) show high UVB sensitivity and skin hyperirritability to chemical agents in general [102].

The causes of hyperirritable skin are unknown. An important role is undoubtedly played by the skin thickness, that influences the absorption of irritants. Regional variations in skin irritability depend on differences in keratinization and the intensity of transepidermal shunts allowing penetration (sweat ducts, hair follicles).

Another important role in the barrier function is played by intercellular lipids: ceramides and glycosylceramides seem to be key elements in water storage in the corneal layer [103] and the regulation of the skin barrier.

In general, women do not seem to have more sensitive skin than men [104]; however, women are more exposed to potential irritants (cosmetics, household products) than men and so are more prone to contact irritation.

Age influences skin irritability: for some substances, skin penetration in older age groups is less than at younger ages [105].

6.3.4 Skin Hardening

The mechanisms underlying the skin hardening effect are not entirely known as yet. In general, the term "hardening" refers to a form of skin adaptation to irritant agents. In any case, this adaptation process is thought to be preceded by an irritant inflammatory reaction, that later resolves despite continuing contact with the triggering noxa. This leads to restoration of the normal tolerance and to some degree of skin insensitivity [4]. This phenomenon, that is not acknowledged by all researchers, has been defined in various ways, ranging from "accomodation" [106], "chemical calluses" through "adaptation phenomena" [107], "local hyporeactivity" [11], to "immunological tolerance" [108]. Moreover, various authors differentiate between specific (adaptation to allergens in case of proven sensitization) and non-specific hardening effects (adaptation to irritants), although the issue has not been fully elucidated since the question of specification can be solved only for one noxa or one group of noxae [109, 110]. Another major problem posed by the hardening effect is whether or not it depends on constitutional factors.

A study focused on the hardening phenomenon found that it is not limited only to the stimulus area but becomes generalized, or at least not strictly localized, even if there are certainly constitutionally-determined differences between atopic and non atopic subjects [4].

6.4 Clinical Features

From the clinical-morphological standpoint, contact irritation can present with many highly variable pictures according to the type of irritant substance. Table 6.7 lists different clinical pictures [85]; only some of these will be dealt with herein [111].

6.4.1 Acute Irritant Contact Dermatitis

Acute irritant contact dermatitis most often follows a single exposure to a chemical irritant, at a sufficient dose, concentration and time of action, or else a series of brief chemical or physical contacts. As regards subjective symptoms,

Table 6.7 Clinical pictures of contact irritation and specific irritant agents (modified, from [85])

Acute irritant contact dermatitis	
Chronic irritant contact dermatitis	
Irritant contact dermatitis of napkin area	
Irritant contact cheilitis	
Irritant perioral contact dermatitis	
"Stinging"	
Ulcerations	
	Strong acids (chromic, nitric, sulphuric, hydrochloric, hydrofluoric)
	Strong alkalis (calcium oxide, calcium hydroxide, sodium hydroxide, potassium cyanide)
	Salts (dichromates)
	Solvents (acrylonitrile)
	Gases (ethylene oxide, mustard gas)
Folliculitis and acneiform eruptions	
	Fiberglass
	Oils and greases
	Tar
	Asphalt
	Chlorinated naphthalens
	Polyhalogenated biphenyls
Hyperpigmentation	
	Any irritant (in particular phototoxic agents, such as psoralens)
	Plants (*Cynara scolimus, Juglans regia*)
	Metals (mercury, bismuth, gold, silver, inorganic arsenic)
Hypopigmentation	
	p-tert-Butylphenol
	p-tert-Amylphenol
	Monobenzyl ether of hydroquinone
	Hydroquinone
	p-tert-Catechol
	3-Hydroxyanisole
Miliaria	
	Occlusive clothing
	Adhesive tapes
	Aluminum chloride
Alopecia	
	Borax
	Chloroprene dimers
Contact urticaria	
	Dimethylsulfoxide
	Sorbic acid
	Animals
	Foods
	Plants and woods
	Textiles
Granulomas	
	Silica
	Talc
	Beryllium

burning or pricking sensations or pain are more prevalent than pruritus. The reaction is usually initially limited to the contact area. The irritant effects may be exacerbated by occlusion. As to the clinical aspects, that naturally depend on the resistance of the skin site to the exposure, concentration and time of action of the causal agent, a wide spectrum of clinical signs may be observed, ranging from skin dryness to necrosis (Table 6.8) (Figs. 6.1, 6.2, 6.3, and 6.4). The most serious signs are observed in subjects with a thin or altered corneal layer or exposed

Table 6.8 Clinical signs of acute irritant contact dermatitis

Erythema	Papules
Edema	Pustules
Vesicles	Hemorrhage
Blisters	Necrosis
Exudation	Dychromia
Desquamation	Ulcers

to a high concentration of the irritant. The clinical picture is generally monomorphic, featuring just one type of lesion, the most common type being erythematous or erythemato-bullous. In cases showing more than one type of clinical lesions, and in particular vesicles and exudation, it may be difficult to make a differential diagnosis of the eruption with allergic contact dermatitis in the acute phase (Table 6.9). In the latter case, however, the eruptive clinical polymorphism will be of "synchronous" type (erythema, edema and vesiculation arise simultaneously in the same spot at the same time), while acute irritant contact dermatitis is of "metachronous" type (the single lesions follow one after another over the course of several days). Moreover, the course of allergic contact dermatitis is more capricious than that of acute irritant contact dermatitis. Finally, unlike what is observed in contact allergy, in irritant contact dermatitis the lesions are generally limited to the site of contact and do not tend to spread.

Acute irritant contact dermatitis can affect any skin site; it can be accidental but is most often occupational, which is why it is more frequently observed in males than females.

In theory, all subjects exposed to the harmful agent will show skin alterations, albeit of different intensities. In fact, very likely the chemical reactivity of the causal agent is a more relevant causal factor than the local skin resistance and the individual susceptibility.

The prognosis is generally good. The damage repair response is fairly rapid, taking place within a few days. In cases of severe reactions, complete resolution may take a few weeks and residual scars may be left.

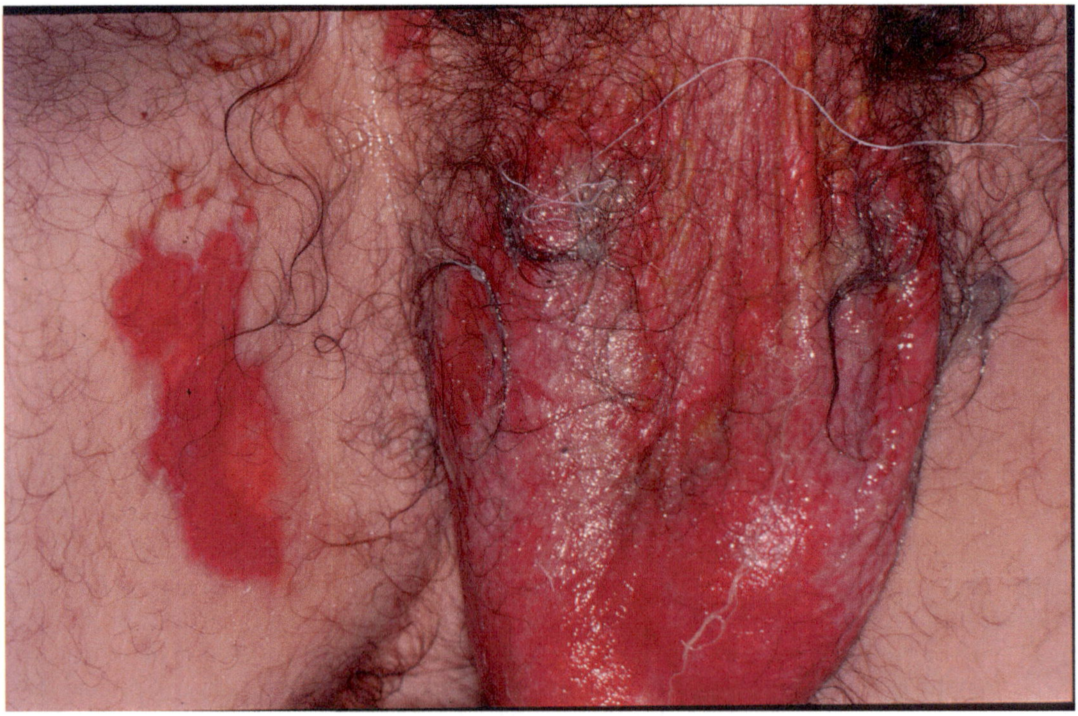

Fig. 6.1 Irritant contact dermatitis from undiluted sodium hypochlorite

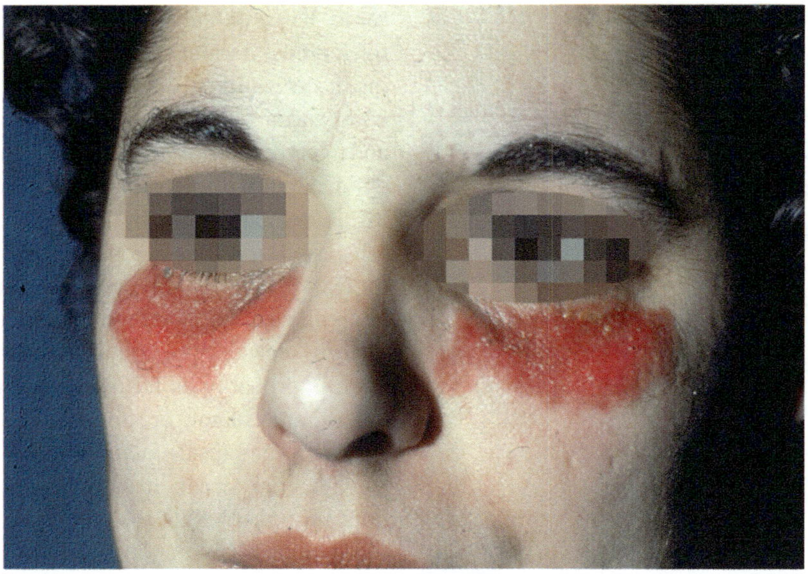

Fig. 6.2 Irritant contact dermatitis by acids (self artefact in unconscious simulator)

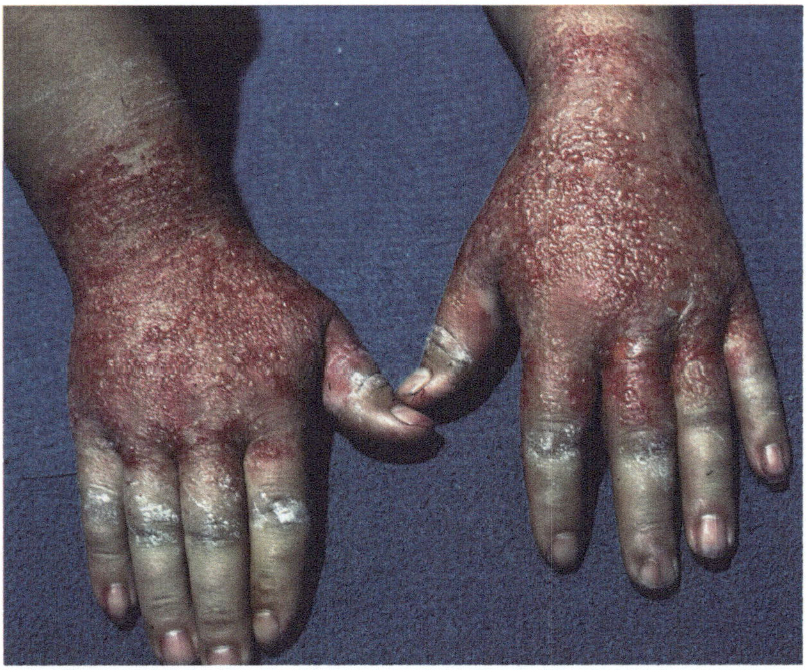

Fig. 6.3 Irritant contact dermatitis by alkalis

The treatment is first and foremost preventive. When handling strong irritants or caustic substances adequate protection must be ensured. If contamination occurs, the affected site must be washed with water or a weak neutralizing solution. The use of damp compresses can be very useful. Acute irritant contact dermatitis includes other well known

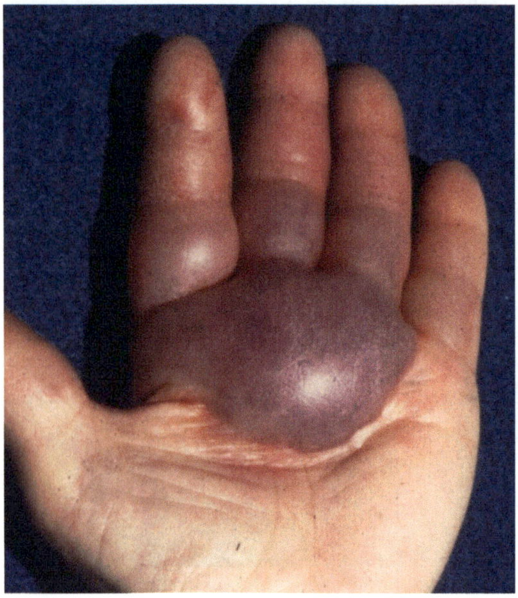

Fig. 6.4 Bullous irritant contact dermatitis due to non-steroidal anti-inflammatory drugs (Reproduced with permission by Angelini and Coll [111])

clinical entities (Table 6.10), dealt within other chapters.

6.4.2 Chronic Irritant Contact Dermatitis

Chronic irritant contact dermatitis is a very common disease; the incidence in the various statistical records is generally higher than that of allergic contact dermatitis. Some Anglosaxon authors have also called it by various other names such as "traumiterative contact dermatitis" (the result of repeated close contact to the same harmful substance) (Fig. 6.5), "cumulative contact dermatitis" (Fig. 6.6) or "cumulative insult dermatitis" (due to repeated close contact with various types of irritants), or else "wear and tear dermatitis". Although it is not clearly defined, the diagnosis of chronic cumulative insult dermatitis can be made for any eczematous condition that has persisted for some time (at least 2 months), if adequate, careful and thorough allergological tests have failed to reveal an allergic cause. The physiopathogenic mechanism is probably as follows: continual exposure to the same factor, or more often to a multitude of variable causal factors with a low harmful potential (weak irritants). Since the patient does not recognize the problem immediately, these factors continue to act for a long period, of weeks or even months. The onset of the dermatitis is linked to the fact that the same stimuli or different insults happen too frequently and rapidly, thus overreaching the normal skin repair mechanisms. Because many reactive sites are frequently affected (cellular and stromal structures) in the epidermis and the derma, the skin repair capacity probably becomes exhausted. This constant interference with the physiological

Table 6.10 Dermatoses in whose pathogenic mechanism irritants play a prime role

Contact dermatitis of the hands
Dermatitis of the diaper zone
Contact dermatitis to cosmetics
Irritation by adesive tape
Irritant contact photodermatitis
Airborne irritant contact dermatitis
Irritant contact phytodermatitis
Cheilitis and perioral contact dermatitis

Table 6.9 Differential diagnosis among acute irritant contact dermatitis (ICD) of erythemato-vesicular type and acute allergic contact dermatitis (ACD)

	ICD	ACD
Clinical eruptive polymorphism	Metachronic	Synchronic
Areas affected	Well delimited	Beyond the contact zone
Tendency to spread	No	Yes
Course	Regular	Variable and changeable
Histology	Spongiosis, exocytosis, dermal edema, mononuclear infiltrate; occasionally neutrophils-rich infiltrate	Spongiosis, exocytosis, dermal edema, mononuclear infiltrate; usually, neutrophils less prominent infiltrate

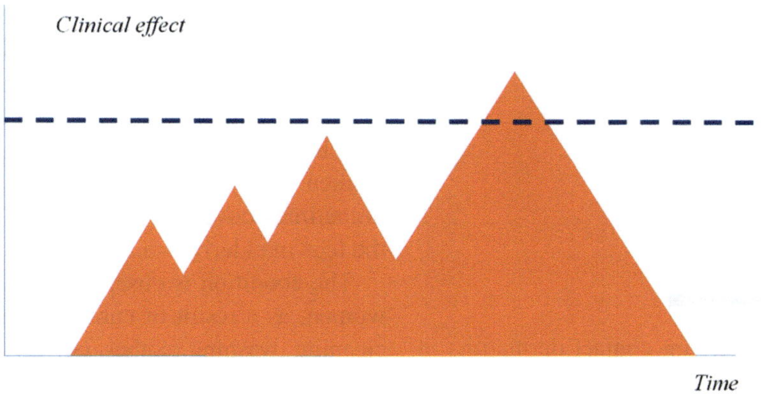

Fig. 6.5 "Traumiterative" chronic irritant contact dermatitis. The subsequent exposition to the same irritant substance causes a progressive skin alteration that ends to be clinically evident (tip of the iceberg)

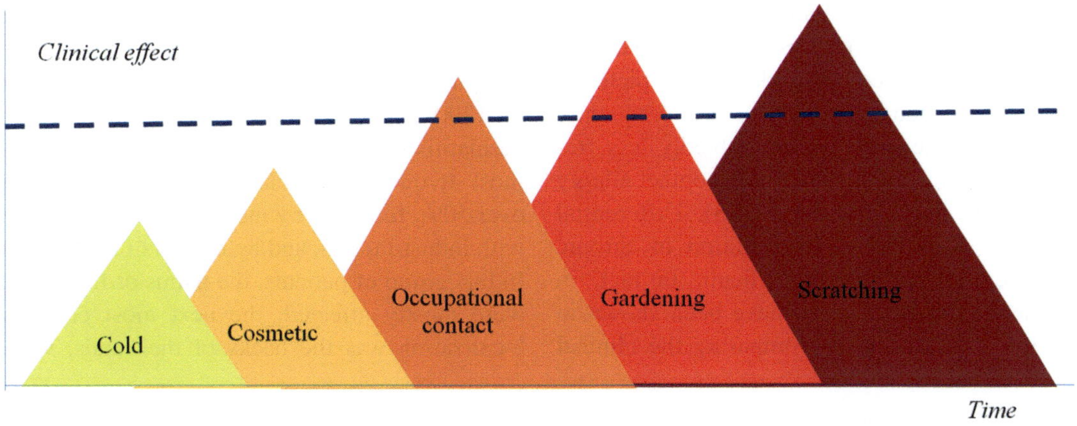

Fig. 6.6 "Cumulative" chronic irritant contact dermatitis. The contemporary or subsequent exposition to various irritant substances causes the dermatitis (tips of the icebergs)

repair mechanisms will cause the dermatitis to become chronic [8, 81].

The onset of irritant contact dermatitis is fostered by physical factors. Reduced environmental humidity and lower temperatures induce dehydration of the stratum corneum, that becomes scaly and often fissuring, and so becomes more permeable to irritant substances. It is no surprise, therefore, that the complaint is more common and more likely to be aggravated in the cold, dry season. Mechanical trauma, like friction and rubbing the hands, are dehydration factors due to stratum corneum cellular membranes damage. The latter condition affects housewives, above all, as well as manual workers.

The chemical irritants most often called into play are tensioactives, that have been documented to have various different physical-chemical actions on the skin, namely removing the surface lipids, as well as the substances that fix water in the corneum, including free aminoacids, denaturing keratin proteins and damaging lisosomes. The residual absorption of surfactants contained in detergents, even after abundant rinsing with water, also induces skin roughness.

Constitutional factors seem to have an important role in determining chronic contact irritation, even more than in acute irritation and contact allergy. Atopic subjects are more prone

Table 6.11 Clinical signs of chronic irritant contact dermatitis

Pricking sensation
Dryness
Hyperkeratosis
Fissuring
Erythema
Vesicles
Exudation
Infiltration

to develop chronic irritant contact dermatitis: in different studies, the frequency of a history of atopy ranges from 15 to 80% [16] of patients with chronic irritant contact dermatitis.

The clinical picture features various objective signs (Table 6.11). The most common form presents with dryness and fissuration ("housewives' dry eczema") (Figs. 6.7, 6.8, and 6.9). In manual workers hyperkeratotic pictures, with ragade-like skin splits, are frequently observed. Vesiculation is undoubtedly less frequent than in acute irritation and contact allergy (Figs. 6.10, 6.11, 6.12, and 6.13). Differential diagnosis with the latter condition in chronic phase can be extremely difficult. In fact, in diagnostic practice, errors have been shown in 20–30% of cases when comparing the clinical doubt and the results of patch tests [112]. In the great majority of cases it is the hands that are affected, because they are naturally more exposed to the various exogenous stimuli. The forearms are also often involved, and in women the face, due to the use of cosmetics. Sometimes covered zones can be affected, like the legs in elderly men.

The condition is observed more frequently in women, as a result of cumulative insults during cleaning, washing clothes, cooking and cleaning babies. In the latter case it should be noted that the onset of the complaint often occurs a few months after marriage or after the birth of the first child. At the level of the hands, the dermatitis often starts under the wedding ring or in the interdigital areas or else on the fingertips, and then spreads to the other fingers, and the backs and palms of the hands. In a study we conducted in 1200 patients with chronic irritant contact dermatitis of the hands, housewives were those most frequently affected, the incidence being over 50%, followed by mechanics due to contact with industrial oils, and by builders (Table 6.12). In this group of patients, the palms or fingerpads were mostly affected; the next most common localization was the backs of the hands, while

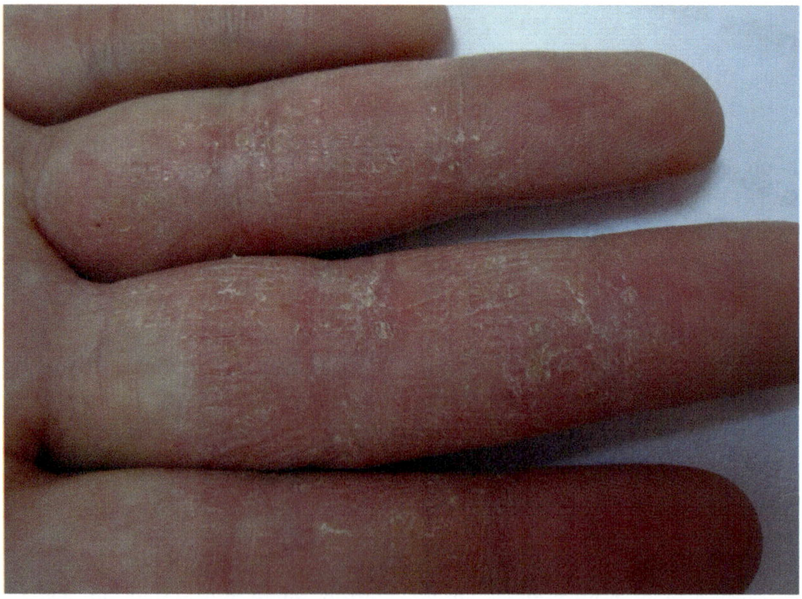

Fig. 6.7 Housewives' eczema due to wet work

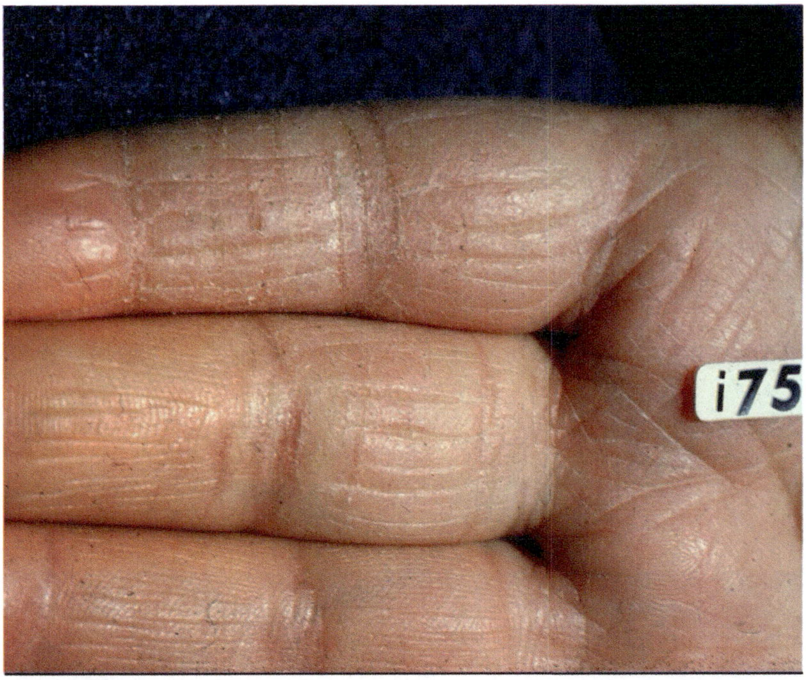

Fig. 6.8 Housewives' eczema due to wet work

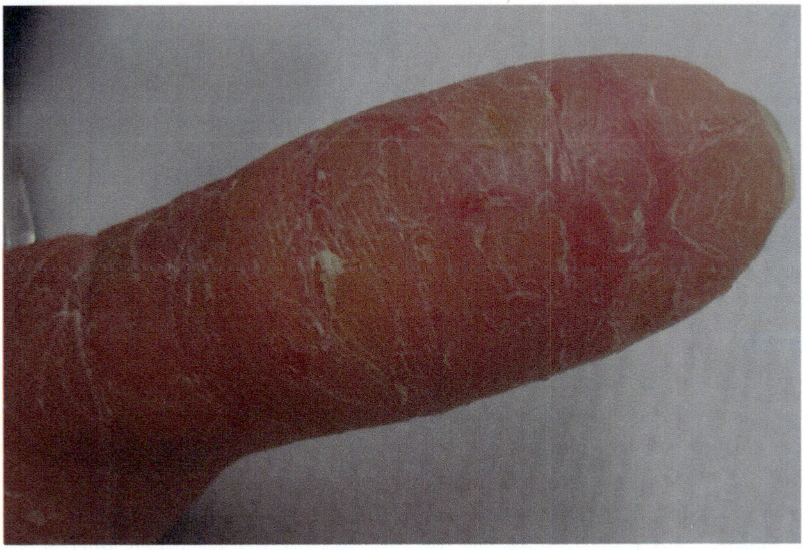

Fig. 6.9 Housewives' eczema due to wet work

the forearms were affected in only a small percentage of cases (Table 6.13) [113].

The occupations at highest risk of cumulative contact irritation are reported in Table 6.2. Nevertheless, many workers, including those working in high risk occupations, develop only a mild dermatitis. In workers with severe forms of dermatitis a role is probably played

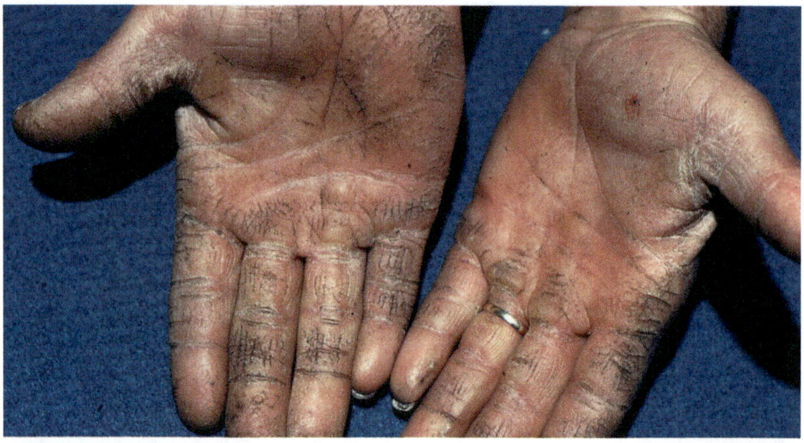

Fig. 6.10 Chronic irritant contact dermatitis in mechanic

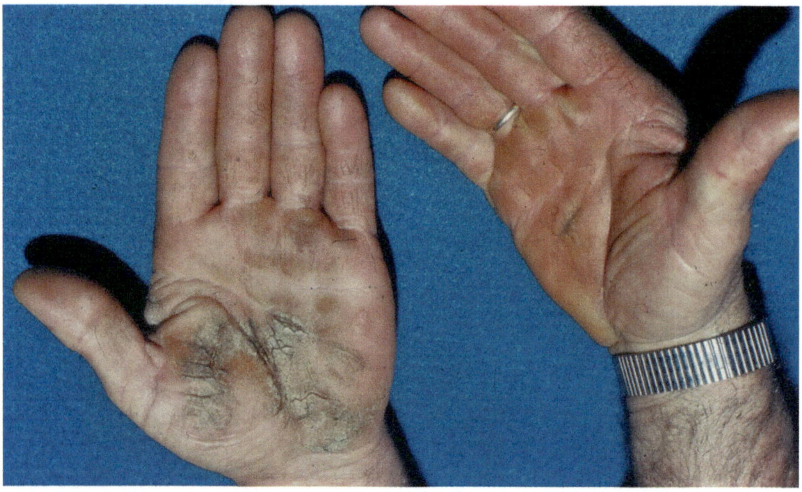

Fig. 6.11 Chronic irritant contact dermatitis in construction worker

by constitutional factors. Other factors, such as additional exposure to household irritants or other substances during hobbies (gardening, bricolage, maintaining the car engine), accidental exposure to strong irritants, adverse climatic and environmental factors, and poor hygiene at the workplace, are also very important. Moreover, excessive, exaggerated use of abrasives or solvents to clean the hands can actually be more harmful than the substance one is attempting to remove.

Chronic irritant contact dermatitis often starts with a few spots of dry skin, with little or no erythema. The tendency to spread is normally less than in cases of atopic dermatitis or contact allergy. Irritant contact dermatitis tends to be more static and less pleomorphic than other forms of eczema, although 'hybrid' pictures must be taken into account, due to a combination of irritation and allergy, or irritation and atopy, or else irritation, allergy and atopy [8, 114].

Resolution of an uncomplicated form of irritant contact dermatitis takes about 2 weeks if all the harmful stimuli are carefully avoided. However, it can take 6 weeks or even longer to

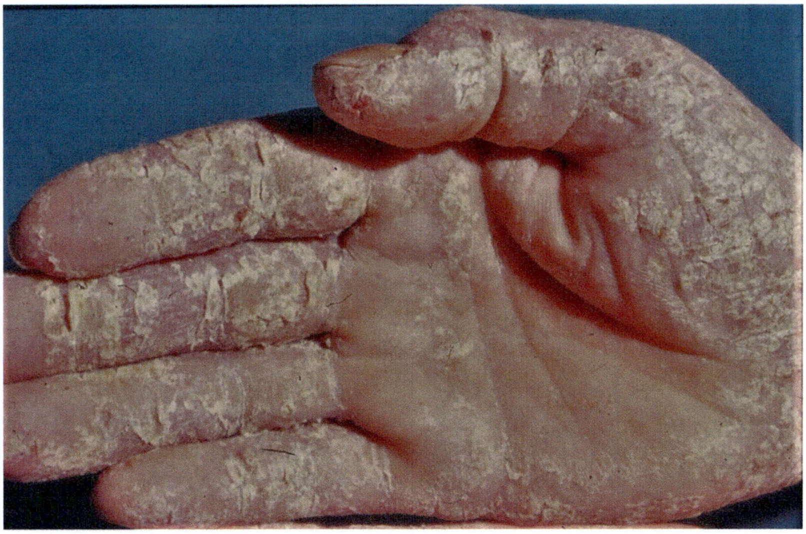

Fig. 6.12 Chronic irritant contact dermatitis in construction worker

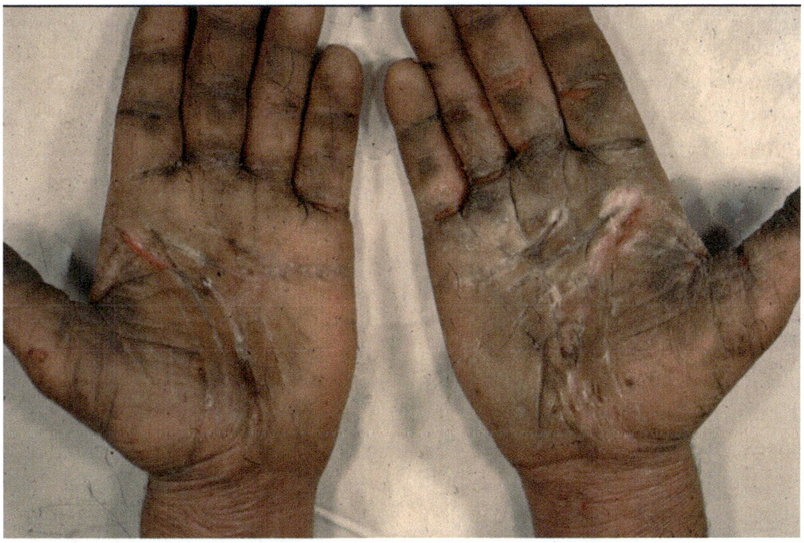

Fig. 6.13 Chronic irritant contact dermatitis in mechanic

Table 6.12 Work activities in 1200 patients with chronic irritant contact dermatitis of the hands

Work activity	%
Housewives	56.0
Mechanics	22.0
Builders	7.3
Nurses	6.1
Hairdressers	4.9
Barmen	3.7

subside. It is fairly difficult to prevent chronic irritant dermatitis owing to the difficulties encountered in eliminating the various chemical and physical causal factors. Rehabilitation may be necessary, because there could be a greater or lesser degree of impairment of the function of the hands, depending on the clinical manifestations. Erythema and mild scaling reduce the function by 25%, vesicles and fissuration by

Table 6.13 Sites of chronic irritant contact dermatitis of the hands in 1200 patients

Site	%
Palms	53.7
Fingers and/or fingertips	24.4
Backs of hands	8.5
Right palm	6.0
Left palm	3.7
Forearms	3.7

50% and hyperkeratosis and bleeding ragades by as much as 75%.

6.4.3 Chemical Burns

There are more than 25,000 chemical products that can provoke burns; the substances most often implicated are strong acids and alkalis, phenols and phosphorus. The tissue damage provoked by these substances is directly proportional to the strength and concentration of the substance, the quantity, the type and duration of the contact, the extension and penetration of the tissues, and the action mechanism [115]. This mechanism, that damages the cellular structures, is different for each substance: some cause massive destruction of the plasma proteins, others denature them, forming new compounds; yet others directly harm the cellular membranes. Clinically, the first symptom of a chemical burn is necrosis of the skin and underlying planes. Acids generally cause the formation of a dark red, dry eschar with a hard consistency, of variable thicknesses (Fig. 6.14). Corrosive substances provoke the formation of ulcers, that may be clearcut and deep ("printed on"), while alkalis determine greyish, soft areas of gelatinous necrosis. The diagnosis of a chemical burn is based on the objective examination and clinical history. When making the clinical assessment the progression of the lesion should be taken into account, as this will last for hours or days after the contact. Therefore, it is often difficult at first observation to evaluate the true damage in terms of depth and extension of the burn. In addition, a close overall examination of the patient is always necessary to check for any associated damage other than the skin damage, such as lesions of the airways due to inhaling the vapor of strong acids and ammonia; lesions due to ingesting caustic substances and, in cases of involvement of the face, frequent severe impairment of the conjunctiva and corneas. Finally, it is important to consider that some chemical substances provoke systemic toxicity. Oxalic acid and hydrofluoric acid can cause hypocalcemia, while picric, tannic, chromic and formic acids and phosphorus can induce liver necrosis and nephrotoxicity if ingested or absorbed through the skin. Treatment, based on removing the caustic substance and neutralizing its action, must be administered as fast as possible to prevent the progression of the deleterious effects. Removing the harmful agent is done by prolonged washing, except in the cases of nitric and hydrochloric acid, which are further ionized in contact with water and thus cause yet more tissue damage. For the neutralization process, appropriate chemical substances (antidotes) are adopted for each caustic substance. Once the causal agent has been removed and neutralized, the skin lesions are treated by escharectomy, detersion or skin grafting, depending on their gravity.

Chromic Acid Burns. Ulceration due to chromium is perhaps the most common and best known type of lesions following occupational exposure to chromium. It has been described above all in metallurgists working with chrome, in leather tanners and dyers, and is linked to contact of the skin and mucosa with chromic acid, sodium chromate and bichromate, potassium and ammonium. Similar ulcerations can be caused by nickel, cobalt, sodium chloride, arsenic compounds, as well as beryllium, mercury and selenium soluble salts. The ulcers can be single or multiple. They often appear on the backs of the fingers, especially on the joint regions, on the hands (Figs. 6.15, and 6.16), forearms, extensory surface of the legs, on the feet, abdomen, face and scrotum. Their formation is favored by contact with damp surfaces and by abrasion of the tegument. The characteristic lesion, so-called "bird's eye" [116], starts with a painless papule that may go unnoticed

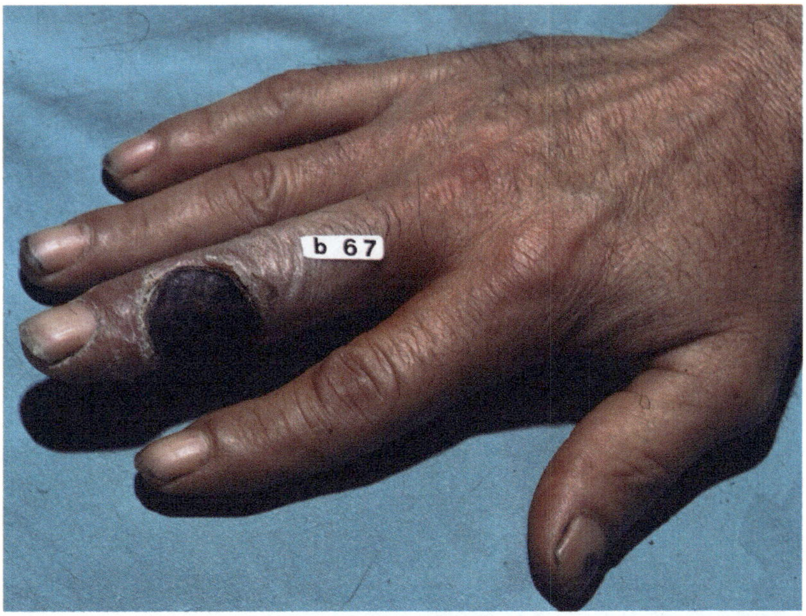

Fig. 6.14 Irritant contact dermatitis due to sulphuric acid

until the ulcer forms. The latter will be rounded and surrounded by a hard, hyperkeratosic margin (Fig. 6.17). It is often very painful. Chrome-induced ulcers can also form at the base of the nasal septum, and undergo perforation. Healing is very slow and leaves atrophic scars. Treatment involves applying antiseptic and healing creams. Prevention is achieved with the use of suitable protective clothing.

Burns by Self-defense Sprays. Sprays used for self-defense, that are freely available on the market in some countries under the name of "tear gas canisters", are lachrimogenic products that include chloroacetophenone and *o*-chlorobenzylidene malonitrile.

Skin contact with these substances can be direct or airborne [117]. In any case they are highly irritant substances, whose action is only exceptionally sensitizing [118]. At strong concentrations they are responsible for erythema, vesicles and blisters, that will be more intense in more humid environments. On the face, the buccal region and the chin are most strongly involved, due to the humidity of concomitant sialorrhea and rhinorrhea [119]. Again on the face, severe edema similar to Quincke's may be observed. The lesions rapidly crust over and, if not treated, turn into impetigo. Sometimes, on the eighth or ninth day, the lesions at the sites of contact can be joined by new, distant lesions linked to a contact hypersensitization reaction. It is vital to remove clothing immediately and remove the tear gas with oil or a dermatological milk. In mild cases, rinsing with water is sufficient. Corticosteroid and antibiotic creams can then be applied.

Cement Burns. Chemical burns caused by cement were first reported by Jadasshon in 1950; since 1976 such observations have multiplied in the literature, denominated "cement burns". These lesions are due not only to cement but also to the soda and caustic potash it contains, needed to accelerate the hardening of some cements that are "normal setting" or "rapid setting". Important factors underlying the onset of the ulcers are the degree of alkalinity, the duration of the contact and the abrasive nature of the cement particles [120]. Such burns can be observed in builders and other workers handling cement. The lesions are most often localized in the latero-patellar site, and are long and often arched in shape. Subjects who work

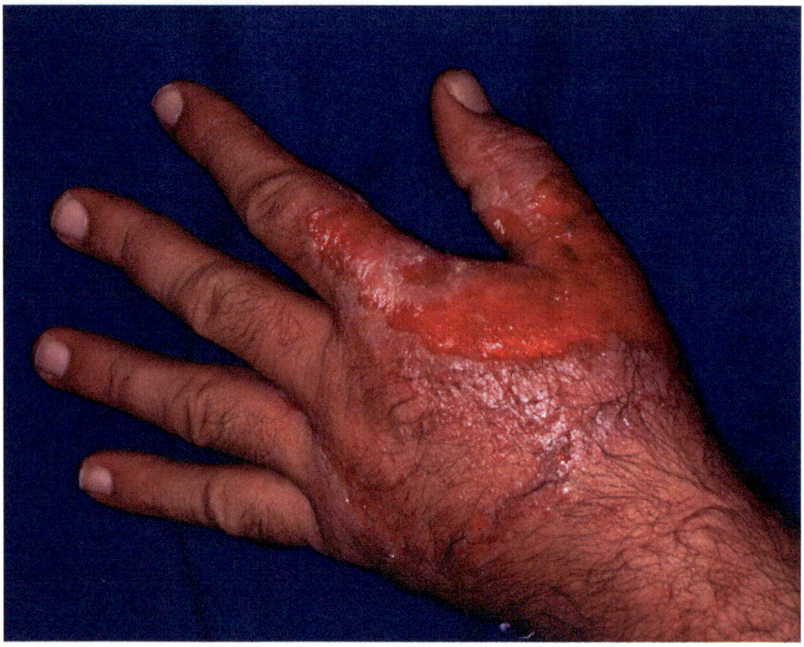

Fig. 6.15 Ulcerative irritant contact dermatitis due to chromic acid

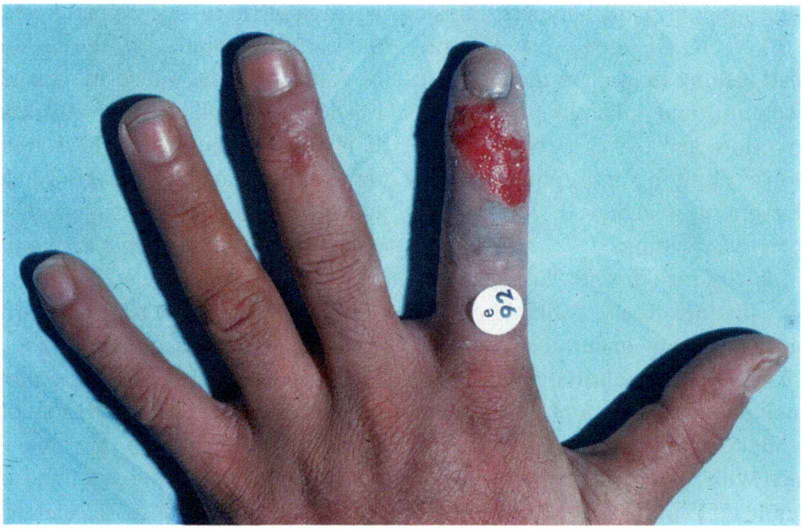

Fig. 6.16 Ulcerative irritant contact dermatitis due to chromic acid

for many hours kneeling on damp cement are those most often affected (Figs. 6.18, and 6.19) [121, 122]. The use of rubber boots may not prevent the onset of ulcers, while the occlusion of the boots may even foster their onset. Ulcers can also be observed on the hands, in particular the lateral faces, or the ends of the fingers, and the face. Sometimes the lesions are small and punctiform, due to using fast-setting cement fired with a gun without wearing adequate protective clothing. Cement ulcers are painful, evolve slowly and heal within a few weeks leaving

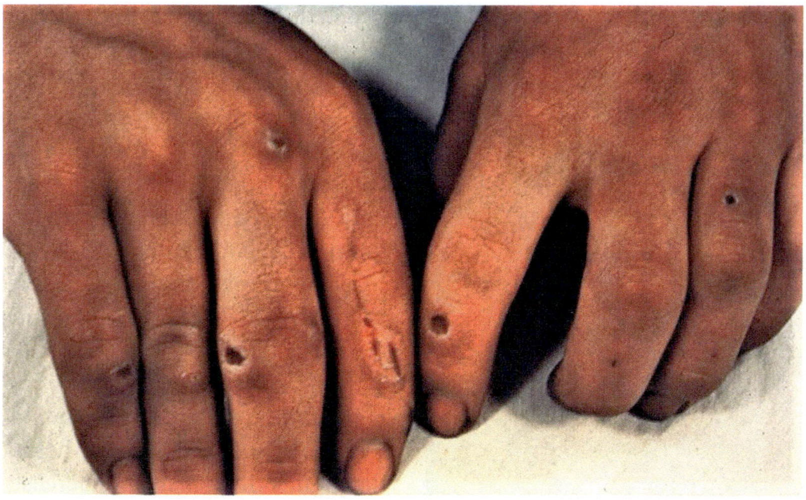

Fig. 6.17 Ulcerations due to chromic acid in electroplater

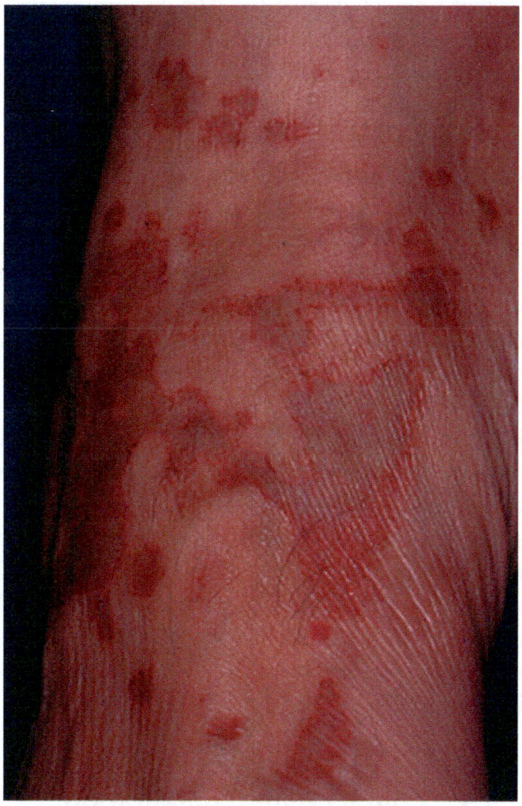

Fig. 6.18 Caustic burns on the lower legs due to contact with wet cement

scars. Treatment is by prolonged rinsing with running water and applying topical antibiotics.

Burns due to Alkalis. Burns due to alkali substances are generally more severe than those due to acids, and heal more slowly. Treatment relies on abundant rinsing except in cases of calcium oxide burns, that must be treated with oils and grease. For other types of burns, diluted acid solutions are advised, such as 2% lactic acid, 0.5% hydrochloric acid and 3% boric acid. In lime burns, the removal of the particles left in the skin is recommended, followed by the application of greasy substances (white vaseline).

Sequelae of Chemical Burns. These are generally antiesthetic due to the massive loss of tissue and consequent very evident, unavoidable scars. There is a short or long term potential risk of malignant degeneration. From the medico-legal standpoint, they must be regarded as complications.

6.4.4 Contact Hyperpigmentation

Various chemical substances can provoke hyperpigmentation by means of various mechanisms. Hyperchromia is more frequent in dark-skinned

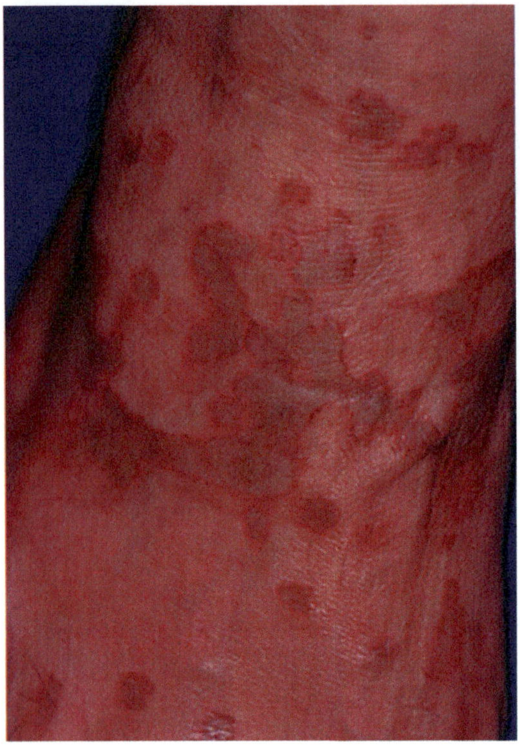

Fig. 6.19 Caustic burns on the lower legs due to contact with wet cement

subjects, and the greater the epidermic damage the more severe the pigmentation (see Chap. 17).

Hyperchromia due to Occupational Intoxication. The most classic type of hyperchromia of an occupational nature is induced by arsenic intoxication, that manifests as pronounced melanosis localized prevalently at the nape of the neck, the back, axillae, arms, breast and skin folds. In the initial phases arsenic pigmentation is reversible. The mechanism of action is well known: the arsenic penetrates the epidermis, binds with sulfhydryl radicals (-SR) and activates the transformation of tyrosine to DOPA. Inhalation or accidental ingestion of various chlorinated phenolic agents can provoke not only chloric acne but also melanin pigmentation, localized mainly on the fingers and nails (melanonychia). The hyperchromia itself is generally localized, rarely generalized.

Phototoxic and Photoallergic Hyperchromia. Contact phototoxic reactions are followed by hyperchromic lesions. Such reactions are generally induced by sunlight boosted by the furocoumarins contained in plants (see Chaps. 11 and 17). The photoactive action of furocoumarins is linked to their capacity to absorb photons to form photoadducts with the DNA pyrimidinic bases cytosine and thymine, especially through the coumarin ring 3–4 bonds and furane ring 4–5 bonds. This leads to the formation of short-lived high energy states whose dissipation causes cellular damage.

Hyperchromia as a Consequence of Contact Dermatitis. Hyperpigmentation associated with contact dermatitis can be due to incontintia pigmenti, a melanin increase in the basal layer of the epidermis, or to a modest hemorrhage around the vessels of the superficial derma. It is related both to allergic eczema and irritant contact dermatitis. The hyperpigmentation can be induced by various allergens, the most frequently involved being optical whiteners (pyrazolone-derivatives) in detergents, azoic dyes, and some components of cosmetics. The melanodermia may be the outcome of a previous eczema or else a primitive manifestation. Genetic susceptibility and the nature of the allergen are important factors in determining such reactions [123, 124]. Patch tests with the causal substance often evoke a pigmented type response. Histologically, degeneration of the basal layer and a perivascular “banded” dermic infiltrate without hemosiderinic deposits are evident. In the late phase the epidermis appears normal, with numerous melanophores in the superficial derma. Hyperpigmentation following irritant contact dermatitis has been demonstrated using sodium lauryl sulfate repeatedly applied on the forearms of Caucasian patients, provoking hyperpigmentation due to melanocytes increases [125].

6.4.5 Contact Hypopigmentation

Various chemicals, such a catechols and phenols, can induce a reduction or loss of skin pigmentation (see Chap. 17). This effect was first noted at the level of the hands and forearms in workers wearing rubber gloves containing hydroquinone monobenzyl ether as an antioxidant (chemical leukoderma). The complaint can also be non occupational due to contact with rubber products. The depigmentation does not affect all exposed subjects, demonstrating the need for a genetic predisposition to bring on the disease [126]. Irritant contact dermatitis, like allergic contact dermatitis, can resolve leaving postinflammatory leukodermia: the edema hinders the transfer of melanosomes from melanocytes to keratinocytes. Secondary leukodermia is often observed as a consequence of burns induced by chemicals, in particular hydrofluoric acid, caustic soda and phosphorus.

6.4.6 Folliculitis Due to Oils

Folliculitis due to oils is one of the multiple forms of exogenous acne, so-called "acne venenata" [127]. The disease is most commonly due to exposure to industrial oils and frequently affects workers in the mechanical industry due to contact with cutting or grinding oils used to cool or lubricate industrial pieces. Oil-induced folliculitis is also due to contact with cosmetics [128] or oils from fried fat fumes; the latter form, that affects cooking staff making hamburgers, is also known as "Mc Donald's acne" [129].

The comedogenic action is due to a dual mechanism: mechanical occlusion of the follicular ostium by oil or dirt, causing retention of glandular secretions, with an action stimulating keratogenesis, and a direct irritant mechanism of the hydrocarbons at the follicular level. In practice, the two pathogenic mechanisms overlap and integrate one another. In addition to the above mechanisms, the peculiar follicular tropism of the lesions can also be due to an indirect mechanism deriving from elimination through the pilo-sebaceous apparatus, after the absorption of the chemical agent via inhalation and the gastroenteric tract. The first-described mechanism is more frequent, and determines folliculitis due to mineral oils, asphalt, pitch, vaseline, and impure paraffins. The second, related to a pathogenic action by endogenous route, explains the morphological pictures of diffuse folliculitis due to hydrocarbons, of diffuse or spinulosus follicular hyperkeratosis [130].

This complaint more often affects subjects with a seborrhoeic, hairy skin. The sites involved are those that most often come in contact or suffer friction with oils, greases, tar, malt, asphalt, pitch, or else clothing impregnated with these substances: the extensory and flexory faces of the forearms, extensory faces of the arms and thighs, and less frequently the backs of the hands, the face, upper trunk and legs. The lesions generally appear after a few weeks from contact with the culprit substance. Initially, modifications of the skin surface are evident: it appears dry and rough, with gradual atrophy of the hairs. Then comedons develop, mostly open and large, single or in clusters, together with folliculitic lesions in the form of conic bumps the siz of grains of millet, that are red and congested at the borders and yellowish-grey in the center (Figs. 6.20, 6.21, 6.22, and 6.23). These manifestations may be accompanied by pseudocystic formations and melanosis and dyskeratosis, especially on the face, backs of the hands and extensory face of the forearms. The observation of simple or spinulosus follicular hyperkeratosis is rarer, but can be seen on exposed sites and the trunk, featuring punctiform follicular bumps without signs of inflammation. The complaint is normally pruriginous. Histological examination shows the following alterations: marked hyperkeratosis of the follicular ostium, corneal pseudocysts at the level of the piliferous follicle, hyperplasia of the follicular invagination epithelium, dermic cellular infiltrates consisting of lymphomonocytic, histiocytic, and fibrocytic cells. There is also evident hypotrophy of the sebaceous glands, that can be more or less intense depending on the severity of the lesions.

The evolution of folliculitis due to oils depends on the clinical-morphological type of the lesions. Follicular hyperkeratosis and folliculitis regress within a few weeks or less, once contact with the noxa has been eliminated. The

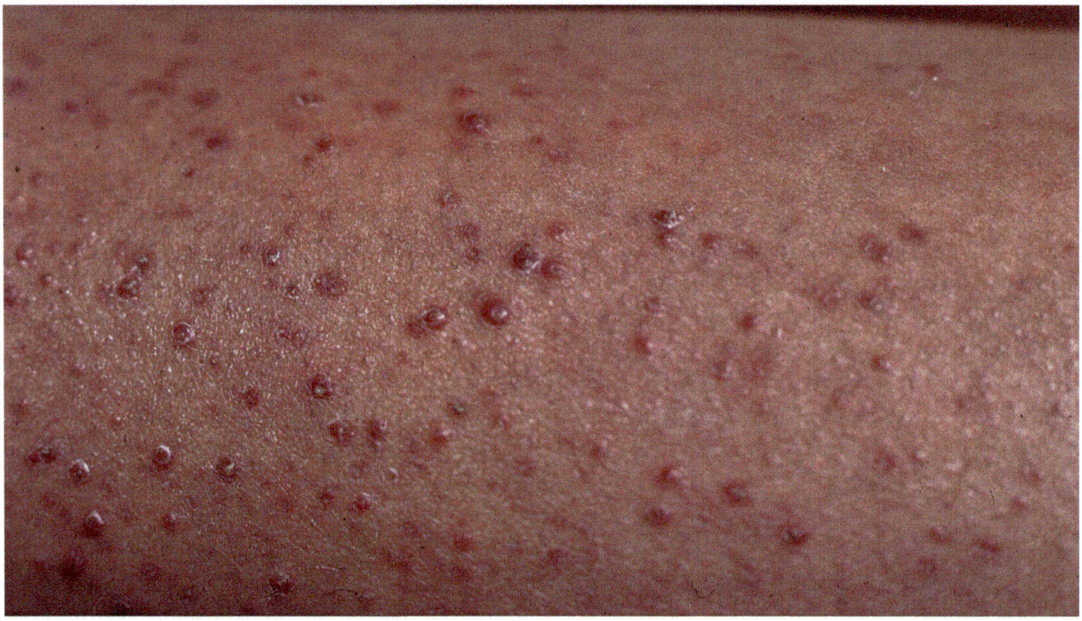

Fig. 6.20 Folliculitis by mineral oils in mechanic

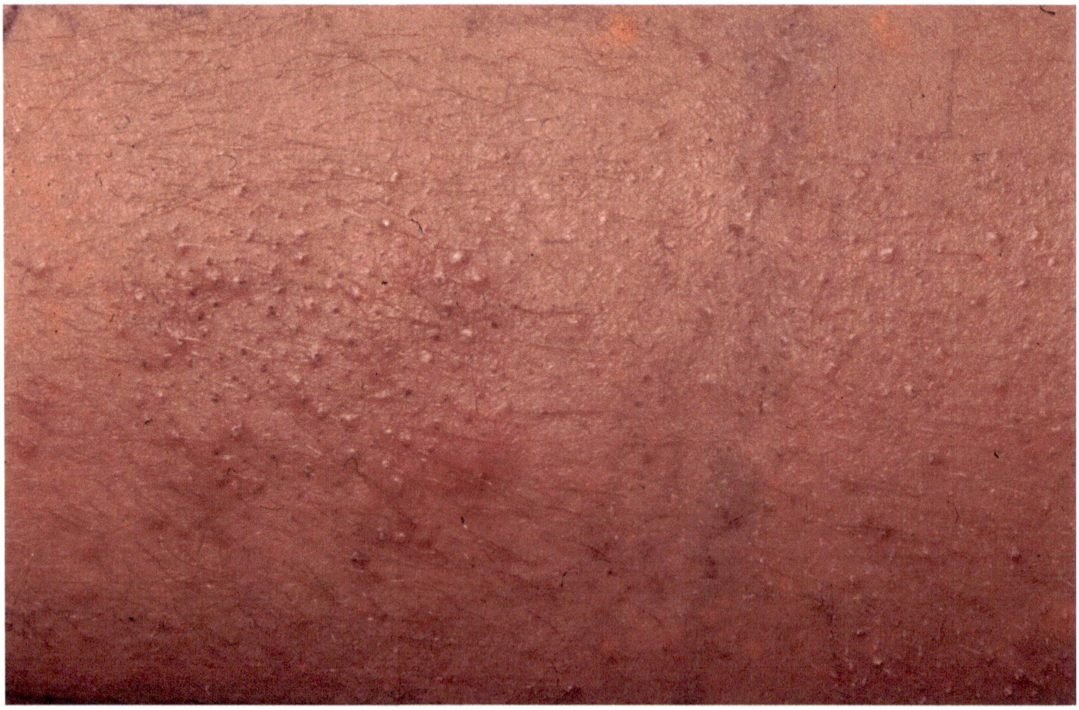

Fig. 6.21 Folliculitis by mineral oils in mechanic

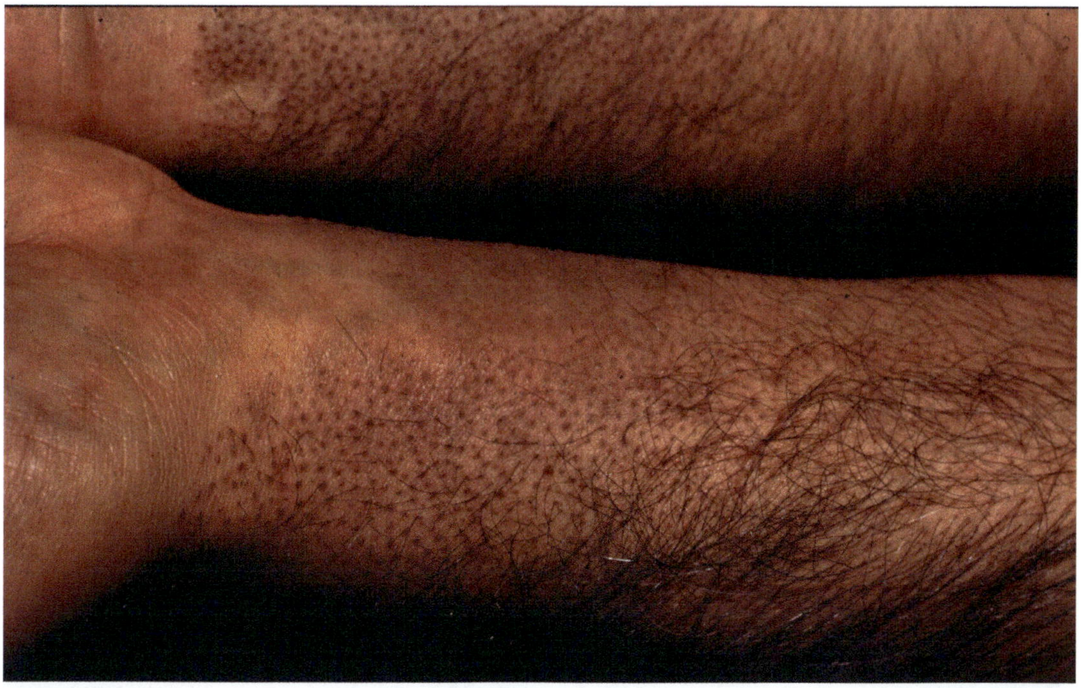

Fig. 6.22 Comedones by mineral oils in mechanic

regression of papulo-nodular and pustolous folliculitis and of pseudocystic lesions is much slower.

Treatment is based on the use of topical keratolytics, azelaic and retinoic acid. Prevention is by means of proper individual hygiene (daily showering) and the use of suitable clothing, frequently washed. Folliculitis due to oils must be differentiated from acne volgaris, chloracne, drug-induced acneiform eruptions and contact dermatitis from fiberglass.

6.4.7 Subjective Reactions to Irritants

While contact allergy is subjectively characterized by pruritus, irritation can manifest as burning, stinging, or smarting, with no objective clinical signs. The latter subjective reactions can be immediate or delayed. In the former case the reaction appears quite quickly after exposure (seconds or minutes) and resolves promptly with the removal (by washing) of the irritant. Few substances cause pain immediately, after a few seconds from contact with healthy skin. One example is the burning that follows rapidly after the use of non diluted ethanol (95%) on healthy skin (in particularly sensitive areas: the face, neck, genitals) of most exposed subjects. Immediate stinging can occur with strong caustics, especially of an acid nature (trichloroacetic acid, hydrochloric acid, ascorbic, acetic, citric, sorbic and retinoic acid) (Table 6.14).

By contrast, delayed reactions develop after a few minutes from exposure and do not resolve immediately after the removal of the causal agent. In addition, they only affect predisposed subjects. By applying 5% aqueous lactic acid to the nasolabial fold after the induction of profuse sweating in a sauna, a panel of subjects can be screened for "stingers" [131]. Stinging is scored on an intensity scale ranging from 0 to 3 (severe) at 10 s, 2.5 min, 5 min and 8 min. A subject is considered to be a "stinger" if he elicits strong discomfort (3+) after between 2.5 and 8 min. Substances with a mean score of 0.4–1.0 are arbitrarily labeled as having a slight stinging potential, those between 1.1 and 2.0 as

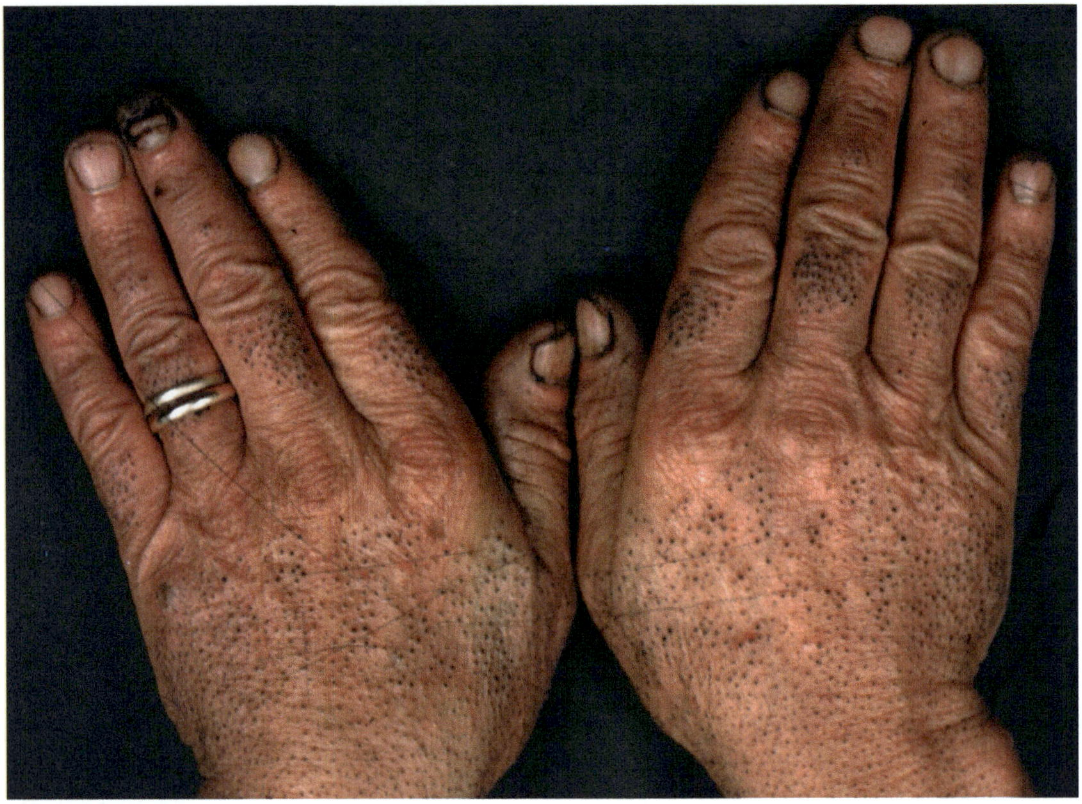

Fig. 6.23 Comedones by mineral oils in mechanic

Table 6.14 Agents causing subjective skin stinging

Immediate stinging	
	Chloroform
	Ethanol
	Hydrochloric, trichlorocetic acids
	Ascorbic, acetic, citric, sorbic acids
	Retinoid acid
Delayed stinging	
	Salicylic acid
	Resorcinol
	Sodium carbonate
	Propylene glycol
	Phosphoric acid
	Aluminum chloride
	Propylene glycol diacetate
	Benzoyl peroxide
	Dimethyl acetamide
	Dimethyl formamide
	Dimethyl sulphoxide
	Crude coal tar
	Lactic acid
	Sodium hydroxide
	Hydrochloric acid
	Amyldimethyl-*p*-aminobenzoic acid
	2-Ethoxyethyl-*p*-methoxy cinnamate

moderately stinging, and between 2.1 and 3.0 as severely stinging.

Using this method and some variations thereof [132], it is possible to assess the subjective tolerance to cosmetics and topical drugs. At the level of the face, the eyelids, in particular, seem to be the most sensitive (in fact, the tolerance of eye-shadows must be tested). Stinger subjects have a strong susceptibility to various irritants and a history of "sensitive" skin often reacting to cosmetic products. They also usually have generalized dry skin in wintertime, while subjects with a stronger stinging sensation have a history of atopic dermatitis.

The subjective pathogenic mechanism is not well known, although of course it involves the nerve endings. The threshold is lower on the face, especially the cheeks and nose-genius furrows, due to the greater presence of hair follicles with abundant surrounding nerve endings. No determinant role is played by skin color or

Table 6.15 Criteria for diagnosing irritant contact dermatitis (modified from [136])

Subjective Criteria
A. Major
1. Onset of symptoms minutes or hours after exposure
2. Pain, burning and stinging more prevalent than pruritus, in particular in the initial phases of the dermatitis
B. Minor
1. Onset of the dermatitis in the course of 2 weeks after the exposure. This point may emerge only in cases of relatively new or special irritants, but is difficult in cases of ubiquitous substances
2. Many of the exposed subjects are affected. Naturally, this fact must by directly verified by the physician not taken on trust as recounted by the patient
Objective Criteria
A. Major
1. Erythema, hyperkeratosis or fissuration more predominant than vesiculation. In cases of dermatitis due to strong irritants, however, vesicles may be present together with blisters. Vesiculation in small elements uniformly distributed all over the involved area suggests allergic contact dermatitis. Vesicles mixed with blisters can be evident also in cases of contact allergy to particular substances such as NSAIDs and sulfamide
2. The damaged skin appears pellucid and burnt
3. The healing process occurs without a "plateau" after the cessation of exposure
4. Patch tests are negative to all known environmental allergens
B. Minor
1. Clearcut limits of the dermatitis
2. Evidence of a gravitational effect, like dripping
3. No tendency of the dermatitis to spread. Of course, this fact can emerge only after patient observation over time
4. Vesicles mixed with erythema, ample erosions and blisters, depending on the concentration and time of contact with the irritant. See also point 1 of major objective criteria

gender, although the phenomenon is less frequent in black-skinned subjects, while the main factor is individual predisposition [133].

The phenomenon can only be quantified visually or by measuring the TEWL and increase in blood flow by the laser Doppler technique. When irritant reactions are assessed only visually without the use of bioengineering equipment, little or nor evident differences are observed between stingers and non stingers [131]. With dimethylsulfoxide, methyl nicotinate and cinnamic aldehyde, there was no difference in the response between stingers and non stingers, whereas for benzoic acid and trans cinnamic acid, both the intensity and the spread of the erythema were greater among the stingers.

Some factors influence subjective delayed irritation [131]: the burning increases with sweating and after exposure to the sun, tape stripping or chemical irritation due to detergents; the intensity is proportional to the concentration and frequency of use of the contactant. The vehicle plays an important role: solutions in ethanol or propylene glycol are more active than fatty ointments. After the nose-genius furrows and cheeks, the sites where the phenomenon is most intense are, in decreasing order, the neck, retroauricular region, and forehead, while the scalp, back and arms are not reactive areas.

In conclusion, stinging phenomena undoubtedly exist, even if the mechanism is poorly understood. It causes discomfort in susceptible subjects, who tend to discontinue the use of the cosmetics or topical medicaments prescribed by the dermatologist [3].

6.5 Diagnosis

Irritant contact dermatitis is a very common event, considered in all statistics to be more common than allergic contact dermatitis. Nevertheless, the diagnostic criteria of irritant contact dermatitis are rarely reported or discussed, and the tendency to make a diagnosis of irritant contact dermatitis on the basis of negative patch tests is clearly unacceptable.

In general, the diagnosis of contact irritation seems to pose less difficulties in the

Table 6.16 Reading scale of reactions to irritant substances

0	No signs of inflammation; normal skin
±	Barely perceptible erythema
1	Weak erythema
2	Modest erythema, possibly with scarse edema at the margins
3	Modest erythema with diffuse edema
4	Intense erythema and edema

occupational field, where the conditions of exposure are normally under close control. When an epidemic of irritant contact dermatitis appeared, due to contact with diallyl-glycol carbonate, affecting 70% of the workers in an optical industry, the following diagnostic criteria were established [134]: dermatitis in sites exposed to the contactant, lesions of erythematous rather than vesicular type, burning more prevalent than pruritus, onset of the symptoms after 15–30 minutes from the contact, symptoms aggravated by cold water and soothed by warm water, and first exposure or repeated exposures within 14 days before the epidemic episode. In a comparable situation in workers at a blast furnace, the diagnostic criteria were [135]: follicular lesions, reactions in covered sites, and in particular the thighs, where the irritant penetrated through clothing, dust present everywhere at the workplace, highly alkaline material involved, poor hygiene and negative patch tests.

6.5.1 Clinical Diagnosis

According to Malten [8], the criteria that can suggest the diagnosis of skin irritation are as follows: the most susceptible sites are the eyelids, cheeks, forehead, lateral faces of the neck, flexory surfaces of the forearms, backs of the hands, internal faces of the thighs and anterior surface of the legs. The symptoms range from ragades of the hands and burning to diffuse dermatitis with no signs of eruptive polymorphism. Patch tests are negative and the clinical history is negative for a preexisting dermatitis. The history suggests friction, exposure to wet work, soaps and detergents, organic or alkaline solvents and/or a relative environmental humidity of less than 35%.

Because irritant contact dermatitis is generally the outcome of exposure to different contactants, and can manifest with different clinical pictures, it is best to consider the diagnosis in the same way as in other multifactorial diseases. In agreement with other authors [136], the subjective and objective diagnostic criteria can be subdivided into "major" and "minor". The greater the number of criteria identified the more certain the specialist can be of the diagnosis of irritant contact dermatitis. Naturally, these criteria (Table 6.15) are not needed if the onset of a dermatitis due to strong contactants is observed a few minutes after the contact, whereas they can be useful in subacute or chronic forms where the diagnosis is doubtful, or when a medico-legal judgment is required.

6.5.2 Clinical Tests

In general, it is not easy to study the irritant potential of a given substance in the general population, and since there are many variables,

Table 6.17 Morphologic characteristics of an irritant type reaction at patch tests reading

Erythema
Erythema and edema
Cigarette paper skin
Follicular papules
Petechiae
Pustules and papulo-pustules
Blisters
"Border effect" (or "ring") (more intense erythematous or erythemato-edematous, or erythemato-bullous reaction present only at the edge of the test area, due to a greater concentration of the contactant in that site)
Necrosis

Table 6.18 Morphological characteristics of an irritant type reaction when reading patch tests

Homogeneous structure of the test area
Clearcut margins of reactions in most cases
Reduced intensity and size of response in the days after the readings at 48 hours
Regression of the reaction in 2–3 days

Table 6.19 Morphology of irritant type reactions according to the different irritants and skin types

Detergents: pinkish erythema ("soap effect")
Shampoo: erythema and edema
Strong irritants: blisters
Metals (nickel, chromium): papulo-pustules (isolated or confluent, often at follicular sites, amicrobic) especially frequent in atopics or on skin already affected by dermatitis
Cobalt: punctiform petechiae

and responses to several different irritants may not be correlated, it must be acknowledged that it is not possible to predict the reactivity to an irritant on the basis of reactivity to a different irritant. Even today, we still have no standard method for use in humans to study the irritant power of a substance, and the various experimental models proposed up to now have not gained universal acceptance.

Patch Tests. The patch test method usually involves a single application of the test substance. The most common sites are high on the back or on the external surface of the arm. Exposure time is 4 hours but may range, according to the substance, from 20 minutes-1 hour up to 48 hours. Readings are made after 20 minutes-1 hour, 24 and 48 hours from removal of the patch. No standardized scale is available for reading and interpreting the reactions, being generally limited to considering erythema and edema; the scale shown in table 6.16 could be integrated with a similar score range for desquamation, blisters, follicular papules and necrosis. When reading patch tests, differential diagnosis must be made between irritant and allergic reactions. An irritant type reaction is characterized by different structure types (Table 6.17) with various characteristics (Table 6.18), also depending on the contact with the different irritants (Table 6.19). It is not always possible to differentiate accurately between allergic and irritant type reactions on the basis of the morphology. However, in general a rapidly declining response within 48 and 96 hours is most likely a reaction of irritant type. Pustulous type responses can be observed in particular in atopic subjects tested with metals. A response featuring a greater reaction at the borders of the test surface than in the center ("border effect") is considered to be of irritant type, is more often due to liquids and resolves rapidly after removal of the patch [137].

Other Tests. The open test is frequently employed for products or single chemical substances with a suspected irritant action before going on to perform the standard patch test. The substance is applied on a specific skin zone with no occlusion. The application can be repeated twice a day for two or more days without washing the test zone. The reading and interpretation of the responses is the same as for patch tests. The site recommended for an open test is the external face of the arm, but the high part of the back is also commonly used.

Cumulative irritation due to weak irritants, as occurs spontaneously, can also be obtained in various ways: by repeated applications of the patch test, the use test (test material spread daily on the same site, in general the flexory face of the forearm), skin "washing" procedures or "immersion" of the hands and forearms. The test times depend on the method employed.

To study skin toxicity, in order to quantify the irritant type response, non invasive methods are used nowadays: evaporimetry to measure the transepidermic water loss (TEWL) and laser Doppler flowmetry to study blood flow. Both techniques are highly sensitive and the measurements are rapidly obtained (within minutes) without damaging the skin or needing to do a biopsy. They can be performed simultaneously, also in order to differentiate an allergic from an irritant reaction, obviously in cases of weak reactions (only weak intensity erythema, that is not in itself discriminant). In most reactions of irritant type there is a relative rise in TEWL, with little or no alteration of the blood flow. In cases of weak allergic reactions, vice versa, a normal TEWL is seen together with a relative increase in blood flow. Another non invasive method that is becoming increasingly popular is colorimetry [138] (see Chap. 25).

6.6 Treatment and Prognosis

A fundamental aspect underlying the treatment of irritant contact dermatitis is, of course, avoiding the irrritants. In particular in occupational settings, technical measures need to be adopted (changing harmful substances, adopting closed work cycles), as well as individual protection (gloves, suitable overalls, protective creams) and, when necessary the worker must be kept away from the work place until the skin barrier has completely recovered, which may take a long time, especially if he suffers from cumulative irritant contact dermatitis [1].

The use of topical corticosteroids is accepted, albeit for brief periods. Other therapeutic options are topical tars and phototherapy (ultraviolet B or psoralen plus ultraviolet A). In cases of chronic contact irritation of the hands, radiation may be indicated [139]. Any bacterial superinfection must be treated with topical or systemic antibiotics (see Chap. 26).

The prognosis of acute irritant contact dermatitis is good if the irritant contactant is avoided. That of cumulative irritant dermatitis, instead, has a doubtful prognosis. According to some authors, in both occupational and non occupational settings the prognosis of irritant contact dermatitis and allergic contact dermatitis is similar, and changing the job does not change the course of the disease [140]. According to others, instead, patients with irritant contact dermatitis have a poorer prognosis than those with allergic contact dermatitis [141]. This is because in the case of contact allergy the causal agent is known and can be avoided, whereas that of irritation is often unknown. One of the factors causing a poor prognosis of irritant contact dermatitis is the presence of atopic dermatitis [142].

6.7 Prevention

Bearing in mind the high incidence of irritant contact dermatitis, some prevention rules must be recognized as very important. First of all, adequate instruction on health and safety regulations at the work place is essential. The primary, secondary and tertiary rules of prevention must therefore be properly established [143–145]. In this setting, a multidimensional approach has been proposed, with eight basic elements of prevention planning: recognition of potential skin irritants and allergens, engineering controls or chemical substitution, personal protection with appropriate clothes or protective creams, personal and environmental hygiene, regulation of potential allergens and irritants within the workplace, educational rules for prevention, motivational techniques to ensure safe work conditions, and pre-employment and periodic health screening [143].

In addition to technical measures, focused on the risks associated with contact with specific substances at work, and noninvasive bioengineering techniques [1, 146], the use of suitable, well-fitting and irritant-resistant protective gloves and clothing is essential. The selection of gloves for the specific working situation must be appropriate [147–149]. Finally, the periodical use of skin-care products is essential, ensuring pre-exposure protection by using protective creams, removing irritants with mild cleaning agents, and enhancing the barrier function using emollients and moisturizers [150] (see Chap. 27).

References

1. Wigger-Alberti W, Elsner P. Contact dermatitis due to irritation. In: Kanerva L, Elsner P, Wahlberg JE, et al., editors. Handbook of occupational dermatology. Berlin: Springer; 2000. p. 99.
2. Angelini G, Vena GA. Dermatite da contatto irritante. In: Angelini G, Vena GA, editors.

Dermatologia professionale e ambientale, vol. II. Bresca: ISED; 1997. p. 353.
3. Frosch PJ. Clinical aspects of irritant contact dermatitis. In: Rycroft RJG, Menné T, Frosch PJ, et al., editors. Textbook of contact dermatitis. Berlin: Springer; 2001. p. 313.
4. Wulfhorst B. Skin hardening in occupational dermatology. In: Kaneva L, Elsner P, Wahlberg JE, et al., editors. Handbook of occupational dermatology. Berlin: Springer; 2000. p. 115.
5. Trodin T, Anderson C. Multiple parameter assessment of skin irritancy. Contact Dermatitis. 1987;17:92.
6. Anderson C. The spectrum of non-allergic contact reactions. An experimental view. Contact Dermatitis. 1990;23:226.
7. Willis CM, Stephens CJ, Wilkinson JD. Epidermal damage induced by irritants in man: a light and electron microscopic study. J Invest Dermatol. 1989;93:695.
8. Malten KE. Thoughts on irritant contact dermatitis. Contact Dermatitis. 1981;7:238.
9. Flannigan SA, Tucker SB. Influence of the vehicle on irritant contact dermatitis. Contact Dermatitis. 1985;12:177.
10. Willis CM, Young E, Brandon DR, et al. Immunopathological and ultrastructural findings in human allergic and irritant contact dermatitis. Br J Dermatol. 1986;115:305.
11. Andersen KE, Benezra C, Burrows D, et al. Contact dermatitis. A review. Contact Dermatitis. 1987;16:55.
12. Bonamonte D, Cavani A, Angelini G. Allergic contact dermatitis. In: Giannetti A, Del Forno C, editors. Textbook of dermatology and sexually transmitted diseases. Padova: Piccin Nuova Libraria; 2013. p. 933.
13. Agrup G. Hand eczema and other dermatoses in southern Sweden. Acta Derm Venereol. 1969;61(suppl):1.
14. Coenraads PJ, Smit J. Epidemiology. In: Rycroft RJG, Menné T, Frosh PJ, editors. Textbook of contact dermatitis. Berlin: Springer; 1995. p. 133.
15. Prevalence, morbidity, and cost of dermatological diseases. J Invest Dermatol. 1979;73:395.
16. Keil JE, Shmunes E. The epidemiology of work-related skin disease in South Carolina. Arch Dermatol. 1983;119:650.
17. Fregert S. Occupational dermatitis in a 10-year material. Contact Dermatitis. 1975;1:96.
18. Goh CL, Soh SD. Occupational dermatoses in Singapore. Contact Dermatitis. 1984;11:288.
19. Cronin E, Kullavanijave P. Hand dermatitis in hair-dressers. Acta Derm Venereol. 1979;85(suppl):47.
20. Gawkrodger DJ, Lloyd MH, Hunter JAA. Occupational skin disease in hospital cleaning and kitchen workers. Contact Dermatitis. 1986;15:132.
21. Singgih SIR, Lantinga H, Nater JP, et al. Occupational hand dermatoses in hospital cleaning personnel. Contact Dermatitis. 1986;15:132.
22. Falk ES, Hektoen H, Thune PO. Skin and respiratory tract symptoms in veterinary surgeons. Contact Dermatitis. 1985;12:274.
23. Kavli G, Gram IT, Moseng D, et al. Occupational dermatitis in shrimp peelers. Contact Dermatitis. 1985;13:69.
24. Goh CL. Occupational dermatitis from soldering flux among workers in the electronics industry. Contact Dermatitis. 1985;13:85.
25. Goh CL, Gan SL, Ngui SJ. Occupational dermatitis in a prefabrication construction factory. Contact Dermatitis. 1986;15:235.
26. Wahlberg JE, Wrangstö K, Hietasalo A. Skin irritancy for nonanionic acid. Contact Dermatitis. 1985;13:266.
27. Fleming MG, Bergfeld WF. The etiology of irritant contact dermatitis. In: Jackson EM, Goldner R, editors. irritant contact dermatitis. New York: Marcel Dekker Inc.; 1990. p. 41.
28. White IR, Rycroft RJG. Low humidity occupational dermatosis. An epidemic. Contact Dermatitis. 1982;8:287.
29. Lachapelle JM. Occupational airborne irritant contact reaction to the dust of a food additive. Contact Dermatitis. 1984;10:250.
30. Rystedt RJG. Low-humidity occupational dermatoses. Dermatol Clin. 1984;2:553.
31. Fischer T, Rystedt I. Hand eczema among hard-metal workers. Am J Ind Med. 1985;8:381.
32. Williamson DM. Skin hazards in mining. Br J Dermatol. 1981;105(suppl. 21):41.
33. Lovell CR, editor. Plants and the skin. Oxford: Blackwell Scientific Publications; 1993. p. 43.
34. Shanon J, Sagher F. Sabra dermatitis. An occupational dermatitis due to prickly pear handling stimulating scabies. Arch Dermatol. 1956;74:269.
35. Hogan DJ, Lane P. Dermatologic disorders in agriculture. State Art Rev Occup Med. 1986;1:285.
36. Benezra C, Ducombs G, Sell Y, et al., editors. Plant contact dermatitis. Toronto: BC Dekker Inc.; 1985.
37. Hatch KL, Maibach HI. Textile fiber dermatitis. Contact Dermatitis. 1985;12:1.
38. Bjornberg A, Lowhagen G, Tengberg JE. Relationship between intensities of skin test reactions to glass-fibres and chemical irritants. Contact Dermatitis. 1979;5:171.
39. Heisel EB, Hunt FE. Further studies in cutaneous reactions to glass fibers. Arch Environ Health. 1968;17:705.
40. Orris L, Tesser M. Dermatoses due to water, soaps, detergents, and solvents. In: Maibach HI, Collin GA, editors. Occupational and industrial dermatology. Chicago: Year Book Medical Publishers; 1982. p. 25.
41. Redmond SF, Schappert KR. Occupational dermatitis associated with garments. J Occup Med. 1987;29:243.
42. Wahlberg JE. Edema-inducing effects of solvents following topical administration. Dermatosen. 1981;32:91.
43. Wahlberg JE. Erythema-inducing effects of solvents following epicutaneous administration to man. Studied by Laser Doppler flowmetry. Scand J Work Environ Health. 1984;10:159.

44. Kronevi T, Wahlberg JE, Holmberg B. Skin pathology following epicutaneous exposure to seven organic solvents. Int J Tiss React. 1981;3:21.
45. Scheuplein R, Ross L. Effects of surfactants and solvents on the permeability of epidermis. J Soc Cosmet Chem. 1970;21:853.
46. Elias PM. Lipids and the epidermal permeability barrier. Arch Dermatol Res. 1981;270:95.
47. Mathias CGT. Contact dermatitis from use or misuse of soaps, detergents, and cleansers in the workplace. State Art Rev Occup Med. 1986;1:205.
48. Kirk JF. Hand washing: quantitative studies on skin lipid removal by soap and detergents based on 1500 experiments. Acta Derm Venereol. 1966;57(suppl. 48):1.
49. Prottey C, Ferguson T. Factors which determine the skin irritation potential of soaps and detergents. J Soc Cosmet Chem. 1975;26:29.
50. Smeenk G. The influence of detergents on skin. Arch Klin Exp Dermatol. 1969;235:180.
51. Imokawa G, Mishima Y. Cumulative effect of surfactants on cutaneous horny layers: absorption onto human keratin layers in vitro. Contact Dermatitis. 1979;5:357.
52. Imokawa G, Mishima Y. Cumulative effects of surfactants on cutaneous horny layers: lysosome labilizing action. Contact Dermatitis. 1979;5:151.
53. Frosch PJ, Czarnetzki BM. Surfactants cause in vitro chemotaxis and chemokinesis of human neutrophils. J Invest Dermatol. 1987;88:52.
54. van der Valk PGM, Crijns MC, Nater JP, et al. Skin irritancy of commercially available soap and detergent bars as measured by water vapor loss. Dermatosen. 1984;32:87.
55. van der Valk PGM, Nater JP, Bleumink E. Vulnerability of the skin to surfactants in different groups of eczema patients and controls as measured by water vapor loss. Clin Exp Dermatol. 1985;10:98.
56. van Ketel WG, Bruynzeel DP, Bezemer PD, et al. Toxicity of hand cleaners. Dermatologica. 1984;168:94.
57. Murahata RI, Toton-Quinn R, Finkey MB. Effect of pH on the production of irritation in a chamber irritation test. J Am Acad Dermatol. 1988;18:62.
58. Thomsen HK, Danielsen L, Nielsen O, et al. The effect of direct current, sodium hydroxide, and hydrochloric acid on pig epidermis. Acta Path Microbiol Immunol Scand (A). 1983;91:307.
59. Rom WN, Moshell A, Greaves W, et al. A study of dermatitis in trona miners and millers. J Occup Med. 1983;25:295.
60. Lachapelle JM, Mahmoud G, Vanherle R. Anydrite dermatitis in coal mines: an airborne irritant dermatitis assessed by laser Doppler flowmetry. Contact Dermatitis. 1984;11:188.
61. Berg RW, Buckingham KW, Stewart RL. Etiologic factors in diaper dermatitis: the role of urine. Pediatr Dermatol. 1986;3:102.
62. Fischer T, Rystedt I. False-positive, follicular and irritant patch test reactions to metal salts. Contact Dermatitis. 1985;12:93.
63. Angelini G, Vena GA. Allergia da contatto al nickel. Considerazioni su vecchie e nuove acquisizioni. Boll Dermatol Allergol Profes. 1989;4:5.
64. Rystedt I, Fischer T. Patch testing with sodium tungstate. Contact Dermatitis. 1983;9:69.
65. Schmidt H, Larsen FS, Olholm Larsen P, et al. Petechial reaction following patch testing with cobalt. Contact Dermatitis. 1980;6:91.
66. Bonamonte D, Angelini G. Dermatite da contatto purpurica. Ann Ital Dermatol Allergol. 2001;55:53.
67. Buckingham KW, Berg RW. Etiologic factors in diaper dermatitis: the role of feces. Pediatr Dermatol. 1986;3:107.
68. Newhouse ML, Tagg B, Pocock SJ. An epidemiological study of workers producing enzyme washing powders. Lancet. 1970;II: 689.
69. Webster G. Irritant plants in the spurge family (Euphorbiaceae). Clin Dermatol. 1986;4:36.
70. Wallengren J, Möller H. The effect of capsaicin on some experimental inflammations in human skin. Acta Derm Venereol. 1986;66:375.
71. Meneghini CL, Angelini G. Contact allergy to antirheumatic drugs. Contact Dermatitis. 1979;5:197.
72. Ashton RE, Andre P, Lowe NJ, et al. Anthralin: historical and current perspectives. J Am Acad Dermatol. 1983;9:173.
73. Finnen MJ, Lawrence CM, Schuster S. Inhibition of dithranol inflammation by free-radical scavengers. Lancet. 1984;II:1129.
74. Kavli G, Volden G. Phytophotodermatitis. Photodermatology. 1984;1:65.
75. Angelini G, Vena GA, Meneghini CL. Contact dermatitis from *Ficus carica*. In: Frosh PJ, Doom-Goossens A, Lachapelle JM, et al., editors. Current topics in contact dermatitis. Berlin: Springer; 1989. p. 163.
76. Bonamonte D, Foti C, Lionetti N, et al. Photoallergic contact dermatitis to 8-methoxypsoralen in *Ficus carica*. Contact Dermatitis. 2010;62:343.
77. Rycroft RJG. Environmental aspects of occupational dermatology. Dermatosen. 1986;34:157.
78. Rycroft RJG. Acute ulcerative contact dermatitis from Portland cement. Br J Dermatol. 1980;102:487.
79. Farkas J. Caustic ulcers from lime dust. Contact Dermatitis. 1981;7:59.
80. Hagerman G. Über das "traumiterative" (toxische) Ekzem. Dermatologica. 1957;115:525.
81. Malten KE, Den Arend JACJ. Irritant contact dermatitis. Dermatosen. 1985;33:125.
82. Rycroft RJG. Occupational site survey: principles and significance. In: Maibach HI, editor. Occupational and industrial dermatology, 2nd ed. Chicago: Year Book Medical Publishers; 1987. p. 3.
83. Rycroft RJG. Cutting fluids, oil, and lubrificants. In: Maibach HI, editor. Occupational and industrial

dermatology, 2nd ed. Chicago: Year Book Medical Publishers; 1987. p. 286.
84. Calnan CD, Shuster S. Reactions to ammonium persulfate. Arch Dermatol. 1963;88:812.
85. Adams RM, editor. Occupational skin disease, 3rd ed. Philadelphia: Saunders; 1999.
86. Cronin E, editor. Contact dermatitis. Edinburg: Churchill Livingstone; 1980. p. 879.
87. Frosch PJ, Kligman AM. The soap chamber test: a new method for assessing the irritancy of soaps. J Am Acad Dermatol. 1979;1:35.
88. Nangia A, Andersen PH, Berner B, et al. High dissociation constants (pKA) of basic permeants are associated with in vivo skin irritation in man. Contact Dermatitis. 1996;34:237.
89. Feldman RJ, Maibach HI. Regional variation in percutaneous penetration of 14C cortisol in man. J Invest Dermatol. 1967;48:181.
90. Frosch PJ, Duncan S, Kligman AM. Cutaneous biometrics 1: the DMSO test. Br J Dermatol. 1980;102:263.
91. Cua AB, Wihlem KP, Maibach HI. Cutaneous sodium lauryl sulphate irritation potential: age and regional variability. Br J Dermatol. 1990;123:607.
92. Uter W, Pfahlberg A, Geteller O, et al. Hand eczema in a prospectively-followed cohort of office-workers. Contact Dermatitis. 1998;38:83.
93. Rothenberg HW, Menné T, Sjolin KE. Temperature dependent primary irritant dermatitis from lemon perfume. Contact Dermatitis. 1977;3:37.
94. Warren R, Ertel KD, Bartolo RG, et al. The influence of hard water (calcium) and surfactants on irritant contact dermatitis. Contact Dermatitis. 1996;35:337.
95. Bäurle G, Hornstein OP, Diepgen TL. Professionelle Hand-ekzeme und Atopic. Dermatosen. 1985;33:161.
96. Lammintausta K, Kalimo K. Atopy and hand dermatitis in hospital wet work. Contact Dermatitis 1981;7:301.
97. Nilsson E, Mikaelsson B, Andersson S. Atopy, occupation and domestic work as risk factors for hand eczema in hospital workers. Contact Dermatitis. 1985;13:216.
98. Rystedt I. Atopic background in patients with occupational hand eczema. Contact Dermatitis. 1985;12:247.
99. Gallacher G, Maibach HI. Is atopic dermatitis a predisposing factor for experimental acute irritant contact dermatitis? Contact Dermatitis. 1998;38:1.
100. Berardesca E, Maibach HI. Racial differences in sodium lauryl sulphate induced cutaneous irritation: black and white. Contact Dermatitis. 1988;18:65.
101. Berardesca E, Maibach HI. Sodiumlaurylsulphate-induced cutaneous irritation: comparison of white and Hispanic subjects. Contact Dermatitis. 1988;19:136.
102. Frosch PJ, Wissing C. Cutaneous sensitivity to ultraviolet light and chemical irritants. Arch Dermatol Res. 1982;272:269.
103. Wertz PW, Miethke MC, Long SA, et al. The composition of the ceramides from human stratum corneum and from comedones. J Invest Dermatol. 1985;84:410.
104. Lammintausta K, Maibach HI. Irritant reactivity in males and females. Contact Dermatitis. 1987;17:276.
105. Roskos KV, Maibach HI, Guy RH. The effect of aging on percutaneous absorption in man. J Pharmacokinet Biopharm. 1989;17:617.
106. McOsker DE, Beck LW. Characteristics of accommodated (hardened) skin. J Invest Dermatol. 1967;48:372.
107. Klaschka F. Aubere Schutzmechanismen der Haut. In: Hornstein OP, Nürberg E, editors. Externe Therapic von Hantkrankheiten. Stuttgart: Thieme; 1985. p. 29.
108. Wilkinson JD, Rycroft RJG. Contact dermatitis. In: Rook A, editor. Texbook of dermatology, vol. I, 4th ed. Oxford: Blackwell; 1986. p. 435.
109. Fisher AA, Adams RM. Occupational dermatitis. In: Fisher AA, editor. Contact dermatitis, 3rd ed. Philadelphia: Lea & Febiger. 1986. p. 486.
110. Kligman AM. Hyposensitization against Rhus dermatitis. Arch Dermatol. 1958;78:47.
111. Angelini G, Vena GA, Grandolfo M, et al. Iatrogenic contact dermatitis and eczematous reactions. Clin Dermatol. 1993;11:476.
112. Addoze L, Témime P. Dysidrose et atopic. Deuxième note: le terrain atopique dans les dysidroses. Bull Soc Fr Derm Syph. 1968;75:378.
113. Angelini G, Vena GA, Meneghini CL. Considerazioni sulla dermatite da contatto irritante. Boll Dermatol Allergol Profes. 1986;1:7.
114. Malten KE. The occurrence of hybrids between contact allergic eczema and atopic dermatitis (and vice versa) and their significance. Dermatologica. 1968;136:404.
115. Curreri PW, Asch MJ, Pruitt BA. The treatment of chemical burns: specialized diagnostic, therapeutic and prognostic considerations. J Trauma. 1970;10:634.
116. Burrows D. Chromium and the skin. Br J Dermatol. 1978;99:587.
117. Angelini G, Vena GA. Airborne contact dermatitis. Clin Dermatol. 1992;10:123.
118. Dejobert Y, Piette F, Bergoend A, et al. Contact dermatitis to self defense sprays. Boll Dermatol Allergol Profes. 1987;2:149.
119. Schmutz JL, Rigon JL, Mougeolle J-M, et al. Accidents cutanés aux bombes d'autodefense. Ann Dermatol Vénéreol. 1987;11:1211.
120. Boyce DE, Dickson WA. Wet cement: a poorly recognized cause of full-thickness skin burns. Injury. 1993;24:615.

121. Lachapelle JM, Minne G-J. Brulures liées à l'emploi du cement. Ann Dermatol Vénéreol. 1985;112:123.
122. Tosti A, Peluso AM, Varotti C. Skin burns due to transit-mixed Portland cement. Contact Dermatitis. 1989;21:58.
123. Osmundsen PE. Pigmented contact dermatitis. Br J Dermatol. 1970;83:296.
124. Nakayama H, Matsuo S, Hayakawa K, et al. Pigmented cosmetic dermatitis: review. Int J Dermatol. 1984;23:299.
125. Papa CM, Kligman AM. The behaviour of melanocytes in inflammation. J Invest Dermatol. 1965;45:465.
126. Bonamonte D, Vestita M, Romita P, et al. Chemical leukoderma. Dermatitis. 2016;27:90.
127. Plewig G, Ox B-F. Treatment of comedones in Favre-Rachouchot disease and acne venenata with vitamin A acid. Hautarzt. 1971;22:341.
128. Kligman AM, Mills OH Jr. Acne cosmetica. Arch Dermatol. 1972;106:843.
129. Litt JZ. Mc Donald's acne. Arch Dermatol. 1974;110:956.
130. Meneghini CL, Angelini G. Dermatosi professionali. In: Sartonelli E, editor. Medicina del lavoro. Padova: Piccin Editore; 1981. p. 987.
131. Frosch PJ, Kligman AM. A method for appraising the stinging capacity of topically applied substances. J Soc Cosmet Chem. 1977;28:197.
132. Soschin D, Kligman AM. Adverse subjective reactions. In: Kligman AM, Leyden JJ, editors. Safety and efficacy of topical drugs and cosmetics. New York: Grune and Stratton; 1982. p. 377.
133. Lammintausta K, Maibach HI, Wilson D. Mechanisms of subjective (sensory) irritation. Dermatosen. 1988;36:45.
134. Lacroix M, Burckel H, Foussereau J, et al. Irritant dermatitis from diallylglycol carbonate monomer in the optical industry. Contact Dermatitis. 1976;2:183.
135. Rycroft RJG, Calnan CD. Irritant dermatitis during the relining of a blast furnace. Contact Dermatitis. 1977;3:75.
136. Rietschell RL. Diagnosing irritant contact dermatitis. In: Jackson EM, Goldner E, editors. Irritant contact dermatitis. New York: Marcel Dikker Inc.; 1990. p.167.
137. Nettis E Angelini G, editors. Practical guide to patch testing. Switzerland: Springer Nature; 2020.
138. Serup J. Noninvasive techniques for quantification of contact dermatitis. In: Rycroft RJG, Menné T, Frosch PJ, editors. Textbook of contact dermatitis. Berlin: Springer; 1995. p. 323.
139. Goldschmidt H, Panizzon RG. Radiation therapy of benign rumors, hyperplasias, and dermatoses. Berlin: Springer; 1991.
140. Hogan DJ, Dannaker CJ, Maiback HI. The prognosis of contact dermatitis. J Am Acad Dermatol. 1990;23:300.
141. Goh CL. Prognosis of contact and occupational dermatitis. Clin Dermatol. 1997;15:655.
142. Seidenari S. Skin sensitivity interindividual factors: atopy. In: van der Valk PGM, Maibach HI, editors. The irritant contact dermatitis syndrome. New York: CRC; 1995. p. 267.
143. Mathias CG. Prevention of occupational contact dermatitis. J Am Acad Dermatol. 1990;23:742.
144. Wahlberg JE, Maibach HI. Prevention of contact dermatitis. In: Mellström GA, Wahlberg GA, Wahlberg JE, et al., editors. Protective gloves for occupational use. New York: CRC; 1994. p. 7.
145. Wigger-Alberti W, Elsner P. Preventive measures in contact dermatitis. Clin Dermatol. 1997;15:661.
146. Wilhelm KP. Irritant dermatitis: experimental aspects. In: Elsner P, Maibach HJ, editors. Irritant contact dermatitis. New clinical and experimental aspects. Basel: Karger; 1995. p. 144.
147. Estlander T, Jolanski R. How to protect the hands. Dermatol Clin. 1988;6:105.
148. Mellström GA, Wahlberg JE, Maibach HJ. Protective gloves for occupational use. Boca Raton: CRC; 1994.
149. Mellström GA. Prevention of irritant dermatitis by gloves. In: van der Valk PGM, Maiback HI, editors. The irritant contact dermatitis syndrome. New York: CRC; 1996. p. 367.
150. Wigger-Alberti W, Elsner P. Barrrier creams and emollients. In: Kaneva L, Elsner P, Wahlberg JE, et al., editors. Handbook of occupational dermatology. Berlin: Springer; 2000. p. 490.

Allergic Contact Dermatitis

7

Caterina Foti, Domenico Bonamonte,
Pietro Verni and Gianni Angelini

Allergic contact dermatitis is an inflammatory skin process that develops owing to a delayed type cell-mediated sensitization to contact with exogenous agents, as a result of the intervention of various pathogenic cofactors. It is essentially localized at the site of exposure to the noxa, and is accompanied by variable pruritus, and often recurrence. It can be occupational or non occupational. In terms of frequency, among the various forms of contact dermatitis, allergic contact dermatits is in second place, after irritant contact dermatitis [1–3].

7.1 Predisposition to Contact Sensitization

Experimental studies of human sensitization with *p*-nitroso-dimethylaniline (NDMA) and 2,4-dinitrochlorobenzene (DNCB) demonstrated a variable individual susceptibility to contact sensitization, and also that people who were highly susceptible to sensitization to one substance presented low or no sensitization to other substances [4, 5]. Subsequent studies revealed that individual susceptibility occurs by a non-antigen-specific amplification of immune sensitization [6].

Studies of the reactivity to DNCB and tuberculin conducted in twins did not show differences in the concordance rate for dizygotic and monozygotic twins [7]. A study of nickel allergy in twins demonstrated a possible genetic influence on contact sensitization [8]. The various studies of HLA genes in contact sensitization did not identify any particular pattern [9], although this does not exclude the importance of genetic factors.

In short, it seems that some subjects are genetically more prone to sensitization to environmental allergens than others, even if the total number of sensitized individuals in a population depends on the degree of skin exposure [10].

In clinical patch test studies, the number of sensitized people is generally higher among women than men [11], although a study of sensitization to DNCB showed a greater susceptibility among men than women [12]. Instead, other studies conducted with para substances (*p*-amino-diphenylamine and isopropyl-*p*-diphenylamine) demonstrated a significantly greater sensitization among women, likely due to their more frequent contact with para substances [13]. In another study, an increased reactivity to challenge with DNCB was reported in DNCB-sensitized women as compared to DNCB-sensitized men [14].

C. Foti (✉) · D. Bonamonte · P. Verni
Department of Biomedical Science and Human Oncology, University of Bari "Aldo Moro", Bari, Italy
e-mail: caterina.foti@uniba.it

G. Angelini
Professor of Dermatology, University of Bari "Aldo Moro", Bari, Italy

G. Angelini et al. (eds.), *Clinical Contact Dermatitis*, https://doi.org/10.1007/978-3-030-49332-5_7

The female preponderance in clinical patch test studies is linked to sensitization to nickel and cobalt, that is more common in women due to pierced ears. Nevertheless, the frequency of nickel allergy in men with pierced ears is lower than in women [15].

As regards the influence of sex hormones on the induction of contact dermatitis, data in literature have demonstrated the following findings. The skin seems to be more prone to contact irritation during the premenstrual phase, as shown by a more intense response to patch test with sodium lauryl sulfate in this phase as compared with the follicular phase of the cycle; this greater irritability could be partly due to a lower efficacy of the skin barrier [16–19].

In any case, only few studies have been conducted on the role of the menstrual cyle in patients suffering from contact sensitization, and the results obtained are contradictory [20–25]. The first report in the literature was that of a woman who was patch tested twice by accident, at different times of the menstrual cycle. The first test, performed in the premenstrual phase, elicited a positive reaction to fragrance mix, whereas the second, in the follicular phase, did not confirm these findings [20]. Another case was reported in the same article, of a woman whose allergic contact dermatitis to her watchcase was only clinically evident during the premenstrual phase. Patch testing to nickel was positive in this phase, but negative when performed at about the 10th day of the cycle [20].

Hindsén and Coll. [22] applied patch tests with 10 serial dilutions of nickel sulfate in 30 women with nickel allergy; the tests were repeated 4 times in each patient, at intervals ranging from 2 to 2.5 months. At each of the 4 patch test applications, the women provided information about the regularity of the cycle and the exact day menstruation had started; the results of the research showed a significant increase in the reactions to nickel (expressed as a reduction in the concentration required to elicit a reaction) during the days immediately before menstruation.

However, other authors did not find relevant difference in the two different phases of the menstrual cycle [23, 24]. Some experimental data indicate that, *in vitro*, oestrogens can affect the immune system, by inhibiting all-mediated hypersensivity reactions, probably acting indirectly on cells with a regulatory function in cell-mediated immunity [26, 27].

To investigate any inhibitory effect of the ovulatory phase of the menstrual cycle on contact sensitization, we enrolled 30 fertile women, allergic to nickel and with a regular menstrual cycle lasting between 25 and 32 days [28]. Patch tests were performed with 10 serial aqueous dilutions of nickel sulfate, from 5 to 0.0013%. The 30 women were tested at 2 different times, in the ovulatory phase (demonstrated by transvaginal ultrasound) and the progestinic phase; they were subdivided into 2 groups of 15 women. In one group, the tests were made first in the ovulatory phase, and in the other, first in the progestinic phase of the menstrual cycle. There was a minimum interval of 5 weeks between the 2 test phases. The study showed that during ovulation the patch tests elicited significantly less intense responses than in the progestinic phase [28]. On the basis of our findings, it can be concluded that in clinical practice, in fertile women it is possible to observe a recurrence or exacerbation of allergic contact dermatitis during the premenstrual phase, and that, as also reported in other studies, delayed type immunological responses are lower or temporarily absent during the ovulatory phase. For this reason, negative responses to patch tests executed in this phase could likely be false-negatives and after careful evaluation of the phenomenon, the clinical condition and patient's history, it may be considered advisable to repeat the tests during the progestinic phase of the menstrual cycle.

The pattern of exposure to environmental allergens varies according to age. In children the most common allergens are thimerosal, fragrance mix, and Kathon CG [29] and, in the USA, poison ivy and oak. Young people are more exposed to nickel, cosmetics and industrial chemicals, while the elderly more commonly develop contact allergy to topical medicaments (apart from reactions of purely historic interest linked to contact allergies that started many years before). The prevalence of contact allergy should, in any case, increase with age.

In a study made in 1966, black-skinned people were shown to be less susceptible to contact allergy to poison ivy and DNCB than white-skinned [30].

An important factor determining contact sensitization is regional variation: the barrier action varies from one region to another, as demonstrated by differences in TEWL values [31], and also there are different possibilities of penetration of the various allergens. Occlusion and traumatized skin promote penetration, as occurs in cases of stasis dermatitis, for example. As is well known, reactivity to patch tests varies according to the site: reactions are more pronounced on the back than the arms and thighs, which is why the upper back is the recommended site for routine patch testing.

7.2 Medical Clinical History

A family history of contact dermatitis has only a relative importance. For more detail about the relation between atopy and contact sensitization the reader should refer to Chap. 19. It is fairly infrequent for a patient to have a family history of contact allergy. Although there seems to be a significant relation in twins with nickel allergy, hereditary factors are undoubtedly less important than environmental factors. In cases of difficulty in making a differential diagnosis with psoriasis, instead, a family history of psoriasis may be important. In any case, lesions at palmar level can feature hyperkeratotic lesions and these conditions can be exacerbated by physical trauma.

The patient's general medical history may be particularly important. To make a diagnosis of systemic contact dermatitis, the complete history of all drugs taken needs to be ascertained. In fact, sensitization to a drug can give rise to a symmetrical dermatitis when the same drug, or one with a chemical affinity, is taken orally, or injected. The same applies in some cases of contact photodermatitis.

A history of a previous allergic contact dermatitis to nickel, fragrances or topical medicaments, for example, could justify the suspicion of some contact with the same hapten that went unnoticed, when the physician is faced with an otherwise unexplained eruption clearly due to contact. A history of a previous eczema in the sites of leg ulcers can raise the suspicion that topical medicaments could be the culprits of a dermatitis in those sites or elsewhere.

Owing to the long clinical course that generally characterizes contact dermatitis, the precise time of onset is not usually useful for the purposes of the final diagnosis. Instead, if the dermatitis is of very recent origin, the cause may be established by a close medical history probing contacts in the days preceding the eruption, including occupational and non occupational contacts in the home or connected to hobbies.

In cases of chronic contact dermatitis, the medical history should take into account contactants that could be related to an exacerbation of the dermatitis, that may be acute (the patient may be able to report all the types of exposure occurring in the previous days) or seasonal. In cases of photoexposure, the patient needs to clearly understand that ultraviolet rays can irradiate even through window glass, both in the car and through thin clothing. On the other hand, the patient should also know that an excerbation during outdoor activities is not necessarily linked to exposure to the sun but may be due to airborne irritants and allergens present in the environment (dust particles, aerosols, plant material) [32, 33].

For the purposes of differential diagnosis with irritant contact dermatitis, information about the course of the disease is important: allergic contact dermatitis usually recurs immediately after re-exposure to the causal agent, whereas contact irritation tends to recur more slowly [34].

7.3 Clinical Features

Pruritus is the essential subjective symptom characterizing allergic contact dermatitis. The onset is immediate, already on the first day, whereas the intensity can vary remarkably, depending on individual factors and the extent of the dermatitis. Apart from some exceptions, burning, pricking and pain suggest contact irritation.

7.3.1 Objective Symptoms

The morphological picture of allergic contact dermatitis features a remarkable polymorphism as regards the clinical signs, type of eruption and evolution. There are many reasons for the different clinical variants. They can depend on individual susceptibility, the evolutionary phase of the disease, the type of hapten (particular substances can give rise to pathognomonic clinical pictures), the type of exposure (direct, circumscribed or diffuse contact, airborne contact in cases of haptens that are widespread in the environment), route of exposure to the hapten (cutaneous or systemic), degree of sensitization, anatomo-physiologic characteristics of the skin sites involved. Even subjective differences in pruritus and hence different amounts of scratching, as well as a possible simultaneous irritant activity of the noxa, environmental factors (UV rays, humidity, temperature), and systemic and above all topical treatments in progress can contribute to the clinical polymorphism (Table 7.1). All these concauses can explain the existence of eczematous and noneczematous forms of contact allergy.

The objective manifestations of classic allergic contact dermatitis are polymorphic lesions (eruptive polymorphism) that differ according to the clinical phase of the disease (evolutionary polymorphism) (Table 7.2).

7.3.2 Acute Contact Dermatitis

Acute contact dermatitis manifests with erythemato-edemato-vesicular lesions (Figs. 7.1, 7.2,

Table 7.2 Objective signs of allergic contact dermatitis depending on the clinical phase

Acute phase	Erythema with blurred borders
	Edema
	Vesiculation
	Exudation
Subacute phase	Serum-hematic scabs
	Dandruff desquamation
	Erythema (attenuated)
Chronic phase	Accentuated skin folds
	Infiltration
	Hyperkeratosis
	Fissuring
	Erythema (attenuated)

Table 7.1 Factors contributing to the peculiar clinical polymorphism of allergic contact dermatitis

Eruptive polymorphism (various elementary lesions)
Evolving polymorphism (various clinical phases)
Individual susceptibility
Type of substance involved
Type of exposure to the noxa (direct skin contact, circumscribed or diffuse, or airborne)
Route of expsoure to the noxa (cutaneous or systemic)
Patient's degree of sensitization
Anatomo-physiological characteristics of the skin site involved
Subjectivity to pruritus and hence amount of scratching
Possible simultaneous irritant activity of the noxa
Environmental factors (UV rays, temperature, humidity)
Systemic and above all topical treatment administered
Preexisting dermatitis on which contact allergy developed

7.3, 7.4, and 7.5). The erythema is pinkish-red or bright red and diffuse or, less frequently, appears as circumscribed patches; blurred margins against the healthy surrounding skin are characteristic. The intensity of the edema varies (Figs. 7.6, and 7.7), being particularly evident in cases of dermatitis of the face (eyelids, lips), hands, feet, forearms, legs and genitals.

After the erythema and edema, some hours later vesiculation develops. The vesicles are minute, punctiform (the size of pinheads), barely

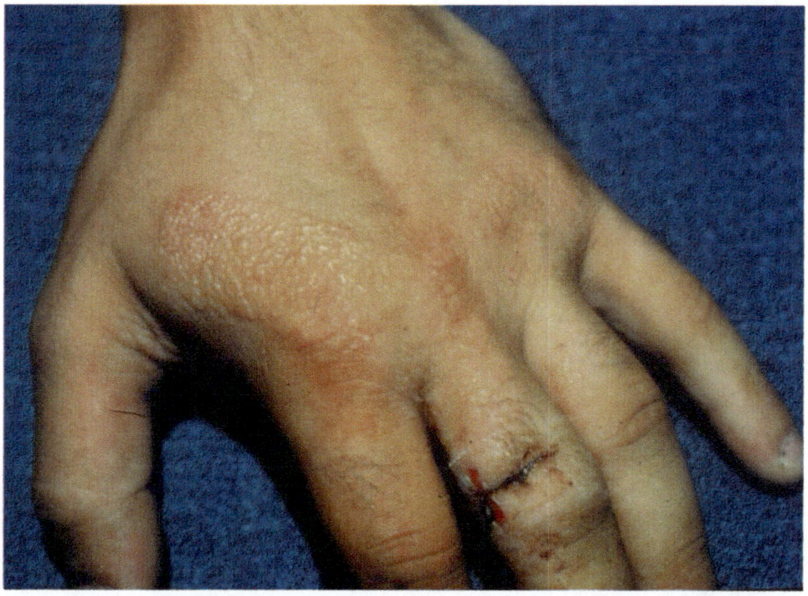

Fig. 7.1 Acute allergic contact dermatitis due to colophony in adhesive plaster (Reproduced by Meneghini and Angelini [1])

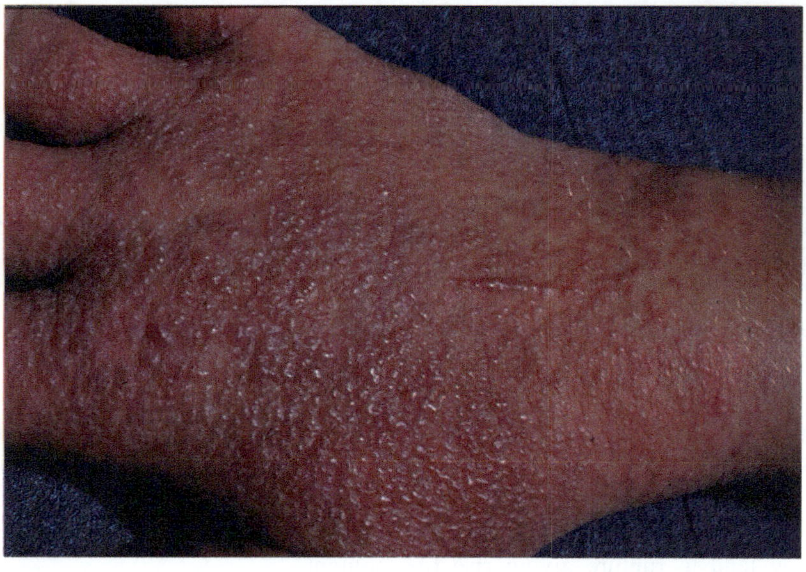

Fig. 7.2 Acute allergic contact dermatitis

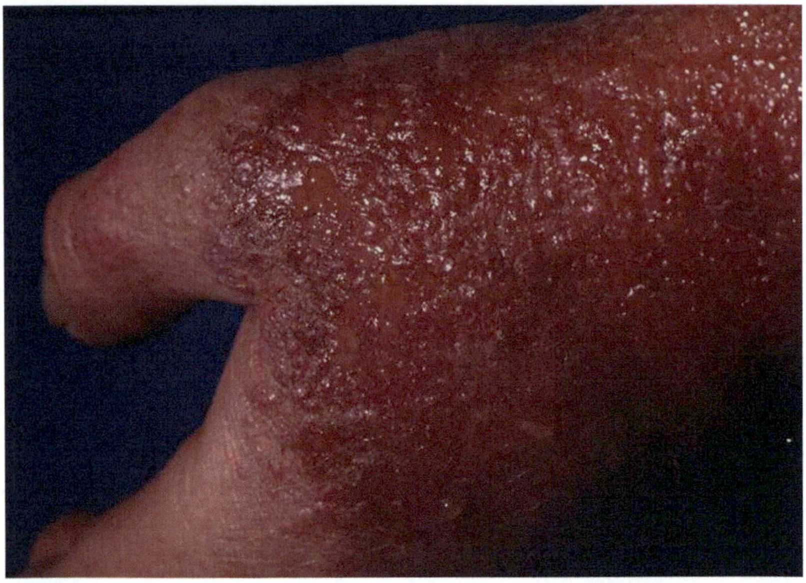

Fig. 7.3 Acute allergic contact dermatitis

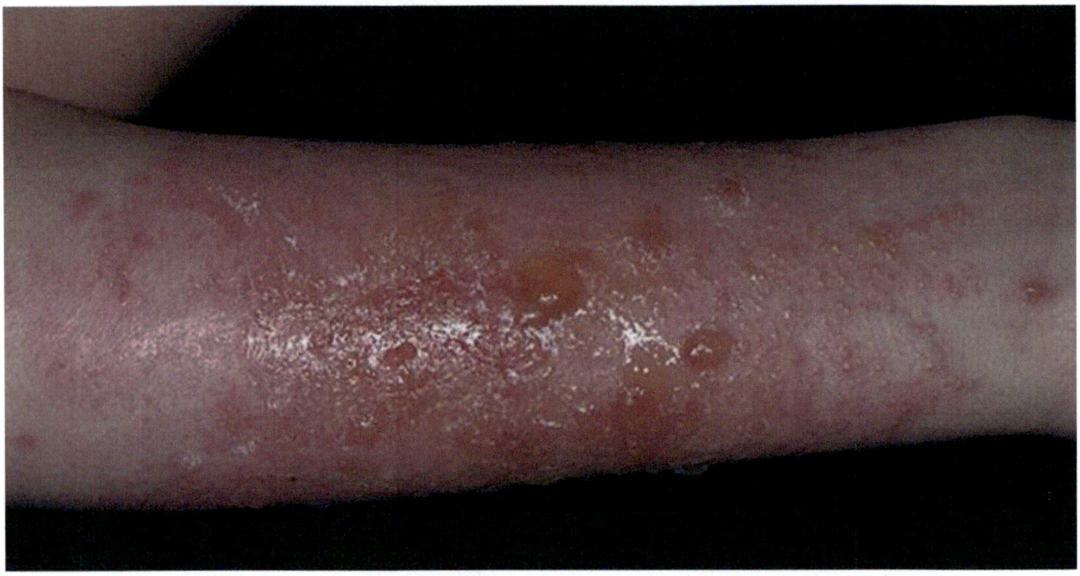

Fig. 7.4 Acute exudative allergic contact dermatitis

raised, translucid and have a pale serous content. They are typically in clusters and short lasting: because they are superficial as compared to the more distal epidermal layers and itchy, causing scratching, they tend to rupture giving rise to confluent, exudative erosions.

Allergic contact dermatitis linked to some particular haptens (sulfamide, NSAIDs) can also present with bullae that are again superficial (intraepidermic), with a pale serous content.

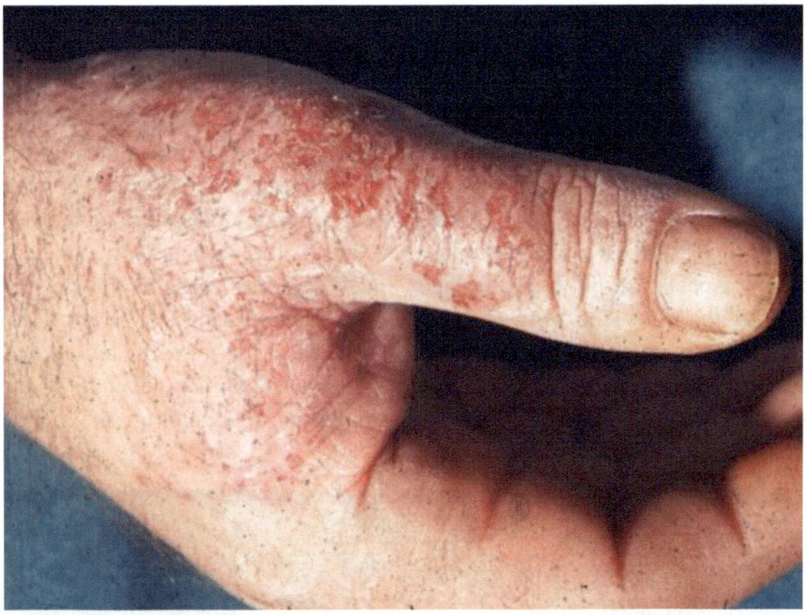

Fig. 7.5 Erosions in acute allergic contact dermatitis (Reproduced by Meneghini and Angelini [1])

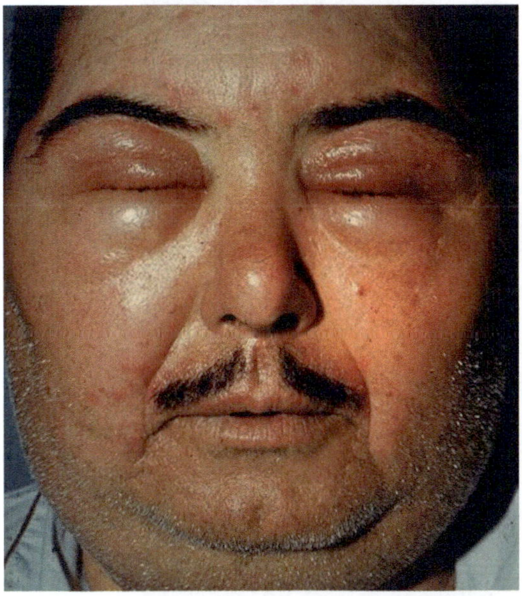

Fig. 7.6 Allergic contact dermatitis with intense edema of the eyelids by paraphenylenediamine in hair dyes

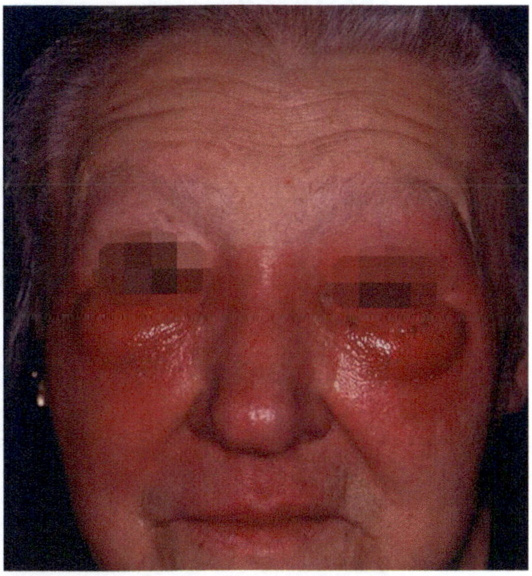

Fig. 7.7 Allergic contact dermatitis with intense edema of the eyelids due to eyewash

7.3.3 Subacute Contact Dermatitis

In the subacute phase, punctiform scabs appear, that are friable and non adherent, with desquamation forming small dandruff-like lamellae (Figs. 7.8, 7.9, 7.10, 7.11, and 7.12).

The erythema and exudation decline. Owing to superimposition of the two evolutionary phases the clinical aspects are polymorphic and differ according to the site. The regression of eczematous manifestations occurs as the erythema subsides, exudation ends and a gradual reduction of the desquamation occurs.

7.3.4 Chronic Contact Dermatitis

If exposure to the noxa persists the disease will enter the chronic phase. Hyperplasia of the epidermic layers and infiltrative plaques (lichenified eczema) will appear, with possible hyperkeratosis and ragades. The erythema reduces, the vesiculation and exudation disappear and the margins of the lesions become more clearcut (Figs. 7.13, and 7.14).

In cases of frequent recurrence, intense erythema, vesiculation, exudation and serohematic scabs can reappear on the lichenified lesions.

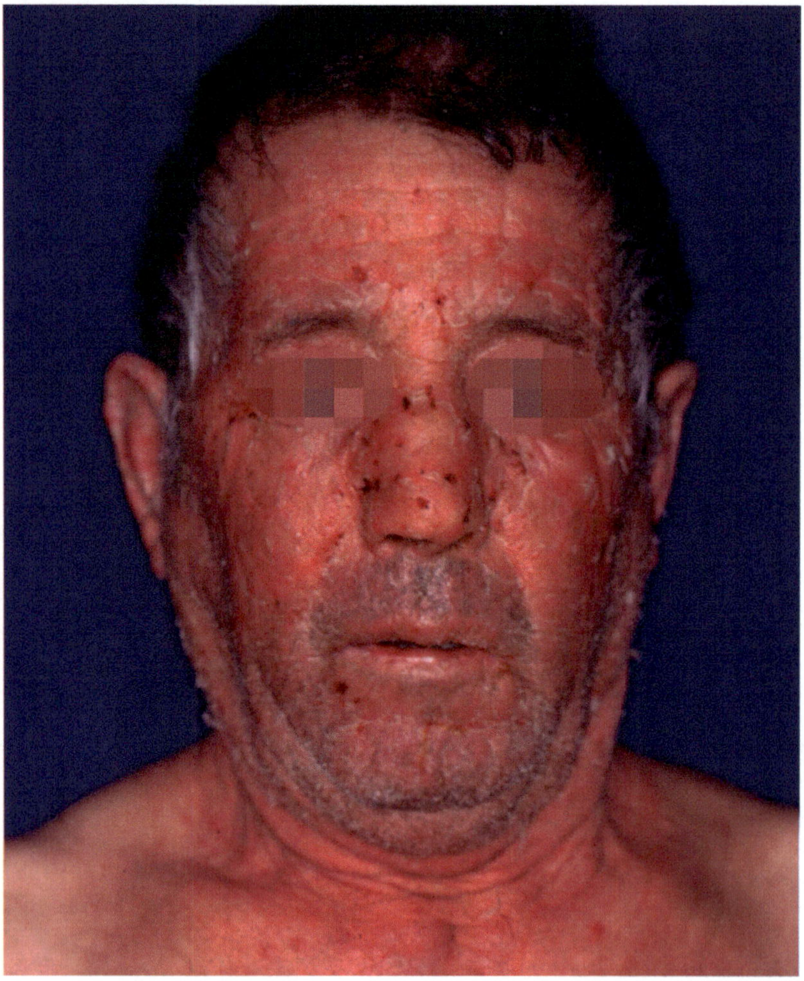

Fig. 7.8 Subacute allergic contact dermatitis

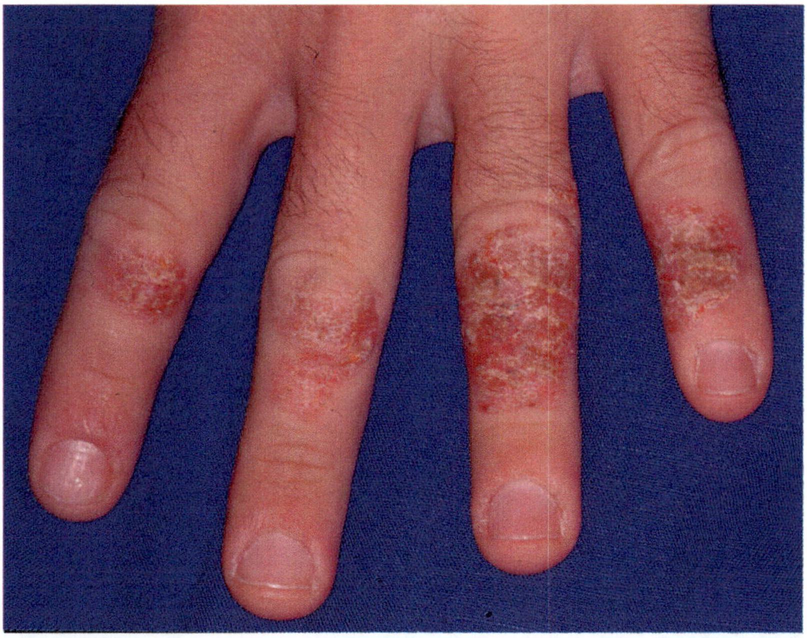

Fig. 7.9 Subacute allergic contact dermatitis

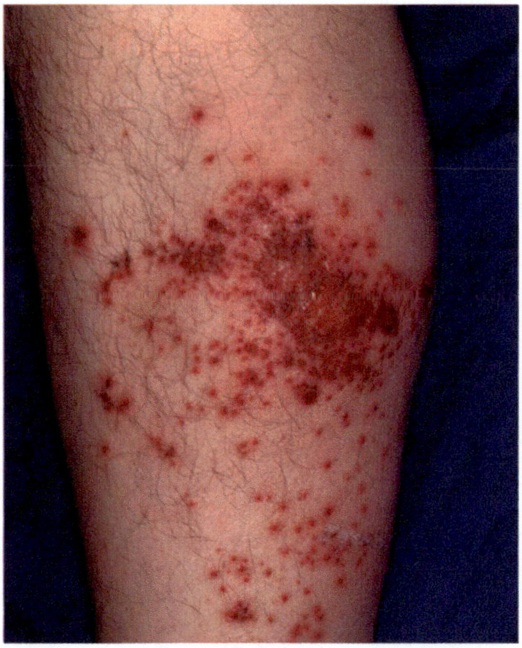

Fig. 7.10 Subacute allergic contact dermatitis

In clinical practice, therefore, it is common to observe a combination of the three phases, perhaps with one prevailing over the others.

7.4 Clinical-Morphologic Varieties (Table 7.3)

7.4.1 Lichenified Eczema

The persistence of exposure to the culprit substance and continued scratching and rubbing of the lesions can cause the dermatitis to become chronic, taking on the appearance of a lichen simplex dermatitis. The picture includes raised, infiltrative, very pruriginous patches with clearcut margins, that can range in color from dark red through greyish to purple. The skin folds are strongy accentuated and the lesions are figured, featuring squares, rectangles, or small irregular lozenges. On the surface of the raised patches there are hyperkeratosis and excoriations due to scratching, and so scabbing.

Allergic lichenified eczema can be differentiated from lichen simplex by the presence of symmetrical patches characterized by prevalent peripheral papulo-vesicular lesions. The involvement of particular sites is also characteristic, suggesting allergizing

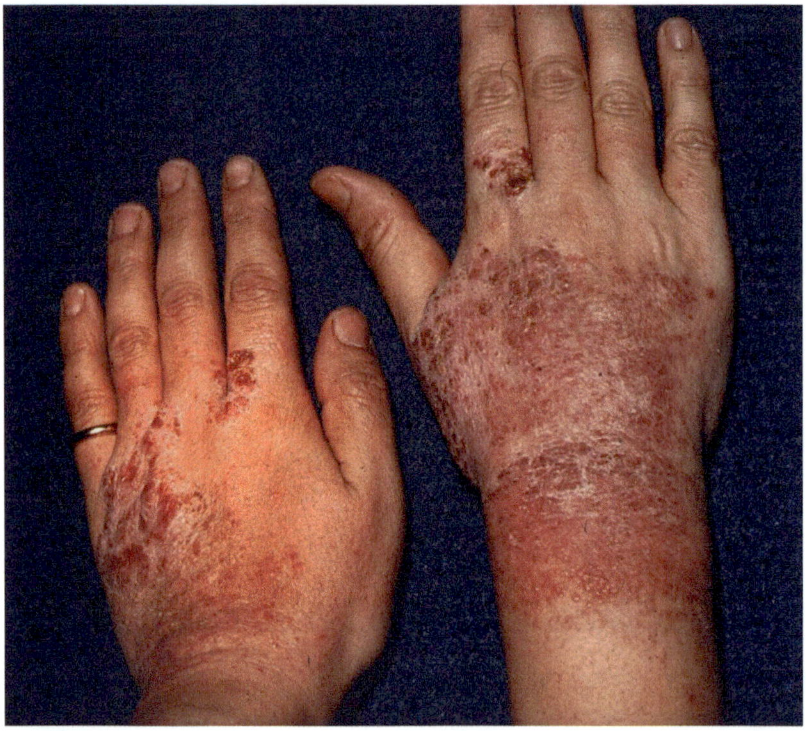

Fig. 7.11 Subacute allergic contact dermatitis (Reproduced by Meneghini and Angelini [1])

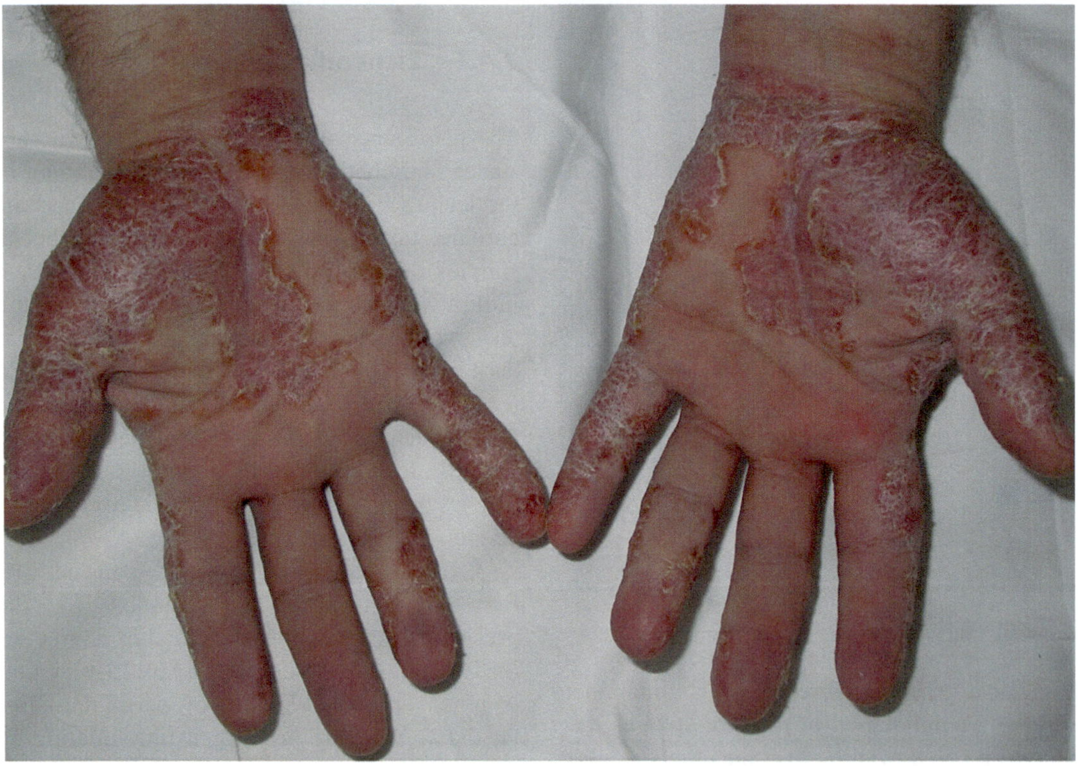

Fig. 7.12 Subacute allergic contact dermatitis

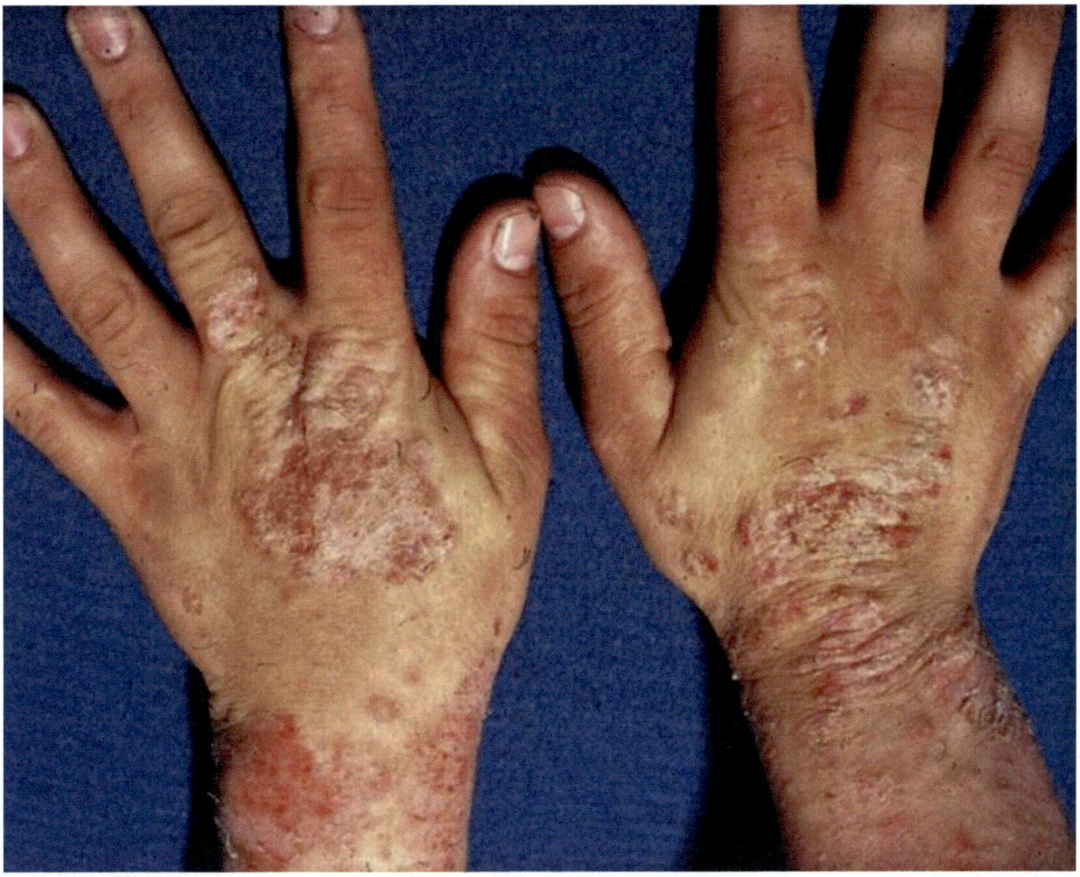

Fig. 7.13 Chronic allergic contact dermatitis

contacts (posterior region of the neck due to nickel sensitization to necklace hooks, or shampoo additives; arches of the feet due to allergy to chromium or shoe dyes; antero-lateral face of the thighs due to sensitization to phosphorus sesquisulfide in matches or other objects carried in the trouser pockets).

7.4.2 Hyperkeratotic Eczema

This clinical variant affects the palmar and plantar regions. The clinical picture features marked hyperkeratosis with deep ragade-like splitting of the skin. There is nearly always also nail dystrophy. The dermatitis can affect a part or the entire palmar or plantar surface.

This picture shows a chronic, particularly retractory course, and may not be preceded by a vesicular phase. The irregular, blurred margins of the patches, the pruritus, evolution as recurrent 'poussées' and improvement if the harmful contact is removed, as well as any presence of eczematous lesions in other sites, can be helpful in the differential diagnosis with psoriasis or palmo-plantar ringworm. Differential diagnosis with irritant hperkeratotic dermatitis can be clarified by patch testing.

Hyperkeratotic allergic palmar eczema is not infrequently observed in dentists. Contact with vegetables (tulip bulbs, garlic) and epoxy resins can induce the same picture.

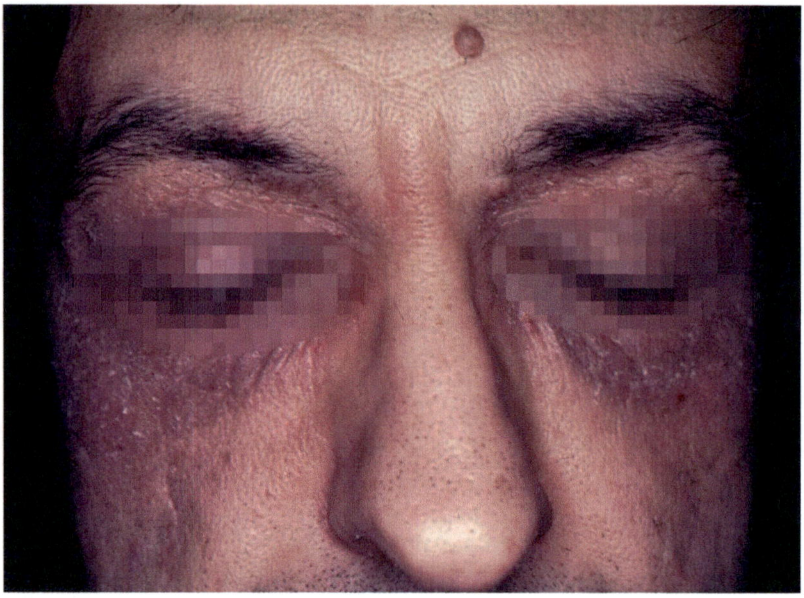

Fig. 7.14 Chronic allergic contact dermatitis

Table 7.3 Clinical-morphologic varieties of allergic contact dermatitis

Lichenified eczema
Hyperkeratotic eczema
Nummular (discoid) contact dermatitis
Eczema prurigo
Nodular prurigo
Airborne allergic contact dermatitis
Fingertip eczema
Secondary infected contact dermatitis
Noneczematous contact dermatitis
Chemical eczematous lymphangitis
Eczema of the nails
Systemic contact dermatitis
Pigmented contact dermatitis

7.4.3 Nummular (Discoid) Contact Dermatitis

Allergic contact dermatitis can also present with a picture of nummular, or discoid eczema (Figs. 7.15, 7.16, and 7.17) [35, 36]. Unlike forms of endogenous origin, that are generally diffuse, nummular contact eczema mainly affects the backs of the hands and the forearms. The lesions are of various sizes, ranging from 1 to 5 cm, and have clearcut margins; they are raised, papulo-vesicular and scabbed.

The course of the disease is chronic and recurring and it features intense pruritus. It is not caused by any haptens in particular, although in rare cases it can be linked to nickel allergy [35].

7.4.4 Eczema Prurigo

Allergic contact dermatitis of eczema prurigo type was described by Meneghini [1, 37, 38]. It is observed above all in builders, known as "cement scabies", in nickel-workers, and those handling epoxy resins and phenol-formaldehyde products, as well as those exposed to hyacinth bulbs ("hyacinth itch"). It usually affects elderly subjects with an emotional, neurotic temperament. A warm, damp climate, overheated environments and intense sweating seem to be favoring factors.

The initial objective lesions are quite mild, of erythemato-papulo-vesicular type and punctiform (Fig. 7.18), but the morphological picture

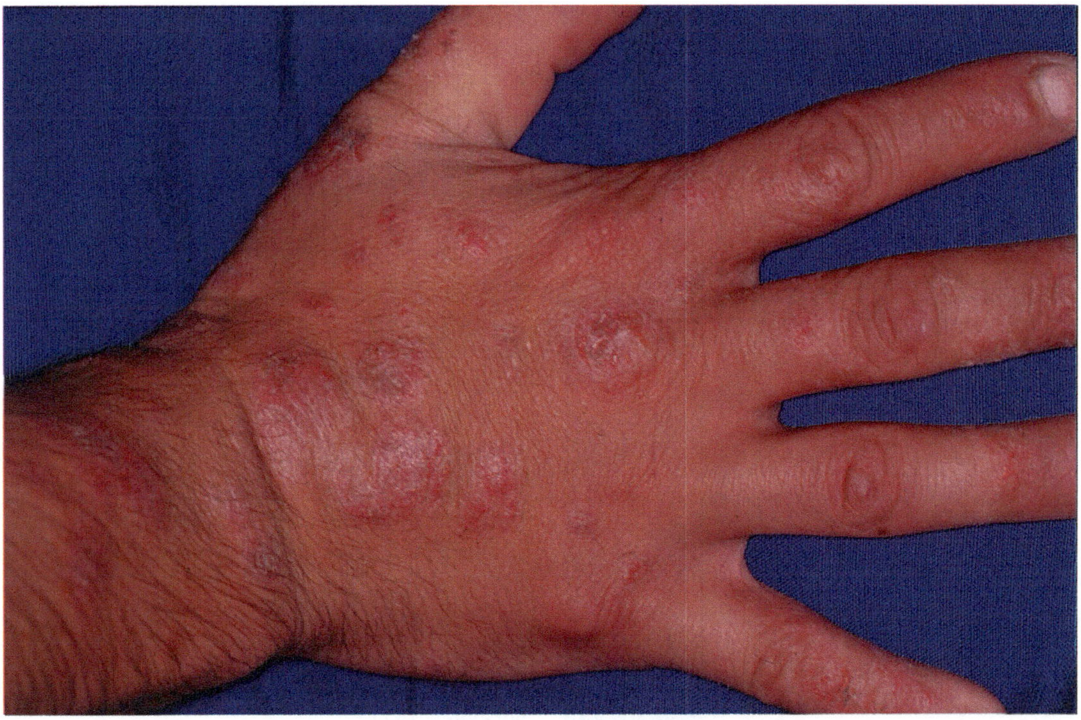

Fig. 7.15 Nummular allergic contact dermatitis by chromium

is soon complicated by scratching, that causes abrasions and serohematic scabs (Fig. 7.19). The dermatitis is widespread, with bilateral symmetrical involvement of the limbs (above all the arms, at the elbow folds) and the trunk, not necessarily preceded by a primary localization on the hands or forearms.

The complaint, that sometimes acquires the clinical aspects of adult prurigo simplex, and also mimics the objective signs of scabies, progressively becomes polymorphic, featuring different elements according to the various stages of evolution: papules, blisters, abrasions, exudation, scabs, lamellar or dandruff-like desquamation, lichenification. Bacterial complications frequently ensue, with lymph node involvement.

7.4.5 Prurigo Nodularis

Positive patch test results related to both occupational and non occupational exposure are obtained in 78% of subjects with prurigo nodularis. Avoidance of the hapten yields an evident improvement of the dermatitis [39].

Apart from cases of contact allergy in subjects with prurigo nodularis, generallly linked to topical medicaments used to treat the dermatitis, in some subjects with allergic contact dermatitis that started with leg ulcers, we have observed idic manifestations of prurigo nodularis type (Fig. 7.20).

7.4.6 Airborne Allergic Contact Dermatitis

The clinical symptoms of airborne allergic contact dermatitis are those of common allergic contact dermatitis. It has a peculiar localization, the most commonly affected sites being those exposed to the air: face, décolleté, neck, hands, forearms, and legs in women. On the face, the dermatitis particularly affects the eyelids, sometimes featuring intense edema. The conjunctiva are also often involved (see Chap. 11).

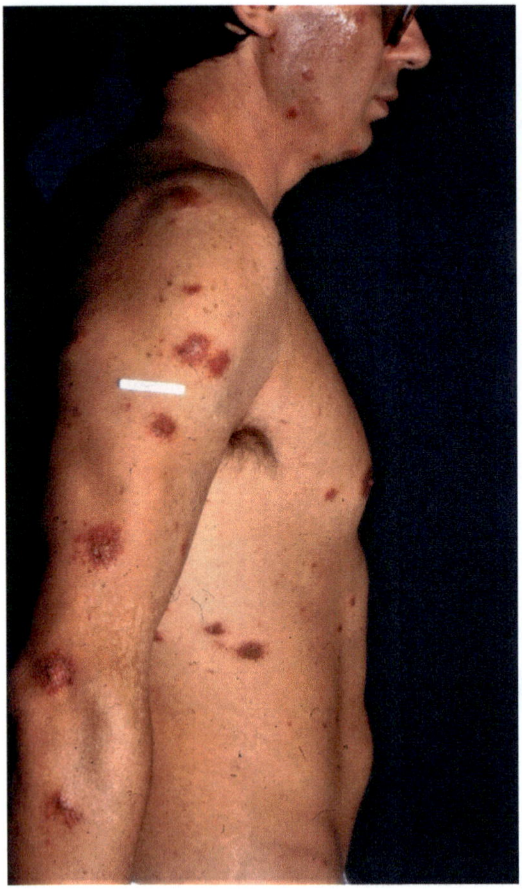

Fig. 7.16 Nummular allergic contact dermatitis by sulfamide

In such cases differential diagnosis must be made with allergic contact photodermatitis, although in the latter the 'shaded' areas typically involved, like the triangle under the chin, posterior face of the neck, retroauricular regions and scalp, are spared. In cases of airborne contact allergy, moreover, the margins of the dermatitis are blurred rather than clearcut like they are in photodermatitis.

In cases where solid particles (dusts, resins) penetrate or slip beneath clothing, the dermatitis also affects covered areas and especially the skin folds. In occupational settings, airborne allergic contact dermatitis is generally associated with direct contact dermatitis of the hands [32, 33]. A peculiar picture of airborne allergic contact dermatitis is diffuse, symmetrical exanthema primarily localized in the skin folds (axillae, popliteal and antecubital folds) and the internal face of the thighs ("baboon syndrome") [40].

7.4.7 Dry Eczema of the Hands

The palms and flexory faces of the fingers, or only the latter, can present allergic contact dermatitis as from the first contact, with poorly delimited patches of dry, finely scaling skin; this is sometimes associated with a weak underlying erythema. The dermatitis can also affect only the fingertips ("fingertip eczema"), that will appear grooved by small ragade-like fissures. This picture is quite often observed in housewives (Fig. 7.21), cooks and dental technicians, and can be difficult to differentiate from cumulative irritant contact dermatitis. However, patch tests will show positive reactions to nickel, chromium (Fig. 7.22) garlic and acrylates [41].

7.4.8 Secondary Infected Contact Dermatitis

Although only infrequently, allergic contact eczema can become infected due to superimposed pyogenic, staphylococcal or streptococcal germs. The clinical picture is complicated by pustules or cellulitis; in both cases the picture is associated with lymphangitis, and satellite lymphadenitis; fever and generalized malaise are common. The erythema underlying the contact dermatitis is accentuated and a yellowish exudate appears, that collects in honey-colored scabs. This picture needs to be differentiated from microbial eczema. Occasionally, a symptoms triad can be observed on the hands, consisting of eczema, lymphedema and lymphangitis. This follows recurrent streptococcal complications and repeated lymphatic involvement. Over time, both the eczematous dermatitis and lymphedema become chronic and worsen at each subsequent lymphangitis episode. The edema is initially intermittent but becomes irreversible, extending to the forearms [42, 43].

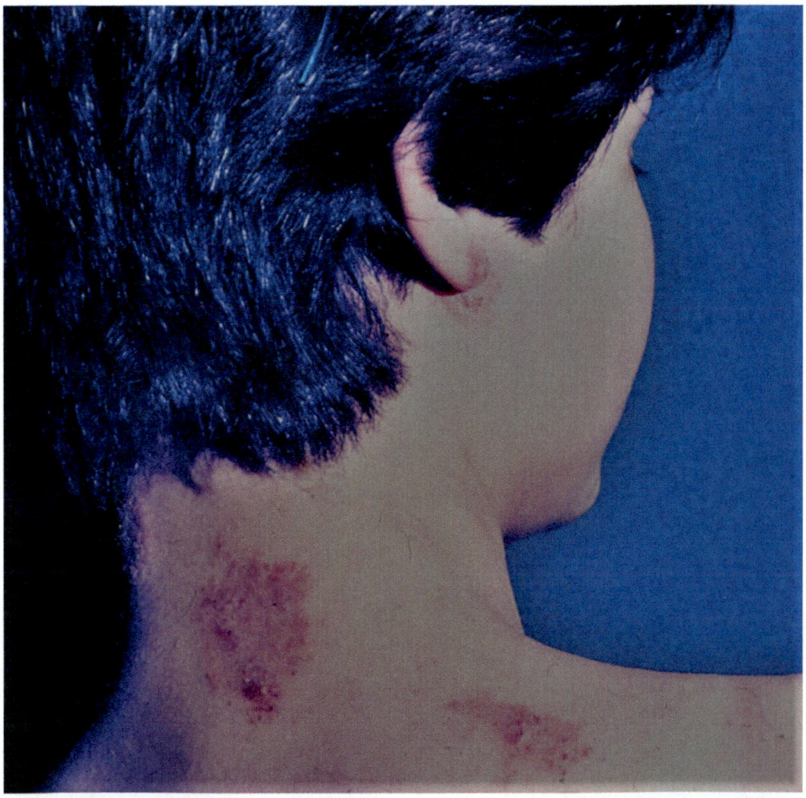

Fig. 7.17 Nummular allergic contact dermatitis by nickel

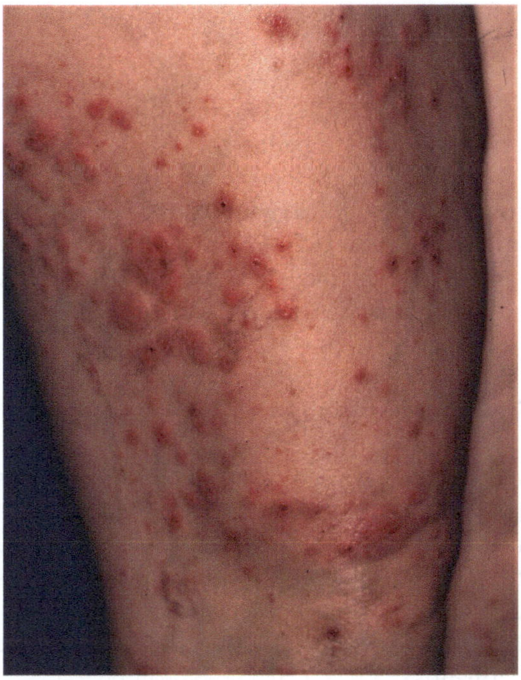

Fig. 7.18 Eczema prurigo: erythemato-papulo-vesicular lesions

7.4.9 Chemical Eczematous Lymphangitis

The risk of penetration of harmful substances in the skin, that can provoke 'chemical lymphangitis' must be borne in mind. This can be differentiated from bacterial lymphangitis by the absence of systemic symptoms and adenopathy. Chemical lymphangitis can be the first sign of a contact allergy developing on a preexisting irritant contact dermatitis (Fig. 7.23). It can also follow allergic contact dermatitis (Figs. 7.24, and 7.25), albeit exceptionally, or yield a positive intradermic test, to metals for example (Figs. 7.26, and 7.27).

7.4.10 Eczema of the Nails

Allergic contact dermatitis of the fingers is often accompanied by nail involvement due to inflammation of the nail matrix. The most common lesions of this onychopathy are cribbing and

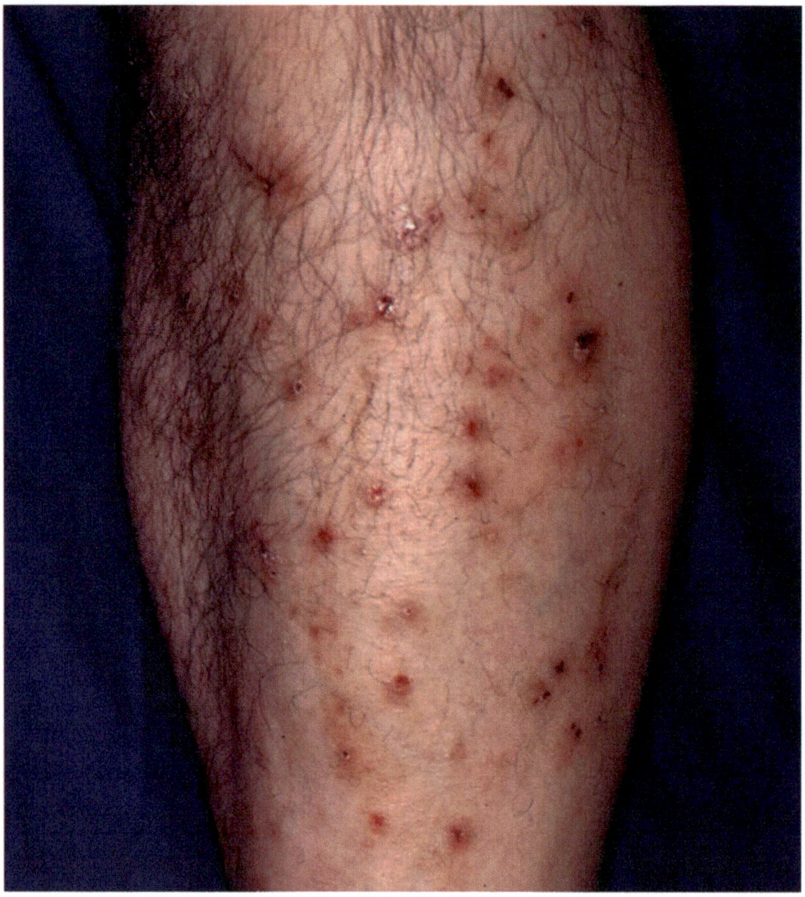

Fig. 7.19 Eczema prurigo: papules, abrasions and serohematic scabs

a rough surface of the nail, transverse grooves (the number of these may reflect the number of recurrences of the dermatitis), disappearance of the lunula, subungual hyperkeratosis, distal and lateral onycholysis, and even a more or less complete, irreversible destruction of the nail. Allergic contact dermatitis from formaldehyde-based hardening resins in nail polish and acrylates used to build up artificial nails can cause severe damage to the nails, that may well be irreversible [44].

7.4.11 Consort and Connubial Dermatitis

Contact with rubber condoms can cause genital eczema in women. In males, contact dermatitis of the penis can develop due to contraceptive creams used by the partner.

Women can develop allergic contact dermatitis on the face due to contact with the partner's aftershave lotion [45]. Fresh hairdye can induce sensitization in the other partner. This is the so-called 'procured' allergy phenomenon.

7.4.12 Miscellanea

All forms of noneczematous contact dermatitis [46] (see Chap. 10) and systemic contact dermatitis [47–49] (see Chap. 13) must be added to the above clinical pictures. These forms can also be associated with classic eczema foci (that are generally superimposed on the dermatitis).

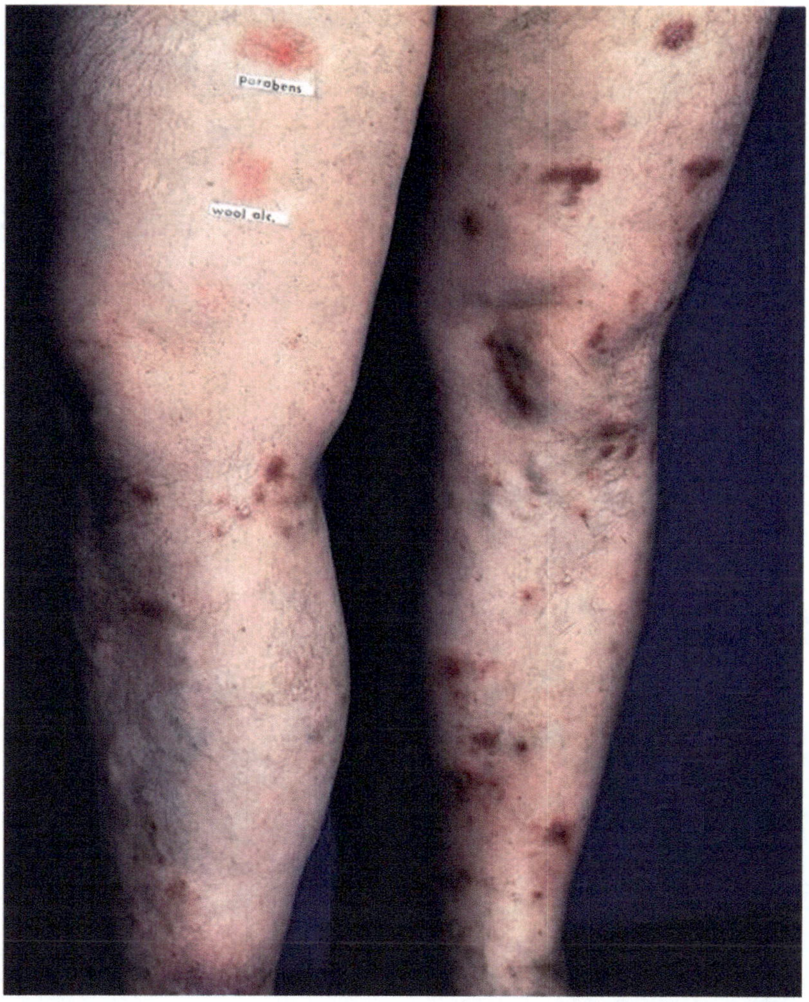

Fig. 7.20 Allergic contact dermatitis on stasis eczema and idic eruption prurigo nodularis-like

7.5 Clinical Features in Specific Groups of Individuals

Particular groups of subjects can present some clinical peculiarities.

Allergic contact dermatitis is common in children [29, 50–52]. The sensitization pattern is the same as in adults (see Chap. 18). A commonly involved site is the feet, related to allergens present in shoes or colored socks.

In the elderly, contact allergy is more often linked to topical medicaments [53]. The clinical picture is usually less inflammatory and exudative than in younger subjects, and desquamation is the most prominent aspect. Dry skin associated with the commonly poor moisturization in the elderly can cause a peculiar cracked eczema craquelé (asteatotic) with superficial breaks in the skin surface and modest erythema.

Black and dark-skinned individuals in general can develop infiltration and hyperpigmentation, especially in cases of chronic contact dermatitis, to a much greater extent than fair-skinned subjects. The dermatitis often takes on aspects of lichen simplex chronicus [54].

Subjects with atopic dermatits who then develop contact allergy often show worsening of the dermatitis, together with the superimposed

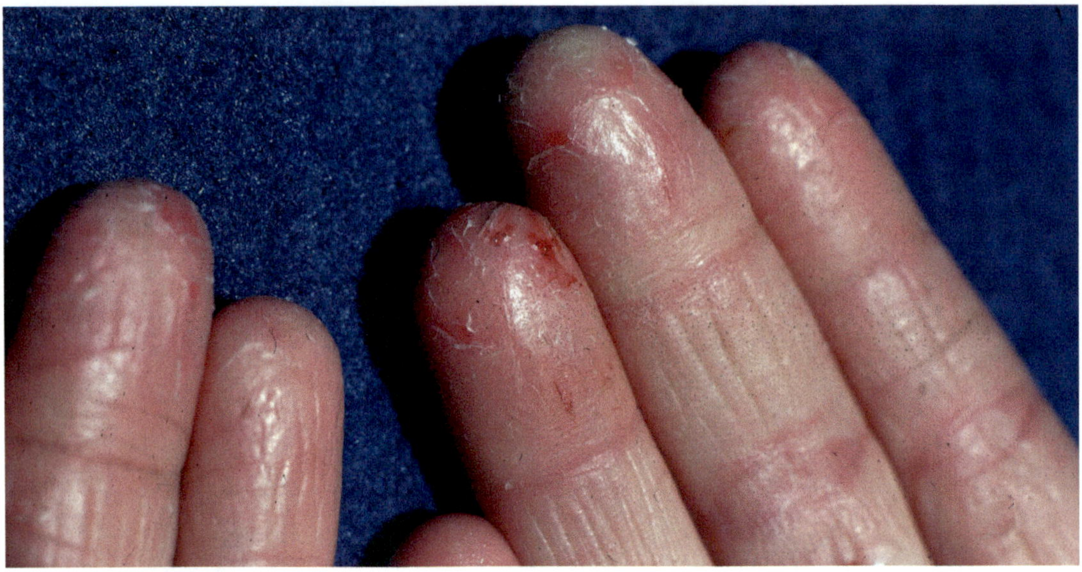

Fig. 7.21 Fingertip allergic eczema in housewive

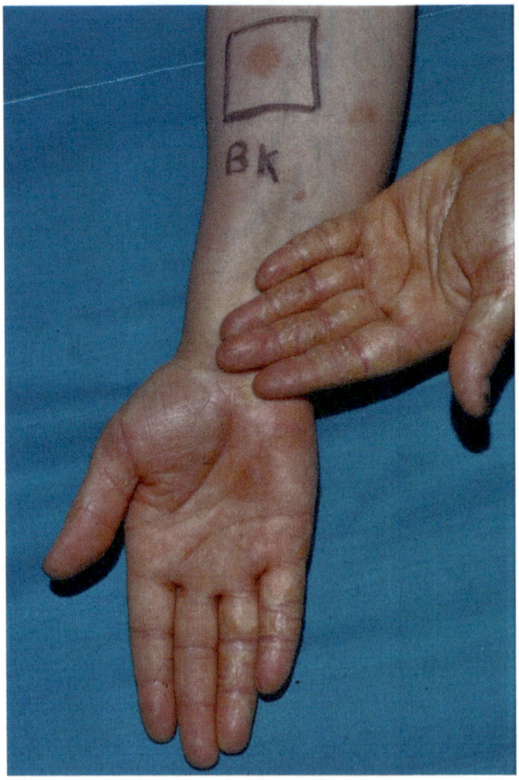

Fig. 7.22 Dry allergic contact dermatitis of the palms to chromium

picture of allergic contact dermatitis. As regards the much debated question of a relation between atopy and contact sensitization, data in literature show that there is no difference between the proportion of atopic subjects developing contact allergy as compared to non atopic subjects [29, 55] (see Chap. 19).

7.6 Clinical Features Associated with Specific Allergens

It is not usually easy to trace the substance that induced the allergic contact dermatitis based on the clinical-morphological picture, although some clinical patterns can indicate a particular group of substances, or even a specific allergen (Table 7.4).

Erythemato-Micropapulo-Vesicular Pattern. This is the pathognomonic pattern of allergic contact dermatitis due to nickel (Figs. 7.28, and 7.29). The pinhead-sized, or sometimes millet-sized eruptions are pinkish, only slightly raised and scarcely exudative. These elements tend to remain isolated and are often located in follicular sites [1, 56, 57]. They can surround the starting focus, that features the classic aspects

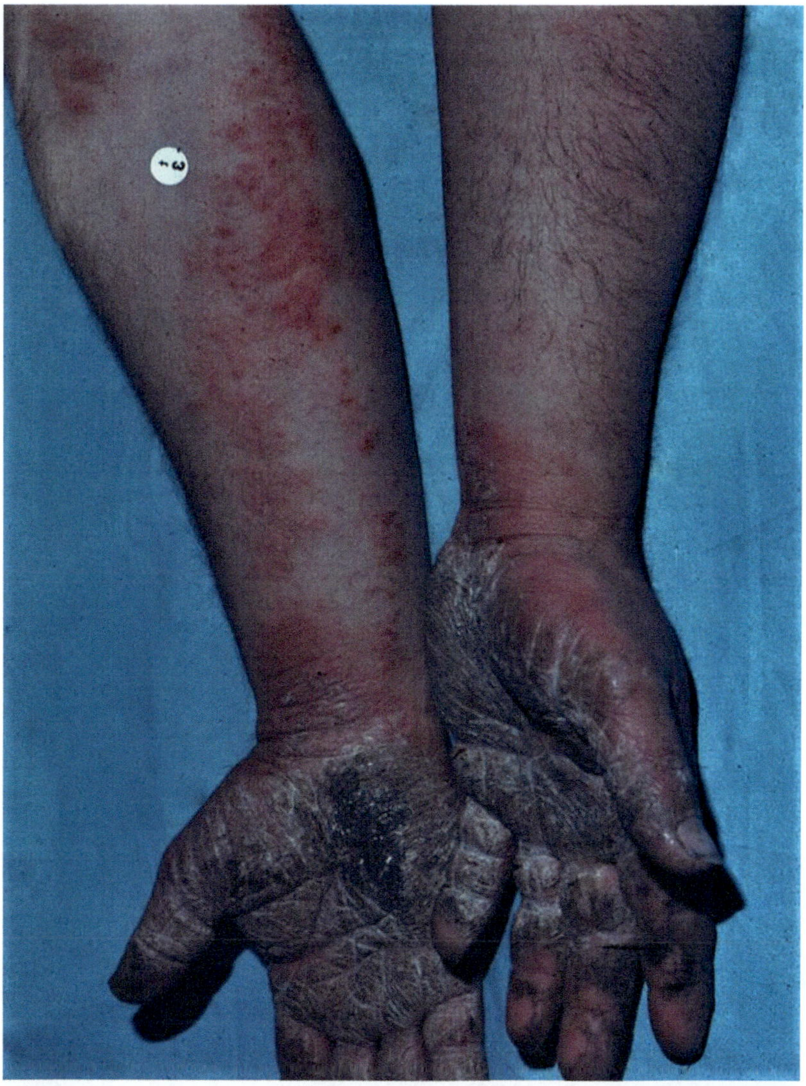

Fig. 7.23 Chemical lymphangitis as sign of contact allergy on pre-existing irritant contact dermatitis of the hands

of eczema, but are sometimes observed at a distance from it.

Erythemato-Papulo-Vesicular Pattern. This is pathognomonic to allergic contact dermatitis to sulfamide (Figs. 7.30, 7.31, and 7.32). The lesions appear at a distance from the starting focus, are the size and shape of lentils, and intensely erythematous, fairly infiltrated and highly exudative. They tend to remain isolated [1, 58–62].

Erythemato-Bullous Pattern. Palmo-plantar dyshidrotic eczema can present bullous lesions. Bullae can also be observed in cases of allergic contact photodermatitis to sulfamide. Non-steroid anti-inflammatory drugs (NSAIDs) for topical use nearly always induce erythemato-vesico-bullous pictures (Fig. 7.33) [58, 59, 62].

Erythemato-Edematous Pattern. Allergic contact photodermatitis to topical anti-histamines, especially with promethazine, is characterized by intensely erythemato-edematous lesions, while the exudative component is scarse or lacking; bullae can exceptionally be observed. The

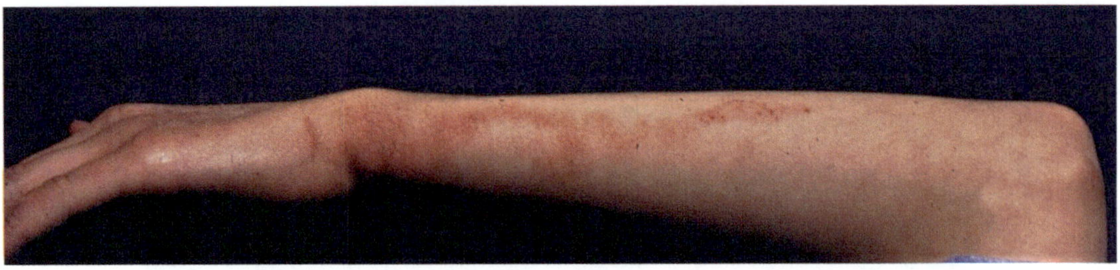

Fig. 7.24 Chemical lymphangitis starting from allergic contact dermatitis of the hands

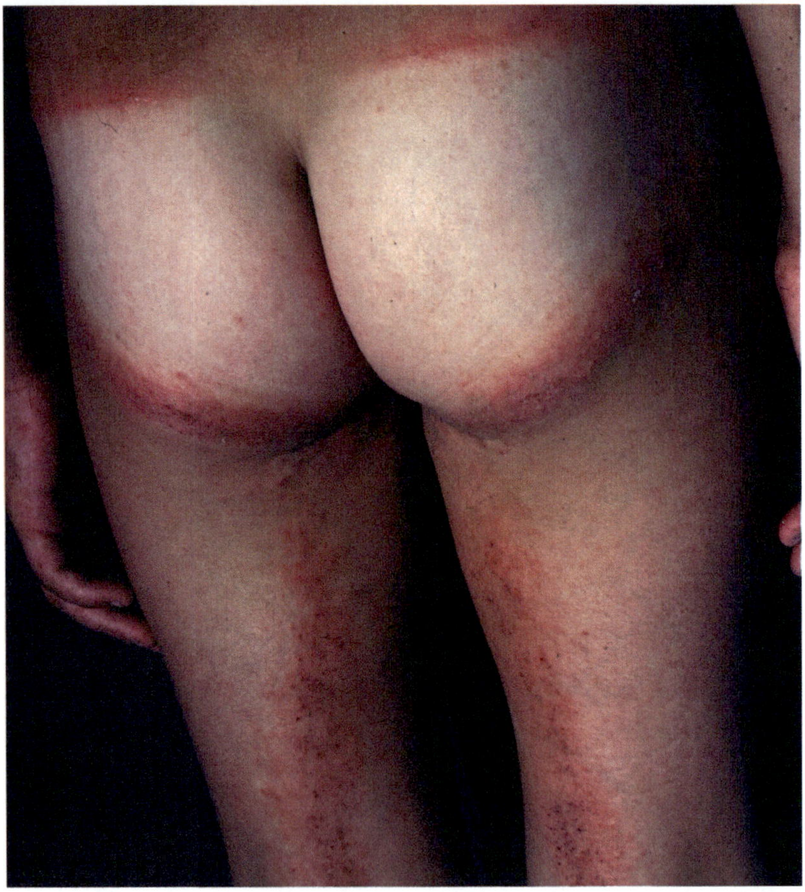

Fig. 7.25 Chemical lymphangitis of the legs starting from allergic contact dermatitis to mercaptobenzothiazole in elastic of pants

affected skin is very smooth and shiny, and of a peculiar, homogeneous bright red or lilac hue (Fig. 7.34) [1, 58, 59, 61–63].

Erythema Multiforme-like Pattern. Various substances for topical but above all systemic use (see Chap. 10) can induce noneczematous contact dermatitis of erythema multiforme-like type (Fig. 7.35) [45, 59, 62]. The topical medicament pathognomonically inducing this type of eruption alone is pyrrolnitrin. The lesions are firstly limited to the contact area but rapidly spread away, sometimes over the entire skin

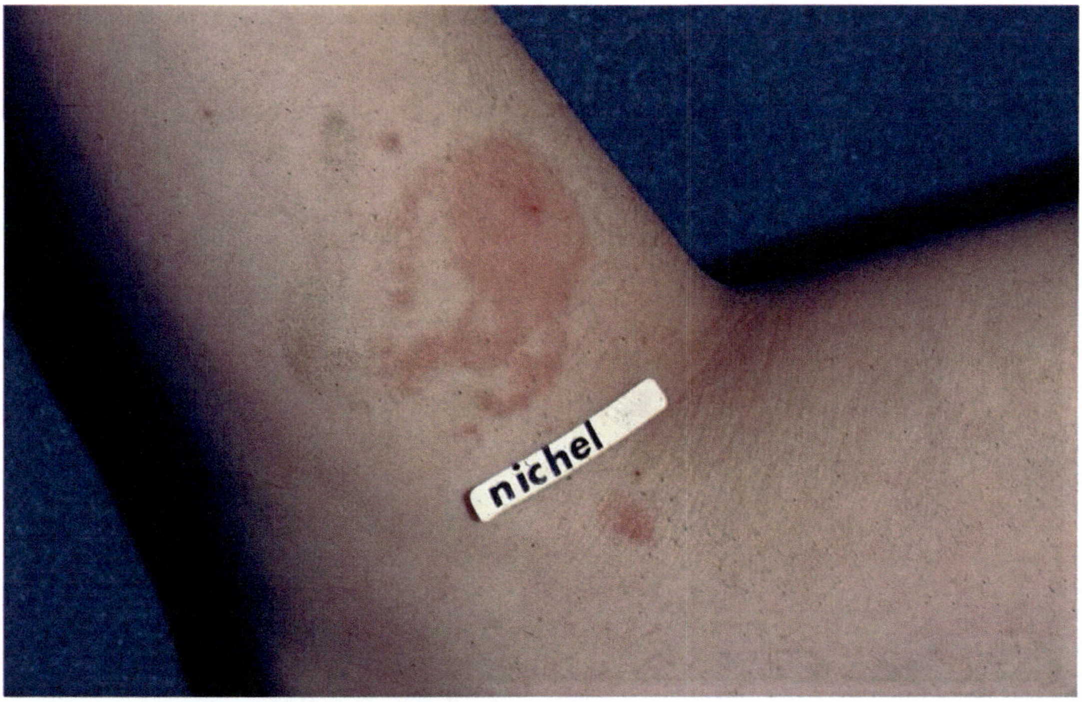

Fig. 7.26 Chemical lymphangitis from intradermal test with nickel

surface. Cockade lesions, isolated or confluent, feature little exudation [64, 65].

Streaked Pattern. Linear contact dermatitis in exposed sites is linked in particular to chemical agents (caustics, bergamot essence, plants) or biotic (Coelenterates) irritant or phototoxic substances [63, 66].

Some plants, like poison ivy and oak [67] and *Ficus carica* [68, 69] can induce linear variously figured erythemato-vesico-bullous lesions due to an allergic mechanism. Resolution of the dermatitis is followed by marked hyperchromia that can last some months.

Contact Pattern. In many cases the allergic eczematous reaction occupies exactly the same site as the contact with the causal agent. This clinical variety, whose aetiology is often recognized by the patient, too, presents with classic lesions indicating particular substances. The most typical example is nickel dermatitis often affecting only the site of contact with the metal object (spectacle frames, bracelets, watch bands and cases, rings, jeans buttons, earrings) (Figs. 7.36, 7.37, and 7.38). In the past, sites of contact with nickel-plated stocking suspender clasps and the metal hooks on brassieres were involved for the same reasons.

The contact pattern of nickel dermatitis also depends on cultural tradition, the patients group studied, as well as climatic factors. Sweating at high temperatures, for example, increases the release of nickel from nickel-plated items [70]. In Kuwait, the most typical site of nickel dermatitis in men is where the skin comes in contact with metal studs in undergarments [71]; other very common sites in men are under blue jeans buttons and under watch-bands [72]. Less usual sites are those of a Dermojet injection [73] and of closure of surgical wounds with skin clips [74].

Leather, plastic or rubber watch bands, wooden bracelets and elastics in clothing can also give rise to this clinical pattern, as can chemicals contained in medicament supplies like adhesive plasters and antirheumatism strips (see Chap. 8). Ornamental tattoos can also give rise to typical contact patterns (Figs. 7.39, 7.40, and 7.41).

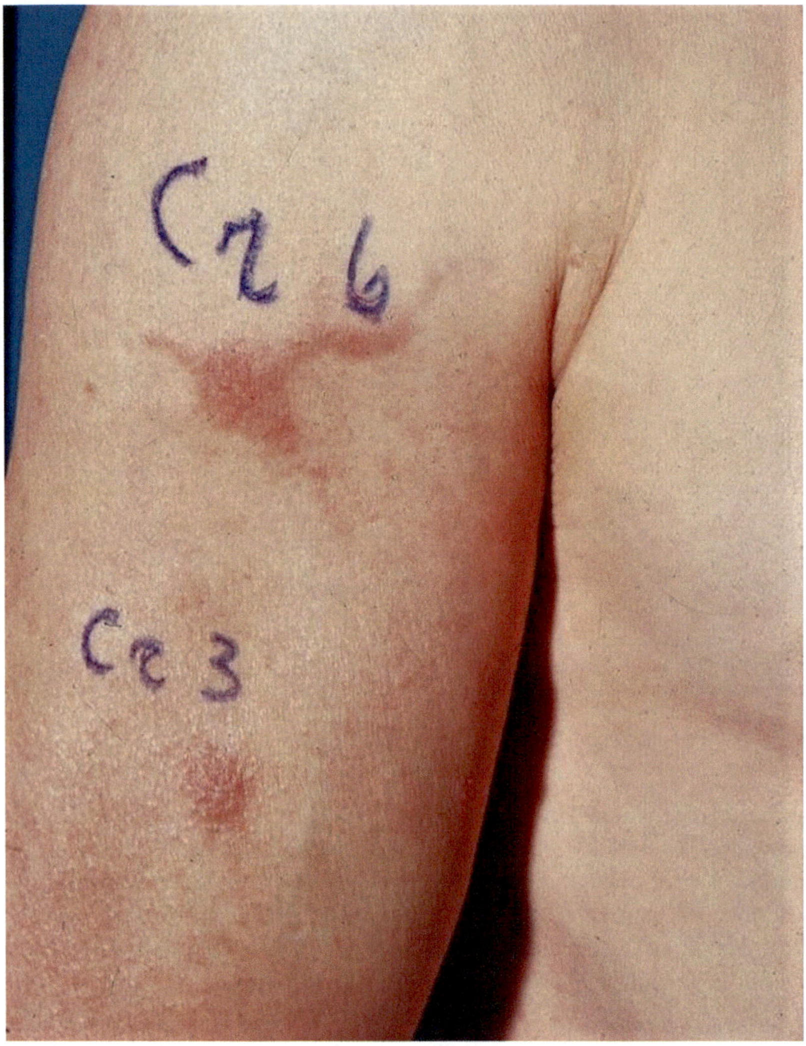

Fig. 7.27 Chemical lymphangitis from intradermal test with chromium

7.7 Ectopic Dermatitis

Depending on the site of the primitive allergic contact dermatitis focus, it is usually possible to trace back to the triggering noxa, although not always. The relation between the primitive site and the causal substance is not evident in the case of ectopic contact dermatitis, for instance, as in the classic example of nail polish dermatitis. The nails are not permeable to the allergen and eczema around the fingernails is occasionally observed. A common habit of scratching the eyelids or neck, or the external genitals, even when nail varnish has only recently been applied can induce contact dermatitis in these sites. Another example is the male genitals, due to transferring occupational allergens present on the hands during micturition.

7.8 Eczematous Eruptions at a Distance

These are also known as 'idic' eruptions, and are a peculiar characteristic of allergic contact dermatitis (Figs. 7.42, 7.43, and 7.44).

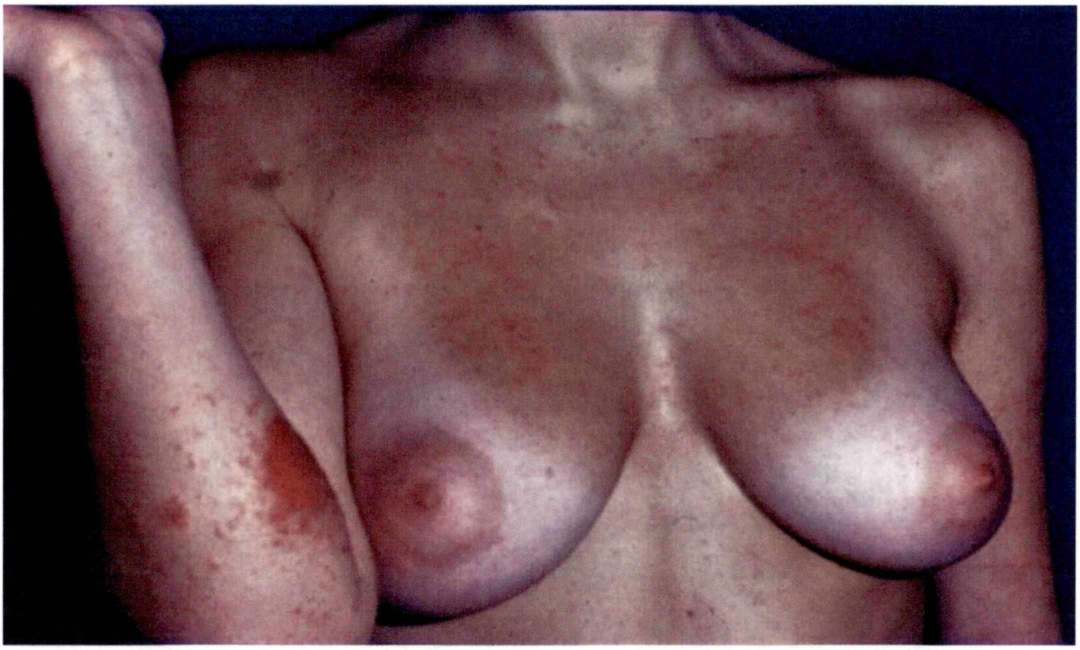

Fig. 7.28 Erythemato-micropapulo-vesicular contact dermatitis due to nickel

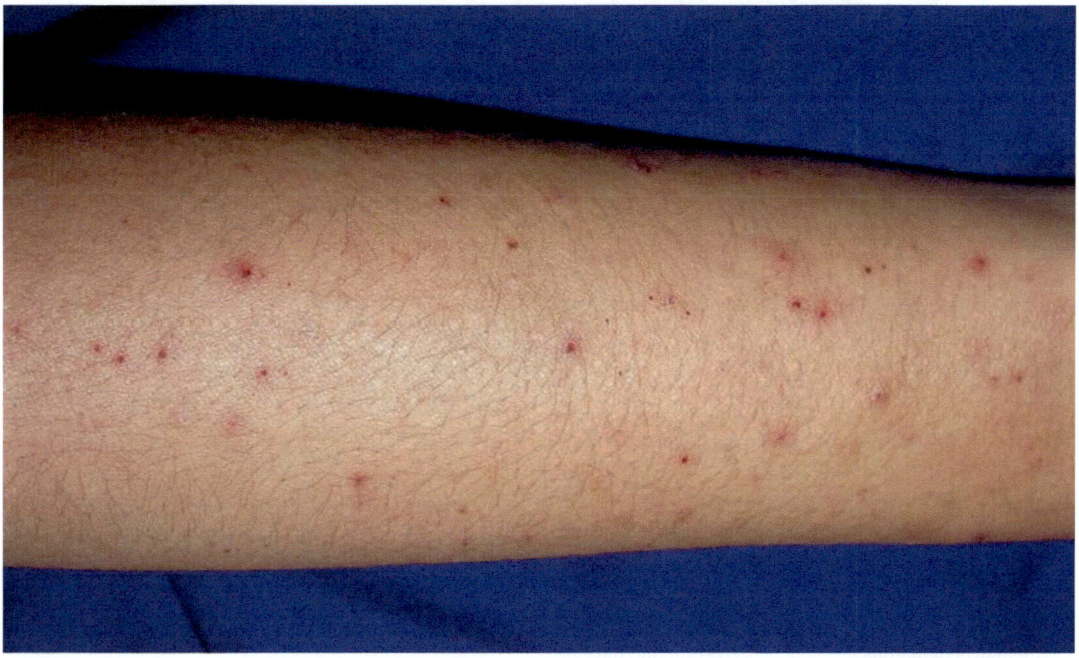

Fig. 7.29 Erythemato-micropapulo-vesicular contact dermatitis due to nickel (Reproduced with permission from Bonamonte and Coll [46])

Symmetrical lesions of a greater or lesser extension appear at a distance from the primitive focus where the original contact with the hapten occurred. Idic manifestations can be of eczematous type like those at the primary site, or show non classically eczematous morphologic

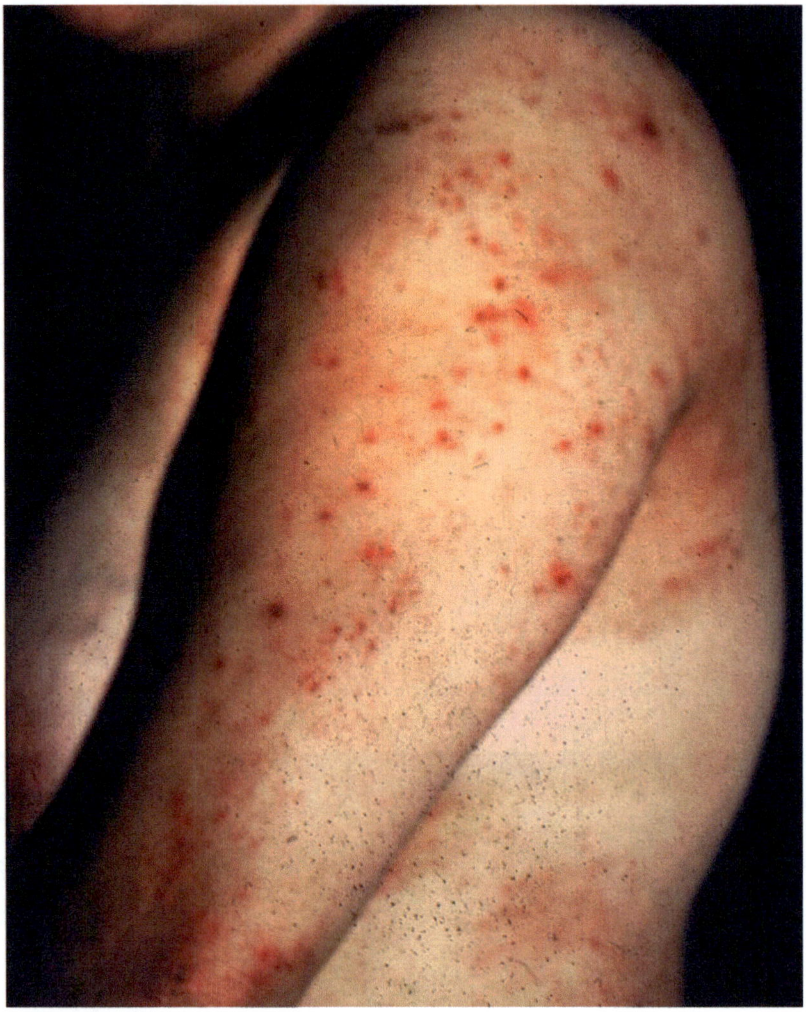

Fig. 7.30 Erythemato-papulo-vesicular contact dermatitis due to topical sulfamide

Table 7.4 Clinical varieties of allergic contact dermatitis associated with specific allergens

Clinical variety	Allergen
Erythemato-micropapulo-vesicular	Nickel
Erythemato-papulo-vesicular	Sulfamide
Erythemato-bullous	Sulfamide NSAIDs
Erythemato-edematous	Promethazine
Erythema multiforme-like	Pyrrolnitrin Various substances
Streaked dermatitis	Plants
Contact pattern	Various substances

aspects, such as an erythema multiforme-like appearance [60, 75].

7.9 Occupational Allergic Contact Dermatitis

Occupational allergic contact dermatitis is the typical example of a disease with a biphasic aetiology. In fact, in most cases it precedes a predisposing non allergic inflammatory phase due to irritant stimuli, often combined, or of a traumatic (pressure, friction, abrasion), chemical (solvents, detergents, alkalis, acids) or physical

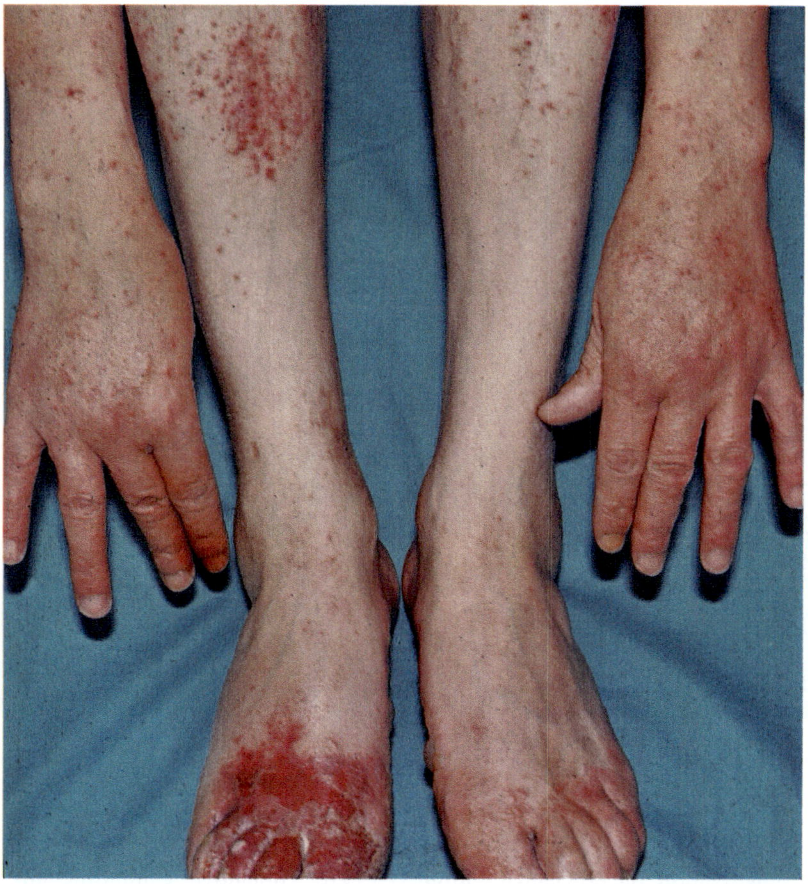

Fig. 7.31 Erythemato-papulo-vesicular contact dermatitis due to topical sulfamide

nature (heat, a warm damp climate, maceration, radiation, cold). Then the contact allergy to various allergens develops, whose type depends on the occupation.

This dermatitis has a clear predilection for the hands (especially the backs of the hands) and flexory faces of the forearms. It is less frequently localized on the palms. A primary localization on the face is also possible, due to airborne allergens.

As regards the clinical-morphological aspects, polymorphic erythemato-vesicular aspects are the most common, being scaly and scabbing, ragade-like and/or hyperkeratotic, often infiltrative, and the lesions are diffuse or in confluent patches.

7.10 Erythroderma

The spread of contact dermatitis, that can even progress as far as a picture of erythroderma, can be caused by multiple individual factors that are often obscure at pathogenic assessment. Continuous contact with the allergens responsible for the sensitization, or else inappropriate systemic or topical treatment can cause this grave but fortunately rare complication, observed in less than 1% of cases. Adult and elderly males are most often affected (85% vs. 15% in females) [1].

The causes can be those that determined the first contact allergy, but are often due to various topical treatments with an irritant or sensitizing action. These same medicaments can also give

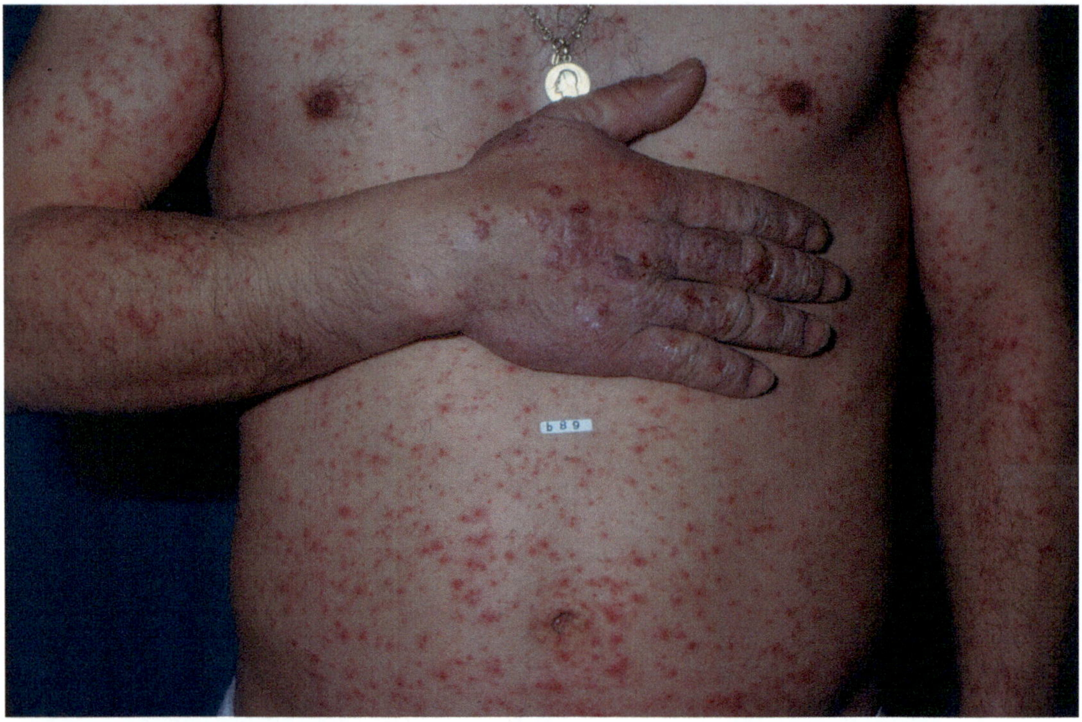

Fig. 7.32 Erythemato-papulo-vesicular contact dermatitis due to topical sulfamide (Reproduced with permission from Bonamonte and Coll [46])

rise to cross sensitization or polysensitization, wreaking further harm. Systemic drugs can also be the culprits in subjects with a prior contact allergy to the same substances (systemic contact dermatitis), or else haptens that are widespread in particular work environments (resins in powder form) (airborne contact dermatitis).

The result in all these cases is the spread of the dermatitis at a variably rapid rate. Clinically, the evolution is from a marked exudative phase with the erythemato-vesicular features of eczema, through a more congested, dry and scaly phase, to the loss of large quantities of corneal laminae (Figs. 7.45, 7.46, and 7.47). The onset of dystrophy of the nail laminae and hairs, and hyperplasia of the superficial lymph nodes also occurs (Fig. 7.48). In the last phase, the scaling is reduced, the skin appears infiltrated and the skin tone becomes reddish-brown.

The subjective symptoms are intense shivering due to heat loss, and crises of pruritus or erethism. In the long term, the patient develops complications: frequent diarrhea, episodes of bronchitis and lung trouble with fever, hypotension and cardiocirculatory collapse, that can lead to exitus within about 5–10 years from the start of the erythroderma process.

Laboratory tests show severe generalized damage: albuminuria, dysprotidemia, high ESR, reduced complement activity, electrolytic imbalances.

7.11 Concomitant Sensitization

When making the aetiopathogenic assessment of allergic contact dermatitis it is important to take into account particular factors such as polysensitization, co-sensitization, and cross-sensitization.

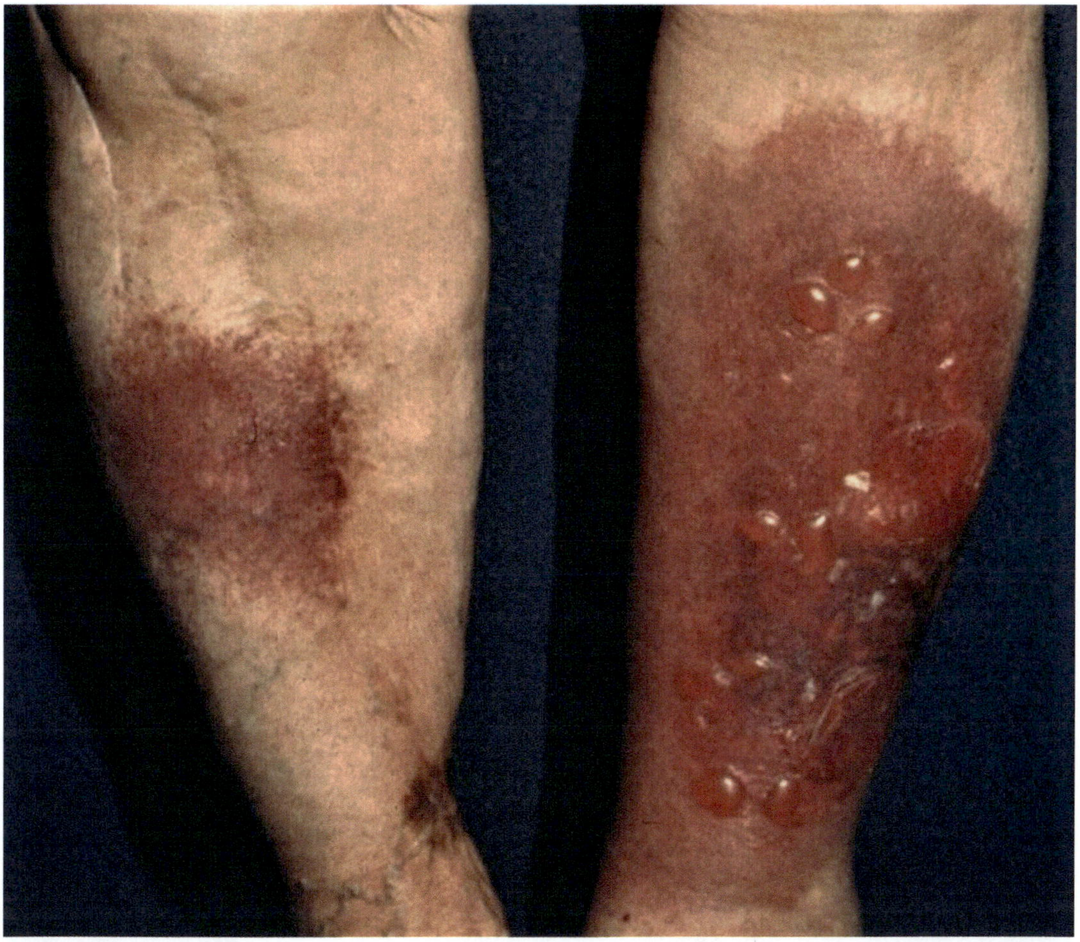

Fig. 7.33 Erythemato-bullous photocontact dermatitis due to topical non-steroid anti-inflammatory drugs

7.11.1 Polysensitization and Co-sensitization

Polysensitization is quite frequently observed. This is a positive patient reaction to various haptens that are not chemically correlated, present in different products (e.g. metals and topical medicaments). It is more often seen in subjects with recurrent dermatitis.

Co-sensitization is a variety of polysensitization linked to different products containing the same hapten (e.g. cosmetics and plants containing the same essence), or the same product containing several different haptens towards which the patient develops sensitization simultaneously (e.g. chromium and cobalt in cement, nickel and chromium in nickel chrome plating, nickel and cobalt in costume jewelry).

The multiple concomitant positive reactions observed in excited skin syndrome must be considered 'aspecific' until their relevance has been demonstrated.

7.11.2 Cross-Sensitization

In a subject initially sensitized to one hapten, named the "primary" allergen, relapse of the dermatitis can occur due to contact (direct, airborne or systemic contact) with another allergen

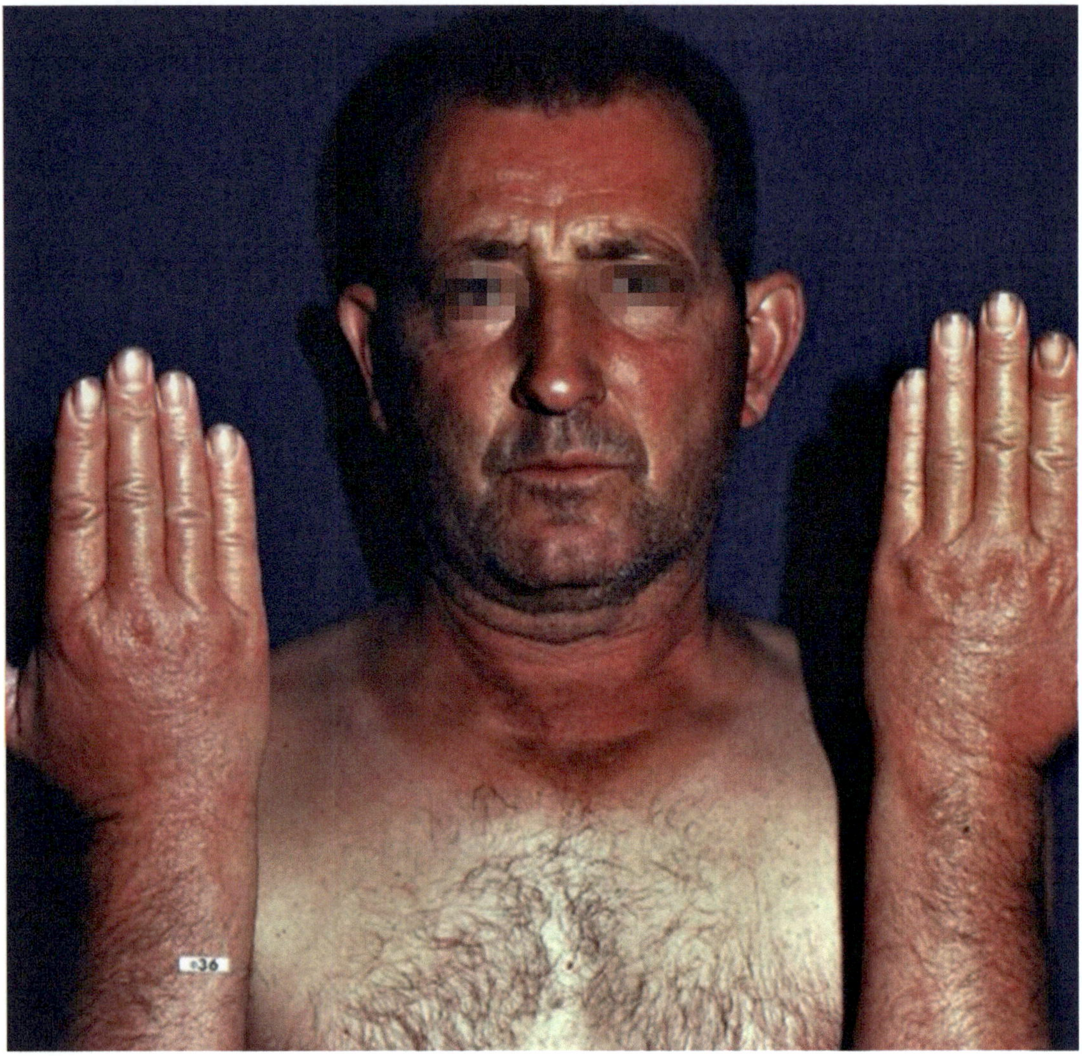

Fig. 7.34 Erythemato-edematous photocontact dermatitis due to topical promethazine

with a chemical and immunologic affinity. In such cases the new allergen is named the "secondary" cause.

The chemical, functional and/or structural analogies between the two substances will be such that the immune competent cells do not distinguish the secondary from the primary allergen. This phenomenon is denominated cross-sensitization or group sensitization [1, 76].

Comparison of the chemical functional and/or structural analogies of the different molecules, and the results of comparative tests, if made in a sufficient number of cases, make it possible to classify certain allergens in the cross-reaction allergy groups (Table 7.5). These studies also take into account any degradation products; for example, in cases of allergy to Disperse Orange 3, tests are usually positive to paraphenylenediamine, owing to the degradation of this dye in the latter substance. Following systemic studies of cross-sensitization, in 1954 Baer established some possible immunochemical relations between primary and secondary allergens [77]:

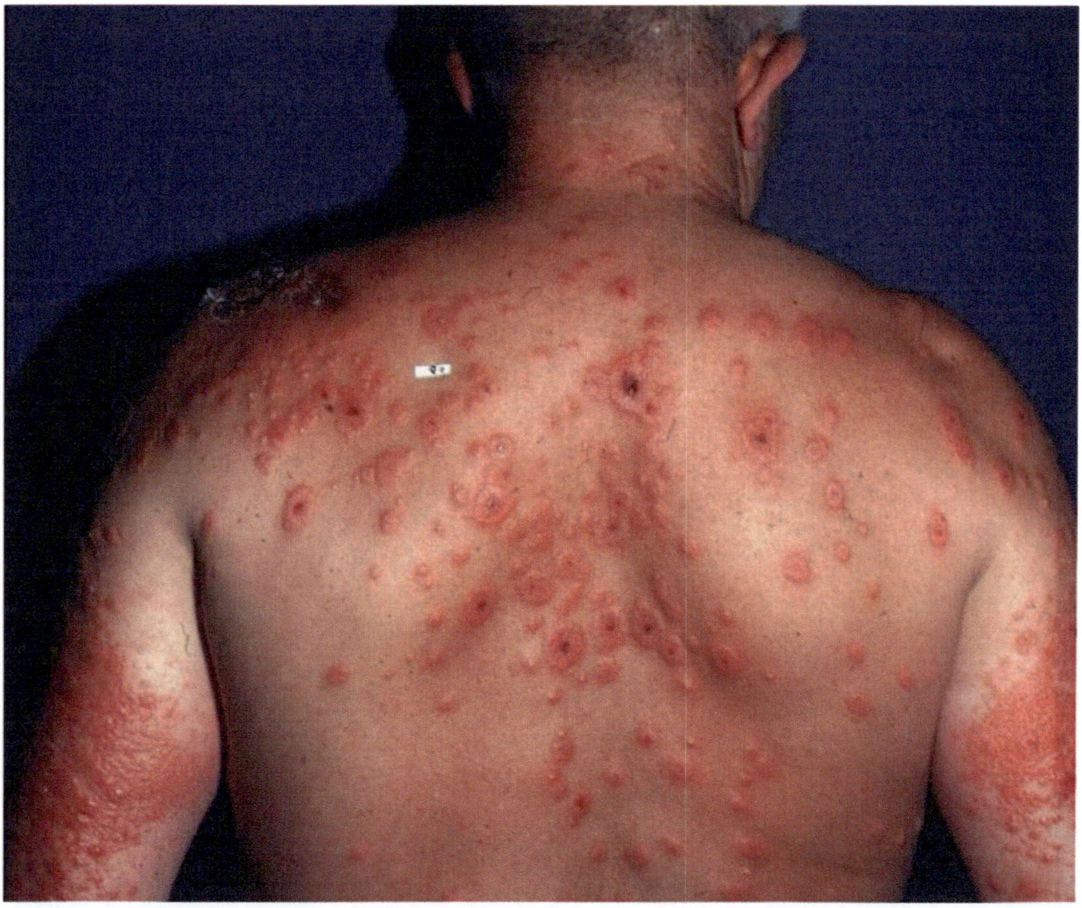

Fig. 7.35 Erythema multiforme-like contact dermatitis to topical sulfamide

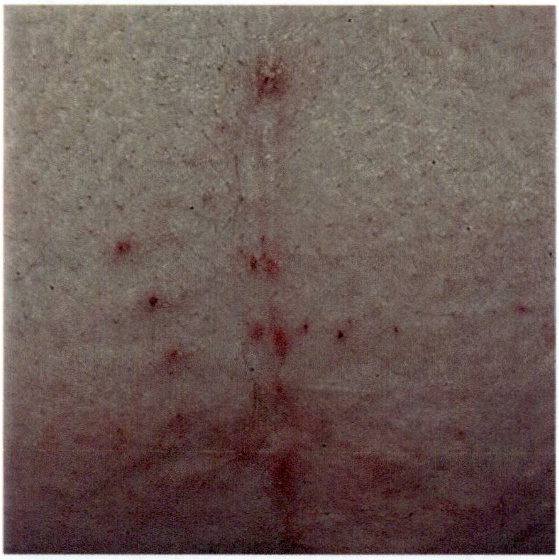

Fig. 7.36 Erythemato-micropapulo-vesicular contact dermatitis due to nickel in surgical pins

1. The structural similarities between the primary and secondary allergen are so close that the immune system reacts against both as if they were identical.
2. The primary allergen is converted in vivo to a compound identical to the secondary allergen, and so closely correlated that the immunocompetent cells cannot differentiate between them.
3. The secondary allergen is transformed in vivo to compounds that are closely correlated to the primary allergen, so the immune system is stimulated to the same extent by both.
4. Both the primary and the secondary allergen are converted in vivo to the same chemical compound.

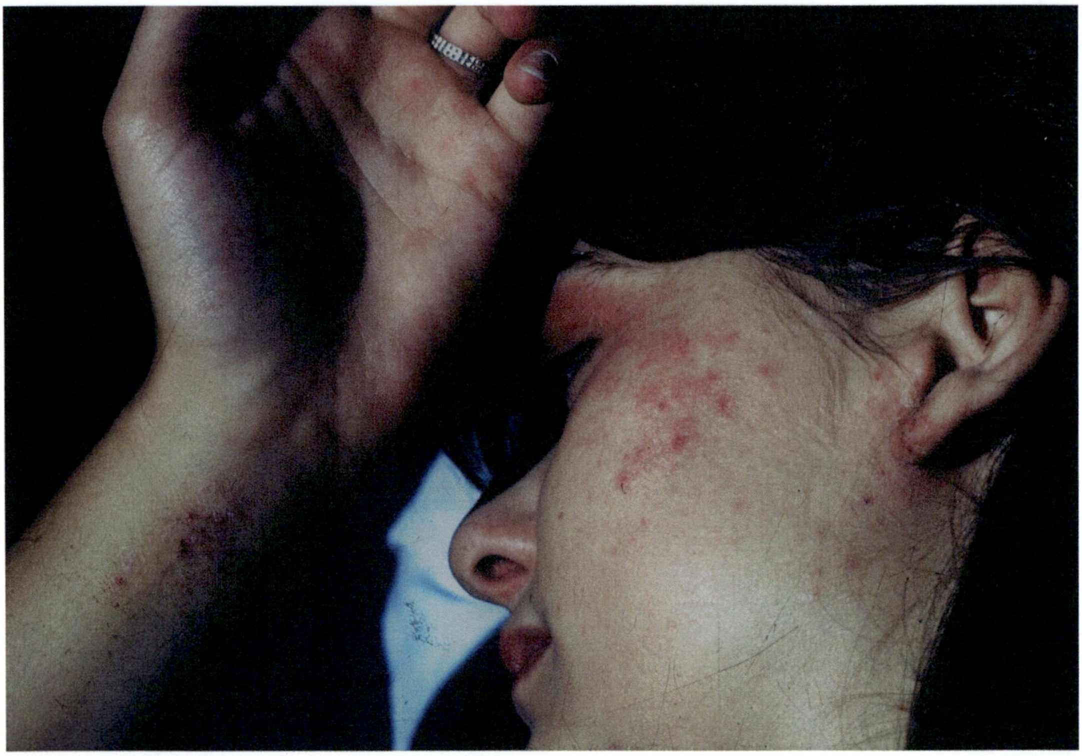

Fig. 7.37 Contact pattern from nickel in watch buckle and earrings

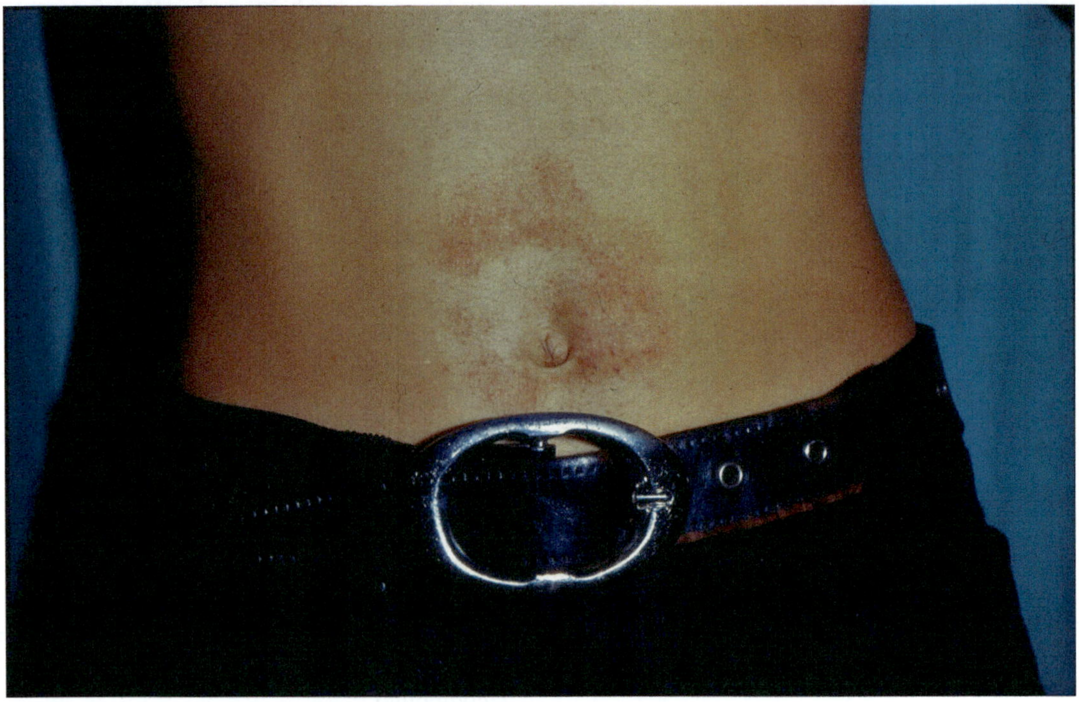

Fig. 7.38 Contact pattern from nickel in buckle (Reproduced by Meneghini and Angelini [1])

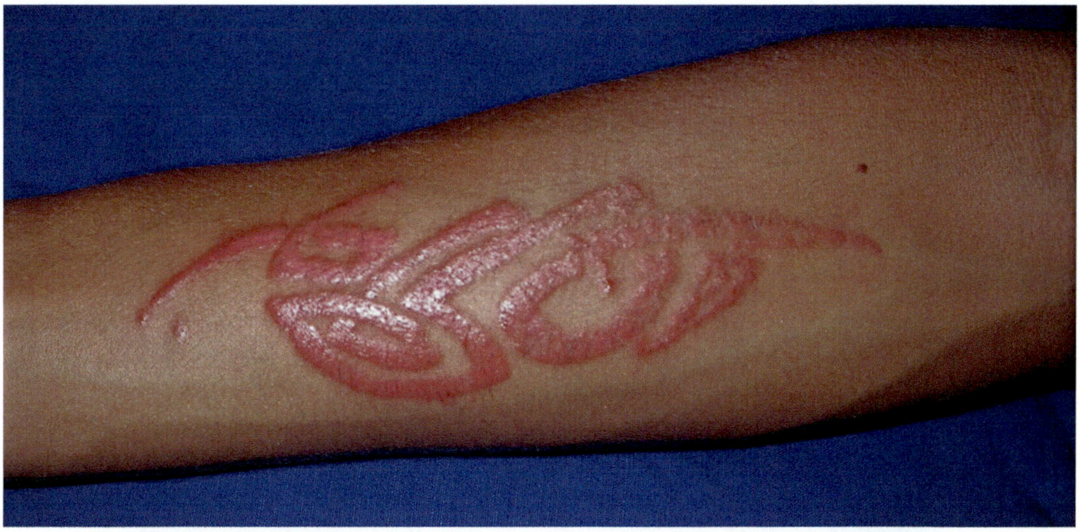

Fig. 7.39 Allergic contact dermatitis from paraphenylenediamine in ornamental tattoo

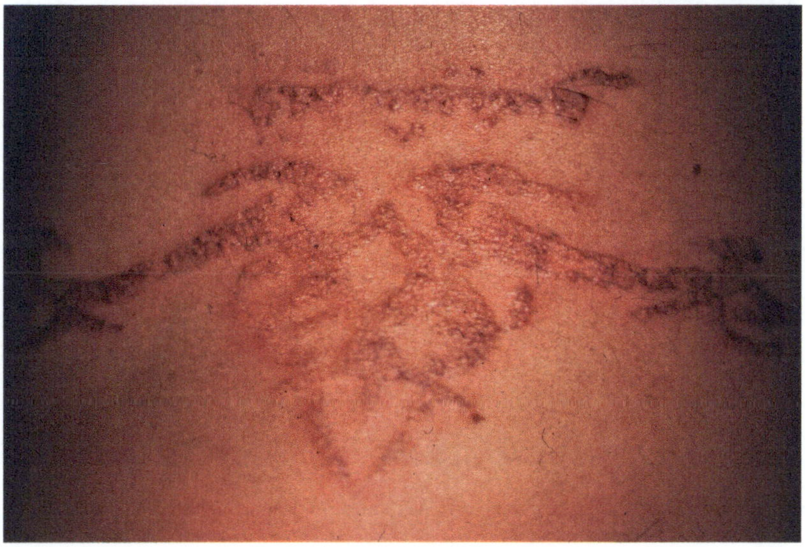

Fig. 7.40 Allergic contact dermatitis from paraphenylenediamine in ornamental tattoo

A fifth possibility can be added to the above, considering that haptens must not only be considered as isolated molecules but also as a part of the hapten-carrier complex [77]:

5. Primary and secondary haptens combine in vivo with a carrier and are then modified to an antigen with similar determinants.

It is not easy to define the frequency of cross sensitization, although it is estimated to affect about 10% of patients with contact allergy.

Group allergies are subdivided into two sectors: those based on a 'functional' analogy and those based on a 'structural' analogy. From the immunologic standpoint, some substances have a dual relation: for instance chlorothiazide

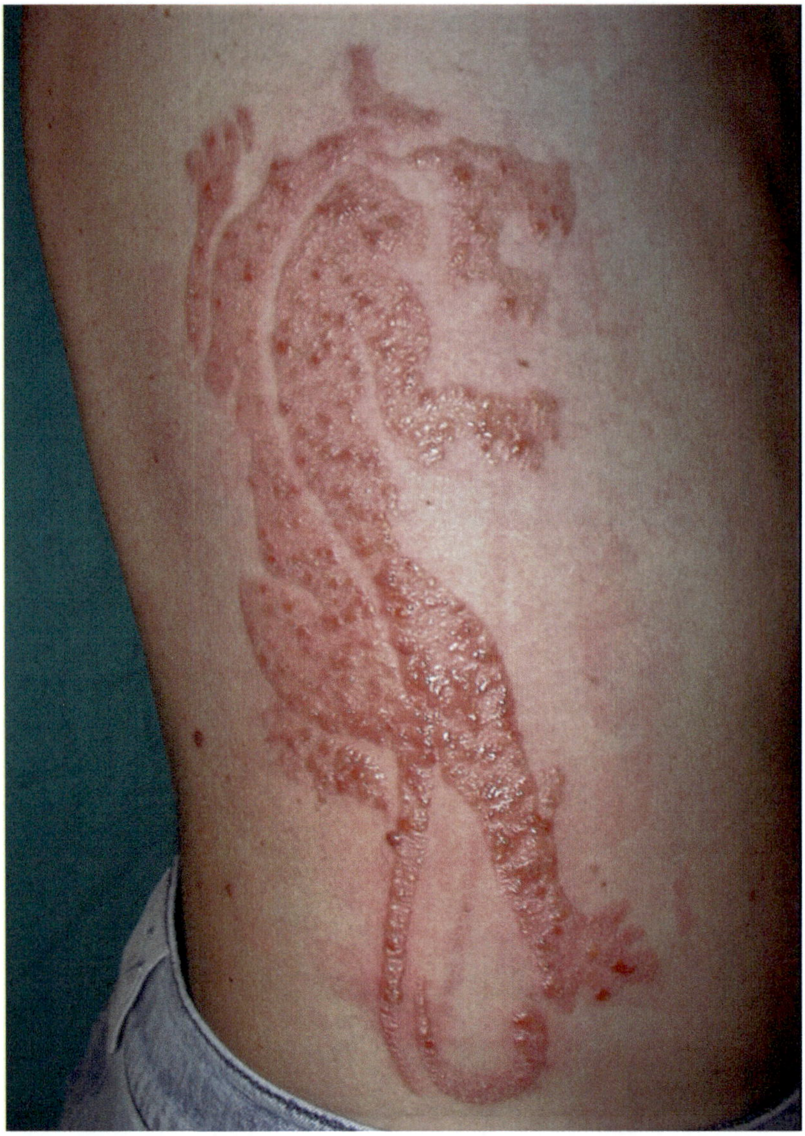

Fig. 7.41 Allergic contact dermatitis from paraphenylenediamine in ornamental tattoo

where one part is close to sulfamide and the other to phenothiazine. In the first case the analogy is functional (SO_2NH_2 in the "*para*" position vis-à-vis the amine group) and in the second case structural [78, 79].

7.11.2.1 Functional Analogies

Para Amino Group. These substances, that include procaine, sulfamide, paraphenylenediamine and benzocaine (compounds of NH_2–C_6H_4–R type) are primary para-amine compounds (aromatic amines 1,4-bisubstituted) with a strong allergenic potential. In the case of secondary or tertiary para-amine compounds, instead, the allergenic potential is often markedly diminished or disappears, apart from some exceptions (pantocaine or tetracaine, that are secondary para-amine substances). It should be stressed that substitution of the NH_2 group with another chemical group can lead to a reduction or suppression of the allergizing activity. For example, 50% of subjects with a positive

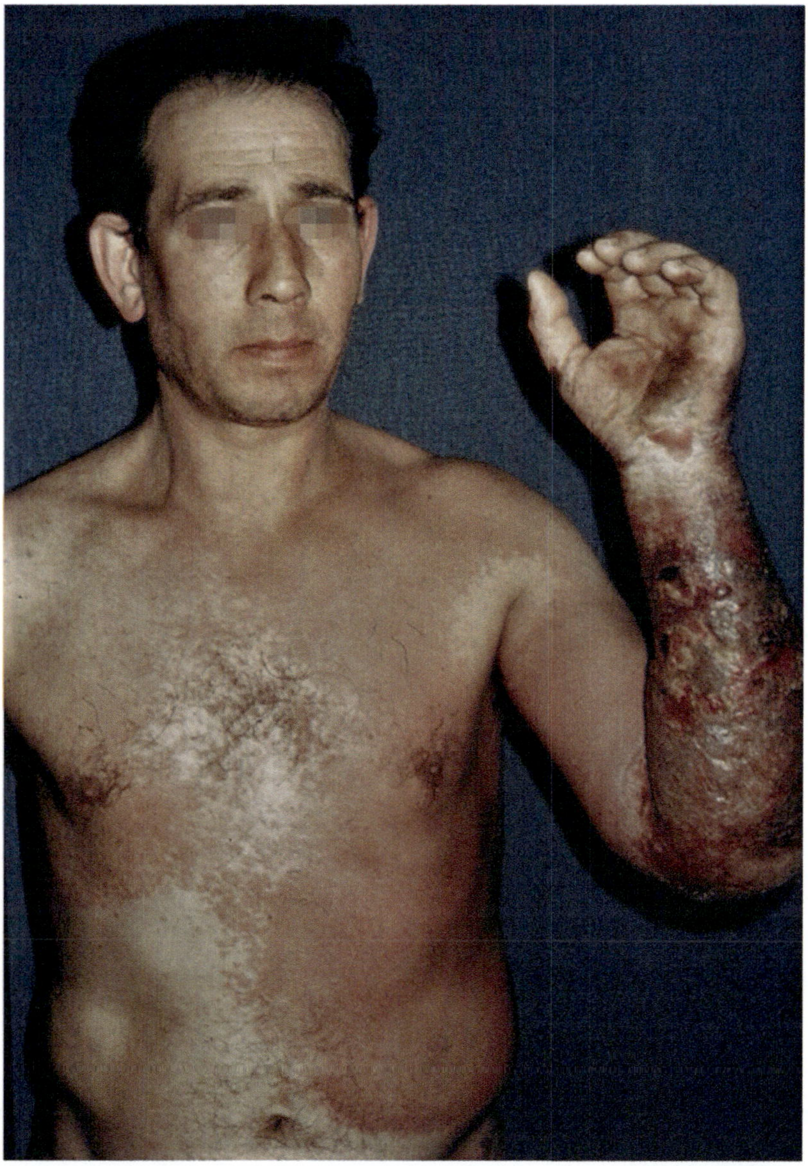

Fig. 7.42 Idic eruption from allergic contact dermatitis of the forearm

reaction to paraphenylenediamine react to aniline but not to dimethylaniline. Moreover, the para-amine group loses allergenic power when it is not directly bound to the aromatic ring, and the further it is from the ring, the more it loses its cross-reactive allergenic potential.

Aniline (where R = H), although chemically and immunologically correlated to the para-amine group substances, is not a "para" compound. The term "para" is sometimes used incorrectly, whereas it should be taken to specifically label those substances with two substitutions in positions 1 and 4 of the benzene nucleus. Some synthetic azoic dyes used in foods, cosmetics and the textiles industry can react not only among themselves but also cross react with paraphenylenediamine.

Para Nitro Group. Common *para*-nitro substances include paranitrophenol, chloramphenicol, 2,4-dinitrochlorobenzene (DNCB), and

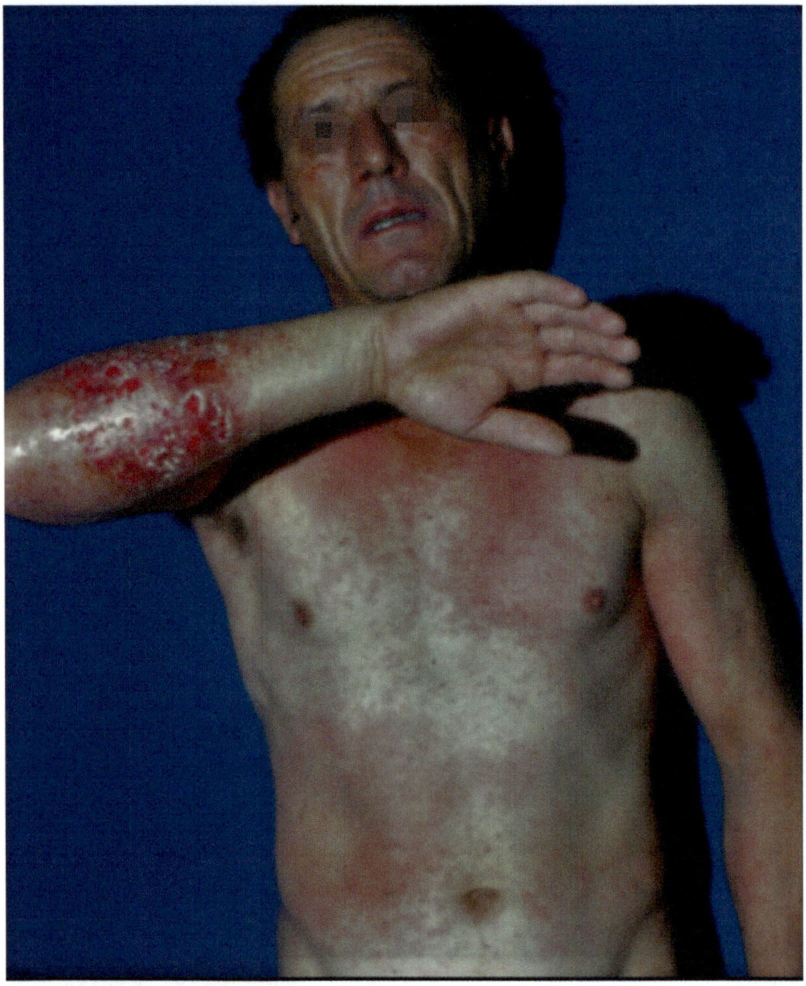

Fig. 7.43 Idic eruption from allergic contact dermatitis of the forearm

paranitrobromacetophenone. Allergy to substances with *para* NO_2-functions is less frequent than that with *para*-amines.

Phenol Group. Cross-allergy betwen phenols has been known since the 1920s. The allergenic potential of diphenols seems to be linked to their oxidation to quinones. Hydroquinone (*para* diphenol) is more sensitizing than *ortho* diphenol (catechols) and above all *meta* diphenol (resorcins). The latter compound cannot be oxidized to a quinone. Monobenzyl ether of hydroquinone, used to treat hyperpigmentation, is a strong sensitizer, partly due to its possible hydrolysis to hydroquinone. As depigmenting agent, monobenzyl ether of hydroquinone has been replaced by monomethyl ether of hydroquinone, whose methyl group is not as easily removed as a benzyl group [80].

Two subgroups of phenols can crossreact with diphenols and monophenols. Substituted *para* diphenols, including diethylstilbestrol that crossreacts with dienestrol, hexestrol and bisphenol A, belong to the first subgroup [80, 81]. The second subgroup includes para substituted monophenols like the parahydroxybenzoates (parabens). These parahydroxybenzoic acid esters, that have a strictly correlated chemical structure, are widely used as preservatives [82]. Derivatives of poison ivy catechol (Anacardiaceae) are among the most powerful

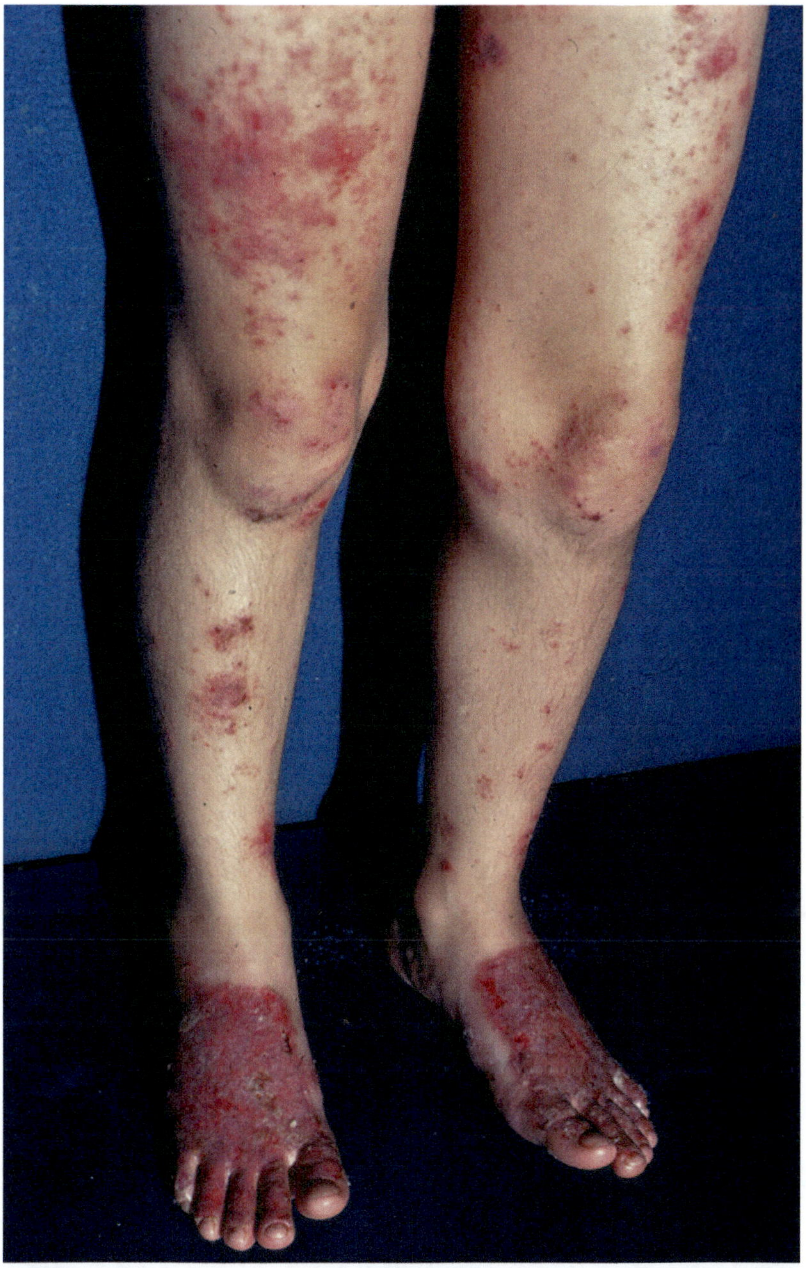

Fig. 7.44 Idic eruption from allergic contact dermatitis of the feet

sensitizers on earth. There can be cross reactions among the various alkylates catechols (on the benzenic ring), such as 3-pentadecylcatechol, dimethyl ether urushiol, 3-geranylcatechol, 3-methylcatechol and various diphenols, like ginkgolic acid from ginkgo.

Hydrazine Group. Cross reactions occur between hydrazine, phenylhydrazine and other medicaments with a hydrazine function (hydralazine, isoniazid). Subjects sensitized to hydrazine generally react to phenylhydrazine, and rarely to isoniazid.

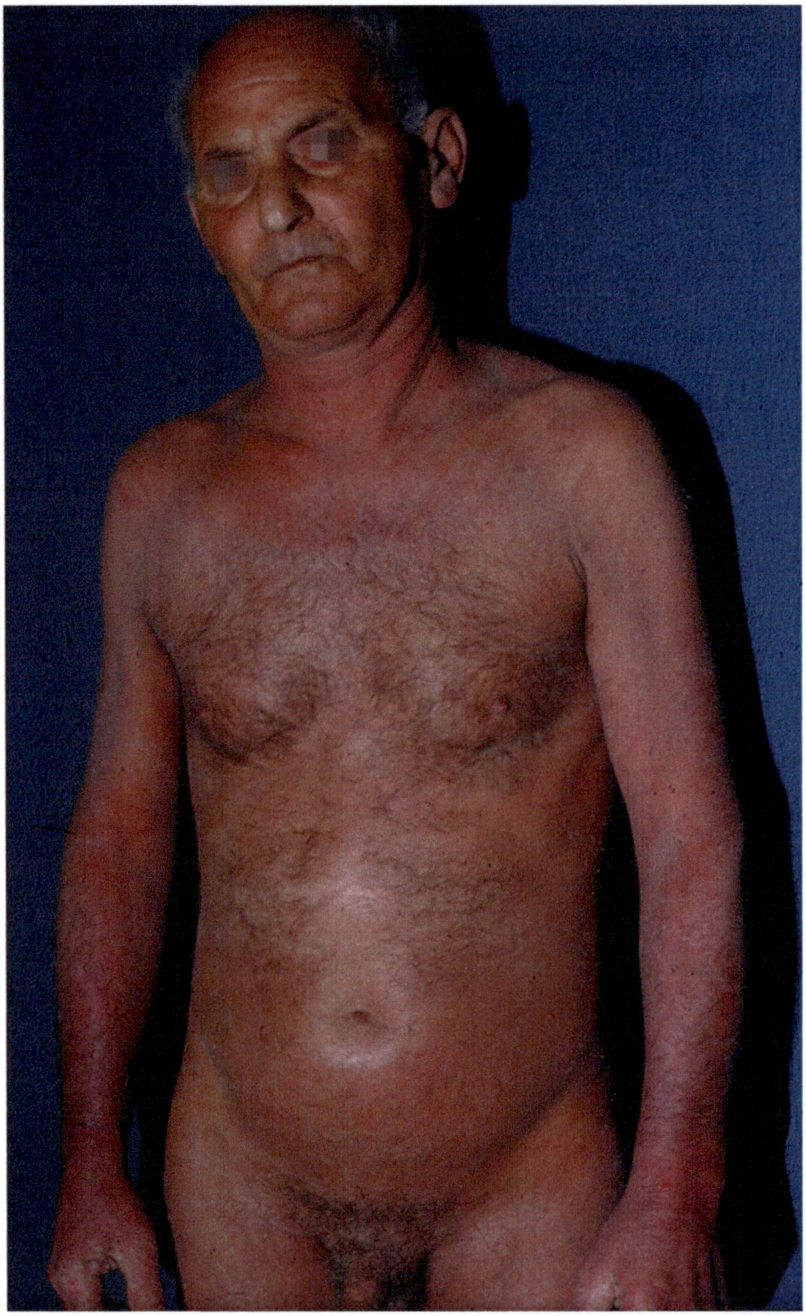

Fig. 7.45 Eczematous erythroderma

Sesquiterpene Lactones. These substances are the major allergenic constituents of many plants of the Compositae family. The presence of an α-methylene group conjugated to γ-lactone is necessary for all the compounds that yield positive reactions in sensitized subjects. The presence of a lactone ring is also important [76, 83]. The metabolism of these compounds is not known and so it is not possible to state whether and how they become modified in vivo. Among

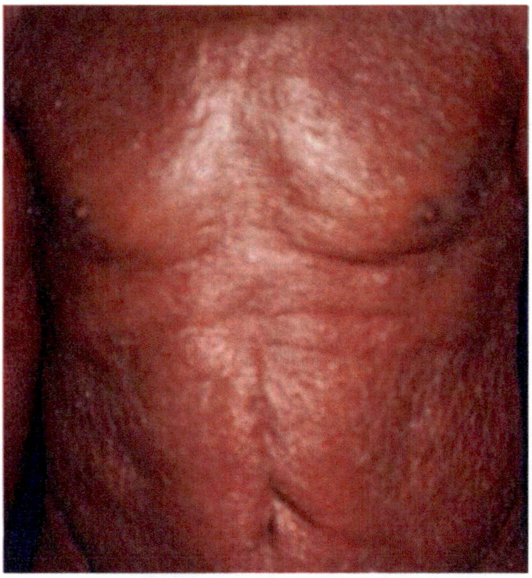

Fig. 7.46 Eczematous erythroderma

the best known of these substances are alantolactone, isoalantolactone, frullanolide, parthenolide, and some others.

7.11.2.2 Structural Analogies

Phenothiazine Derivatives. These substances (promethazine, chlorpromazine, perphenazine) with an antihistamine, psychotropic and sedative action are known to have a sensitizing power that is activated and boosted by exposure to light. The sensitizing power is likely linked to nitrogen in the *para* position (to which the side chain that characterizes the substance is bound), and there is a possible amine transformation caused by hydration processes.

Antibiotics Derived from Neamine. The biochemical basis of cross sensitization among these wide spectrum antibiotics (neomycin, framycetin, kanamycin, gentamycin, paromomycin, streptomycin) is the presence of deoxystreptamine in all of them [84].

Halogenated Derivatives of Salicylanilide. These substances have a well known sensitizing and above all photosensitizing power. Tetrachlorosalicylanilide, tribromosalicylanilide, bithionol, and trichlorocarbanilide (with little sensitizing power) are particularly important.

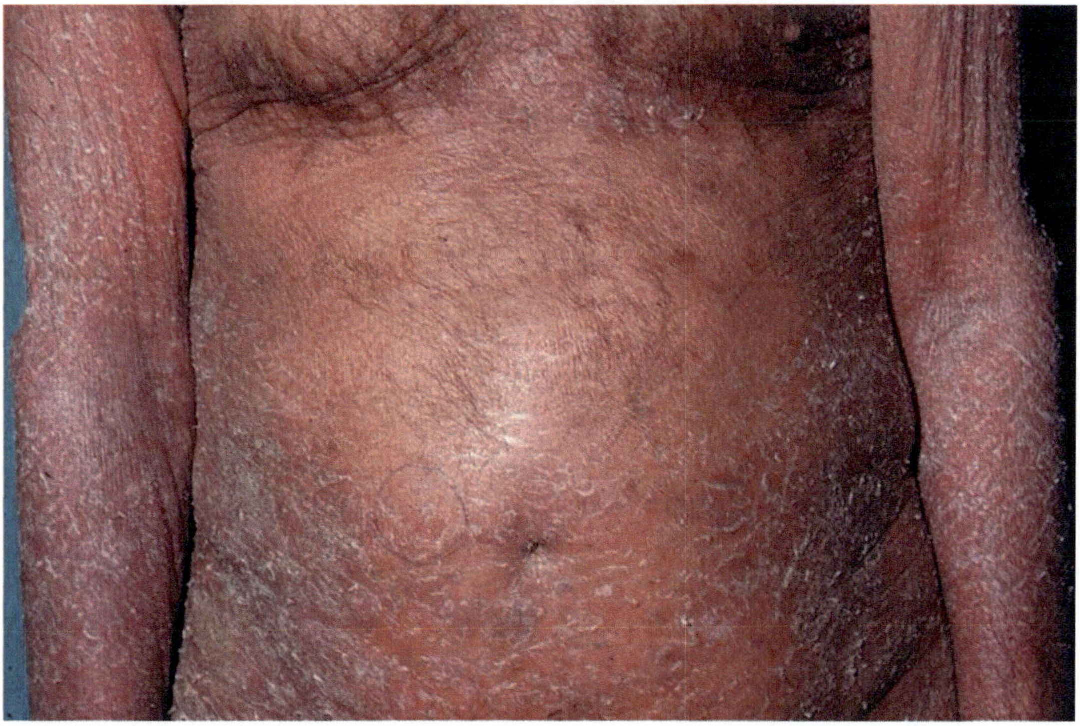

Fig. 7.47 Eczematous erythroderma with scaling

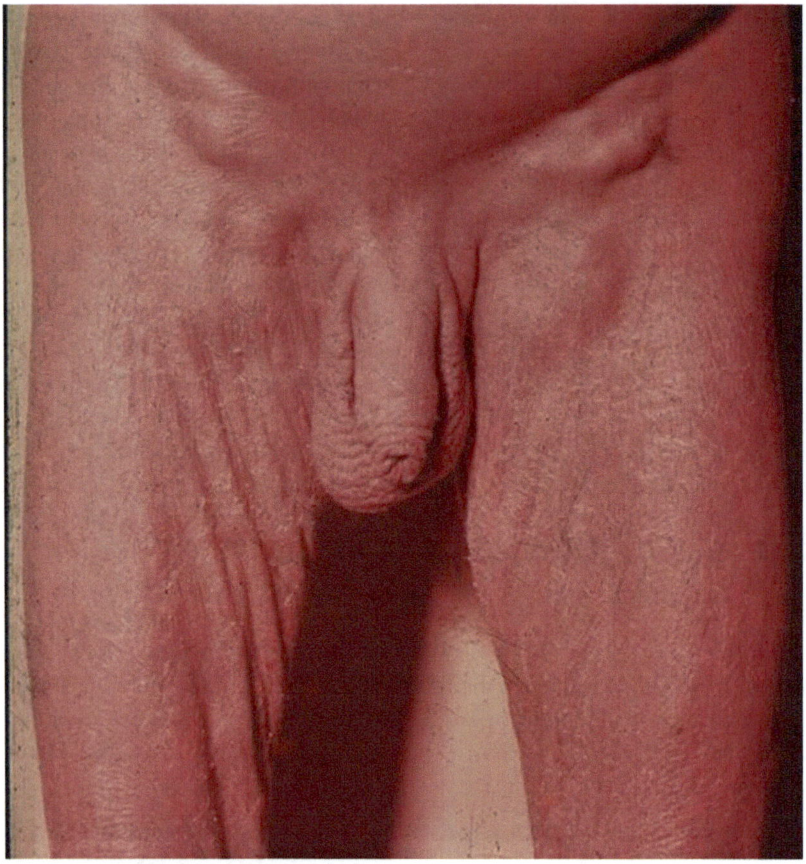

Fig. 7.48 Eczematous erythroderma with hyperplasia of the lymph nodes

Piperazines. Allergy to piperazine, or diethylenediamine is more likely in occupational settings. Intolerance to piperazine derivatives is linked to the simultaneous presence of two free NH groups in the 1,4 position. When one or both of the NH groups are blocked by methyl groups the reactivity declines or disappears.

Quaternary Ammonium Salts. Allergy to these compounds is rare and group sensitization inconstant. The formula is $[RR^{I}R^{II}R^{III}N]^{+}X^{-}$, where R is a long saturated chain with 12 or 18 carbon atoms and the other groups are simpler substituents (CH_3, CH_2–CH_3, CH_2–C_6H_5, etc.).

Quinolines. These have an antibacterial and antimycotic action and are used topically and systemically. Patients allergic to the dichloride derivative are also sensitive to 7-chloro-8-hydroxyquinoline. The allergenic power disappears when the OH group is blocked or when the nitrogen is oxidized.

7.11.2.3 Cross-Sensitization Theories

There are basically two theories that may explain cross-sensitization:

1. Through the formation of the primary sensitizing product via an in vivo oxidation, reduction and hydrolysis reaction (explaining the cross reaction between paraphenylenediamine and paraaminoazobenzene and between amines and nitro derivatives).
2. Through oxidation yielding common metabolites; this may explain the cross reaction between paraphenylenediamine and hydroquinone.

Table 7.5 Groups of substances inducing cross-reactions

Para amino group (paraphenylenediamine, sulfamide, benzocaine, aniline, azodyes)
Dithiocarbamates (zinc ethylene-*bis*-dithiocarbamate, zinc dimethyldithiocarbamate, sodium methyldithiocarbamate)
Thiurams (tetramethylthiuram disulfide, tetraethylthiuram disulfide)
Phenothiazine group (promethazine, chlorpromazine, perphenazine)
Ethylenediamine group (diethylenediamine, triethylenediamine)
Quinolines (8-hydroxyquinoline, 5,7-dichloro-8-hidroxyquinoline)
Mercaptans (mercaptobenzothiazole, 4-morpholynylmercaptobenzothiazole)
Parabens (butyl, ethyl, methyl, and propyl of *p*-hydroxybenzoic acid)
Catechols (3-pentadecylcatechol, resorcinol)
Sesquiterpene lactones (alantolactone, isoalantolactone, frullanolide)
Paranitro group (chloramphenicol, paranitrophenol, 2,4-dinitrochlorobenzene)
Phenol groups (diethylstilbestrol, bisphenol A, monobenzyl hydroquinone ether)
Quinones (chloranil, dichlone)
Halogenated salicylanilides (bithionol, dibromosalicylanilide, tetrachlorosalicylanilide)
Hydrazine group (isoniazide, phenylhydrazine)
Antibiotics derived from neamine (neomycin, kanamycin, gentamycin)
Imidazole compounds
Mercurials
Thioureas (ethylbutylthiourea, diethylthiourea,dimethylthiourea)
Penicillin derivatives (penicillin, cephalosporins)
Hydrazine group (isoniazide, phenylhydrazine)
Corticosteroids

Table 7.6 Differential diagnosis of allergic contact dermatitis

Other eczemas
Irritant contact dermatitis
Atopic dermatitis
Seborrhoeic dermatitis
Pityriasis alba
Pompholyx
Neurodermatitis
Nummular eczema
Microbial eczema
Asteatotic eczema
Juvenile plantar dermatosis
Noneczematous dermatoses
Psoriasis
Erythema multiforme
Epidermomycoses
Erysipelas
Mycosis fungoides
Palmo-plantar keratoderma
Lichen planus
Pityriasis rubra pilaris
Scabies
Intertrigo
Hailey-Hailey disease
Chronic lupus erythematosus

However, neither of these two theories can explain the cross reaction between the various diphenols, for example.

Thus, the cross-sensitization phenomenon is currently an interesting field of research as well as a notable clinical problem. Today, clinicians need to base assessment of the phenomenon on their personal experience and knowledge of the structural chemical similarities among the haptens. Of course, in all cases when comparing chemical compounds it is important to make an accurate determination of their purity. In this regard, it should be remembered that contaminants can be due to the synthesis processes or even to the instability of the substances themselves. A contaminant may or may not have a sensitizing power. Moreover, a non sensitizing substance can acquire a sensitizing power after various transformations (degradation, irradiation, oxidation in the air, chemical rearrangement). This is the case of Δ^3-carene, for instance, a constituent of turpentine: fresh distilled turpentine is not allergenic, whereas when it is "old" (oxidated) it is a strong sensitizer [85].

Table 7.7 Differential diagnosis between irritant contact dermatitis (ICD) and allergic contact dermatitis (ACD)

	ICD	*ACD*
Initial localization of lesions	In the sites of contact with irritant substances	In the sites of contact with sensitizing substances
Secondary localization of lesions	Absence of separate lesions or mild lesions near the primary focus	Presenting after a variable period, also in sites not apparently exposed to the allergen
Subjective symptoms	Burning or heat, sometimes with variable pruritus	Variable pruritus
Morphological characteristics	Eythematous, erythemato-vesico-bullous, desquamative and erosive lesions in general, limited to the sites of injury or nearby sites	Erythemato-edemato-vesicular, squamo-scabbing or diffuse desquamative lesions with a tendency to evolve or extend to sites not apparently involved in the contact with the causal agents
Histopathology	Generally more superficial lesions with necrotic phenomena of the first epidermic layers; diapedesis of polynucleates in intercellular spaces; modest lymphomonocytic elements in the derma	Generally deeper lesions at the epidermic level with exoserosis, spongiosis, lymphocytic exocytosis; affecting the derma: papillary edema and perivascular lymphomonocytic infiltrates, sometimes deep
Allergologic tests	Patch tests negative	Patch tests positive, possible polysensitization and cross reacting sensitization

Table 7.8 Differential diagnosis between allergic contact dermatitis (ACD) and atopic dermatitis (AD)

	ACD	*AD*
Age	Young, adult	Starting at 2–3 months; can also develop in adulthood
Familial allergic precedents	Infrequent	Frequent
General skin signs	Not relevant	Dry skin, accentuated follicular figuring, accentuated late white dermographism and other stigmata
Initial localization of lesions	Sites vary according to the contact	Face
Subsequent localizations	Subsequent localizations vary according to the initial site of contact	Elbow folds, popliteal folds, neck, hands
Morphological characteristics	Erythemato-edemato-exudative or polymorphic lesions depending on the phase of evolution	Lesions are generally not very congested with scarce exudative foci or lichenification
Subjective symptoms	Pruritus generally not intense, localized at the site of the lesion	Pruritus is intense and diffuse
Evolution	Possibility of regression after eliminating harmful agents; recurrences if further contacts occur	Becomes chronic
Epicutaneous reactivity	Positivity to sensitizing agent	Possible superimposition of contact allergy
Circulating antibodies	Not demonstrable	Increased IgE

t.12 Evolution

As regards the evolution over time of allergic contact dermatitis, there are various possibilities.

1. The primary localization of the clinical manifestations can be at the site of contact, most frequently the hands, face and legs, and persist in this site for months or years without

spreading elsewhere, despite subsequent contacts with the allergizing noxae.

2. Otherwise, after the initial clinical episode, the manifestations can regress over days or weeks and not reappear, owing to avoidance of contact or the acquisition of tolerance to the substance at further contacts.
3. Due to persistence of exposure to the sensitizing chemical agents, at sufficient quanitities, the manifestations can spread beyond the primary site to affect other skin regions. In such cases, secondary localizations follow an order of distribution that generally repeats, both in acute rapidly evolving forms and subacute relapsing forms.
4. Another possible observation is an eruption with circumscribed foci in nummular patches.

Allergic contact dermatitis can relapse, even in the absence of obvious further contact with the chemical substances initially responsible for the sensitization. It should also be borne in mind that the relapse or recurrence of clinical manifestations can occur due to the ingestion of allergens or to contact with chemical substances with a structural affinity to the primitive allergen.

7.13 Diagnosis

The diagnosis of allergic contact dermatitis is based on clinical criteria, the medical history and allergologic criteria. A generic diagnosis of eczema will stem from the observation of a pruriginous dermatitis with localized foci, blurred margins, and erythemato-vesicular or abraded and exudative elements, scabbed or scaly or lichenified aspects, often in combinations drawing a polymorphic picture and with a tendency to recurrence.

The medical history and the sites of exposure will suggest the possibilities and means of contact with the various sensitizing chemical noxae.

Clinical criteria will orient the diagnosis both on the basis of the localization of the initial lesions and of the distribution and types of the lesions.

7.13.1 Differential Diagnosis

Two vast disease groups must be considered in the diagnosis of allergic contact dermatitis: other eczematous diseases and noneczematous dermatoses (Table 7.6).

7.13.1.1 Eczematous Dermatoses

The differential diagnosis with irritant contact dermatitis is not always easy (Table 7.7). Both in the acute and the chronic phase, it may not be possible to differentiate the two pictures on the basis of the morphological findings. Forms that have been clinically interpreted as irritant contact are then found at patch testing to be allergic, and vice versa. However, it is important to consider two points: 1. negative patch tests do not always exclude the allergic nature of the dermatitis, for various reasons (failure to test the culprit substance, false negatives); 2. positive patch tests may not be referred to the dermatitis in course (that remains of irritant type), but to a previous episode. This can be clarified via accurate medical history taking and correct assessment of the relevance of the positive reactions.

In general, the clinical picture of contact allergy is more polymorphic than that of irritation. As to the eruptions, the lesions (erythema, edema, vesiculation) of allergic dermatitis are synchronic, appearing at the same time, whereas those of irritant contact tend to be metachronic, succeeding one another over the space of a few days. A tendency to spread also to sites not apparently involved in the contact with the harmful agent suggests allergic dermatitis. Except in rare cases, (contact allergy to NSAIDs, sulfamide and plants), a grossly vesico-bullous picture with ample erosions and very intense erythema is induced by a non immunologic mechanism.

Histopathologic findings can be of great aid in the differential diagnosis: intraepidermic neutrophilic exocytosis is typical of irritation, whereas exocytosis and a perivasal lymphocytic infiltrate characterize contact allergy.

Atopic dermatitis shares various clinical findings with contact dermatitis, and the latter may be superimposed on an atopic dermatitis. Differential diagnosis between the two clinical entities (Table 7.8) depends above all on the observation of limited forms in both young people and adults, especially on the hands. Localized atopic dermatitis in the adult can be differentiated by the presence of only mildly erythematous, lichenified patches with clearcut margins, that are highly itchy and preferentially localized on the lateral regions of the neck, the antecubital and popliteal folds, the backs of the hands and the feet. On the eyelids, atopic dermatitis must be differentiated from airborne contact dermatitis. Inevitably, differential diagnosis is more difficult in cases of a superimposition of contact allergy on a constitutional eczema, which is fairly commonly observed.

Seborrhoeic dermatitis usually has such peculiar characteristics that there is no difficulty in making a differential diagnosis; however, in cases of genital and facial involvement, distinguishing it from contact dermatitis can be difficult. The presence of blisters and papules preceding the desquamation, and the cyclic course related to contacts and not to the seasons, will clarify the diagnosis.

The patches of exogenous nummular allergic contact dermatitis are generally papulo-vesicular with a partial central resolution. The lesions are few, asymmetrical, and above all more irregular in shape, with less distinct margins; they regress when the harmful contact is avoided, unlike those of endogenous nummular eczema.

Microbial eczema is prevalently localized in certain sites (the retroauricular region, interdigital spaces and dorsi of the feet), that can also be affected by contact allergy. Infective forms can be delimited by an epidermic collar, are pustulous with damp, honey-colored scabs, and resolve with topical antibiotic treatment.

Pompholyx is an acute vesicular non erythematous or only mildly congested eruption with 'poussées' that are often seasonal, localized on the internal faces of the fingers, and palmo-plantar sites. The vesicles are deep and when reabsorbed, give rise to fairly adherent desquamation.

Pityriasis alba (with the characteristic patches of dry or hypochromic eczema of the face and roots of the arms), asteatotic eczema (evident above all in the elderly due to dry skin), and neurodermatitis (where there is generally only one patch with clearcut margins and the course is stable and chronic), do not normally pose problems of differential diagnosis.

7.13.1.2 Noneczematous Dermatoses

Episodes of angioedema of the eyelids and genitals can present problems of differential diagnosis with acute allergic contact dermatitis; a rapid regression and the medical history will clarify the nature of the complaint. Sometimes, on the legs and face an acute allergic dermatitis can present erysipelas-like aspects; the constantly clearcut margins of the lesion, absence of pruritus, symptoms at local level (tension) and systemic level (fever, malaise) will indicate erysipelas.

Palmo-plantar psoriasis must be differentiated from contact dermatitis. Bilateral, symmetric lesions, the absence of pruritus, the clearcut, rounded and hyperkeratotic margins that are non desquamative or only slightly, the dark erythema and the presence of a specific onychopathy will orient the diagnosis toward palmo-plantar psoriasis. Pustulous palmo-plantar psoriasis is characterized by pustulous lesions that turn from yellowish to brown and then resolve with desquamation, no pruritus but involvement of the thenar and hypothenar eminences of the hands and plantar arches (these are only exceptionally or never affected by contact dermatitis) and lateral and medial sides of the feet. If affecting the folds, the diagnosis is more difficult because the psoriasis presents with bright, shiny red erythema, and no hyperkeratosis nor desquamation. All the same, the lack of pruritus, vesicles or papules and the clearcut margins of the lesions will suggest psoriasis.

Differential diagnosis with dermatophytosis must be made at the level of the hands, feet and folds. Tinea manuum manifests with diffuse palmar hyperkeratosis and the typical accentuation of the folds; it is unilateral, at least initially, does not resolve when contact ceases and shows positivity at mycological tests. Mycosis of the feet generally affects not only the soles but also the interdigital spaces and internal faces of the fingers, sites that are rarely affected by contact dermatitis caused by shoes or socks.

Differential diagnosis may be necessary also with a premycotic dermatitis or a stage T1 mycosis fungoides in plaques. In these cases the patches are prevalently localized on the trunk, being erythemato-desquamative but nearly never exudative, rounded, oval or circinate and polycyclic with clearcut margins. They are also chronic and persistent, despite the avoidance of possible harmful contacts. More than on patch tests, the diagnosis may need to rely on histopathologic examination.

Lichen planus can pose problems of differential diagnosis only in cases of isolated palmo-plantar involvement, with symptomatic keratodermia, that may be accentuated by mechanical occupational stimuli due to the Koebner phenomenon. Lichenoid contact dermatitis is characterized by an acute, difffuse eruption of erythematous papules with purplish nuances, that are conical, small and may show moderate exudation. The typical Wickham's striae are absent on the surface of the lesions, and the course rapidly resolves when the cause is eliminated, while histopathology shows peculiar findings.

The keratoderma of pityriasis rubra pilaris is accompanied by hyperkeratotic follicular papules and erythema with clearcut margins. Scratching and the use of topical medicaments can modify the picture of the scabies, determining eczematization that can lead to a diagnostic error, being confused with contact dermatitis. The nocturnal pruritus, presence of burrows and any involvement of other members of the family will clarify the diagnostic doubt.

Erythema multiforme due to contact must be differentiated from the classic form. The latter may be accompanied by general symptoms, is not preceded by the typical eczematous dermatitis focus at the start and consists only of target lesions with a possible bullous component. It may have an acral distribution and the onset of the lesions may be in groups; it can affect the oral and genital mucosa, has a shorter spontaneous course and the histopathology findings are different.

7.14 Disease Course

The possible developments in subjects occupationally or non occupationally exposed to chemical substances potentially able to induce contact sensitization are as follows:

1. In most cases sensitization does not develop.
2. Some subjects can become sensitized without objective signs, or with such mild reactions that they go unnoticed and are not therefore referred by the patient; in such cases sensitization may be discovered only during allergological tests.
3. They can become sensitized and after a more or less circumscribed initial episode, they may recover and become inured to further contacts with the causal substances, with no apparent relapses. Resolution is, of course, facilitated by avoidance of the harmful noxae. The state of allergic reactivity can persist for years or decline, or else disappear within months or years [86, 87].
4. They can become sensitized, developing skin manifestations that remain confined to the site of major exposure to the noxa, or else spread over time to the entire skin and become recurrent.

The occurrence in point 1 has only been demonstrated in artificially induced contact allergy, using dinitrochlorobenzene, for instance, both in man and laboratory animals, evincing even very high percentages of sensitization, reaching 80–90% or more. Investigations carried out at building sites in northern Italy have demonstrated that eczematous morbidity ranges from 1 to 8% depending on the worksites [88]. Subsequent invesigations in southern Italy showed a morbidity of 1.33% at building sites and 1.27% in cement factories [89].

Many studies have been published illustrating point 2. Allergologic examination with ample series of patch tests during medical visits for employment yielded positive reactions, in the absence of clinical manifestations, medical history or evident reactions, in 2.5% of 3691 young apprentices [90]. Allergologic control in 100 patients with non eczematous dermatitis demonstrated a latent allergy in 5 cases, unconnected with the disease under examination [91]. In another investigation conducted personally, allergologic controls of a group of 180 randomly selected healthy subjects working at different building sites for at least 5 years, latent hypersensitivity was demonstrated in 15 cases. Observations of the frequency of latent allergy to chromium and the other haptens reported in the literature bear out these personal observations [1].

These findings underline the facts that: (a) even in cases of occupational, and hence repeated, intense contact of ample skin zones with potentially sensitizing chemical substances, most subjects do not become sensitized and do not develop disease. (b) A certain number of subjects with the same conditions of exposure can show a latent allergy without ever having suffered particular clinical manifestations worthy of note. (c) Healthy subjects, or at any rate not suffering from eczema, chosen randomly for an allergologic investigation, demonstrate a latent sensitization without any evident clinical signs of contact dermatitis.

As regards point 3, many reports considering the loss of sensitization have been published in the literature [86, 87]. The loss of contact sensitization can be due to the absence of subsequent harmful contacts thanks to the implementation of preventive norms, or to the onset of tolerance, in turn correlated to the chemical nature of the hapten. In fact, in our works and others, a greater persistence over time has been noted for sensitization to metals, and above all nickel [86, 87]. The immune mechanisms responsible for the loss of contact sensitization are not known. In man, tolerance has been induced via oral pretreatment with low doses of the hapten [92]. In guinea pigs tolerance to metals was induced with metal oral prostheses, and in nurses wearing dental prostheses, a low incidence of allergy to metals has been found [93]. It is therefore believed that oral or systemic contact with the hapten reduces the response in subsequent skin contacts with the same substance, perhaps due to the induction of a specific cells suppressant clone [93–95].

7.15 Prognosis

The evolution of allergic contact dermatitis is highly variable. It may resolve, relapse in the same site, extend or unexpectedly become chronic. Albeit rarely, it can be complicated by an erythrodermic condition, that is often irreversible, has a poor prognosis and can even be fatal.

Excluding this rare, serious complication, the prognosis of allergic contact dermatitis, in its different clinical expressions, is favorable, also in terms of the patient's quality of life. By adopting suitable prevention measures, avoiding contact with the noxae and instituting adequate therapy, the clinical course of the episode can be markedly abbreviated in most cases.

Chronicity and relapse of the dermatitis depend on various combinations of factors:

1. Persistence of contact with the allergen.
2. Subsequent allergy to other substances (polysensitization).
3. Cross allergy to substances with a comparable chemical structure.
4. Microbial or mycotic complications.
5. The intervention of aspecific agents, trauma, pressure, friction, irritant substances, inappropriate medicaments.
6. Individual factors that are not easy to assess.

When the manifestations persist or recur, it is difficult to exclude a further contact with the allergen in cases of some substances that are widespread in nature, such as metals, balsam of Peru, paraphenylenediamine. In fact, recurrences are most frequently observed in subjects who are allergic to these ubiquitous substances.

References

1. Meneghini CL, Angelini G. Le dermatiti da contatto. Lombardo Ed, Roma; 1982.
2. Angelini G, Vena GA. Dermatite allergica da contatto. In: Angelini G, Vena GA, editors. Dermatologia Professionale e ambientale, vol. II. ISED, Brescia; 1999, p. 483.
3. Rycroft RJG, Menné T, Frosch PJ, et al, editors. Textbook of contact dermatitis, 3rd ed. Springer, Berlin; 2001.
4. Sulzberger MB, Rostenberg A. Acquired specific hypersensivity (allergy) to simple chemicals. J Immunol. 1939;35:17.
5. Landsteiner K, Rostenberg A, Sulzberger MB. Individual differences in susceptibility to eczematous sensitization with single chemical substances. J Invest Dermatol. 1939;2:25.
6. Moss C, Friedmann PS, Shuster S, et al. Susceptibility and amplification of sensitivity in contact dermatitis. Clin Exp Immunol. 1985;61:232.
7. Forsbeck M, Skog E, Ytterborn CH. Delayed type of allergy and atopic disease among twins. Acta Derm Venereol (Stockh). 1968;48:192.
8. Menné T, Holm NV. Nickel allergy in a female twin population. Int J Dermatol. 1983;22:22.
9. Menné T, Holm NV. Genetic susceptibility in human allergic contact sensitization. Semin Dermatol. 1986;5:301.
10. Agner T, Menné T. Individual predisposition to irritant and allergic contact dermatitis. In: Rycroft RJG, Menné T, Frosch PJ, et al, editors. Textbook of contact dermatitis, 3rd ed. Springer, Berlin; 2001. p 174.
11. Leiden JJ, Kligman AM. Allergic contact dermatitis. Sex differences. Contact Dermatitis. 1977;3:333.
12. Walker FB, Smith PD, Maibach HI. Genetic factors in human allergic contact dermatitis. Int Arch Allergy. 1967;32:453.
13. Schønning L, Hjorth N. Sex difference in capacity for sensitization. Contact Dermatitis. 1979;5:100.
14. Rees JI, Friedmann PS, Matthews JNS. Sex differences in susceptibility to development of contact sensitization to DNCB. Br J Dermatol. 1989;120:371.
15. Meijer C, Bredberg M, Fisher T, et al. Ear piercing and nickel and cobalt sensitization in 520 young Swedish men doing compulsory military service. Contact Dermatitis. 1995;32:147.
16. Agner T, Damm P, Skauby SO. Menstrual cycle and skin reactivity. J Am Acad Dermatol. 1991;34:566.
17. Agner T. Non invasive measuring methods for the investigation of irritant patch test reactions. A study of patients with hand eczema, atopic dermatitis and controls. Acta Derm Venereol (Stockh). 1992; 173(suppl):1.
18. Harvell J, Hussona-Saeed I, Maibach HI. Changes in transepidermal water loss and cutaneous blood flow during the menstrual cycle. J Invest Dermatol. 1992;98:601.
19. Bonamonte D, Foti C, Ieva R, et al. Skin reactivity in relation to the menstrual cycle. Giorn Ital Dermatol Venereol. 2005;140:229.
20. Alexander S. Patch testing and menstruation. Lancet. 1988;2:751.
21. McLelland J, Lawrence CM. Premenstrual exacerbation of nickel allergy. Br J Dermatol. 1991;125:83.
22. Hindsén M, Bruze M, Christensen OB. Individual variation in nickel patch test reactivity. Am J Contact Dermatitis. 1999;10:62.
23. Rohold AE, Halkier-Sørensen L, Andersen KE, et al. Nickel patch test reactivity and the menstrual cycle. Acta Derm Venereol (Stockh). 1994;74(suppl):383.
24. Aktan S, Aktan E, Inanir I, et al. Reproducibility of the Finn Chamber® nickel patch test in two differnt phases of the ovulatory menstrual cycle. Dermatology. 1998;197:235.
25. Tamer E, Ikizoglu G, Toy GG, et al. Comparison of nickel patch test reactivity in phases of the menstrual cycle. Int J Dermatol. 2003;42:455.
26. Myers MJ, Butler LD, Petersen BH. Estradiol-induced alteration in the immune system. II. Suppression of cellular immunity in the rat is not the result of direct estrogenic action. Immunopharmacology. 1986; 11:47.
27. Manyonda IT, Pereira RS, Makinde V, et al. Effect of 17 beta-oestradiol on lymphocytes subpopulations, delayed cutaneous hypersensitivity responses and mixed lymphocyte reactions in post-menopausal women. Maturitas. 1992;14:201.
28. Bonamonte D, Foti C, Antelmi AR, et al. Nickel contact allergy and menstrual cycle. Contact Dermatitis. 2005;52:1.
29. Bonamonte D, Foti C, Carpentieri A, et al. Dermatite allergica da contatto in età pediatrica. Ann Ital Dermatol Allergol. 2010;64:1.
30. Kligman AM. The identification of contact allergens by human assay. II. Factors influencing the induction and measurements of allergic contact dermatitis. J Invest Dermatol. 1966; 47:375.
31. Pinnagoda J, Tupker R, Agner T, et al. Guidelines for transepidermal water loss (TEWL) measurement. A report from the standardization group of the European Contact Dermatitis Society. Contact Dermatitis. 1990; 22:164.
32. Dooms-Goossens A, Debusschere KM, Gevers DM, et al. Contact dermatitis caused by airborne agents. J Am Acad Dermatol. 1986;15:1.
33. Angelini G, Vena GA. Airborne contact dermatitis. Clin Dermatol. 1992;10:123.
34. Malten KE. Thoughts on irritant contact dermatitis. Contact Dermatitis. 1982;7:238.
35. Angelini G, Vena GA, Giglio G. Nummular eczema and contact allergy. Bull Dermatol Allergol Profes. 1987;2:170.
36. Bonamonte D, Foti C, Vestita M, et al. Nummular eczema and contact allergy: a retrospective study. Dermatitis. 2012;23:153.

37. Meneghini CL. Le dermatiti eczematose professionali. Milano: Giorn Ital Dermatol Venereol; 1961.
38. Meneghini CL, Tagliavini R. L'eczema da contatto. Simposi Clinici. 1966;3:1.
39. Zelickson BD, Mc Evoy MT, Fronway AF. Patch testing in prurigo nodularis. Contact Dermatitis. 1989;20:231.
40. Vena GA, Foti C, Grandolfo M, et al. Mercury exanthem. Contact Dermatitis. 1994;31:214.
41. McFadden JP (2001) Hand eczema. In: Rycroft RJG, Menné T, Frosch PJ, et al, editors. Textbook of contact dermatitis, 3rd ed. Springer, Berlin; 2001. p 404.
42. Lynde CW, Mitchell JC. Unusual complication of allergic contact dermatitis of the hands. Recurrent lymphangitis and persistent lymphoedema. Contact Dermatitis, 1982; 8:279.
43. Worm AM, Staberg B, Thomsen K. Persistent oedema in allergic contact dermatitis. Contact Dermatitis. 1983;9:517.
44. Cronin E. "New" allergens of clinical importance. Semin Dermatol. 1982;1:33.
45. Held JL, Ruszkowski AM, DeLeo VA. Consort contact dermatitis due to oak moss. Arch Dermatol. 1988;124:261.
46. Bonamonte D, Foti C, Vestita M, et al. Noneczematous contact dermatitis. ISRN Allergy. 2013. https://doi.org/10.1155/2013/361746.
47. Bonamonte D, Cavani A, Angelini G. Allergic contact dermatitis. In: Giannetti A, Del Forno C, editors. Textbook of dermatology and sexually transmitted diseases, vol 2. Piccin, Nuova Libraria, Padova; 2013. p. 933.
48. Menné T, Veien N, Sjølin K-E, et al. Systemic contact dermatitis. Am J Contact Dermatitis. 1994;5:1.
49. Veien NK. Systemically induced eczema in adults. Acta Derm Venereol (Stockh), 1989; 147(suppl):1.
50. Weston WC, Weston JA. Allergic contact dermatitis in children. Am J Dis Child. 1984;138:932.
51. Romaguera C, Vilaplana J. Contact dermatitis in children: 6 years experience (1992–1997). Contact Dermatitis. 1998;39:277.
52. Brosch J, Geier J. Patch test results in schoolchildren. Contact Dermatitis. 1997;37:286.
53. Wantke F, Hemmer W, Jarish R, et al. Patch test reactions in children, adults and the elderly. A comparative study in patients with suspected allergic contact dermatitis. Contact Dermatitis, 1996; 34:316.
54. Berardesca E, Maibach HI. Contact dermatitis in blacks. Dermatol Clin. 1988;6:363.
55. Meneghini CL, Angelini G. Atopic and occupational and contact allergy. Immunology and Allergy Clinics of North America. Urticaria and Exogenous Dermatoses. WB Saunders Company, Philadelphia; 1989, p. 223.
56. Angelini G, Vena GA (1989) Allergia da contatto al nichel. Considerazioni su vecchie e nuove acquisizioni. Boll Dermatol Allergol Profes 4:5.
57. Bonamonte D. Allergeni della serie standard. In: Angelini G, Vena GA, editors. Dermatologia professionale e ambientale, vol. 2. ISED, Brescia; 1999. p. 413.
58. Bonamonte D. Altri allergeni per pacth test. In: Angelini G, Vena GA, editors. Dermatologia professionale e ambientale, vol. II. ISED, Brescia; 1999. P. 471.
59. Angelini G. Topical drugs. In: Rycroft RJG, Menné T, Frosch PJ, editors. Textbook of contact dermatitis. Berlin: Springer-Verlag; 1995. p. 477.
60. Meneghini CL, Angelini G. Secondary polymorphic eruptions in allergic contact dermatitis. Dermatologica. 1981;163:63.
61. Angelini G, Vena GA, Meneghini CL. Allergic contact dermatitis to some medicaments. Contact Dermatitis. 1985;12:263.
62. Angelini G, Vena GA, Grandolfo M, et al. Iatrogenic contact dermatitis and eczematous reactions. Clin Dermatol. 1993;11:467.
63. Bonamonte D, Foti C, Romita P, et al. Colors and contact dermatitis. Dermatitis. 2014;25:155.
64. Meneghini CL, Angelini G. Contact dermatitis from pyrrolnitrin (an antimycotic agent). Contact Dermatitis. 1975;1:288.
65. Meneghini CL, Angelini G. Contact dermatitis from pyrrolnitrin. Contact Dermatitis. 1982;8:55.
66. Bonamonte D, Filoni A, Verni P, et al. Dermatitis caused by Coelenterates. In: Bonamonte D, Angelini G, editors. Aquatic dermatology. Biotic, chemical and physical agents. Springer, Berlin; 2016. p. 13.
67. Marks JG Jr. Poison ivy and poison oak allergic contact dermatitis. Immunology and Allergy Clinics of North America. Urticaria and Exogenous Dermatoses. WB Saunders Company, Philadelphia; 1989. p. 497.
68. Angelini G, Vena GA, Meneghini CL. Contact dermatitis with *Ficus carica*. In: Frosch PJ, Dooms-Goossens A, Lachapelle JM, et al., editors. Current topics in contact dermatitis. Berlin: Springer-Verlag; 1983. p. 163.
69. Bonamonte D, Foti C, Lionetti N, et al. Photoallergic contact dermatitis to 8-methoxypsoralen in *Ficus carica*. Contact Dermatitis. 2010;62:343.
70. Hemingway JD, Malokhia MM. The dissolution of metallic nickel in artificial sweat. Contact Dermatitis. 1987;16:314.
71. Kanan MW. Contact dermatitis in Kuwait. J Kuwait Med Assol. 1969;3:129.
72. Fisher AA. Nickel dermatitis in men. Cutis. 1985;35:424.
73. De Corres LF, Garrastazu MT, Solocta R, et al. Nickel contact dermatitis in a blood bank. Contact Dermatitis. 1982;8:32.
74. Oakley AMM, Ive FA, Car MM. Skin clips are controindicated when there is nickel allergy. J R Soc Med. 1987;80:390.
75. Meneghini CL, Angelini G. Primary and secondary sites of occupational contact dermatitis. Derm Beruf Umwelt. 1984;32:205.

76. Dupuis G, Benezra C. Allergic contact dermatitis to simple chemicals. A molecolar approch. Marcel Dekker, Inc., New York; 1982. p. 87.
77. Baer RL. Cross-sensitization phenomena. In: Mackenna RMB, editor. Modern trends in dermatology. Butterworths, London: Second series; 1954. p. 232.
78. Sidi E, Hincky J, Hincky M. Le rôle de la constitution chimique dans les allergies de contact. Rev Franç Allerg. 1964;4:1.
79. Foussereau J, Benezra C, Maibach HI. Occupational contact dermatitis. Clinical and chemical aspects: Munksgaard, Copenhagen; 1982. p. 47.
80. Mayer RL. Compounds of quinone structure as allergens and cancerogenic agents. Experentia. 1950;6:241.
81. Fregert S, Rosman H. Hypersensitivity to diethylstilbestrol with cross-sensitization to benzestrol. Acta Derm Venereol. 1962;42:290.
82. Bonamonte D, Foti C, Vestita M, et al. Parabens: an endless story. Ann Ital Dermatol Allergol. 2013;67:41.
83. Stampf JL, Schlewer G, Ducombs G, et al. Allergic contact dermatitis due to sesquiterpene lactones. A comparative study of human and animal sensitivity to α-methylene-γ-butyrolactone and derivatives. Br J Dermatol, 1978; 99:163.
84. Pirilä V, Pirilä L. Sensitization to the neomycin group of antibiotics. Acta Derm Venereol. 1966;46:489.
85. Hellström S, Lodin A, Raika G, et al. Sensitization of pigs with 3-carene. Acta Derm Venereol. 1963;43:311.
86. Meneghini CL, Angelini G. Behaviour of contact allergy and new sensitivities on subsequent patch tests. Contact Dermatitis. 1977;3:138.
87. Vena GA, Foti C, Angelini G. Studio sulle variazioni nel tempo della sensibilizzazione da contatto. Boll Dermatol Allergol Profes. 1992;7:247.
88. Meneghini CL. Contributo allo studio delle dermatosi professionali da cemento e calce. Giorn Ital Dermatol. 1952;93:303.
89. Petruzzellis V, Rantuccio F, Meneghini CL, et al. In tema di morbilità cutanea da cemento in cantieri edili e nelle cementerie. Giorn Ital Dermatol Min Med. 1969;110:485.
90. Rantuccio F, Meneghini CL, Riboldi A, et al. L'esame clinico-allergologico nelle visite di assunzione: 5 anni di osservazioni. Atti Simposio Prevenzione Dermatosi Professionali, Monte Porzio Catone, 25–26 maggio; 1970. p. 303.
91. Meneghini CL, Rantuccio F, Lomuto M. A propos de réactions de sensibilization sur 281 cas. Ann Dermatol Syphilol. 1972;99:161.
92. Lowney ED. Immunologic unresponsiveness to a contact sensitizer in man. J Invest Dermatol. 1968;51:411.
93. van der Burg CKH. Hand eczema in hairdressers and nurses: a prospective study. Contact Dermatitis. 1986;14:275.
94. Polak C, Rinck A. Mechanism of sensitization in DNCB-contact sensitive guinea pigs. J Invest Dermatol. 1978;70:98.
95. Asherson GL, Zembala M, Pereira MACC, et al. Production of immunity and unresponsiveness in the mouse by feeding contact sensitizing agents and the role of suppressor cells in the Peyer's patches, mesenteric lymph nodes and other lymphoid tissues. Cell Immunol. 1977;33:145.

Regional Contact Dermatitis

8

Caterina Foti, Domenico Bonamonte, Francesca Ambrogio and Gianni Angelini

Except in cases of involvement of the hands, it is usually possible to trace back from the initial site of the dermatitis to the causal agent (Table 8.1) [1–5]. On the basis of computer analyses, in fact, statistically significant correlations have been observed between nickel and cobalt and various sites on the fingers and palms, for example, and between lanolin and the lower legs. Contact allergy to fragrances is correlated with dermatitis of the axillae, and sensitivity to neomycin and a "caine" mix with dermatitis of the legs [6]. It is also possible that the dermatitis may take on characteristic clinical-morphologic aspects depending on the site affected.

8.1 The Scalp

Contact dermatitis of the scalp is not so frequently observed, even if the level of percutaneous absorption of the scalp is higher than that of other areas of the body. When present, it may be of irritant or allergic type, and in both cases the affliction most often affects the adjacent sites (forehead, eyelids, ear pavilions, neck) than the scalp, that may actually remain unaffected.

Hair care products are the most common causative agents of scalp contact dermatitis. Thioglycolates in permanent wave solutions and dyes used to colour the hair more often cause contact dermatitis in hairdressers than eczema in the people on which they are applied. Bleaching the hair and the use of some medicaments such as calcipotriol and tar may induce irritant contact dermatitis. A severe irritant dermatitis of the scalp in the form of a chemical burn has been reported, caused by highlighting procedures [7].

Rinse-off products like shampoos rarely induce allergic contact dermatitis of the scalp, also because only small quantities are applied [8–10].

The nickel in hairpins and curlers can induce dermatitis on the sites of contact. Hair dye chemicals with a paraphenylenediamine or paratoluenediamine base are among the most common causes of allergic contact dermatitis of the scalp, together with perfumes, preservatives and bleaching products containing ammonium persulfate [11].

The scalp may also be involved in cases of airborne allergic contact dermatitis.

8.2 The Face

The face, neck, décolleté and back of the hands are photoexposed zones and therefore the prime target of contact photodermatitis. In typical

C. Foti (✉) · D. Bonamonte · F. Ambrogio
Department of Biomedical Science and Human Oncology, University of Bari "Aldo Moro", Bari, Italy
e-mail: caterina.foti@uniba.it

G. Angelini
Professor of Dermatology, University of Bari "Aldo Moro", Bari, Italy

G. Angelini et al. (eds.), *Clinical Contact Dermatitis*, https://doi.org/10.1007/978-3-030-49332-5_8

Table 8.1 Most frequent localizations and causes of allergic contact dermatitis

Sites	Substances
Scalp	Hair products (perms, dyes), cosmetics (lotions), hairpins, shampoo, topical creams/lotions
Face	Cosmetics, photosensitizing allergens, airborne substances, masks
Forehead	Hat bands, bath caps, hairnets, helmets, rubber masks See also Scalp
Eyelids	Topical medications (eye drops, eye creams), cosmetics for eyes and cheeks, liquids for cleaning and preserving contact lenses, metal (nickel) or plastic frames for glasses, nail varnish (ectopic contact dermatitis), airborne substances See also Scalp
Ears and retroauricular region	Topical products (drops and creams), earrings (nickel), fur collars, goggles, metal (nickel) or plastic frames for glasses, hearing aids, scents, phonendoscope, insertion of metal objects or matches in the external ear canal, helmets, bath caps, nail varnish (ectopic contact dermatitis), earphones, hairnets See also Scalp
Lips	Foods, cosmetics, topical drugs, toothpastes, mouthwashes, chewing gum, dental prostheses, rubber breathing tubes, lipsticks, lip salves, metal objects (needles, pins, clips) held between the lips, nail varnish (ectopic contact dermatitis), topical drugs for rhinitis, cigarette holders, mouthpieces of wind instruments, pipes
Nose and nostrils	Metal (nickel) or plastic frames for glasses, rubber masks, topical drugs for rhinitis, earrings (nickel)
Neck and décolleté	Clothing, hairdyes, jewels (nickel), leather necklets (chromium), necklaces made of exotic woods, cosmetics, scents, shampoo, hair products, leather or fur collars (tanned with chromium), nail varnish (ectopic contact dermatitis), airborne substances, violin chin rest
Armpits	Dark clothing (dyes), depilatory creams, soaps, deodorant sprays or powders, antiperspirant creams, thermometer disinfectants
Trunk	Clothing: dyes or starches, leather (chromium), rubber or metal (nickel) patches, brassiere hooks and zips (nickel), cosmetics, matchboxes and matches in shirt pocket
Umbilical and periumbilical regions	Belt buckles (nickel), metal jeans buttons, umbilical piercing ring
Arms and antecubital folds	Clothing (dyes, starches, detergents), metal bracelets (nickel), leather bracelets (chromium), bracelets in exotic woods, elastic braces (rubber), airborne substances (resins, fibreglass fibers)
Forearms and wrists	Metal watch cases (nickel), watchstraps (chromium, nickel, dyes, rubber), bracelets (nickel), bracelets in exotic woods, clothing, cement (chromium), gloves (rubber, chromium, dyes)
Hands	Occupational substances, gloves (rubber, chromium, dyes), bracelets (nickel, chromium), rings (nickel), cosmetics, detergents (metals and tensioactives), substances used during various hobbies
External genitals	Condoms (rubber, latex, spermicide substances), contraceptive devices (diaphragm, spiral) and other measures, detergents, disinfectants, topical drugs, underwear (detergents, dyes), braces, scents, sanitary towels, deodorants, rubber catheters
Anal-perianal region	Loo paper (dyes, fragrances, formaldehyde), detergents, suppositories, disinfectants, topical drugs (antihemorrhoids), condoms

Table 8.1 (Continued)

Sites	Substances
Thighs	Suspender belts (nickel in metal hooks, rubber in elastics), depilatory products, objects in pockets (scented tissues, lighters, keys, matches, key rings, coins), stockings (dyes, rubber in elastics), cosmetics (toning creams, anticellulite products), dyes in trousers or linings, overalls impregnated with chemical substances (oils)
Popliteal cavities and legs	Socks (dyes, rubber in elastics), depilatory products, boots (chromium in leather, rubber), metal chains (nickel), anklets and knee straps (rubber in elastics), topical drugs (benzocaine, neomycin, chloramphenicol, sulfonamide) and additives (lanolin, parabens, balsam of Peru) in cases of gravitational or ulcerative dermatitis due to vascular disorders, overalls impregnated with chemical substances (oils), garters
Feet	Socks (dyes), shoes (chromium in leather, rubber, plastic, nickel in metal buckles, dyes, glues), antiperspirant powders and creams, topical antimycotics, chromatin for shoes, galoshes (fur linings)

cases, this complaint is accompanied by burning, pricking and pruritus. It is intensely erythematous, spares "shaded" sites (under the chin, behind the earlobes) and can leave pigmentation of a more or less persistent nature, especially when caused by furocoumarins [12].

In cases of contact photodermatitis with a chronic course and unknown etiology, or caused by substances that are difficult to avoid, the first suspicion may be actinic reticuloid. It should be borne in mind that even when the culprit substances have been eliminated some subjects can remain permanently light-sensitive.

The face, as well as the other airexposed sites (neck, scalp, hands, and legs in women) is a classic site of airborne contact dermatitis, that also involves the "shaded" sites (including the eyelids) spared by contact photodermatitis.

Airborne contact dermatitis may be caused by various substances present in the environment in different physical-chemical form (droplets, dust, fibers, vapors, gases, fumes, solid particles of animal or vegetable origin). The most common culprit substances are various sprays, fiberglass, and plants (Compositae family). A study by Hausen and Oestmann showed that 50% of 64 flower vendors with contact dermatitis from plants had dermatitis of the face [13].

Cosmetics are common causes of facial contact dermatitis, while fragrances, preservatives, hair-coloring agents, and permanent wave solutions are the most common sensitizers.

Facial contact dermatitis can be due to allergens and irritants in face masks (surgical masks, scuba-diving masks, and masks used in particular work environments as protection against dangerous substances) [14]. Characteristically, the contact pattern of the dermatitis follows the outline of the mask (Figs. 8.1, and 8.2).

In general, cosmetic facial dermatitis is bilateral; however, some cases of unilateral facial dermatitis have been reported, such as nail polish dermatitis and connubial or consort contact dermatitis due to hair dyes, perfumes, and topical drugs used by the partner.

Allergic airborne facial dermatitis due to phosphorus sesquisulfide fumes in matches (Italian "zolfanelli") when lighting a cigarette is commonly bilateral [15] but this, too, can be unilateral, as observed in the case of "strike anywhere" matches (see Chap. 11) [16].

The face can also be affected by a pigmented contact dermatitis, that is a form of noneczematous contact dermatitis. The most common culprits are cosmetics. The brown hyperpigmentation, particularly common in dark-complexioned subjects, is most pronounced on the forehead and zygomatic or temporal regions.

Stinging, without any objective clinical signs, develops especially on the face of fair-skinned subjects, and is linked to cosmetics.

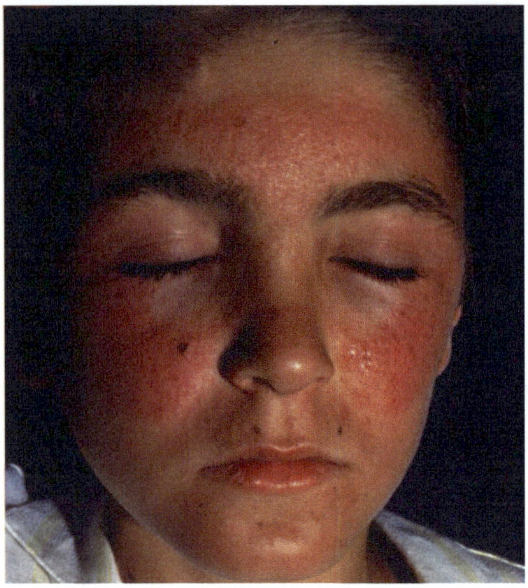

Fig. 8.1 Allergic contact dermatitis from rubber mask (Reproduced with permission by Bonamonte and Coll [14])

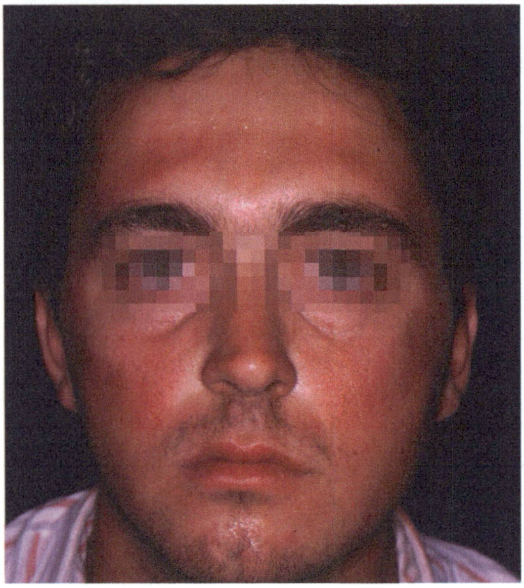

Fig. 8.2 Allergic contact dermatitis to rubber mask (Reproduced with permission by Bonamonte and Coll [14])

8.2.1 The Forehead

Substances that come in contact with the scalp can give rise to contact dermatitis of the forehead (Fig. 8.3). The complaint can also be linked to the use of bathing caps, rubber hairnets, helmets, rubber masks and hat bands (chromium in the leather) (Figs. 8.4, and 8.5).

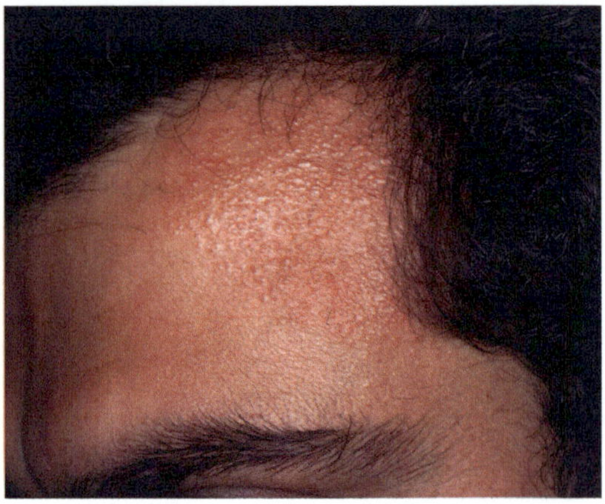

Fig. 8.3 Allergic contact dermatitis of the forehead from hair cosmetics

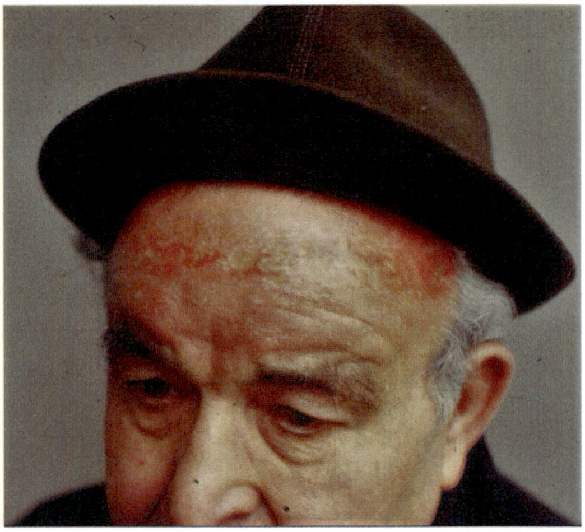

Fig. 8.4 Allergic contact dermatitis to chromium in hat leather band

On the forehead, comedons and papulopustules (pomade acne) can also develop due to the use of hair products with a paraffin and petrolatum base.

The Hindu practice of wearing a central forehead dot of color ("bindi") can induce chemical leukoderma due to paratertiary butylphenol resin in the adhesive [17–19].

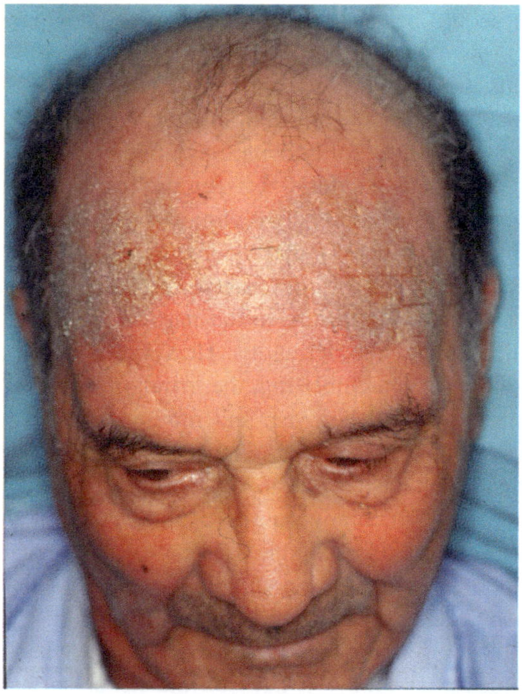

Fig. 8.5 Allergic contact dermatitis to chromium in hat leather band

8.2.2 The Ear

The ear pavilions can be affected by contact allergy attributable to various causes. Dermatitis of the inner pavilion can be due to helments, rubber bathing caps and medications used to treat seborrhoeic dermatitis. Nail varnish can induce dermatitis (ectopic contact dermatitis) in any area of the ear pavilion. Allergenic products applied on the scalp or hair, like dyes, sprays and shampoo, can firstly affect the helixes. These can also be affected by contact with rubber caps, hairnets, fur collars, ear phones in phone operators, goggles.

The folds behind the ears most often come in contact with the plastic or metal endpieces of glasses (Fig. 8.6), and plastic components of ear phones of various types, as well as fragrances.

Dermatitis of the ear lobes is the main sign of nickel allergy due to earrings. The pierced lobe is the precipitating cause of nickel sensitization.

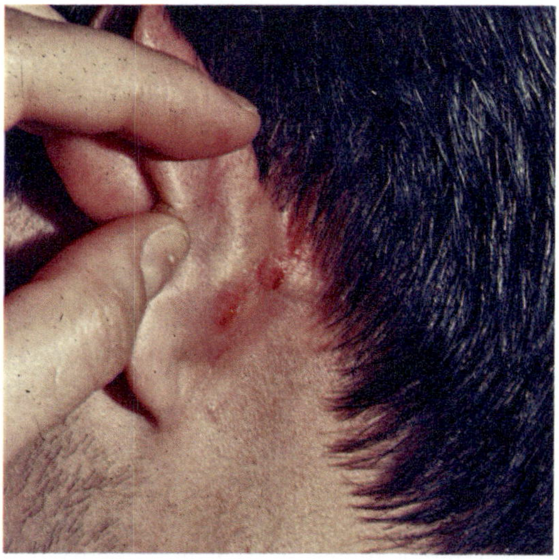

Fig. 8.6 Allergic contact dermatitis to nickel in metal endpiece of glasses

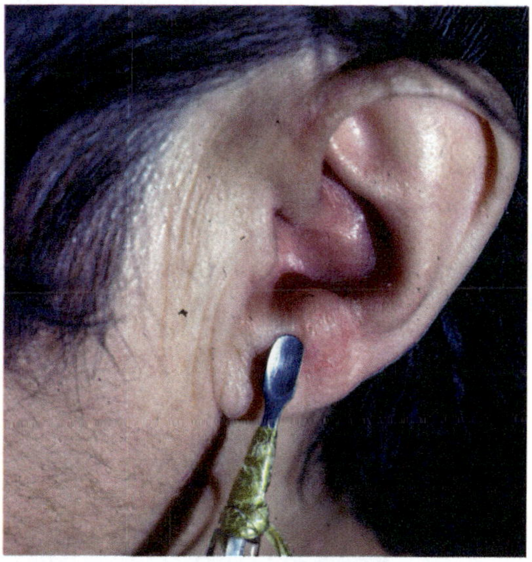

Fig. 8.7 Allergic contact dermatitis to nickel in metal object

Otitis of the external canal can be due to the habit of inserting metal objects (hairpins, pens and matches) into the canal (Fig. 8.7). The use of ear phones of various types can contribute to the onset of this dermatitis. Cases of patients using match heads to clean or scratch their ears have also been reported, giving rise to a consequent contact dermatitis from "strike anywhere" matches containing phosphorus sesquisulfide [20]. This dermatitis is very often complicated by superimposed infections, and the treatment thereof can easily lead to further sensitization to topical medications.

8.2.3 The Eyelids

The eyelids are one of the most sensitive skin sites on the body, and eyelids contact dermatitis is one of the most common complaints. Owing to their minor thickness (0.5 mm compared to about 2 mm on the rest of the face skin), the eyelids skin is highly subject to aggression by irritants and sensitizers. Even just rubbing the eyelids can convey harmful substances from the hands to the eyelids. The very lax subcutaneous zone of the eyelids is the reason for the marked edema that characterizes contact dermatitis on this site.

Cosmetics are the most common cause of dermatitis, including both specific products for the eyes, and those applied on the scalp or face (Figs. 8.8, and 8.9). Even nail varnish can have this effect (ectopic contact dermatitis). Indeed, it should be remembered that the intended sites of the cosmetics may not develop dermatitis; this is particularly true of hair dyes and nail varnishes. At the eyelid level, instead, such cosmetics can induce either irritation or contact allergy. Differential diagnosis between the two forms is not possible based on the clinical-morphological findings because the degree of inflammation may be the same, as also the time interval between the exposure to the harmful agent and the onset of the dermatitis. However, it may be helpful to remember that the irritant potential of cosmetics for the eyes, and for general use, is usually weak and so only repeated exposure will finally induce a reaction.

There are many causes of contact dermatitis of the eyelids (Table 8.2), so the etiological approach tends to be complex. If several cosmetics are suspected to be implicated, it may be useful the use test: the product may be applied 2–3 times a day for 4–5 days on the flexor surface of the forearm. A positive result, in the sense of induction of the dermatitis, is significant but cannot discriminate between an allergic and an irritant reaction. Instead, a negative result does not necessarily exclude a causal role of the product being tested. Patch tests must be done with each ingredient in the cosmetics. Water-based mascara can contain irritant emulsifiers, so in

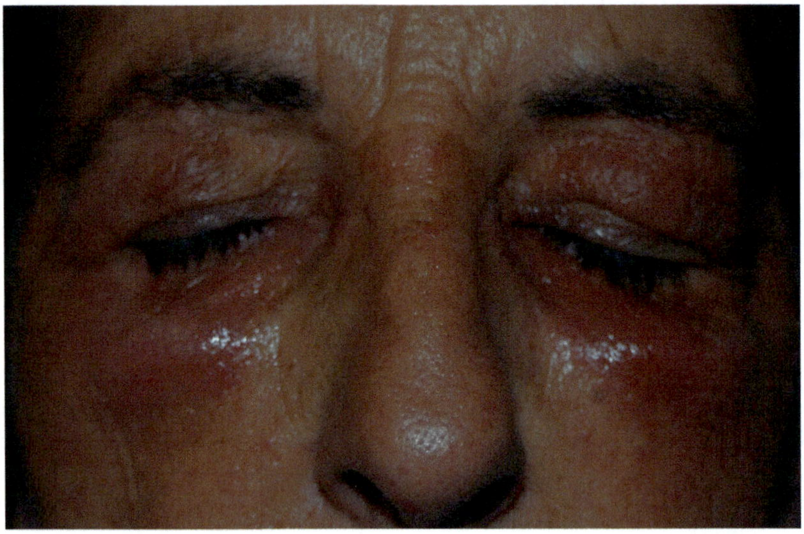

Fig. 8.8 Allergic contact dermatitis from eyewash

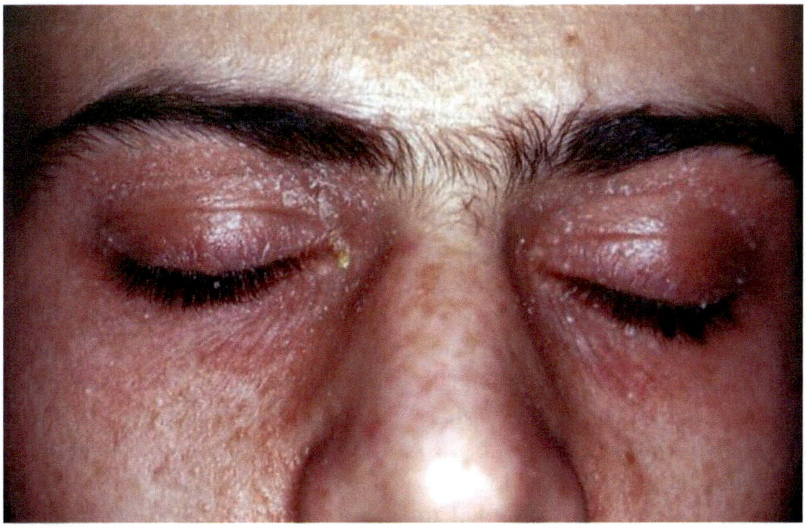

Fig. 8.9 Allergic contact dermatitis from eyewash

such cases it is better to use anhydrous or waterproof types. Cosmetics for the eyes contain various preservatives, such as quaternium 15 and imidazolidinyl urea, for example (both formaldehyde donors).

Ectopic contact dermatitis is generally linked to fresh nail varnish, while dry polymerized varnish does not induce sensitization [21]. A severe inflammatory reaction with intense eyelid edema is more usually due to hair products. The most common preservatives in ophthalmic medicaments are benzalkonium chloride, thimerosal, chlorhexidine, chlorobutanol, phenylmercuric nitrate and acetate. In nickel-sensitized subjects the dermatitis may be due to nickel in the mascara brush. The rubber latex strip serving to attach false eyelashes can in rare cases irritate the eyelids. The eyelids are also the most common site of airborne contact dermatitis, linked to innumerable chemicals, including the fumes from plants undergoing combustion (*Toxicodendron* genus: poison ivy, poison oak, and poison sumac), and phosphorus sesquisulfide in matches (Italian “zolfanelli” and “strike anywhere”), as well as household sprays, insecticides, animal hairs and occupational volatile chemicals. Matches dermatitis usually affects the eyelids and face, in particular on the left side [15].

Table 8.2 Most common causes of contact dermatitis of the eyelids

Mascara	
Preservatives in cosmetics	
Toluene-sulfonamide formaldehyde resins (nail varnish)	
Cosmetics for hair	
	Dyes
	Oxidizing agents
	Sprays
	Lotions
	Shampoo
Preservatives in eyedrops	
Adhesives for false eyelashes	
Nickel in mascara brushes	
Scents and preservatives in face tissues	
Plants (especially of the *Rhus* family)	
Airborne contactants	
	Domestic sprays
	Insecticides
	Volatile chemical substances in occupational use
	Spray perfumes
Phosphorus sesquisulfide (vapors)	
Products for contact lenses	

8.2.4 The Lips and Oral Mucosa

The oral mucosa and lips pseudomucosa can be affected by various types of local contact reactions [22]. The mucosa is generally fairly resistant to irritants and has a lesser tendency to become sensitized than the skin and pseudomucosa. This behavior is explained by a series of specific characteristics, some of which have a primary importance (the lack of corneal layer; saliva and its specific enzymes, amylase and maltase, that can modify the chemical structure of contactants; the saliva pH, that has a buffer action and neutralizes the acid and alkaline nature of substances, thereby modifying their irritant action). Others play a secondary role (the duration of contact with irritants and sensitizers is usually brief, and the abundant vascularization causes rapid dispersion of allergens; in addition, saliva dilutes contactants).

A series of applications of dinitrochlorobenzene on the oral mucosa has been reported to induce a mild sensitization in some subjects but no reaction in others. However, all the subjects were then refractory to attempts to induce allergy, or else showed a rise in the previously induced sensitization threshold [23]. This partial tolerance to dinitrochlorobenzene could explain the low incidence of contact allergy initiating in the oral mucosa.

In cases of a primary localization of the dermatitis on the lips or perioral skin, the oral mucosa may or may not be clinically involved. Instead, when the primary sensitization is of the mucosa, there is almost always simultaneous clinical involvement of the lips, perioral skin and often other sites, too.

Stomatitis from Contact with Irritants. The symptoms of stomatitis are generally the same regardless of whether the complaint is an irritant or an allergic form. Often only subjective symptoms are present, but in any case these are always more marked than the objective signs. Patients complain of loss of the sense of taste, as well as torpor or a feeling of burning and pain. Clearly, the mucosa may appear mildly erythematous, with or without edema but the erythema is rarely intense. The tongue papillae may disappear. If there is marked edema, the mucosa will look smooth and shiny; in more severe cases there can also be difficulties in swallowing and even breathing. Exceptionally, there may be vesicles, and these will easily rupture and form erosions. In both allergic and irritant reactions due to false teeth there is often a clear margin between the erythematous mucosa covered by the prosthesis and the adjacent unaffected mucosa.

Contact irritation of the oral mucosa can be due to physical stimuli, like the ingestion of boiling liquids or foods. In such cases no objective alteration may be present, or else there may be vesicles or blisters, like after eating melted cheese in sandwiches or a very hot pizza (thermal burns).

Stomatitis may be caused by repeated use of acetylsalicilic acid tablets held against a painful tooth; the prolonged contact can induce ulceration of the mucosa.

A fairly frequent observation is stomatitis induced by chemical substances (phenol, silver nitrate, nitric acid) used during dental procedures, but there is a higher incidence of irritant reactions to substances contained in detergents for dental fittings, available as powder, tablets or creams. After using these, prostheses must be carefully washed before inserting them in the mouth.

Allergic Contact Stomatitis. Contact allergy of the oral mucosa is more frequent than it appears in the literature. This underestimation is linked to the possible absence of objective signs and to failure to test the numerous chemical substances that can come in contact with the oral mucosa in some way or another. The most frequent causes of contact allergy are toothpastes, mouthwashes, metals, substances used in dentistry, false teeth, oral medications, rubber and food additives [24–29].

Toothpastes and mouthwashes, either in powder or paste form, contain numerous substances (Table 8.3). Among the potential sensitizers, even if the incidence is low, are detergents, fluorides, quaternary ammonium compounds and dyes; instead, allergy is more often due to preservatives and refiners. Toothpastes and mouthwashes must not be patch tested as is because the detergents they contain are primary irritants.

Various metals are used in dentistry for fillings and prostheses (Table 8.4). Among them, mercury and gold are most frequently the cause of stomatitis allergic reactions, including lichen

Table 8.3 Main ingredients of toothpastes and mouthwashes

Abrasives (not sensitizing) Chalk, calcium carbonate, pumice, bentonite, aluminium hydroxide, calcium phosphate, zinc oxide, sodium chloride, sodium bicarbonate, magnesium salts
Detergents (rare sensitizers) Synthetic foams: alkyl sulfates, sarcosinates, sulphonates
Fluorides (rare sensitizers)
Quaternary ammonium compounds (irritants)
Dyes (sensitizers) Anylines or azo-derivatives
Flavorings (sensitizers) Cinnamic aldehyde, also contained in foods and cosmetics (perfumes, soaps, deodorants); risk of flare–ups with cinnamon and derivatives (foods). Essential oils, menthol, eugenol
Antiseptics and preservatives (sensitizers) Parabens, dichlorophene, hexachlorophene, polymercuric nitrate, ethylenediamine hydrochloride, benzyl benzoate, formaldehyde, merthiolate (thimerosal), phenylmercuric nitrate, gallates

planus [30, 31]. Currently, metals are being partly replaced by plastics.

A number of other chemicals and medicaments are common in dental practice, including rubber and plastic gloves [32–36], all of which have an allergizing potential (Table 8.5).

Irritant Contact Cheilitis. The pseudomucosa of the lips is more prone to the development of irritation and contact allergy than the oral mucosa.

Irritant contact cheilitis can affect only the lips, often featuring desquamation and lip fissuring, and sometimes erythema and crusting or perlèche; it may also involve the perioral skin [37]. The most frequent causes are of a physical (the cold, tick bites or pinching) or chemical nature (toothpastes, mouthwashes, dental medications, cosmetics, saliva). Among chemical stimuli, the salivary enzymes (amylase, maltase), that contribute to food digestion and to other organic functions (cholinesterase, alkaline phosphatase, sulfatase, galactosidase, lipase, lysozyme, catalase, glycogenase, hyaluronidase, mucinase, and carbonic anhydrase) certainly have an irritant action on the skin. Any spontaneous or deliberate process (using tobacco, chewing gum) that induces an increased salivation can cause perlèche, as can altered dentition conditions (loss of teeth in the elderly), prosthesis mobility and macroglossia (Down syndrome). Continually moistening the corners of the mouth, lips and perioral skin, that is a frequent habit in children, can cause cheilitis and perioral irritant contact dermatitis (see Chap. 18).

Table 8.4 Metals used in dentistry

Aluminium	Mercury
Antimony	Nickel
Beryllium	Osmium
Bismuth	Palladium
Cadmium	Platinum
Chromium	Rhodium
Cobalt	Ruthenium
Copper	Silicon
Gallium	Silver
Gold	Tin
Indium	Tungsten
Iridium	Zinc
Magnesium	

Allergic Contact Cheilitis. This clinical picture is often frankly eczematous, with erythema, edema, vesicles and crusting. There are numerous causes: apart from those responsible for allergic stomatitis, lipsticks, lip salves, sun protection products, dental materials, nail varnish, cigarettes, foods, topical medications (for candidosis perlèche or labial herpes treatments), metals (nickel) and rubber objects should all be taken into account.

In toothpastes and mouthwashes, the culprits are mainly essential oils (clove oil, cinnamon oil), geraniol, menthol, balsam of Peru and guaiazulene (Figs. 8.10, and 8.11) [26].

Guaiazulene (1,4-dimethyl-7-isopropylazulene), a derivative of azulene (cyclopentacycloheptane, a terpene bicyclic hydrocarbon), is contained in

Table 8.5 Chemicals and medicaments used in dentistry

Dental impression compounds (irritants, rarely sensitizers) Stearin, stearic acid, paraffin wax, resins
Resinous substances Balsam of Peru, colophony, menthol, eugenol, clove oil, lauryl oil
Plastics (in dental prostheses) Methacrylates, acrylates, epoxy resins, and various substances in polymerization processes (benzoyl peroxide, hydroquinone, camphoroquinone, phthalates, tertiary aromatic and aliphatic amines, ultraviolet stabilizers, antioxidants)
Topical anesthetics Amides (lidocaine, mepivacaine, prilocaine: rarely sensitizers) and esters (benzocaine, tetracaine, procaine)
Antimicrobials Formaldehyde and formaldehyde releasers, glutaraldehyde, benzalkonium chloride, chlorhexidine, otyl gallate, povidone-iodide, potassium persulfate, glyoxal
Rubber chemicals Gloves (common causes of allergic contact dermatitis in dental personnel). Risk of immediate allergic reactions (contact urticaria) from natural rubber latex

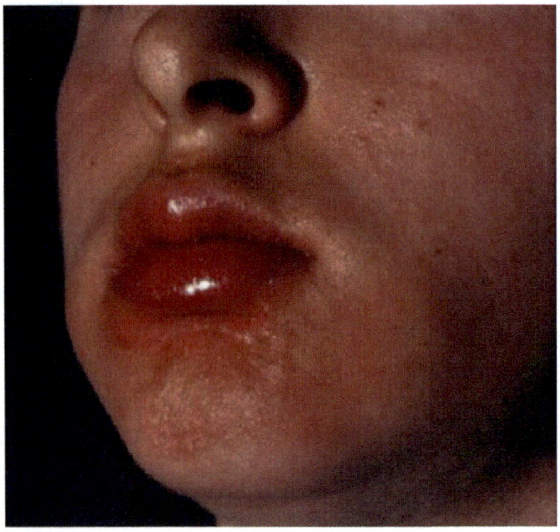

Fig. 8.10 Allergic contact cheilitis to guaiazulene in toothpaste

the essential oils of geranium and cubebe (*Piper cubeba*), an Indian pepper. Other derivatives of azulene, present in various plants, include camazulene (contained in *Achillea millefolium* and matricaria and Roman chamomile), vetivazulene (contained in vetiver and elemi oil; it is not used in cosmetics) and zierazulene (contained in zierone). Guaiazulene is used in cosmetic products like soaps, toothpastes, mouthwashes, shampoo, creams and lotions, owing to its soothing and anti-inflammatory properties. It is also present in some inhalants and dental prosthesis fixatives. We observed five patients with allergic contact cheilitis due to guaiazulene; two also complained of damage to the oral mucosa, with loss of the sense of taste, and burning [26]. One case of allergy to azulene used as an anti-irritant in lipstick has been reported [37].

Among cosmetics, lipstick, that can contain eosin dyes (that is also photosensitizing), lanolin, antioxidants, cinnamon and fragrant essences, and lip salves, are the most frequent causes of allergy.

One form of ectopic contact dermatitis is cheilitis and perlèche due to nail varnish (that contains a sulfamide formaldehyde resin), that are provoked when the fresh varnish comes in contact with the lips.

Among foods, raw and cooked carrot can induce cheilitis and allergic perioral dermatitis [38]. The catechol in mango can have a sensitizing action, and crossreact with the oleoresins of poison ivy. Subjects that peel citrus fruits with their teeth can develop allergy to lemonene, an essential oil contained in the peel [39]. Cases of persistent cheilitis due to coffee have also been reported [40].

In subjects who are allergic to nickel, the habit of holding nickel-covered objects between the lips (pens, pins, hair curlers, hairpins) can precipitate cheilitis. It can also develop due to contact with metal lipstick containers.

Sensitized subjects that have the habit of chewing the rubber at the end of pencils can develop allergic cheilitis due to mercaptobenzothiazole.

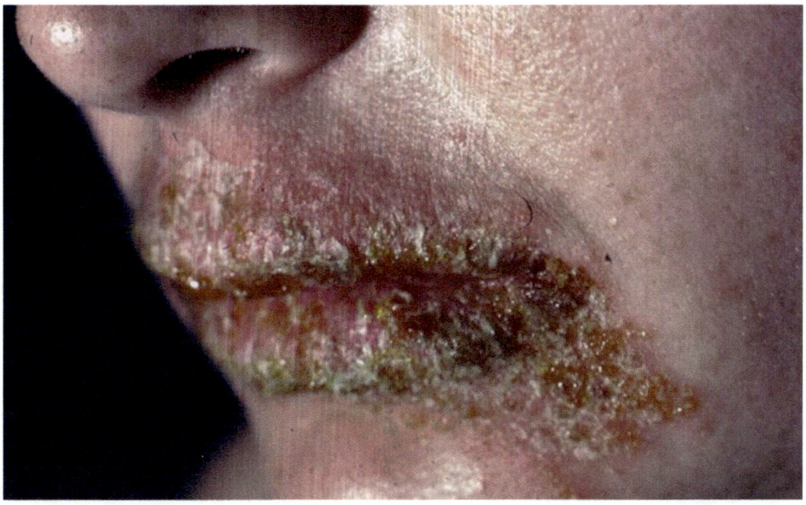

Fig. 8.11 Allergic contact cheilitis to guaiazulene in toothpaste

In one of our reported series, patch tests were performed in 273 subjects with contact cheilitis using a very extensive series of substances in addition to the standard European series, including the dental series, foods, cosmetics and drugs [25]. In 22 subjects (8%) a perioral dermatitis was also present, while in 91 (33.3%) the cheilitis was associated with stomatitis, featuring objective signs and/or subjective symptoms. A positive history of atopy was elicited in 63 subjects (23%). The cheilitis was of an allergic nature in 106 patients (48.6%), while in 112 (51.4%) it was not possible to demonstrate an allergic reaction. The substances that most often provoked positive reactions were balsam of Peru, fragrance essences and the components of toothpastes (Fig. 8.12) and mouthwashes.

Contact Photocheilitis. Lipsticks with eosin or fluorescein dye bases can induce irritation and contact photoallergy. Erythrosin, contained in compounds used to show plaque, is a photosensitizer that can induce allergic photocheilitis after contaminating the lips if it is not removed. Photocheilitis can develop due to contact with fruit and vegetables containing photosensitizers like psoralens [41]. The waxy starch on oranges induces a delayed eczematous reaction of the lips in subjects that peel oranges with their teeth [42]. In subjects that bite or suck bergamot, we have often observed the onset of a pigmented perioral photodermatitis due to the psoralens present in the fruit [41, 43].

Other Forms of Cheilitis. Contact cheilitis must be differentiated from atopic cheilitis that, associated with perioral dermatitis, frequently affects subjects with atopic dermatitis. They suffer very intense pruritus, that makes them moisten and bite their lips very frequently, thus worsening the clinical picture. Differential diagnosis with contact dermatitis is difficult and requires a close examination of the personal and familial clinical history in cases exclusively featuring atopic involvement of the lips and perioral skin. Clearly, all exogenous chemical stimuli can aggravate the clinical picture, inducing a possible overlap of irritation and contact allergy.

Other contact-induced forms are urticarial contact cheilitis and cold urticarial cheilitis. The former develops a few minutes after contact with chemical, vegetable or animal substances, and is caused by a direct histaminergic or IgE-mediated immunologic mechanism. Cheilitis and/or edematous stomatitis can also develop in subjects suffering from cold urticaria, due to contact with cold foods (icecream) or drinks [44].

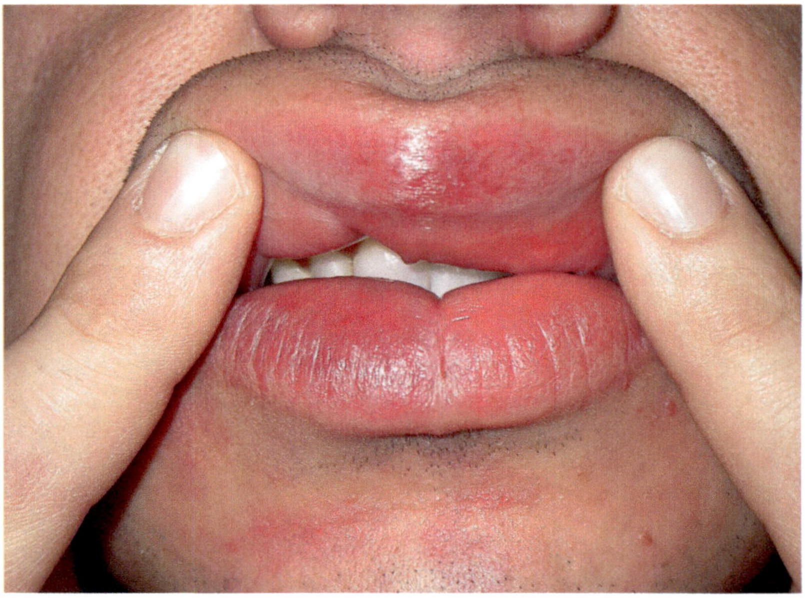

Fig. 8.12 Allergic contact cheilitis from guaiazulene in toothpaste

8.2.5 The Nose

The nose can be affected by contact allergy to nickel in earrings (at the level of the septum or nostril wings) and metal eyeglass frames (Fig. 8.13). Contact sensitization can also be induced by the plastic nosepads of eyeglasses, rubber masks and topical medications used for rhinitis of various origins.

8.3 The Neck

All the above-mentioned causes of contact dermatitis of the scalp and face can also induce contact eczema of the neck. One of the most common causes is the nickel in jewelry, in zippers or the metal parts of stethoscopes; the chromium in leather necklets or leather garments can also be the culprit, as can exotic woods used in jewelry [45].

Ectopic contact dermatitis of the neck is due to fresh nail polish. In the past, berloque dermatitis was observed on the lateral faces of the neck bilaterally, with hyperpigmented spots due to "dribbling" of perfumes. Nowadays, this dermatitis should no longer be observed because by European directive psoralens cannot be employed in fragrances unless they have undergone prior defurocoumarinization [43].

"Fiddler's neck" is a common sign in professional violin and viola players (Fig. 8.14). This complaint is an area of cutaneous lichenification on the left side of the neck, just under the angle of the jaw, where the chin rest of the instrument comes in contact with the neck [46].

8.4 The Axillae

The most common cause of allergic contact dermatitis in the axillary region is the fragrances in deodorants and antiperspirants (Fig. 8.15). In such cases the dermatitis affects the entire axillary region. Despite the widespread use of antiperspirant products containing aluminium, aluminium allergy is rare. Contact dermatitis due to textile resins and dyes is most intense in the axillary folds and often spares the central area of the axilla (Fig. 8.16). Chemical depilatory agents or the various mechanical means of hair removal induce contact irritation.

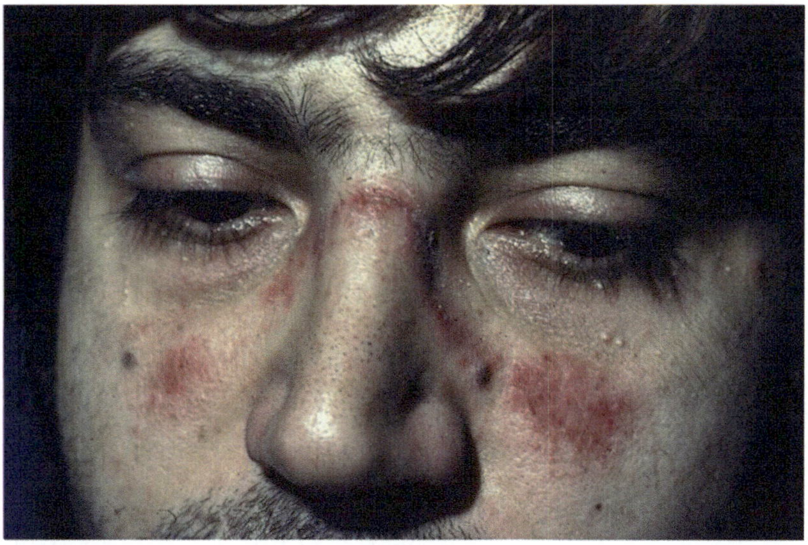

Fig. 8.13 Allergic contact dermatitis of nose and cheeks from nickel in metal eyeglass frame (Reproduced by Meneghini and Angelini [1])

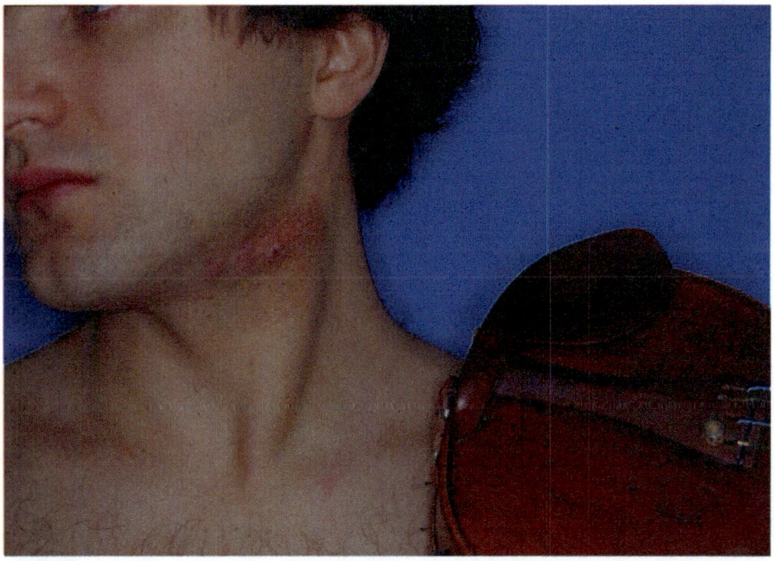

Fig. 8.14 "Fiddler's neck" due to contact with violin chin rest

Unilateral axillary dermatitis can be induced by nickel in a side zip, in nickel-sensitized subjects, or else it can be a manifestation of a so-called "connubial dermatitis" due to hairdye, if the couple has the habit of sleeping with one spouse's head in the other's armpit.

8.5 The Trunk

The main causes of contact dermatitis of the trunk are the nickel in brassiere straps (Fig. 8.17), zippers and buttons; rubber in undergarments elastic and other clothing (especially at

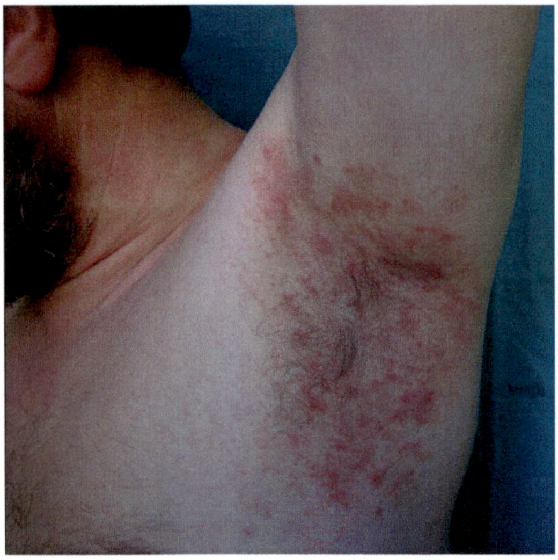

Fig. 8.15 Allergic contact dermatitis to fragrances in deodorants

the beltline) (Figs. 8.18 and 8.19); fragrances in soaps, detergents and other skin-care products; and fabric dyes and resins.

Dermatitis caused by textiles (fibers and dyes) is generally more evident at sites of persistent close contact with the fibers and at sweat retention sites, like the axillary folds, sides of the neck, wrists, inner aspects of the thighs, and gluteal folds [47–50]. It should be noted that the incidence of textile dermatitis due to the release of formaldehyde has decreased over the years, thanks to the reduction in the tendency of these materials to release the substance [51].

An important characteristic of dermatitis from textile azo dyes is that it often presents in the form of purpuric contact dermatitis. We have often observed this noneczematous contact dermatitis, that generally affects the entire skin, manifesting with erythematous-purpuric lesions [52]. The purpuric nuance is linked to a heavy extravasation of red blood cells, showing that azo dyes involve the vessels [52, 53].

Woollen and artificial synthetic fibers cause irritation, especially in atopic subjects, in whom the worst culprits of mechanical irritation are the clothes labels at the top of the back in the central area.

At the umbilical and periumbilical level, contact allergy to nickel is a frequent observation, due to metal buckles and jeans buttons (Figs. 8.20, and 8.21).

A peculiar type of clothing dermatitis can be observed in subjects who wear undergarments that have been washed together with textiles containing fiberglass, for example curtains or work clothes contaminated with glass fibers. Fiberglass may cause an intensely pruritic mechanical dermatitis at the sites of contact [54].

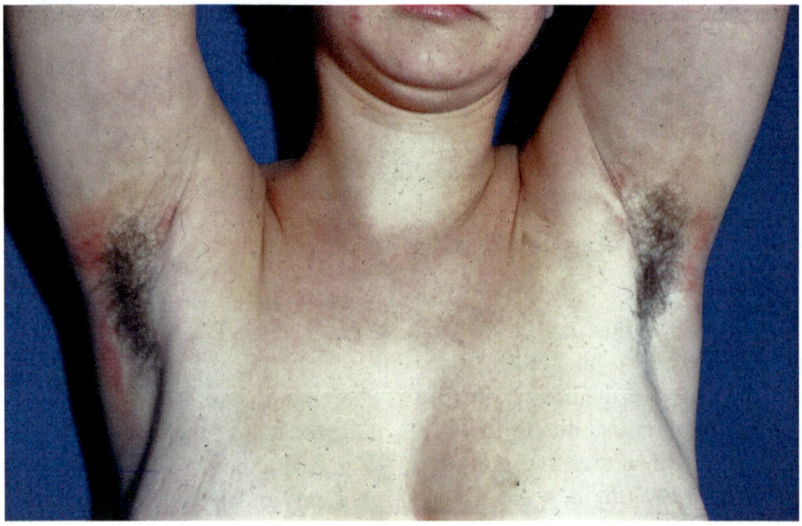

Fig. 8.16 Allergic contact dermatitis to textile dyes

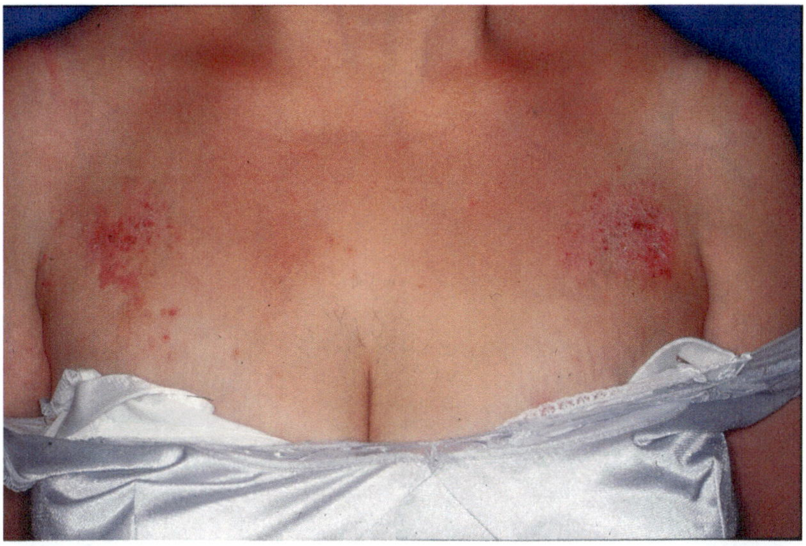

Fig. 8.17 Allergic contact dermatitis to nickel in brassiere hooks

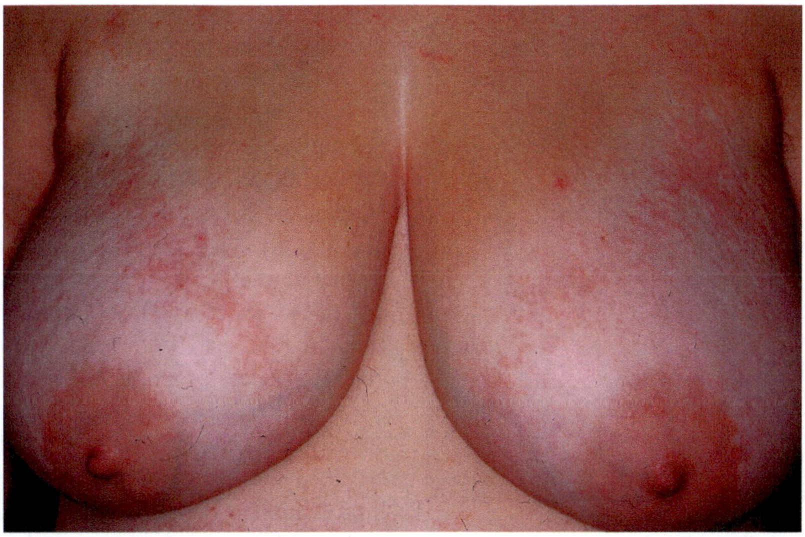

Fig. 8.18 Allergic contact dermatitis to rubber elastic

A rare cause of dermatitis of the trunk is the electrode jelly used for electrocardiograms, as well as the rubber in electrodes used for electrocardiograms [55], transcutaneous drug delivery systems and ostomy bags.

A highly pruritic papular dermatitis under swimwear is "seabather's eruption" caused by larvae of the sea anemone *Edwardsiella lineata* [56, 57].

In subjects who bathe in hot sulphur springs, the onset of an irritant contact dermatitis can be observed, with papular lesions due to the sulphur or the acidity of the baths [58].

8.6 The Anogenital Region

The anogenital region is a common site of contact dermatitis [59–61], caused among other things by the fact that irritants and allergens very easily penetrate the delicate skin of this

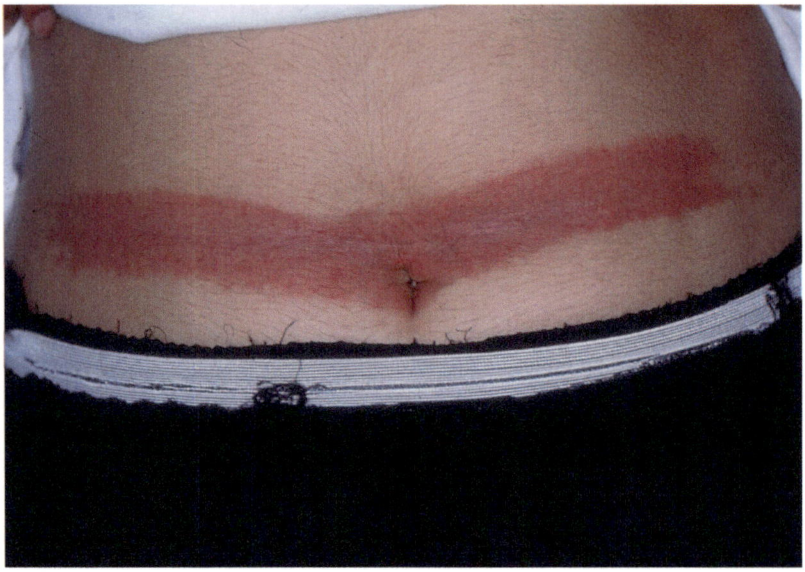

Fig. 8.19 Allergic contact dermatitis to rubber elastic

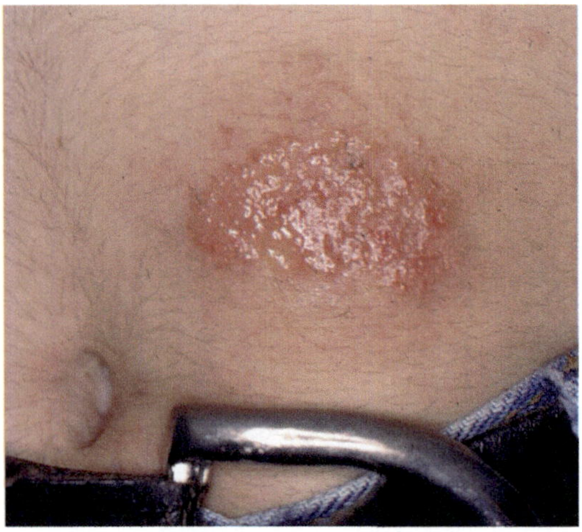

Fig. 8.20 Periumbelical allergic contact dermatitis to nickel in buckle

zone, that is normally occluded (Figs. 8.22, 8.23 and 8.24). Age also plays an important role: irritation by urine and feces is common in young children and incontinent elderly subjects [62]. Diapers can also induce irritation and, exceptionally, contact allergy.

In sexually active subjects, connubial dermatitis can affect the vulva, penis and scrotum. Characteristically, the dermatitis activity fluctuates with the intensity of the sexual activity. If in the man the affliction can be solved with the use of condoms, this means that it is due to the use of vulvovaginal products, such as vaginal plugs, spermicide creams, various gels, fragrances in creams, detergents and rubber in diaphragms. Vice versa, the condom rubber can induce dermatitis in the partner. Moreover, vaginal microbial flora and *Candida albicans* can cause a transient balanitis in the man. Women can be affected by contact urticaria from sperm [63, 64]. Other problems associated with sexual activity are traumatic lesions, such as ragades, erosions and ulcers due to intense friction, poor lubrification or bizarre sexual practices.

In addition to problems related to sexual activities, contact dermatitis in both sexes can be caused by substances, both occupational and non, transported to the genitals on the hands (ectopic contact dermatitis).

A contact eruption of the anoperianal region can develop in cases of systemic contact dermatitis ("baboon syndrome") or airborne contact dermatitis, or else due to contact with marine flora and fauna [56, 57], and with topical medications used against intertrigo, tinea cruris and candidosis.

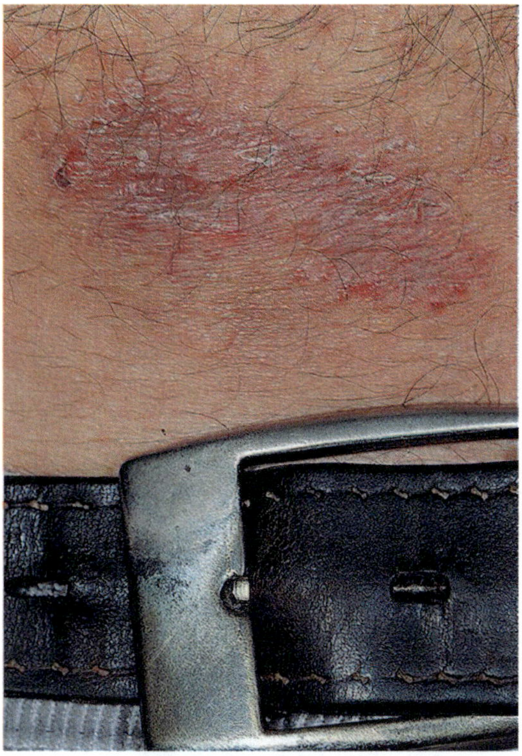

Fig. 8.21 Periumbelical allergic contact dermatitis to nickel in buckle

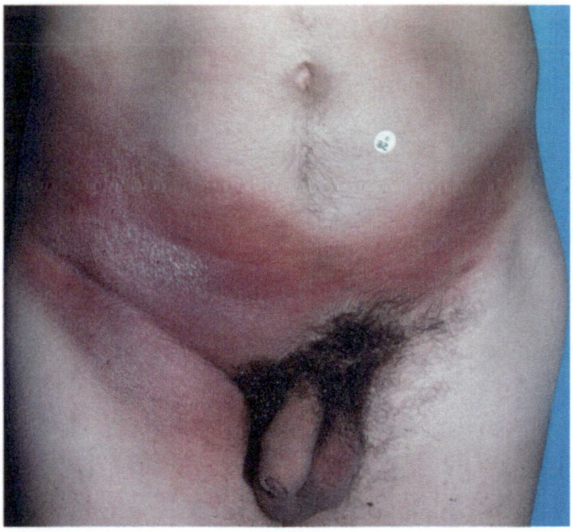

Fig. 8.22 Allergic contact dermatitis to rubber truss

Contact Vulvo-Vaginitis. Vulvovaginitis can be linked to contact with nail varnish (ectopic contact dermatitis), female hygiene sprays, detergents, deodorants and medicaments. Preservatives, antibacterial agents and fragrance essences are the commonest causes.

Chemical contraceptives (vaginal spermicides) are rare causes of irritation or contact allergy. Vulvar and suprapubic irritation can develop after the use of depilatories. Vaginitis and vulvitis may be due to rubber articles; the patient should be advised that these rubber items can be replaced by plastic pessaries and contraceptive devices.

Other causes of allergic contact vulvitis are nickel (pins, zippers, clips), perfumes, medicated soaps, dyes and synthetic resins in underclothing, and medicaments (for neurodermatitis).

Contact Balanoposthitis. The most common cause is condoms made of rubber (antioxidants and accelerators) or natural latex. Edema of the foreskin may be the first sign of the allergic reaction, which will often also affect the shaft of the penis, the scrotum, inguinal regions, and inner aspects of the thighs. Patch tests should be performed also with the suspect condom and its powders and lubrificants [65]. In cases of suspected natural rubber latex sensitivity, prick tests and RAST are indicated, since in this case the symptoms arise immediately (within minutes of contact). Rubber condoms can be replaced by the non rubber type, made of processed lamb cecum ("fish skins") or polyurethane.

Contact Proctitis. This is provoked by topical medications used to treat anal pruritus and antihemorrhoid products (benzocaine, neomycin, Peru balsam), perfumed and colored toilet paper (dyes and essences), rubber condoms and lubrificants used during rectal intercourse.

8.7 The Limbs

Contact Dermatitis of the Arms. The antecubital fossae are typical sites of nickel dermatitis (as a secondary idiopathic manifestation), textile azo dyes dermatitis (Fig. 8.25), systemic contact dermatitis, and airborne contact dermatitis [54], as well as atopic dermatitis.

Eczema of the forearms can be secondary to the spread of a contact dermatitis of the hands,

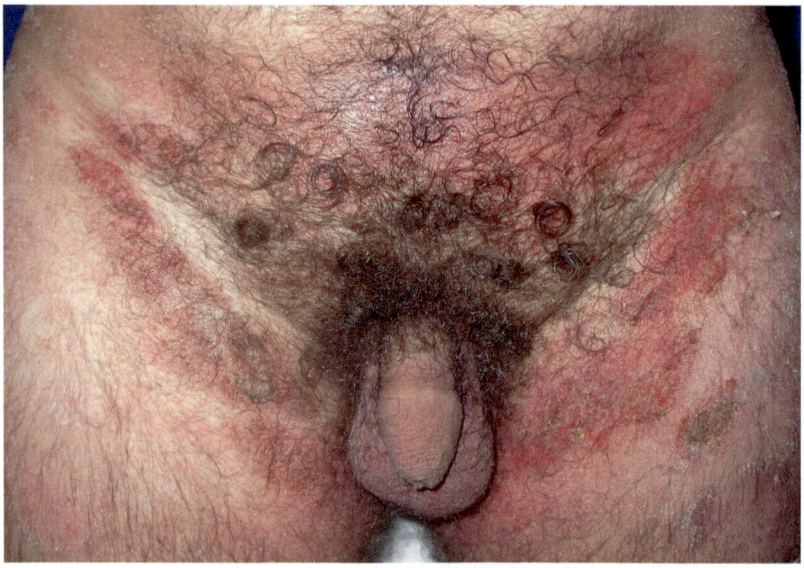

Fig. 8.23 Allergic contact dermatitis due to topical antimycotic drugs

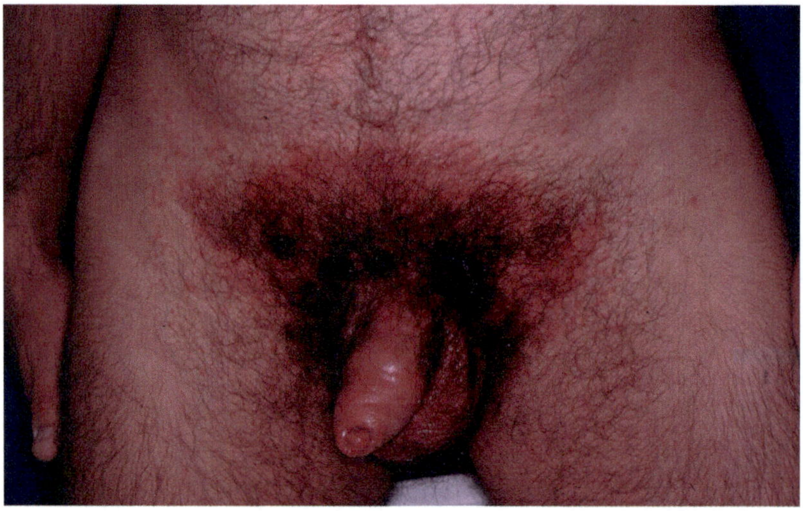

Fig. 8.24 Allergic contact dermatitis due to topical antimycotic drugs

or primary owing to the use of metal or wooden bracelets (Figs. 8.26, and 8.27), leather belts, the metal case of watches, and rubber gloves.

Contact Dermatitis of the Hands. The hands are inevitably the most common site of contact dermatitis. Irritant contact dermatitis is more frequent than allergic contact dermatitis [66], although the two forms can also coexist [67]. Indeed, the two forms can be clinically and morphologically comparable, and only in some cases is differential diagnosis possible based only on the clinical criteria. As a rule of thumb, involvement of the dorsal surface of the hands may indicate contact irritation, in particular in occupational cases.

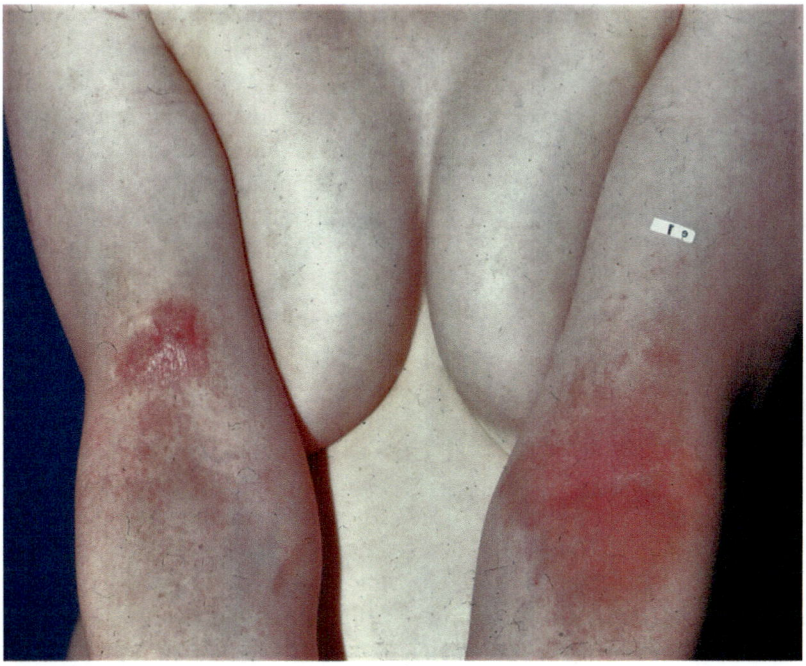

Fig. 8.25 Allergic contact dermatitis from textile azodyes

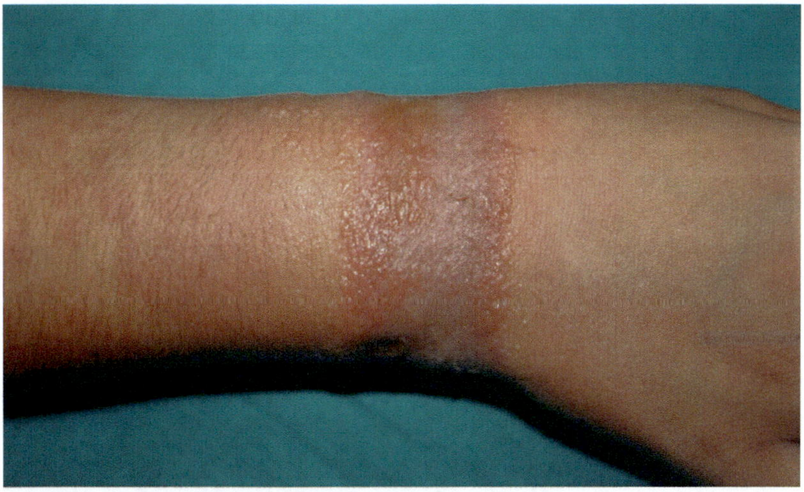

Fig. 8.26 Allergic contact dermatitis from wooden bracelet

Patients must be patch tested not only with the standard series but also with some of the other series, depending on the work activity. Even when the incriminated allergen has been identified on the basis of its specific current relevance [68], the dermatitis does not generally resolve when direct exposure to this is eliminated because the hands are continually exposed to various irritant substances during everyday activities.

There are countless allergens involved in hand contact dermatitis, in both occupational and non occupational settings. It is not always possible to link a positive patch test to hand

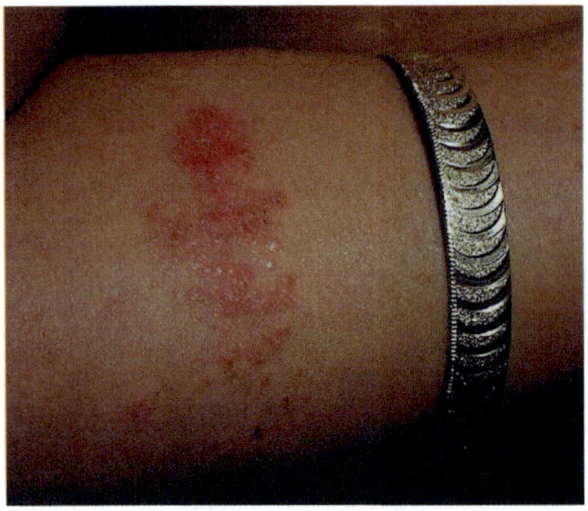

Fig. 8.27 Allergic contact dermatitis from metallic bracelet

eczema, in cases of nickel allergy for example, because this is a ubiquitous allergen present in a multitude of objects encountered every day. Allergy to chromium and cobalt, present in leather gloves and in various working activities, is also common (Fig. 8.28).

To diagnose protein contact dermatitis and contact urticaria of the hands it is necessary to perform prick tests or prick-by-prick tests with selected allergens, especially in women, and cooks in general, owing to contact with food items or latex protein in gloves.

Contact Dermatitis of the Legs. Allergic contact dermatitis of the antero-lateral face of the thighs is due to carrying objects in trouser pockets, like matches ("strike-anywhere") containing phosphorus sesquisulfide [15] or matches with heads containing chromium, as well as keys, coins, scented tissues, keyholders and purses (chromium in leather). In women, there is a lesser incidence, attributable to nickel in suspender belts (Fig. 8.29) and the rubber in sock elastic.

The most common causes of contact dermatitis of the legs are topical medications used for stasis dermatitis and stasis ulcers (Fig. 8.30) [59, 69, 70]. Since these are chronic disorders, the use of occlusive bandages applied to the afflicted legs makes this area the major site of contact allergy from topical medicaments [70]. Other possible allergens are present in metal or rubber anklets, suspender belt hooks, rubber sock elastic and boots (leather or rubber).

Dermatitis provoked by nylon stockings in women, and by textile dyes in trousers, is observed in zones where they are in closest contact with the skin, like the internal face of the thighs and the popliteal cavities.

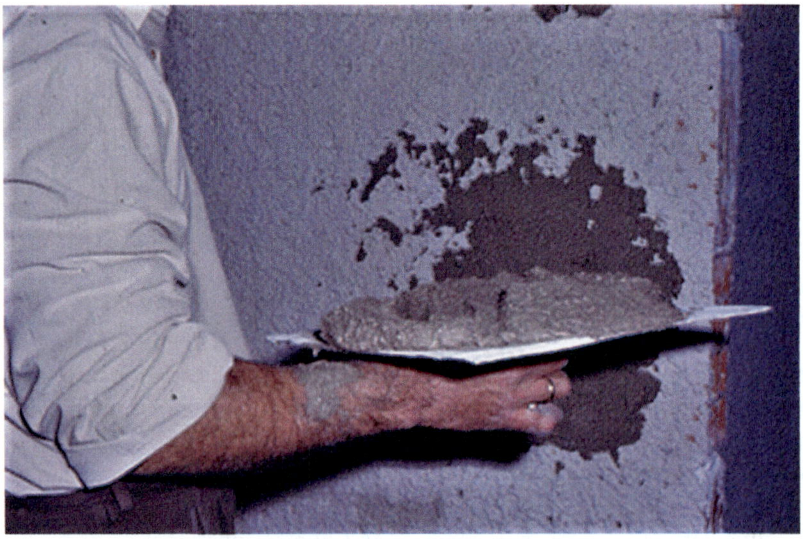

Fig. 8.28 Allergic contact dermatitis of right wrist due to chromium in cement

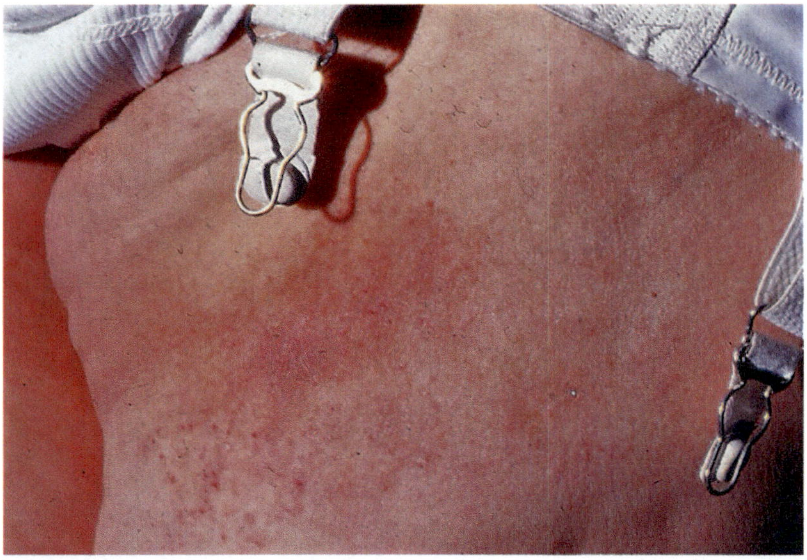

Fig. 8.29 Allergic contact dermatitis to nickel in suspender belt

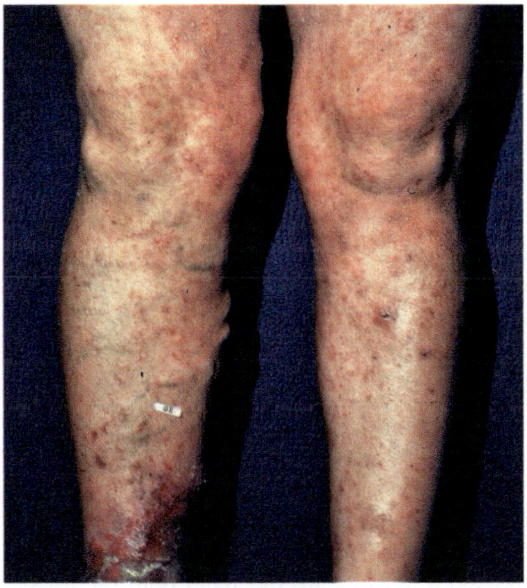

Fig. 8.30 Allergic contact dermatitis to neomycin on leg ulcers

Contact Dermatitis of the Feet. The most frequent etiological agents are socks and shoe dyes, chromium in leather, rubber shoes (Fig. 8.31), shoe fixatives (*p-tert*-butylphenolformaldehyde resin), antiperspirant creams and powders and topical medications used to treat dyshidrosis.

Shoes dermatitis characteristically involves the dorsal aspect of the feet and toes and the sides of the feet. It rarely involves the soles of the feet [71, 72], and the interdigital spaces are also normally spared.

8.8 The Nails

In various working activities, the nails and surrounding skin develop some disease (onychia, koilonikia, dystrophy, and discolorations) due to chemical and physical stimuli.

Onychia (a spoon-shaped deformity) can be induced by organic solvents and engine oils [73, 74]. Nail dystrophy may result from trauma, solvents and permanent wave solutions in hairdressers. Food handlers may have chronic paronychia [75]. Nail changes occur in professional or occasional athletes [76]. Onycholysis can also be linked to formaldehyde, that may be present in nail hardeners.

Discoloration of the nails (chromonychia) can develop with or without an inflammatory process due to exposure to various chemicals. Insecticides and weed killers produce a yellow or whitish discoloration of the proximal part of the nail. Nail enamels cause a yellowish-brown

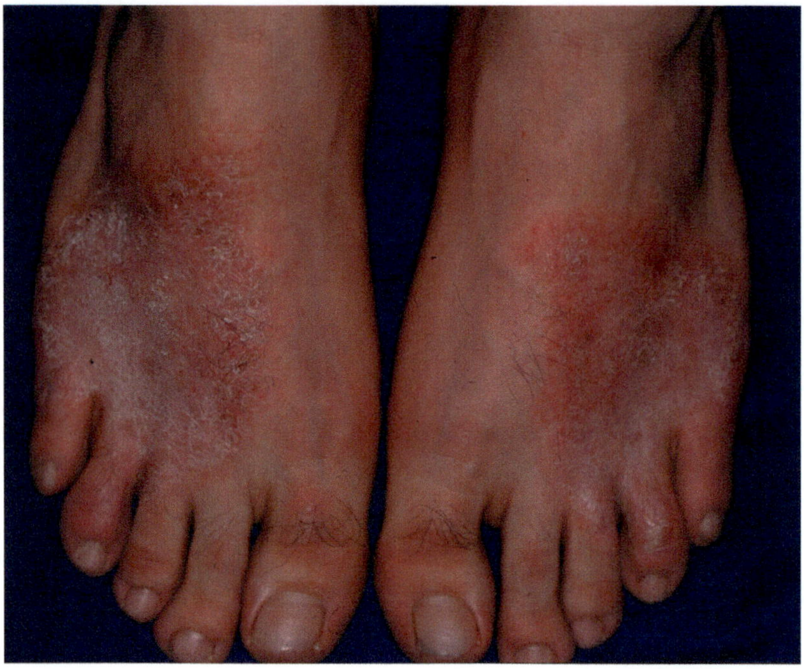

Fig. 8.31 Allergic contact dermatitis from rubber shoes

discoloration of the nail plate surface, whereas nail hardeners may cause a yellow to red-blue and brown discoloration of the distal part of the nail, associated with punctate subungual hemorrhage, subungual hyperkeratosis, and distal onycholysis. Bleaching creams, containing hydroquinone used to treat chloasma, freckles and post-inflammatory hyperpigmentation, induce a yellowish-brown discoloration of the fingernails [77, 78].

Acrylates may induce allergic contact dermatitis in occupational (dentistry workers, nail technicians, some industrial workers, and hospital personnel) and non occupational settings, as in patients with dental problems (prostheses and tooth fillings) as well as users of artificial nails [79–90]. Sculptured acrylate nails can induce severe onychia and paronychia, sometimes causing permanent destruction of the nails.

Indeed, the problem of nail esthetics has assumed huge proportions in most countries, bearing in mind that these same esthetics are responsible for 67.3% of positive patch tests reactions to acrylates [90]. Allergic contact dermatitis from nail acrylates is a problem in all age groups, but in particular in young females all over Europe [88], who have adopted a fashion which involves repeated exposure to acrylates. It should also be borne in mind that in the occupational setting, acrylates easily penetrate gloves, and so the gloves must be regularly changed to reduce exposure. The substances most highly implicated in contact sensitization are 2-hydroxyethyl methacrylate (HEMA), 2-hydroxypropyl methacrylate, and ethylene glycol dimethacrylate (EGDMA); the first 2 substances account for 91.9% and 83.2%, respectively, of allergic cases from nail acrylates, among which cross-reactions are also possible [90]. Skin lesions are localized both on areas in direct contact with the acrylates (fingers, hands, wrists), and on ectopic or air-exposed areas (eyelids, face, neck). This second possibility is due to transport of the allergen on contaminated tools or hands and also to the evaporation of acrylates, which may trigger the respiratory complaints reported in a few occupational cases [91]. It should be noted that nail acrylates can in some cases cause contact allergy exclusively of the face and neck: such cases may be overlooked if acrylates are not included in the cosmetic series or in the baseline series [90]. In view of this issue, stricter regulations on the use for esthetic purposes of these highly sensitizing chemicals are warranted [90].

Preformed plastic nails, made with completely cured plastic, do not cause sensitization; however, the adhesive used to stick the false nail to the nail plate may cause nail discoloration, subungual hyperkeratosis and hemorrhage.

8.9 Contact Dermatitis from Devices Inside the Body

Implanted devices (pacemakers) can induce widespread pruritic eczema on the overlying skin. Traces of metals or epoxy resin are likely released from such items, causing these rare reactions [92, 93]. Copper intrauterine devices can induce a similar dermatitis [94].

Nickel wiring left in the tissues following surgery can cause dermatitis of the skin above these tissues, or vesicular hand eczema [95].

Diffuse eczema and vesicular hand eczema have been observed in patients who ingested coins containing nickel; the dermatitis resolved after the removal of the coins [96].

References

1. Meneghini CL, Angelini G. Le dermatiti da contatto. Roma: Lombardo Ed.; 1982.
2. Angelini G, Vena GA. Dermatite allergica da contatto. In: Angelini G, Vena GA, editors. Dermatologia professionale e ambientale, vol. II. Brescia: ISED; 1999. p. 483.
3. Rietschel RL, Fowler JF Jr. Regional contact dermatitis. In: Rietschel RL, Fowler JF Jr, editors. Fisher's contact dermatitis. Philadelphia: Lippincott Williams & Wilkins; 2001. p. 51.
4. Veien NK. General aspects. In: Rycroft RJG, Menné T, Frosch PJ, et al, editors. Textbook of contact dermatitis, 2nd ed. Berlin: Springer; 2001. p. 251.
5. Veien NK. Clinical features of contact dermatitis. In: Johansen JD, Lepoittevin J-P, Thyssen JP, editors. Quick guide to contact dermatitis. Heidelberg: Springer; 2016. p. 90.
6. Edman B. Sites of contact dermatitis in relationship to particular allergens. Contact Dermatitis. 1985;13:129.
7. Chan HP, Maibach HI. Hair highlights and severe acute irritant dermatitis ("burn") of the scalp. Cutan Ocul Toxicol. 2010;29:229.
8. Pérez RG, Aguirre A, Ratón JA, et al. Positive patch tests to zinc pyrithione. Contact Dermatitis. 1995;32:118.
9. Nielsën NH, Menné T. Allergic contact dermatitis caused by zinc pyrithione associated with pustular psoriasis. Am J Contact Dermatitis. 1997;8:170.
10. Brand R, Delaney TA. Allergic contact dermatitis to cocamidopropylbetaine in hair shampoo. Aust J Dermatol. 1998;39:121.
11. Wang MZ, Farmer SA, Richardson DM, et al. Patch testing with hairdressing chemicals. Dermatitis. 2011;22:16.
12. Bonamonte D, Foti C, Lionetti V, et al. Photoallergic contact dermatitis to 8-methoxypsoralen in *Ficus carica*. Contact Dermatitis. 2010;62:343.
13. Hausen BM, Oestmann G. Untersuchungen über die Häufigkeit Ngkeit berufsbedingter allergischer Hauterkronkungen auf einem Blumengrossmarkt. Dermatosen. 1988;36:117.
14. Bonamonte D, Verni P, Romita P, et al. Aquatic skin diseases from chemical and physical causes. In: Bonamonte D, Angelini G, editors. Aquatic dermatology. Biotic, chemical and physical agents. Berlin: Springer; 2016. p. 227.
15. Angelini G, Vena GA, Foti C, et al. Contact allergy associated with airborne contact allergy from phosphorus sesquisulfide. Am J Contact Dermatitis. 1994;5:84.
16. Steele MC, Ive FA. Recurrent facial eczema in females due to "strike anywhere" matches. Br J Dermatol. 1982;106:477.
17. Bajaj AK, Gupta SC, Chatterjee AK. Contact depigmentation from free paratertiary-butylphenol in *"bindi"* adhesive. Contact Dermatitis. 1990;22:99.
18. Mathur AK, Srivastava AK, Singh A, et al. Contact depigmentation by adhesive material of *bindi*. Contact Dermatitis. 1991;22:99.
19. Bonamonte D, Vestita M, Romita P, et al. Chemical leukoderma. Dermatitis. 2015;27:90.
20. Mckelvie M, Mckelvie P. Some aetiological factors in otitis externa. Br J Dermatol. 1966;78:227.
21. Lidén C, Berg M, Farm G, et al. Nail varnish allergy with far-reaching consequences. Br J Dermatol. 1993;128:57.
22. Ophaswongse S, Maibach HI. Allergic contact cheilitis. Contact Dermatitis. 1995;33:365.
23. Lowney ED. Immunologic unresponsiveness to a contact sensitizer in man. J Invest Dermatol. 1968;51:411.
24. Serra-Baldrich E, Puig LL, Gimenez Arnau A, et al. Lipstick allergic contact dermatitis from gallates. Contact Dermatitis. 1995;32:359.
25. Angelini G, Vena GA, Grandolfo M, et al. Contact cheilitis. J Appl Cosmetol. 1993;11:91.
26. Angelini G, Vena GA. Allergic contact cheilitis to guaiazulene. Contact Dermatitis. 1984;10:311.
27. Shah M, Lewis FM, Gawkrodger DJ. Contact allergy in patients with oral symptoms: a study of 47 patients. Am J Contact Dermatitis. 1996;7:146.

28. Kanerva L. Skin disease from dental materials. In: Rycroft RJG, Menné T, Frosh PJ, et al, editors. Textbook of contact dermatitis, 2nd ed. Berlin: Springer; 2001. p. 841.
29. Rietschel RL, Fowler JF Jr. Contact stomatitis and cheilitis. In: Rietschel RL, Fowler JF Jr, editors. Fisher's contact dermatitis. Philadelphia: Lippincott Williams & Wilkins; 2001. p. 663.
30. Mobacken H, Hersle K, Sloberg K, et al. Oral lichen planus: hypersensitivity to dental restoration material. Contact Dermatitis. 1984;10:11.
31. Koch P, Bahmer F. Oral lesions and symptoms related to metals used in dental restoration: a clinical, allergological, and histologic study. J Am Acad Dermatol. 1999;41:422.
32. Estlander T, Jolanki R, Kanerva L. Dermatitis and urticaria from rubber and plastic gloves. Contact Dermatitis. 1986;14:20.
33. Grattan CEH, Kennedy CTC. Angioedema during dental treatment. Contact Dermatitis. 1985;13:333.
34. Blinkhorn AS, Leggate EM. An allergic reaction to rubber dam. Br Dent J. 1984;156:402.
35. Lamey PJ, Forsyth A. An unusual case of facial swelling. Br Dent J. 1986;160:189.
36. Cohen DM, Hoffman M. Contact stomatitis to rubber products. Oral Surg. 1981;52:491.
37. Cronin E. Contact dermatitis from cosmetics. J Soc Cosmet Chem. 1967;18:681.
38. Kimmich JM, Klauder JV. Sensitization to carrots. Arch Dermatol. 1956;74:149.
39. Mitchell J, Rook JC, editors. Botanical dermatology. Philadelphia: Lea and Febiger; 1979. p. 611.
40. Lupton ES. Cheilitis due to coffee. Arch Dermatol. 1961;84:798.
41. Angelini G, Vena GA, Filotico R, et al. Le fitofotodermatiti da contatto. Boll Dermatol Allergol Profes. 1990;5:9.
42. Volden G, Krokan H, Kavli G, et al. Phototoxic and contact toxic reaction of the exocarp of sweet oranges: a common cause of cheilitis? Contact Dermatitis. 1983;9:201.
43. Bonamonte D, Foti C, Romita P, et al. Colors and contact dermatitis. Dermatitis. 2014;25:155.
44. Angelini G, Vena GA, Fiordalisi F. Orticaria e altre dermatosi istamino-correlate. Milano: Lepetit Ed; 1986.
45. Hausen BM. Allergic contact dermatitis from a wooden necklace. Am J Contact Dermatitis. 1997;8:158.
46. Grandolfo M, Foti C, Vena GA, et al. Affezioni cutanee nei musicisti. Presentazione di una casistica riguardante gli strumenti ad arco. Boll Dermatol Allergol Profes. 1996;11:247.
47. Hatch KJ, Maibach HI. Textile fiber dermatitis. Contact Dermatitis. 1985;12:1.
48. Hatch KL, Maibach HI. Textile chemical finish dermatitis. Contact Dermatitis. 1986;14:1.
49. Fowler JF Jr, Skinner SM, Belsito DV. Allergic contact dermatitis from formaldehyde resins in permanent press clothing: an underdiagnosed cause of generalized dermatitis. J Am Acad Dermatol. 1992;27:962.
50. Seidenari S, Manzini BM, Schiavi ME, et al. Prevalence of contact allergy to non-disperse azo dyes for natural fibers: a study in 1814 consecutive patients. Contact Dermatitis. 1995;33:118.
51. Scheman AJ, Carroll PA, Brown KH, et al. Formaldehyde related textile allergy: an update. Contact Dermatitis. 1998;38:332.
52. Bonamonte D, Foti C, Vestita M, et al. Noneczematous contact dermatitis. ISRN Allergy. 2013. https://doi.org/10.1155/2013/361746.
53. Foti C, Elia G, Filotico R, et al. Purpuric clothing dermatitis due to Disperse Yellow 27. Contact Dermatitis. 1998;39:273.
54. Angelini G, Vena GA. Airborne contact dermatitis. Clin Dermatol. 1992;10:123.
55. Corazza M, Maranini C, La Malfa W, et al. Unusual suction-like contact dermatitis due to ECG electrodes. Acta Derm Venereol (Stockh). 1998;78:145.
56. Bonamonte D, Angelini G. Aquatic dermatology. In: Hall JC, Hall BJ, editors. Skin infections. Diagnosis and treatment. Cambridge: Cambridge University Press; 2009. p. 167.
57. Bonamonte D, Filoni A, Verni P, et al. Dermatitis caused by Coelenterates. In: Bonamonte D, Angelini G, editors. Aquatic dermatology. Biotic, chemical and physical agents. Berlin: Springer; 2016. p. 13.
58. Sun C-C, Sue M-S. Sulphur spring dermatitis. Contact Dermatitis. 1995;32:31.
59. Angelini G. Topical drugs. In: Rycroft RJG, Menné T, Frosch PJ, editors. Textbook of contact dermatitis. Berlin: Springer; 1995. p. 477.
60. Angelini G, Meneghini CL. Allergic contact dermatitis in a group of patients with perianal eczema. Contact Dermatitis. 1975;1:183.
61. Vena GA, Giglio G, Angelini G. Allergia da contatto in sede anoperianale e genitale. Boll Dermatol Allergic Profes. 1988;3:55.
62. Longhi F, Carlucci G, Bellucci R, et al. Diaper dermatitis: a study of contributing factors. Contact Dermatitis. 1992;26:248.
63. Freeman S. Woman allergic to husband's sweat and semen. Contact Dermatitis. 1986;14:110.
64. Poskitt BL, Wojnarowska FT, Shaw S. Semen contact urticaria. J R Soc Med. 1995;88:108P.
65. Angelini G, Vena GA, Montagna MT. Rilievi eziopatogenetici nelle balanopostiti. Giorn Ital Dermatol Venereol. 1985;120:355.
66. Johansen JD, Hald M, Andersen BL, et al. Classification of hand eczema: clinical and aetiological types. Based on the guideline of the Danish Contact Dermatitis Group. Contact Dermatitis. 2011;65:13.
67. Schwensen JF, Menné T, Johansen JD. The combined diagnosis of allergic and irritant contact dermatitis in a retrospective cohort of 1000 consecutive patients with occupational contact dermatitis. Contact Dermatitis. 2014;71:356.

68. Bonamonte D, Foti C, Mundo L, et al. La rilevanza clinica nella dermatite allergica da contatto: proposta di scoring. Ann Ital Dermatol Allergol. 2006;60:41.
69. Angelini G, Vena GA, Meneghini CL. Allergic contact dermatitis to some medicaments. Contact Dermatitis. 1985;12:263.
70. Angelini G, Rantuccio F, Meneghini CL. Contact dermatitis in patients with leg ulcers. Contact Dermatitis. 1975;1:81.
71. Angelini G, Vena GA, Meneghini CL. Shoe contact dermatitis. Contact Dermatitis. 1980;6:279.
72. Landeck L, Uter W, John SM. Patch test characteristics of patients referred for suspected contact allergy of the feet—retrospective 10-year cross-sectional study of the IVDK data. Contact Dermatitis. 2012;66:271.
73. Dawber R. Occupational koilonychias. Br J Dermatol. 1974;91:10.
74. Ancona-Alayon A. Occupational koilonychias from organic solvents. Contact Dermatitis. 1975;1:367.
75. Tosti A, Guerra L, Morelli R, et al. Role of foods in the pathogenesis of chronic paronychia. J Am Acad Dermatol. 1992;27:706.
76. Scher RK. The athletic nail. Dermatology. 1981;27:706.
77. Garcia RK, White JW, Willis WF. Hydroquinone nail pigmentation. Arch Dermatol. 1978;114:1402.
78. Mann RJ, Harman RRM. Nail staining due to hydroquinone skin lightening creams. Br J Dermatol. 1983;108:363.
79. Ramos L, Cabral R, Gonçalo M. Allergic contact dermatitis caused by acrylates and methacrylates. A 7-year study. Contact Dermatitis. 2014;71:102.
80. Freeman S, Lee MS, Gudmundsen K. Adverse contact reactions to sculptured acrylic nails; 4 cases reports and a literature review. Contact Dermatitis. 1995;33:38.
81. Guerra L, Vincenzi C, Peluso AM, et al. Prevalence and sources of occupational contact sensitization to acrylates in Italy. Contact Dermatitis. 1993;28:101.
82. Geukens S, Goossens A. Occupational contact allergy to (meth)acrylates. Contact Dermatitis. 2001;44:153.
83. Fitzgerald DA, English JSC. Widespread contact dermatitis from sculptured nails. Contact Dermatitis. 1994;30:118.
84. Fisch A, Hamnerius N. Isaksson M. Dermatitis and occupational (meth)acrylate contact allergy in nail technicians—a 10-year study. Contact Dermatitis. 2019;81:58.
85. Raposo I, Lobo I, Amaro C, et al. Allergic contact dermatitis caused by (meth)acrylates in nail cosmetic products in users and nail technicians—a 5-year study. Contact Dermatitis. 2017;77:356.
86. Romita P, Foti C, Masciopinto L, et al. Allergic contact dermatitis to acrylates. J Biol Regul Homeost Agents. 2017;31:155.
87. Spencer A, Gazzani P, Thompson DA. Acrylate and methacrylates contact allergy and allergic contact disease: a 13-year review. Contact Dermatitis. 2016;75:157.
88. Uter W, Geier J. Contact allergy to acrylates and methacrylates in consumers and nail artists—data of the information network of Departments of Dermatology, 2004–2013. Contact Dermatitis. 2015;72:224.
89. Muttardi K, White IR, Banerjee P. The burden of allergic contact dermatitis caused by acrylates. Contact Dermatitis. 2016;75:180.
90. Gonçalo M, Pinho A, Agner T, et al. Allergic contact dermatitis caused by nail acrylates in Europe. An EECDRG study. Contact Dermatitis. 2018;78:254.
91. Gatica-Ortega M-E, Pastor-Nieto MA, Mercader-Garcia P, et al. Allergic contact dermatitis caused by (meth)acrylates in long-lasting nail polish. Are we facing a new epidemic in the beauty industry? Contact Dermatitis. 2017;77:360.
92. Peters MS, Schroeter AL, Van Hale HM, et al. Pacemaker contact sensitivity. Contact Dermatitis. 1984;11:214.
93. Romaguera C, Grimalt F. Pacemaker dermatitis. Contact Dermatitis. 1981;7:333.
94. Romaguera C, Grimalt F. Contact dermatitis from a copper-containing intrauterine contraceptive device. Contact Dermatitis. 1981;7:163.
95. Wilkinson JD. Nickel allergy and orthopedic prostheses. In: Maibach HJ, Menné T, editors. Nickel and the skin: immunology and toxicology. Boca Raton: CRC; 1989. p. 187.
96. Lacroix J, Morin CL, Collin P-P. Nickel dermatitis from a foreign body in the stomach. J Pediatr. 1979;95:428.

9 Photocontact Dermatitis

Domenico Bonamonte, Caterina Foti,
Francesca Ambrogio and Gianni Angelini

Photocontact dermatitis is an adverse reaction caused by a chemical substance coming in contact with the skin, that elicits an inflammatory response after exposure to ultraviolet rays (UV) and/or visible light [1–10]. This includes forms of contact irritation and forms of contact allergy.

9.1 Physiopathomechanism

In general, for a photochemical reaction to occur, the radiating energy needs to be absorbed by a molecule (a chromophore). The chromophores present in the skin are both endogenous (DNA, melanin) and exogenous (drugs and other photosensitizing contactants). Each chromophore absorbs a given wavelength (absorption spectrum) determined by the arrangement of its atoms. The range of action of a molecule is governed by the capacity of a given wavelength to provoke a biological response [11]. It is well known that light has been arbitrarily subdivided on the basis of its wavelengths into UVC (200–280 nm), UVB (280–320 nm), UVA (320–400 nm) and visible light (400–800 nm). The wavelengths that provoke the activation of most photocontactants lie in the UVA range. In fact, they penetrate more deeply into the skin than UVB rays, and can interact with drugs and other substances that distribute in the more proximal skin layers. For some substances, such as halogenated salicylanilides, the spectrum of action also extends to the UVB band [12], while the spectrum of action of others, like diphenhydramine, is exclusively in the UVB range [13]. Naturally, visible light, by penetrating down to the subcutaneous tissue, can also photoactivate various substances.

9.1.1 Phototoxic Reactions

It is necessary, for a phototoxic reaction to develop, (a) that the contactant reaches vital cells, (b) that light of an adequate wavelength penetrates the skin and (c) that energy photons be absorbed by the photocontactant [14]. Theoretically, all subjects exposed to sufficient quantities of phototoxic substances and to light of an adequate wavelength can develop a phototoxic dermatitis [15]. In practice, however, such manifestations are not observed in 100% of subjects, due to both host and environmental

D. Bonamonte (✉) · C. Foti · F. Ambrogio
Department of Biomedical Science and Human Oncology, University of Bari “Aldo Moro”, Bari, Italy
e-mail: domenico.bonamonte@uniba.it

G. Angelini
Professor of Dermatology, University of Bari “Aldo Moro”, Bari, Italy

G. Angelini et al. (eds.), *Clinical Contact Dermatitis*, https://doi.org/10.1007/978-3-030-49332-5_9

factors. The quantity of substance present in the skin is very important, for instance, and in the case of drugs this depends on the administration route, degree of intestinal absorption, and on the distribution and metabolism of the drug itself. Another important factor is the quantity of radiations that reaches the skin, that varies according to the skin pigment, quantity of hairs and thickness of the corneum. Moreover, an increased humidity, temperature and strong winds will also contribute to worsen the skin damage [16].

The transfer of energy from light to a chromophore in the skin causes electron excitation, that in turn triggers the formation of layers of unstable atoms with unpaired electrons or electron triplets. Naturally, therefore, molecules with a particular structure, often with double bonds alternating with single bonds or with aromatic rings, are those prone to trigger photodynamic reactions [17]. Excited molecules can return to the basal state following the emission of light (fluorescence or phosphorescence), release of heat, or transfer of energy to other molecules. This energy release can provoke damage to macromolecules and cellular organules, as well as the formation of inflammation mediators.

The phototoxicity mechanism is a dual one, being both direct (oxygen-independent) and indirect (oxygen-dependent) [1, 18, 19]. In turn, direct phototoxicity ensues in two ways: (a) by direct interaction of an excited chromophore with a target site through a covalent bond (furocoumarins, for example, combine with a pyrimidinic DNA base) [20]; (b) through the formation of a stable phototoxic product, as occurs with chlorpromazine [21, 22]. Indirect or photodynamic phototoxicity can develop in two forms: (c) a type I reaction, in which excited chromophores, in their triplet state, react with oxygen to form highly reactive free radicals that can cause the skin damage; (d) in type II reaction, instead, the activated chromophores transfer energy to oxygen atoms, forming singlet oxygen. The latter has a remarkable power to oxidize and thereby damage cellular components. Unlike type I reactions, in which the chromophore is chemically charged, in the second type the chromophore is not chemically altered.

Most phototoxic substances very likely act through the photodynamic mechanism and cause damage along various routes. The cellular target of photodynamic substances varies: topical products are more likely to damage the keratinocytes, whereas drugs administered orally or parenterally act on the mast cells and dermal endothelial cells. The type of subcellular target depends on the characteristics of the phototoxic substance: hydrophilic substances harm the cell membrane, whereas hydrophobic substances spread in the cell and damage the cytoplasmic or nuclear substances [23].

9.1.2 Photoallergic Reactions

Photoallergic contact dermatitis can be defined as an acquired photoreactivity, depending on a cell-mediated hypersensitivity reaction to photosensitizing contactants. The quantity of substance capable of eliciting a photoallergic reaction is less than that needed to induce a phototoxic reaction and often does not induce the chemical reaction on first exposure. The histology and morphology of a photoallergic contact dermatitis are similar to those of an ordinary allergic contact reaction [24], and on immunohistological examination, lymphocytes of the $CD4^+$ type are present in the infiltrate [25].

Photoallergic reactions are a particular type of cell-mediated hypersensitivity because energy is needed to produce a photoantigen, that then triggers the immune response. It is thought that light converts the photocontactant into an immunologically active product via various mechanisms [26]. After the absorption of luminous energy, some substances, like halogenated salicylanilides, chlorpromazine, bithionol, and paraaminobenzoic acid, reach an unstable, excited state that leads to the formation of free radicals. The latters can combine in complexes with covalent bonds that have a possible haptenic action. Otherwise, in the presence of albumin, free radicals can form photoadducts with proteins, producing a complete antigen. Alternatively, the photocontactant reaction with UVA rays can give rise to stable photoproducts that act as haptens. Then the haptens bind to protein vectors to form a complete antigen. Moreover, light absorption can provoke further alterations in the hapten-protein complex, forming yet other antigens. Further exposure to light can even cause the formation of the same photoproducts, or similar compounds, from endogeous substances. The latter mechanism could explain the persistent reactivity to light phenomenon [27, 28].

After the complete antigen has formed, the pathogenic mechanism is the same as for ordinary contact allergy [29–32].

9.2 Phototoxic Contact Dermatitis

9.2.1 Etiology

The substances responsible for phototoxic contact dermatitis are reported in Table 9.1.

Furocoumarins. Furocoumarins are tricyclic hydrocarbons with a furan ring condensed to a coumarin ring. They are present in various types of plants belonging to the Umbelliferae, Rutaceae, Moraceae, Leguminosae, and Rosaceae families [24] (see Chap. 16). Among the various furocoumarins isomers (denominated psoralens), only those with a linear structure like psoralen are photoactive; the angular structure, like that of pimpinella and angelicin, annuls or reduces the photoactivity of the compound, interfering with the molecule binding sites (only single function photoadducts are formed). The photoactive action of furocoumarins is due to their ability to absorb photons in order to form photoadducts with the DNA pyrimidinic bases cytosine, uracyl and thymine, above all through the 3' and 4' bonds of the coumarin ring and 4' and 5' bonds of the furan ring. Such a bond is an instance of cycloadduction, in which rich but short-lasting states of energy are formed, and their dissipation is what causes the cellular damage. The phototoxicity of furocoumarins can also be correlated to damage to the cell membrane caused by the production of singlet oxygen, i.e. through a type II photodynamic mechanism [33].

Tar and Pitch. Coal-tar derivatives, such as acridine, anthracene, benzopyrene, phenanthrene, and pyridine, are common photosensitizing substances. Their spectrum of action is between 320 and 430 nm. They provoke phototoxicity by means of an oxygen-dependent mechanism. Phototoxic tar dermatitis is most frequently observed in workers using substances to impermeabilize roofs and in road workers laying asphalt. Wood tars are not generally photosensitizers.

Dyes. The dyes responsible for phototoxic contact dermatitis include methylene blue, fluorescein, eosin, acridine orange, acriflavin, neutral red, anthraquinone, toluidine blue [34, 35]. Through the absorption of visible light and UVA, dyes cause oxidation via a type II photodynamic mechanism and hence cell membrane damage.

Table 9.1 The most common topical phototoxic substances

Furocoumarins
Coal and derivatives (acridine, anthracene, phenanthrene, pyrene)
Dyes (acridine orange, eosin, acriflavin)
Buclosamide
Chlorpromazine
Fenticlor
Halogenated salicylanilides
Essential oils (bergamot, cedar, citron, sandalwood, lavender, lime, neroli)

9.2.2 Clinical Features

Photocontact irritant reactions are actually an exacerbation of the normal skin response to exposure to the sun. The resulting lesions are intensely erythematous, sometimes edematous or erythemato-bullous, and are strictly localized,

Table 9.2 Clinical features of photocontact dermatitis

Features	Phototoxic reaction	Photoallergic reaction
Incidence	High	Low
Dose	Large doses needed	Small doses are enough
Occurrence on first exposure	Yes	No
Onset after UV exposition	Minutes to hours	24–48 hours
Clinical presentation	Sunburn-like eruption: erythema, edema, vesicles, bullae	Eczematous lesions
Sites	Exposed areas with sharp limits	Exposed areas, with possible extension to non exposed areas
Residual hyperpigmentation	Intense and persistent for months	Unusual and modest, lasting few days
Histology	Necrotic keratinocytes, dermal infiltrate of lymphocytes, macrophages, and neutrophils	Spongiotic dermatitis, dermal lymphohistiocytic infiltrate
Cross-reactivity	None	Common
Regression	Quick	Possible persistence/recurrence
Diagnosis	Clinical	Clinical and photopatch tests

the margins being confined to photoexposed skin sites that have come in contact with the causal agent. The patient's subjective symptoms are pain and burning. Hyperpigmentation is a common sequela and can persist for weeks after the resolution of the dermatitis, that generally lasts a few days. Differential diagnosis must be made with photocontact allergic dermatitis and airborne contact dermatitis (Table 9.2) [36].

It should be remembered that window glass, which absorbs UV radiation of wavelengths shorter than 320 nm, will protect subjects from phototoxic reactions linked to an action spectrum below 320 nm, but not from phototoxic contactants with a higher action spectrum, such as tar-derivatives and furocoumarins. Apart from the above classic clinical picture, photocontact irritant reactions can present with particular morphological aspects depending on the etiological agent.

9.2.2.1 Phytophototoxic Contact Dermatitis

Such forms are generally observed in warmer months, due both the greater intensity of the sunrays and to the greater quantity of plant photoactive compounds. The intensity of the response to photoactive agents varies according to various factors, such as the chemical nature and concentration of the substance, the intensity and duration of the exposure to light, and the skin absorption of light, that in turn depends on the thickness of the corneum, and the quantity of melanin and of body hairs.

The clinical pictures, both occupational and non occupational, are prevalently erythemato-vesico-bullous, most often localized on the hands and forearms (Fig. 9.1), or else striped erythemato-edematous lesions scattered over the limbs and trunk. These lesions appear after a latent period of about 10–24 hours, and reach the maximum expression after 1–3 days from the harmful contact. During the autumn, the lesions are only erythematous, featuring little or no exudation.

Other phytophototoxic reactions include *dermatitis bullosa striata pratense* and berloque dermatitis (see Chap. 16). The former is linked to contact with plants containing furocoumarins and occurs if two conditions are present: the skin must be wet, and must be exposed to the sun. The complaint therefore develops more commonly after sunbathing in meadows. The onset of the eruption occurs a few hours after the contact, and features striped erythematous and vesico-bullous lesions in various sites, showing a bizarre distribution. It persists for 8–10 days and leaves hyperchromic sequelae that are slow to heal. The plants implicated vary from one nation to another.

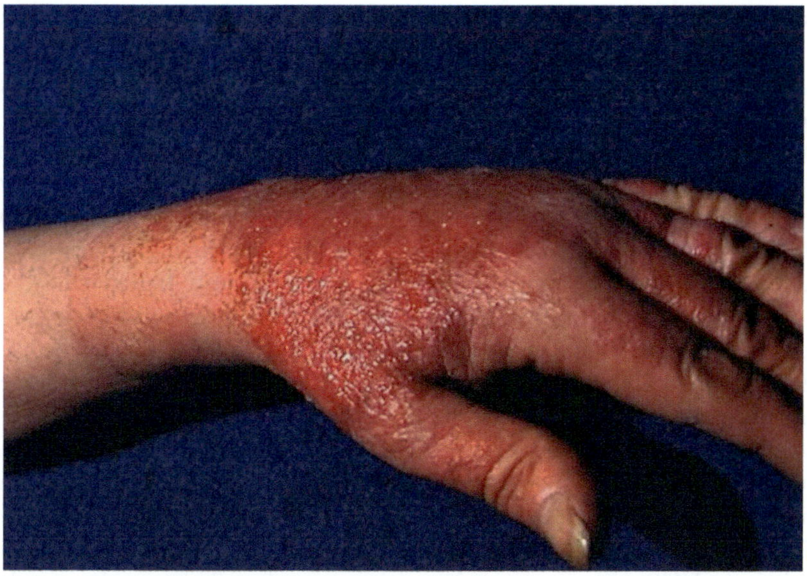

Fig. 9.1 Irritant phytophotocontact dermatitis due to furocoumarins in *Ficus carica*

Berloque dermatitis is characterized by the presence of 'pendant' or 'drop' lesions, and is caused by cosmetics (cologne, other perfumes) with a fragrance base that usually contains bergamot oil. There is certainly an individual susceptibility to this form of dermatitis, even if all the aspects are not entirely clear. The clinical manifestations are hyperchromic and reflect the way the perfume dribbled down the skin. The sites most often affected are the sides of the neck and the arms; the trunk may also be involved. The hyperchromic lesions, that have a more accentuated pigmentation at the margins, have a bizarre distribution and last for months. Diffuse forms are also possible, due to the use of tanning creams with a furocoumarin base. The interval between the application of the perfume and exposure to the sun is not more than 1–2 hours. The residual hyperpigmentation in phytophotocontact reactions is due to an increased melanocytes mitotic activity, increased number of functioning melanocytes and increased production of melanosomes.

Workers exposed to coal tar and its derivatives can present *tar "smarts"*: a reaction consisting of burning and smarting of photoexposed sites, associated with erythema and residual hyperpigmentation. The disorder, that is observed in summer months due to the higher degrees of UVA exposure, can be caused both by volatile fumes and by direct contact.

9.3 Photoallergic Contact Dermatitis

9.3.1 Etiology (Table 9.3)

Antimicrobials. In the 1960s and '70s, the most common photoallergens were the antimicrobials, and foremost among these, halogenated salicylanilides and other halogenated phenols (tetrachlorosalicylanilide, tribromosalicylanilide, dibromosalicylanilide, trichlorocarbanilide, bithionol, hexachlorophene) added to soaps and cosmetics. These substances are no longer used nowadays: halogenated salicylanilides cross-react among themselves and with bithionol and hexachlorophene.

Photosensitizing antimycotics are mainly buclosamide, fentichlor, and bromosalicylchloranilide. Fentichlor cross-reacts with bithionol and hexachlorophene, bromosalicylchloranilide with tribromosalicylanilide, and buclosamide with antidiabetics and diuretic sulfamide-derivatives [37–39].

Sulfanilamide is also a cause of photoallergy. It is currently much less commonly used as a topical agent than in the past. Subjects who have been allergized to sulfanilamide by topical route must be warned never to take sulfamide-derivatives used as drugs for systemic use, like hypoglycemic sulfonamides (chlorpropamide, tolbutamide) and thiazide diuretics (chlorothiazide, hydrochlorothiazide) due to cross-reactivity [40, 41]. The spectrum of action of sulfanilamide is the UVB range.

Furocoumarins. Furocoumarins, that have a prevalently phototoxic activity, can also induce photocontact allergy. Some subjects suffering from phytophoto dermatitis from *Ficus carica*, after patch tests with ethanol extract of fig leaf and with three pure psoralens (5-methoxypsoralen, 8-methoxypsoralen, and 4'-5'-8- trimethylpsoralen) in serial dilutions from 0.1 to 0.0001% and subsequent irradiation with UVA, presented positive reactions to the fig leaf and to 8-methoxypsoralen down to the 0.0001% dilution [24, 42]. Apart from cases of spontaneous photoallergy, cases of photoallergy to furocoumarins after PUVA therapy have been reported in the literature [43–49]. Finally, some authors succeeded in eliciting self-induction of phytophotoallergy after repeated exposure to psoralens and to parts of the *Heracleum laciniatum* plant [50].

Fragrances. Photoallergic contact dermatitis due to fragrances is much more rare than the common contact allergy. Musk ambrette, a synthetic fragrance fixative used in both the food and cosmetic industries, has caused numerous cases of photoallergy. Like the halogenated salicylanilides, musk ambrette has also provoked a persistent reaction to light in several individuals [51, 52]. 6-Methylcoumarin (no longer used in cosmetics), a synthetic organic lactone structurally related to the furocoumarins, induced rare cases of photocontact allergy, together with oak moss, eugenol, and cinnamic aldehyde [53].

Sunscreens. In previous years, in particular in the USA, Scandinavia and Germany, the ingredients in suncreens were among the most common photosensitizing agents [54–56]. Instead, in a multicentric Italian study, the incidence of photoallergy to sun filters was down in fifth place, after topical medicaments, additives of cosmetics, perfumes and antimicrobials [57]. These chemicals can also induce regular contact allergy. Many sunscreen lotions contain two or more active ingredients to provide a broader spectrum of photoprotection. In the past, PABA derivatives were the most common sensitizing sunscreens but nowadays oxybenzone is the most common [54, 58].

Suncreens can be subdivided into two groups, namely chemical filters that absorb ultraviolet rays and reflective screening agents that act as a physical barrier. The former, in turn are distinguished according to their absorption spectrum into UVA filters (benzophenones, dibenzoylmethanes) and UVB filters (PABA derivatives, benzophenones, cinnamates, salicylates). Currently, cinnamates and salicylates are the most widely used, and reports of allergic reactions to these are relatively low. Since the late'90s, several new filters have been developed and to date, only sporadic reports of photocontact allergy and contact sensitivity have been made [9, 59–68]. Such reports are increasing over time, however, because today many cosmetic products, such as moisturizing, anti-wrinkle, and facial creams and other makeup (e.g., lipstick), nail varnish, shampoo and other cleansing products, and hair products, contain sunscreen agents [67]. At present, the main sunscreens responsible for photoallergic contact dermatitis are oxybenzone or benzophenone 3, octocrylene, butymethoxydibenzoyl methane, and cinnamates [63, 64, 66, 68, 69]. Newer filters, such as Mexoryl SX® (terephthalylidene dicamphor sulfonic acid), Tinosorb M® (methylene bis-benzotriazolyl tetramethylbutylphenol or bisoctrizole), and Tinosorb S® (bis-ethylhexyloxyphenol methoxyphenyl triazine), rarely cause photoallergy. This is because they are mostly photostable molecules used in sunscreen mixtures. Moreover, they photostabilize older photo-unstable filters, like dibenzoyl methanes. This is why, despite the growing employment of products containing UV filters, there has been no parallel increase in photoallergic contact dermatitis [4]. Nevertheless, some of them can induce allergic contact dermatitis, in particular Tinosorb M®, owing to the surfactant decyl glucoside, used to solubilize the active molecule of bisoctrizole [70, 71].

Non-steroidal Anti-inflammatory Drugs (NSAIDs). NSAIDs, increasingly used in topical form for the relief of musculo-skeletal pain, can be subdivided into different classes: propionic acid derivatives (ketoprofen, ibuprofen, suprofen, tiaprofenic acid), arylacanoic acid (diclofenac, etofenamate), oxicam (piroxicam), and indomethacin and benzydamine [9]. The arylpropionic derivatives have been reported to be the group responsible for the largest number of allergic and photoallergic contact dermatitis reactions [57, 72–75]. In particular, ketoprofen, and related drugs (piketoprofen, dexketoprofen) or cross-reactive substances are those mainly responsible [66]. Ketoprofen, recently used also in transdermal patches, often induces severe forms of photocontact allergy, that develop immediately after the start of treatment, and can persist or recur after exposure to the sun without any apparent further contact with the drug: this may be explained by the fact that after topical exposure, the drug persists in the skin for more than two weeks [76]. There have also been reports of cases of ectopic, connubial, or "by proxy" contact dermatitis due to contact with other people's skin/hands contaminated by ketoprofen gel or by contact with contaminated objects, such as clothes that retain the drug even after washing [77–81]. Photocontact allergy due to ketoprofen is frequently associated with various photopatch test cross-reactions: with other arylpropionic NSAIDs (tiaprofenic acid, suprofen); benzophenone UV filters, mainly oxybenzone; fentichlor; and systemic hypolipemic fenofibrates that induce systemic photosensitivity. Positive photopatch tests to octocrylene (UV filter) and patch tests to fragrance mix I and to its constituent, cinnamic alcohol, are also associated with photoallergy to ketoprofen [63, 82–89].

Another NSAID that induces allergic and photoallergic contact dermatitis is piroxicam, mostly after previous contact allergy to thimerosal and its moiety thiosalicylic acid, since photoproducts of piroxicam are chemically similar to these allergenic chemicals [63, 90]. Benzydamine, used mainly in mouthwashes or genital soaps, induces photocontact allergy that manifests as cheilitis and dermatitis of the chin or of the hands, respectively [63, 91].

Phenothiazine Derivatives. These are used in some European countries as topical antihistamines (promethazine, isothipendyl chlorhydrate) or muscle relaxants (chlorpromethazine), as also chlorpromazine. The latter is used as a tranquilizer, but can induce photocontact allergy in health staff handling the substance [57, 92–102].

9.3.2 Clinical Features

Photocontact allergy can develop in subjects of all ages. The predominant clinical aspect is eczematous: in the acute phase the lesions are of erythemato-edemato-vesicular, and sometimes bullous type (Figs. 9.2, and 9.3); in the subacute or chronic phases, erythema, desquamation and lichenification are most commonly observed. The sites affected are photoexposed areas (Fig. 9.4), although after repeated injury even covered sites can be involved. In most cases, avoidance of the photoallergen and of substances that cross-react with it induces remission of the dermatitis. However, in some cases photosensitization persists and can lead to chronic photodermatitis (a persistent reaction to light).

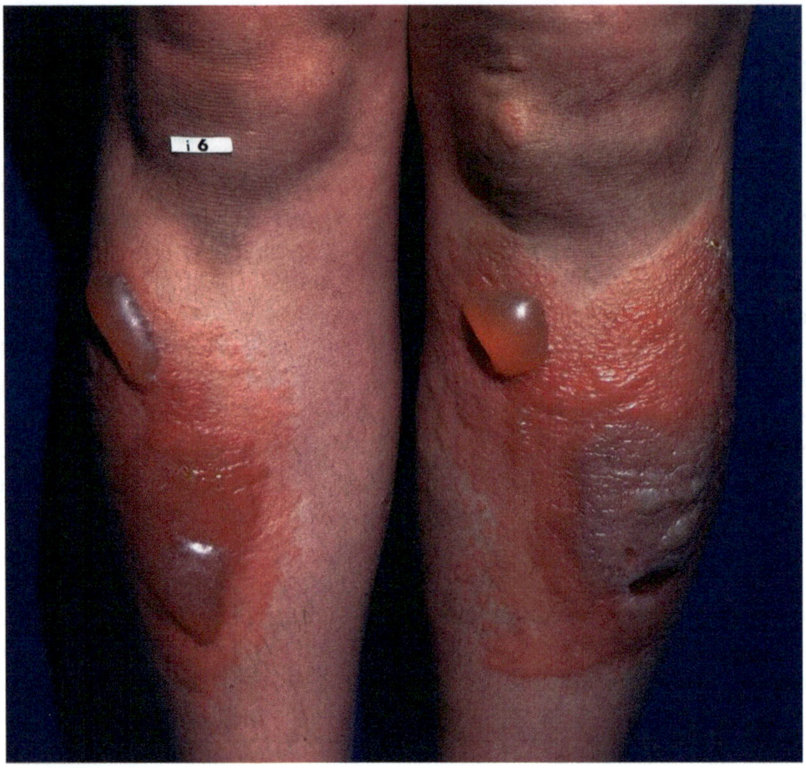

Fig. 9.2 Bullous photoallergic contact dermatitis from topical non-steroidal anti-inflammatory drugs (Reproduced with permission by Angelini and Coll [94])

Since phototoxic and photoallergic reactions can manifest similar clinical characteristics, differential diagnosis can be difficult, especially bearing in mind that many substances can provoke both types of reactions. Table 9.2 lists some differential diagnosis elements.

9.3.2.1 Contact Phytophotoallergy

Contact phytophotosensitization to the furocoumarins contained in plants is not a common observation. Nor is differential diagnosis with phytophototoxic reactions always easy; in our experience, the clinical picture is comparable [24, 42]. Relative clinical differences include any involvement of unexposed sites and a more modest residual pigmentation in cases of allergy. Therefore, it is on the basis of photopatch tests that the pathogenic mechanism needs to be identified.

9.3.2.2 Allergic Photocontact Dermatitis Due to Promethazine and Sulfanilamide

In some cases, photoallergizing substances induce peculiar clinical pictures. Allergic photocontact dermatitis from promethazine features erythematous manifestations in photoexposed sites, that are purplish-violet in color, edematous, with little or no exudation (Figs. 9.5, 9.6, and 9.7), smooth and with minor desquamation [93–95].

Allergic photocontact dermatitis due to sulfamide is recognizable not only by the intensely erythematous lesions in exposed sites but also by large, scattered papulo-vesicular lesions in non exposed sites and erythemato-edemato-vesico-bullous lesions in exposed sites (Figs. 9.8, and 9.9) [93–95].

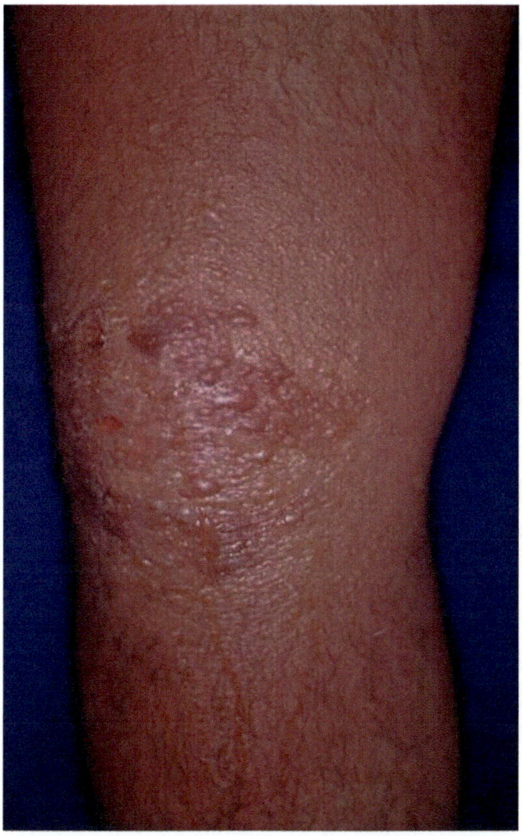

Fig. 9.3 Allergic photocontact dermatitis from topical non-steroidal anti-inflammatory drugs

9.4 Chronic Actinic Dermatitis

This is a contact dermatitis-like reaction, with an immune-mediated basis, to sunlight-induced endogenous cutaneous antigens [103, 104]. Chronic actinic dermatitis, first described 40 years ago by Hawk and Magnus [105], denominates a combination of various different presentations of the same condition, such as persistent light reactivity, actinic reticuloid, photosensitive eczema, photosensitivity dermatitis, and actinic reticuloid syndrome. What these various observations have in common is a chronic photosensitivity, progressively worsening over several years with no tendency to regression. There are three diagnostic criteria of this complaint: (a) a persistent eczematous eruption, associated with papules and plaques infiltrates, affecting sun-exposed skin and sometimes extending to covered sites; (b) histology shows a chronic eczema with or without cutaneous lymphoma-like changes; and (c) phototesting shows a reduction in the minimal erythema dose (MED) to UVA, UVB, and/or the visible light range.

This condition mainly affects men aged 40 to 80 years, women accounting for only 10–22% of cases [106]. In a study of 178 patients, the age distribution was 6% in subjects under the age of 40, 43% in 40–59 year-olds and 51% in those over 60 [107]. All races can be affected but in particular Caucasians [108], and it has also been described in association with allergic contact dermatitis to common or airborne allergens (in particular plant antigens, fragrances, and topical medications), human immunodeficiency virus (HIV) [109], and atopic dermatitis [110].

The pathogenic mechanism is not yet entirely known. It is certainly an acquired disease, in which environmental rather than genetic factors play a role. Chronic actinic dermatitis is likely a contact allergy-like, delayed-type hypersensitivity response to sunlight-induced endogenous cutaneous allergens, probably as a result of an increased immunological reactivity induced by airborne contact dermatitis or else a reduced immune-suppressive capacity of photodamaged skin, or perhaps both factors, especially in subjects with long term hypersensitivity to light and airborne contactants [103]. The presence of $CD8^+$ T-cell infiltrates in damaged skin fosters a delayed-type immune reaction, likely to photo-induced cutaneous autoantigens. These could be due to an altered carrier protein, nuclear material (RNA or DNA), or a native skin antigen (such as histidine) altered by UV radiation [104].

The classic clinical picture of chronic actinic dermatitis is that of a pruriginous

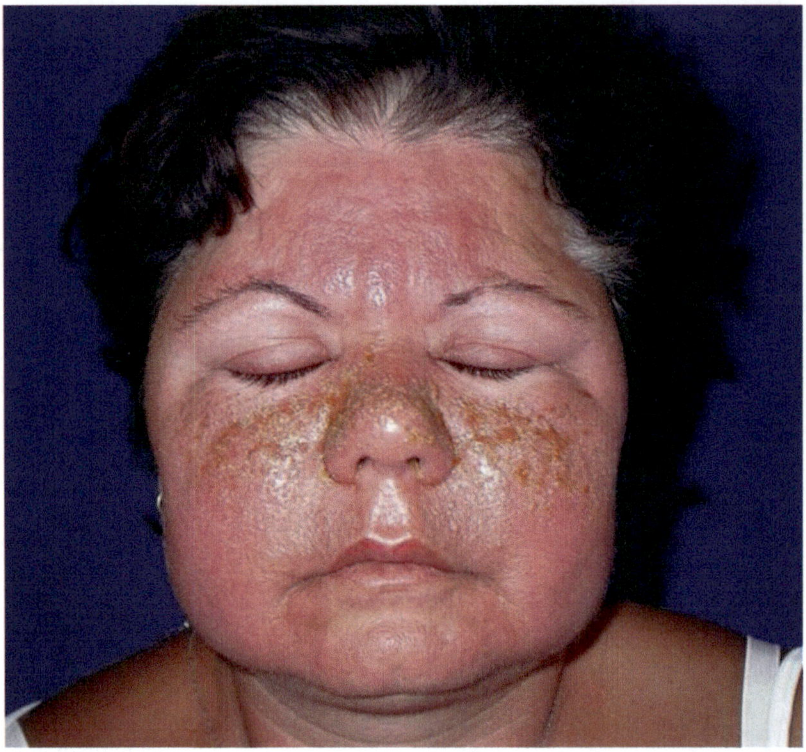

Fig. 9.4 Allergic photocontact dermatitis

dermatitis, with eczematous lesions, often with scaly lichenification and infiltrated plaques, in exposed sites, largely the face, scalp, neck (Figs. 9.10, 9.11, and 9.12), upper chest, dorsal surfaces of the arms and the hands. In general, the margins of the dermatitis are distinct, delineating the covered skin limits, and shadowed areas, like the depths of skin furrows, upper eyelids, scalp under the hair, skin under the chin, and behind the ears, are spared. Over time, non exposed areas may become involved. In rare, severe cases there may also be a tendency to a leonine face [111]. Palmar and plantar eczema are not unusual, and in severe cases generalized erythroderma may develop [111].

Chronic actinic dermatitis can manifest on normal skin but is more often observed in subjects with previous allergic or photoallergic contact dermatitis; occasionally, the onset may be observed after photosensitization due to systemic drugs or after a polymorphous light eruption [112].

In many cases contact allergy to oleoresins of Compositae plants (especially chrysanthemum), phosphorus sesquisulfide, rubber, colophony, fragrances, and sunscreens is also present [111]. Photoallergic contact dermatitis is possible, but more rarely observed.

The disease has a chronic course, and the probability of resolution after 5 years is 10%, after 10 years 20% and after 15 years 50% [113]. Contact allergy, with positive patch tests to 1 or more substances, aggravates the prognosis. In the most serious cases there are also psychological disturbances, and even suicide has been reported [111]. There does not seem to be a

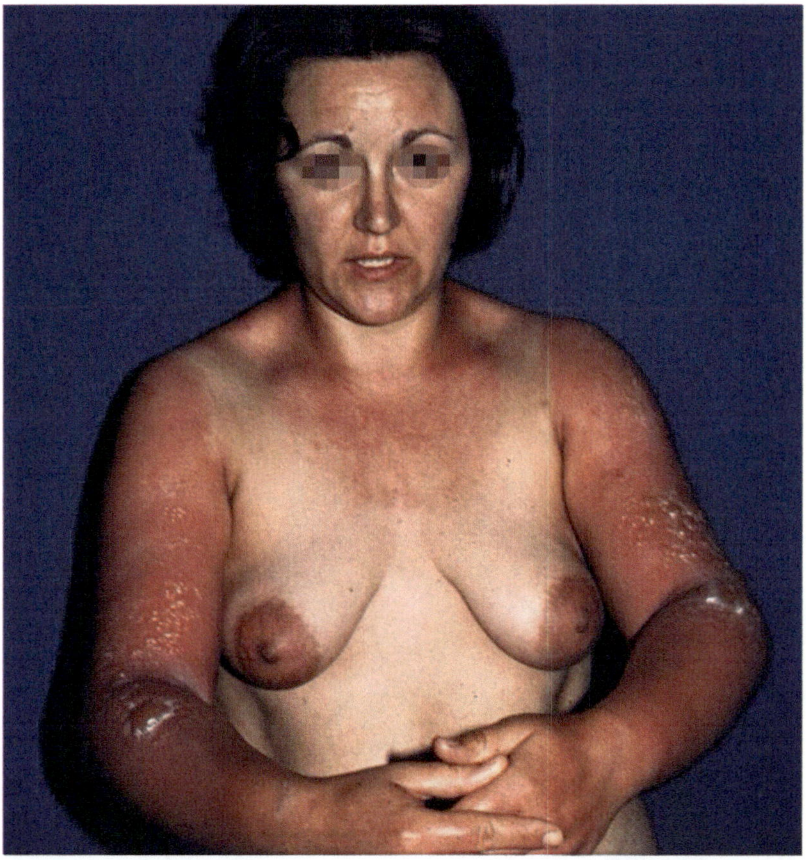

Fig. 9.5 Allergic photocontact dermatitis from promethazine: purplish-violet edematous lesions (Reproduced with permission by Meneghini and Angelini [102])

risk of evolution to lymphomas [114], although this risk could be increased if the disease is treated with immunosuppressants [115].

Histology shows epidermal spongiosis, acanthosis and sometimes hyperplasia, with perivascular lymphocytic infiltrates in the upper dermis. Immunophenotypic markers are helpful to differentiate chronic actinic dermatitis from cutaneous T-cell lymphoma: in the former there is a predomination of CD8 + cells, and in the latter of CD4 + cells [103].

The diagnosis relies on the clinical history, examination, phototests and patch tests. As regards phototests, a reduction of the MED to UVB is observed in nearly all patients, in many patients to UVA, and only in few cases to visible light. Photopatch tests may be done if there is suspected allergy to sunscreens, but must not be performed in patients in whom a very low dose of UVA, as is usually employed for these tests (below 5 J cm^2), causes an abnormal erythematous response [107]. Differential diagnosis must be made with allergic, photoallergic and airborne contact dermatitis and with photoaggravated skin diseases.

The clinical management involves topical treatments, informing the patient of the need to avoid sunlight and various allergens as much as possible, and in severe cases, phototherapy or systemic immunosuppressive treatment [107, 116].

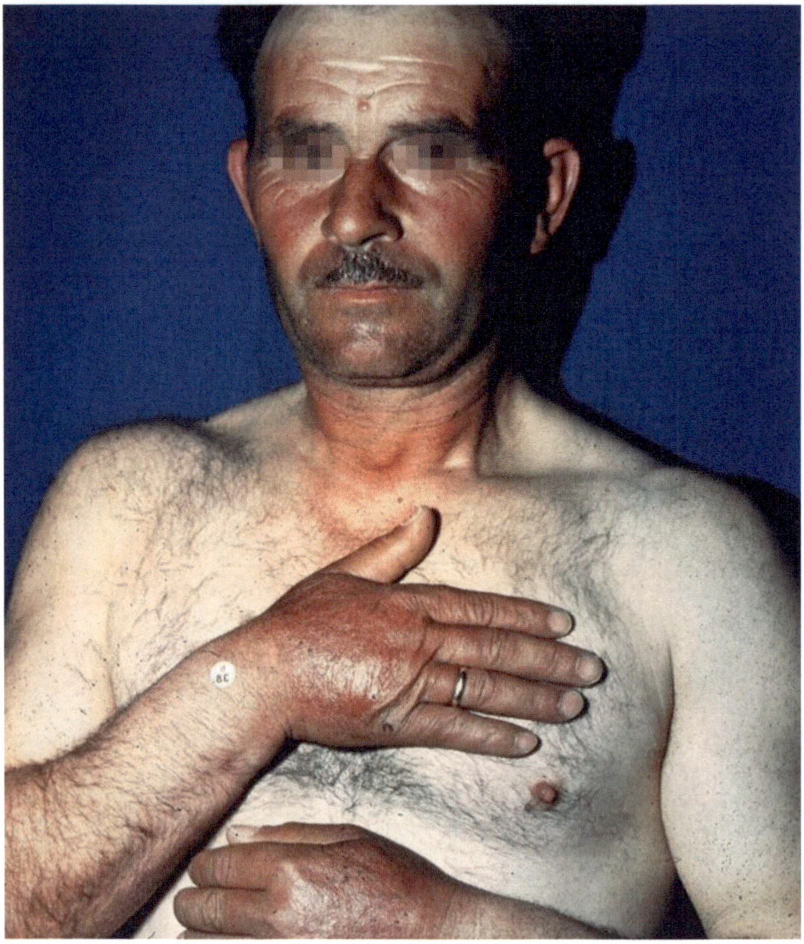

Fig. 9.6 Allergic photocontact dermatitis from promethazine: purplish-violet edematous lesions (Reproduced with permission by Bonamonte and Coll [101])

9.5 Diagnosis and Management

The diagnosis of photocontact dermatitis is based on clinical-morphological criteria and on a history of exposure to photosensitizing agents. For diagnostic-etiopathogenic purposes phototests and photopatch tests are essential [117–119]. The latter must be performed in all patients, including children, with photodermatitis, photoaggravated dermatitis, intolerance to sunscreens, or exposure to NSAIDs [4, 66, 68]. In subjects with chronic actinic dermatitis, polymorphic light eruption, and cutaneous lupus erythematosus, photopatch tests serve to exclude allergies, to UV filters for example. In these cases with a reduced UV sensitivity threshold,

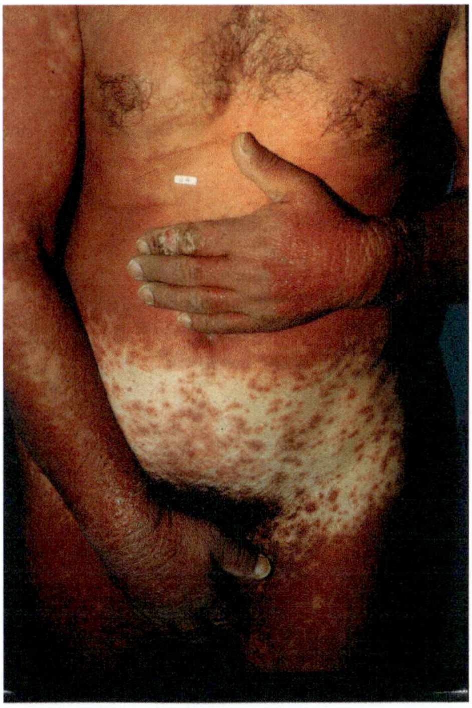

Fig. 9.7 Allergic photocontact dermatitis from promethazine used to treat the hands eczema

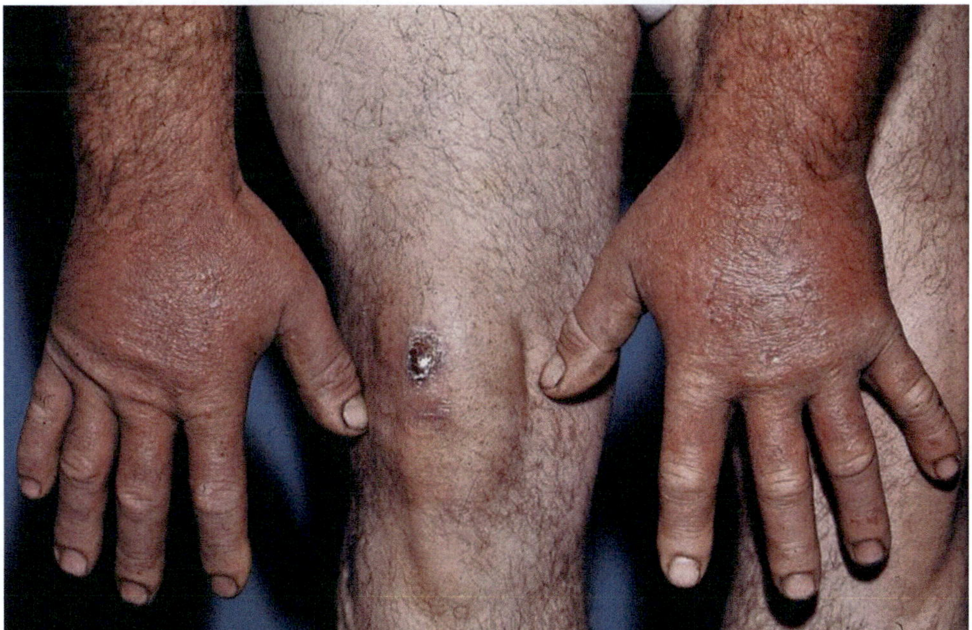

Fig. 9.8 Allergic photocontact dermatitis due to sulfamide used to treat a skin wound

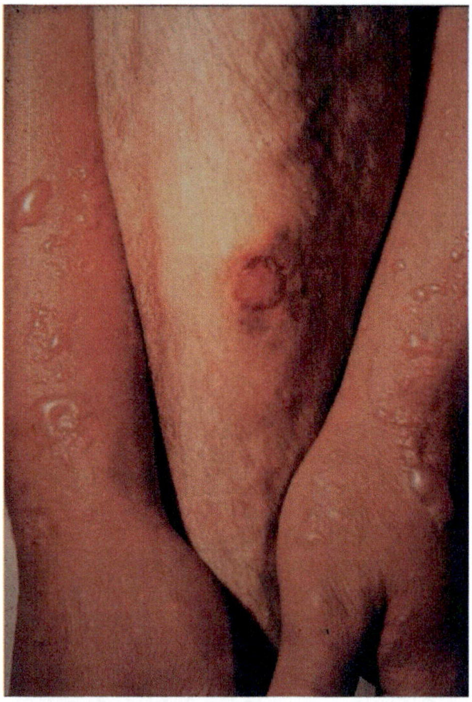

Fig. 9.9 Allergic photocontact dermatitis due to sulfamide used to treat a skin wound (Reproduced with permission by Angelini and Coll [94])

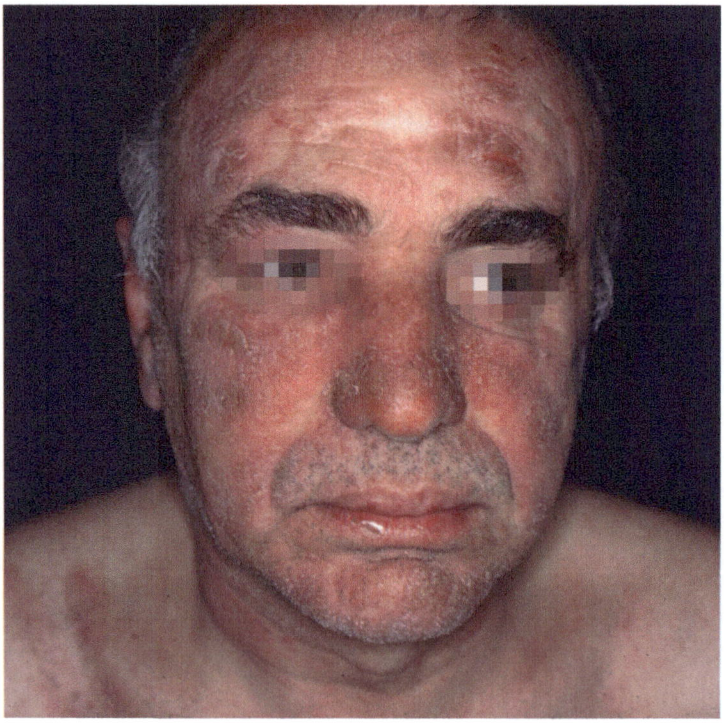

Fig. 9.10 Chronic actinic dermatitis

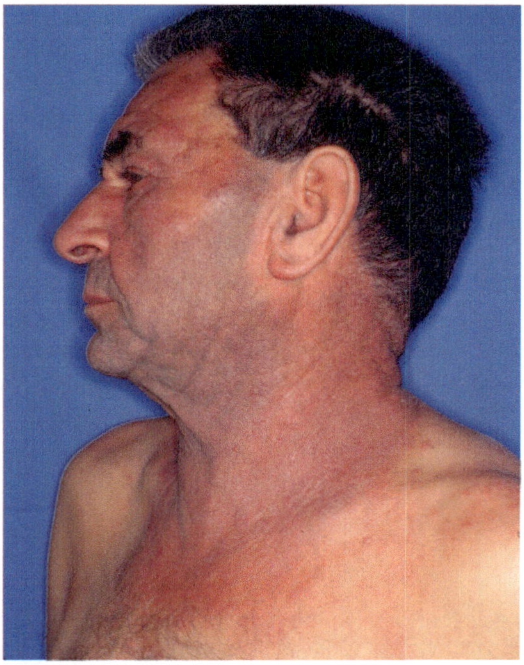

Fig. 9.11 Chronic actinic dermatitis

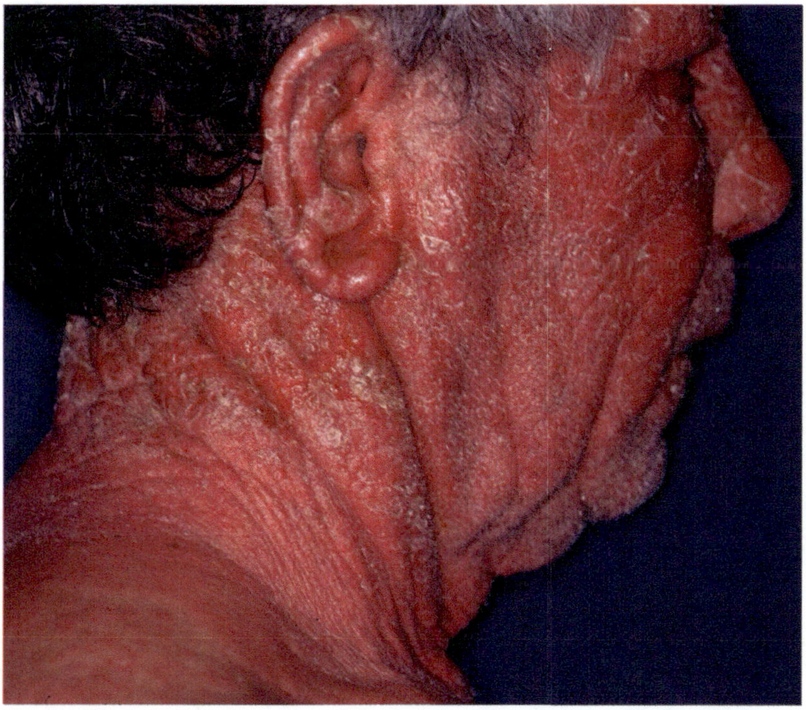

Fig. 9.12 Chronic actinic dermatitis

Table 9.3 Topical photoallergens

Halogenated antimicrobials
Chlorhexidine
Hexachlorophene
Chlorosalicylamide
Buclosamide
Fenticlor (*bis*-(2-hydroxy-5-chlorophenyl) sulphide
4',5-Dibromosalicylanilide
Tetrachlorosalicylanilide
Bithionol (2,2'-thiobis (4,6-dichlorophenol))
Tribromosalicylanilide
Trichlorocarbanilide
Triclosan
Plants
Ficus carica
Compositae
Lichens
Frullania
Furocoumarins
Psoralen
8-Methoxypsoralen
5-Methoxypsoralen
Sunscreens
PABA (*p*-aminobenzoic acid)
Benzophenone-3
Benzophenone-10
Butylmethoxydibenzoylmethane (Parsol 1789)
Dimethoxane
2-Ethoxyethyl-*p*-methoxycinnamate
Glyceril-*p*-aminobenzoate
4- Isopropyldibenzoylmethane (Eusolex 8020)
3-(4-Methylbenzylidene)-camphor (Eusolex 6300)
Octylmethoxycinnamate (Parsol MCX)
Octocrylene (Eusolex OCR)
Fragrances
Musk ambrette
Musk xylol
Methyl coumarin
Oak moss
Eugenol
Cinnamic aldehyde
Non steroidal anti-inflammatory drugs
Ketoprofen
Ibuproxam
Tiaprofenic acid
Surprofen
Piroxicam
Benzidamine
Diclofenac
Colors
Brilliant lake red R
Erythrocin-AL
Lithol red-CA
Permanent orange
Toluidine red
Fenothiazines
Chlorpromazine
Promethazine
Others
Sulphanilamide
Benzocaine
Benzidamine
Chlormercaptodicarboximide
Coal tar derivatives
Dibucaine
Diphenhydramine
Quinine sulphate
Stilbenes
Thiourea
Dimethylthiourea

photopatch tests must be performed together with phototests, in order to plan an adequate UV dosage for the photopatch tests [120].

Apart from treating the dermatitis, patients must avoid exposure to the sun, and are recommended to wear photoprotective clothing/devices since photosensitizing substances can persist in the skin for days. The use of UV filters, being one of the commonest causes of photoallergy, is not advised unless they are just physical filters (titanium dioxide and zinc oxide) that do not induce contact allergy or photoallergy.

Once the allergen implicated has been identified, all the substances that may cross-react with it must also be avoided. This is a major problem if it includes all substances with a benzophenone ring, namely ketoprofen, other arylpropionic derivatives, UV filters (oxybenzone, octocrylene) and oral fenofibrates: particular care must therefore be taken when selecting cosmetics and all products containing UV filters.

Usually, window glass does not protect against phototoxic and photoallergic reactions, since ordinary glass (3 mm thick) only protects against UV rays at less than 320 nm. Patients are advised to wear dark clothing with a weave pattern of the fabric. The sunless tanning agents are not protective despite the fact that they make the skin tone a little darker.

Photocontact dermatitis can be very distressing for patients, especially if the substance implicated is not identified or else is ubiquitous in the environment, in which cases the dermatitis may have a significant impact on their quality of life .

References

1. White IR. Phototoxic and photoallergic reactions. In: Rycroft RJG, Menné T, Frosch PJ, et al editors. Textbook of contact dermatitis. Berlin: Springer-Verlag; 2001. p. 367.
2. Rietschel RL, Fowler JF Jr. Photocontact dermatitis. In: Rietschel RL, Fowler JF Jr, editors. Fisher's contact dermatitis. Philadelphia: Lippincott Williams & Wilkins; 2001. p. 397.
3. Grandolfo M. Fotodermatite da contatto. In: Angelini G, Vena GA, editors. Dermatologia professionale e ambientale, vol. II. Brescia: ISED; 1999. p. 523.

4. Gonçalo M. Photoreactions and testing. In: Johansen JD, Lepoittevin J-P, Thyssen TP, editors. Quick guide to contact dermatitis. Berlin: Springer; 2016. p. 81.
5. DeLeo VA. Photocontact dermatitis. Dermatol Therapy. 2004; 17:279.
6. Snyder M, Turrentine JE, Cruz PD Jr. Photocontact dermatitis and its clinical mimics: an overview for the allergist. Clin Rev Allergy Immunol. 2018. https://doi.org/10.1007/s12016-018-8696-x.
7. Kutlubay Z, Sevim A, Engin B, et al. Photodermatoses, including phototoxic and photoallergic reactions (internal and external). Clin Dermatol. 2014; 32:73.
8. Honary G. Photoallergy. Rev Environ Health. 2014; 29:233.
9. Kerr A, Ferguson J. Photoallergic contact dermatitis. Photodermatol Photoimmunol Photomed. 2010; 26:56.
10. Coffin SL, Turrentine JE, Cruz PD Jr. Photodermatitis for the allergist. Curr Allergy Asthma. 2017; 17:36.
11. Coohill TP. Action spectra again? Photochem Photobiol. 1991; 54:859.
12. Freeman RG, Knox JM. The action spectrum of photocontact dermatitis. Arch Dermatol. 1968; 97:130.
13. Emmet EA. Diphenhydramine photoallergy. Arch Dermatol. 1974; 110:249.
14. Toback AC, Anders JE. Phototoxicity from systemic agents. Clin Dermatol. 1986; 4:223.
15. Emmet EA, Phototoxicity from exogenous agents. Photochem Photobiol. 1979; 30:429.
16. Owens DW, Knox JM. Influence of heat, wind, and humidity on ultraviolet radiation injury. In: Kripke ML, Sass ER, editors. Ultraviolet carcinogenesis. J Natl Cancer Inst Monogr. 1978; 50:161.
17. Harber LC, Baer RL. Pathogenic mechanisms of drug-induced photosensitivity. J Invest Dermatol. 1972; 58:327.
18. Kornhauser A, Wamer W, Giles A. Light-induced dermal toxicity: effects on the cellular and molecular level. In: Marzulli FN, Maibach HI, editors. Dermatotoxicology, Hemisphere, 3rd ed. Washington; 1987. p. 377.
19. Gould JW, Mercurio MG, Elmets CA. Cutaneous photosensitivity diseases induced by exogenous agents. J Am Acad Dermatol. 1995; 33:551.
20. Song PS, Tapley KJ. Photochemistry and photobiology of psoralens. Photochem Photobiol. 1979; 29:1177.
21. Epstein JH. Chlorpromazine photosensitivity: phototoxic and photoallergic reactions. Arch Dermatol. 1986; 98:354.
22. Kochevar IE, Lamola AA. Chlorpromazine and protriptyline phototoxicity: photosensitized oxygen-independent red cell hemolysis. Photochem Photobiol. 1979; 29:791.
23. Spikes JD. Photosensitized reactions in mammals. In: Daynes Ra, Spikes JD, editors. Experimental and clinical photoimmunology. Boca Raton: CRC Press; 1983. p. 69.
24. Bonamonte D, Foti C, Lionetti N, et al. Photoallergic contact dermatitis to 8-methoxypsoralen in *Ficus carica*. Contact Dermatitis. 2010; 62:343.
25. Takashima A, Yamamoto K, Kimura S, et al. Allergic contact and photocontact dermatitis due to psoralens in patients with psoriasis treated with topical PUVA. Br J Dermatol. 1991; 124:37.
26. Elmets CA. Cutaneous phototoxicity. In: Lim HW, Soter NA, editors. Clinical photomedicine. New York: Marcel Dekker; 1993. p. 207.
27. Epling GA, Wells JL, Ung Chan Yoon. Photochemical transformations in salicylanilide photoallergy. Photochem Photobiol. 1988; 47:167.
28. Li ASW, Chignell CF. Spectroscopic studies of cutaneous photo-sensitizing agents. XII. Spin-trapping study of the free radicals generated during the photolysis of photo allergens bithionol and fentichlor. Photochem Photobiol. 1987; 46:445.
29. Bergtresser PR. Immune mechanism in contact allergic dermatitis. Dermatol Clin. 1990; 8:3.
30. Gerberick GF, Ryan CA, Von Barger EC, et al. Examination of tetrachlorsalicylanilide (TCSA) photoallergy using in vitro photohapten-modified Langerhans-cell enriched epidermal cells. J Invest Dermatol. 1991; 97:210.
31. Gerberick GF, Ryan CA, Fletcher ER, et al. Increased number of dendritic cells in draining lymph nodes accompanies the generation of contact photosensitivity. J Invest Dermatol. 1991; 96:355.
32. Tokura Y, Takigawa M. Immunological mechanisms of contact photosensitivity. Eur J Dermatol. 1993; 3:87.
33. Kochevar IE. Mechanisms of drug photosensitization. Photochem Photobiol. 1987; 45:891.
34. Cronin E. Contact dermatitis. Edinburgh: Churchill Livingstone. 1980; 414.
35. Nater JP, De Groot AC. Phototoxic and photoallergic contact dermatitis. In: Nater JP, De Groot AC, editors. Unwanted effects of cosmetics and drugs used in dermatology, 2nd ed. Amsterdam: Elsevier; 1985. p. 109.
36. Angelini G, Vena GA. Airborne contact dermatitis. Clin Dermatol. 1992; 10:123.
37. Burry JN, Hunter GA. Photocontact dermatitis from Jadit. Br J Dermatol. 1970; 82:224.
38. Burry JN. Photoallergies to fentichlor and multifungin. Arch Dermatol. 1967; 95:287.
39. Burry JN. Cross sensitivity between fentichlor and bithionol. Arch Dermatol. 1968; 97:497.
40. Angelini G, Meneghini CL. Oral tests in contact allergy to para-amino compounds. Contact Dermatitis. 1981; 7:311.
41. Harber LC, Lashinsky AM, Baer RL. Photosensitivity due to chlorothiazide and hydroxychlorothiazide. N Engl J Med. 1959; 261:1378.
42. Angelini G, Vena GA, Meneghini CL. Contact dermatitis from *Ficus carica*. In Frosch PJ, Dooms-Goossens A, Lachapelle JM, et al, editors. Current topics in contact dermatitis. Berlin: Springer-Verlag; 1985. p. 163.

43. Fischer T, Alsins J. Treatment of psoriasis with trioxalen baths and dysprosium lamps. Acta Derm Venereol. 1976; 56:383.
44. Fulton JE, Willis I. Photoallergy to methoxalen. Arch Dermatol. 1968; 98:445.
45. Plewing G, Hofmann C, Braun-Falco O. Photoallergic dermatitis from 8-methoxypsoralen. Arch Dermatol Res. 1978; 262:201.
46. Sidi E, Bourgeois-Gavardin A. Mise en point du traitement de vitiligo par l' *Amni majus*. Press Med. 1953; 61:436.
47. Saihan EM. Contact allergy to methoxalen. Br Med J. 1979; 2:20.
48. Weissmann J, Wagner G, Plewing G. Contact allergy to methoxypsoralen. Br J Dermatol. 1980; 102:113.
49. Takashima A, Yamamoto K, Kimura S, et al. Allergic contact and photocontact dermatitis to psoralens in patients with psoriasis treated with topical PUVA. Br J Dermatol. 1980; 124:37.
50. Kavli G, Volden G. Phytophotodermatitis. Photodermatology. 1984; 1:65.
51. Giovinazzo VJ, Harber LC, Bickers DR, et al. Photoallergic contact dermatitis to musk ambrette: histopathologic features of photobiologic reactions observed in a persistent light reactor. Arch Dermatol. 1981; 117:344.
52. Burry JN. Persistent light reaction associated with a sensitivity to musk ambrette. Contact Dermatitis. 1981; 7:46.
53. De Groot AC, Frosh PJ. Adverse reactions to fragrances. A clinical review. Contact Dermatitis. 1997; 36:57.
54. DeLeo VA, Suarez SM, Maso MJ. Photoallergic contact dermatitis. Results of photopatch testing in New York, 1985 to 1990. Arch Dermatol. 1992; 128:1513.
55. Thune P, Jansen C, Wennersten C, et al. The Scandinavian multicenter photopatch study 1980–85: final report. Photodermatol. 1988; 5:261.
56. Schauder S, Ippen H. Contact and photocontact sensitivity to sunscreens. Review of a 15-year experience and of the literature. Contact Dermatitis. 1997; 37:221.
57. Pigatto PD, Legori A, Bigardi AS, et al GIRDCA. Italian multicenter study of allergic contact photodermatitis; epidemiological aspects. Am J Contact Dermatitis. 1996; 7:158.
58. Szczurko C, Dompmartin A, Michel M, et al. Photocontact allergy to oxybenzone: ten years of experience. Photodermatol Photoimmunol Photomed. 1994; 10:144.
59. Sommer S, Wilkinson SM, English JSC, et al. Photoallergic contact dermatitis from the sunscreen octyltriazone. Contact Dermatitis. 2002; 46:304.
60. Large-Asschenfeldt B, Huegel R, Brasch J. Anaphylactic reaction caused by the UVA absorber disodium phenyl dibenzimidazole tetrasulfonate. Acta Derm Venereol. 2005; 85:280.
61. Gonzalez-Pérez R, Trébol I, Garcia-Rio I, et al. Allergic contact dermatitis from methylene-bis-benzotriazolyl tetramethylbutyl-phenol (Tinosorb M). Contact Dermatitis. 2007; 56:121.
62. Hughes TM, Martin JA, Lewis VJ, et al. Allergic contact dermatitis to drometrizole trisiloxane in a sunscreen with concomitant sensitivities to other sunscreens. Contact Dermatitis. 2005; 52:226.
63. Cardoso JC, Canelas MM, Gonçalo M, et al. Photopatch testing with an extended series of photoallergens: a 5-year study. Contact Dermatitis. 2009; 60:325.
64. Bryden AM, Moseley H, Ibbotson SH, et al. Photopatach testing of 1115 patients: results of the U.K. multicenter photopatch study group. Br J Dermatol. 2006; 155:737.
65. Pigatto PD, Guzzi G, Schena D, et al. Photopatch tests: an Italian multicentre study from 2004 to 2006. Contact Dermatitis. 2008; 59:103.
66. EMCPPTS Taskforce, Kerr A, Ferguson J, Haylett A, et al. A European multicentre photopatch test study. Br J Dermatol. 2012; 166:1002.
67. Uter W, Gonçalo M, Yazar K, et al. Coupled exposure to ingredients of cosmetic products, III, Ultraviolet filters. Contact Dermatitis. 2014; 71:162.
68. Haylett A, Chiang YZ, Nie Z, et al. Sunscreen photopatch testing: a series of 157 children. Br J Dermatol. 2014; 171:370.
69. De Groot AC, Roberts DW. Contact and photocontact allergy to octocrylene: a review. Contact Dermatitis. 2014; 70:193.
70. Andersen KE, Goossens A. Decyl glucoside contact allergy from a sunscreen product. Contact Dermatitis. 2006; 54:349.
71. Andrade P, Gonçalo M, Figueiredo A. Allergic contact dermatitis to decyl glucoside in Tinosorb M®. Contact Dermatitis. 2010; 62:119.
72. Pigatto PD, Mozzanica N, Bigardi AS, et al. Topical NSAID allergic contact dermatitis. Italian experience. Contact Dermatitis. 1993; 29:39.
73. De la Cuadra-Oyanguren J, Perez-Ferriols A, Lecha-Correlero M, et al. Results and assessment of photopatch testing in Spain: towards a new standard set of photoallergens. Actas Dermosifilolograficas. 2007; 98:96.
74. Montoro J, Rodriguez M, Diaz M, et al. Photoallergic contact dermatitis due to diclofenac. Contact Dermatitis. 2003; 48:115.
75. Fernanez de Corres L. Photodermatitis from benzydamine. Contact Dermatitis. 1980; 6:285.
76. Guy RH, Kuma H, Nakanishi M. Serious photocontact dermatitis induced by topical ketoprofen depends on the formulation. Eur J Dermatol. 2014; 24:365.
77. Sugiura M, Hayakawa R, Kato Y, et al. 4 Cases of photocontact dermatitis due to ketoprofen. Contact Dermatitis. 2000; 43:16.

78. Hindsen M, Isaksson M, Persson L, et al. Photoallergic contact dermatitis from ketoprofen induced by drug contaminated personal objects. J Am Acad Dermatol. 2004; 50:215.
79. Devleeschouwer V, Roelandts R, Garmyn M, et al. Allergic and photoallergic contact dermatitis from ketoprofen: results of (photo)patch testing and follow-up of 42 patients. Contact Dermatitis. 2008; 58:159.
80. Izu K, Hino R, Isoda H, et al. Photocontact dermatitis to ketoprofen presenting with erythema multiforme. Eur J Dermatol. 2008; 18:710.
81. Béani J. Les photosensibilisations graves. Ann Dermatol Vénéreol. 2009; 136:76.
82. Le Coz CJ, Bottlaender A, Scrivener J-N, et al. Photocontact dermatitis from ketoprofen and tiaprofenic acid: cross-reactivity study in 12 consecutive patients. Contact Dermatitis. 1998; 38:245.
83. Pigatto PD, Bigardi A, Legori A, et al. Cross reactions in patch testing and photopatch testing with ketoprofen, thiaprophenic acid and cinnamic aldehyde. Am J Contact Dermatitis. 1996; 7:220.
84. Girardin P, Vigan M, Humbert P, et al. Cross reactions in patch testing with ketoprofen, fragrance mix and cinnamic derivatives. Contact Dermatitis. 2006; 55:126.
85. Avenel-Audran M, Dutartre H, Goossens A, et al. Octocrylene, an emerging photoallergen. Arch Dermatol. 2010; 146:753.
86. Karlsson I, Vanden Broecke K, Martensson J, et al. Clinical and experimental studies of octocrylene's allergic potency. Contact Dermatitis. 2011; 64:343.
87. Infante Hermando L, Serra-Baldrich E, Dordal T, et al. Photoallergic contact dermatitis caused by benzophenones in magazine inks. Contact Dermatitis. 2013; 69:124.
88. Foti C, Bonamonte D, Conserva A, et al. Allergic and photoallergic contact dermatitis from ketoprofen: evaluation of cross-reactivities by a combination of photopatch testing and computerized conformational analysis. Curr Pharm Des. 2008; 14:2883.
89. Wolverton JE, Soter NA, Cohen DE. Fentichlor photocontact dermatitis: a persistent enigma. Dermatitis. 2013; 24:77.
90. Gonçalo M, Figueiredo A, Tavares P, et al. Photosensitivity to piroxicam: absence of cross-reaction with tenoxicam. Contact Dermatitis. 1992; 27:287.
91. Lasa Elgezua O, Gorrotxategi P, Gardeazabal Gracia J, et al. Photoallergic hand eczema due to benzydamine. Eur J Dermatol. 2004; 14:69.
92. Epstein S. Chlorpromazine photosensitivity: phototoxic and photoallergic reactions. Arch Dermatol. 1968; 98:354.
93. Angelini G. Topical drugs. In: Rycroft RJG, Menné T, Frosch PJ, et al, editors. Textbook of contact dermatitis. Berlin: Springer-Verlag; 1995. p. 477.
94. Angelini G, Vena GA, Grandolfo M, et al. Iatrogenic contact dermatitis and eczematous reactions. Clin Dermatol. 1993; 11: 467.
95. Angelini G, Vena GA, Meneghini CL. Allergic contact dermatitis to some medicaments. Contact Dermatitis. 1985; 12:263.
96. Barbaud A, Collet E, Martin S, et al. Contact sensitization to chlorpromethazine can induce persistent light reaction and cross-photoreactions to other phenothiazines. Contact Dermatitis. 2001; 44:373.
97. Kerr A, Woods J, Ferguson J. Photocontact allergic and phototoxic studies of chlorpromethazine. Photodermatol Photoimmunol Photomed. 2008; 24:11.
98. Birbas N, Sartor V, Bulai Livideanu C, et al. Contact photoallergy to isothipendyl chlorhydrate. Dermatology. 2012; 214:289.
99. Monteagudo-Paz A, Salvador JS, Martinez NL, et al. Pulpitis as clinical presentation of photoallergic contact dermatitis due to chlorpromazine. Allergy. 2011; 66:1503.
100. Monteiro AF, Rato M, Martins C. Drug-induced photosensitivity: photoallergic and phototoxic reactions. Clin Dermatol. 2016. https://doi.org/10.1016/j.clindermatol.2016.05.006.
101. Bonamonte D, Foti C, Romita P, et al. Colors and contact dermatitis. Dermatitis. 2014; 25:155.
102. Meneghini Cl, Angelini G. Le dermatiti da contatto. Lombardo Ed., Roma; 1982.
103. Trakatelli M, Charalampidis S, Novakovic LB, et al. Photodermatoses with onset in the elderly. Br J Dermatol. 2009; 161(Suppl.3):69.
104. Santoro FA, Lim HW. Update on photodermatoses. Semin Cutan Med Surg. 2011; 30:229.
105. Hawk JLM, Magnus IA, Chronic actinic dermatitis: an idiopathic photosensitivity syndrome including actinic reticuloid and photosensitive eczema. Br J Dermatol. 1979; 101(Suppl.17):24.
106. Hawk JLM, Lim HW. Chronic actinic dermatitis. In: Lim HW, Hönigsmann H, Hawk JLM, editors. Photodermatology. New York: Informa Healthcare; 2007. p. 169.
107. Dawe RS, Ferguson J. Diagnosis and treatment of chronic actinic dermatitis. Dermatol Ther. 2003; 16:45.
108. Hawk JLM. Chronic actinic dermatitis. Photodermatol Photoimmunol Photomed. 2004; 20:312.
109. Meola T, Sanchez M, Lim HW, et al. Chronic actinic dermatitis associated with human immunodeficiency virus infection. Br J Dermatol. 1997; 137:431.
110. Russel SC, Dawe RS, Collins P, et al. The photosensitivity dermatitis and actinic reticuloid syndrome (chronic actinic dermatitis) occurring in seven young atopic dermatitis patients. Br J Dermatol. 1998; 138:496.
111. Millard TP, Hawk JLM. Photodermatoses in the elderly. Clin Geriatr Med. 2001; 17:691.
112. Lim HW, Morison WL, Kamide R, et al. Chronic actinic dermatitis: an analysis of 51 patients evaluated in the United States and Japan. Arch Dermatol. 1994; 130:1284.

113. Dawe RS, Crombie IK, Ferguson J. The natural history of chronic actinic dermatitis. Arch Dermatol. 2000; 136:1215.
114. Bilsland D, Crombie IK, Ferguson J. The photosensitivity dermatitis and actinic reticuloid syndrome: no association with lymphoreticular malignancy. Br J Dermatol. 1994; 131:209.
115. Thestrup-Pedersen K, Zachariae C, Kaltoft K, et al. Development of cutaneous pseudolymphoma following cyclosporin therapy of actinic reticuloid. Dermatologica. 1988; 177:376.
116. Ferguson J. Chronic actinic dermatitis. In: Ferguson J, Dover JS, editors. Photodermatology. London: Manson Publishing; 2006. p. 39.
117. Angelini G, Bonamonte D, Cristaudo A, et al. Linee guida SIDAPA su dermatite da contatto. Ann Ital Dermatol Allergol. 2009; 63:43.
118. Gonçalo M, Ferguson J, Bonevalle A, et al. Photopatch testing: recommendations for a European photopatch test baseline series. Contact Dermatitis. 2013; 68:239.
119. Stingeni L, Bianchi L, Hansel K, et al. Italian guidelines in patch testing adapted from the European Society of Contact Dermatitis (ESCD). Giorn Ital Dermatol Venereol. 2019; 154:227.
120. Bruynzeel D, Ferguson J, Andersen K, et al. Photopatch testing: a consensus methodology for Europe. JEADV. 2004; 18:679.

Noneczematous Contact Dermatitis

10

Domenico Bonamonte, Caterina Foti, Anna Bosco and Gianni Angelini

Clinical manifestations of contact dermatitis are generally polymorphic. Irritant and allergic contact dermatitis usually present as an eczematous process, clinically characterized by erythemato-edemato-vesicular lesions in the acute phase. The manifestations become erythematous-scaly as the condition progresses to the subacute phase, and then papular-hyperkeratotic in the chronic phase. Besides classic eczematous forms, however, different noneczematous clinical variants are possible [1–6]. Indeed, in our experience (unpublished), among about 32,000 patch tests subjects consecutively observed for contact dermatitis over a 15-year period, noneczematous forms were slightly more common (52%) than the classic eczematous pictures (48%). There are many causes of such a wide variety of clinical aspects of contact dermatitis (Table 10.1). Of the utmost importance in determining this variability is which tissue structures are targeted by the causative agents and the type of exposure, cutaneous or systemic; other relevant factors are the individual susceptibility and the patient's level of sensitization. Various clinical patterns of noneczematous contact dermatitis have been described: some are linked to topical use of specific haptens and others most often depend on systemic administration of the allergens (Table 10.2).

10.1 Erythema Multiforme-like Contact Dermatitis

Of all the noneczematous clinical variants, erythema multiforme-like contact dermatitis (or "contact erythema multiforme") is the most common. It can be elicited by different substances, particularly exotic woods, medicaments, and ethylenediamine (Table 10.3).

10.1.1 Causes

Woods and Plants. Among exotic woods, Brazilian rosewood (*Dalbergia nigra*), pao ferro (*Machaerium scleroxylon*), and *Eucalyptus saligna* are occupational causes of erythema multiforme-like eruptions in carpenters, foresters, and cabinet makers. The antigens in pao ferro and Brazilian rosewood are crossreacting quinones, namely R-3, 4-dimethoxy-dalbergione,

D. Bonamonte (✉) · C. Foti · A. Bosco
Department of Biomedical Science and Human Oncology, University of Bari "Aldo Moro", Bari, Italy
e-mail: domenico.bonamonte@uniba.it

G. Angelini
Professor of Dermatology, University of Bari "Aldo Moro", Bari, Italy

G. Angelini et al. (eds.), *Clinical Contact Dermatitis*, https://doi.org/10.1007/978-3-030-49332-5_10

Table 10.1 Factors determining the polymorphic clinical features of contact dermatis

Eruptive polymorphism
Evolutive polymorphism
Causative agent
Patient sensitization level
Type of exposure (cutaneous, systemic)
Means of cutaneous exposure (direct, aeromediated)
Tissue structures targeted by the causative agent
Anatomophysiology of the cutaneous region involved
Causative agent with a possible concomitant irritant action
Variable intensity of the itchiness
Environmental factors (UV, temperature, humidity)
Pre-existing dermatitis underlying the contact allergy

Table 10.2 Different types of noneczematous contact eruptions

Erythema multiforme-like contact dermatitis
Purpuric contact dermatitis
Lichenoid contact dermatitis
Lymphomatoid contact dermatitis
Pigmented contact dermatitis
Chemical leukoderma
Pustular contact dermatitis
Dyshidrosiform contact dermatitis
Nodular reactions

and R-4-methoxy-dalbergione, respectively [7, 8]. In the literature there are also descriptions of extraoccupational cases from wooden bracelets [9] and pendants [10] made of *D. nigra*. *M. scleroxylon* has been observed to cause a similar eruption in hobbyists handling this type of wood to build boxes [11]. Other reported causes of erythema multiforme-like reactions include *Artemisia vulgaris* [12, 13], poison ivy [14, 15], *Hypericum erectum* [16], and terpenes [17]. Tincture of capsicum caused an analogous reaction in a woman who used the concoction to treat her knee arthritis [18]. *Inula helenium*, contained in a mixture used to treat back pain, has also induced an erythema multiforme-like eruption, with positive patch tests to sesquiterpene lactone mix and alantolactone [19]. Notably, *Primula obconica* can also induce comparable eruptions [20–23]. We observed an erythema multiforme-like reaction in a plant nursery worker who had handled *P. obconica* plants. The dermatitis involved the hands, forearms, and face. Patch tests were positive to primin (0.01% in pet), leaves and the flower. Histology showed hyperkeratotic orthokeratosis foci, mild spongiosis, exocytosis, and a few isolated necrotic keratinocytes; a largely perivascular lymphocytic infiltrate was present in the superficial and mid dermis [24].

Topical Medicaments. A case of erythema multiforme-like contact allergic dermatiis has recently been reported, due to *Geranium robertianum* [25] and two cases due to laurel oil, the essential oil of *Laurus nobilis*, widely used in massage therapy for its anti-inflammatory and analgesic effects [26, 27]. Turmeric essential oil, a spice containing curcumin (*Curcuma longa*) used for osteoarthritic pain, may also be a cause of the affliction [28]. Two cases of erythema multiforme-like allergic contact dermatitis have been reported in the context of herbal traditional remedies used to treat dermatological problems, by *Lysimachia clethroides* Duby and *Agastache rugosa,* respectively [29]. The first of these herbal remedies, used to treat herpes zoster, belongs to the same family as *Primula obconica*, while the second, that was used after an itchy insect bite, contains anethole. In both cases patch tests with mashed fresh plants yielded positive reactions [29]. A great number of topical drugs have been reported as causes of erythema multiforme-like contact dermatitis, the vast majority being antimicrobial. According to our observations, pyrrolnitrin can trigger this kind of eruption [30, 31]. Other causative drugs include sulfonamide [30, 32, 33], promethazine [30], neomycin [30], mafenide acetate [34], ethylenediamine [30, 35] and mephenesin [36, 37]. Among nonsteroid anti-inflammatory drugs, phenylbutazone [38], bufexamac [39], and mofebutazone [40] have been reported. Among corticosteroids, budesonide [41] and triamcinolone acetonide [42, 43] caused analogous reactions.

Miscellanea. Erythema multiforme-like eruptions can be the expression of contact allergy to nickel [44–47] and cobalt [45]. 9-Bromofluorene

Table 10.3 Causative allergens in erythema multiforme-like eruptions

Plants and woods	Medicaments	Miscellanous chemicals
Dalbergia nigra (Brazilian rosewood)	Ethylenediamine	Brominated compounds
Toxicodendron radicans (poison ivy)	Pyrrolnitrin	Phenylsulphone derivatives
Primula obconica	Sulfamide	Epoxy resin
Machaerium scleroxylon (pao ferro)	Econazole	Formaldehyde
Artemisia vulgaris	Promethazine	Disperse Blue 124
Eucalyptus saligna (gum)	Balsam of Peru	Trichloroethylene
Inula helenium	Scopolamine	Dinitrochlorobenzene
Geranium robertianum	Mafenide acetate	Diphenyl cyclopropenone
Laurus nobilis	Proflavine	Propolis
Capsicum	Neomycin	Iodoacetonitrile
Terpenes	Mephenesin	
Pyrethrum	Vitamin E	
Lysimachia clethroides Duby	Budesonide	
	Bufexamac	
Agastache rugosa	Clioquinol (vioform)	
Curcuma longa	Ketoprofen	
	Triamcinolone acetonide	
	Idoxuridine	
	Phenylbutazone	

induced an acute skin reaction in several chemistry students who were exposed to the product during its synthesis process [48, 49]. Finally, many other compounds have been associated to erythema multiforme-like reactions, although these were exceptional, isolated reports [1, 2, 50, 51].

10.1.2 Clinical Features

Early lesions show an eczematous morphology and are localized at the allergen contact site. After a delay of 1 to 15 days, the erythema multiforme-like eruption will follow, affecting the area around the original lesions or else extending to the whole cutaneous surface (Figs. 10.1, 10.2, and 10.3). The latter occurrence generally ensues after systemic exposure to drugs to which the patient had previously been topically sensitized. Target-like, erythemato-vesicular, or urticarial lesions are characteristic. Resolution is slow, and these manifestations usually persist for much longer than the original eczematous lesions (or sometimes appear after regression of the latter). Itching is also typically present in polymorphic reactions. Patch tests generally elicit eczematous positive reactions, and exceptionally, vesico-bullous or urticarial lesions.

Differential diagnosis needs to be made with true erythema multiforme (Table 10.4), which will feature almost all target-like lesions with a typical acral distribution.

10.1.3 Histopathology

The histology is generally aspecific. Epidermis shows spongiosis and exocytosis. Mild upper dermis edema and perivascular lymphohistiocytic infiltration are noticeable. Vacuolar degeneration of basal cells is rarely present, while epidermal necrosis is very mild or absent (Fig. 10.4). When bullae are present, they are intraepidermal [1]. The histopathology of true erythema multiforme shows frank epidermal necrosis and vacuolar basal cells degeneration, while the bullae are subepidermal [1].

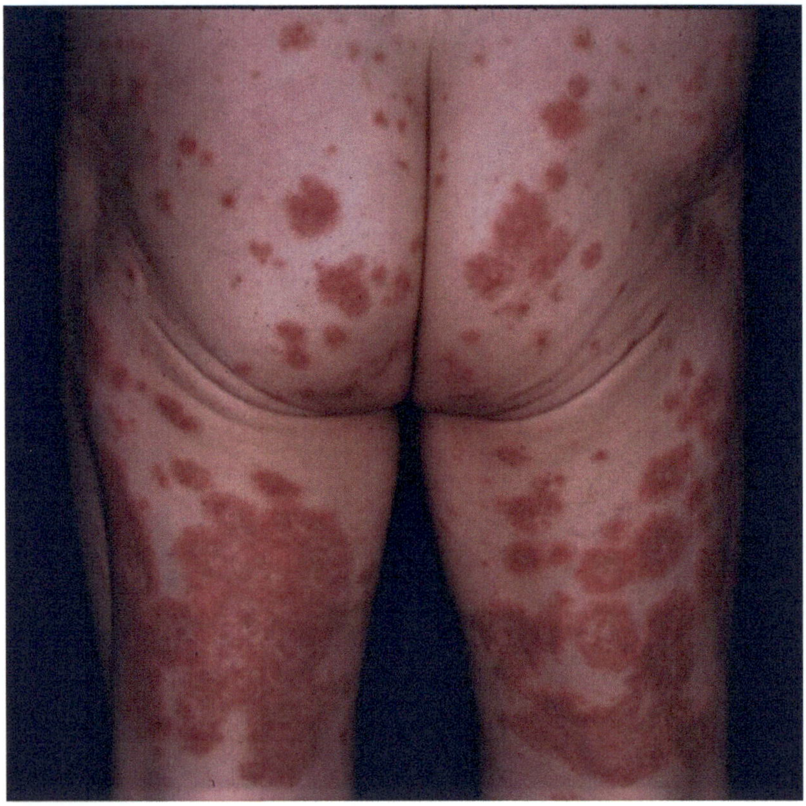

Fig. 10.1 Erythema multiforme-like contact dermatitis from ethylenediamine

10.2 Purpuric Contact Dermatitis

This particular form of noneczematous contact dermatitis is a failry rare observation, and many cases remain undiagnosed. The eruption evolves over several weeks after the withdrawal of the offending agent and resolves leaving a more or less persistent pigmentation. The purpuric aspects of contact dermatitis, and the respective patch test reactions can be secondary to irritant or, more frequently, allergic mechanisms [52].

10.2.1 Causes

The most frequent causative factors are listed in Table 10.5. Certain components of rubber and textile have often been reported in the literature.

Rubber. The first reported cases date back to 1968: 9 women developed purpura from elastic cloth inserts; in every instance patch tests were positive to N-isopropyl-N'-phenyl-paraphenylenediamine (IPPD), a rubber anti-oxidant [53]. A further 2 cases, showing diffuse purpuric reactions with negative blood tests, were associated to IPPD and specifically to the use of rubber boots [54]. Fisher reported 3 cases from a rubber diving suit, elasticized shorts, and a rubberized support leg bandage, respectively; in all 3 patients patch tests were positive to IPPD [55, 56]. The author therefore coined the term the "PPPP syndrome," defined as an allergic contact dermatitis characterized by pruritus, petechiae, and purpura, caused by IPPD. IPPD also prompted a similar eruption in a woman, that followed the pattern of her brassiere [57] and in a man, at the contact sites of rubber boots [58]. PPPP syndrome has also been described following the use of orthopedic elastic bandages [59] and rubber gloves

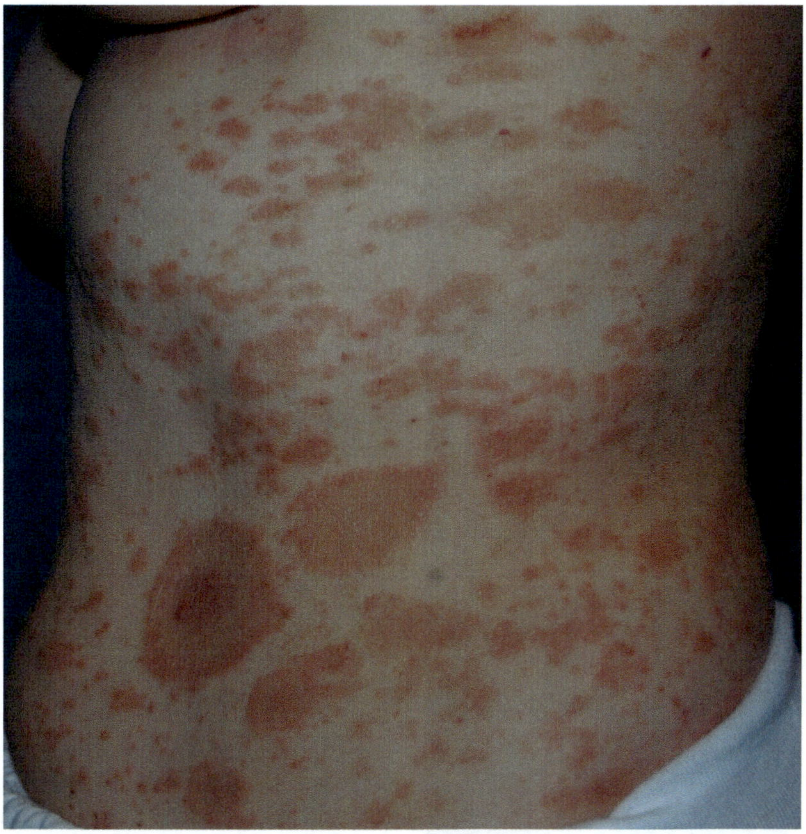

Fig. 10.2 Erythema multiforme-like contact dermatitis from pyrrolnitrin

[60]; in the latter case patch tests were positive not just to IPPD but also to N-cyclohexyl-N′-phenyl-paraphenylenediamine and N,N′-diphenyl-paraphenylenediamine.

Textiles. From 1969 to 1972, Osmundsen gathered 167 cases of purpuric reactions to an optical whitener contained in washing powders [61, 62]. The petechial and itchy dermatitis affected those areas which are typically subject to tighter contact with clothes (the armpits, arms, arm folds, neck and thighs). The offending agent was Tinopal CH 3566, a mixture of 2 non crossreactive pyrazolines (monochlorobiphenyl-pyrazoline and dichlorodiphenyl pyrazole). Tinopal CH 3566 was used to bleach nylon fibers and caused a similar epidemic outbreak in Spain, where 103 cases were reported [63]. From that time on, the product was discontinued and no more cases have since been reported. Nowadays, risk-free stilbene-based optical whiteners are employed.

A sailor developed a generalized purpuric lesion with pigmentary outcomes at the sites of contact with the blue military uniform. Patch tests evidenced a positive reaction to Disperse Blue 85, while histology demonstrated the Schamberg disease sign [64]. We observed a case of purpuric allergic contact dermatitis to Disperse Yellow 27 (Serisol Fast Yellow 6DW), an azoic dye used in acetate and polyester fibers, a result of para-amino acetanilide and paraphenyl phenol. The dye was on the inner lining part of a pair of trousers, and the dermatitis, although it affected the whole skin surface, started from the thighs and was particularly pronounced in that area. Thin layer chromatography from a textile extract revealed only one component, Disperse Yellow 27. Histology demonstrated the

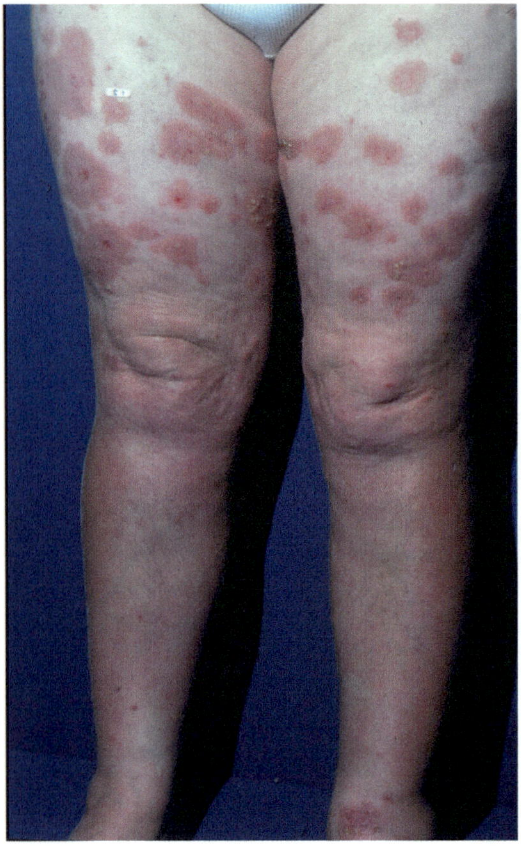

Fig. 10.3 Erythema multiforme-like contact dermatitis from topical sulfamide used to treat a skin wound of the right foot (Reproduced by Meneghini and Angelini [163])

traditional aspects of allergic contact dermatitis, with a lymphocytic infiltrate and intense perivascular edema, associated to noticeable erythrocyte extravasation [65]. Purpuric eruptions have also been described in a black hats vendor, due to paraphenylenediamine [66], in British soldiers from formaldehyde resins contained in khaki wool shirts [67], and in a man harvesting mixed wool-synthetic residues [68].

Plants. Frullania was reported to induce a diffuse purpuric reaction; histology showed signs of leukocytoclastic vasculitis; however, circulating immune complex and complement deposition assays were also positive [69]. *Agave americana* L, of Agavaceae family, can induce purpuric contact dermatitis with histological features of leukocytoclastic vasculitis [70]. We also observed a similar case, secondary to plant latex contact [71]. Other rare cases have been reported in the literature [72–75]. Histopathology results in a patient with a history of contact with fragments from the sticky agave plant, that forcefully splattered his exposed legs during trimming of the plants, showed a perivascular and periadnexal neutrophilic inflammatory infiltrate with mild leukocytoclasia, scattered eosinophils, and numerous extravasated erythocytes. In the epidermidis, spongiosis and parakeratosis were evident, with scattered necrotic keratinocytes. Some faint

Table 10.4 Differential diagnosis between true erythema multiforme (EM) and erythema multiforme-like contact dermatitis

Criteria	EM	EM-like contact dermatitis
Etiology	Virus, bacteria, systemic drugs	Various topical chemicals
Clinical features	Erythemato-edematous lesions with a cockade appearance, sometimes bullous, with an acral localization (face, hands, forearms, thighs)	Polymorphic lesions located peripherally to the contact site with sensitizing agent
Fever	Often present	Absent
Mucosal involvement	Frequent	Rare
Histology	Epidermis: basal cells necrosis, subepidermal vesico-bullae	Epidermis: spongiosis, exocytosis
	Dermis: edema, capillary vasodilation, vasculitis signs	Dermis: edema, lymphohistiocytic infiltrate
Pathogenesis	Immunocomplexes	Type IV hypersensitivity
Patch tests	Negative	Positive
Course	Self-limiting in 3 weeks	Favorable after allergen avoidance

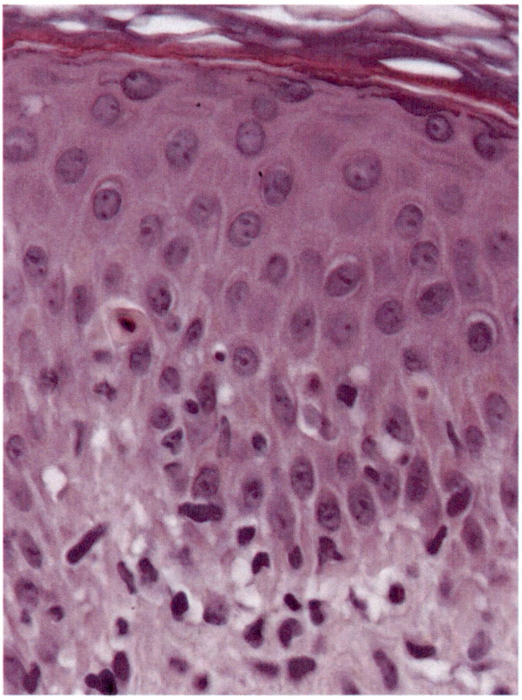

Fig. 10.4 Histopathology of erythema multiforme-like contact dermatitis: mild spongiosis, exocytosis, and some isolated necrotic keratinocytes (Reproduced with permission by Bonamonte and Coll [24])

vascular fibrin deposits in dermal blood vessel walls were noted, suggesting an evolving leukocytoclastic vasculitis; prominent syringosquamous metaplasia was also present [75]. One of the reported cases described systemic symptoms of fever, malaise, and myalgia associated with the purpuric eruptions [72]. The mechanism underlying a purpuric agave eruption is not entirely known. One proposed mechanism is the embedding of oxalic acid crystals in the dermis, resulting in oxalic acid toxicity and consequent vascular damage [72]. Direct vascular damage due to trauma when the plant particles are forcefully embedded in the skin has been proposed by other authors [73]. *Zea mais* (corn) has been shown to induce irritant purpuric phytodermatitis some hours after contact with the green leaves. Patch, photopatch, and scratch tests with alcohol extracts of different plant parts (leaves, trunk, efflorescences) all resulted negative [76]. Two-hour experimental exposure to 98% d-limonene provoked a severe purpuric reaction 6 hours after contact, that persisted for several weeks [77].

Miscellanea. Fiberglass can induce direct or aeromediated contact dermatitis, with pruriginous lesions measuring 0.1–0.5 mm in diameter, mostly consisting of follicular purpuric papules. Exposed and non exposed areas are both affected, since these fibers are able to pass through clothing [78, 79]. Clothes contaminated in a wash together with fiberglass curtains can also induce purpuric dermatitis [80].

Vasculitic purpuric eruptions to Peru balsam [6, 81], ethylenediamine [1, 6, 82], benzoyl peroxide [83], and proflavine [84] have also been reported.

10.2.2 Patch Tests Purpuric Reactions

As is well known among those who practice dermatoallergology, petechial reactions to the cobalt patch test, without edema, vesicles and infiltration, can be observed. These are toxic

Table 10.5 Causative agents in purpuric contact dermatitis

Rubber compounds	Textile compounds	Plants	Miscellanea
N-isopropyl-N'-phenyl-paraphenylenediamine	Optical whiteners (Tinopal CH 3566)	*Agave americana*	Paraphenylenediamine
Mercaptobenzothiazole	Azoic dyes	*Zea mais*	Fiberglass
	Rubber compounds	*Frullania*	Peru balsam
	Formaldehyde resins	d-Limonene	Epoxy resin
			Oxyquinoline
			Proflavine
			Cobalt
			Benzoyl peroxide

in nature rather than allergic. Schmidt et al. observed 123 cases (4.7%) of cobalt petechial reactions in a total of 2594 patch-tested patients over a 4-year time span. Twenty-three patients were retested, and developed new petechial responses in 60% of cases. In these authors' experience, the incidence of positive allergic reactions to cobalt was lower (2.9%) than the incidence of primary irritant reactions [85]. Judging by our practice, cases of petechial non allergic reactions to cobalt are indeed numerous and frequently reproducible.

10.2.3 Clinical Features

Purpuric contact dermatitis can be either toxic or allergic in nature. From a clinical-morphological perspective, the differential diagnosis is not straightforward: both present palpable purpuric elements, evolve slowly and are followed by a variably intense and persistent pigmentation. At times, the clinical extension is a useful feature in differentiating the 2 forms, since the irritant form is strictly limited to contact sites. Moreover, lesional elements resolve more rapidly and are less infiltrated in the irritant as compared to the allergic form. Diffuse contact irritation from fiberglass must be distinguished from scabies, eczema (prurigo-like), animal and vegetable acariasis and, if persistent, from Hodgkin disease. Data on epidemic outbreaks in industries or bureaus (fibers dispersed from defective air conditioners) greatly aid the diagnosis. The allergic form of purpuric contact dermatitis generally features diffuse and polymorphic manifestations: papulo-purpuric and papulo-vesicular lesions parallel classic eczematous foci (Figs. 10.5, 10.6, and 10.7). The latter are limited to the original contact site with the offending noxa. Secondary distant lesions can also present polymorphic or vasculitic aspects (Fig. 10.8), as we have observed. Purpuric patch tests reactions are obviously vesicular and infiltrated [52] (Fig. 10.9).

10.2.4 Pathogenesis and Histopathology

The pathogenic mechanism of purpuric contact dermatitis is currently unknown. Hemostasis or complement system alterations are not generally

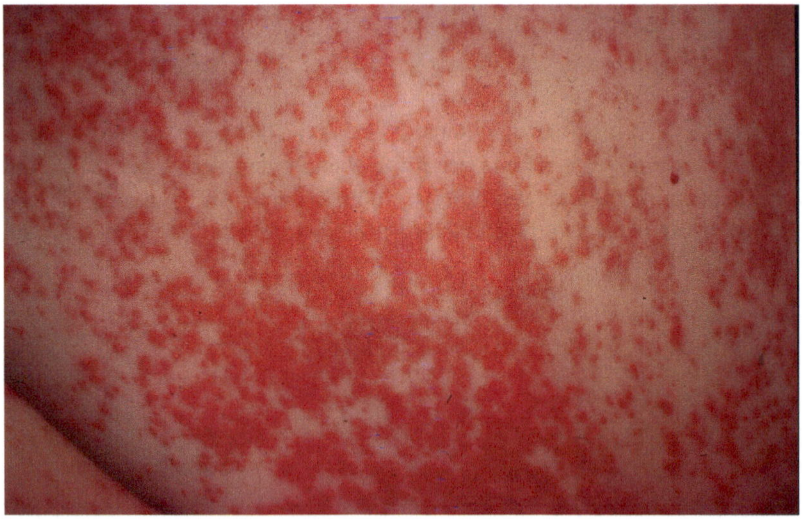

Fig. 10.5 Purpuric contact dermatitis by textile dyes

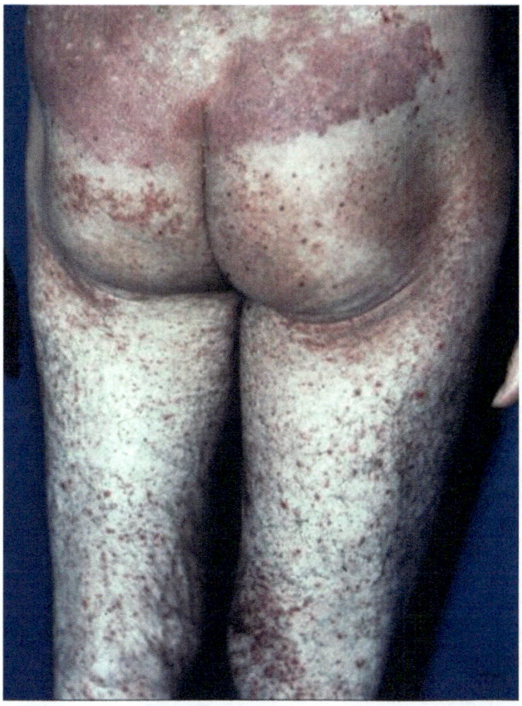

Fig. 10.6 Purpuric contact dermatitis due to balsam of Peru (Reproduced with permission by Bonamonte and Coll [102])

described in reported cases, nor are immune complexes commonly isolated. In every case we observed, among which 3 severe cases from Peru balsam with frankly vasculitic and bullous lesions, and various cases from ethylenediamine (in which the rash had followed systemic administration of aminophylline), specific laboratory tests were in the normal range [30, 52]. Since endothelial cells degeneration is evident at electron microscopy, a selective effect on these cells has been hypothesized. In detail, specific toxic or allergic substances, as well as certain mechanical stimuli (fiberglass), could exhibit an affinity for the vessels endothelium [55, 65, 66]. Alternatively, a primary lymphocytic reaction in response to the antigen at the perivascular site could free toxic lymphokines, ultimately responsible for the endothelial damage [83]. Comparable histopathology results have been described in most reported cases. In the epidermis, spongiosis and lymphocytic exocytosis are constant features, along with possible bullae formation. In the upper dermis the signs of leukocytoclastic vasculitis (vessels fibrinoid degeneration, edematous endothelium, a scarce perivascular lymphomonocytic and neutrophilic infiltrate, erythrocytes extravasation (Fig. 10.10), and karyorrhexis) are visible. The same features are present when examining a patch test response lesion (Table 10.6) [55, 85]. Blood tests, histologic and patch test examinations are valid to differentiate the condition from vascular, hemostatic, and idiopathic purpuric complaints.

10.3 Lichenoid Contact Dermatitis

A particularly uncommon form of noneczematous contact dermatitis presents with clinical features resembling those of lichen planus. It affects both the skin and mucosal membranes.

10.3.1 Causes

Color developers, substances derived from paraphenylenediamine, are the most common cause of allergic contact lichenoid eruptions. Among these compounds, Kodak CD2 (4-N,N-diethyl-2- methylphenylenediamine), Kodak CD3 (4-N-ethyl-N-2-methanesulfonylaminoethyl-2-methyl-phenylenediamine sesquisulfate monohydrate), Kodak CD4 (2-amino-5-N-ethyl-N-(hydroxyethyl)-aminotoluene sulfate), Ilford MI 210 (N-ethyl-N-(5-hydroxy-amyl) paraphenylenediamine hydrogen sulfate), and Agfa TSS (4-amino-N-diethylaniline sulfate) have been described [86]. Other cases of lichenoid contact dermatitis were reported by Mandel, in 9 of 11 workers with contact allergy to a color developer [87], and by Fry in 7 of 20 patients with an analogous sensitization mechanism [88]. High speed, black-and-white film processing involves the use of similar chemicals, which can induce lichenoid reactions [89]. As a general rule, the eruption from color developers spares the oral mucosa [90]. Cases from paraphenylenediamine in hair dyes [91], *P. obconica* [92], nickel [93], epoxy resins [94], aminoglycoside antibiotics [95], and methacrylic acid esters

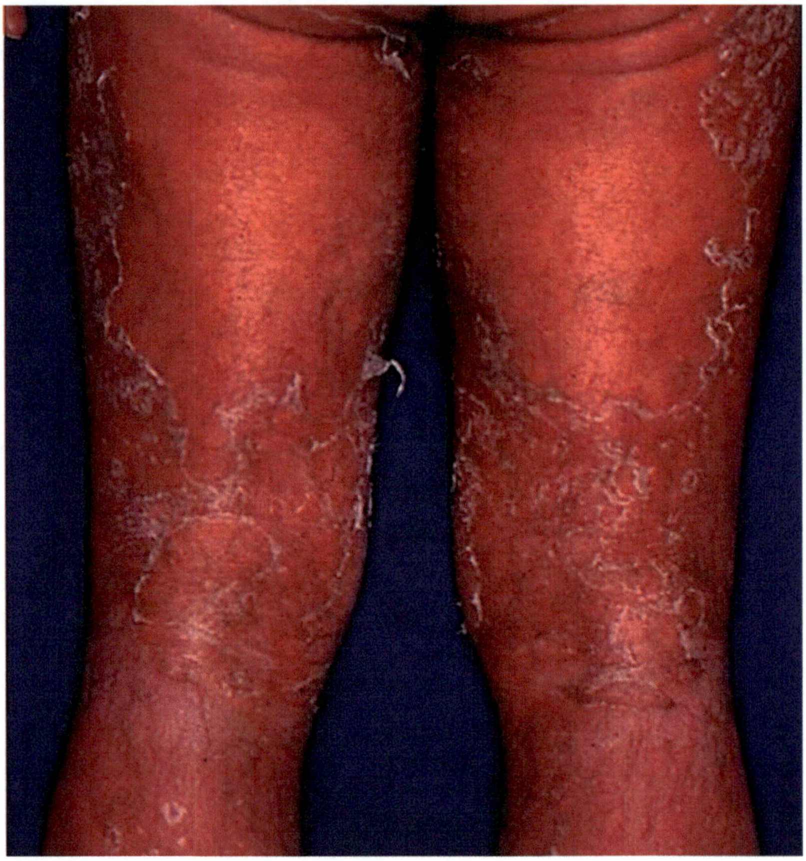

Fig. 10.7 Purpuric contact dermatitis by textile dye

for industrial use [96] have also been described (Table 10.7). A case of photo-aggravated lichenoid contact dermatitits has been reported secondary to methylisothiazolinone present in a rinse-off personal care product. The histopathology findings showed predominant spongiosis with some patchy basal cell vacuolar changes, an occasional apoptotic cell, and some associated pigment incontinence. Staining for IgG, IgM, IgA and fibrinogen was negative. Positive reactions to patch tests were seen to methylisothiazolinone and methylchloroisothiazolinone [97]. A Chinese man presented with a lichenoid contact dermatitis induced by an acupuncture herbal patch containing *Semen Synapis alba*, a member of the Brassicaceae family that is widely used as a seasoning and spice, but also as a medicinal plant. Skin biopsy displayed parakeratosis, acanthosis, and focal spongiosis in the epidermis. An infiltration of band-like mononuclear cells was visible along the dermoepidermal junction. There was no evidence of liquefaction of the basal cell layer or hyaline bodies [98]. Forms involving the oral mucosa can be due to copper [99], zinc [100], and mercury [101] contained in dental restorations.

10.3.2 Clinical Features

Eczematous lesions evolve or are associated with papulous lesions featuring a peculiar lilac-red hue. The eruption mostly involves contact sites, later spreading widely but sparing the mucosa (Figs. 10.11, 10.12, 10.13, and 10.14). The course is prolonged and leaves variably intense pigmentary changes lasting up to some months. Lichenoid contact dermatitis needs to

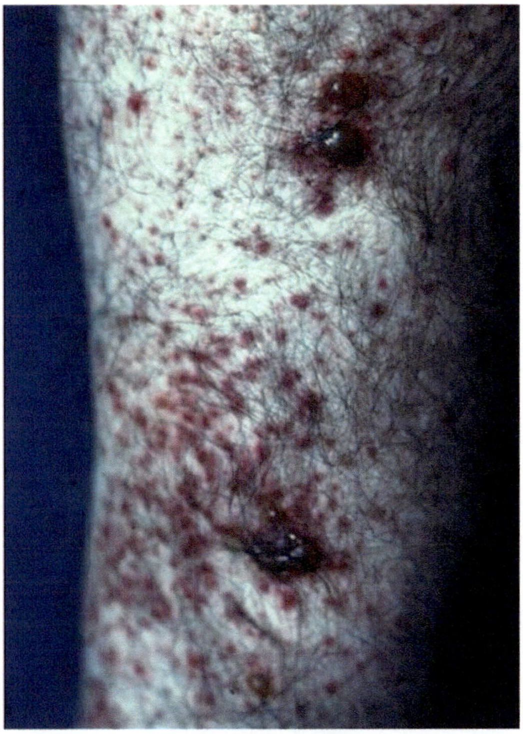

Fig. 10.8 Purpuric contact dermatitis with vasculitic aspects from balsam of Peru

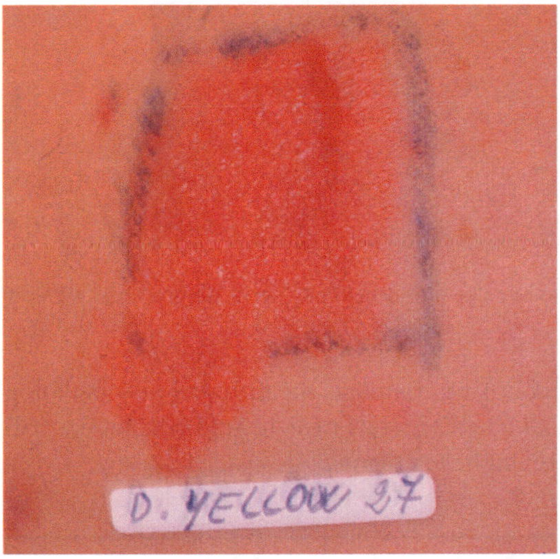

Fig. 10.9 Purpuric positive patch reaction to a textile dye

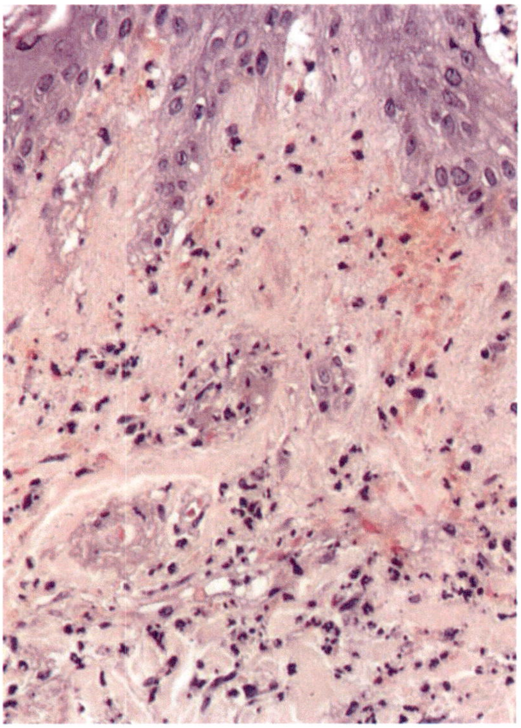

Fig. 10.10 Histopathology of purpuric contact dermatitis: erytrocytes extravasation in the upper dermis

Table 10.6 Histopathological characteristics of purpuric contact dermatitis (PCD) and vasculitis (V)

Criteria	PCD	V
Spongiosis	+ +	Negative
Subpapillary edema	+	++
Leukocytoclasia	Negative	++
Erythrocyte extravasation	+	+++
Neutrophilic perivascular infiltrate	+	+++
Vasal involvement	+	+++
C3-direct immunofluorescence	Negative	++

be differentiated from lichen planus, with its characteristic lilac-hued papulous polygonal lesions. The onset of lichenoid contact dermatitis is almost invariably acute and the eruption spreads rapidly. Frankly eczematous lesions at the primitive site are noticeable in many cases. Positive reactions to patch tests are eczematous in nature, but might turn lichenoid.

10.3.3 Pathogenesis and Histopathology

The pathogenesis of contact lichenoid dermatitis is unclear. Systemic absorption of offending

Table 10.7 Causative agents in lichenoid contact dermatitis

Color developers:
4-N,N-Diethyl-2-methylphenylenediamine (Kodac CD2)
4-N,Ethyl-N-2-methanesulfonylaminoethyl-2-methyl-phenylenediamine sesquisulfate monohydrate (Kodac CD3)
2-Amino-5-N-ethyl-N-(hydroxyethyl)-aminotoluene sulfate (Kodac CD4)
N-ethyl-N-(5-hydroxy-amyl) paraphenylenediamine hydrogen sulfate (Ilford MI 210)
4-Amino-N-diethylaniline sulfate (Agfa TSS)
Paraphenylenediamine and derivatives
Nickel
Epoxy resins
Aminoglycoside antibiotics
Methacrylic acid esters
Methylisothiazolinone
Primula obconica
Semen Sinapis alba

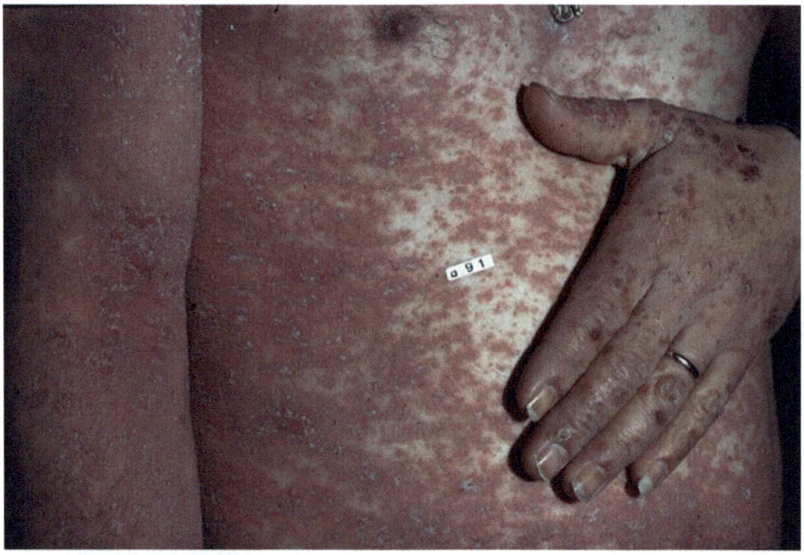

Fig. 10.11 Lilac-red lichenoid allergic contact dermatitis due to color film-developing agent (Reproduced with permission by Bonamonte and Coll [102])

agents can elicit skin lesions far from the original site of contact. In 5 cases that we observed (3 from color film developers and 2 from paraphenylenediamine), the histology displayed a lack of hypergranulosis, moderate spongiosis foci, and focal basal layer vacuolization (Fig. 10.15). A patchy mononuclear infiltrate was evident in the upper dermis [1]. Basal cell vacuolization is the cause of incontinentia pigmenti, which could explain the peculiar color of the skin lesions, a blend of red due to inflammation with blue from dermal melanin [102]. Table 10.8 compares the different histopathological characteristics of lichenoid contact dermatitis and lichen planus.

10.4 Lymphomatoid Contact Dermatitis

Lymphomatoid contact dermatitis can be defined as a benign pseudolymphomatous allergic contact dermatitis with clinical and histological features suggestive of cutaneous T cell lymphoma;

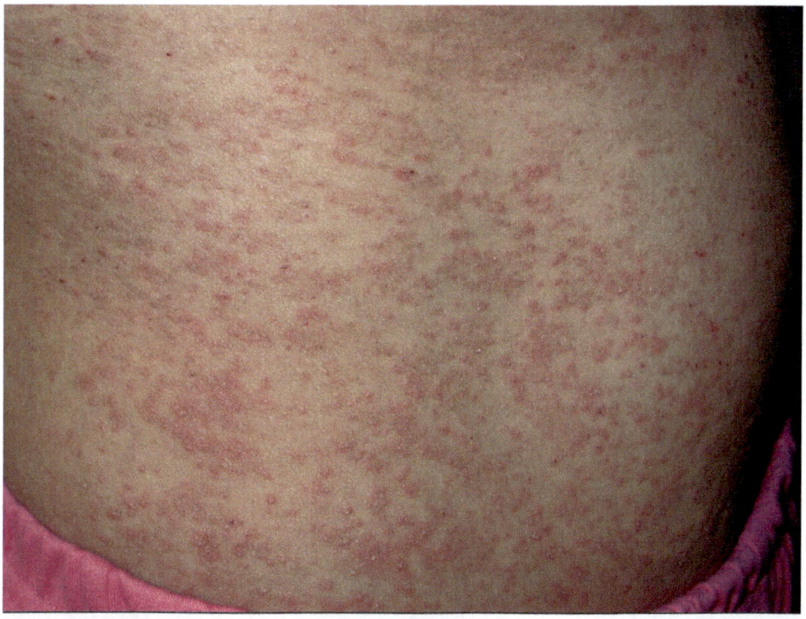

Fig. 10.12 Lilac-red lichenoid contact dermatitis

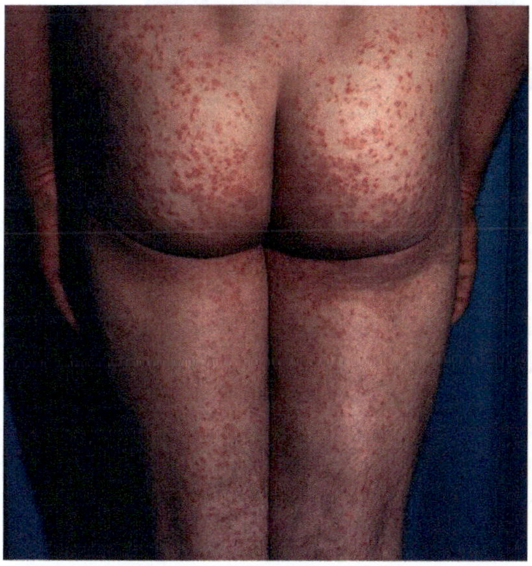

Fig. 10.13 Lilac-red lichenoid contact dermatitis

however, the affliction generally remains responsive to consecutive topical therapy and allergen avoidance. It is an uncommon dermatitis which manifests with the clinical features of plaque parapsoriasis or an early stage of mycosis fungoides (Figs. 10.16, 10.17, and 10.18) [1, 6, 103]. Described by Orbaneja et al. in 1976 [104], lymphomatoid contact dermatitis usually presents with localized forms in the allergen contact area, but more or less generalized forms may sometimes be observed. Different allergens are responsible, such as metal compounds (nickel sulfate, cobalt naphthenate, gold sodium thiosulfate), phosphorus sesquisulfide, paraphenylenediamine and derivatives, methylisothiazolinone and methylchloroisothiazolinone, ethylenediamine, preservatives and acrylates (Table 10.9) [105–126]. Lymphomatoid contact dermatitis is probably an under-reported condition. In 2014, from a literature review of 23 cases the affliction risulted more frequent in male subjects (median age: 58.5 years) and 14 different haptens were identified. The sites most frequently affected were the thighs, head and neck, buttocks, and groin [112]. In most cases (80%), recovery was achieved with topical steroids and allergen avoidance [112]. In other recent individual cases reported in literature, again the dermatitis resolved with avoidance of the allergen [115, 116, 118].

Although the histological findings of lymphomatoid contact dermatitis may be

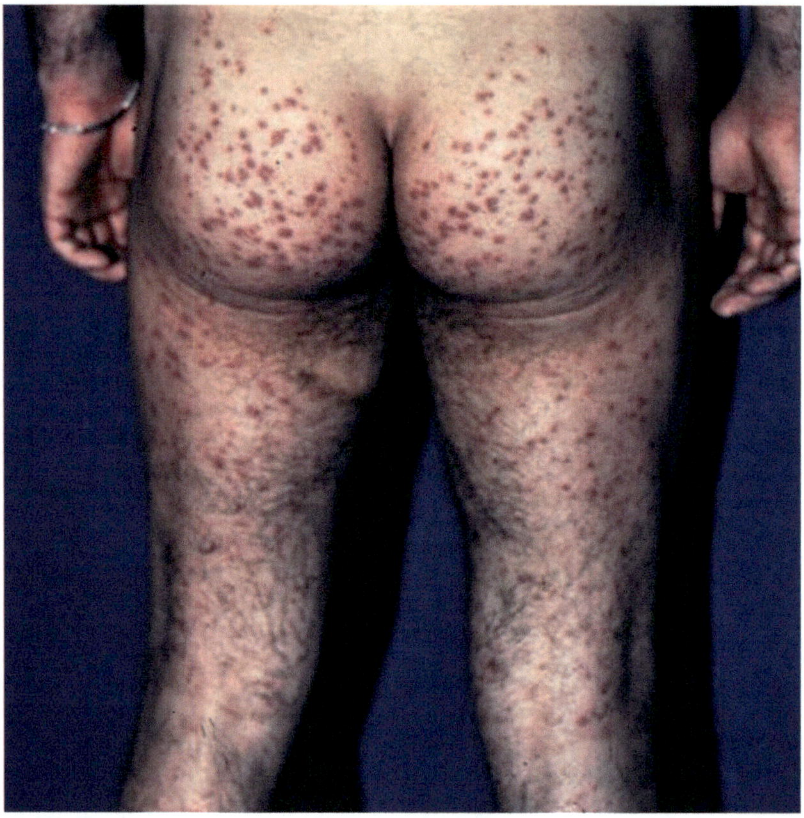

Fig. 10.14 Lilac-red lichenoid contact dermatitis

indistinguishable from those of cutaneous lymphoma and pseudolymphoma, the absence of acanthosis, prominent epidermotropism, a deep monomorphic infiltrate of atypical lymphocytes, and gene rearrangement polyclonality are findings suggestive of lymphomatoid contact dermatitis. If present, spongiosis or spongiotic microvesiculation may also indicate lymphomatoid contact dermatitis (Table 10.10) (Fig. 10.19). According to various authors, the definitive dignosis of lymphomatoid contact dermatitis is made by correlating data from the clinical history, histology and immunohistochemistry, gene rearrangement, and positive patch test results [103, 112]. The pathogenic mechanism is unknown. The hypothesis that a chronic antigenic stimulus may produce an accumulation of activated lymphocytes, clonal selection and lymphoid proliferation, with possible transformation into blast cells and the development of a true cutaneous lymphoma [103], may be supported by the progression of lymphomatoid contact dermatitis to cutaneous lymphoma or leukemia reported in some cases [113, 117]. However, a large case-control study did not support a relationship between chronic allergenic contact stimulation, chronic inflammation, and the development of mycosis fungoides [127].

10.5 Pigmented Contact Dermatitis (See Chap. 17)

Described by Osmundsen in 1970, this is a primitive melanin hyperpigmentation, usually observed in dark phototypes and mostly of an occupational nature [128]. The author observed an intense, bizarre skin hyperpigmentation due to contact with an optical whitener (Tinopal CH

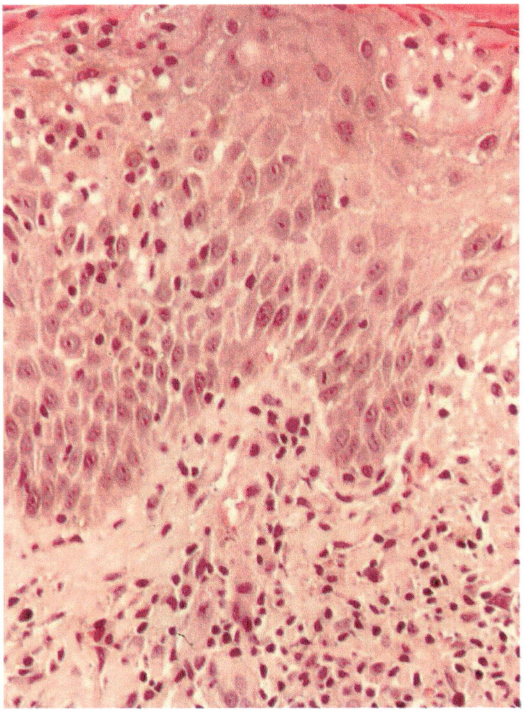

Fig. 10.15 Histopathology of lichenoid contact dermatitis: mild spongiosis and focal basal layer vacuolization

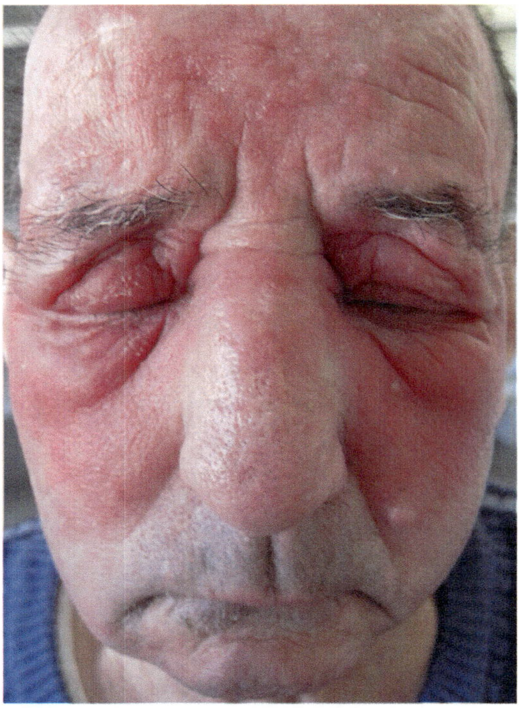

Fig. 10.16 Lymphomatoid contact dermatitis

Table 10.8 Histopathological characteristics of lichenoid contact dermatitis (LCD) and lichen planus (LP)

Criteria	LCD	LP
Spongiosis	++	Negative
Hypergranulosis	−/+	+++
Basal cells vacuolar degeneration	+	+++
Incontinentia pigmenti	+	+++
Civatte bodies	Negative	++
Dermal papillae	Lengthened	Broadened, dome shaped
Lymphohistiocytic infiltrate	Mild perivascular	Band-like

3566) used in washing powders and made up of a combination of two pyrazolone derivatives, now discontinued. Clinically, the sites involved were those of textile contact dermatitis, featuring brownish-blue to gray hyperchromia. The same occurred at patch test application sites. Histology evidenced melanin deposits inside and outside melanophages in the upper dermis. Pigmented contact dermatitis can also be induced by azoic dyes. An epidemic outbreak from contact with naphthol AS was reported in a textile business [129]. Hyperpigmentation was noticeable in dark skinned individuals, while fair skinned subjects showed the signs of classical eczema. Sudan I, Vacanceine Red [130], and Brilliant Lake Red R [131] are other possible culprit dyes. Isolated occupational cases from insoluble cutting oils [132], paraphenylenediamine [133], and other substances have also been described (Table 10.11) [134–137]. Nowadays, Riehl's melanosis is also considered a pigmented contact dermatitis, mostly from sensitizing cosmetic fragrances and chemicals [138].

10.6 Chemical Leukoderma (See Chap. 17)

Chemical leukoderma, often clinically mimicking idiopathic vitiligo and other congenital or acquired hypopigmentation complaints, is an

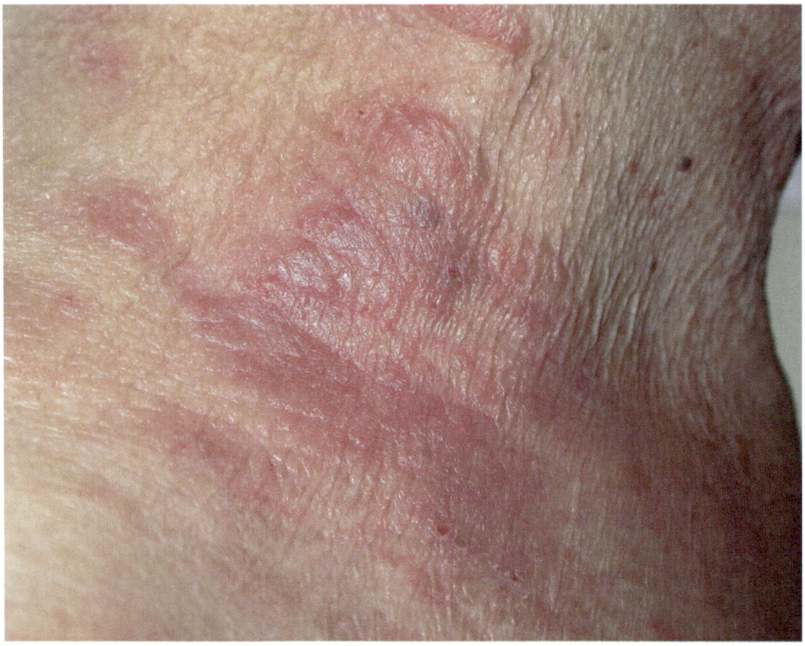

Fig. 10.17 Lymphomatoid contact dermatitis of the neck

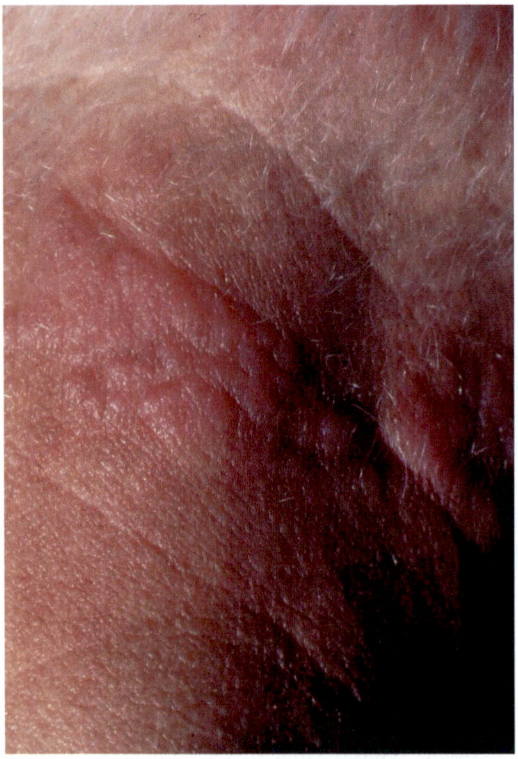

Fig. 10.18 Lymphomatoid contact dermatitis of the neck

Table 10.9 Causative agents in lymphomatoid contact dermatitis

Metal compounds
Nickel sulfate
Cobalt naphthenate
Gold sodium thiosulfate
Phosphorus sesquisulfide
Isopropylamine diphenylamine
Textile azodyes
Paraphenylenediamine and derivatives
N-isopropyl-N'-phenyl-paraphenylenediamine
Methylisothiazolinone
Methylchloroisothiazolinone
Limonene hydroperoxides
Para-tertyl-butyl phenol resin
Exotic woods
Benzydamine hydrochloride
Acrylates
Ethylenediamine
Rubber chemicals
Moist wipes
Dimethyl fumarate
Preservatives

Table 10.10 Histopathological characteristics of lymphomatoid contact dermatitis (LCD) and mycosis fungoides (MF)

Criteria	LCD	MF
Spongiosis	+++	+
Exocytosis	–/++	+++
	Inflammatory cells	Atypical lymphoid cells (microabscesses)
Lymphocytic infiltrate	Perivascular	Band-type
Lymphocytes with cerebriform nuclei	–/+	+++

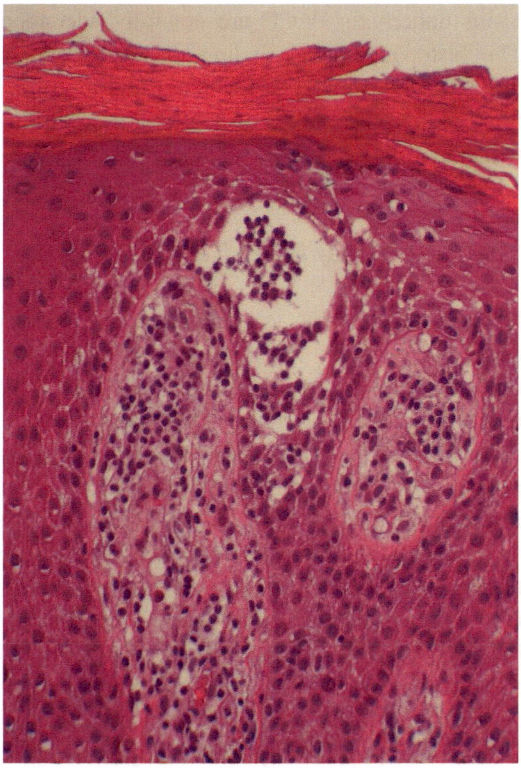

Fig. 10.19 Histopathology of lymphomatoid contact dermatitis: spongiosis with mild lymphocytes epidermotropism

Table 10.11 Causative agents in pigmented contact dermatitis

Optical whitener	Tinopal CH 3566
Dyes	Naphthol AS
	Sudan I
	Brilliant lake red
	Vacanceine red
	Solvent orange 8
Pigments	Pigment orange 3
	Pigment red 3
	Pigment red 49
	Pigment red 53
	Pigment red 64
Cosmetics	Azoic solvents
	Solvent orange 2
	Solvent orange 8
	Paraphenylenediamine and derivatives
	Henna
Fragrances	Jasmine
	Hydroxycitronellal
	Ylang-ylang
	Patchouli
	Cananga
Antiseptics	Carbanilide
Miscellanea	Formaldehyde
	Benzyl salicylate
	Nickel
	Rubber
	Primula obconica
	Musk ambrette

acquired form of cutaneous pigment loss caused by exposure to a variety of chemicals that act through selective melanocytotoxicity. Most of these chemicals are phenols and aromatic or aliphatic catechols derivatives. Today, chemical leukoderma is a fairly common observation, caused by common domestic products. The presence of numerous confetti- or pea-sized macules is clinically characteristic of chemical leukoderma, albeit not diagnostic. Other relevant diagnostic elements are a history of repeated exposure to a known or suspected depigmenting agent at the sites of onset and a macular distribution corresponding to the sites of chemical exposure. Spontaneous repigmentation has been reported when the causative agent is avoided; the repigmentation process is perifollicular and gradual, taking place over a variable period of weeks or months [139].

Table 10.12 Causative allergens in pustular contact dermatitis

Nitrofurazone
Isoconazole nitrate
Bufexamac
Black rubber
Minoxidil
Trichloroethylene
Disperse dyes
Fragrances
Merbromin
Topical corticosteroids
Methylchloroisothiazolinone
Hexafluorosilicate
Metallic mercury
Lindane
Balsam of Peru

10.7 Pustular Contact Dermatitis

Pustular allergic contact dermatitis (PACD) is a rare clinical form of noneczematous contact dermatitis featuring the appearance of multiple small non follicular sterile pustules on a background of erythema and edema [140]. The most common causative agents reported in literature are nitrofurazone [141], isoconazole nitrate [142], minoxidil [143–145], black rubber [146], merbromin [147], fragrances [140], and trichloroethylene [148] (Table 10.12). In a case due to Disperse Yellow 3 in a dark blue dress, the patient developed a widespread edematous erythema with pustules, measuring 0.5–1 mm in size, at the sites where the dress fitted most snugly (chest, abdomen, back, axillae, and thighs) [149]. The patient did not exhibit any systemic symptoms. Histology showed spongiosis, acanthosis, and intraepidermal lymphocytic infiltration, liquefaction degeneration at the dermal-epidermal interface, and an infiltrate consisting of several lymphocytes and a few eosinophils around the small vessels in the upper dermis. No fungal or bacterial infection was detected by Gram staining [147]. The incidence of PACD caused by disperse dyes was found to be 0.7% in an Italian multicentric study [150]. PACD must be differentiated from the acute generalized exanthematous pustular eruption (AGEP) induced by systemic drugs, characterized by an erythematous rash with non follicular sterile pustules and systemic symptoms with fever and peripheral blood leukocytosis [151, 152].

Cases of AGEP-like dermatitis without systemic symptoms have also been reported in literature, linked to topical agents such as corticosteroids [153, 154], methylchloroisothiazolinone [155], and others [156]. The pathological mechanisms underlying PACD are not fully uderstood. The histopathological finding of PACD can be differentiated from AGEP, which displays pustules filled with vast numbers of neutrophils, and minimal epidermal acanthosis.

10.7.1 Pustular Patch Test Reactions

Pustular reactions to contactants are frequently observed at patch test readings. Hjorth stated that atopic subjects are predisposed to such reactions [157]. Metal salts, particularly nickel, copper, arsenic, and mercury, are the most common causes of these reactions, which are irritant in nature [158, 159]. Indeed, pustular responses to nickel patch tests are widely observed when testing skin lesions of atopic subjects showing follicular papules, erythema, or lichenification [160]. This further supports the irritant nature of the phenomenon. In subjects affected by atopic dermatitis, we often observe such pustular follicular reactions when patch testing with nickel but also with potassium dichromate. Pustules are always sterile, dry promptly, and resolve rapidly. The erythema is mild and the reaction is not pruriginous. Histology, documented in various cases, has always demonstrated intraepidermal aggregations of neutrophils, without signs of lymphomonocytic exocytosis or spongiosis. In our own experience, we have always considered these reactions irritant in nature [161, 162].

10.8 Dyshidrosiform Contact Dermatitis

This dermatitis retains frankly clinical-histologic eczematous aspects, and a proper differential diagnosis needs to be made with pompholyx,

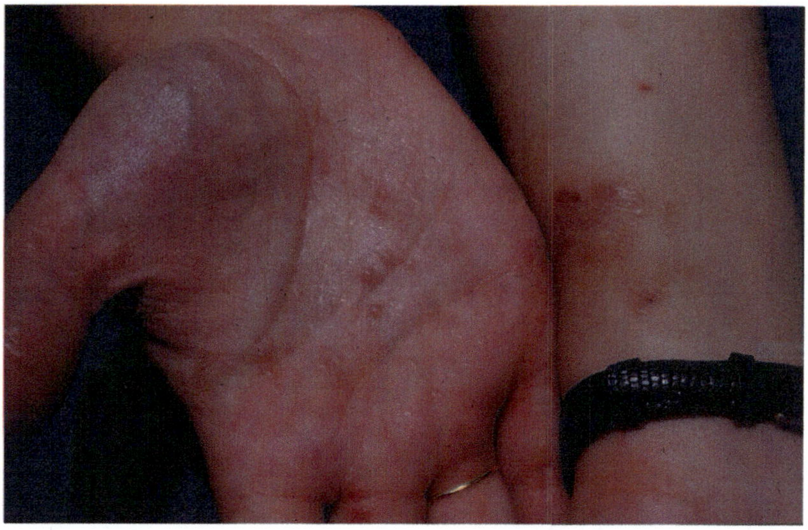

Fig. 10.20 Dyshidrosiform contact dermatitis following the oral challenge test with nickel

an endogenous eczema [163]. According to our observations, dyshidrosiform allergic contact dermatitis can be primitive or secondary [82, 164, 165]. The latter is defined as a contact sensitivity which complicates a preexisting primitive palmoplantar pompholyx. The latter tends to show a chronic recurrent course, thus constituting a factor predisposing to occupational and extra-occupational contact allergy [166, 167]. From studies we carried out in 354 subjects with genuine pompholyx lesions, observed during a 5-year period, the incidence of positive patch tests reactions was 29.6%. Topical medicaments (used to treat the original pompholyx) and other substances, among which paraphenylenediamine (31.5% positive reactions), chrome (25%), cobalt (10.2%), mercaptobenzothiazole (9.3%), nickel (6.5%), and *para-tert*-butylphenol formaldehyde resin (2.7%), were the haptens most often implicated. The patch tests relevance was related to specific occupational activities, and particularly the use of gloves rather than shoes [164]. More recently, a study we conducted on 45 individuals affected by palmoplantar pompholyx confirmed a contact allergy incidence of 31% [165]. Primitive dyshidrosiform allergic contact dermatitis is, instead, an expression of systemic contact allergy, a common observation in nickel-sensitized patients. Oral challenge test with nickel reproduces the dyshidrosiform eruption in these subjects (Fig. 10.20) [168–171], although this phenomenon has not been widely confirmed [172, 173]. Table 10.13 outlines the differential diagnosis between dyshidrosiform allergic contact dermatitis and pompholyx. Intense erythema and constant involvement of the backs of the hands in the former are useful discerning characteristics. Histologically, spongiosis and exocytosis are much more marked in allergic contact dermatitis than in pompholyx (Fig. 10.21).

Table 10.13 Differential diagnosis between dyshidrosiform allergic contact dermatitis (ACD) and pompholyx

Characteristics	Dyshidrosiform ACD	Pompholyx
Palms/soles	+++	+++
Hands/feet (dorsum)	+++	+
Erythema	+++	+
Hemorrhagic vesicles	+	–
Bullae	++/-	+/+++
ACD primary locus	Present	Absent
Spongiosis	+++	+
Exocytosis	+++	+
Vesicles	Minute	Large, coalescing

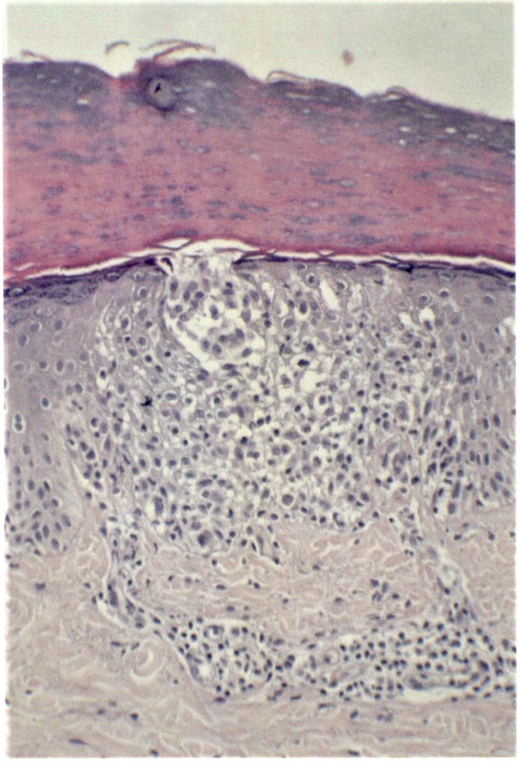

Fig. 10.21 Histopathology of dyshidrosiform contact dermatitis: marked spongiosis and exocytosis

10.9 Nodular Reactions

In 78% of subjects with prurigo nodularis, positive reactions to patch tests related to occupational or non occupational contact were recorded. Avoidance of the allergen led to a marked improvement of the dermatitis in some cases [174]. In 4 subjects with allergic contact dermatitis starting from stasis leg ulcers, we observed prurigo nodularis type manifestations (unpublished data). Contact allergy to gold may present with nodular or papular lesions on pierced earlobes in subjects wearing gold earrings; usually, these lesions persist for months after the avoidance of contact with metallic gold [108, 175–179]. Sometimes, even a positive patch test elicits an infiltrative lymphoblastic reaction that persists for months [122, 180]; the dense lymphomonocytic infiltrate consists mainly of suppressor-cytotoxic T cells [180].

References

1. Bonamonte D, Foti C, Vestita A, et al. Noneczematous contact dermatitis. ISRN Allergy. 2013;2013(361746):1–10.
2. Bonamonte D, Cavani A, Angelini G. Allergic contact dermatitis. In: Giannetti A, Del Forno C, editors. Textbook of dermatology and sexually transmitted diseases, vol. II. Padova: Piccin Nuova Libraria; 2013. p. 933.
3. Rietschel RL, Fowler JF Jr. Noneczematous contact dermatitis. In: Rietschel RL, Fowler Jr JF, editors. Fisher's contact dermatitis. Philadelphia: Lippincott Williams and Wilkins; 2008. p. 71.
4. Goh CL. Non-eczematous occupational contact reactions. In: Kanerva L, Elshner P, Wahlberg JE, et al., editors. Handbook of occupational dermatology. Berlin: Springer; 2000. p. 275.
5. Goh CL. Non-eczematous contact reactions. In: Rycroft RJG, Menné T, Frosh PJ, et al., editors. Textbook of contact dermatitis, 3rd edn. Berlin: Springer; 2001. p. 413.
6. Foti C. Dermatite allergica da contatto non eczematosa. In: Angelini G, Vena GA, editors, Dermatologia professionale e ambientale, vol 2. Brescia: ISED; 1999. p. 545.
7. Holst R, Kirby J, Magnusson B. Sensitization to tropical woods giving erythema multiforme-like eruptions. Contact Dermatitis. 1976;2:295.
8. Martin P, Bergoend H, Piette F. Erythema multiforme-like eruption from Brazilian rosewood. Proceedings of the 5th International Symposium on Contact Dermatitis, Barcelona; 1980.
9. Fisher AA. Erythema multiforme-like eruptions due to exotic woods and ordinary plants: part 1. Cutis. 1986;37:101.
10. Fisher AA, Bikowski J Jr. Allergic contact dermatitis due to a wooden cross made of *Dalbergia nigra*. Contact Dermatitis. 1981;7:45.
11. Irvine C, Reynolds A, Finlay AY. Erythema multiforme-like reaction to "rosewood". Contact Dermatitis. 1988;19:224.
12. Kurz G, Rapaport MJ. External/internal allergy to plants (Artemisia). Contact Dermatitis. 1979;5:407.
13. Moschella SL. Erythema multiforme. Dermatology, vol 1. Philadelphia: WB Saunders; 1975.
14. Mallory SB, Miller OF, Tyler WB. *Toxicodendron radicans* dermatitis with black lacquer deposit on the skin. J Am Acad Dermatol. 1982;6:363.
15. Schwartz RS, Downham TF. Erythema multiforme associated with Rhus contact dermatitis. Cutis. 1981;27:85.
16. Torinuki W. Generalized erythema multiforme-like eruption following allergic contact dermatitis. Contact Dermatitis. 1990;23:202.
17. Kirby JD, Darley CR. Erythema multiforme associated with a contact dermatitis to terpenes. Contact Dermatitis. 1978;4:238.

18. Raccagni AA, Bardazzi F, Baldari U, et al. Erythema multiforme-like contact dermatitis due to capsicum. Contact Dermatitis. 1995;33:353.
19. Mateo MPG, Velasco M, Miquel FJ, et al. Erythema multiforme-like eruption following allergic contact dermatitis from sesquiterpene lactones in herbal medicine. Contact Dermatitis. 1995;33:449.
20. Hjorth N. Primula dermatitis. Trans St John's Hosp Dermatol Soc. 1966;52:207.
21. Virgili A, Corazza M. Unusual primin dermatitis. Contact Dermatitis. 1991;24:63.
22. Lengrand F, Tellart AS, Segard M, et al. Erythema multiforme-like eruption: an unusual presentation of primula contact allergy. Contact Dermatitis. 2001;44:35.
23. Gallo R, Sorbara S, Rongioletti F. Contact erythema multiforme from *Primula obconica*. Contact Dermatitis. 2005;53:351.
24. Bonamonte D, Filotico R, Mastrandrea V, et al. Erythema multiforme-like contact dermatitis from primin. Contact Dermatitis. 2008;59:174.
25. Badaoui A, Pequet C, Fargeas C, et al. Contact dermatitis caused by *Geranium robertianum* with erythema multiforme-like reaction. Contact Dermatitis. 2017;77:423.
26. Athanasiadis GI, Pfab F, Klein A, et al. Erythema multiforme due to contact with laurel oil. Contact Dermatitis. 2007;57:116.
27. Uzuncakmak TK, Karadag AS, Izol B, et al. Erythema multiforme-like allergic contact dermatitis associated with laurel oil: a rare presentation. Dermatol Online J. 2015;16:21.
28. Huber J, deShazo R, Powell D, et al. Erythema multiforme-like allergic contact dermatitis to turmeric essential oil. Dermatitis. 2016;27:385.
29. Lin N, Tang X, Zhou H, et al. Erythema multiforme-like contact dermatitis caused by herbal medicine. Contact Dermatitis. 2018;80:189.
30. Meneghini CL, Angelini G. Secondary polymorphic eruptions in allergic contact dermatitis. Dermatologica. 1981;163:63.
31. Meneghini CL, Angelini G. Contact dermatitis from pyrrolnitrin. Contact Dermatitis. 1982;8:55.
32. Gottschalk HR, Stone OJ. Stevens Johnson syndrome from ophthalmic sulfonamide. Arch Dermatol. 1976;112:513.
33. Rubin Z. Ophthalmic sulfonamide induced Stevens Johnson syndrome. Arch Dermatol. 1977;113:235.
34. Affee HS, Dressler DP. Topical application of mafenide acetate. Its association with erythema multiforme and cutaneous reactions. Arch Dermatol. 1969;100:277.
35. Fisher AA. Erythema multiforme-like eruptions due to topical medications: part II. Cutis. 1986;37:158.
36. Degreef H, Bonamie A, van Derheyden D, et al. Mephenesin contact dermatitis with erythema multiforme features. Contact Dermatitis. 1984;10:220.
37. Schulze-Dirks A, Frosch PJ. Contact allergy to mephenesin. Hautarzt. 1993;44:403.
38. Kerre S, Busschots A, Dooms-Goossens A. Erythema multiforme-like contact dermatitis due to phenylbutazone. Contact Dermatitis. 1995;33:213.
39. Koch P, Bahmer FA. Erythema multiforme-like, urticarial papular and plaque eruptions from bufexamac: report of 4 cases. Contact Dermatitis. 1994;31:97.
40. Walchner M, Rueff F, Przybilla B. Delayed-type hypersensitivity to mofebutazone underlying a severe drug reaction. Contact Dermatitis. 1997;36:54.
41. Stingeni L, Caraffini S, Assalve D, et al. Erythema multiforme-like contact dermatitis from budesonide. Contact Dermatitis. 1996;34:154.
42. Valsecchi R, Reseghetti A, Leghissa P, et al. Erythema multiforme-like lesions from triamcinolone acetonide. Contact Dermatitis. 1998;38:362.
43. Ross Smart DR, Powell DL. Erythema multiforme-like allergic contact reaction to topical triamcinolone. Dermatitis. 2014;25:89.
44. Calnan CD. Nickel dermatitis. Br J Dermatol. 1956;68:229.
45. Cook LJ. Associated nickel and cobalt contact dermatitis presenting as erythema multiforme. Contact Dermatitis. 1982;8:280.
46. Friedman SJ, Perry HO. Erythema multiforme associated with contact dermatitis. Contact Dermatitis. 1985;12:21.
47. Fisher AA. Erythema multiforme-like eruptions due to topical miscellaneous compounds: part III. Cutis. 1986;37:262.
48. Powell EW. Skin reactions to 9-bromofluorene. Br J Dermatol. 1968;80:491.
49. Roed-Petersen J. Erythema multiforme as an expression of contact dermatitis. Contact Dermatitis. 1975;1:270.
50. Foti C, Soleo L, Romita P, et al. Occupational erythema multiforme-like contact reaction to iodoacetonitrile in a chemistry student. Contact Dermatitis. 2014;64:180.
51. Lamoureux A, Meharon M, Durand AL, et al. A first case of erythema multiforme-like contact dermatitis caused by propolis. Contact Dermatitis. 2017;77:26.
52. Bonamonte D, Angelini G. Dermatite da contatto purpurica. Ann Ital Dermatol Allergol. 2001;55:53.
53. Batschvarov B, Minkov DM. Dermatitis and purpura from rubber in clothing. Trans St John's Hosp Dermatol Soc. 1968;54:178.
54. Calnan CD, Peachey RDC. Allergic contact purpura. Clinical Allergy. 1971;1:287.
55. Fisher AA. Allergic petechial and purpuric rubber dermatitis: the PPPP syndrome. Cutis. 1974;14:25.
56. Fisher AA. Purpuric contact dermatitis. Cutis. 1984;33:346.
57. Romaguera C, Grimalt F. PPPP syndrome. Contact Dermatitis. 1977;3:102.
58. Romaguera C, Grimalt F, Vilaplana J. Eczematous and purpuric allergic contact dermatitis from boots. Contact Dermatitis. 1989;21:269.

59. Carlsen L, Andersen KE, Egsgaard H. IPPD contact allergy from an orthopedic bandage. Contact Dermatitis. 1987;17:119.
60. Roed-Petersen J, Clemmensen OJ, Menné T, et al. Purpuric contact dermatitis from black rubber chemicals. Contact Dermatitis. 1988;18:166.
61. Osmundsen PE. Contact dermatitis due to an optical whitener in washing powders. Br J Dermatol. 1969;81:799.
62. Osmunsden PE. Contact dermatitis from an optical whitener in washing powders. Cutis. 1972;10:59.
63. Piñol Aguadé J, Grimalt F, Romaguera C, et al. Dermatitis por blanqueadores opticos. Medicina Cutanea. 1971;5:249.
64. Van der Veen JP, Neering H, de Haan P, et al. Pigmented purpuric clothing dermatitis due to disperse blue 85. Contact Dermatitis. 1988;19:222.
65. Foti C, Elia G, Filotico R, et al. Purpuric clothing dermatitis due to paraphenylenediamine disperse yellow 27. Contact Dermatitis. 1998;39:273.
66. Shmunes E. Purpuric allergic contact dermatitis to paraphenylenediamine. Contact Dermatitis. 1978;4:225.
67. Hellier FF. Dermatitis purpurica after contact with textiles. Hautarzt. 1960;11:173.
68. Romaguera C, Grimalt F, Lecha M. Occupational purpuric textile dermatitis from formaldehyde resins. Contact Dermatitis. 1981;7:152.
69. Faure M, Dambuyant C, Chabeau G, et al. Immune complex vasculitis and contact dermatitis to Frullania. Contact Dermatitis. 1981;7:320.
70. Ricks MR, Vogel PS, Elston DM, et al. Purpuric agave dermatitis. J Am Acad Dermatol. 1999;40:356.
71. Petruzzellis V, Angelini G, Vena GA. La dermatite artefatta. Boll Dermatol Allergol Profes. 1988;3:23.
72. Cherpelis BS, Fenske NA. Purpuric irritant contact dermatitis induced by *Agave americana*. Cutis. 2000;66:287.
73. Genillier-Foin N, Avenel-Audran M. Purpuric contact dermatitis from *Agave americana*. Ann Dermatol Vénéreol. 2007;134:477.
74. Barabash-Neila R, Zulueta-Dorado T, Conejo-Mir J. *Agave americana* causing irritant contact dermatitis with a purpuric component. Actas Dermosifil. 2011;102:74.
75. Tello T, Chiu NT, North JP. Purpuric agave dermatitis. J Cutan Pathol. 2017;44:995.
76. Grandolfo M, Foti C, Vena GA. Fitodermatite da contatto irritante con granturco. Boll Dermatol Allergol Profes. 1994;9:225.
77. Falk A, Fischer T, Hagberg M. Purpuric rash caused by dermal exposure to d-limonene. Contact Dermatitis. 1991;25:198.
78. Angelini G, Vena GA. Airborne contact dermatitis. Clin Dermatol. 1992;10:123.
79. Angelini G, Vena GA. Dermatosi aerotrasmesse. In: Angelini G, Vena GA, editors. Dermatologia professionale e ambientale, vol I. Brescia: ISED;1997. p. 107.
80. Abel R. Washing machine and fiberglass. Arch Dermatol. 1966;93:78.
81. Bruynzeel DP, van den Hoogenband HM, Koedijk F. Purpuric vasculitis-like eruption in a patient sensitive to balsam of Peru. Contact Dermatitis. 1984;11:207.
82. Meneghini CL, Angelini G. Eczémas de contact allergiques et réactions par voie générale à l'allergène. Méd Hyg. 1985;43:879.
83. Van Joost T, van Ulsen J, Vuzevski VD, et al. Purpuric contact dermatitis to benzoyl peroxide. J Am Acad Dermatol. 1990;22:359.
84. Goh CL. Erythema multiforme-like and purpuric eruption due to contact allergy to proflavine. Contact Dermatitis. 1987;17:53.
85. Schmidt H, Larsen FS, Larsen PO, et al. Petechial reaction following patch testing with cobalt. Contact Dermatitis. 1980;6:91.
86. Goh CL, Kwok SF, Rajan VS. Cross sensitivity in colour developers. Contact Dermatitis. 1984;10:280.
87. Mandel EH. Lichen planus-like eruptions caused by a color-film developer. Arch Dermatol. 1960;81:516.
88. Fry L. Skin disease from colour developers. Br J Dermatol. 1965;77:456.
89. Roed-Petersen J, Menné T. Allergic contact dermatitis and lichen planus from black-and-white photographic developing. Cutis. 1976;18:699.
90. Knudsen EA. Lichen planus-like eruption caused by color developer. Arch Dermatol. 1964;89:357.
91. Sharma VK, Mandal SK, Sethuraman G, et al. Paraphenylenediamine-induced lichenoid eruptions. Contact Dermatitis. 1999;41:40.
92. Lapière K, Matthieu L, Meuleman L, et al. Primula dermatitis mimicking lichen planus. Contact Dermatitis. 2001;44:199.
93. Lombardi P, Campolmi P, Sertoli A. Lichenoid dermatitis caused by nickel salts? Contact Dermatitis. 1983;9:520.
94. Lichter M, Drury D, Remlinger K. Lichenoid dermatitis caused by epoxy resin. Contact Dermatitis. 1992;26:275.
95. Lembo G, Balato N, Patruno C. Lichenoid contact dermatitis due to aminoglycoside antibiotics. Contact Dermatitis. 1987;17:122.
96. Kawamura T, Fukuda S, Ohtake N, et al. Lichen planus-like contact dermatitis due to methacrylic acid esters. Br J Dermatol. 1996;134:358.
97. Raymond J, Konya J, Bakis-Petsoglou S, et al. Lichenoid contact dermatitis secondary to methylisothiazolinone (MI). JAAD. 2016;2:380.
98. Guo S, Jiang JF, Tan C. induced by *Semen Sinapis alba*. J Invest Allergol Clin Immunol. 2018;28:350.
99. Frykholm KO, Frithiof L, Fernström AI, et al. Allergy to copper derived from dental alloys as a possible cause of oral lesions of lichen planus. Acta Derm-Venereol. 1969;49:268.
100. Ido T, Kumakiri M, Kiyohara T, et al. Oral lichen planus due to zinc in dental restorations. Contact Dermatitis. 2002;47:51.
101. Laine J, Kalimo K, Forssell H, et al. Resolution of oral lichenoid lesions after replacement of amalgam restorations in patients allergic to mercury compounds. Br J Dermat. 1992;126:10.

102. Bonamonte D, Foti C, Romita P, et al. Colors and contact dermatitis. Dermatitis. 2014;25:155.
103. Valladares Narganes LM, Sanchez Sambucety P, Ruiz Gonzalez I, et al. Lymphomatoid dermatitis caused by contact with textile dyes. Contact Dermatitis. 2012;68:54.
104. Orbaneya JG, Diez LI, Lozano JL, et al. Lymphomatoid contact dermatitis: a syndrome produced by epicutaneous hypersensitivity with clinical features and hystopathologic picture similar to that of mycosis fungoides. Contact Dermatitis. 1976;2:139.
105. Calzavara-Pinton P, Capezzera R, Zane C, et al. Lymphomatoid allergic contact dermatitis from para-phenylenediamine. Contact Dermatitis. 2002;47:173.
106. Evans AV, Banerjee P, McFadden JP, et al. Lymphomatoid contact dermatitis to para-tertyl-butyl phenol resin. Clin Exp Dermatol. 2003;28:272.
107. Ayala F, Balato N, Nappa P, et al. Lymphomatoid contact dermatitis. Contact Dermatitis. 1987;17:311.
108. Shelley WB, Epstein E. Contact-sensitivity to gold as a chronic papular eruption. Arch Dermatol. 1963;87:388.
109. Schena D, Rosina S, Chieregato C, et al. Lymphomatoid-like contact dermatitis from cobalt naphthenate. Contact Dermatitis. 1995;33:197.
110. Fisher AA. Chronic allergic contact dermatitis simulating mycosis fungoides. Boll Dermatol Allergol Profes. 1987;2:13.
111. Wall LM. Lymphomatoid contact dermatitis due to ethylenediamine dihydrochloride. Contact Dermatitis. 1982;8:51.
112. Knackstedt TJ, Zug KA. T cell lymphomatoid contact dermatitis: a challenging case and review of the literature. Contact Dermatitis. 2014;72:65.
113. Uzunçakmak TK, Akdeniz N, Özkanlı Ş, et al. Lymphomatoid contact dermatitis associated with textile dye at an unusual location. Indian Dermatol Online J. 2015;6:S24.
114. Van Steenkiste E, Goossens A, Meert H, et al. Airborne-induced lymphomatoid contact dermatitis caused by methylisothiazolinone. Contact Dermatitis. 2018;72:237.
115. Gatica-Ortega ME, Pastor-Nieto MA, Schoendorff-Ortega C, et al. Lymphomatoid contact dermatitis caused by limonene hydroperoxides confirmed by an exposure provocation test with the involved personal hygiene products. Contact Dermatitis. 2018;78:230.
116. Fernández-Canga P, Sambucety P, Narganes LM, et al. Lymphomatoid contact dermatitis induced by acrylates mimicking lymphomatoid papulosis. Dermatitis. 2018;29:167.
117. Narganes LM, Sambucety PS, Gonzalez IR, et al. Lymphomatoid dermatitis caused by contact with textile dyes. Contact Dermatitis. 2013;68:62.
118. Smets K, Busschots A, Hauben E, et al. B-cell lymphomatoid contact dermatitis caused by methylisothiazolinone and methylchloroisothiazolinone. Eur J Dermatol. 2018;28:91.
119. Mendese G, Beckford A, Demierre MF, et al. Lymphomatoid contact dermatitis to baby wipes. Arch Dermatol. 2010;146:934.
120. Danese P, Bertazzoni MG. Lymphomatoid contact dermatitis due to nickel. Contact Dermatitis. 1995;33:268.
121. Houck HE, Wirth FA, Kauffman CL. Lymphomatoid contact dermatitis caused by nickel. Am J Contact Dermatitis. 1977;8:175.
122. Fleming C, Burden D, Fallowfield M, et al. Lymphomatoid contact reaction to gold earrings. Contact Dermatitis. 1997;37:298.
123. Marlière V, Beylot-Barry M, Doutre MS, et al. Lymphomatoid contact dermatitis caused by isopropyl-diphenylenediamine: two cases. J Allergy Clin Immunol. 1998;102:152.
124. Conde-Taboada A, Rosón E, Fernández-Redondo V, et al. Lymphomatoid contact dermatitis induced by gold earrings. Contact Dermatitis. 2007;56:179.
125. Ezzedine K, Rafii N, Heenen M. Lymphomatoid contact dermatitis to an exotic wood: a very harmful toilet seat. Contact Dermatitis. 2007;57:128.
126. Alvarez-Garrido H, Sanz-Muñoz C, Martínez-García G, et al. Lymphomatoid photocontact dermatitis to benzydamine hydrochloride. Contact Dermatitis. 2010;62:117.
127. Whittemore AS, Holly EA, Lee IM, et al. Mycosis fungoides in relation to environmental exposures and immune response: a case-control study. J Natl Cancer Inst. 1989;81:1560.
128. Osmundsen PE. Pigmented contact dermatitis. Br J Dermatol. 1970;83:296.
129. Ancona Alayon A, Escobar Marques R, Gonzalez Mendoza A, et al. Occupational pigmented contact dermatitis from naphthol AS. Contact Dermatitis. 1976;2:129.
130. Fujimoto K, Hashimoto S, Kozuka T, et al. Occupational pigmented contact dermatitis from azo-dyes. Contact Dermatitis. 1985;12:15.
131. Kozuka T, Tashiro M, Sano S. Brilliant lake red R as a cause of pigmented contact dermatitis. Contact Dermatitis. 1979;5:297.
132. Fountain RB. Occupational melanoderma. Br J Dermatol. 1967;79:59.
133. Hamada T, Horiguchi S. Chronic melanodermatitis due to the rubber peephole of a ship radarscope. Contact Dermatitis. 1978;4:245.
134. Bonamonte A, Angelini G. Disordini pigmentari da contatto. Ann Ital Dermatol Allergol. 2001;55:1.
135. Woo YR, Kim JS, Lim JH, et al. Acquired diffuse slate-grey facial dyspigmentation due to henna: an unrecognized cause of pigment contact dermatitis in Korean patients. Eur J Dermatol. 2018;28:644.
136. Zaaroura H, Bergman R, Nevet MJ. Pigmented facial contact dermatitis to benzyl salicylate: a comparative histopathological and immunohistochemical study of the involved skin and the positive patch test site. Am J Dermatopathol. 2019;41:443.
137. Sharma VK, Bhatia R, Yadav CP. Clinical profile and allergens in pigmented cosmetic dermatitis and

allergic contact dermatitis to cosmetics in India. Dermatitis. 2018;29:264.
138. Wattanakrai L, Miyamoto L, Taylor JS. Occupational pigmentary disorders. In: Kanerva L, Elsner P, Wahlberg JE, et al., editors. Handbook of occupational dermatology. Berlin: Springer; 2000. p. 280.
139. Bonamonte D, Vestita M, Romita P, et al. Chemical leukoderma. Dermatitis. 2016;27:90.
140. Verma A, Tancharoen C, Tam MM, et al. Pustular allergic contact dermatitis caused by fragrances. Contact Dermatitis. 2015;72:245.
141. Burkhart CG. Pustular allergic contact dermatitis: a distinct clinical and pathological entity. Cutis. 1981;27:630.
142. Lazarov A, Ingber A. Pustular allergic contact dermatitis to isoconazole nitrate. Contact Dermatitis. 1997;8:229.
143. Sánchez-Motilla JM, Pont V, Nagore E, et al. Pustular allergic contact dermatitis from minoxidil. Contact Dermatitis. 1998;38:283.
144. Rodríguez-Martín M, Sáez-Rodríguez M, Carnerero-Rodríguez A, et al. Pustular allergic contact dermatitis from topical minoxidil 5%. J Eur Acad Dermatol Venereol. 2007;21:701.
145. El Anzi O, Hassam B. Pustular dermatosis of the scalp due to topical minoxidil 5%. Pan Afr Med J. 2018;30:83.
146. Schoel VJ, Frosch BJ. Allergisches kontaktekzem durch gummiin-haltsstoffe unter dem Bild einer Pustulosis palmaris. Derm Beruf Umwelt. 1990;38:178.
147. Barrazza V, Ollivaud L. Merbromin-induced pustular contact dermatitis. Contact Dermatitis. 1999;40:219.
148. Conde Salazar L, Guimaraens D, Romero LV, et al. Subcorneal pustular eruption and erythema from occupational exposure to trichloroethylene. Contact Dermatitis. 1983;9:235.
149. Hotta E, Tamagawa-Mineoka R, Masuda K, et al. Pustular allergic contact dermatitis caused by Disperse yellow 3 in a dark blue dress. Allergol Int. 2017;66:629.
150. Lisi P, Stingeni L, Cristaudo A, et al. Clinical and epidemiological feature of textile contact dermatitis. An Italian multicentre study. Contact Dermatitis. 2014;70:344.
151. Roujeau JC1, Bioulac-Sage P, Bourseau C et al. Acute generalized exanthematous pustulosis. Analysis of 63 cases. Arch Dermatol. 1991;127:1333.
152. Fernando SL. Acute generalized exanthematous pustulosis. Australas J Dermatol. 2012;53:87.
153. Broesby-Olsen S, Clemmensen O, Andersen KE. Allergic contact dermatitis from a topical corticosteroid mimicking acute generalized exanthematous pustulosis. Acta Derm Venereol. 2005;85:444.
154. Tohgi N, Eto H, Maejima H, et al. Allergic contact dermatitis induced by topical hydrocortisone butyrate propionate mimicking acute generalized exanthematous pustulosis. Eur J Dermatol. 2009;19:518.
155. Córdoba S, García-Donoso C, Villanueva CA, et al. Allergic contact dermatitis from methylchloroisothiazolinone with acute exanthematous pustulosis-like histopathologic changes. Dermatitis. 2011;22:60.
156. González-Cantero Á, Gatica-Ortega ME, Pastor-Nieto MA, et al. Acute generalized exanthematous pustulosis (AGEP)-like contact dermatitis from topical therapy in a polysensitized patient. Contact Dermatitis. 2019;80:329.
157. Hjorth N. Diagnostic patch testing. In: Marzulli F, Maibach HI, editors. Dermatoxicology and pharmacology. New York: Wiley;1977. P. 344.
158. Fisher AA, Chargrin L, Fleischmayer R, et al. Pustular patch test reactions, with particular reference to those produced by ammonium fluoride. Arch Dermatol. 1959;80:742.
159. Wahlberg JE, Maibach HI. Sterile cutaneous pustules: a manifestation of primary irritancy? Identification of contact pustulogens. J Invest Dermatol. 1981;76:381.
160. Uehara M, Takahashi C, Ofuji S. Pustular patch test reactions in atopic dermatitis. Arch Dermatol. 1975;111:1154.
161. Angelini G, Grandolfo M. Test diagnostici. In: Angelini G, Vena GA, editors. Dermatologia allergologica e professionale, vol. 2. Brescia: ISED;1997. p. 572.
162. Bonamonte D, Foti C, Carpentieri A, et al. Dermatite allergica da contatto in età pediatrica. Ann Ital Dermatol Allergol. 2010;64:1.
163. Meneghini Cl, Angelini G. Le dermatiti da contatto. Lombardo Ed. Roma; 1982.
164. Meneghini CL, Angelini G. Contact and microbial allergy in pompholyx. Contact Dermatitis. 1979;5:46.
165. Vena GA, Mazzoccoli S, Angelini G. Studio epidemiologico, clinico ed eziopatogenetico della disidrosi. Boll Dermatol Allergol Profes. 1992;7:259.
166. Reichenberger M. Die Dyshidrosis als Schrittmacher für berufliche Dermatosen. Derm Beruf Unwelt. 1975;29:127.
167. Menné T, Hjorth N. Pompholyx—dyshidrotic eczema. Sem Dermatol. 1983;2:75.
168. Christensen OB, Möller H. Nickel allergy and hand eczema. Contact Dermatitis. 1975;1:129.
169. Christensen OB, Möller H. External and internal exposure to the antigen in the hand eczema of nickel allergy. Contact Dermatitis. 1975;1:136.
170. Cronin E, Di Michiel AD, Brows SS. Oral challenge in nickel sensitive women with hand eczema. In: Brown SS, Sunderman FW Jr, editors. Nickel toxicology. New York: Academic Press; 1980. p. 149.
171. Kaaber K, Veien NK, Tjell JC. Low nickel diet in the treatment of patients with chronic nickel dermatitis. Br J Dermatol. 1978;98:197.
172. Burrows D, Creswell S, Merrett JD. Nickel, hands and hip prostheses. Br J Dermatol. 1981;105:437.
173. Jordan WP Jr, King SE. Nickel feeding in nickel-sensitive patients with hand eczema. J Am Acad Dermatol. 1979;1:506.

174. Zelickson BD, McEvoy MT, Fransway AF. Patch testing in prurigo nodularis. Contact Dermatitis. 1989;20:32.
175. Petras H, Mc Millan AL. Allergic contact sensitivity to gold with unusual features. Br J Dermatol. 1973;88:505.
176. Younge E. Contact hypersensitivity to metallic gold. Dermatologica. 1974;149:294.
177. Fisher AA. Metallic gold: the cause of persistent allergic "dermal" contact dermatitis. Cutis. 1974;14:177.
178. Iwatsuki K, Tagami H, Moriguchi T, et al. Lymphadenoid structure induced by gold hypersensitivity. Arch Dermatol. 1982;118:608.
179. Monti M, Berti E, Cavicchini S, et al. Unusual cutaneous reaction after a gold chloride patch test. Contact Dermatitis. 1983;9:150.
180. Iwatsuki K, yamada M, Takigawa M, et al. Benign lymphoplasia of the earlobes induced by gold earrings: immunohistologic study on the cellular infiltrate. J Am Acad Dermatol. 1987;16:83.

Airborne Skin Diseases

11

Domenico Bonamonte, Caterina Foti,
Angela Filoni and Gianni Angelini

Airborne dermatoses are complaints linked to external environmental, chemical and biotic agents carried through the air (Table 11.1) [1–12]. In general, because they are so common in work environments, airborne dermatoses tend to cause diagnostic problems that are challenging for both the patient and the doctor. It should also be borne in mind that since the external culprit agents are present in the environment, they do not only come in contact with the skin and mucosa, but can also be inhaled or ingested, thus also causing respiratory (bronchitis, asthma, rhinitis) and systemic symptoms [4, 6–8, 10].

The occurrence of airborne dermatoses was underestimated in the past. In 1950, Pirilä was the first to introduce the concept of airborne dermatoses, describing cases of thiokol dermatitis that he had observed in Finland after the Second World War [13]. In 1963, the same author reported cases of occupational dermatoses due to airborne skin offenders [14]. Nowadays, cases of airborne skin afflictions are reported all over the world, reflecting the complexity and diversity of the problems encountered as a result of new causal agents and/or particular technical procedures.

Airborne dermatoses can be subdivided into two groups [4, 5]:

1. Airborne contact dermatoses, directly linked to skin contact with environmental causal agents carried through the air. These forms are by far the most common and well documented.
2. Dermatoses brought on by inhaling substances that are then absorbed into the system. These are rarer, less documented forms.

Within each group, mixed forms can also be observed linked to different pathogenic mechanisms. In the first group, for example, pictures induced by contemporary airborne and direct skin contact with the causal agent are very frequent, especially in industrial settings. Such situations are observed in cases of contact dermatitis due to epoxy resins in powder form, as well as to fiberglass and to phosphorus sequisulfide.

Instead, in the second group the skin manifestations follow airborne contact skin as well as inhalation and/or ingestion of the causal agent, as occurs in the case of chloracne induced by dioxin. Skin forms induced by a triple pathogenic mechanism (direct contact, airborne contact and contemporary inhalation) are also possible as after exposure to powdered mercury, for instance.

D. Bonamonte (✉) · C. Foti
Department of Biomedical Science and Human Oncology, University of Bari "Aldo Moro", Bari, Italy
e-mail: domenico.bonamonte@uniba.it

A. Filoni
Istituto Oncologico Veneto, IRCCS, Padua, Italy

G. Angelini
Professor of Dermatology, University of Bari "Aldo Moro", Bari, Italy

G. Angelini et al. (eds.), *Clinical Contact Dermatitis*, https://doi.org/10.1007/978-3-030-49332-5_11

Table 11.1 Airborne skin diseases

A. *Chemical agents* Airborne contact dermatitis Airborne photocontact dermatitis Noneczematous erythema multiforme-like eruptions (tropical wood dust and fumes of combusted plants) Chloracne (chlorinated compounds) Extrinsic aging Atopic dermatitis (in some cases) Occupational skin cancer Occupational scleroderma-like diseases (vinyl chloride, epoxy resins, pesticides) Contact urticaria Subcorneal pustular eruptions (trichloroethylene) Purpura (epoxy resin) Fixed drugs eruption (pyrazolones) Paresthesia (pyrethroids) Telangiectasia (corticosteroids)
B. *Biotic agents* Atopy (animal epidermal derivatives) Papular and urticarial dermatitis (pine caterpillar) Miscellanea

11.1 Airborne Agents

There is considerable variation in the nature of airborne contactants, especially at work but also in non occupational environments, and in their form of presentation (Table 11.2).

11.1.1 Vapours and Gases

Chemical substances that come in contact with the skin may be in the form of vapours or gases. Vapour is defined as a diffuse, poorly visible substance suspended in the air, like mist, fumes or smoke. Gas has a more restricted meaning.

11.1.2 Droplets

Liquid products present as droplets in the air are a major source of harmful airborne agents. There are numerous examples on the market, such as sprays, paints, cosmetics (perfumes), insecticides, pesticides, and other hairsprays.

11.1.3 Solid Nonbiotic Particles

This group includes dust particles and fibers. In most cases, the agents responsible are in the form of "dust" of various chemical origins. These may be substances in a pure state or else

Table 11.2 Examples of the most common airborne agents

1. *Vapours and gases* Formaldehyde, fumes of burning plants, metal soldering fumes, phosphorus sequisulfide fumes, mustard gas
2. *Droplets* Sprays such as insecticides, perfumes, paints, hairsprays
3. *Solid non biotic particles* Dust particles: resins, cement, anhydrite Fibers: fiberglass, rock wood, carbon fibers
4. *Solid biotic particles* Particles of vegetal origin: pollen, exotic woods dust Particles of animal origin: scales, caterpillar hairs

particles with a complex chemical composition (compounds with numerous constituents). Dust particles are ubiquitous in work environments: they are transported by air and can agglomerate, visibly or invisibly, on the surface of the skin. Some dust particles are chemically inert and provoke only mechanical (friction) injury to the skin, whereas others have a chemical base that may be dissolved by sweat and cause irritation or chemical allergy. Some examples of dust particle are cement, resins, and anhydrite [2].

Various types of fibers can be involved [15]. The classic example is fiberglass; others include rock wool, carbon fibers, and plastic materials (polypropylene fibers). Many fibers are chemically inert but they can still cause harm through mechanical trauma of the skin. Others, such as epoxy-coated fiberglass, can induce allergic reactions.

11.1.4 Solid Biotic Particles

In some cases, airborne agents can be solid biotic particles of vegetable (pollen, dust from exotic woods) or animal origin (scales, caterpillar hairs).

11.2 Predisposing Physical and Constitutional Factors

Particular physical conditions can often predispose to the development of airborne dermatoses (Table 11.3) [4, 16]. Low environmental humidity alters the skin barrier as a result of reduced ceramide levels in the stratum corneum [17]; when it is lower than 35%, it fosters the spread of the substances in the environment [18]. At high temperatures there is increased perspiration, that facilitates the adhesion and absorption of harmful contactants through the skin. High temperatures also make some substances volatile (dimethylthiourea) [19], promote the passage from the liquid to the gas state (liquid mustard gas) and the desiccation of plants, dispersing their particles. In this regard, in fact, airborne contact dermatitis from plants is reported above all in hot countries where plants wither very easily and the dry fragments become volatile. The same dermatitis is infrequent in Europe, and in more humid countries in general [20–22].

In particular in cases of persistent atopic dermatitis, airborne proteins (house dust mites, cockroaches, pet dander, and plant pollen) can act as exacerbating factors. The impairment of the natural skin barrier present in the same complaint induces a greater penetration of the airborne particles in the epidermis and consequently leads to airborne contact dermatitis [23].

Seborrhoeic dermatitis of the face and dermographism can also favor skin penetration of substances dispersed in the environment. Finally, a facial eruption has been reported in visual display operators, which favours the onset of airborne contact dermatitis from particles present in the workplace [24].

Table 11.3 Risk factors in airborne dermatoses

1. _Environmental factors_
Low humidity (<35%) alters the skin barrier, reducing ceramide values in the stratum corneum, and favours dispersion of substances in the environment
High temperatures increase perspiration, make some substances volatile, promote the passage from liquid to gas and favour plant dehydration
2. _Constitutional factors_
Sweating favours substance agglutination and absorption
Atopic dermatitis
Seborrhoeic dermatitis of the face
Dermographism
3. _Physical factors_
Friction
Pressure

11.3 Airborne Contact Dermatitis

Airborne contact dermatitis is an inflammatory reaction linked to various contactants suspended in the air. The diagnosis of this complaint is based on the patient history and on follow-up, observation of the presence of dust or of volatile causative agents, on the distribution of the lesions and on the results of patch tests [25]. Although the clinical-morphological diagnosis of airborne contact dermatitis is not generally difficult, identifying the causative contactant and selecting appropriate treatment often pose a considerable challenge for the dermatologist.

Epidemiology and Pathogenic Mechanism. The prevalence of airborne contact dermatitis is difficult to estimate, for various reasons. First of all, detailed organic descriptions of the complaint date back only to the end of the 1980s and early '90s [1–4]. The etiological diagnosis is usually challenging as it involves recomposing a puzzle; sometimes the clinical diagnosis is difficult too, especially in cases where not only sites exposed to airborne contact are affected but also covered sites, as frequently occurs.

Further complicating the situation, different pathogenic mechanisms may be triggered, depending on the various types of contact with the particles suspended in the air. As stated above, in fact, the same substance very often comes in contact with the skin contemporarily via direct and airborne contact, thus confusing the clinical picture and making an immediate diagnosis very difficult. Sometimes, for example, when the hands are affected by direct contact and the face by airborne contact with the same substance (e.g. various dusts and powders), there may be a tendency to interpret the disorder as a primitive contact dermatitis of the hands with id-like manifestations on the face, excluding the diagnosis of airborne contact dermatitis. Moreover, the same substance suspended in the air can be simultaneously inhaled and/or ingested, causing systemic symptoms in various organs as well as objective skin manifestations that may be attributed to a systemic contact dermatitis.

From the epidemiologic standpoint, airborne contact dermatitis can be classified as occupational and non occupational. The common belief is that occupational forms are more frequent than non occupational, in the same way as airborne irritant contact dermatitis is thought to be more common than allergic form of airborne contact dermatitis. Although the disorder can be caused by a great number of agents, many of which have been reported in the literature as case reports or small case series, the prevalence of a particular etiological agent varies widely from nation to nation, depending also on the degree of industrialization and the climatic conditions. For all these reasons, it seems evident that the incidence of airborne contact dermatitis is likely underestimated. Indeed, bearing in mind the great variety and notable ubiquity of causal agents present in the environment, it is bound to be more common than would appear from the literature.

As regards airborne skin diseases, another important problem is that of percutaneous absorption: it is not clear why a substance that simply settles on the skin should be absorbed without any appropriate vehicle. However, recent studies in vivo and in vitro have inequivocably demonstrated that apart from the classic passive horizontal absorption through the multilayer intercellular lipid structures and the transcellular corneocytes route, there is a third absorption route, this time vertical, through the appendices (follicular apparatus of air follicles and sweat glands) and through microlesions in the interfollicular horny layer [26–31]. These structures can offer a vertical pathway for percutaneous absorption, i.e. a "shunt". In the past, hair follicles and sweat glands were considered of little importance since they account for only a small and insignificant percentage of the skin surface: only approximately 0.1% of the skin surface area [26]. But actually, the hair follicle shows a surprisingly high influence on the penetration process, that may serve in particular in the case of airborne contactants [26].

Clinical Features. The skin symptoms of airborne contact dermatitis do not generally have any special or peculiar morphologic

Table 11.4 Clinical diagnosis of airborne contact dermatitis

No peculiar clinical-morphologic characteristics
History of airborne origin of the dermatitis
Sites of lesions:
1. Sites exposed to the air
a. Face ("shaded" areas): upper eyelids, behind the ears, submandibular region, nasolabial folds
b. Neck, nape of neck, scalp, hands, wrists, forearms, lower legs (in women)
2. Non exposed areas
a. Major body folds (axillae, groin, popliteal and antecubital fossae)
b. Occluded sites (gloves, shoes, boots, rings, glasses)
Generally symmetrical lesions with faint edges
Possible conjunctivitis, systemic symptoms, prevalently of the airways

characteristics and can thus be confused with those of common contact dermatitis of the corresponding category. The clinician must base the diagnosis of the airborne origin of the dermatitis mainly on two factors: the case history and the site of the lesions. It must be remembered that airborne contact can affect both exposed and covered sites, whatever the chemical-physical nature of the contactants, because all such agents (droplets, gases, dust, powder) can cross or impregnate clothing (Table 11.4).

The most common sites for airborne contact dermatitis are the parts of the body that are exposed to the air: the face (Fig. 11.1), neck (Figs. 11.2, and 11.3), upper aspect of the chest ("V" region of the neck), hands, wrists, underarms, and sometimes lower legs in women. Dermatitis affecting these sites must firstly be differentiated, often with some difficulty, from photocontact dermatitis. In photocontact dermatitis, however, "shadowed" anatomic areas such as the upper eyelids, behind the ears

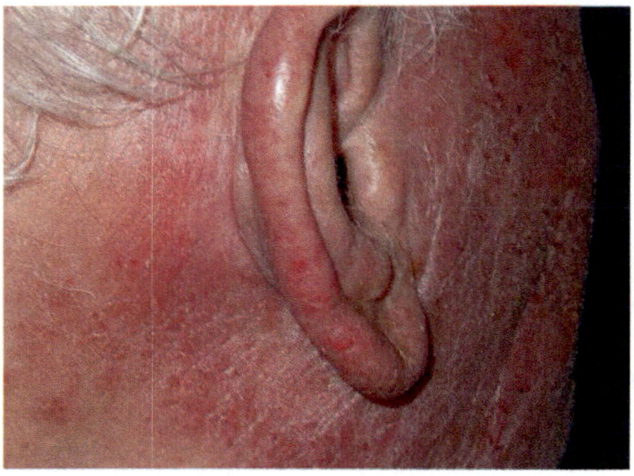

Fig. 11.2 Airborne contact dermatitis of the "Wilkinson's triangle"

("Wilkinson's triangle"), the submandibular region and under the hair (scalp and nape of the neck) are not affected [1, 2, 4, 5, 9, 10, 12]. The nature of the causal agent and the results of photopatch tests can guide differential diagnosis with classical contact photodermatitis.

The upper eyelids are particularly susceptible to airborne irritants or allergens, which can easily become trapped and so accumulate in this area. Moreover, the skin of the eyelids is particularly thin and so easily penetrated by chemicals. The upper eyelids are sometimes the only area affected and, on occasion, are associated with acute conjunctivitis. In cases of nickel allergy, for example, skin lesions around the eyes only can be observed. These lesions are sometimes so symmetrical that it is difficult to believe the allergen is simply carried on the hands, as is normally postulated. Apart from the possibility that

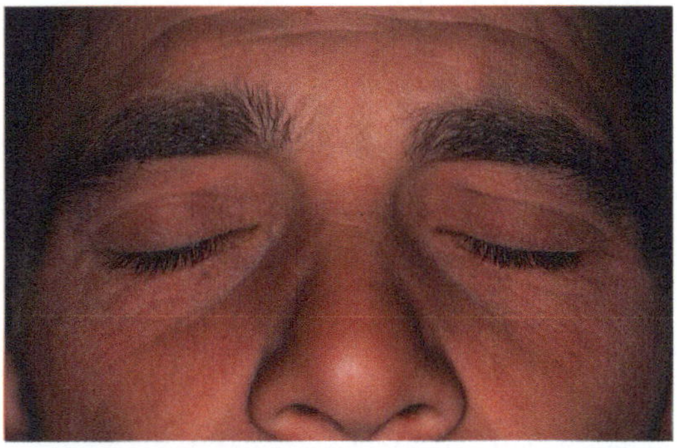

Fig. 11.1 Airborne contact dermatitis

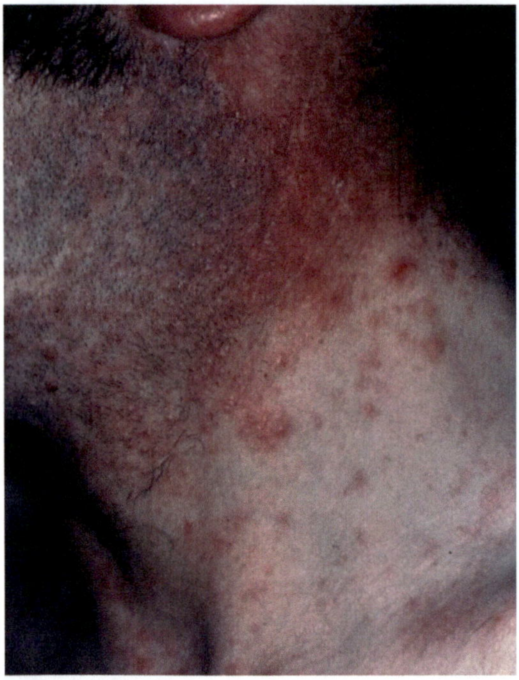

Fig. 11.3 Airborne contact dermatitis with irregular borders on the neck (Courtesy of Prof. Jean-Marie Lachapelle)

they may be an id-like manifestation from hematogenic spread of the allergen, it is likely that nickel present in the air as dust may contribute to the onset of this clinical picture [1, 14, 32–34]. In fact, in working environments the monitoring of nickel and chrome in the air in plants working areas processing these metals has revealed levels well beyond those recommended [32].

Apart from photoinduced contact dermatitis, the differential diagnosis of facial and neck airborne contact dermatitis must include contact dermatitis due to directly applied agents, connubial (consort) dermatitis, an id-like spread of a dermatitis elsewhere on the body, systemic contact dermatitis limited to the face, and an ectopic dermatitis (usually an asymmetric dermatitis, displaced from its usual site due to the transfer of allergenic particles from other sites of the body). Other eczematous diseases that must be taken into consideration in the differential diagnosis are atopic dermatitis and seborrhoeic dermatitis limited to the face (Table 11.5).

The skin lesions can also occur on parts of the body not exposed to the air. Volatile substances (dust, gases, solid particles of animal and vegetal origin) and droplets can, in fact, penetrate the clothes. Dust particles accumulate in occluded sites, such as the genital area, and particularly in the major body folds (axillae, poplital and antecubital fossa). Of course, these cases need to be differentiated from atopic dermatitis, clothing dermatitis, or an id-like spread of contact dermatitis from other areas, all events that can also affect the major body folds.

In some exceptional cases, the clinical lesions can even be generalized, resembling erythrodermia, as a result of the high concentration of the causal agent in the air (for example, the expression of a Compositae dermatitis) [36], or as a result of heavily contaminated articles of clothing. In cases of contemporary inhalation of the causal agents, (sub)erythrodermic cases can be observed, simulating a systemic contact dermatitis [37].

Apart from the above-described skin symptoms, there can often be involvement of the mucosa (conjunctivitis, for example) and airways (in cases of inhalation of the same substances). Systemic symptoms are also possible (fever and the involvement of various internal organs) in cases of ingestion of the airborne agents.

Table 11.5 Differential diagnosis of airborne contact dermatitis of the face and neck

Contact dermatitis from directly applied agents
Photocontact dermatitis from directly applied agents
Connubial (consort) dermatitis
Ectopic contact dermatitis
Id-like spread of contact dermatitis from elsewhere on the body
Systemic contact dermatitis
Atopic dermatitis
Seborrhoeic dermatitis (worsened by work conditions: irritant fumes or dusts, increased sweating)
Polymorphic light eruptions

At clinical observation it is important to remember that it is fairly common to see patients who are affected contemporarily by direct contact dermatitis and by airborne contact dermatitis. This event is more commonly observed in occupational settings, when workers come in contact with the same substance both directly (while manipulating it) and in an aero-mediated manner (because it is present in the environment). In this context, the most common culprit substances are epoxy resin dusts, metal dusts, cement powder, fiberglass and medicaments in powder form. The same substance may also be present in the environment in different forms (powder and vapour, solid form and smoke, liquid form and gas), passing from one form to the other for natural reasons (temperature) or due to particular processing: various such examples are described below.

Apart from classic eczematous lesions (acute, subacute or chronic), airborne contact dermatitis can manifest with peculiar papulo-follicular pictures (fiberglass dermatitis) or as multiforme-like erythema (wood dust and the fumes of plants in combustion). In rare cases the disease can present as actinic reticuloid (parthenium dermatitis) [38] or prurigo nodularis (parthenium dermatitis) [39]. Airborne droplets from acids or alkalis can cause burns in exposed areas [7].

Finally, again from the clinical standpoint, it should be borne in mind that the same agent can induce different clinical pictures. Thus, airborne formaldehyde can cause contact urticaria [40], irritant reactions, and allergic contact dermatitis [41]. Airborne particles from *Parthenium hysterophorus* can cause both allergic and photocontact dermatitis [42]. Finally, airborne phosphorus sesquisulfide can cause contact urticaria [43] and allergic contact dermatitis [44].

11.3.1 Airborne Irritant Contact Dermatitis

Great numbers of airborne irritant contact agents have been identified up to now, nearly all in occupational environments (Table 11.6) [1–8, 10–12, 16]. In many cases, they are highly alkaline substances (pH > 10) whose irritant effect is both chemical and mechanical. Some examples of airborne contact irritation are reported below.

Table 11.6 Common airborne irritants

Acids and alkalis
Urea-formaldehyde insulating foam
Glass fibers
Epoxy resins
Rock wool fibers
Calcium silicate
Formaldehyde
Domestic cleaning products
Cement dust
Industrial solvents
Aluminium powder
Phenol-formaldehyde resins
Tropical wood dusts
Anhydrite
Perchloroethylene
Arsenical dust
Mica dust
Dyes
Mustard gas
Food additives
Caterpillar hairs
Sewage sludge
Paper, no carbon required (NCR) paper
Slag
Benzoyl peroxide
Trona
Trichloroethylene
Ammonia
Pesticides

11.3.1.1 Fiberglass Dermatitis

This is a classic and common example of irritant airborne contact dermatitis. Today, fiberglass is used in many different fields [45, 46]: principally for thermal and acustic isolation purposes in the building industry, for fireproofing, as chemical filters, as an "armature" for plastic items, as "reinforcement" for rubber materials, in air conditioning filters, supports of electric circuits, in the textiles industry (in draperies and curtains, for instance).

Fiberglass is obtained by means of various processing systems, through fusion and the subsequent spinning of vitrifiable raw materials, such as silica sand, kaolin, calcium carbonate, dolomite and feldspar [46]. Various additives can be mixed with the glass fibers depending on the various uses: phenol-formaldehyde resins, epoxy resins, melamino-formaldehyde resins, polyvinyl acetate, silicones, urea, dyes, mineral oils.

The glass fibers that can provoke skin lesions are those with a diameter exceeding 4.5 μ [2, 47]. In the epidemics reported in work environments, the diameter of the incriminated fibers ranges from 8 to 20 μ. In fact, the pathogenic effect on the skin of glass fibers is directly proportional to the diameter (>4.5 μ) and inversely proportional to the length. By contrast, the risk of bronchopneumonia is inversely proportional to the diameter and length. Fiber glass-induced dermatitis is one of the most common occupational pictures of mechanical irritation. It generally arises in subjects after brief exposure, whereas in subjects with routine contact with fiberglass a certain tolerance seems to develop, that allows these workers to continue with their working activities without developing problems. In fact, very few of these workers apply for a job change [46].

The entity of the dermatitis differs according to various factors: individual susceptibility (in comparable working conditions, atopics are more prone to develop the dermatitis; there is a good correlation between the symptoms of fiberglass friction and the intensity of the dermographism; phototype I subjects are more susceptible); environmental conditions (high temperatures, low humidity, poorly aired environments and the concentration of fibers in the air foster the onset of the dermatitis); the duration of the exposure; the mode of contact of the fibers with the skin (direct, localized contact or indirect airborne contact, so more extended); the pathogenic mechanism of the dermatitis (mechanical-traumatic irritation through contact or intracutaneous penetration of the fibers, or else contact allergy to the resins employed in the fiber glass work process).

In an occupational setting, the skin manifestations can follow direct manipulation of the fibers; in these cases the dermatitis will feature pruritus and punctiform excoriations on the backs of the hands. The penetration of the fibers under the peronychium can cause chronic paronychia, and under the nailbed, onycholysis. Other clinical signs have sometimes been reported: eczematous lesions or others of nummular eczema type, purpura, folliculitis, urticaria and telangiectasia.

Most often, fibers suspended in the air reach the uncovered sites, but also some particular covered sites by insinuation under workers' clothing. The subjective signs of the dermatitis will be pruritus and pricking sensations; objective signs are erythematous papules measuring 0.1–0.5 mm in diameter, excoriations, lesions due to scratching and occasionally pustules. The same micropapules, with a purpuric hue, can also interest the hair follicles. The preferential sites are the skin folds (axillae, groin, popliteal fossae, elbow folds), the extensory faces of the limbs and the belt zone (Figs. 11.4, and 11.5). Sweating fosters agglutination of the fibers.

The dermatitis sometimes follows the release into the environmental air (in both occupational and non occupational settings) of fibers released from defective air conditioners. The symptoms are largely subjective, consisting of pruritus of the face and neck. Small epidemics due to this problem can arise in office, schools and families. A pruritus that affects small groups of subjects must always suggest the possible diagnosis of a fiberglass dermatitis.

Exceptionally, glass fibers can penetrate into the derma and provoke the formation of foreign body granulomas. Sensitization to the resins covering the fibers is rarely observed. The onset of fiberglass dermatitis occurs after 2–3 hours from the contact and it resolves within a few days if exposure is eliminated; a chronic course is rarely observed.

Histopathologic examination demonstrates erosion of the distal epidermal layers and the formation of scabs, the presence of fiberglass fragments in the stratum corneum and spinosus, subepidermic detachment and a perivasal mononuclear lymphocytes infiltrate. In rare cases, some aspects of spongiforme dermatitis are observed, more frequently in atopics, and the picture of a foreign body granuloma. Polarized light inspection of slides allows a better identification of the fiberglass fragments.

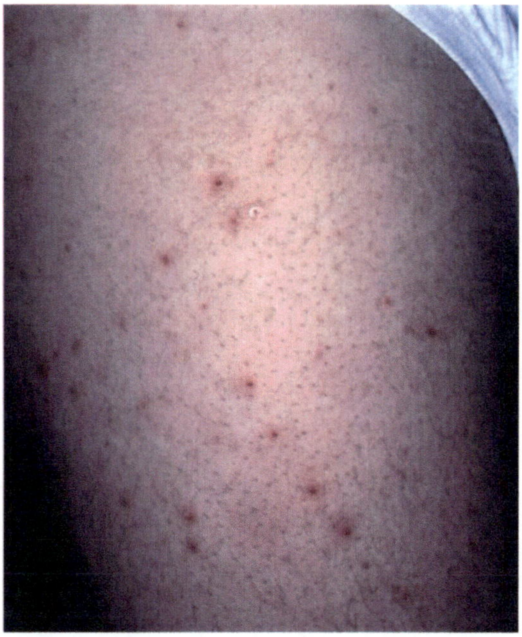

Fig. 11.4 Airborne irritant contact dermatitis due to glassfibers

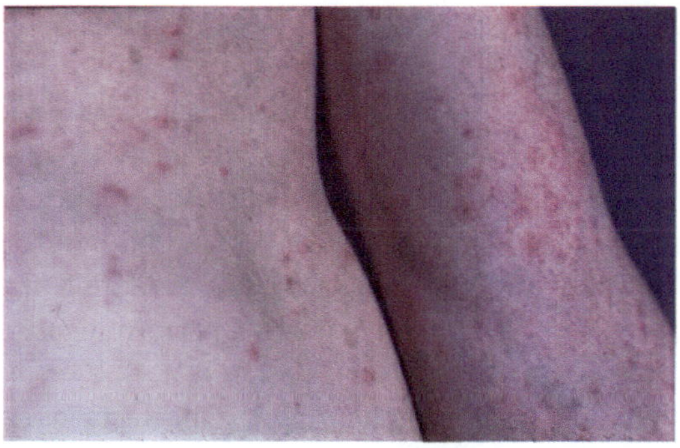

Fig. 11.5 Airborne irritant contact dermatitis due to glassfibers

The diagnosis relies largely on the medical history and clinical examination. A search for glass fibers is made by surface biopsy, consisting of stripping of the corneal layer by chemical (with one or two drops of 20% potassium hydroxide) or physical means (using adhesive tape), that is then directly observed at the microscope. Differential diagnosis needs to be made with various other pruriginous and extensive forms of dermatitis due to exogenous causes (Table 11.7) and sometimes, especially in chronic and peculiar cases, with Hodgkin's disease and aspecific chronic leukemia pictures.

Table 11.7 Differential diagnosis of fiberglass dermatitis

Eczema prurigo
Animal acariasis
Pediculoses
Epidermal zoonoses
Papular urticaria
Actinic prurigo
Scabies
Phytodermatoses
Hodgkin's disease
Cutaneous lesions in chronic leukaemia
Cereal acariasis

In general, workers fitting fiberglass products are those most exposed and hence at risk of the disease, more so actually than those working at fiberglass factories, because the fiberglass concentrations in the environmental air can vary greatly depending on the application method and the air saturation in the work area. Table 11.8 [48] lists some fiberglass dermatitis prevention criteria. Treatment is based on low potency corticosteroids. Barrier creams, siliconated or not, are not found to offer efficacious prevention of the dermatitis.

It should be remembered that patch test reactions to mineral fibers, although secondary to mechanical irritation, can simulate an apparently allergic reaction [49] and so are not recommended. Possible allergy to mineral fibers is more often linked to epoxy and phenol-formaldehyde resins. Nevertheless, in many cases it may be necessary to analyze the chemical substances in the fibers to ensure a correct diagnosis of the related contact allergy [49].

11.3.1.2 Dermatitis Due to Other Fibers

Rock wool dermatitis is comparable to fiberglass dermatitis. Rock wool is composed of minerals, coal and limestone, added with mineral oils, silicone compounds and phenol-formaldehyde resin.

Other types of fibers that can induce dermatitis, generally of milder type, are *cellulose* and *cardboard fibers,* used in packaging, *mica fibers* and *synthetic polypropylene fibers* (synthesized

Table 11.8 Criteria for the prevention of fiberglass dermatitis

1. Closed cycle production must be ensured, to minimize dispersion of the fibers and hence exposure
2. Storage and transport of fiberglass products must be done in special sealed containers
3. Products must be prepared in advance in the forms required for installation, to reduce to a minimum the subsequent dispersion during cutting and modeling
4. Felts must be applied using suitable tools and must be cut at the application site with hand tools not electric machinery
5. Except when specifically stated otherwise, spray isolation procedures must be done using wet not dry techniques
6. The working areas, both for production and processing, must be regularly cleaned with a proper aspiration system or vacuum cleaning. Normal cleaning can leave glass fiber residues in the environment
7. Perfectly sealed plastic containers must be used for the transport of fiberglass products and processing residues
8. It is essential that the removal of isolation materials comply with the above-stated norms, especially as regards wetting the materials and vacuum cleaning work areas
9. Appropriate overalls ensuring proper protective isolation must be used, and properly cleaned, frequently and separately from other clothing to avoid contamination

as fiberglass replacements for some uses; the fiber particles are 10 μ in diameter). *Carbon fibers* can also be used as partial or complete substitutes of fiberglass, as already done for tennis rackets, for instance. They induce a dermatitis characerized by pruritus of a more or less intense type and excoriated papules; they too have a diameter of about 10 μ.

11.3.1.3 Dust Dermatitis

In such cases the dust consists of a pulverulent blend of solid particles light enough to remain suspended in the air. They can be chemically inert (such as aluminium dust) or else, after agglutinating on the skin, they release irritant chemical substances (such as cement). Some have a crystalline structure with sharp edges, others an amorphous appearance. The most common dusts mentioned in the literature are listed in Table 11.6. The clinical picture is comparable to that induced by glass fibers.

C*ement dust* dermatitis is fairly common in cement factories. Being very pulverulent, cement insinuates under workers' clothing and overalls, and also agglutinates on the face. Irritation is particularly severe in cases of excessive sweating, that dissolves some alkali cement components. Dry cement irritation is frequent in cement factories but less so at building sites, where damp cement diseases are prevalent (burns, irritant contact dermatitis, allergic contact dermatitis). In all cases, air-induced irritation is favored by a relatively low rate of environmental humidity in the air.

Trona dermatitis has been described in miners and trona workers [50]. Trona, or sodium sesquicarbonate, is extracted from mines in Wyoming in the USA and processed to make glass, paper, detergents, as well as for chemical applications. It is an alkaline dust (pH 10.5) and can have irritant effects on the airways, mucosae and skin. Trona dermatitis is characterized by pruritus, and dry erythematous lesions of the hands (direct contact), face and limbs (airborne contact).

Anhydrite is an anhydrous calcium sulfate dust with traces of calcium fluoride and hydrofluoric acid. It is very highly alkaline (pH 11.2), and is used in coal mines to fix metal railings to the rock. Anhydrite-induced skin irritation has been observed in coal miners performing this procedure. The only manifestation is subjective signs of pruritus or burning of the face, neck, forearms and thighs. No erythema or eczematous lesions develop [51]. The irritant action of alkaline anhydrous paste has been demonstrated by laser Doppler flowmetry: repeated application of the substance on the flexory face of the forearm in healthy volunteers induced an increased blood flow in the more distal dermal layers. This dermatitis is a classic example of a purely subjective airborne irritant contact dermatitis with no objective clinical signs. Replacing anhydrite by a less alkaline paste (hemihydrate) was successful in solving the problem.

Slag dermatitis is observed in the metallurgic industry [52]. Slag (a mixture of silicium and calcium oxides, or other oxides) is poured onto melted steel in the procedure known as continuous steel casting. While the slag is poured, being extremely pulverulent it raises a thick cloud of dust. The particles insinuate under workers' overalls from the wrists or ankles and accumulate in the skin folds and extensory faces of the limbs. The objective and subjective clinical signs are comparable to those of fiberglass dermatitis. Microscopic examination of the dust particles shows crystals in various sizes and shapes (about 10–80 μ long) and cutting edges. The latter characteristic suggests a skin insult of mechanical type. Replacing these with larger, rounded slag particles resolves the problem. Cases of airborne irritation due to sewage sludge [53], indigenous and exotic woods dust, and food additives dusts [54] have also been reported.

The diagnosis of airborne dusts-induced dermatitis is based on the medical history, clinical examination and other specific procedures (Table 11.9). Microscopic examination of the dusts is done under polarized light. In the case of dusts in crystal form or with sharp edges, the shape itself may play an irritant role, even if this has not yet been experimentally verified. The presence of dust particles on the skin can be established using the stripping method and subsequent polarized light examination. It is essential to determine the dusts pH, by suspending the particles in bidistilled water and determining the pH of the supernatant. Some dusts are highly alkaline (cement, dyes in powder form) but, more rarely, they can be acid. The acidity or alkalinity is an important irritation factor. Finally, it is essential to control the percentage of environmental air humidity.

Table 11.9 Diagnostic procedures in dust-carried airborne irritant contact dermatitis

Microscopic examination of the dusts (polarized light)
Determination of dusts on the skin (stripping with adhesive tape)
Determination of dusts pH
Control of environmental humidity percentage
Exposure tests

The treatment is the same as for fiberglass dermatitis, while prevention relies on proper aspiration systems, ventilation and hygrothermal control of the work area, and when possible, automation of the work cycles. Individual prevention measures are only appropriate overalls because barrier creams are inefficacious.

11.3.1.4 Airborne Dermatitis from Sprays, Vapours, and Gases

A less frequent observation is airborne irritation due to vapours and gases. In general, the dermatitis affects the face; however, some vapours and gases impregnate clothing and so are responsible for lesions on covered body areas.

Dermatitis from Vapours

Among vapours, some acid and alkali substances producing them are well known and common irritants. Ammonia is widely used. Exposure to formaldehyde can occur in industrial, crafts and domestic environments. Emanations of formol stem from various preservatives present in soluble oils and isolation materials with a urea-formaldehyde resins base [55]. Peroxides, like benzyl peroxide, are released into the air during the manufacture of plastic materials, and are particularly irritant.

Some organic solvents used to dry clean clothing can also be culprits. Those best known are perchloroethylene (tetrachloroethylene: $Cl_2C{=}CCl_2$), the solvent most commonly used in closed cycle machines, trifluorotrichloroethane (F_2 Cl CC Cl_2 F) and trichloroethylene (Cl $HC{=}CCl_2$), that is least used owing to its high toxicity. Occupational dermatitis forms caused by organic solvents are due to defective machines at laundries, giving rise to perchloroethylene emanation or to perchloroethylene residues from clothes that have been dry cleaned [5].

It is no rare occurrence for vapours and gases to be released from solid substances at high temperatures. To disinfect rubber pacifiers, for example, they are usually boiled but rubber chemicals can become volatile and cause airborne contact dermatitis in sensitized subjects. In fact, a substance that is not harmful at normal temperatures can become very volatile and hazardous at higher temperatures. Indeed, if plastics are heated, they may decompose into approximately 50 different products, some of which are irritants and/or allergens [7]. In the paint and printing industries, various solutions of paints and printing inks are spread, casting vapours and droplets in the air [7].

In the literature, there have been reports of skin damage due to self-defence sprays, that are sometimes wrongly used as weapons. In many countries these tear gases are freely available on the market; they are considered not to induce severe complications, and their effects are assumed to last about half an hour and leave no sequela. This is not actually true. Some tear gases (lachrymators) contained in them are the same as those used for military and civilian (by the police force) defence purposes in order to neutralize a subject through the immediate lachrymogenic effect, and ensure his immobilization for a few minutes. About fifteen different substances are used for lachrymogenic purposes in self-defence sprays [56]. The most common and harmful are chloroacetophenone (CN) ($C_6H_5COCH_2Cl$) and ortho-chlorobenzylidene malonitrile (CS). Other synthetic tear gases, much less commonly used, include bromobenzyl cyanide (CA), ethyliodoacetate, bromoacetone, benzyl iodide, benzyl bromide and some others.

The oleoresin of capsicum (Cayenne pepper from *Capsicum frutescens*, or "poivre rouge" in French) is a natural lachrymogenic used in sprays. For some times, the US government has issued aerosol sprays containing this oleoresin to postal carriers for their defence against animals, especially dogs. It is also contained in self-defence 'objects' (like lipstick or a fountain pen) present on the market. Oleoresin is a dark red liquid, extremely bitter and pungent, that irritates the conjunctivae and nasal and oral mucosa; it is also an efficient repellent against man and beast (organic or synthetic lachrymators do not affect animals).

CN (or phenacyl chloride), that has been known since the First World War, is a powder that is insoluble in water but soluble in alcohol and ether; it is very irritant for the skin, eyes and respiratory tract. In self-defence sprays it is dissolved in 1,1,1-trichloroethane. CS (named after Carson and Stoughton who invented it in 1928), that is also insoluble in water, is an irritant with a faster action than CN, but is less toxic; in sprays it is present in concentrations of 2–8% and dissolved in methylethylketone. The effects of CN and CS have been studied in animals and in man [56]. Skin irritation or sensitization phenomena have been observed in industrial environments among workers at a chemical factory producing them [57] and in subjects sprayed with a lachrymogenic [56–62].

In fact, lachrymogens can have two skin effects: most cases are due to airborne contact irritation, but some are due to airborne contact allergy. In the case of subjects sprayed with a lachrymogen in the street, the skin lesions appear immediately, and immmobilize the subject due to erythema and intense burning of the face, which is often affected only on one side because the spray is activated from the side. By the next day there is remarkable facial edema, especially of the eyelids, of Quincke type, and blisters with skin detachment. The dermatitis resolves within about two weeks.

However, a different clinical evolution has also been described: after an initial improvement, by the fifth to the eighth day the skin manifestations reappear in the previous sites and also at a distance. Perhaps an immunoallergic mechanism can be attributed to the event in such cases, arising from systemic effects of the lachrymogen, or else a situation comparable to the allergic dermatitis induced by dinitrochlorobenzene owing to intrinsic properties of the substance itself. The phenomenon could also be linked to the persistence of the lachrymogens in powder in the hair or on clothing, or else in the pilosebaceous follicles. Because CN and CS are not hydrosoluble, and CS has some affinity for oily substances, it is important that the initial copious washing be done with solvents of grease and oily substances.

Ocular complications, that can be of variable severity and persistence, are frequent, such as conjunctivitis, corneal lesions and even sight disturbances. In black-skinned subjects CN can provoke skin depigmentation.

Skin tests, even if they are not recommended, can be done with CN and CS crystals in a pure state; the substances are solubilized in acetone at a dilution of 1:100.000. The tests must definitely not be done with substances present in the sprays available on the market.

Lachrymogens released in the air deposit in the form of powder, so it is necessary to change all clothing, accurately cleanse the eyes, and the skin with a facial milk or detergent. Lesions can be treated with corticosteroid and antibiotic creams.

Mustard Gas Dermatitis

We observed an exceptional, practically unthinkable irritant airborne contact dermatitis in 12 deep-sea fishermen [4, 8, 63, 64]. The disease was due to mustard gas or yperite (2,2'-dichlorodiethylsulfide, $C_4H_8Cl_2S$), one of the most aggressive war gases. The name derives from the city of Ypres (Belgium), where it was used for the first time in bombs in July 1917. The British and Americans call it mustard gas because of the characteristic smell. Yperite is an oily, odorless and colorless liquid in the pure state, and it is the impurities (ethylsulphides) that cause the yellowish-brown color and the smell of mustard. Poorly soluble in water, it dissolves readily in organic solvents and fats. This feature facilitates its penetration in the cells, where it has toxic effects. Mustard gas evaporates slowly owing to the low tension of the vapour, even if it increases as the temperature rises. It is toxic in both liquid and vapour form; in the first case it damages the skin; in the second, the skin, conjunctivae and respiratory mucosa. Its effects appear after a latency period ranging from 4 to 6 hours up to 24 hours.

Since the First World War, intoxication by yperite has been almost exclusively associated with occupational contact in producers, except for its wide use in the Iraq-Iran war (1980–1988) [65]. In the 1950s, cases of acute or chronic intoxication were reported in workers at factories producing yperite or at retrieving ferrous residues of unused war materials [66, 67].

The 12 cases of yperite dermatitis we observed were fishermen in the Adriatic sea, working in deep waters off the coast of Molfetta, 30 km to the north of Bari. More than one hundred cases of dermatitis of variable severity have been reported to the Coastguard at the port of Molfetta. The concentration of such cases in the same Adriatic zone is due to the fact that a company packaging and depackaging war weaponry was located in Molfetta. After the Second World War, war surplus weaponry was thrown into the sea a few miles off the coast. These residues are brought back up to the surface by fishermen in their trawling nets during the summer months when this fishing activity is practiced. All the fishermen tell the same story. They find bombs in their nets together with the fish (in fact, the risk is well known in the profession) and throw them back in the sea. However, owing to erosion, the bombs leak non hydrosoluble liquid that impregnates the nets and after a few hours, direct irritant contact dermatitis of the hands and forearms develops. This features erythemato-vesico-bullous lesions of various sizes, with a pale serous content (Fig. 11.6). Owing to the high summer temperatures, the liquid evaporates and also induces an irritant airborne contact dermatitis of exposed sites (facial erythema and blisters, eyelids edema and severe conjunctivitis with lachrymation and photofobia), as well as some covered sites because mustard gas clings to clothes (Figs. 11.7, and 11.8). In three cases we observed intense erythema and edema of the genitals, and the subsequent onset of bullous lesions with a necrotic and escharotic evolution (Fig. 11.9). Intense pruritus and burning accompany these skin lesions.

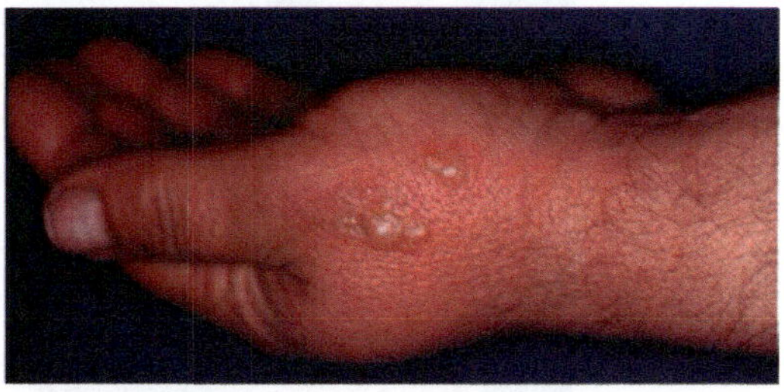

Fig. 11.6 Blistering direct irritant contact dermatitis from mustard gas (Reproduced with permission by Bonamonte and Coll [68])

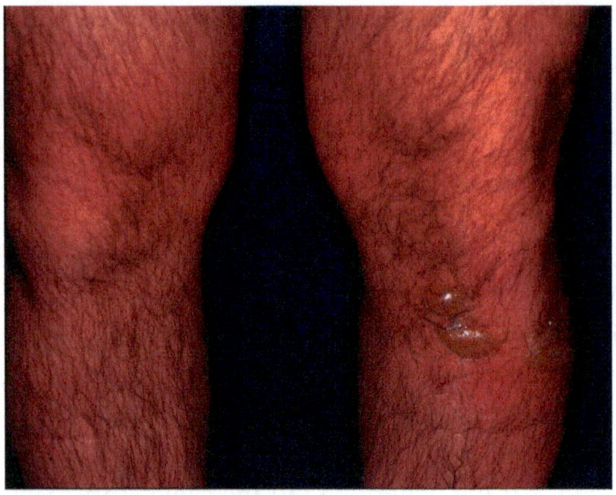

Fig. 11.8 Blistering airborne irritant contact dermatitis from mustard gas (Reproduced with permission by Bonamonte and Coll [68])

In six patients, the skin symptoms were associated with headache, coughing, nausea and vomiting [68]. The dermatitis resolved in 10–15 days leaving hyperchromic marks. In one case localized on the genitals, scars were left. The conjunctivitis resolved with washing using 2% sodium bicarbonate and antiseptic eye-drops. Systemic symptoms, due to inhaling the gas, regressed rapidly with symptomatic treatment. Controls after 20–30 days excluded any re-presentation of the dermatitis [68].

Although chemical bombs are present in all European seas, similar cases of dermatitis from mustard gas have only occasionally been reported [69, 70], probably because it is practically impossible to connect the disease with contamination by fishing nets unless the bombs are actually seen in the nets. Otherwise, the skin symptoms may be attributed to the harmful action of some marine flora and fauna [71].

Fishermen should be informed of the risk of fishing up bombs in particular areas, and must be instructed to throw them back into the water without opening them and in cases of inadvertent contamination, to go straight to hospital for proper treatment. All the contaminated areas of the boat must be thoroughly cleaned and the fishermen's clothes and personal effects must be destroyed. Mustard gas can impregnate clothes and leather objects and persist for a long time. In fact, we have also observed cases of contamination of members of the family due to contact with the fisherman's clothing.

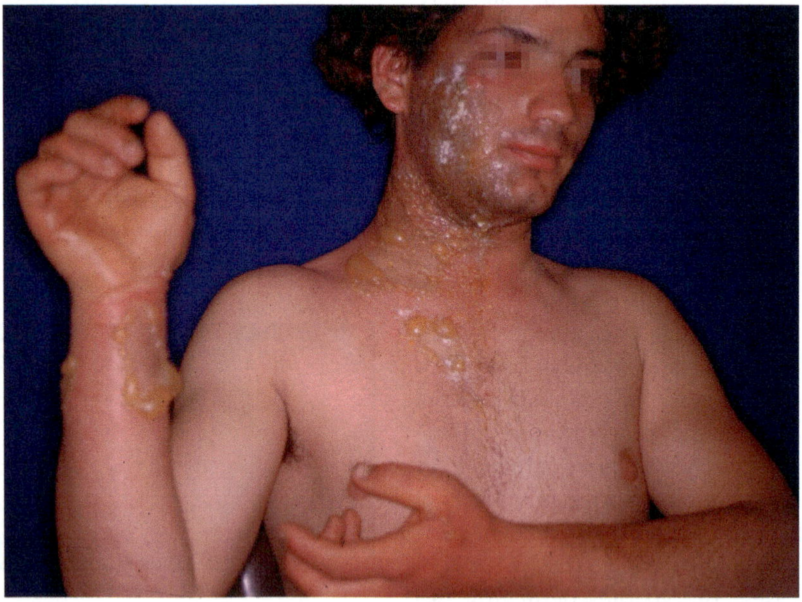

Fig. 11.7 Blistering airborne irritant contact dermatitis from mustard gas (Reproduced with permission by Bonamonte and Coll [68])

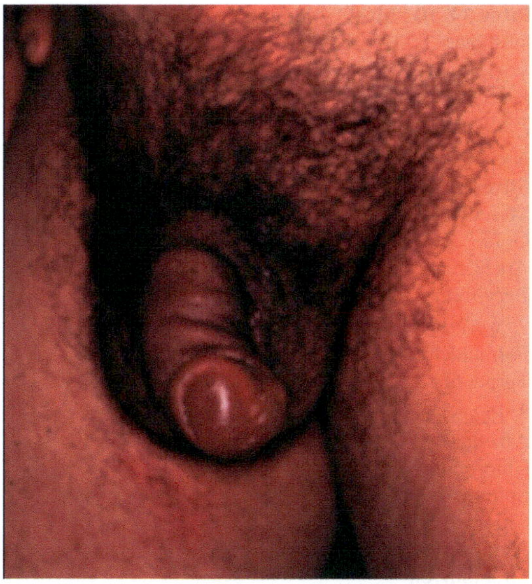

Fig. 11.9 Erythemato-edematous airborne irritant contact dermatitis from mustard gas (Reproduced with permission by Bonamonte and Coll [68])

Volatile Products of Photocopying Paper

The symptoms provoked by emanations of volatile products from photocopying paper include irritation of the skin, eyes and respiratory tract (obstruction of the upper airways), asthenia, nausea and headache. At skin level there is pruritus and burning, above all of the face but sometimes also of the oral and nasal mucosa. These complaints are observed in office workers. The nature of the irritant substances varies according to the types of paper [5, 72, 73].

In some cases formol emanations occurred while handling photocopying paper. Tests with various constituents of the paper were negative. It was observed that the symptoms developed above all when handling new packs of paper, likely due to the release of an organic solvent still present in the freshly opened paper [5]. Occasionally, such symptoms are observed in workers at photocopying paper factories. On one occasion, whose physiological agent was not identified, the pruritus was accompanied by irritation of the upper airways, asthenia, contact urticaria and increased PGF-2 prostaglandins [74].

Propellant and Ethylene Oxide Dermatitis

Halogenated hydrocarbons (freons) were widely used in the past but have now been replaced by various other substances because they were poorly biodegradable and so concentrated in the atmosphere, lasting for hundreds of years. They were rarely sensitizing (trichloromonofluoromethane, dichlorodifluoromethane, tetrafluoromethane) [75–77] but highly irritant. The propellents most commonly used nowadays are butane, propane, isobutane liquified petroleum gases (LPGs) gelled propellants, and compressed gases (nitrogen or carbon dioxide) [76].

Ethylene oxide is a colorless, gaseous, simple epoxy compound whose sterilizing action is due to an irreversible toxic effect on living cells. It is therefore essential to remove any trace of ethylene oxide from sterilized items before the products come in contact with human tissue [78]. Gaseous ethylene oxide is one of the most common sterilizing agents used for medical equipment and materials. Given its harmful properties (it is also genotoxic) [79], in the US precise recommendations are made regarding its use [78]. Various cases of irritation and burns, and of contact allergy from ethylene oxide have been reported in hospital and industrial settings [80–82].

11.3.2 Airborne Allergic Contact Dermatitis

Airborne contact allergy has a lower incidence than airborne irritation but is more often reported owing to the notable symptoms. These are those of common allergic contact dermatitis. The lesions are generally symmetrical, with an acute or chronic evolution, depending on the nature and concentration of the allergen and the frequency of airborne contact. The localization of the dermatitis is fairly characteristic. The sites most often affected are those exposed to the air: the face, neck, décolleté, hands, forearms and legs in women. On the face, the lesions affect the eyelids most severely, in the form of edema, the conjunctiva (pruritus, reddening, lachrymation, photofobia), retroauricular regions and submandibular region. In some cases only the eyelids and conjunctiva are involved but covered areas can also be affected, such as the folds, where solid particles can insinuate under clothing and accumulate.

There are many culprit agents (Table 11.10) [1–11]. Classic examples of the most commonly observed causal agents of airborne contact allergy are epoxy resins, present in many industrial sectors in the form of dusts or droplets (in the metalmechanical industry). Cement dust (Fig. 11.10), in particular in cement factories, can cause allergic airborne contact dermatitis owing to its chromium or cobalt content. Such cases affect the face, generally inducing a dry, lichenified dermatitis associated with conjunctivitis (Figs. 11.11, 11.12, and 11.13).

Dermatitis from vapours, usually of occupational origin, can be induced by amines used as epoxy hardeners and resins [83, 84]. In the past dermatitis of the face caused by vapours from turpentine, a solvent used in various occupational sectors, including woodworking, was common. The picture, that features intensely erythemato-edemato-exudative lesions, is rarely seen today (Figs. 11.14, and 11.15).

Additionally, rubber, glues, metals, pesticides and insecticides, and many other industrial and pharmaceutical substances have been reported as causes of airborne dermatitis. Forms due to pesticides droplets sprayed on plants are often observed in agriculture, showing clinical manifestations in both exposed and covered sites, since the drops impregnate clothing. The main culprits are thiourams, that can also be used in the production of medicaments. Nobecutane® spray, containing tetramethylthiouramdisulfide, a fungicidal and bactericidal aerosol whose use was recommended for disinfecting the skin and protecting wounds, could induce airborne allergic reactions on the face in subjects previously sensitized to thiourams by direct contact. We have observed two such cases, in a mechanic (Fig. 11.16) and a housewife who developed facial rashes after using the spray to treat contact dermatitis of the hands due to thiourams [8].

Table 11.10 Most common airborne allergizing substances

1. *Metals*
Chromates in cement and welding fumes
Cobalt
Nickel
Silver
Mercury
Gold
Arsenic salt
Beryllium
2. *Solvents*
Formaldehyde
Turpentine
3. *Pharmaceutical chemicals*
Albendazole
Chloroquine sulfate
Spiramycin
Chlorpromazine
Semisynthetic penicillins
Streptomycin
Virginiamycin
Quinolone compounds
8-Methoxypsoralen
Benzalkonium chloride
Apomorphine
Chloracetamide
Chloroquine sulfate
Quinoline compounds
Vincamine tartrate
Diphencyprone
Ethylenediamine
Paracetamol
Propacetamol
4. *Insecticides and animal feed additives*
Carbamates
Pyrethrin
Pesticides
Captan
Captafol
Dyrenium
Ethoxyquin (antioxidant)
Oxytetracycline
Penicillin
Tetrachloroisophthalonitrile
Tetrachloroacetophenone
Tylosin
5. *Aquatic animals*
Bryozoans

Among non occupational forms, airborne contact dermatitis can develop due to fragrances in sprays. We observed two young women with contact allergy at the axillae caused by

Table 11.10 (Continued)

6. Plastics, rubbers, glues
Acrylates
Cyanoacrylate
Benzoyl peroxide
Diaminodiphenymethane
Dibutylthiourea
Epoxy acrylates
Epoxy resins
Formaldehyde resins
Phenolformaldehyde resins
Isocyanates
Rubber additives
Unsaturated polyester resins
Polyurethane
7. Plants and wood allergens
Lichens (d-usnic acid)
Compositae (sesquiterpene lactones)
Frullania (sesquiterpene lactones)
Poison ivy (urushiol)
Poison oak
Poison sumac
Parthenium hysterophorus
Acacia melanoxylon
Alstroemeria (tulipalin A)
Apuleia leiocarpa (wood)
Citrus fruits (lemon essential oils)
Pine dust
Dalbergia latifolia
Essential oils
Garlic
Helianthus annuus
Primula obconica
Chlorophora excelsa (iroko)
Machaerium scleroxylon
Barley dust
Sawdust
Tulipalin A in tulip bulbs
Soybean
Tea tree oil
Tropical woods
Anthemis nobilis

Table 11.10 (Continued)

8. Miscellanea
Color developers
Bromophthalide
Hydrogen sulfide
Cytosine arabinoside
Bromomethyl-4-nitrobenzene
Cigarettes and matches
Phosphorus sesquisulphide
Pig epithelia
Penicillium
Isothiazolinones
Methyl red
Isofluorene
Hydroxylammonium chloride
Pyritinol
Pyritinol hydrochloride
Tyrophagus putrescentiae
Glutaradehyde
Chloracetamide
Propolis
Colophony
Hair sprays
Deodorants
Chloroacetophenone
Fragrances
Halogenated compounds
NCR paper
Dimethylthiourea
Persulfates
Allylphenoxyacetate
Dimethoxane
Paraphenylenediamine
Persulfates
Thiourea
Dimethylthiourea

fragrances (intense positive patch tests reactions to cynnamic aldehyde). They developed an intense erythemato-edematous reaction on the face and especially the eyelids, after visiting a perfumery where fragrances were continually sprayed into the environment (Figs. 11.17, and 11.18). In one of the two cases, an exposure test to a perfume containing cynnamic aldehyde was followed by eyelids erythema and edema [8]. In both cases, the women were, of course, subjects with a very low sensitization threshold to fragrances. Similar cases have been reported by other authors [1].

Cleaning products [1] often trigger allergic airborne contact dermatitis together with various other household products. A notable example is the dermatitis from isothiazolinone, increasingly used as a preservative in many household products [16, 85].

11.3.2.1 Plants and Woods in Airborne Dermatitis

Woods and plants are often causal of airborne contact dermatitis: the allergens are dried botanical material and smoke from burning plants. The plants families most often responsible for airborne allergic contact dermatitis are the

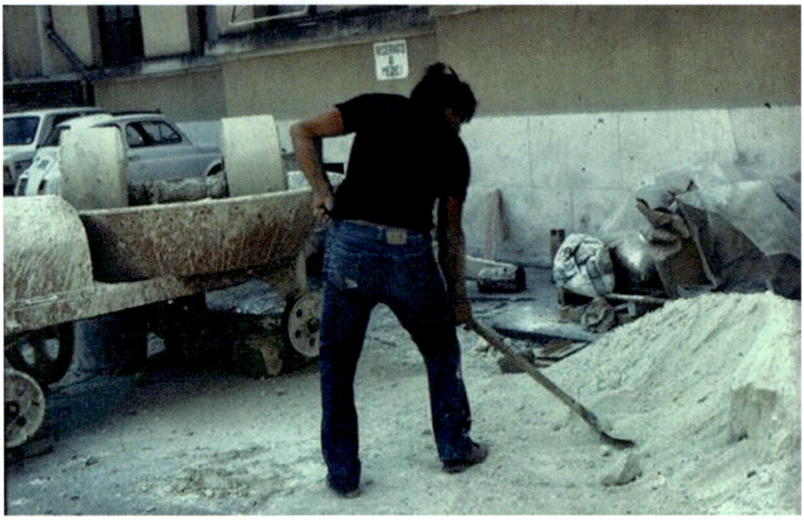

Fig. 11.10 Ciment dust as cause of airborne contact dermatitis

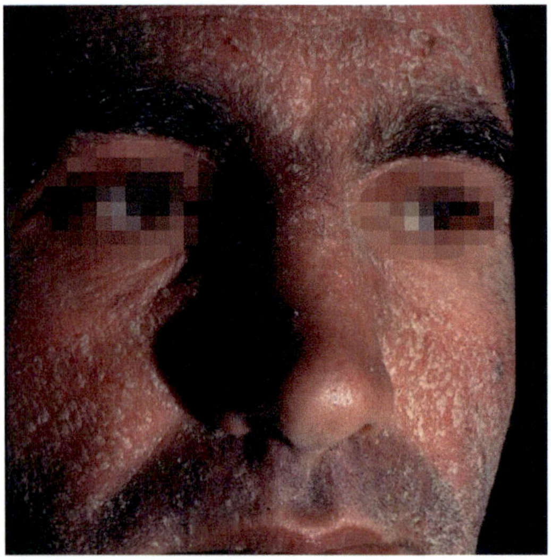

Fig. 11.11 Airborne allergic contact dermatitis due to chromium in ciment dust

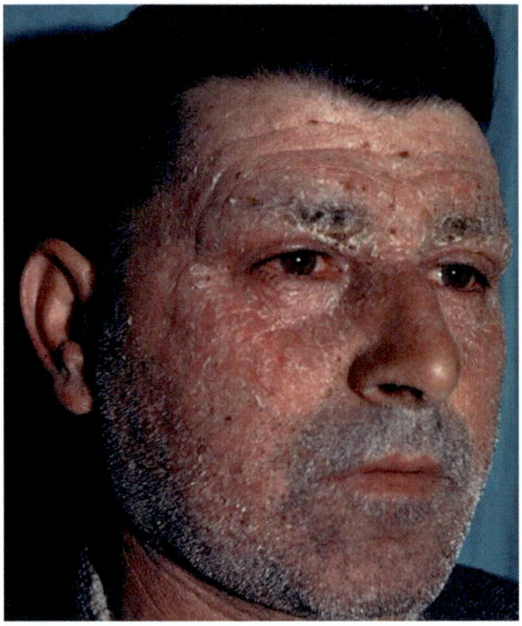

Fig. 11.12 Airborne allergic contact dermatitis and conjunctivitis due to chromium in ciment dust

Compositae family and the Anacardiaceae family [11, 86–88]. Among the Compositae, well known causal plants are ragweed, sunflowers, goldenrod and chrysanthemums. Their flowers, leaves, stems, and pollens contain sesquiterpene lactones, responsible for the allergic reactions.

Airborne allergic contact dermatitis is commonly caused in the USA by plants of the *Toxicodendron* genus of the Anacardiaceae family: poison ivy, poison oak, and poison sumac. These plants exude a sap which contains a highly allergenic oil, urushiol [16], present in various portions of the plants (including

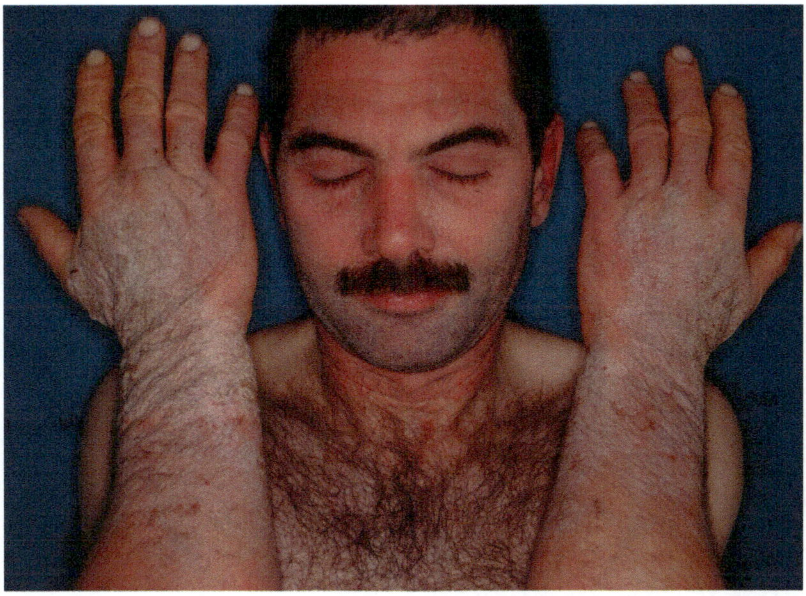

Fig. 11.13 Airborne allergic contact dermatitis due to chromium in ciment dust

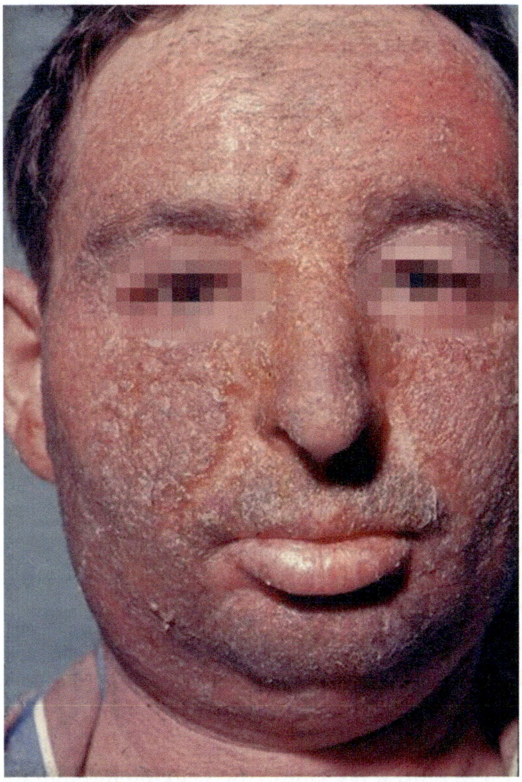

Fig. 11.14 Intensely erythemato-edematous airborne allergic contact dermatitis from turpentine vapours

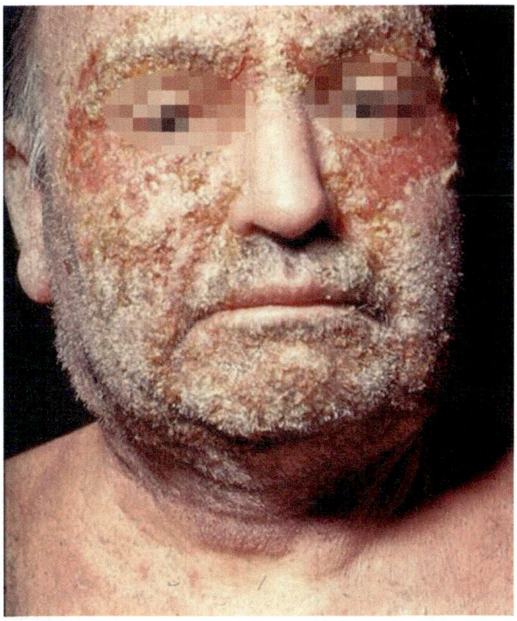

Fig. 11.15 Intensely erythemato-edemato-exudative airborne allergic contact dermatitis from turpentine vapours

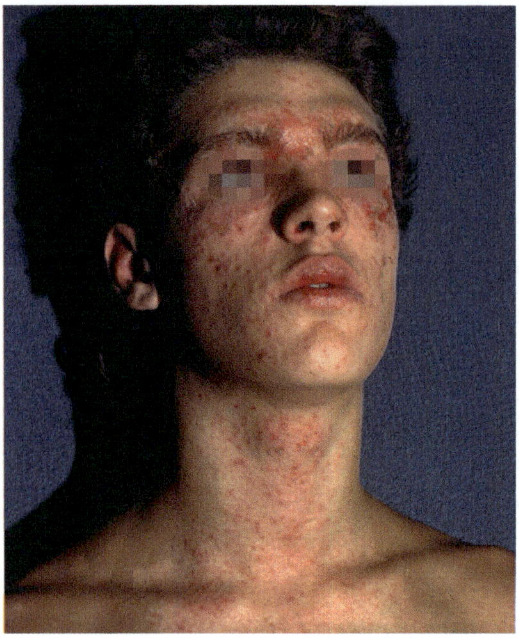

Fig. 11.16 Airborne allergic contact dermatitis from a thiurams-based spray in mechanic with contact dermatitis of the hands by tetramethylthiouramdisulfide

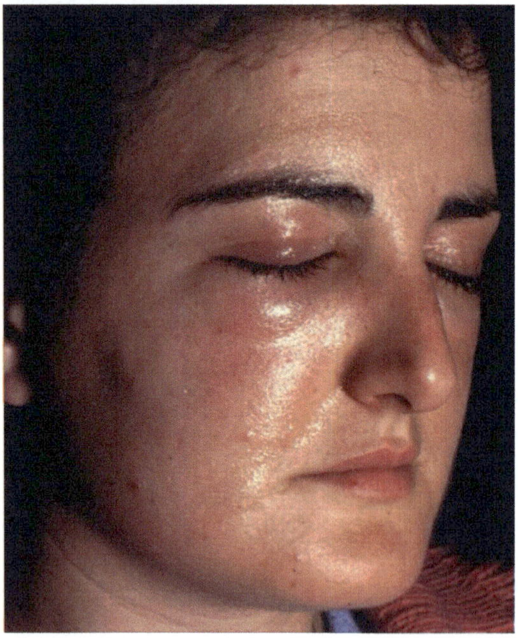

Fig. 11.17 Airborne allergic contact dermatitis to fragrances sprayed in the environment

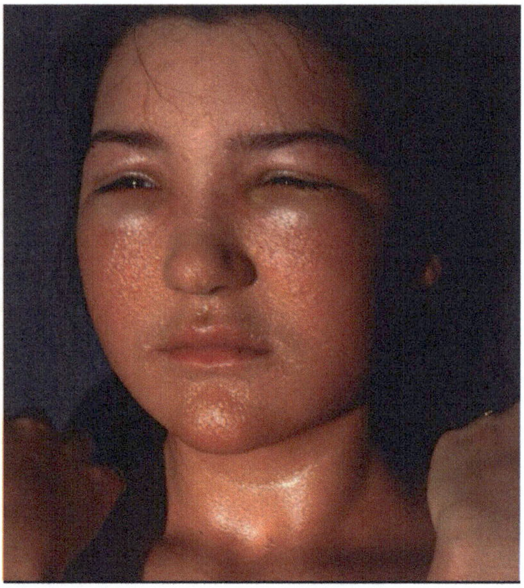

Fig. 11.18 Airborne allergic contact dermatitis to fragrances sprayed in the environment

the roots, stems and leaves), even when they are dried. Dead poison ivy plants are still toxic, because urushiol remains active for several years. Although poison ivy rash is usually a summer complaint, cases sometimes occur also in winter, when people burn wood containing urushiol or cut poison ivy vines for wreaths [87]. In short, these plants are toxic in all seasons. Urushiol penetrates the skin a few minutes after contact, and in allergic subjects the reaction appears within 12–48 hours. In cases of airborne contact dermatitis, the rash affects both sites exposed to the smoke, and covered sites because urushiol clings to clothing, which must be immediately removed and machine washed or else dry cleaned. The rash lasts 10–15 days, and is particularly severe on the face, with intense eyelid edema. It is often of erythema multiforme-like type. Exposed sites must be washed with running water and soap within a few minutes of contact. For preventive purposes, barrier creams used on uncovered sites are sometimes helpful [87]. Some patients' claims that they developed a reaction to poison ivy simply by walking through the woods are absolutely true. It is important to be aware of the fact that patients allergic to plants of the genus *Toxicodendron* may develop cross-reactions to various other substances, including mango skin, cashew nut oil, and the fruit of the ginkgo biloba tree [16].

Poison ivy, poison oak and poison sumac grow almost everywhere in the USA, except Hawaii, Alaska and some desert areas of Nevada. Poison ivy usually grows east of the Rocky Mountains and in Canada. Poison oak grows in the Western US, Canada, Mexico, and in the southweastern states. Poison sumac grows in the eastern states and Southern Canada [87].

Florists are often exposed to various plants families, including the Compositae (Asteraceae), the plants most often causal of airborne contact dermatitis [21]. A study by Hausen and Oestmann showed that 50% of florists have dermatitis of the face; the plants most often to blame are chrysanthemums, tulips, and *Alstroemeria* [88].

Florists and homemakers are also exposed to plant oil sprays, which are used to make the leaves look more shiny. These sprays contain a rubber chemical, tetramethylthiuramdisulfide, which may cause allergic airborne contact dermatitis in pre-sensitized people [7].

Various airborne dermatitis forms due to contact with woods are occupational in carpenters, joiners, cabinet makers, and associated trades subjects [89]. The most sensitizing woods are of tropical and subtropical origin; dusts from these woods can cause airborne contact dermatitis as well as an erythema multiforme-like eruption [90].

In hot and dry regions, pulverized parts of dead plant material become windborne and can induce dermatitis of the exposed skin, that may be mistaken for a photocontact dermatitis [91]. Although in many cases pollens are inculpated, in the case of ragweeds and related members of the Asteraceae family finely pulverized material from dead plants is more likely the causative agent [36, 92]. Various species of lichens (consisting of a fungus and an algae growing together in symbiosis), present on walls, roofs, trees, and rocks, are sensitizing: an airborne contact dermatitis of the face was reported in subjects allergic to these lichens [93].

11.3.2.2 Airborne Skin Lesions Due to Pesticides

Pesticides are the only toxic substances intentionally released into environments to kill living things [94]. As well as their use in agriculture for the control of pests (pesticides), weeds (herbicides), fungi (fungicides), and rodents (rodenticides), they are also used in horticulture, forestry, and livestock production, but their use is not limited to these sectors, and also comprises homes, schools, buildings, roads, and parks: indeed, it is difficult to find any place where pesticides are not used. They can also be present in the air, in foods and in the water we drink. Pesticides, herbicides and fungicides are the major groups (Table 11.11) [94–98].

Many pesticides are potentially very harmful to human health (Table 11.12) [94–102]. They have been linked to a wide range of health hazards, ranging from short-term impact (headaches, diarrhea, fatigue, nausea) to chronic impact (cancer, reproductive harm, endocrine disruption). They are potentially hazardous to other organisms in the environment and may also cause damage to ecosystem.

Pesticides are normally classified according to their specific activity, while the active ingredients are often indicated by their common name or even a trivial name. The WHO classification by the degree of acute hazard to humans is widely used: class Ia (extremely hazardous), Ib (highly hazardous), II (moderately hazardous), and III (slightly hazardous). They are formulated in different ways: solid or liquid concentrates, solutions or emulsion in water or organic solvents, aerosols, granules, powders, mixed with sand, dusts and fumigants [97]. Together with the active ingredients, pesticides contain other non active ingredients and possibly contaminants, many of which are toxic substances while some are known skin irritants and allergens (organic solvents, formaldehyde, isocyanates) [97].

Many subjects suffer skin exposure to pesticides at work, above all sprayers, mixers, loaders, packers, and mechanics. Workers may be exposed to pesticide residues on treated plants and wood, because although some are

Table 11.11 Most common pesticides and repellents

Insecticides and acaricides
Organophoshate compounds (malathion, parathion)
Pyrethroids
Pyrethrum (natural compound from *Chrysanthemum cinerariaefolium*)
Methylcarbamates
Organochlorates (lindane)

Herbicides and desiccants
Thiocarbamates
Organonitrogens (triazines, phenylureas, nitroanilines, anilides)
Dipylidium compounds (paraquat)
Aliphatic chloroacids (diquat)
Dinitrophenols
Phenoxycarboxylic acids

Fungicides
Inorganic compounds (sulfur, copper, iron sulfate, barium polysulfide)
Dithiocarbamates (zineb, ziram, maneb, mancozeb)
Organonitrogens (benomyl)
Thiophthalimides (captan, captafol, difolatan, folpet)

Rodenticides
Coumarin compounds (warfarin, ANTU)

Fumigants
Halogenated hydrocarbons

Repellents
N,N-diethyl-*m*-toluamide (DEET)

Wood preservatives
Chlorothalonil (also a fungicide)
Tributyltin oxide
Glutaraldehyde (also slimicide)
Methylchloroisothiazolinone/methylisothiazolinone (together with arsenic, chromium, and copper compounds, also slimicide)

Table 11.12 Health hazards of pesticides

Bone-marrow effects (leukemia, Hodgkin's disease, non-Hodgkin lymphoma)
Cancer (brain, bone, breast, ovarian, prostate, testicular, liver)
Endocrine system effects
Reproductive system effects
Birth defects
Behavioral disorders
Enzymes induction
Eye lesions
Respiratory effects
Systemic poisoning
Immunological effects
Skin diseases
· Chloracne
· Chemical burns
· Contact dermatitis (irritant and allergic)
· Hyperpigmentation
· Hypopigmentation
· Photosensitivity
· Nail dystrophy
· Porphyria cutanea tarda
· Squamous cell carcinoma

rapidly degraded others persist in the air for variable periods of time. Various different methods are employed to assess exposure [103]. Cholinesterase activity in erythrocytes or in plasma must be determined in workers using organophosphorus compounds. Some pesticides and their metabolites need to be measured in the urine. Skin exposure can be assessed by the fluorescent tracer technique, and by analyzing pesticide levels in patches on the skin. The body sites most strongly exposed are the face and hands but all unprotected areas can be affected (Figs. 11.19, and 11.20). Percutaneous absorption of pesticides varies remarkably from one product to another. The sites of greatest absorption are the scrotal skin, head and neck. The degree of percutaneous absorption also relies on occlusion, the duration of contact, the concentration, preexisting skin damage, humidity and the environmental temperature.

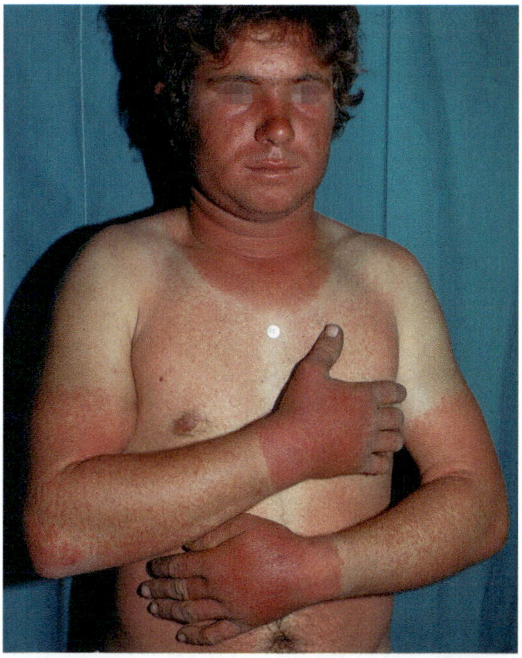

Fig. 11.19 Airborne allergic contact dermatitis of uncovered and not well covered areas due to pesticides

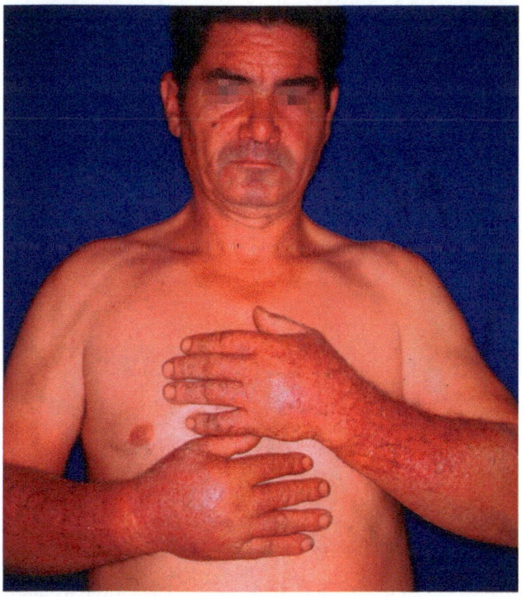

Fig. 11.20 Airborne allergic contact dermatitis of uncovered areas due to pesticides

The prevention of skin exposure must take into account various important rules, especially in subjects at high risk, such as pesticides applicators, mixers, and producers. Protective equipment must be properly used, cleaned and maintained in good shape. The gloves offering the best protection are nitrile/butyl rubber gloves or laminate gloves. Barrier creams are not effective as protection measures [97]. Protection norms vary in different parts of the world and are, of course, worst in the poorest developing countries, where the most harmful pesticides are often used without any protective measures at all. Aerial application can be extremely harmful in various occupations (pilots, ground crew, field workers) and for residents near sprayed fields. In this regard, it is important to reduce the duration of the spray season, ban the use of "flaggers" (workers in the fields who guide the pilot during spraying) and favor tractor spraying [102]. Guidelines for personal protection and for field surveys have been published by the WHO and other organizations.

The prevalence and incidence of skin reactions to pesticides are not known but are surely higher than reports in the literature would suggest [104–107]. Irritant contact dermatitis is believed to be more frequent than allergic contact dermatitis (linked particularly to insecticides and fungicides). Fatal effects have been linked to acute toxic reactions to the percutaneous absorption of organophosphorus compounds.

Patch tests must be carried out with active ingredients and with other ingredients the patient is known to be exposed to, but it may be extremely difficult to obtain the various ingredients. In general, some patch test clinics have their own pesticides series, related to the pesticides most commonly used in that geographic area [107]. A pesticide can be tested at appropriate dilutions from 1 to 0.1% in water or petrolatum. The active and other ingredients sometimes need to be further diluted. In any case, it is mandatory to check the pesticides implicated in the most recent reports and reviews to ascertain the safety and proper dilutions of the single ingredients. It is also important to patch test the same substances on control persons.

The health hazards from pesticides do not only depend on the toxicity of these chemicals but also on other factors, such as environmental conditions (hot weather, humidity, wind), methods of application, incorrect use of formulations, and failure to use adequate skin protection. Therefore, it is essential to promote specific widespread campaigns providing information and warnings in order to reduce the risk of skin and systemic damage in the various workers who come in contact with these substances in one way or another.

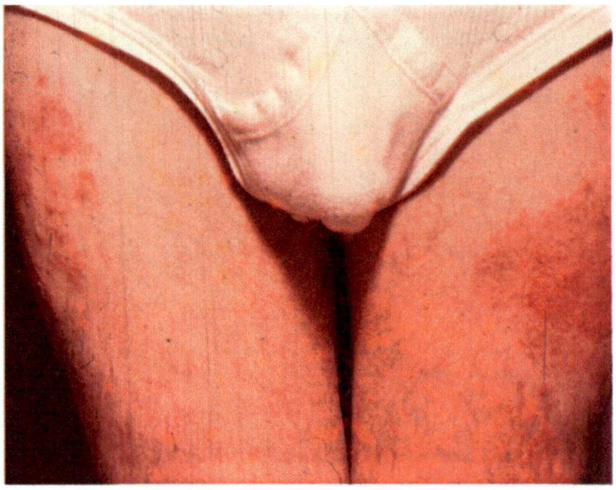

Fig. 11.21 Direct allergic contact dermatitis to phosphorus sesquisulfide in matches carried in trouser pockets

11.3.2.3 Airborne and Direct Allergic Contact Dermatitis

Very frequently, airborne and direct skin contact occur simultaneously. This is due to the fact that especially in occupational sectors, workers can come in contact with the same substance via different routes, particularly in the case of substances in powder form. Practical examples are dermatitis due to cement and powdered resins: the workers have both direct and airborne contact with these, owing to the strong concentrations in the air.

Sometimes the same substance can be present in the environment in different chemical-physical forms, for instance in solid form but also as fumes, or both in solid form and in droplets. A classic example of the first type is dermatitis due to phosphorus sesquisulfide contained in a particular type of matches (called "zolfanelli" in Italy, that are similar to the "strike anywhere" type) [8, 44, 108, 109]. The most common and well known complaint is allergic contact dermatitis due to direct contact, affecting the anterolateral face of the thighs and/or the anterior region of the chest, attributable to the habit of carrying the matches in a trouser or shirt pocket (Figs. 11.21, and 11.22). This picture is observed largely in males, usually agricultural workers and manual workers in general. Allergic airborne contact dermatitis, instead, affects the face and is linked to the phosphorus sesquisulfide fumes rising when lighting a cigarette (Figs. 11.23, and 11.24). The latter

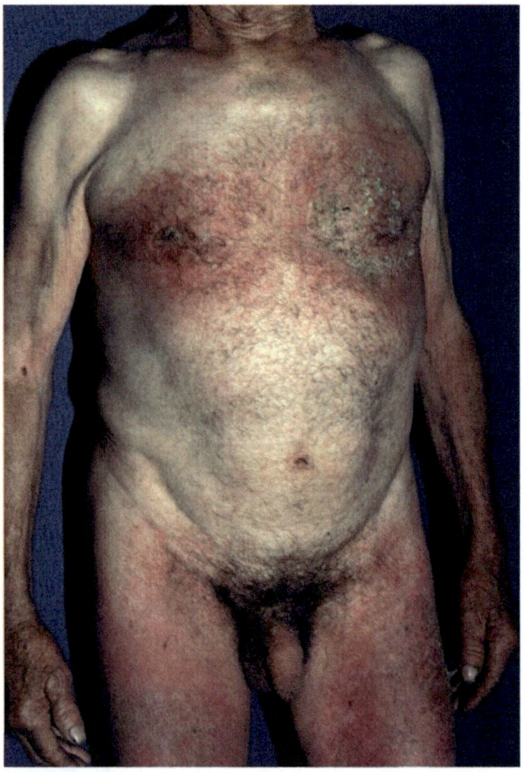

Fig. 11.22 Direct allergic contact dermatitis to phosphorus sesquisulfide in matches carried in trouser and shirt pockets

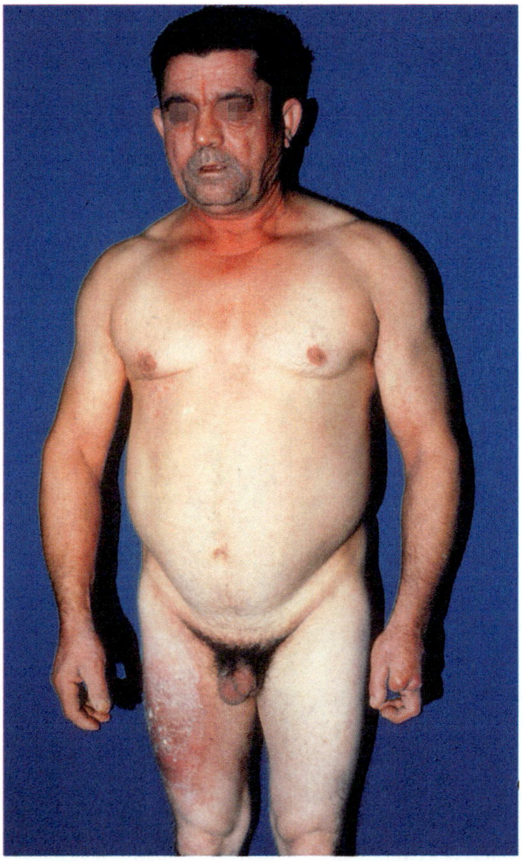

Fig. 11.23 Direct (right thigh) and airborne (face and neck) allergic contact dermatitis to phosphorus sesquisulfide

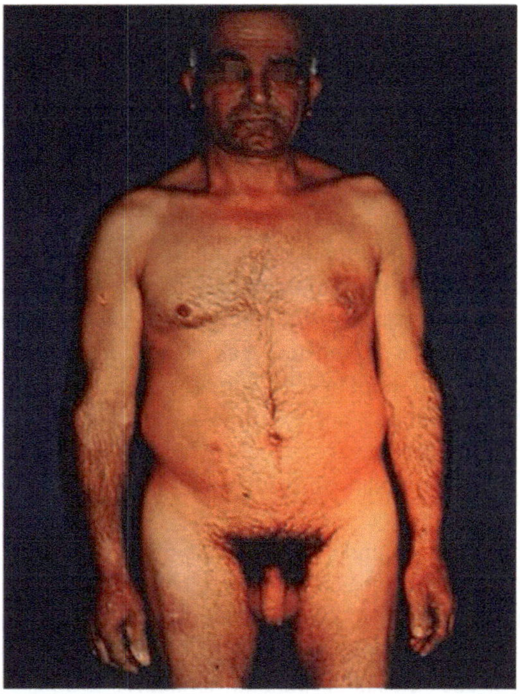

Fig. 11.24 Direct (thighs and left breast) and airborne (face and neck) allergic contact dermatitis to phosphorus sesquisulfide (Reproduced with permission by Angelini and Coll [44])

observation has also been described in women in Anglosaxon countries, provoked by "strike anywhere" matches (for pipes) [110]. Facial forms include erythema, often accompanied by eyelids edema, that can be asymmetrical, affecting only one side of the face. The affliction can in rare cases also affect the palms, again in asymmetrical fashion, due to the habit of cupping the hands around the flame when lighting a cigarette.

An example of the second type is contact dermatitis from Bryozoans [111]. It affects fishermen and was first observed in the North Sea (hence its first name "Dogger Bank Itch", from the Dogger Bank area in the North Sea) and then reported also in the eastern part of the Channel [112–114] and in the Bay of the Seine [115, 116]. Fishermen come in contact with "sea moss" or "seamats" when they pull their nets on board the boat and find them jumbled in with the fish. The hands and forearms are first affected through direct contact with the Bryozoans; the face and neck may be involved through airborne contact with drops of sea water containing the allergenic material. The allergen responsible is 2-hydroxyethyl dimethylsulphoxonium present in *Alcyonidium gelatinosum*, a filament-like zooarium that looks like a yellow-green-brown alga and that lives in colonies attached to hard substrates (rocks, shells, gravel, stones) in filaments about 20–30 cm long [106]. Patch tests can be made with fragments of live Bryozoans just after harvesting, with seawater containing the allergen and aqueous and acetonyl extracts of seamoss.

11.3.2.4 Direct and Airborne Contact Dermatitis Associated with Inhalation

Pulverulent substances, present in both occupational and non occupational settings, can come into direct or airborne contact with the skin while also being inhaled. In this event, owing to the multiple pathogenic mechanism, dermatitis is usually accompanied by systemic symptoms that can also be severe. Various examples include that of mustard gas in liquid form and giving off vapours, as already described [63, 64], while another example is chloric acne as described below.

A particular dermatitis caused by contact with mercury was observed [37]. This form had a triple underlying pathogenic mechanism, observed in subjects following the use of MOM ® in powder form (with an ammoniated mercury and metallic mercury base) for pubic phthiriasis. The intense erythemato-exudative lesions of the genitalia, pubic region, and internal plane of the thighs (due to direct contact during the application of the powder), were associated with involvement of the face, neck, folds, and trunk (airborne contact resulting from airborne spread of the powder) (Figs. 11.25, 11.26, 11.27, and 11.28) and with systemic clinical signs (fatigue, high temperature and leukocytosis) due to inhaling the powder [37, 117].

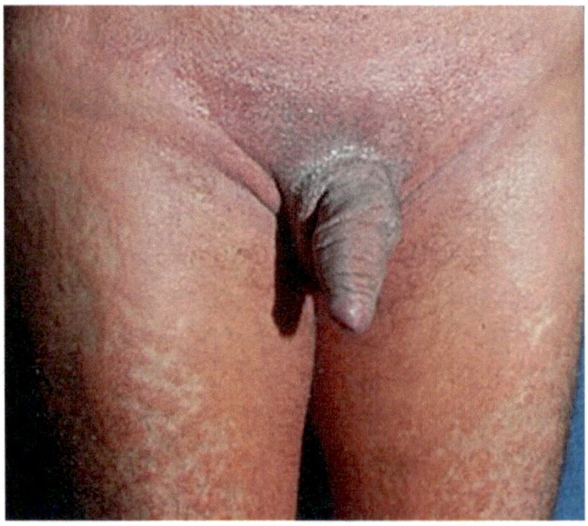

Fig. 11.25 Direct and airborne allergic contact dermatitis due to ammoniated mercury used for pubic phthiriasis

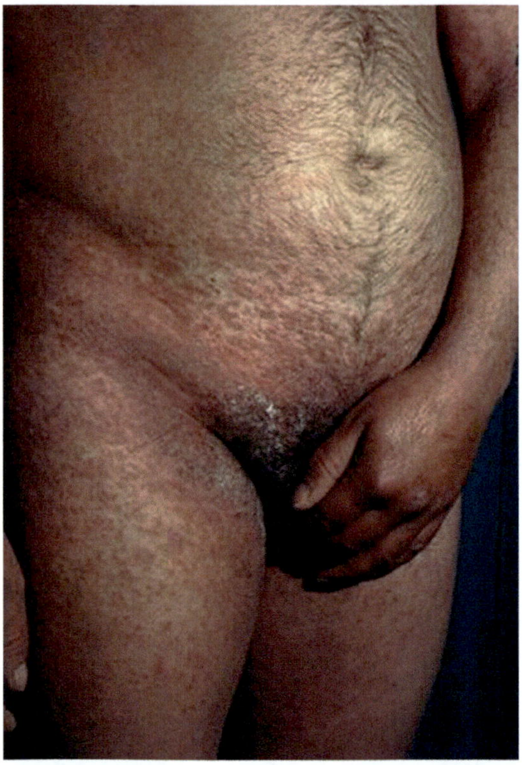

Fig. 11.26 Direct and airborne erythema multiforme-like eruption due to ammoniated mercury used for pubic phthiriasis (Reproduced with permission by Angelini and Coll [117])

11.3.3 Airborne Photocontact Dermatitis

Airborne photocontact reactions affect sites exposed to light. In theory, there are no clinical signs enabling a clear differentiation between photodermatits due to direct or to airborne contact. In practice, however, in non airborne forms some parts of the face are relatively or completely spared (region under the chin, retroauricular regions, upper eyelids), whereas in airborne forms no part of the face is spared. Nevertheless, there are many exceptions to this rule, so the diagnosis must be based on an accurate medical history, analysis of subjective symptoms and objective signs, and the results of patch and photopatch tests.

Among the occupational phototoxic agents that can induce airborne contact dermatitis, polycyclic hydrocarbons and psoralens or

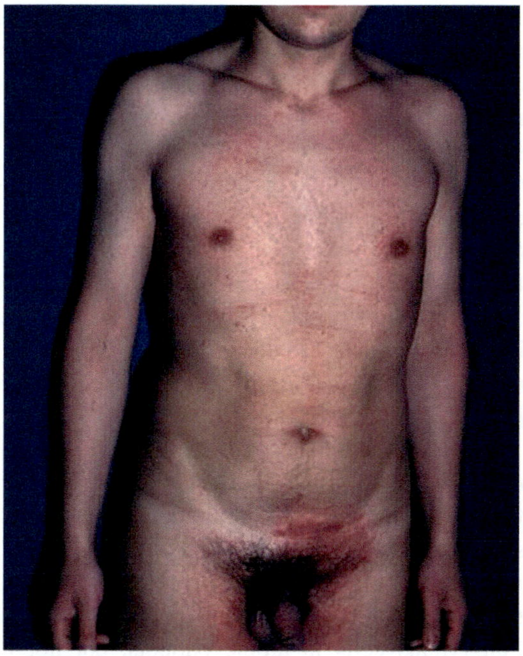

Fig. 11.27 Direct and airborne allergic contact dermatitis due to ammoniated mercury used for pubic phthiriasis

furocoumarins are particularly important. The former (anthracene, pyrene, benzopyrene, and phenantrene) are present in carbon fossil tars, pitch and creosote. When heated, these compounds become volatile and on sunny days, can induce airborne phototoxic reactions in workers with asphalt, builders and railway workers. The eruptions, that sometimes appear in the form of small epidemics, can be prevented by applying total sunscreen products before starting work.

Furocoumarins are present in many plants. The presence of dry vegetable particles in the air during the summer favors the onset of the dermatitis (airborne phytophotocontact dermatitis) on uncovered skin sites. In a gardening concern sown with medicinal plants, an airborne phototoxic eruption due to *Heracleum sphondylium,* that contains methoxypsoralen, bergapten and imperatorin, was observed in a gardener [5]. Airborne phototoxic reactions to 8-methoxypsoralen were observed in three female workers confectioning tablets at a pharmaceutical company. After prolonged sunbathing at the end of the work, phototoxic lesions developed in the skin areas that

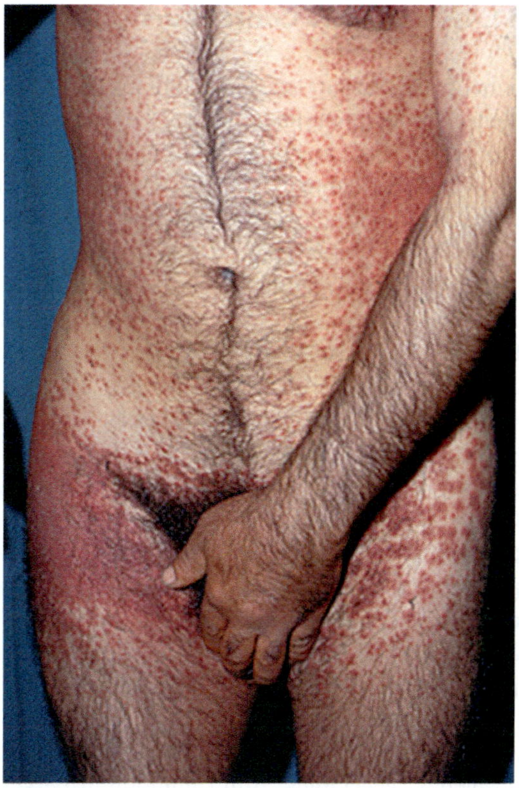

Fig. 11.28 Direct and airborne erythema multiforme-like eruption due to ammoniated mercury used for pubic phthiriasis (Reproduced with permission by Angelini and Coll [117])

were uncovered during work. The reaction was of mixed type, involving the hands (as a result of direct contact) and the face, décolleté, and arms (as a result of airborne contact). The airborne spread can be explained by the powdery nature of 8-methoxypsoralen tablets [118].

Airborne photoallergic contact reactions are very rare. Possible culprits are fragrance ingredients (in the cosmetic industry), coaltar derivatives, olaquindox, and several drugs (in the pharmaceutical industry).

Combined airborne and photoaggravated contact allergies are also possible, as observed for Compositae and lichens [119]. Vegetable particles of plants containing furocoumarins could also be implicated. In fact, in cases of direct contact dermatitis from *Ficus carica,* we also observed photoallergic reactions due to 8-methoxypsoralen [120].

11.4 Airborne Contact Urticaria

Among the various substances that can induce contact urticaria (immunological or non immunological), some are volatile or pulverulent, and these can undoubtedly cause airborne contact urticaria. Nevertheless, this mode of transmission has rarely been reported in the literature.

Allergy to natural rubber latex (usually derived from *Hevea brasiliensis*, of the Euphorbiaceae family) is an important health care issue today. Direct contact urticaria due to latex gloves involves the hands because natural rubber latex proteins are absorbed onto the cornstarch powder (derived from *Zea mais* L., family Graminaceae) in the gloves. When the packets are opened or the gloves are pulled out of multipack boxes, the proteins are released into the air and can induce various clinical problems, such as airborne contact urticaria of the face, conjunctivitis, rhinitis and even asthma [121, 122].

Other agents responsible for occupational airborne immunological contact urtcaria are cosmetics, vegetables, fruit, ammonium persulphate, animal hair, anhydrides [123]. Airborne contact urticaria reported in a warehouse worker resulted from exposure to dust derived from cinchona bark (*Cinchona* spp, family Rubiaceae) [124]. Processionary caterpillars can provoke various airborne reactions, mainly of urticarial type, both non immunological and immunological. The disease is common among foresters and also in non occupational situations (trappers and campers). Veterinarians, furriers and laboratory personnel working with furry animals can develop airborne contact dermatitis and airborne contact urticaria [7].

11.5 Airborne Atopic Dermatitis

The airborne nature of atopic dermatitis seems to be supported by some data, at least in a certain percentage of subjects, but the issue is still controversial [125].

Occasionally, the inhalation of dusts, pollens, and animal hair causes a flare-up of atopic dermatitis, and in some instances airborne allergens (dermatophagoides) produce positive patch tests reactions. Moreover, an alleviation of atopic dermatitis has been reported following the avoidance of aeroallergens [126]. In one study, a positive correlation was found between the severity of atopic dermatitis and the concentration of house dust mites in the home environment [127]. An exacerbation was observed following the inhalation or direct contact with algae and lichens [128]. In another study the inhalation of dermatophagoides was clearly correlated with worsening of the atopic dermatitis [129].

Langerhans cells express an IgE high-affinity receptor complex (FCεRJ) that is more than four-fold greater in the normal-appearing skin of subjects with atopic dermatitis than in non atopic control individuals [130]. This receptor activation leads to complete activation of Langerhans cells in atopic patients, but not in non atopic subjects.

11.6 Diagnostic Procedures and Prevention

Because there are huge numbers of irritant and allergizing agents carried through the air, and scattered widely in both outdoor and indoor environments, the skin diseases they induce are presumably very much more frequent than would appear from the literature. The problem is that the diagnosis of airborne contact dermatitis can be very difficult to make for various reasons. The approach to each individual case consists of various steps, that must take into account the physical-chemical environment (outdoor or indoor) for each patient and the availability of specific tests at the laboratory.

The classical tools available for diagnosing an airborne contact dermatitis include the medical history, clinical symptoms, any exacerbation of symptoms during work activities, determination of the presence of all possible causal agents at the workplace or in various outdoor environments, and a knowledge of the physical-chemical nature of these agents, as well as specific tests to be done in the patient or at the laboratory.

In general, as regards clinical-morphological aspects, airborne contact dermatitis should be suspected when faced with symmetrical lesions in sites exposed to the air, if the patient denies any use of topical agents and the symptoms improve or resolve when in a different environment. Meticulous inspection of the distribution of an eruption is critical for a correct diagnosis. "Exposed sites" in cases of airborne contact dermatitis are different from the "photoexposed sites" of photocontact dermatitis [131]. When observing a facial dermatitis, as a rough-and-ready rule, in non-airborne forms some parts of the face may be spared whereas no part will be spared in airborne forms but this is not an absolute rule and there are a number of exceptions, some of which are common. For example, allergic contact dermatitis to cosmetic products (fragrances, lotions, hair days) can mimic an airborne contact dermatitis, involving both exposed sites and photo-exposed sites. It can often be difficult to make a differential diagnosis between airborne contact dermatitis and atopic dermatitis limited to the face, bearing in mind that facial signs of atopic dermatitis could be triggered, worsened or even provoked by various allergens of high molecular weight (mainly proteins) present in house dust, pollens, moulds, etc., and it is also common to see contact allergy to topical medicaments or cosmetics superimposed on atopic dermatitis [132, 133]. In subjects allergic to liverworts or to lichens, the area under the chin may be spared, giving the appearance of a so-called pseudo-photodermatitis [7]. In doubtful cases a careful medical history should resolve the problem.

Individuating the etiological agent is a major problem, particularly in occupational settings [7, 10]. In this regard, the recommended steps are detailed in Table 11.13. In the occupational field, visiting the work place is of crucial importance, and should be conducted in cooperation with the factory doctor and occupational hygienists, to analyze the technical aspects of procedures carried out, and the work conditions. Samples of the airborne contaminants should be collected, namely air samples (to check for vapours and gases) and various other substances (fibers, dusts, liquids sprayed in the air). Different methods (gas chromatography, high performance liquid chromatography, ion exchange chromatography, infrared- and ultraviolet-spectrophotometry, nuclear magnetic resonance spectrometry or phase contrast microscopy) are adopted to analyze the samples (pH, physical-chemical properties of the substances).

Table 11.13 Diagnostic procedures in airborne contact dermatitis

Visit to the workplace
Analysis of technical aspects of the work procedure
Analysis of the work conditions
Collection of air samples (presence of vapours and gases) using specific absorption devices
Collection of samples of contaminants (fibers, dusts, liquids)
Evaluation of relative humidity in the air
Patient examinations
Patch and photopatch tests with the standard series, other relevant test batteries and with suspected products and chemicals from the work environment according to the patient's medical history and occupation
Open tests, repeated open-application tests, use tests
Atopy patch tests (in atopic subjects)
Prick tests (in suspected airborne contact urticaria)
Evaluation of irritant materials on the skin by means of non invasive techniques (transepidermal water loss, erythrometry, laser—Doppler flowmetry)
Determination of the presence of causal chemicals in the skin by skin surface biopsy
Laboratory tests
Analyses of samples of substances (pH and physical-chemical properties) by gas chromatography, high performance liquid chromatography, ion exchange chromatography, infrared- and ultraviolet-spectrophotometry, nuclear magnetic resonance spectrometry, phase contrast microscopy

The diagnostic procedures performed in patients are as follows (Table 11.13). Patch tests and/or photopatch tests, performed in the usual way, must include all the suspected substances (that are not always easy to obtained in a pure state) at suitable concentrations. Epicutaneous tests must include additional procedures: open test, repeated open-application tests and, obviously adopting proper precautions, use tests. In cases of airborne contact urticaria prick tests are warranted.

To evaluate the irritant potential of materials collected on the skin of patients or volunteers, non invasive techniques, such as transepidermal water loss, erythrometry, laser-Doppler flowmetry and others, are useful. The determination of the presence of particles (and, if necessary, of chemicals) in the skin can be done by skin surface biopsy [134]. Being a coadjuvant physical factor in determining airborne contact dermatitis, the relative rate of humidity in the air needs to be evaluated. In skin and respiratory diseases induced by airborne agents, the use of an exposure chamber designed for experiments with controlled exposure to airborne particles, mainly irritants, is the best solution. The aim is to study skin effects and to develop methods for the measurement of the deposition of the particles on the skin [135]. Finally, continual updating by means of reviewing the relevant literature is fundamental.

In general, prevention measures commonly used in occupational and non occupational dermatology can be applied to airborne dermatoses (Table 11.14). First of all, great attention must be paid to the chemical-biotic environment, both indoor (workplace, houses, schools, gyms) and outdoor. The severity of contact dermatitis depends on the degree of contact hypersensitivity and the quantity of antigen the patient is exposed to. These two factors need to be reduced, and since it is impossible to reduce the hypersensitivity, then one must operate on the quantity of antigen in the environment. Therefore, the ventilation and temperature in closed environments must be adjusted and monitored at work and elsewhere (houses, schools, gyms). In cases of airborne contact dermatitis due to parthenium, for example, the patient must avoid going outdoors on days when pollens are present in high concentrations in the air. Air conditioning decreases indoor pollens counts. Simple routines like bathing after coming indoors, wearing fresh clothes and eliminating weeds and grasses in the garden can be helpful. The use of barrier creams on exposed sites can contribute to slow down the skin penetration of the antigen, as also the use of sunscreens in cases of photosensitivity.

In the work environment vapours, gases and pollen need to aspirated. When doing some jobs indoors or outdoors, suitable masks, gloves and overalls should be worn. In extreme cases it may be necessary to consider a change of job.

11.7 Processionary Dermatitis

11.7.1 Pine Caterpillar Dermatitis

In Mediterranean coastal regions, each year pine trees are assaulted by an apparently inoffensive insect, the pine caterpillar *Thaumetopoea*

Table 11.14 Prevention methods in airborne skin diseases

Greater information about, and attention paid to physical and chemical-biotic environment (indoor and outdoor)
Proper ventilation (indoor)
Adjustment of temperature (indoor)
Adjustment of environmental humidity (indoor)
Avoidance of outdoor activities
Absorption of vapours, gases and pollens (indoor)
Use of appropriate masks, gloves and overalls (indoor and outdoor)
Frequent changes of clothing
Frequent washing, personal and clothing
Use of barrier creams, sunscreens
Change of job

pityocampa Schiff. Being strictly phyto- and xylophagous, this insect survives by eating parts of pine trees, destroying their branches and delaying their growth. The disruptive effects of the pine caterpillar extend to man and pets, inducing various pathological conditions. Pine caterpillar hairs can cause adverse reactions at the skin, ophthalmic and respiratory levels.

Many French [136, 137] and Italian [4, 8, 138–140] authors have examined the problem since it is widespread in certain areas of these countries. In Italy, the Apulia region is particularly burdened by these insects, so much so that they are sometimes referred to by the media as a true "nightmare". Today, the pine processionary is also expanding northwards as a direct effect of global warming [141].

The pine caterpillar is not the only urticarial species of the Lepidoptera order [142] (Table 11.15). Other caterpillar species are also urticarial (hence the term "erucism", from the Latin *eruca*=caterpillar), as also moths (hence the term "lepidopterism", from the Greck *lepìs*=scale and *ptéron*=wing). In the majority of cases, however, damage to human skin and mucosa occurs as a result of the penetration of caterpillar hairs. The Thaumetopoeidae family numbers 3 urticarial caterpillars with different biological cycles but indistinguishable clinical symptoms.

Table 11.15 Common Lepidoptera responsible for skin damage

Family	Species
Saturniidae	*Hylesia* species
Lasiocampidae	*Dendrolimus punctatus*
Arctiidae	*Hyphantria cunea*
Lymantriidae	*Euproctis crysorrhoea* *E. edwardsi* *E. similis*
Megalopygidae	*Megalopyge opercularis*
Cochlididae	*Sibine stimulea*
Thaumetopoeidae (Processionary caterpillars)	*Taumetopoea pityocampa* *T. pinivora* *T. processionea*

T. pityocampa (the term comes from the Greck *cámpa*=caterpillar, *pìtys*=pine, *poieo*=does, *thàuma*=wonders) has a biological cycle consisting of 2 phases: an aerial phase (larvae) and a ground phase (when the chrysalis transforms to a moth). While devouring the pine needles, the caterpillars weave a net creating "tent" nests, typically placed on tree tops (Fig. 11.29). The caterpillars move along branches and also among

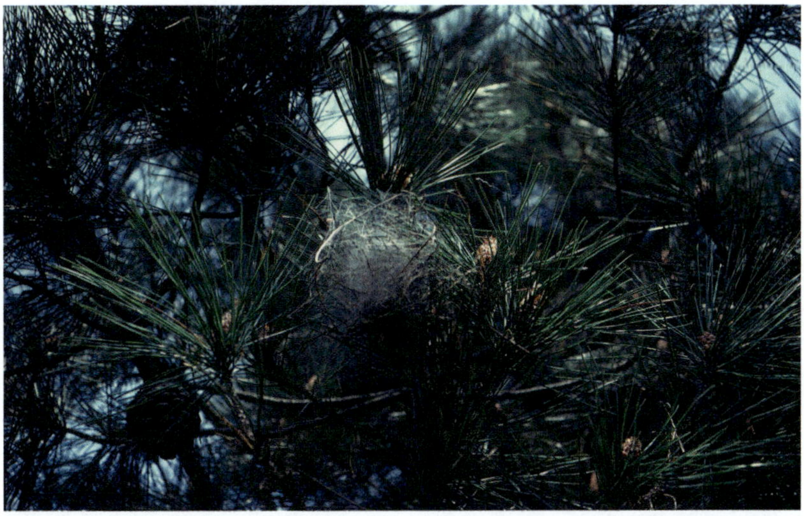

Fig. 11.29 Nest of the caterpillar *Thaumetopoea pityocampa* on cluster pine (Reproduced by Bonamonte and Coll [139])

trees in order to feed; these movements occur in procession fashion (nose to tail columns), usually at night (Fig. 11.30). During the aerial phase, the pine processionary evolves through 5 instar stages (L1–L5). Climatic conditions are essential to larval development: the pine caterpillar does not tolerate temperatures above 25 °C or below 5 °C, the optimal temperature ranges between 20 and 25°C. For this reason, the aerial larval phase ends between March and June, and the biologic cycle is generally annual [139].

For protective purposes, processionary larvae have developed an urticarial apparatus. At the fourth and fifth instar stages, their tegument comprises two different kinds of hairs: true non removable hairs and removable urticarial hairs (setae) growing dorsally and medially on the first 8 abdominal larva segments. The setae, displaced on a "mirror-like" morphology apparatus, are laid out on the segments of 4 articular larva scales with a density of about 60,000/mm^2 per side, or 120,000 in all, and 1 million for each caterpillar [142]. The setae vary in length from 100 to 200 nm and present pointed spikes towards the distal end and a proximal extremity normally infixed in cuticular pads.

Urticarial hairs penetrate through human skin by means of the proximal extremity. They do not show any superficial holes but are hollow along most of their axis. They have a defensive action and are expelled in great quantities when the caterpillar is in any way threatened, through the contraction of intersegmental muscles. Given their size, these hairs are invisible; in such muscle contractions, thousands are projected into the air as a fine powder.

Clinical Symptoms. The pathogenic effects of pine processionary extend to the skin, eyes and, more rarely, to the respiratory system. The dual pathogenic mechanism includes direct contact with nests or caterpillars (that will only involve the skin) and airborne contact with urticarial hairs dispersed in the air, that causes skin, ocular and respiratory affections. Contamination is common in pine foresters (70% of cases), less frequent outside forests (26.8%), and exceptional in urban environments [138, 140].

Airborne contact forms are the most commonly observed; they take place in our region in spring from March to June, reaching a peak in April and May. Obviously, this pattern may differ in relation to weather and caterpillar biological cycle variations.

Processionary dermatitis is observed in occupational settings (forestry personnel, residential gardeners, lumberjacks, woodcutters, resin collectors, stockbreeders, and entomologists) and even more commonly in non occupational situations (tourers and campers).

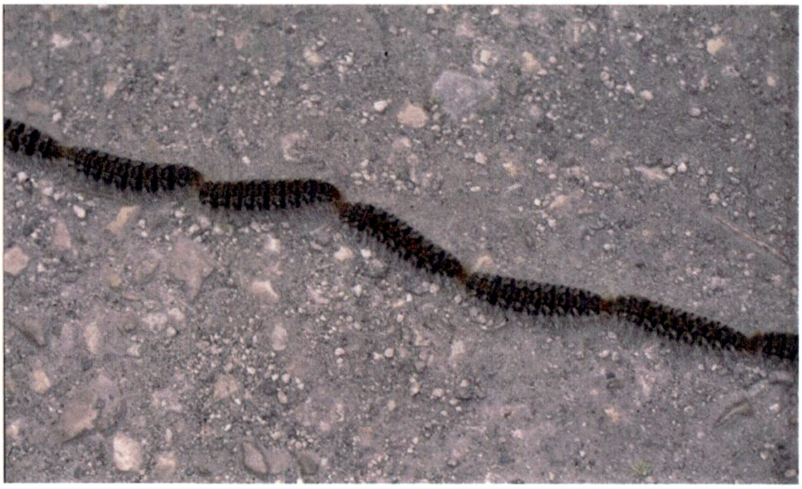

Fig. 11.30 Caterpillars (*Thaumetopoea pityocampa*) in procession

Based on the mode of contact, there are two clinical forms. One with limited, figured lesions due to direct skin contact with a caterpillar, that is observed especially in children who play with the larvae and let caterpillars stroll on their skin (Fig. 11.31). Another form, with extensive lesions, is due to airborne skin contact with the hairs dispersed in the air, that can pass through clothes (Figs. 11.32, 11.33, 11.34, 11.35, and 11.36). The last form is favored by the wind. The face, neck, forearms, and backs of the hands are the body areas most commonly involved. The onset of the eruption occurs 1–12 hours from contact, or rarely, days after. Clinically, it manifests with pinkish to bright red, round macules and papules, 3–8 mm in diameter, overlapping an urticarial base. Papules can be surmounted by vesicles. Oftentimes, clinical characteristics mimic those of strophulus, sometimes with bullous lesions. At the eyelids there can be evident edema, of a more or less conspicuous type. Itching is intense and continuous; purpuric and scratching lesions are common findings.

Albeit rarely, the skin manifestations can parallel systemic symptoms, such as malaise, fever, and anaphylactic syndrome [143, 144].

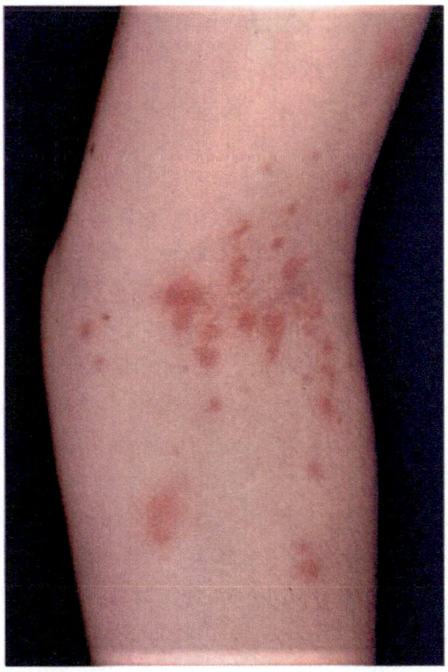

Fig. 11.31 Direct papulous contact dermatitis due to caterpillars

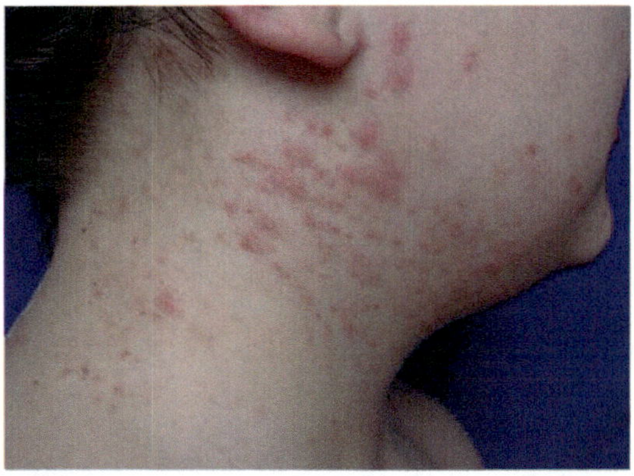

Fig. 11.32 Papulous airborne dermatitis due to the air-dispersed hairs of caterpillars (Reproduced by Bonamonte and Coll [139])

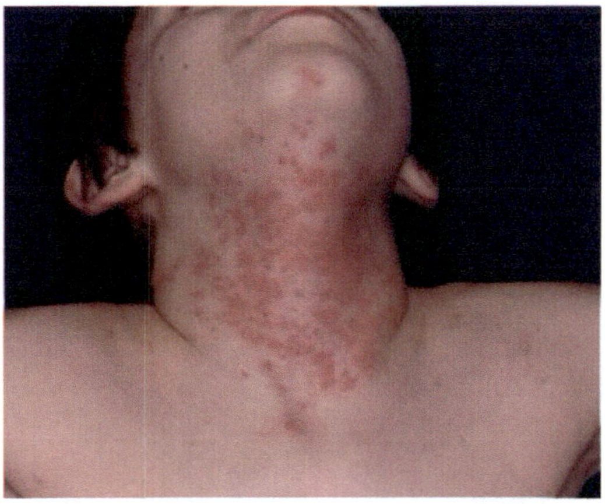

Fig. 11.33 Papulous airborne dermatitis due to the air-dispersed hairs of caterpillars (Reproduced by Bonamonte and Coll [139])

Cutaneous lesions evolve in 3–4 days and leave a brownish macule which resolves in 1–2 weeks. An atypical case has been reported in the Italian literature and cited in an international journal: a farmer who had developed an ulcerative dermatitis of the penis after he had manipulated pine processionary nests (*Cnethocampa pinivora*) and later masturbated [145].

In approximately 10% of cases, there is ocular involvement [138, 139] with early (a burning sensation, almost invariably unilateral, hyperemia and conjunctival edema) or late

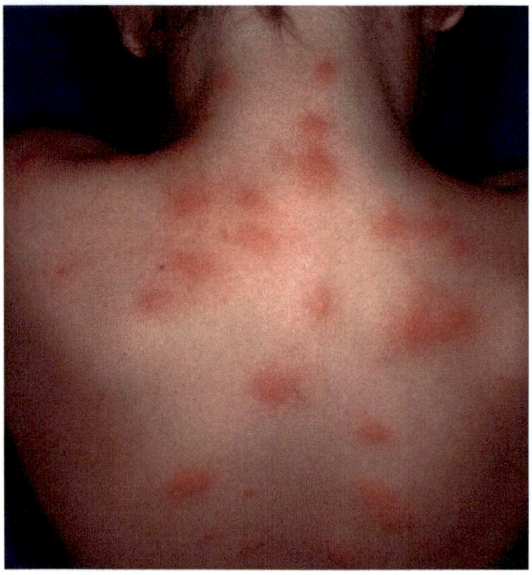

Fig. 11.34 Papulous airborne dermatitis due to the air-dispersed hairs of caterpillars (Reproduced by Bonamonte and Coll [139])

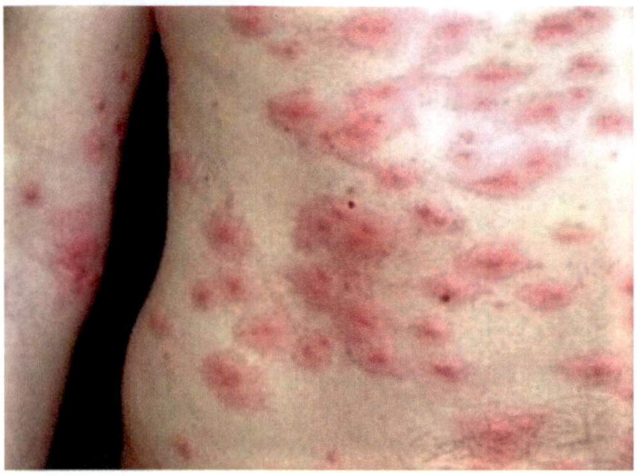

Fig. 11.35 Papulous airborne dermatitis due to the air-dispersed hairs of caterpillars

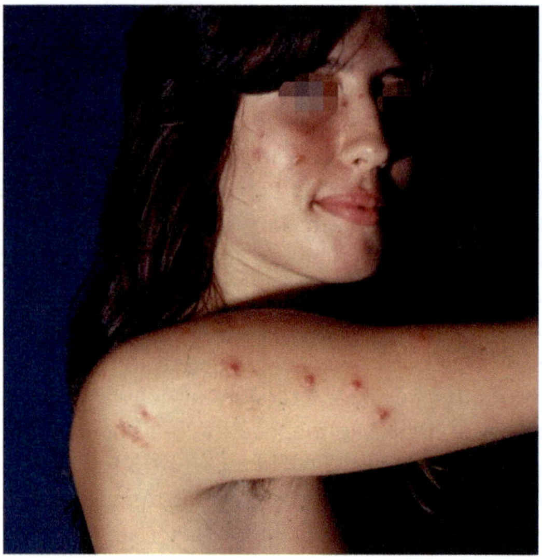

Fig. 11.36 Airborne papulo-bullous lesions due to the air-dispersed hairs of caterpillars (Reproduced by Bonamonte and Coll [139])

(photophobia, profuse tearing, and the formation of conjunctival yellowish nodules: ophthalmia nodosa) lesions. If there is hair migration towards the inner structures, sclera involvement, iris nodules, glaucoma, keratitis, uveitis, cataract, and panophthalmitis can be observed [137, 141, 146–151].

Respiratory involvement associated with pine processionary inhalation is rare, but the upper airways may be affected, with rhinitis, cough, dysphagia, and dyspnea. Asthma crises and the risk of asphyxia are possible, although rare, and require urgent treatment [137, 141, 146, 149].

Pathogenic Mechanisms. The mechanism is dual, being mechanical (skin infixion by hairs) and pharmacological [146, 152, 153]. It is likely that the mechanisms are valid for all the processionary species, although the hair venom composition in various Lepidoptera families has yet to be completely recognized. Shared venom components include histamine, histamine releasers, serotonin, and proteases [154, 155]. In 1986, Lamy and Coll isolated a protein, thaumetopoein (P.M. 28.000 D), from pine processionary hairs [156]. This protein acts directly on mast cells, inducing degranulation, validating a non specific urticarial effect of these caterpillars.

However, besides the direct histaminergic mechanism, reations to *T. pityocampa* have long been suspected to be associated to IgE-mediated hypersensitivity [157]. As a matter of fact, recently published studies have demonstrated through in vitro and in vivo tests that an IgE-mediated mechanism is involved in most *T. pityocampa* cases in adults [148, 149] and that the allergenic potency dramatically increases during larval development, peaking at the L5 instar stage [158]. In particular, a 2012 study showed that setae contain a complex mixture of at least 70 proteins including 7 allergens, which are delivered to the skin by penetration of the setae [159]. The latter comprise minute amounts of proteins enclosed in a chitin-based envelope. Chitin exposure has been shown to induce the expression of interleukin (IL)-4 and IL-13 and so of eosinophils and basophils. Therefore, exposure to chitin has been proposed as the primary trigger in the development of the allergy [160]. In addition, data show that *T. pinivora* setae are able to penetrate the outer skin layer and remain there for up to 3 weeks, potentially releasing allergens that could trigger and/or enhance an immune allergic reaction in the host [161].

Diagnosis and Therapy. A history of residing, passing through or nearby pine forests is of prime importance, as also a history of direct contact with caterpillars, the presence of strophulus-like lesions, the distribution of the latter, and the development of dermatitis in the patient's friends and family (Fig. 11.37).

Stripping the lesions with tape and subsequent microscopic examination can demonstrate the presence of caterpillar hairs [162]. Histological studies on spontaneous lesions are scarce [163]. Focal disruption of the stratum corneum, along with epidermis cell lysis and consequent intraepidermic vesicles, has been described in experimentally induced lesions. Hair fragments are usually visible. Perilesional skin appears spongiotic, while edema and a perivascular lymphocyte, neutrophil, and eosinophil infiltrate are apparent in the dermis. In a later stage the same features become more discernible, with intense spongiosis and intraepidermic bullae formation; in the dermis the infiltrate extends to the hypodermis and becomes lymphohistiocytic in composition [163].

Patch tests with ether, alcohol, and saline filtrates result negative. Prick tests with a ground hair filtrate are positive, showing an urticarial reaction. These tests support the histaminergic urticarial activity of the substances, the need for skin scarification for the reaction to take

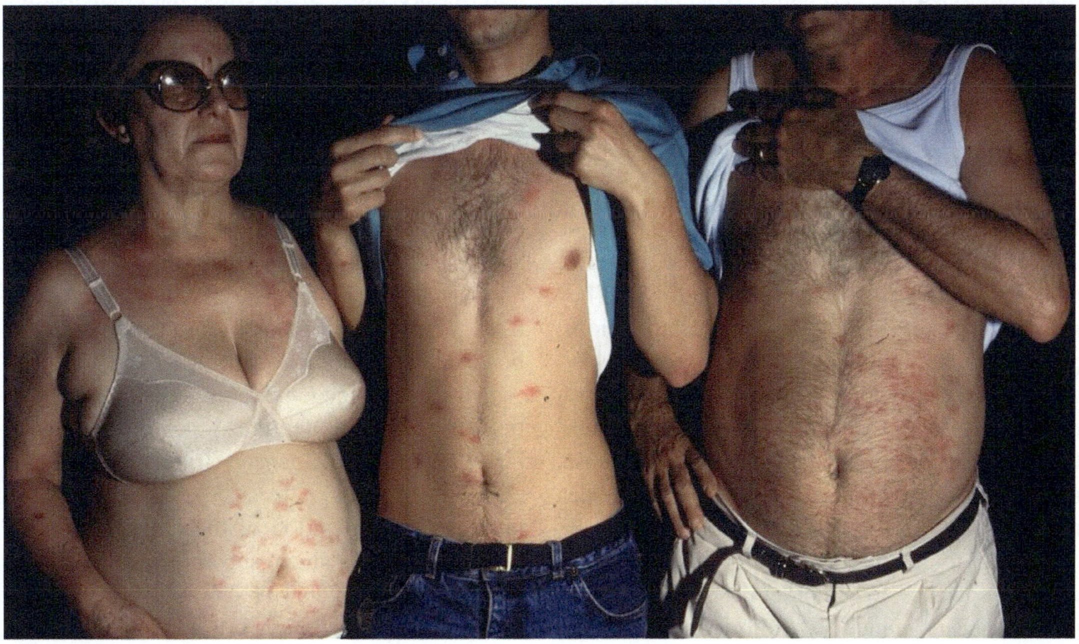

Fig. 11.37 Papulous airborne dermatitis due to the air-dispersed hairs of caterpillars in a family (Reproduced by Bonamonte and Coll [139])

place, and the need for crushing of the hairs to release the phatogenic substances. In vitro tests (IgE-immunoblotting) can be performed in patients with a positive prick test to confirm the allergenic nature of the cutaneous reaction.

Treatment shows scarce efficacy. Systemic antihistamines do not reveal any great utility. Topical steroids can accelerate resolution of the lesions, while systemic steroids may be administered in severe cases. Topical anti-itching products containing menthol or phenol can be helpful in relieving the pruritus. Topical potassium dobesilate 5% cream has recently been reported to provide some benefit [164].

11.7.2 Oak Caterpillar Dermatitis

The causal caterpillar is *T. processionea,* whose biological cycle differs from that of the pine species (larval life is considerably shorter in the former). The infestation occurs similarly to that of *T. pityocampa.* Holiday makers and forestry workers are at high risk. In this case, too, the substances responsible for the dermatitis are histamine-releasing proteins. The symptoms, diagnosis and treatment are the same as for the pine caterpillars form [165].

11.7.3 Moth Dermatitis

In some species of Lepidoptera, irritant setae are carried by the adults, for example moths of the genus *Hylesia* (Saturniidae family). They provoke various symptoms: urticarial lesions, papules of strophulous type surmounted by vesicles and eczematiform lesions. The complaint, that follows direct or more often airborne contact, resolves in about one week. In this case, too, ocular and respiratory involvement has been reported.

Owing to the particular reproduction cycle of this species, four epidemics per year are possible. The genus is notorious for causing outbreaks of "butterfly itch" or "moth dermatitis": the complaint is also known as "Guyane papillonite" or "Caripito itch" (from an epidemic form that broke out in the Caripito docks in Venezuela) in tropical South America (Argentina, Brazil, Peru) [166–173].

11.8 Chloracne

Together with acne due to coaltar products and petrolatum and its derivatives, chloracne, caused by halogenated aromatic hydrocarbons, is a variety of occupational acne (Table 11.16) [174–180].

Chloracne, a classic example of the impact of environmental pollution on human health, was first described in Germany by Von Bettman in 1887 [181] and then by Herxheimer in 1899 [182], who suggested the etiology to be chlorine exposure and also coined the name "chloracne" in view of its clinical similarity to acne vulgaris.

11.8.1 Etiology

The most potent acnegens are chloro- and bromo-substituted aromatic hydrocarbons. The culprits are most often chloronaphthalenes and bromonaphthalenes (used as electricity isolators), polychlorodiphenols (contained in closed electrical systems, transformers, and used in small quantities as plasticizers in cellulose, vinyl resins and rubber), some accidental contaminants of chlorphenolic herbicides (i.e. the dioxins tetrachlorodibenzodioxin and hexachlorodibenzodioxin and tetrachlorodibenzofuran), and some contaminants of herbicides, derivatives of 3,4-dichloroanyline (tetrachloroazoxybenzene, tetrachloroazobenzene) (Table 11.16).

All chloroacnegenic compounds share particular structural features including molecular planarity and 2 benzene rings with halogen atoms occupying at least 3 of the lateral ring positions. The position of the halogen substitutions is critical, since substitutions leading to molecular non-planarity greatly diminish the chloracnegenic activity [183]. Polychlorinated dibenzo-dioxins (PCDDs) and polychlorinated dibenzofurans (PCDFs) consist of 2 benzene rings bound by oxygen atoms. In PCDDs,

Table 11.16 Most common chloracnegens

Substances	Use
1. Polyhalogenated naphthalenes Polychloronaphthalenes Polybromonaphthalenes	Materials for electric and thermal isolation
2. Polyhalogenated biphenyls Polychlorobiphenyls Polybromobiphenyls	Closed electric circuits (transformers) Cellulose plasticizers Vinyl resins
3. Polyhalogenated dibenzofurans Polychlorodibenzofurans (Tetrachlorodibenzofuran) Polybromodibenzofurans (Tetrabromodibenzofuran)	Herbicides
4. Contaminants of polychlorophenyl compounds 2,3,7,8-Tetrachlorodibenzo-*p*-dioxin (TCCD) Hexachlorodibenzo-*p*-dioxin Tetrachlorodibenzofuran	Herbicides
5. Contaminants of 3,4-dichloroaniline 3,4,3',4'-Tetrachloroazoxybenzene 3,4,3',4'-Tetrachloroazobenzene	Herbicides

2 rings are joined by 2 oxygen bridges, and in PCDFs, by a carbon bond and an oxygen bridge. Chlorine atoms can be bound at 8 different places on the molecule, numbered from 1 at 8 (Fig. 11.38) [177]. Of the 210 dioxin and dibenzofuran congeners, only 17 are toxic. 2,3,7,8. Tetrachlorodibenzo-*para*-dioxin (TCDD), with 4 chlorine atoms, is the best known and most toxic dioxin [175] (Fig. 11.38).

Dioxins have no uses. The natural sources of dioxins are forest fires and volcanic activities. They are mostly formed and released as by-products of human activities, in particular of industrial processes and incomplete combustion processes like waste incineration. Other sources in the air are emissions from oil- or coal-fired power plants, and burning chlorinated compounds such as polychlorinated biphenyls (PCBs). Dioxins are released in waste waters from pulp and paper mills that employ chlorine or chlorinated substances in the bleaching process [177]. In any case, the most important sources of industrial emissions are waste incinerators, ferrous and nonferrous metal production and power generation, as well as heating, that contribute 45% of the total emissions. About another 40% of the total emissions are released by uncontrolled combustion processes [184].

Combustion-derived dioxins are linked to particles such as ashes, and small particles can be carried very far from the source of the emissions. They are hydrophobic and strongly lipophilic; their solubility in organic solvents increases with the chlorine content. Dioxins are not soluble in water, and in aquatic environments they mostly bind to any materials with a high organic content, such as microscopic plants and animals (plankton) eaten by larger animals. For this reason they circulate and accumulate at each step of the food chain (the biomagnification phenomenon) [177]. The toxicity of dioxins, their diffusion and production and the means for reducing and identifying them are reported in various specific works [175, 177, 178, 182–188].

In the 20th century there were at least 20 episodes of exposure to TCDD reported in the world at large, affecting industrial populations and more recently, also of non occupational type [174, 176, 177, 180]. Among the best known accidents, in the US already by the 1930s there had been observations of chloracne and various other symptoms in workers at factories producing pesticides, herbicides and other products with a high TCDD content. Among herbicides, the defoliant Agent Orange, used by the US army in the Vietman War from 1961 to 1971,

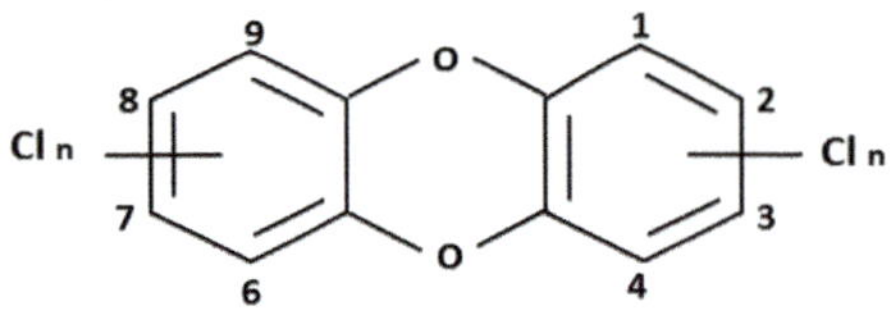

PCDD

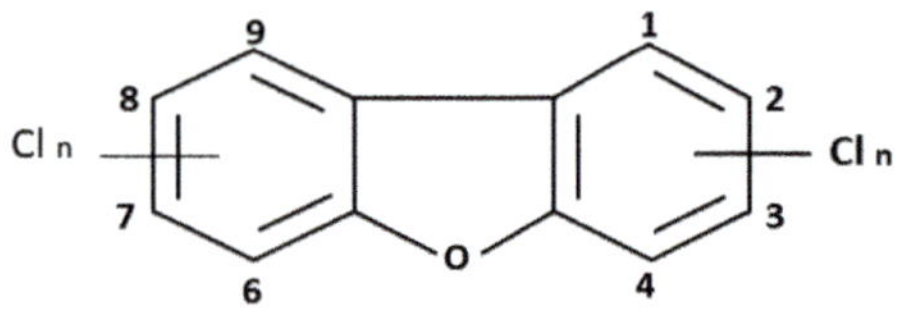

PCDF

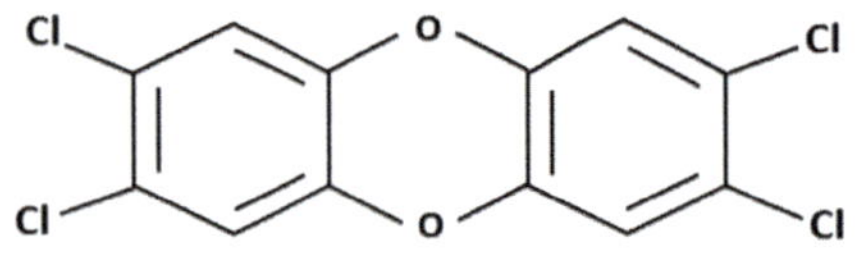

TCDD

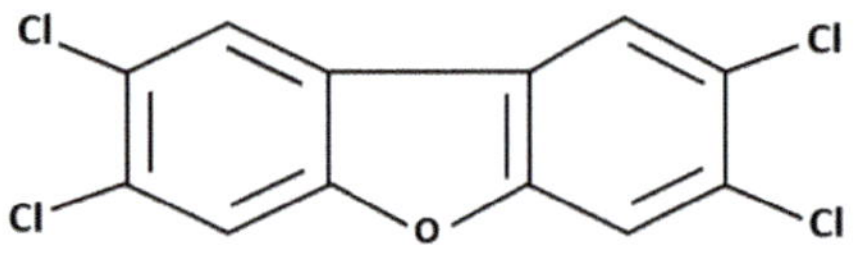

TCDF

Fig. 11.38 Chemical structure of polychlorinated dibenzodioxins (PCDD) and dibenzofurans (PCDF). Chemical structure of 2,3,7,8-tetrachlorodibenzo-*para*-dioxin (TCDD) and 2,3,7,8-tetrachlorodibenzofuran (TCDF): two most potent chloracnegens

was notorious. Severe consequences, in the form of persistent chloracne lesions, were observed in 11.5% of Vietnam Veterans with a remote (17–22 years) history of exposure [189, 190]. In a study of 109 workers at a pentachlorophenol plant, the prevalence of chloracne was 73.4% of cases [191]. In another study of 3,538 workers with factory exposure to TCDD, 11% were found to have chloracne [192].

In July 1976, an explosion occurred in a 2,4,5-trichlorophenol reactor at the ICMESA chemical plant in Seveso (25 km north of Milan, Italy). In a vast residential area surrounding the town, 2 kg of TCCD were discharged into the atmosphere. Between September 1976 and February 1978, in 193 subjects, 170 of them (88%) under the age of 14 years, chloracne was diagnosed [193–196]. Another well known incident was the widespread ingestion of tainted rice cooking oil contaminated with PCBs in Yucheng in Taiwan: 17.5% of the exposed subjects developed chloracne [197].

The most notorious case of dioxin poisoning is that of the Ukrainian President Viktor Yushchenko during a dinner in Kiev on September 5, 2004 [198–201]. Serum levels were 108,000 pg/g lipid weight, so 50,000 times the average levels of TCDD in the general population [201]. Mr Yushchenko suffered severe health problems and chloracne.

Sporadic cases of chloracne have recently been reported in the literature. A 27-year-old man presented chloracne after he had been working for three months in a chemical laboratory where he had handled only *o*-dichlorobenzene [202]. Chloracne due to *o*-dichlorobenzene has also been reported in 9 factories producing chemicals based on monochlorobenzene, *o*-dichlorobenzene, and *p*-dichlorobenzene [203]. A further 8 cases were described in subjects all staying at the same holiday resort in the Appennines outside Bologna, Italy, and in a patient occupationally exposed to halogenated compounds [204].

11.8.2 Exposure Pathways and Pathogenic Mechanism

Human exposure to dioxins can occur due to environmental, occupational, or accidental pollution. Most such exposure is secondary to eating foods of animal origin or other products containing dioxin. According to the WHO, the major sources of dioxins in humans are meat, fish and eggs [205]. Exposure can also be due to inhalation, drinking water, soil ingestion, and skin absorption. In the human organism, dioxins are partly metabolized and eliminated and partly stored in body fat. To be eliminated, dioxins must be converted to polar derivatives. The biological half-life differs in the various congeners; the TCDD half-life is between 5 and 10 years [206], or 7 and 11 years [207]. The elimination of dioxins depends on the dose (the elimination rate of TCDD is much greater at higher than lower levels) [178], age, gender (it is quicker in men and younger people), and quantity of body fat. According to the WHO, the standard tolerable daily intake of dioxins is at TEQ = (1 to 4) pg/kg-1 body weight per day or (10 to 30) pg/g-1 serum lipid [208]. However, even taking into account the variable individual sensitivity to dioxins, it seems to be difficult to diagnose chloracne on the sole basis of serum values. Analyses of various sporadic cases of chloracne, diagnosed on acceptable clinical and histological criteria, demonstrated, in fact, that the serum values were in the normal range [204]. This underlines the need for new biomarkers to evaluate contamination and make a more precise definition of the "no-effect level" [178].

The precise pathogenic cellular and molecular mechanisms underlying chloracne have not been entirely clarified, and are the object of various studies [175, 177–209]. TCDD induce a broad spectrum of effects at very low concentrations. The toxicity spectrum is known to be mediated by the binding and activation of the aryl hydrocarbon receptor (AHR), located in the cytoplasm of most cells, including all major cell types of the immunogenic system (B cells, T cells, dendritic cells, macrophages, granulocytes, and natural killer cells) [209, 210]. AHR forms a receptor complex with several proteins, including a 90-kD heat shock protein dimer [211]. Once bound by the ligand, the ligand-receptor complex translocates to the nucleus, where it binds cis elements of DNA known as xenobiotic- or dioxin-responsive elements [210]. The activation of AHR induces a variety of drug-metabolizing enzymes ("AHR battery"). Unlike most AHR ligands that induce their own metabolism, TCDD is resistant to these enzymes and its persistent occupancy of AHR is believed to be responsible for its strong toxicity [210]. The most common biomarker for AHR activation is the induction of cytochrome P450, of the enzyme superfamily that plays a critical role in the oxygenation of xenobiotics, including environmental and occupational pollutants such as dioxin [212, 213].

In the skin, different epithelial structures respond to TCDD in different ways: the epidermis and infundibulum undergo prominent hyperplasia; sebaceous glands and sweat glands lose their secretory activity and are replaced by keratinizing cells, while the lower portion of the follicle (hair bulb) undergoes a gradual involution [175]. Underlying these pathways are alterations of stem cell homeostasis induced by TCDD, resulting in hypoplasia of some skin epithelial structures and hyperplasia of others. The altered stem cell homeostasis thus brings about a shift from a pilosebaceous differentiation pattern to an epidermal one, as a result of an imbalance in early multipotent cells commitment [175]. This model of prefential differentiation towards an epidermal lineage and consequent diminution of the sebaceous lineage is consistent with the morphological skin alterations observed in patients [177, 214, 215] and in animal models with chloracne [216].

Hyperplasia of the infundibulum, with a switch of its content from semiliquid sebum to solid keratin, could explain the infundibulum dilatation and the development of comedones. The same mechanism could underlie the transformation of the eccrine sweat glands [175, 217].

The involvement of multipotent stem cells could also explain the delayed onset of chloracne after exposure to the causal chemicals, and its chronic course. In addition, the intervention of these same cells could explain the histologic differences between chloracne and acne vulgaris: the latter is associated with an exaggerated sebogenesis, while the former is characterized by the gradual transformation of sebocytes into keratinizing cells and consequent squamous metaplasia of the sebaceous glands [217].

11.8.3 Clinical Features

The skin is a key organ indicating exposure to various environmental poisons, and especially the group of dioxin chemicals. This "sentinel role" is likely linked to the fact that various poisons, absorbed either by cutaneous or systemic route, are metabolized in the skin.

Apart from the intensity and duration of the exposure, and the chloracnegenic power of the dioxins, the severity of chloracne also depends on individual susceptibility, that is highly variable. Developing fetuses and newborn babies are the most sensitive, especially those exposed to high levels of dioxins through mothers' milk. Experimental topical application of a mixture of hexa- and penta-chloronaphthalenes on the skin of healthy volunteers demonstrated that some subjects develop severe chloracne while others have no skin effects at all. Older females seem to show a weak response or none, even to chronic applications of high concentrations of chloracnegenics [179]. In some individuals, the onset of chloracne occurs within days, but in others it takes 2–3 months since the last known exposure. Younger men, especially if blonde, are the first to be affected. In some subjects the complaint is prevalently cystic, and in others comedonic, affecting all the pores [218].

Some studies have shown that in a certain proportion of cases, apart from chloroacne there are signs of systemic intoxication; it is interesting to note that only one patient with this sign failed to develop chloracne, so resistance in such cases seems to be rare [219, 220]. To elucidate the reasons for the highly variable susceptibility studies of genetic factors are needed [201].

The key clinical feature of chloracne is a non inflammatory alteration of the keratinization of the pilosebaceous unit [174, 221], leading to the formation of comedones, cysts, pustules and various symptoms, but rarely pruritus [222]. In any case, it is important to underline that there is no clinical sign specific only to chloracne [178].

The skin manifestations generally appear about two weeks after the harmful exposure, reach a peak after about 6–10 months and can persist for years due to the very slow decrease of TCDD in skin, unlike in serum [201]. Usually, chloracne starts as an acute marked erythema of the face sometimes associated with intense edema. After 15–20 days, the formation of fine comedones (blackheads and whiteheads), one of the most characteristic clinical features, is observed. The comedones involve almost every follicle of the exposed part, giving the skin a slate-gray appearance. In modest cases, these comedones are the only clinical sign. The comedones start to shed hairs, while sebaceous lobules are still active, although involuted, and continue to secrete sebum [214].

Initially, straw-colored cysts are less common than comedones, and mainly affect the face and neck. In more serious cases non inflammatory infundibular cysts predominate over comedones, being the peculiar lesions of advanced chloracne. Cysts with a central orifice or pores that may also not be obvious, range in size from 1 mm to 1 cm in diameter. Unlike with primary comedones, the pylar portion of infundibular cysts is almost always destroyed and few or no hairs remain within the cavity [175]. The cystic lesions are virtually sterile, but occasionally a secondary infection can occur [218].

Chloracne is not associated with cutaneous inflammation, but in severe cases, non-infectious folliculitis may occur: in this event the clinical picture can be comparable to that of a severe nodulo-cystic acne. The nodulo-cystic lesions are evident in particular on the back and legs [223]. At the palmoplantar level, hyperkeratotic lesions of sweat glands origin (acrosyringial plugging), similar to the plugging in comedones of follicular origin, can be seen [196, 215, 224, 225].

The distribution of chloracne lesions is highly characteristic. Comedones most often develop on the face and neck (in 90–100% of affected subjects) (Figs. 11.39, 11.40, and 11.41), and forearms (47%). At facial level, the sites most often affected are below the eye toward the outer side (the malar zone) and the post-auricular triangles. The ear lobes, suboccipital hairline and groin are often involved. There are fewer cysts on the cheeks, forehead and

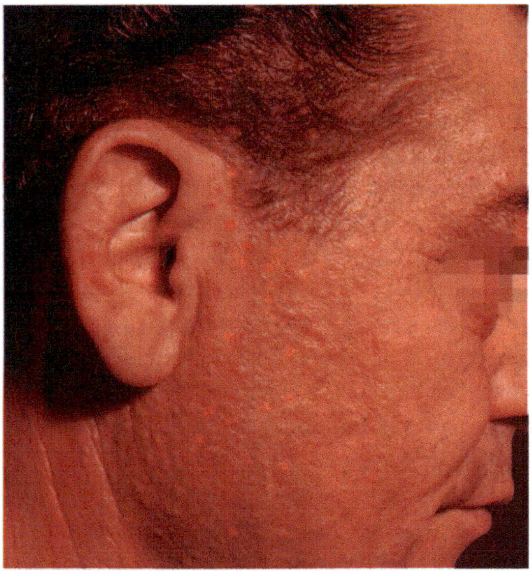

Fig. 11.39 Comedones of chloracne

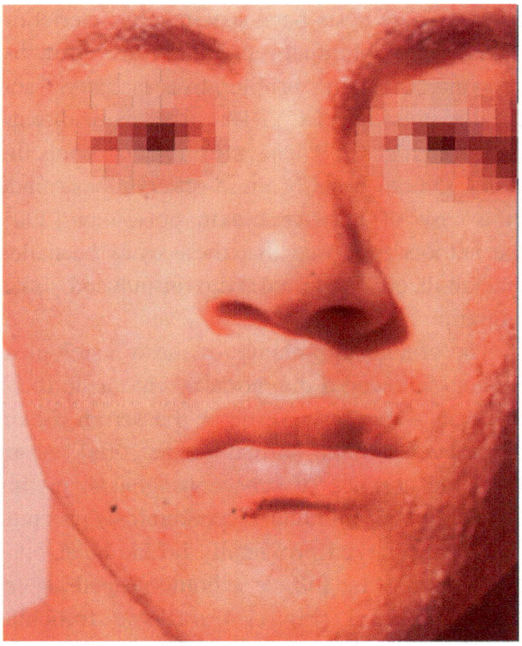

Fig. 11.40 Comedones of chloracne

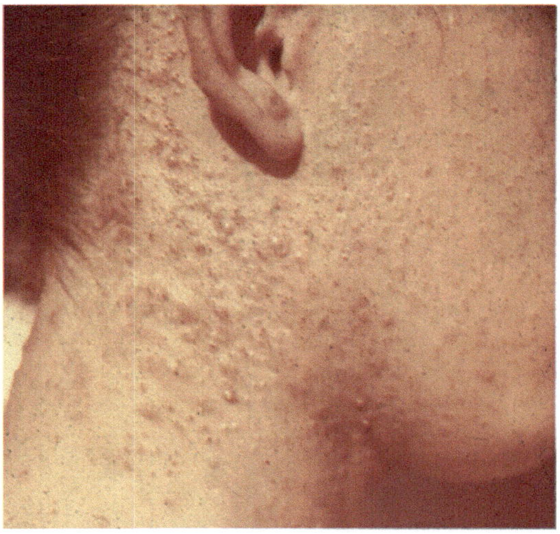

Fig. 11.41 Comedones and sterile pustules of chloracne

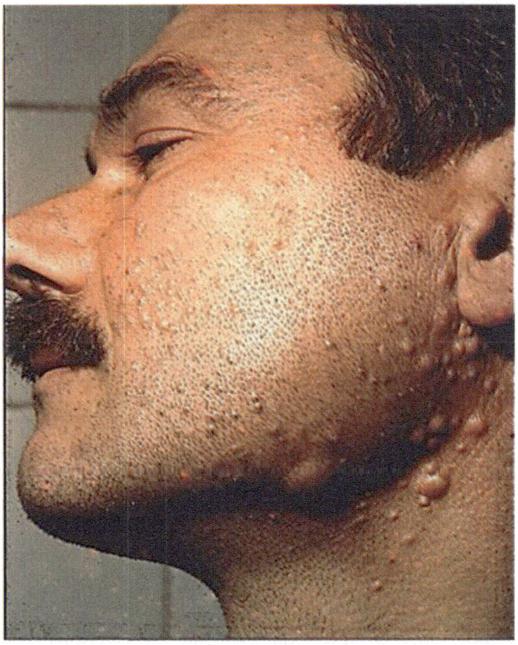

Fig. 11.42 Comedones and cysts of chloracne

sides of the neck (Fig. 11.42), while the nose, perioral zone and supraorbital regions are generally spared. The pustulous component is more evident on the neck. Comedones and cysts can also be present on the shoulders, back and chest (mid-portion), and sometimes on the outer surfaces of the forearms and anterior thighs. At the genital level, the penis is affected by comedones and the scrotum by cysts. The axillae can also be involved. Although all follicles can be affected, the vellus follicles are generally more sensitive than the scalp follicles [226].

Table 11.17 Clinical features of chloracne

Skin symptoms
Erythema and edema of face (acute signs)
Comedones (blackheads and whiteheads)
Slate-grey appearance of involved skin
Straw-colored cysts
Follicular hyperkeratosis
Pustules
Nodulocystic lesions
Skin thickening
Palmoplantar punctate keratoderma-like lesions
Absence of vellus follicles
Porphyria cutanea tarda
Skin xerosis
Decreased sebum secretion
Depressed scars (due to healing of nodulocystic lesions)
Systemic disturbances
Anorexia
Fatigue
Headache
Nausea
Vomiting
Conjunctivitis
Arthritis
Pancreatitis
Neuropathy
Impotence
Liver dysfunction
Hyperlipidemia
Anemia
Thyromegaly
Ophthalmitis
Impaired cell-mediated immunity
Teratogenicity
Porphyrinopathy
Diabetes
Hypertension
Atherosclerosis
Gastrointestinal, lymphatic, breast and hematopoietic cancers
Soft-tissue sarcoma

It is essential to understand that chloracne is not only a skin disease but in particular, a systemic intoxication disease. The skin symptoms are accompanied by systemic symptoms, some of which precede the skin involvement (Table 11.17) [201].

11.8.4 Histopathology

As already pointed out, there are no absolutely specific clinical signs for chloracne. Histology, instead, seems to provide a key sign that is both reproducible and pathognomonic, namely the disappearance of sebaceous glands [175, 178, 201, 204].

There are two major histologic findings, one being "structure loss" and the other "structure addition", with the preservation of other normal skin structures, and thereby compatible with hamartomas [179, 202]. The so-called "structure loss" was referred to the disappearance of the sebaceous glands, a crucial finding that was constantly evident in 252 histological slides studied. In human disease, there are no other examples of disappearance of the sebaceous glands. The term "chloracne" is therefore a misleading misnomer, since in acne there is hypertrophy of these same glands.

The "structure addition" is the presence of epidermal cysts, both superficial, with an open comedone-like aspect, and deeper in the derma. These cysts have specific characteristics: mantle-like columnar epithelial downgrowths, showing a high proliferative activity, and focal expression of CYP1A1 (the major dioxin-metabolizing CYP enzyme) in the epithelial walls. On the basis of these observations, made in a case of massive dioxin poisoning [200], the authors proposed that these cysts be called "metabolized acquired dioxin-induced skin hamartomas" [200, 201].

The crucial importance of these histological findings allowed a diagnosis of chloracne to be made in some cases, even if the serum dioxin titers were within normal range [204]. Apart from the absence of sebaceous glands, in this last study, too, follicular hyperkeratosis was present, with marked proximally infundibular dilatation giving the follicle a bottle-shaped aspect [214, 217–233] (Fig. 11.43). Some follicular orifices were filled by plugs of orthokeratotic hyperkeratosis. The follicular epithelium also showed hypergranulosis, sometimes true squamous metaplasia and numerous fine melanin granules in the stratum corneum [204].

It should be borne in mind that the first signs of histological changes appear already a few days after exposure to the chloracnegens [175].

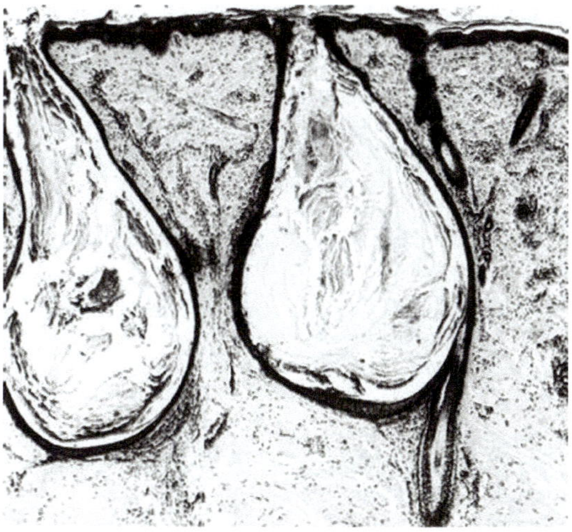

Fig. 11.43 Histopathology of chloracne: bottle-shaped infundibular dilatation (Hematoxylin-eosin,x 200)

11.8.5 Differential Diagnosis

Clinically, chloracne needs to be differentiated from other forms of occupational and non occupational acne.

Apart from chloracne, another form of occupational acne is *oil acne* or *oil folliculitis*, that presents with many comedones, follicular papules and pustules in sites of heavy oil exposure, namely the extensor surfaces of the arms and thighs and other sites of contact with oil-soaked clothing. There can also be furuncles. Modest pictures of occupational acne are caused by crude and cutting oils, coal-tar oils, pitch and creosote (Table 11.18). The backs of the hands, upper trunk and legs are less frequently affected. The lesions generally appear a few weeks after contact with the causal agents. The initial changes are marked by a dry, rough surface of the skin, with gradual atrophy of the hairs. Then the comedones appear, mostly large and open, as well as follicular papulous lesions the size of millet grains, that are red and congested at the periphery and yellowish-grey at the center. These may be followed by cystic lesions and, in particular on the face, backs of the hands and extensor surface of the forearms, by melanosis and diskeratosis. The observation of simple or spinulous follicular hyperkeratosis on exposed sites and the trunk, characterized by raised punctiforme follicles without signs of inflammation, is less common. The complaint is generally pruriginous [233].

Table 11.18 Occupational acne from oil and tar products

Petroleum and its derivates
Crude oils
Cutting oils
Coal-tar products
Coal-tar oils
Pitch
Creosote

The comedogenic action is linked to a dual mechanism: mechanical occlusion of the follicular ostium by oil and dirt, and hence the retention of glandular secretion causing stimulated keratinogenesis, and a direct irritant action of the hydrocarbons. Histology shows marked hyperkeratosis of the follicular ostium, hyperplasia of the follicular invagination epithelium, corneal pseudocysts, and a lymphomonocytic and histiocytic dermic infiltrate. Hypotrophy of the sebaceous glands is also evident. The evolution of oils-induced folliculitis ranges between weeks and months after the cessation of the harmful contact.

The differential diagnosis between chloracne and acne vulgaris is based on clinical aspects, namely the sites affected, age at onset and history of exposure [175] (Table 11.19). The sites of chloracne are distinctive: it can develop in any age group, including prepubertal children, but is not a predisposing factor for adolescent acne. Chloracne lesions rarely present inflammation whereas it is a common feature in acne vulgaris. In acne vulgaris the inflammation may be related to sebaceous lipids, their metabolites and by-products of the *Propionibacterium acnes,* that are known irritants [234]. *P. acnes* is the essential colonizer of acne vulgaris, whereas it is always absent in chloracne, whose lesions are sterile. In patients with chloracne the skin surface is not oily: the sebaceous glands show a reduced volume or are completely absent, and the production of sebum is dramatically reduced. Therefore, chloracne is associated with cutaneous xerosis. High sebum secretions are, instead,

Table 11.19 Differential characteristics of chloracne and acne vulgaris

	Chloracne	Acne vulgaris
Clinical features		
Age group	Any age group	Adolescence and early adulthood
Sites	Generalized, including retroauricolar and malar areas, axillae, groin, extremities; nose spared	Localized, including face (including nose), upper back and chest
Initial lesions	Miriad comedones	Limited comedones, papules, pustules, cysts
Inflammation	Very rare (as secondary effect of cyst rupture)	Inflammatory lesions are common
Sebum production	Decreased	Increased
Pathogenic factor		
Microflora	No bacteria	*Propionibacterium acnes* *Propionibacterium granulosum*
Histopathology		
Sebaceous gland	Atrophic, gradual replacement with keratinocytes	Hypertrophic
Sweat gland	Palmoplantar hyperkeratotic lesions, acrosyringial plugging	Uninvolved
Hair follicles	Hyperplasia of infundibulum and significant thickening of upper follicle	Thinning of infundibular epithelial wall

a must in acne vulgaris, and correlated with the severity of the complaint. Sebaceous secretion is androgen-dependent, while chloracne patients appear to have suppressed androgenic effects and hence sebogenesis.

Various drugs (including corticosteroids, anabolic steroids and synthetic androgens, anticonvulsivants, antiepileptics, isoniazid, bromides and iodides) can induce acneiform eruptions. Clinically, the picture is monomorphic with inflammatory papules and pustules, with little evidence of comedones, in contrast with the heterogeneous morphology normally observed in acne vulgaris. The face and upper trunk are most often involved. The interval between taking the drug and the acneiform eruption and pathogenic mechanism depend on the causal agent. Corticosteroids, that may provoke an acneiform reaction regardless of their route of administration, induce cornification in the upper part of the pilosebaceous duct, without acting on the number of surface bacteria. Androgens and anabolic steroids can increase the production of sebum and the surface population of *P. acnes*. This type of acne is most commonly observed in athletes and body builders, especially young men who make ample use of anabolic steroids. Finally, iodides and bromides are one of the most common causes of follicular acne, whose onset occurs rapidly after starting the drug.

11.8.6 Chloracne Persistence

The natural history of chloracne is highly variable. In general, it starts after 2–4 weeks from the initial harmful exposure; in cases with intensive exposure, the symptoms can appear after only a few days [227]. In cases of less severe intoxication, a slow, spontaneous improvement may quickly be evident [228]; however, in general, assuming there is no further exposure, the skin lesions take 2–3 years to resolve [222, 225]. Sometimes the disease can persist even 15 years after the cessation of exposure [218]. In workers accidentally exposed to by-products of 2,4,5-trichlorophenoxyacetic acid, the mean duration was 26 years; some subjects remained disfigured after more than 30 years from the accident [229]. In a group of Vietnamese Veterans with a remote history (17–22 years) of exposure to a herbicide (Agent Orange) the chloracne persisted in 11.5% of the cases [230]. Similarly, 20 years after the Seveso accident, TCDD plasma levels were still elevated (>10 ppt) in 78 (26.6%) of the 293 subjects recruited, and particularly in females, in subjects who had eaten home-grown animals, and in older subjects, those with a higher body mass index and those resident near the accident site. Plasma dioxin was strongly associated with chloracne. After 20 years, the health conditions of chloracne cases were similar to those of controls from the same geographic area [193].

The reasons why chloracne turns into a chronic disease are not known. It is possible that because chloracnegens are highly lipophilic they remain in the fatty tissues for long periods. However, it is also true that the duration and extension of the disorder are not necessarily correlated with the concentration and the half-life of the chloracnegens in the body. Chloracne lesions have also been reported to recur despite the total absence of further contact with the causal agent [231, 232]; a satisfactory explanation of this phenomenon has not yet been found.

The severity of chloracne depends on the intensity and duration of the exposure, on the chloracnegenic potency of the chemicals and on individual susceptibility.

It must also be noted that classic chloracne lesions can be observed in workers' relatives who have never been exposed to chloracnegens. The lesions are likely caused by contact with work clothes or tools brought home, or by direct bodily contact [232], demonstrating that even trace amounts of chloracnegens can cause disease.

References

1. Dooms-Goossens A, Debusschère KM, Gevers DM, et al. Contact dermatitis caused by airborne agents. A review and case reports. J Am Acad Dermatol. 1986;15:1.
2. Lachapelle JM. Industrial airborne irritant or allergic contact dermatitis. Contact Dermatitis. 1986;14:137.
3. Dooms-Goossens A, Deleu H. Airborne contact dermatitis: an update. Contact Dermatitis. 1991;25:211.
4. Angelini G, Vena GA. Airborne contact dermatitis. Clin Dermatol. 1992;10:123.
5. Lachapelle JM, Frimat P, Tennstedt D, et al. Dermatoses aéroportées. In: Lachapelle JM, Frimat P, Tennstedt D, et al., editors. Dermatologie professionnelle et de l'environement. Paris: Masson; 1992. p. 141.
6. Tennstedt D, Leroy B, Lachapelle JM. Dermatoses de contact aéroportées d'origine allergique. Ann Dermatol Vénéreol. 1994;121:850.
7. Björkner BE. Industrial airborne dermatoses. Dermatol Clin. 1994;12:501.
8. Angelini G, Vena GA. Dermatosi aerotrasmesse. In: Angelini G, Vena GA. editors. Dermatologia professionale e ambientale, vol I. Brescia: ISED; 1997. p 107.
9. Lotti T, Menchini G, Teofoli P. The challenge of airborne dermatitis. Clin Dermatol. 1998;16:27.
10. Lachapelle JM. Occupational airborne skin diseases. In: Kanerva L, Elsner P, Wahlberg JE, et al., editors. Handbook of occupational dermatology. Berlin: Springer; 2000. p. 193.
11. Huygens S, Goossens A. An update on airborne contact dermatitis. Contact Dermatitis. 2001;44:1.
12. Handa S, De D, Mahajan R. Airborne contact dermatitis—current perspectives in etiopathogenesis and management. Indian J Dermatol. 2011;56:700.
13. Pirilä V. Thiokol as a frequent cause of dermatitis. Allergy. 1950;3:329.
14. Pirilä V, Noro I, Iaamanen A. Air pollution and allergy. Acta Allergol. 1963;18:113.
15. Stam-Westerveld EB, Coenraads PJ, van der Valk PG, et al. Rubbing test responses of the skin to man-made mineral fibres of different diameters. Contact Dermatitis. 1994;31:1.
16. Schloemer JA, Zirwas MJ, Burkhart CG. Airborne contact dermatitis: common causes in the USA. Int J Dermatol. 2015;54:271.
17. Cashman MW, Reutemann PA, Ehrlich A. Contact dermatitis in the United States: epidemiology, economic impact, and workplace prevention. Dermatol Clin. 2012;30:87.
18. Rycroft RJG, Smith WD. Low humidity and occupational dermatoses. Contact Dermatitis. 1980;6:488.
19. Dooms-Goossens A, Boyden B, Ceuterick A, et al. Dimethylthiourea, an unexpected hazard for textile workers. Contact Dermatitis. 1979;5:367.
20. Mensing H, Kimming W, Hausen BM. Airborne contact dermatitis. Hautarzt. 1985;36:398.
21. Pecegueiro M, Brandão FM. Airborne contact dermatitis to plants. Contact Dermatitis. 1985;13:277.
22. Sharma SC, Kaur S. Airborne contact dermatitis from Compositae plants in northern India. Contact Dermatitis. 1989;21:1.
23. Hostetler SG, Kaffenberger B, Hostetler T, et al. The role of airborne proteins in atopic dermatitis. J Clin Aesthet Dermatol. 2010;3:22.
24. Nilsen A. Facial rash in visual display unit operators. Contact Dermatitis. 1982;8:25.
25. Santos R, Goossens A. An update on airborne contact dermatitis: 2001–2006. Contact Dermatitis. 2007;57:353.
26. Schaefer H, Redelmeier TE. Skin barrier. Basel: Karger; 1996. p. 56.
27. Lademann J, Otberg N, Richter H, et al. Investigation of follicular penetration of topically applied substances. Skin Pharmacol Appl Skin Physiol. 2001;14(Suppl 1):17.
28. Schaefer H, Lademann J. The role of follicular penetration. A differential view. Skin Pharmacol Appl Skin Physiol. 2001;14(Suppl 1):23.
29. Otberg N, Richter H, Schaefer H, et al. Variations of hair follicle size and distribution in different body sites. J Invest Dermatol. 2004;122:14.

30. Lademann J, Schaefer H, Otberg N, et al. Penetration von Mikropartikeln in die menschliche Haut. Hautarzt. 2004;55:1117.
31. Lademann J, Otberg N, Jacobi U. Follicular penetration and targeting. J Invest Dermatol Symp Proc. 2005;10:301.
32. Clemmensen OJ, Menné T, Kaaber K, et al. Exposure of nickel and the relevance of nickel sensitivity among hospital cleaners. Contact Dermatitis. 1981;7:14.
33. Clemmensen OJ, Jorgensen J, J Joins O, et al. Exposure to chromium from hospital cleaning. Derm Beruf Umwelt. 1983;31:54.
34. Angelini G, Vena GA. Allergia da contatto al nichel. Considerazioni su vecchie e nuove acquisizioni. Boll Dermatol Allergol Profes. 1989;4:5.
35. Handfield-Jones S, Boyle J, Harmann RRM. Contact allergy caused by metal sprays. Contact Dermatitis. 1987;16:44.
36. Arlette J, Mitchell JC. Compositae dermatitis: current aspects. Contact Dermatitis. 1981;7:129.
37. Vena GA, Foti C, Grandolfo M, et al. Mercury exanthem. Contact Dermatitis. 1994;31:214.
38. Sharma VK, Sethuraman G. *Parthenium* dermatitis. Dermatitis. 2007;18:183.
39. Sharma VK, Sahoo B. Prurigo nodularis-like lesions in *Parthenium* dermatitis. Contact Dermatitis. 2000;42:235.
40. Lindskov R. Contact urticaria to formaldehyde. Contact Dermatitis. 1982;8:333.
41. Fisher AA. Contact dermatitis in medical and surgical personnel. In: Maibach HI, Gellin GA, editors. Occupational and industrial dermatology. Chicago: Year Book Medical; 1982. p. 223.
42. Bhutani LK, Rao DS. Photocontact dermatitis caused by *Parthenium hysterophorus*. Dermatologica. 1978;157:206.
43. Burge SM, Powell SM. Contact urticaria to phosphorus sesquisulphide. Contact Dermatitis. 1983;9:424.
44. Angelini G, Vena GA, Foti C, et al. Contact allergy associated with airbone contact allergy from phosphorus sesquisulfide. Am J Contact Dermatitis. 1994;5:84.
45. Konzen JL. Fiberglass and the skin. In: Maibach HI, Gellin GA, editors. Occupational and industrial dermatology. Chicago: Year Book Medical; 1982. p. 229.
46. Sertoli A, Giorgini S, Farli M. Fiberglass dermatitis. Clin Dermatol. 1992;10:167.
47. Meneghini CL. Fiberglass dermatitis. Contact Dermatitis. 1977;3:218.
48. Björnberg A, Löwhagen GB. Patch testing with mineral wool (rockwool). Acta Dermatol Venereol. 1977;57:257.
49. Tarvainen K, Estlander T, Jolanki R, et al. Occupational dermatitis caused by man-made mineral fibers. Am J Contact Dermatitis. 1994;5:22.
50. Rom W, Moshell A, Greaves W, et al. A study of dermatitis in trona miners and millers. J Occup Med. 1983;25:295.
51. Lachapelle JM, Mahmoud G, Vanherle R. Anhydrite dermatitis in coal mines. An airborne irritant reaction assessed by laser Doppler flowmetry. Contact Dermatitis. 1984;11:188.
52. Lachapelle JM. Occupational airborne irritant contact dermatitis to slag. Contact Dermatitis. 1984;10:315.
53. Nethercott JR. Airborne irritant contact dermatitis due to sewage sludge. J Occup Med. 1981;23:771.
54. Lachapelle JM. Occupational airborne irritant contact reaction to the dust of a food additive. Contact Dermatitis. 1984;10:250.
55. Williams DT, Otson R, Bothwell PD. Formaldehyde levels in the air of houses containing urea-formaldehyde foam insulation. Can J Public Health. 1981;72:331.
56. Schmutz JL, Rigon JL, Mougeolle, et al. Cutaneous accidents caused by self-defense sprays. Ann Dermatol Vénéreol. 1987;114:1211.
57. Shmunes E, Taylor JS. Industrial contact dermatitis. Effect of the riot control agent orthochlorobenzylidene malononitrile. Arch Dermatol. 1973;107:212.
58. Holland P, White RG. The cutaneous reactions produced by o-chlorobenzyl-idenemalononitrile and chloroacetophenone when applied directly to the skin of human subjects. Br J Dermatol. 1972;86:150.
59. Penneys NS, Israel RM, Indgin SM. Contact dermatitis due to 1-chloroacetophenone and chemical mace. N Engl J Med. 1969;281:413.
60. Maibach HI, Marzulli FN. Allergic sensitization potential of riot control lacrimants: Human Draize test. Contact Dermatitis Newsl. 1971;5:209.
61. Calnan CD. Chloracetophenone (CN) dermatitis. Contact Dermatitis. 1979;5:195.
62. Dejobert Y, Piette F, Bergoend F, et al. Contact dermatitis to self defence spray. Boll Dermatol Allergol Profes. 1987;5:71.
63. Angelini G, Vena GA, Foti C, et al. Dermatite da contatto con gas iprite. Boll Dermatol Allergol Profes. 1990;5:71.
64. Vena GA, Foti C, Grandolfo M, et al. Contact irritation associated with airborne contact irritation from mustard gas. Contact Dermatitis. 1994;31:130.
65. Momeni AZ, Enshaeih S, Meghdadi M. Skin manifestations of mustard gas. A clinical study of 535 patients exposed to mustard gas. Arch Dermatol. 1992;128:775.
66. Sartorelli E, Giubileo M, Bartalini E. Study of asthma-forming chronic bronchitis with pulmonary emphysema as a complication of occupational poisoning with yperite. Med Lav. 1957;48:336.
67. Gaffuri E, Felisi A. Chronic occupational pulmonary lesions due to yperite. Med Lav. 1957;48:539.
68. Bonamonte D, Verni P, Romita P, et al. Aquatic skin diseases from chemical and physical causes. In: Bonamonte D, Angelini G, editors. Aquatic dermatology. Biotic, chemical and physical agents. Berlin: Springer; 2016. p. 227.

69. Hjorth N. Food poisoning from cod-roe contaminated by mustard gas; a report with five case histories. Acta Med Scand. 1953;147:237.
70. Mongelli-Sciannameo N. Collective accident due to dichlorodiethyl sulfide in a group of fishermen. Rass Med Ind Ig Lav. 1960;29:441.
71. Bonamonte D, Angelini G. Aquatic dermatology. Biotic, chemical and physical agents. Berlin: Springer; 2016.
72. Calnan CD. Carbon and carbonless copy paper. Acta Derm Venereol. 1979;(Suppl 85)59:27.
73. Marks JG Jr, Trautlein JJ, Zwillich CW, et al. Contact urticaria and airway obstruction from carbonless copy paper. JAMA. 1989;252:1038.
74. Menné T, Asnaes G, Hjorth N. Skin and mucous membrane problems from "no carbon required" paper. Contact Dermatitis. 1981;7:72.
75. Rietschel RL, Fowler JF Jr. Dermatitis due to gases and propellants. In: Rietschel RL, Fowler JF Jr, editors. Fisher's contact dermatitis. Philadelphia: Lippincott Williams and Wilkins; 2001. p. 481.
76. van Ketel WG. Allergic contact dermatitis from propellants in deodorant sprays in combination with allergy to ethyl chloride. Contact Dermatitis. 1976;2:115.
77. Bircher AJ, Hampl K, Hirsbrunner P, et al. Allergic contact dermatitis from ethyl chloride and sensitization to dichlorodifluoromethane (CFC 12). Contact Dermatitis. 1994;31:41.
78. Wester RC, Hartway T, Serranzana S, et al. Human skin in vitro percutaneous absorption of gaseous ethylene oxide from fabric. Food Chem Toxicol. 1997;35:513.
79. Biro L, Fisher AA, Price E. Ethylene oxide burns. A hospital outbreak involving 19 women. Arch Dermatol. 1974;110:924.
80. Fisher AA. Postoperative ethylene oxide dermatitis. Cutis. 1973;12:177.
81. Romaguera C, Vilaplana J. Airborne occupational contact dermatitis from ethylene oxide. Contact Dermatitis. 1993;39:85.
82. Taylor JS. Dermatologic hazards from ethylene oxide. Cutis. 1977;19:189.
83. Angelini G, Rigano L, Foti C, et al. Occupational sensitization to epoxy resin and reactive diluents in marble workers. Contact Dermatitis. 1996;35:11.
84. Dahlquist I, Fregert S. Allergic contact dermatitis from volatile epoxy hardeners and reactive diluents. Contact Dermatitis. 1979;5:406.
85. Lundov MD, Mosbech H, Thyssen JP. Two cases of airborne allergic contact dermatitis caused by methylisothiazolinone in paint. Contact Dermatitis. 2011;65:176.
86. Swinnen I, Goossens A. An update on airborne contact dermatitis: 2007–2011. Contact Dermatitis. 2013;8:232.
87. Poison ivy, oak, and sumac. https://www.aad.org/public/diseases/itchy-skin/poison-ivy-oak-and-sumac.
88. Hausen BM, Oestmann G. The incidence of occupationally-induced allergic skin diseases in a large flower market. Derm Beruf Umwelt. 1988;36:117.
89. Ducombs G, Schmidt RJ. Plants and plant products. In: Rycroft RJG, Menné T, Frosch PJ, et al., editors. Textbook of contact dermatitis. Berlin: Springer; 2001. p. 883.
90. Holst R, Kirby J, Magnusson B. Sensitization to tropical woods giving erythema multiforme-like eruptions. Contact Dermatitis. 1976;2:295.
91. Hjorth N, Roed-Petersen J, Thomsen K. Airborne contact dermatitis from Compositae oleoresins simulating photodermatitis. Br J Dermatol. 1976;95:613.
92. Foussereau J, Muller JC, Benezra C. Contact allergy to Frullania and *Laurus nobilis:* cross-sensitization and chemical structure of the allergens. Contact Dermatitis. 1975;1:223.
93. Thune PO, Solberg YJ. Photosensitivity and allergy to aromatic lichen acids, Compositae oleoresins and other plant substances. Contact Dermatitis. 1980;6:64.
94. Problems with Pesticides. Tocsics Action Center: http//www.tocsicsaction.org/problems-and-solutions/pesticides.
95. Lisi P. Pesticides in occupational contact dermatitis. Clin Dermatol. 1992;10:175.
96. Lidén C. Pesticides. In: Rycroft RJG, Menné T, Frosch PJ, et al., editors. Textbook of contact dermatitis. Berlin: Springer; 2001. p. 767.
97. Mamuskiatti W, Abrasm K, Hogan DJ, et al. Pesticide-related dermatoses in agricultural workers. In: Kanerva L, Elsner P, Wahlberg IE, et al., editors. Handbook of occupational dermatology. Berlin: Springer; 2000. p. 781.
98. World Health Organization and United Nations Environmental Programm (WHO/UNEP). Public health impact of pesticides used in agriculture. Geneve: WHO; 1980.
99. Cronin E. Pesticides. In: Cronin E, editor. Contact dermatitis. Edimburgh: Churchill Livingstone; 1980. p. 391.
100. Hogan DJ, Graftan LH. Pesticides and other agricultural chemicals. In: Adams RM, editor. Occupational skin disease, 3rd ed. Philadelphia: Saunders;1999. p. 597.
101. Gordon M, Richter ED. Hazards associated with aerial spraying of organophosphate insecticides in Israel. Rev Environ Health. 1991;9:229.
102. Lagaspi JA, Zenz C. Occupational health aspects of pesticides. Clinical and hygienic principles. In: Zenz C, Dickerson OB, Hovarth EP, ediors. Occupational medicine, 3rd ed. Saint Louis: Mosby; 1994; p. 617.
103. Matsushita T, Nomura S, Wakatsuki T. Epidemiology of contact dermatitis from pesticides in Japan. Contact Dermatitis. 1980;6:255.
104. Paulsen E. Occupational dermatitis in Danish gardeners and greenhouse workers. Contact Dermatitis. 1998;38:14.
105. Bonamonte D, Foti C, Cassano N, et al. Contact dermatitis from organo-phosphorus pesticides. Contact Dermatitis. 2001;44:179.

106. Cellini A, Offidani A. An epidemiological study on cutaneous diseases of agricultural workers authorized to use pesticides. Dermatology. 1994;189:129.
107. Lisi P, Caraffini S, Assalve D. A test series for pesticide dermatitis. Contact Dermatitis. 1986;15:266.
108. Meneghini CL, Angelini G. Le dermatiti da contatto. Roma: Lombardo Ed.; 1982.
109. Bonamonte D, Vestita M, Filoni A, et al. Tobacco-induced contact dermatitis. Eur J Dermatol. 2016;26:223.
110. Steele MC, Ive FA. Recurrent facial eczema in females due to "strike anywhere" matches. Br J Dermatol. 1982;106:477.
111. Bonamonte D, Filoni A, Verni P, et al. Dermatitis caused by algae and Bryozoans. In: Bonamonte D, Angelini G, editors. Acquatic dermatology. Biotic, chemical and physical agents. Berlin: Springer; 2016. p. 127.
112. Fraser JH, Lyell A. Dogger Bank itch. Lancet. 1963;1:61.
113. Newhouse ML. Dogger itch: survey of trawlermen. Br Med J. 1966;1:142.
114. Pathenanaban ON, Porter JS, White IR. Dogger Bank itch in the eastern English Channel: a newly described geographical distribution of an old problem. Clin Exp Dermatol. 2005;30:622.
115. Audebert C, Lamoureux P. Professional eczema of trawlermen by contact with bryozoaires in the "baie de Seine". Ann Dermatol Vénéreol. 1978;105:187.
116. Jeanmougin M, Janier M, Prigent F, et al. Eczema de contact avec photosensibilité à *Alcyonidium gelatinosum*. Ann Dermatol Vénéreol. 1983;110:725.
117. Angelini G, Vena GA, Grandolfo M, et al. Iatrogenic contact dermatitis and eczematous reactions. Clin Dermatol. 1993;11:467.
118. Lachapelle JM. Les dermites de contact aéroportées. Bull Actual Thér. 1985;30:299.
119. Thune P. Contact allergy due to lichens in patients with a history of photosensitivity. Contact Dermatitis. 1977;3:267.
120. Bonamonte D, Foti C, Lionetti N, et al. Photoallergic contact dermatitis to 8-methoxypsoralen in *Ficus carica*. Contact Dermatitis. 2010;62:34.
121. Tennstedt D, Lachapelle JM. Allergy to latex. Now Dermatol (Strasburg). 1998;17:397.
122. Handfield-Jones SE. Latex allergy in health-care workers in an English district general hospital. Br J Dermatol. 1998;138:273.
123. Tarvainen K, Jolanki R, Estlander T, et al. Immunologic contact urticaria due to airborne methylhexahydrophthalic and methyltetrahydrophthalic anhydrides. Contact Dermatitis. 1995;32:204.
124. Dooms-Goossens A, Deveylder H, Duron C, et al. Airborne contact urticaria due to cinchona. Contact Dermatitis. 1986;15:258.
125. Bonamonte D, Filoni A, Vestita M, et al. Role of environmental risk factors in the pathogenesis and clinical outcome of atopic dermatitis. Biomed Research Int. 2019. https://doi.org/10.1155/2019/2450605.
126. Clark RA, Adinoff AD. Aeroallergen contact can exacerbate atopic dermatitis: patch tests as a diagnostic tool. J Am Acad Dermatol. 1989;21:863.
127. Beck HI, Korsgaard J. Atopic dermatitis and house dust mites. Br J Dermatol. 1989;120:245.
128. Champion RH. Atopic sensitivity to algae and lichens. Br J Dermatol. 1971;85:551.
129. Tupker RA, De Monchy JG, Coenraads PJ, et al. Induction of atopic dermatitis by inhalation of house dust mite. J Allergy Clin Immunol. 1966;97:1064.
130. Jürgens M, Wollenberg A, Hanau D, et al. Activation of human epidermal Langerhans cells by engagement of the high affinity receptor for IgE, Fc epsilon RI. J Immunol. 1995;155:5184.
131. Jacob SE, Breithaupt AD. An important difference between "exposed" and "photodistributed" underscores the importance of identifying common reactions. J Clin Aesthet Dermatol. 2009;2:44.
132. Bonamonte D, Foti C, Carpentieri A, et al. Dermatite allergica da contatto in età pediatrica. Ann Ital Dermatol Allergol. 2010;64:1.
133. Romita P, Foti C, Stingeni L, et al. Contact allergy in children with atopic dermatitis: a retrospective study. Endocr Metab Immune Disord Drug Targets. 2019. https://doi.org/10.2174/18715303196661902 11123342.
134. Marks R, Dawber RPR. Skin surface biopsy: an improved technique for the examination of the horny layer. Br J Dermatol. 1971;84:117.
135. Lidén C, Lundgren L, Skare L, et al. A new whole-body exposure chamber for human skin and lung challenge experiments—the generation of wheat flour aerosols. Ann Occup Hyg. 1988;42:541.
136. Bergand J-M. La chenille processionnaire du pin *(Thaumetopoea pityocampa* Schiff*)* et l'homme. These no. 41, Université de Bordeaux; 1978.
137. Ducombs G, Lamy J-J, Bergand JM, et al. La chenille processiomaire *(Thaumetopoea pityocampa* Schiff, Lépidoptères) e l'homme. Ann It Dermatol Vénéreol. 1979;106:769.
138. Leigheb G. Dermatoses caused by arthropods. In: Giannetti A, Del Forno C, editors. Textbook of dermatology and sexually transmitted diseases. Padova: Piccin Nuova Libraria; 2013. p. 747.
139. Bonamonte D, Profeta G, Foti C, et al. Humans and pine caterpillar *(Thaumetopoea pityocampa* Schiff). Ann Ital Dermatol Allergol. 2007;61:91.
140. Bonamonte D, Foti C, Vestita M, et al. Skin reactions to pine processionary caterpillar *Thaumetopoea pityocampa* Schiff. Sci World J. 2013. http://dx.doi.org/101155/2013/867431.
141. Battisti A, Stastny M, Netherer S, et al. Expansion of geographic range in the pine processionary moth caused by increased winter temperatures. Ecolog Appl. 2005;15:2084.
142. Vega JM, Moneo I, Ortiz JCG, et al. Prevalence of cutaneous reactions to the pine processionary moth *(Thaumetopoea pityocampa)* in an adult population. Contact Dermatitis. 2011;64:220.

143. Vega JM, Moneo I, Armentia A, et al. Anaphylaxis to a pine caterpillar. Allergy. 1997;52:1244.
144. Vega J, Vega JM, Moneo I, et al. Occupational immunologic contact urticaria from pine processionary caterpillar *(Thaumetopoea pityocampa)*: experience in 30 cases. Contact Dermatitis. 2004;50:60.
145. Moschen M, Policaro RD, Savastano G. Unusual bullous dermatitis due to pine caterpillars. Arch Ital Dermatol Venereol Sessuol. 1969;33:474.
146. Henwood BP, MacDonald DM. Caterpillar dermatitis. Clin Exp Dermatol. 1983;8:77.
147. Vega ML, Vega J, Vega JM, et al. Cutaneous reactions to pine processionary caterpillar (*Thaumetopoea pityocampa*) in pediatric population. Pediatr Allergy Immunol. 2003;14:482.
148. Vega JM, Moneo I, Armentia A, et al. Allergy to the pine processionary caterpillar (*Thaumetopoea pityocampa*). Clin Exp Allergy. 1999;29:1418.
149. Vega JM, Moneo I, Armentia A, et al. Pine processionary caterpillar as a new cause of immunologic contact urticaria. Contact Dermatitis. 2000;43:129.
150. Haluska FG, Puliafito CA, Henriquez A, et al. Experimental gypsy moth *(Lymantria dispar)* ophthalmia nodosa. Arch Ophthalmol. 1983;101:799.
151. Watson PG, Sevel D. Ophthalmia nodosa. Br J Ophthalmol. 1966;50:209.
152. Hosler EW. Caterpillars and moths: Part I: dermatologic manifestations of encounters with Lepidoptera. J Am Acad Dermatol. 2010;62:1.
153. Hosler EW. Caterpillars and moths: Part II: dermatologic manifestations of encounters with Lepidoptera. J Am Acad Dermatol. 2010;62:13.
154. Santos-Magadán S, González de Olano D, Bartolomé-Zavala B, et al. Adverse reactions to the processionary caterpillar: irritant or allergic reactions? Contact Dermatitis. 2009;60:109.
155. Lundberg U, Salazar V, Tovar M, et al. Isolation and partial characterization of proteins with vasodegenerative and proinflammatory properties from the egg-nests of *Hylesia metabus* (Lepidoptera, Saturniidae). J Med Entomol. 2007;44:440.
156. Lamy M, Pastureaud MH, Novak F. Thaumetopoein: an urticating protein from the hairs and integument of the pine processionary caterpillar (*Thaumetopoea pityocampa* Schiff, Lepidoptera, Thaumetopoeidae). Toxicon. 1986;24:347.
157. Werno J, Lamy M, Vincendeau P. Caterpillar hairs as allergens. Lancet. 1993;342:936.
158. Rebollo S, Moneo I, Vega JM, et al. Pine processionary caterpillar allergenicity increases during larval development. Int Arch Allergy Immunol. 2002;128:310.
159. Rodriguez-Mahillo AI, Gonzalez-Muñoz M, Vega JM, et al. Setae from the pine processionary moth *(Thaumetopoea pityocampa)* contain several relevant allergens. Contact Dermatitis. 2012;67:367.
160. Burton OT, Zaccone P. The potential role of chitin in allergic reactions. Trends Immunol. 2007;28:419.
161. Fagrell B, Jörneskog G, Salomonsson AC, et al. Skin reactions induced by experimental exposure to setae from larvae of the northern pine processionary moth *(Thaumetopoea pinivora)*. Contact Dermatitis. 2008;59:290.
162. Carruthers R. Caterpillar dermatitis. Br Med J. 1967;2:765.
163. De Jong MIM, Hoedemaeker PJ, Jongebloed WL, et al. Investigative studies of the dermatitis caused by the larva of the brown-tail moth *(Euproctis chrysorrhoea* Linn*)*. II. Histopathology of skin lesions and scanning electron microscopy of their causative setae. Arch Dermatol Res. 1976;21:177.
164. Cuevas P, Angulo J, Giménez-Gallego G. Topical treatment of contact dermatitis by pine processionary caterpillar. BMJ Case Rep. 2011;11:2011.
165. Hesler LS, Logan TM, Benenson MW, et al. Acute dermatitis from oak processionary caterpillars in a U.S. military community in Germany. Mil Med. 1999;164:767.
166. Ducombs G, Lamy M, Michel M, et al. La papillonite de Guyane Française. Etude clinique et épidémiologique. Ann Dermatol Vénéreol. 1983;110:809.
167. Dinehart SM, Archer ME, Wolf JE, et al. Caripito itch: dermatitis from contact with *Hylesia* moths. J Am Acad Dermatol. 1985;13:743.
168. Burnett JW, Calton GJ, Morgan RJ. Caterpillar and moth dermatitis. Cutis. 1986;37:320.
169. Von Krogh G, Maibach HI. The contact urticaria syndrome. In: Marzulli FN, Maibach HJ, editors. Dermatotoxicology. Hemisphere, Washington; 1983. p. 301.
170. Hill WR, Rubenstein AD, Kovacs J Jr. Dermatitis resulting from contact with moths (genus *Hylesia)*; report of cases. J Am Med Assoc. 1948;138:737.
171. Pesce H, Delgado A. Poisoning from adults moths and caterpillars. In: Bucherl W, Buckley EE, editors. Venomous animals and their venoms, vol. III. Venomous Invertebrates: Academic Press, New York; 1971. p. 119.
172. Dinehart SM, Jorizzo JL, Soter NA, et al. Evidence for histamine in the urticating hairs of *Hylesia* moths. J Invest Dermatol. 1987;88:691.
173. Southcott RV. Lepidopterism in the Australian region. Rec Adelaide Children's Hosp. 1978;2:87.
174. Tindall JP. Chloracne and chloracnegens. J Am Acad Dermatol. 1985;13:539.
175. Panteleyev AA, Bickers DR. Dioxin-induced chloracne—reconstructing the cellular and molecular mechanisms of a classic environmental disease. Exp Dermatol. 2006;15:705.
176. Ju Q, Zouboulis C, Xia L. Environmental pollution and acne: chloracne. Dermato Endocrinol. 2009;1:125.
177. Marinković N, Pašalić D, Ferenčak G, et al. Dioxins and human toxicity. Arh Hig Rada Toksikol. 2010;61:445.
178. Saurat JH, Sorg O. Chloracne, a misnomer and its implications. Dermatology. 2010;221:23.

179. Suskind RR. Chloracne, "the hallmark of dioxin intoxication". Scand J Work Environ Health. 1985;11:165.
180. Taylor JS. Environmental chloracne: update and overview. Ann N Y Acad Sci. 1979;320:295.
181. Bornemann W. Über die Histologie der Chloracne. Arch Dermatol Res. 1982;62:75.
182. Herxheimer K. Über Chloracne. Munch Med Whochenschc. 1899;46:278.
183. English JS, Dawe RS, Ferguson J. Environmental effects and skin disease. Br Med Bull. 2003;68:129.
184. Ren Z, Zheng M. Impacts of human activities on dioxins emissions at national scale. Chemosphere. 2009;76:853.
185. Shibamoto T, Yasuhara A, Katami T. Dioxin formation from waste incineration. Rev Environ Contam Toxicol. 2007;190:1.
186. Inoue K, Yasuda K, Kawamoto K. Atmospheric pollutants discharged from municipal solid waste incineration and gasification-melting facilities in Japan. Waste Manag Res. 2009;27:617.
187. Ni Y, Zhang H, Fan S, et al. Emissions of PCDD/Fs from municipal solid waste incinerators in China. Chemosphere. 2009;75:1153.
188. Zhu J, Hirai Y, Sakai S. Potential source and emission analysis of polychlorinated dibenzo-*p*-dioxins and polychlorinated dibenzofurans in China. Chemosphere. 2008;73(Suppl 1):872.
189. Institute of Medicine (US). Committee to review the health effects in Vietnam Veterans of exposure to herbicides. Other health effects. In: Veterans and Agent Orange: health effects of herbicides used in Vietnam. New York: National Academic Press; 1994. p. 672.
190. Le TN, Johansson A. Impact of chemical warfare with agent orange on women's reproductive lives in Vietnam: a pilot study. Reprod Health Matters. 2001;9:156.
191. Cheng WN, Coenraads PJ, Hao ZH, et al. A health survey of workers in the pentachlorophenol section of a chemical manufacturing plant. Am J Ind Med. 1993;24:81.
192. Piacitelli L, Marlow D, Fingerhut M, et al. A retrospective job exposure matrix for estimating exposure to 2,3,7, 8-tetrachlorodibenzo-*p*-dioxin. Am J Ind Med. 2000;38:28.
193. Baccarelli A, Pesatori AC, Consonni D, et al. Health status and plasma dioxin levels in chloracne cases 20 years after the Seveso, Italy accident. Br J Dermatol. 2005;152:459.
194. Bertani PA, Di Domenico A. Health consequences of the Seveso, Italy, accident, In: Schecher A, Gasiewicz TA, editors. Dioxins and health, 2nd ed. New York: Wiley-Interscience; 2003. p. 827.
195. Pesatori AC, Consonni D, Bachetti S, et al. Short- and long-term morbidity and mortality in the population exposed to dioxin after the "Seveso accident". Ind Health. 2003;41:127.
196. Caputo R, Monti M, Ermacora E, et al. Cutaneous manifestations of tetrachlorodibenzo-*p*-dioxin in children and adolescents. Follow-up 10 years after the Seveso, Italy, accident. J Am Acad Dermatol. 1988;19:812.
197. Guo YL, Yu ML, Hsu CC, et al. Chloracne, goiter, arthritis, and anemia after polychlorinated biphenyl poisoning: 14-year follow-up of the Taiwan Yucheng cohort. Environ Health Perspect. 1999;107:715.
198. Chivers CJ. A dinner in Ukraine made for Agata Christie. The New York Times, December 20;2004.
199. Sterling JB, Hanke CW. Dioxin toxicity and chloracne in the Ukraine. J Drugs Dermatol. 2005;4:148.
200. Sorg O, Zennegg M, Schmid P, et al. 2,3,7,8-tetrachlorodibenzo-*p*-dioxin (TCDD) poisoning in Viktor Yushchenko: identification and measurement of TCDD metabolites. Lancet. 2009;374:1179.
201. Saurat JH, Kaya G, Saxer-Sekulic N, et al. The cutaneous lesions of dioxin exposure: lessons from the poisoning of Viktor Yushchenko. Toxicol Sci. 2012;125:310.
202. Violante FS, Milani S, Malenchini G, et al. Chloracne due to o-dichlorobenzene in a laboratory worker. Contact Dermatitis. 2005;52:108.
203. Rosas Vazquez E, Campos Macias P, Ochoa Tirodo JG, et al. Chloracne in the 1990s. Int J Dermatol. 1996;35:643.
204. Passarini B, Infusino SD, Kasapi E. Chloracne: still cause for concern. Dermatology. 2010;221:63.
205. World Health Organitation (WHO). Dioxins and their effects on human health. 12 November 2010. http://www.who.intmediacentre/factshcets/ts225/en/index.html.
206. Olson JR. Pharmacokinetics of dioxin and related chemicals. In: Schecter A, editor. Dioxins and health. New York: Plenum Press; 1994. p. 163.
207. Pirkle JL, Wolfe WH, Patterson DG, et al. Estimates of the half-life of 2,3,7,8-tetrachlorodibenzo-*p*-dioxin in Vietnam Veterans of Operation Ranch Hand. J Toxicol Environ Health. 1989;27:165.
208. Wold Health Organitation (WHO). Executive summary. Assessment of health risks of dioxins: re-evaluation of the tolerable daily intake (TDI). Geneva: WHO; 1998.
209. Marshall NB, Kerkvliet NJ. Dioxin and immuneregulation: emerging role of aryl hydrocarbon receptor in the generation of regulatory cells. Ann N Y Acad Sci. 2009;1183:25.
210. Lawrence BP, Kerkuliet NJ. Immunomodulation by TCDD and related polyhalogenated aromatic hydrocarbons. In: Imebkec R, House R, Kimber J, editors. Immunotoxicology and immunopharmacology. Boca Raton: CRC Press; 2007. p. 239.
211. Wilhelmsson A, Cuthill S, Denis M, et al. The specific DNA binding activity of the dioxin receptor is modulated by the 90 kd heat shock protein. EMBO J. 1990;9:69.
212. Ma Q. Induction of CYP1A1. The AHR/DRE paradigm: transcription, receptor regulation, and expanding biological roles. Curr Drug Metab. 2001;2:149.

213. Whitlock JP. Induction of cytochrome P4501A1. Ann Rev Pharmacol Toxicol. 1999;39:103.
214. Pastor MA, Carrasco L, Izquierdo MJ, et al. Chloracne: histopathologic findings in one case. J Cutan Pathol. 2002;29:193.
215. Geusau A, Jurecka W, Nahavandi H, et al. Punctate keratoderma-like lesions on the palms and soles in a patient with chloracne: a new clinical manifestation of dioxin intoxication? Br J Dermatol. 2000;143:1067.
216. Panteleyev AA, Thiel R, Wanner R, et al. 2,3,7,8-Tetrachlorodibenzo-*p*-dioxin (TCCD) affects keratin 1 and keratin 17 gene expression and differentially induces keratinization in hairless mouse skin. J Invest Dermatol. 1997;108:330.
217. Panteleyev AA, Thiel R, Rosenbach T, et al. Acne chlorina and acne vulgaris—casual likeness or casual homology? Arch Dermatol Res. 2000;292:577.
218. May G. Chloracne from the accidental production of tetrachlorodibenzodioxin. Br J Ind Med. 1973;30:276.
219. Thiess AM, Frentzel-Beyme R, Link R. Mortality study of persons exposed to dioxin in a trichlorophenol-process accident that occurred in the BASF AG on November 17, 1953. Am J Ind Med. 1982;3:179.
220. Pazderova-Vejlupková J, Lukás E, Němcova M, et al. The development and prognosis of chronic intoxication by tetrachlordibenzo-*p*-dioxin in men. Arch Environ Health. 1981;36:5.
221. Zugerman C. Chloracne. Clinical manifestations and etiology. Dermatol Clin. 1990;8:209.
222. Jensen NE. Chloracne: three cases. Proc R Soc Med. 1972;65:687.
223. Crow KD. Chloracne. Semin Dermatol. 1982;1:305.
224. Poskitt LB, Duffill MB, Rademaker M. Chloracne, palmoplantar keratoderma and localized scleroderma in a weed sprayer. Clin Exp Dermatol. 1994;19:264.
225. Kuratsune M, Yoshimura T, Matsuzaka J, et al. Yusho, a poisoning caused by rice oil contaminated with polychlorinated biphenyls. HSMHA Health Rep. 1971;86:1083.
226. Hambrick GW Jr. The effect of substituted naphthalenes on the pilosebaceous apparatus of rabbit and man. J Invest Dermatol. 1957;28:89.
227. Taylor JS. Chloracne—a continuing problem. Cutis. 1974;13:585.
228. McDonagh AJ, Gawkrodger DJ, Walker AE. Chloracne—study of an outbreak with new clinical observations. Clin Exp Dermatol. 1993;18:523.
229. Moses M, Lilis R, Crow KD, et al. Health status of workers with past exposure to 2,3,7,8-tetrachlorodibenzo-*p*-dioxin in the manufacture of 2,4,5-trichlorophenoxyacetic acid: comparison of findings with and without chloracne. Am J Ind Med. 1984;5:161.
230. Panteleyev AA, Roumak VS, Stepanova LV, et al. Clinical and ultrastructural characterization of human skin after exposure to dioxin-contaminated defoliants. Proceedings Joint Russian-Vietnam Tropical Centre, Moscow; 1991. p. 300.
231. Bauer H, Schulz KH, Spregelberg U. Occupational poisonings in the production of chlorphenol compounds. Arch Gewerbepathol Gewerbehyg. 1961;18:538.
232. Taylor JS, Wuthrich RC, Lloyd KM, et al. Chloracne from manufacture of a new herbicide. Arch Dermatol. 1977;113:616.
233. Foti C. Dermatosi da agenti chimici. In: Angelini G, Vena GA, editors. Dermatologia professionale e ambientale, Vol I. Brescia: ISED; 1997. p. 85.
234. Leyden JJ. New understandings of the pathogenesis of acne. J Am Acad Dermatol. 1995;32:S15.

Occupational Contact Dermatitis—Thoughts on Establishing of Contact Allergy to Products Containing Well Known as Well as Initially Unidentified Sensitizers

12

Magnus Bruze, Annarita Antelmi and Cecilia Svedman

12.1 Introduction

Occupational dermatosis are common all over the world [1–5]. The prevalence depends on many factors including whether the legal system acknowledges both causation and aggravation of occupational dermatosis [6, 7]. Independent of this, there has to be exposure to a hazardous occupational factor to cause or contribute to the dermatosis. Among the hazardous factors, we find chemicals, physical factors and microorganisms. The impact of possible change of psychological factors has proven difficult to study [8] but psychological factors as such can at least aggravate an already existing dermatosis [9]. In many countries occupational contact dermatitis is the predominant disease among occupational skin diseases [5]. Allergic and irritant dermatitis are the most frequent ones while photoallergic contact dermatitis and phototoxic contact dermatitis are more rare. To distinguish between allergic and irritant contact dermatitis, patch testing has to be performed. Irritant contact dermatitis requires exposure to irritants and absence of relevant contact allergies. For occupational cases it is often not sufficient to patch test with only existing series, products representing the work environment have to be tested as well [10–13]. This chapter focuses on patch testing products from the work environment as performed at the Department of Occupational and Environmental Dermatology in Malmö, Sweden.

12.2 What to Patch Test

When the history and the physical examination of the patient suggest that the dermatosis might be an occupational contact dermatitis, patch testing has to be performed. A decision has to be made on what to patch test. Simplified, every exposure/contact that can explain the dermatitis under investigation, wholly or partly, should be patch tested [14]. To achieve this goal we generally patch test with a baseline series, often supplemented with additional series [11, 12, 15, 16]. However, for occupational cases we almost

M. Bruze · A. Antelmi (✉) · C. Svedman
Department of Occupational and Environmental Dermatology, Lund University Skåne, University Hospital, Malmö, Sweden
e-mail: annarita.antelmi@gmail.com

G. Angelini et al. (eds.), *Clinical Contact Dermatitis*, https://doi.org/10.1007/978-3-030-49332-5_12

always also have to test products representing the work environment [11, 12, 17, 18]. Many of the patient-supplied materials can be patch tested as is, for example leave on cosmetics, paper, leather and rubber items. Other products have to be diluted not to cause irritant reaction or active sensitization [11, 12].

Knowledge of how patch tested substances may react with test chambers and vehicles are important since this may significantly affect the patch test result [14, 19]. In a way, any test unit/ chamber that can be loaded with the test preparation can be used. However, you have to be observant on possible interactions between the test material and the test preparation. If you use chambers made of aluminium, aluminium ions can occasionally be released and act as a catalyst for substances in the test preparation. Thus, certain knowledge of best choice of test chamber is important [12].

12.3 Concentrations and Vehicles

How do you decide which concentration to be tested? In a way the answer is simple as one should always patch test with a concentration as high as possible without causing adverse reactions, particularly not active sensitization [14]. For the baseline series and additional series such as metalworking liquids and hairdressers' series the concentrations are set. For occupational cases, we virtually always need to test with chemicals not present in the available additional test series and products representing the work environment. These occupational products should still be considered for patch testing even if a major component or active ingredient of the occupational product is present in the baseline or additional series tested. The reason is that a product can contain more than one sensitizer. As already mentioned, many of such materials can be tested as is, for example leave on cosmetics, paper, leather and rubber items. Other materials have to be diluted to avoid active sensitization and irritant reactions, which can be misinterpreted as positive reactions; thus, false positive reactions. Examples of products which need to be diluted before patch testing are rinse off cosmetics, glues, and metalworking fluids. Table 12.1 lists various vehicles which can be used. Ethyl alcohol is a good vehicle but should not be used for diisocyanates as carbamates will be formed [19]. 100% acetone is not an appropriate vehicle for amines as imines will be formed [19]. Petrolatum is a useful vehicle for most materials [12, 19] but it should be emphasized that it may be hard to evenly distribute a polar compound such as many metal salts [20]. When a vehicle has been chosen the next decision concerns the correct test concentration. The general rule for patch testing defines the right patch test concentration to be the concentration that is as high as possible without causing adverse reactions, particularly not active sensitization [14]. How do you then choose test concentrations? The more experienced dermatologist can usually rely on general knowledge on contact allergens, previous experience and careful history on how the patient is actually exposed to the substances. Furthermore, books on the subject and published case reports provide help and guidance. Information can be retrieved from textbooks such as "Patch Testing" by Anton de Groot [21] and also from the European Society of Contact Dermatitis guidelines for diagnostic patch testing [11].

Table 12.1 List of usable vehicles for most of chemicals

Vehicles
Water
Ethyl alcohol
Acetone
Methyl Ethyl Ketone (MEK)
Olive oil
Petrolatum
Softisan
Dimethylsulphoxide (DMSO)

12.4 How to Test Products Needed to Be Diluted

Based on the history of the dermatitis and exposure, occupational chemicals and products to be tested are chosen. The next step is to decide whether the chemical/product can be tested as is or has to be diluted. To avoid irritant patch test reactions due to alkalinity or acidity, it is important to make sure that no chemical and product will be tested with a pH above 9 or below 4 [22]. For some products the information on how to test might be limited as well as the information available in Material Safety Data Sheets (MSDS) and elsewhere. In this situation the type and frequency of the exposure will help a lot when determining how to test. If many workers are exposed several hours a day, many days a week on bare skin and only one worker gets a dermatitis, it is likely that the product can be tested undiluted. On the other hand, when the work process demands the use of protective equipment, an accidental exposure may still occur. With such a background, it is highly likely that the product has to be diluted before testing to avoid an irritant reaction and/or active sensitization. Alkaline and acidic products, rinse off cosmetics, water-based metalworking liquids, oils, and various plastics chemicals are found among products needed to be diluted to be testable.

12.4.1 Acidic and Alkaline Products

Up to the early 1980s all experts in contact dermatitis as well as the information in textbooks advised against testing primarily acidic and alkaline products. To be testable these products had to be diluted extensively to avoid irritant reactions due to acidity or alkalinity. These solutions were considered too diluted to be able to trace any contact allergy. In the early 1980s a cleaner in a plastics industry manufacturing laminated boards based on resins based on phenol and formaldehyde contracted a work-related hand dermatitis. At the Department of Occupational Dermatology she was patch tested with the baseline series, plastic series including one type of resin based on phenol and formaldehyde containing a high content of monomers but also with pot plants which she took care of in various offices as well as gloves being used at work. All tests were negative. Cleansing products were not tested because of the general advice in those days not to test primarily acidic and alkaline products. However, there might be possible sensitizers such as colorants, fragrances, emulsifiers, preservatives and antioxidants in these products. In this situation the idea to use buffer solutions to increase the test concentration without causing irritant patch test reactions due to alkalinity or acidity came into mind [22]. By using buffer solutions rather than water as solvents for alkaline and acidic products the test concentration can be increased hundred to thousand times (Table 12.2). The cleaner was tested with her own cleansing products

Table 12.2 Example for comparative dilutions of acid and alkaline products with water and the alkaline and acid buffer solution, respectively. The pH was increased above 4 for acid products and reduced below 9 for alkaline products. *Modified from Bruze M. Use of buffer solutions for patch testing. Contact Dermatitis. 1984;10:267–9*

Acid products	Alkaline products	Concentration—% (v/v) when diluted with:			Increase of concentration by using:	
		Water	Acid buffer	Alkaline buffer	Acid buffer	Alkaline buffer
3.4		25×10^{-2}		83.3		330
1.5		5×10^{-2}		37.5		750
0.8		0.83×10^{-2}		8.3		1000
0.6		2×10^{-2}		18.9		945
0.1		0.074×10^{-2}		2.0		2700
	10.0	2.9×10^{-2}	40.0		1375	
	10.3	0.77×10^{-2}	9.1		1180	
	10.3	1.1×10^{-2}	57.4		5215	
	10.8	17.5×10^{-2}	67.7		385	
	12.2	14.3×10^{-2}	67.8		470	

diluted with either the alkaline or acidic buffer, but again with a negative result. However, she tested later on strongly positively to the resin based on phenol and formaldehyde used for impregnation of the board components at the plant [23].

Whenever you will test patient-supplied products you should measure the pH which is easily done with an indicator paper. Sometimes a drop of water has to be added to the stick before investigation. For products with a pH above 9 or below 4, an acidic buffer and an alkaline buffer, respectively, should be used for dilutions [22]. The highest concentrations in the ph interval 4–9 are choosen for testing together with ten-fold dilutions.

12.4.2 Plastics

With components used for synthesis of plastics there is a significant risk of active sensitization if you test at a too high concentration. This may particularly concern acrylates [24]. It has been demonstrated that if you test at a concentration higher than 0.1% of the monomer, there is a risk of active sensitization. If there are patient-supplied products containing acrylates, testing is always performed at two concentrations aiming at not having the individual acrylate at a higher concentration than 0.1%. The lower concentration is then ten times lower.

With methacrylate you can use a higher concentration because methacrylates are less irritant to the skin and also less sensitizing. Here 2% of the monomer is used and again together with a concentration ten times lower. The epoxy resin present in most baseline series contains the sensitizing monomer diglycidyl ether of bisphenol A (DGEBA) [25]. Again, 2 concentrations of an epoxy resin based on DGEBA are used. The highest tested concentration of the epoxy resin used by the patient is determined ascertaining that the concentration of DGEBA will not exceed 1%. The lower concentration of the resin is again 10 times lower. If we have a doubtful reaction to an acrylate or a methacrylate or products containing these, we usually do not test higher concentrations to avoid active sensitization. On the other hand, in the corresponding situation with an epoxy resin, it can be tested at a higher concentration with a negligible risk of active sensitization provided that you follow the recommendations of dose of test preparation for your patch test system [11]. Occasionally, it might be important to exclude or confirm contact allergy to epoxy resin in an epoxy-exposed worker with a doubtful patch test reaction to the epoxy resin. In our experience, we have never seen active sensitization when testing DGEBA at a concentration exceeding 1%.

12.5 Why Testing at 2 Concentrations?

In the early 1980s certain patient-supplied products started to be tested at 2 concentrations at the Department of Occupational Dermatology. The major reason is that you should test with a concentration as high as possible without causing adverse reactions, particularly active sensitization [14]. This way of testing will virtually never induce active sensitization, provided that exposure conditions and other substantiated recommendations on limitations in testing certain patient-supplied products are considered. However, this testing can result in weak irritant reactions. As the irritant reactions may look like allergic reactions (false positive reactions), the testing simultaneously with 2 concentrations differing 10 times in concentration will help facilitate the discrimination between an irritant and allergic reaction. The facilitation is based on the differences of the dose response curves for most contact sensitizers on the one hand and irritant chemicals on the other (Fig. 12.1). The curve is more steep for an irritant chemical. Hereby, a weak positive reaction for the higher concentration of an irritant will disappear when diluted 10 times. For a sensitizer causing a weak positive reaction, it is more likely to have some kind of reaction (positive or doubtful) when diluted 10 times.

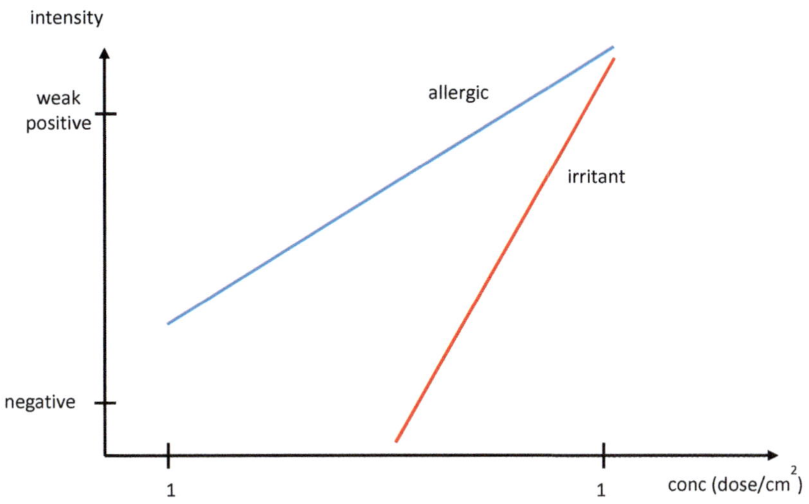

Fig. 12.1 The dose-response curves for a sensitizer and an irritant are different. When testing chemicals in two concentrations irritant reactions most likely will disappear when lowering the concentration 10 times

12.6 Time Interval Between Application on the Chamber and on the Back

For practical reasons many departments apply the test preparations to the patch test units many hours or sometimes days before the patch testing. After preparation, the patch test units may be kept refrigerated or in room temperature. Up to the last millennium there was no discussion or information on the behaviour and possible significance of volatile sensitizers in petrolatum preparations. Volatility has been discussed in contact dermatitis textbooks but only with regard to the volatility of solvents used for sensitizers. With a sensitizer in acetone for example, it has been emphasized that opening a tube with an acetone solution many times, acetone will evaporate and consequently the concentration of the sensitizer will increase in such a way that the testing may result in a false positive/irritant reaction or even active sensitization.

Chemically reactive monomers and dimers of thermosetting polymers such as epoxy resins, phenol-formaldehyde resins, and acrylates are potent contact sensitizers. These monomers and dimers polymerize to generate the final polymer/product. Another thermosetting polymer is polyurethane where the chemically reactive isocyanate monomers and dimers seemed to carry a much less sensitizing capacity regarding delayed hypersensitivity. When trying to understand why there were more reports on airway symptoms than skin complaints in workers exposed to isocyanates, it became obvious that evaporation of isocyanate monomers and dimers from petrolatum preparations used for patch testing might be significant for the establishing of contact allergy to isocyanates. Indeed, petrolatum preparations with isocyanates contained significantly less than labelled on the syringes with the test preparations [26, 27]. Besides isocyanates, other examples of volatile substances include acrylates and fragrances which may evaporate from petrolatum preparations [28–31]. In these situations a significant evaporation may take place resulting in a false negative patch test reaction [32]. Non-volatile substances can be applied without any risk of evaporation while volatile substances should be applied to the test chambers in immediate connection with the application of the test units on the back.

12.7 Evaluating Negative Patch Test Results

When you patch test and get a negative patch test reaction it most often is a demonstration of that there is no contact allergy. However, a

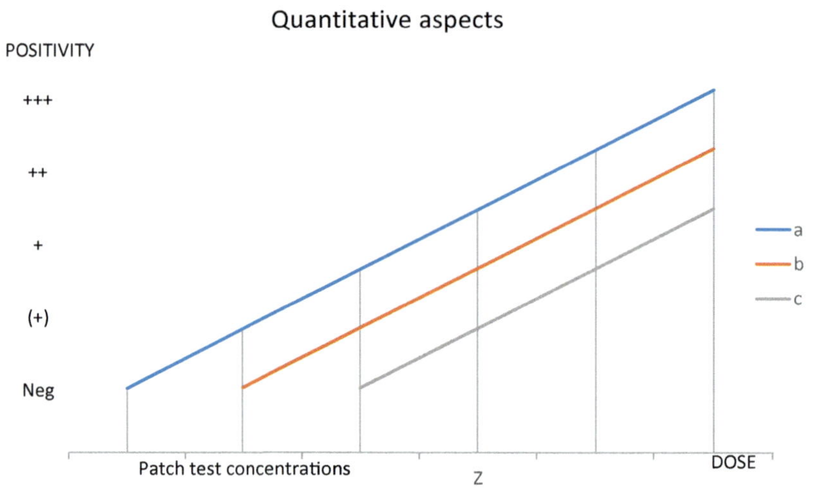

Fig. 12.2 The patch test concentration can elicite different intensity of reactions depending on the sensitizer tested and the individual degree of reactivity. Dose-response curves are a, b, and c. At the concentration z, the strong allergy (**a**) has resulted in a + reaction, the moderate allergy (**b**) in a (+) reaction, and the weak allergy (**c**) in a negative reaction

false negative reaction is also possible. In every individual with contact allergy, it is possible to patch test with dilutions of the sensitizer in such a way that doubtful and negative reactions appear. The concentrations, or actually the doses in mg/cm^2, which will give doubtful and negative reactions vary dependant on the sensitizer and the individual degree of reactivity towards the sensitizer. These quantitative aspects are illustrated in Fig. 12.2. For a given concentration you may have a positive reaction in those with a strong allergy, a doubtful reaction for those with a modest reactivity and a negative reaction in those with a weak reactivity. Can false negative patch test reactions be avoided? Even if a false negative reaction never can be entirely excluded, the risk of such a reaction can be diminished. Earlier the choice of patch test concentration for a sensitizer most often was based on what had been required to trace contact allergy to it in individual cases rather than being based on systematic investigations on optimal patch test concentration [33]. When looking at the patch test concentrations for some common groups of sensitizers and comparing them with the concentrations in daily life products such as leave on cosmetics, it was found that the patch test concentrations are higher. For example, the patch test concentrations for certain preservatives are up to 20 times higher than what is being used in leave on products [34]. This background was the reason why the maximum concentration for patch testing methylisothiazolinone was suggested to be 2000 ppm [35]. At that time 100 ppm was the highest concentration being allowed in leave on products. In this way false negative reactions to products containing the sensitizer at a low concentration can still be diagnosed as the likely culprit of the contact dermatitis by patch testing the sensitizer at a higher concentration. However, how to test possible sensitizers in products with unknown ingredients/composition at a higher concentration?

12.8 Patch Testing with Ultrasonic Bath Extracts

In the late 1980s 2 patients were referred to the Department of Occupational Dermatology because of suspected work-related hand dermatitis. For one of them the suspected culprit was the rubber glove being used many hours a day, several days a week. For the other patient it was the manual handling of hundreds of rubber bands every day. In both patients the patch testing with a baseline series, rubber series, the materials as such gave negative reactions. For both patients the exposure to the suspected rubber items were extensive which meant that a weak allergy not detected when testing with the objects as is, still could be the explanation of the hand dermatitis. In this situation when there were no labelling, material safety data sheets on the composition, neither any other information disclosing the composition, the idea to test with ultrasonic bath extracts arose [36]. The rational behind the use of ultrasonic bath extract is that a big piece of the suspected product can be used for a quick extraction in a sonicator using an appropriate extracting solvent [37]. Thereafter the solvent is evaporated and a minute volume is used for testing. By this procedure a possible sensitizer in the suspected product has been concentrated why a weak contact allergy may be disclosed.

Such ultrasonic bath extracts are used frequently at our department and quite frequently elicit positive patch test reactions when the patch testing with the product as is results in a negative reaction. This situation occurs when there is a weak contact allergy to the product and the testing will not provide the necessary number of molecules of the sensitizer in the skin during the occlusion for 48 hours resulting in a false negative reaction. In situations where there is a repeated and frequent exposure, many hours a day and several days a week, a weak contact allergy to the product may still manifest as an allergic contact dermatitis and patch testing with an ultrasonic bath extract may then reveal the contact allergy. The solvent used for the extraction depends on what allergen is suspected. Acetone is a versatile solvent. It will extract both polar and non-polar substances from the material. When for example diphenyl guanidine is suspected, ethanol should be used for extraction. On the other hand, when hexavalent chromium is suspected, water is the best extracting solvent. Occasionally when there is a very strong suspicion of a sensitizer in a solid product testing negatively when tested as is, we make 3 different extracts using 3 different solvents—acetone, ethanol and water, respectively, to be tested simultaneously.

12.9 Patch Testing in Controls

Whenever a positive reaction to a substance/product which is not an established contact sensitizer is consistent with an allergic reaction morphologically, the reaction may represent a true allergic reaction or a false positive reaction. Therefore, patch testing in controls has to be performed to exclude an irritant reaction mimicking an allergic one, thus a false positive reaction. If there is a unique patient who has tested positively to an occupational substance/product, it suffices with 20 dermatitis patients tested with the same substance/product in the same vehicle and concentration as well as the same test system [14]. If the 20 tests in the controls are negative, it is due to statistical reasons (1/1 vs. 0/20, $p<0.05$; Fisher's exact test, two-sided) very likely that the first reaction in your patient represents a contact allergic reaction rather than a false positive reaction. On the other hand, if a cohort of workers in a plant has been tested with more than one worker testing positively, the number of negative individuals needed among controls is determined by statistical calculations.

12.10 How to Identify the Contact Sensitizer in a Compound Product?

When a patient has tested positively to a product/ultrasonic bath extract and the testing in controls supports the interpretation that there is contact allergy to the product/extract, attempts shall be made to identify the sensitizer in the product/extract. Sometimes it is fairly easy when you can get samples of the ingredients of the product from the manufacturer to be tested. Information on the composition may be available from other sources enabling testing of them.

However, not infrequently, there are no labelling or MSDS on the ingredients of the product, neither can any information be obtained from the manufacturer or the internet. To identify the sensitizer you have to perform chemical investigations.

12.10.1 Isolation and Identification of Initially Unknown Sensitizers

The old way of identifying initially unknown sensitizers means that the extract needs to be separated into fractions. For the first extraction water and ether may be used [38]. These 2 extracts shall be patch tested in those being hypersensitive to the extract. If you only get positive reactions to one of the extracts you will continue with this extract using another method, for example gel permeation chromatography, where you get fractions depending on the molecular size of the ingredients in the extract. These fractions will then again be patch tested in those being hypersensitive and the fractions giving positive reactions will be used for further analyses. The next methodology to be used may be high pressure liquid chromatography (HPLC). Here you test all the fractions obtained and again those fractions giving positive reactions will be used for further purification. The testing continues until you are testing what is suspected to be pure substances. If patch testing with these putatively pure substances results in positive reactions followed by negative reactions in controls, the next step will be identification. For these purposes nuclear magnetic resonance spectroscopy and mass spectroscopy can be used [38]. Identification of an initially unknown sensitizer in a product based on repeated fractioning and patch testing is a laborious, tidious and expensive method while patch testing with thin layer chroamatograms is quick and inexpensive [39]. Patch testing with thin layer chromatograms combines chemical and biologic methodology and is a refinement of the old patch testing with paper chromatograms. Testing with paper chromatogram was used successfully 50 years ago when alpha-methylene gamma-butyrolactone was identified as the major sensitizer in tulips [40]. Instead of paper a thin plastic film covered by the solid phase, most often silica, allows a better separation. Various mobile phases can be used depending on which sensitizers are suspected in the extract to be investigated. The method has been successfully used in individual cases [41–44]. It has also provided the technique for identification of allergens in more widely spread commercial products such as furniture and where this identification has enabled regulative measurements securing safer products being distributed [45, 46]. The technique has also been used to identify sensitizers in an herbal tea based on German chamomile, textile dyes, fragrance materials, and oxidative hair dyes [47–51].

12.11 Summary

Both irritant and allergic contact dermatitis is common in occupational dermatology. When such a disease is suspected it is important to test with a baseline patch test series but also additional series and almost always with patient-supplied products representing the work environment. Virtually all products can be tested when indicated but many of them need some handling before being testable to avoid irritant reactions and active sensitization. Rinse off cosmetics, many solvents, metal working fluids, and raw materials for plastics need to be diluted to avoid irritant reactions and active sensitization. Primarily acidic and alkaline products need to be diluted with a buffer solution to obtain a sufficiently high concentration to make the patch testing meaningful. Test with ultrasonic bath extracts are needed when you have a frequent exposure to a product with unknown composition and at the same time a weak allergy resulting in a false negative reaction when the product is tested as is. It is a fairly simple method but it needs some inexpensive equipment. Patch testing with thin layer chromatograms can be used when you have a positive reaction to a product or an extract without knowing which the sensitizer is. To be successful it requires some knowledge in chemistry to develop the mobile phases allowing separation of the ingredients in the extract.

References

1. Park JS, Park EK, Kim HK, Choi GS. Prevalence and risk factors of occupational skin disease in Korean Workers from the 2014 Korean Working Conditions Survey. Yonsei Med J. 2020;61(1):64–72. https://doi.org/10.3349/ymj.2020.61.1.64.
2. Carøe TK, Ebbehøj NE, Bonde JPE, Vejlstrup SG, Agner T. Job change facilitates healing in a cohort of patients with occupational hand eczema. Br J Dermatol. 2018 J;179:80–87.
3. Mahler V, Dickel H. Most important contact allergens in hand eczema. Hautarzt. 2019;70:778–89.
4. Aarhus L, Mehlum IS. Examination of work-related diseases among young people in Norway. Tidsskr Nor Laegeforen. 2019;27:139.
5. Ring J. Occupational skin disease—a major health problem in Europe. JEADV. 2017;31:919–20.
6. Alfonso JH, Bauer A, Bensefa-Colas L, et al. Minimum standards on prevention, diagnosis and treatment of occupational and work-related skin diseases in Europe—position paper of the COST Action StanDerm (TD 1206). J Eur Acad Dermatol Venereol. 2017;31(Suppl 4):31.
7. Mahler V, Aalto-Korte K, Alfonso JH, et al. Occupational skin diseases: patient management pathways in Europe. An analysis of the current state in 28 countries. Contact Dermatitis. 2016;75(Suppl. 1):60–106.
8. Madan I, Parsons V, Ntani G, et al. A behaviour change package to prevent hand dermatitis in nurses working in health care: the SCIN cluster RCT. Health Technol Assess. 2019;23:1–92.
9. Mollanazar NK, Smith PK, Yosipovitch G. Mediators of chronic pruritus in atopic dermatitis: getting the itch out? Clin Rev Allergy Immunol. 2016;51:263–92.
10. Berthold E, Weisshaar E. Treatment of hand eczema. Hautarzt. 2019;70:790–6.
11. Johansen JD, Aalto-Korte K, Agner T, Andersen KE, Bircher A, Bruze M, Cannavó A, Giménez-Arnau A, Gonçalo M, Goossens A, John SM, Lidén C, Lindberg M, Mahler V, Matura M, Rustemeyer T, Serup J, Spiewak R, Thyssen JP, Vigan M, White IR, Wilkinson M, Uter W. European Society of Contact Dermatitis guideline for diagnostic patch testing—recommendations on best practice. Contact Dermatitis. 2015;73:195–221.
12. Contact Dermatitis 6th edition. In: Johansen, Frosch, Lepoittevin, Mahler V. Svedman, Bruze, editors. Patch testing: technical details and interpretation.
13. John SM, Kezic S. Occupational skin diseases—development and implementation of European standards on prevention of occupational skin diseases. J Eur Acad Dermatol Venereol. 2017;31 Suppl 4:3–4.
14. Bruze M, Condé-Salazar L, Goossens A, Kanerva L, White IR. Thoughts on sensitizers in a standard patch test series. The European society of contact dermatitis. Contact Dermatitis. 1999;41:241–50.
15. Geier J, Krautheim A, Lessmann H. Allergological diagnostics and current allergens in occupational dermatology. Hautarzt. 2009;60:708–17.
16. Geier J, Lessmann H, Dickel H, et al. Patch test results with the metalworking fluid series of the German Contact Dermatitis Research Group (DKG). Contact Dermatitis. 2004;51(3):118–30.
17. Aalto-Korte K, Pesonen M, Suuronen K. Occupational allergic contact dermatitis caused by epoxy chemicals: occupations, sensitizing products, and diagnosis. Contact Dermatitis. 2015;73:336–42.
18. Özkaya E. Patch testing with used and unused personal products: a practical way to show contamination with contact allergens. Contact Dermatitis. 2016;75:328–30.
19. Bruze M. Thoughts on how to improve the quality of multicentre patch test studies. Contact Dermatitis. 2016;74:168–74.
20. Bruze M, Hindsén M, Mowitz M. A retrospective study of aimed patch testing with aqueous nickel sulfate hexahydrate at 30% and 15% in patients with dermatitis. Dermatitis. 2018;29:193–5.
21. de Groot A. Test concentrations and vehicles for 4900 chemicals. In: Patch testing. 4th ed. HV Wapserveen: Acdegroot publishing; 2018.
22. Bruze M. Use of buffer solutions for patch testing. Contact Dermatitis. 1984;10:267–9.
23. Bruze M, Fregert S, Zimerson E. Contact allergy to phenol-formaldehyde resins. Contact Dermatitis. 1985;12:81–6.
24. Kanerva L, Estlander T, Jolanki R. Sensitization to patch test acrylates. Contact Dermatitis. 1988;18:10–5.
25. Fregert S, Thorgeirsson A. Patch testing with low molecular oligomers of epoxy resins in humans. Contact Dermatitis. 1977;3:301–3.
26. Frick M, Zimerson E, Karlsson D, Marand A, Skarping G, Isaksson M, Bruze M. Poor correlation between stated and found concentrations of diphenylmethane-4,4′-diisocyanate (4,4′-MDI) in petrolatum patch-test preparations. Contact Dermatitis. 2004;51:73–8.
27. Frick-Engfeldt M, Zimerson E, Karlsson D, Marand A, Skarping G, Isaksson M, Bruze M. Chemical analysis of 2,4-toluene diisocyanate, 1,6-hexamethylene diisocyanate and isophorone diisocyanate in petrolatum patch-test preparations. Dermatitis. 2005;16:130–5.
28. Goon AT, Bruze M, Zimerson E, Sörensen O, Isaksson M. Effect of air transport on acrylate/methacrylate allergens in syringes and IQ chambers. Contact Dermatitis. 2010;63:297–8.

29. Goon AT, Bruze M, Zimerson E, Sörensen O, Goh CL, Koh DS, Isaksson M. Correlation between stated and measured concentrations of acrylate and methacrylate allergens in patch-test preparations. Dermatitis. 2011;22:27–32.
30. Goon AT, Bruze M, Zimerson E, Sörensen Ö, Goh CL, Koh DS, Isaksson M. Variation in allergen content over time of acrylates/methacrylates in patch test preparations. Br J Dermatol. 2011;164:116–24.
31. Mowitz M, Zimerson E, Svedman C, Bruze M. Stability of fragrance patch test preparations applied in test chambers. Br J Dermatol. 2012;167:822–7.
32. Mowitz M, Svedman C, Zimerson E, Bruze M. Fragrance patch tests prepared in advance may give false-negative reactions. Contact Dermatitis. 2014;71:289–94.
33. Bruze M, Svedman C, Andersen KE, Bruynzeel D, Goossens A, Johansen JD, Matura M, Orton D, Vigan M; ESCD. Patch test concentrations (doses in mg/ cm^2) for the 12 non-mix fragrance substances regulated by European legislation. Contact Dermatitis. 2012;66:131–6.
34. Bruze M, Gruvberger B, Björkner B. Kathon CG. Unusual contact sensitizer. In: Menné T, Maibach HI, editors. Exogenous dermatoses: environmental dermatitis. Florida, USA: CRC Press Boca Raton; 1991, Chapter 23, p. 283.
35. Bruze M, Engfeldt M, Gonçalo M, Goossens A. Recommendation to include methylisothiazolinone in the European baseline patch test series—on behalf of the European Society of Contact Dermatitis and the European Environmental and Contact Dermatitis Research Group. Contact Dermatitis. 2013;69:263–70.
36. Bruze M, Trulsson L, Bendsöe N. Patch testing with ultrasonic bath extracts. Am J Contact Dermatitis. 1992;3:133–7.
37. Bruze M. The use of ultrasonic bath extracts in the diagnostics of contac allergy and allergic contact dermatitis. In: Lachapelle J-M, Bruze M, Elsner P, editors. Patch testing tips. Springer Berlin; 2014. p. 129–142.
38. Bruze M. Contact sensitizers in resins based on phenol and formaldehyde. Acta Derm Venereol Suppl (Stockh). 1985;119:1–83.
39. Bruze M, Frick M, Persson L. Patch testing with thin-layer chromatograms. Contact Dermatitis. 2003;48:278–9.
40. Verspyck Mijnssen GAW. Pathogenesis and causative agent of tulip finger. BrJ Dermatol. 1969;81:737–45.
41. Svedman C, Isaksson M, Zimerson E, Bruze M. Occupational contact dermatitis from a grease. Dermatitis. 2004;15:41–4.
42. Svedman C, Zimerson E, Bruze M. Allergic contact dermatitis caused by benzanthrone in a pair of trousers. Contact Dermatitis. 2014;71:54–7.
43. Schuttelaar ML, Meijer JM, Engfeldt M, Lapeere H, Goossens A, Bruze M, Persson C, Bergendorff O. Allergic contact dermatitis caused by dimethylthiocarbamylbenzothiazole sulfide (DMTBS) in canvas shoes: in search of the culprit allergen. Contact Dermatitis. 2018;78:7–11.
44. Hulstaert E, Bergendorff O, Persson C, Goossens A, Gilissen L, Engfeldt M, Bruze M, Schuttelaar ML, Meijer JM, Lapeere H. Contact dermatitis caused by a new rubber compound detected in canvas shoes. Contact Dermatitis. 2018;78:12–7.
45. Lammintausta K, Zimerson E, Hasan T, Susitaival P, Winhoven S, Gruvberger B, Beck M, Williams JD, Bruze M. An epidemic of furniture-related dermatitis: searching for a cause. Br J Dermatol. 2010;162:108–16.
46. Commission Decision of 17 March 2009 requiring member states to ensure that products containing the biocide dimethyl fumarate are not placed or made available on the market. Off J Eur Union 2009; 52:32–4.
47. Lundh K, Gruvberger B, Möller H, Persson L, Hindsén M, Zimerson E, Svensson A, Bruze M. Patch testing with thin-layer chromatograms of chamomile tea in patients allergic to sesquiterpene lactones. Contact Dermatitis. 2007;57:218–23.
48. Ryberg K, Goossens A, Isaksson M, Gruvberger B, Zimerson E, Persson L, Bruze M. Patch testing of patients allergic to Disperse Blue 106 and Disperse Blue 124 with thin-layer chromatograms and purified dyes. Contact Dermatitis. 2009;60:270–8.
49. Malinauskiene L, Zimerson E, Bruze M, Ryberg K, Isaksson M. Textile dyes Disperse Orange 1 and Yellow 3 contain more than one allergen as shown by patch testing with thin-layer chromatograms. Dermatitis. 2011;22(6):335–43.
50. Mowitz M, Zimerson E, Svedman C, Bruze M. Patch testing with serial dilutions and thin-layer chromatograms of oak moss absolutes containing high and low levels of atranol and chloroatranol. Contact Dermatitis. 2013;69:342–9.
51. Young E, Zimerson E, Bruze M, Svedman C. Two sensitizing oxidation products of p-phenylenediamine patch tested in patients allergic to p-phenylenediamine. Contact Dermatitis. 2016;74:76–82.

Systemic Contact Dermatitis

13

Domenico Bonamonte, Caterina Foti, Francesca Ambrogio and Gianni Angelini

An important etiopathogenic and clinical aspect of allergic contact dermatitis is the persistence, recurrence or spread of the disease following the introduction by systemic route of the allergen or of other substances that will cross-react due to a chemical affinity [1]. This is what occurs in the systemic contact dermatitis phenomenon, a condition that arises in subjects who have undergone prior sensitization through skin contact, after they receive systemic re-exposure to the same or to a cross-reacting agent [2–16].

Over the years, systemic contact dermatitis has been called by various other synonyms (such as internal-external contact type hypersensitivity, endogenic contact eczema, hematogenous contact eczema, baboon syndrome, nonpigmented fixed drug eruption, symmetric ptychotropic (intertriginous eruption), drug-induced intertrigo, mercury exanthem) [5, 17–25], some of which were more and some less appropriate. This certainly complicates data retrieval; the term "systemic contact dermatitis", introduced in 1994, covers the entire range of previous names [26]. Sistemic contact dermatitis was first described in 1943 by Park, when discussing sulphonamides [27].

13.1 Routes of Exposure

There are various routes of exposure that elicit systemic contact dermatitis (Table 13.1). In subjects with prior contact sensitization, the allergen reaches the circulation through these routes and then returns to the skin. Bearing in mind that the allergens implicated in triggering systemic contact dermatitis include drugs and their excipients, foods and food additives, metals, and plants, it is easy to see why the oral, intravenous, intramuscular and rectal routes play a determinant role in causing the disease.

Intravesical Route. Intravesical instillation of mitomycin C, an antitumoral antibiotic used for chemotherapy in bladder carcinoma, can induce systemic contact dermatitis [28, 29]. Sensitization can be induced due to the presence of dendritic CD1+cells in the bladder mucosa [30]. Subsequent intravesical instillations can then trigger systemic contact dermatitis when the drug is absorbed [29].

Inhalation. Various substances that are allergizing by topical route are present in the environment in the form of gases, vapours, smokes and dusts [31]. If subjects who are already

D. Bonamonte (✉) · C. Foti · F. Ambrogio
Department of Biomedical Science and Human Oncology, University of Bari "Aldo Moro", Bari, Italy
e-mail: domenico.bonamonte@uniba.it

G. Angelini
Professor of Dermatology, University of Bari "Aldo Moro", Bari, Italy

G. Angelini et al. (eds.), *Clinical Contact Dermatitis*, https://doi.org/10.1007/978-3-030-49332-5_13

Table 13.1 Routes of exposure eliciting systemic contact dermatitis

Oral
Intramuscular
Intravenous
Inhalation
Transmucosal (oral, rectal, vesical)
Subcutaneous
Implants

contact-sensitized inhale these substances, in occupational and/or non occupational settings, systemic contact dermatitis can be induced. A classic example is mercury exanthem, that can be observed in prior sensitized subjects in case of break of a clinical, or other purpose, thermometer [19]. We observed a similar event in patients who had inhaled ammoniated mercury dust in a topical drug used to treat pubic phthiriasis [32].

Oral Mucosa. Orthodontic treatment with metal wires and metals in dental prostheses may cause systemic contact dermatitis, since they contain nickel, cobalt, and chromium [33–36].

Items within the Body. After joint replacement procedures, metal screws and plates used to secure fractures, together with pacemakers, metal stents, artificial heart valves, metal tooth repairs, indwelling catheters, and plastics used to repair hernias, increase the risk of sensitization to the materials present in these foreign bodies. Nevertheless, despite the wide use of these tools, a resulting contact allergy has only rarely been reported because the substances they contain do not come in contact with the skin, that is the site where sensitization originates.

The incidence and prevalence of cutaneous and systemic hypersensitivity reactions to implanted metals are unknown, also because few prospective trials or large cross-sectional case series have yet been reported [37]. A prospective study of 92 patients undergoing total knee arthroplasty yielded up to 5% of cases of cutaneous complications. Thomas and Coll. elicited contact allergy to components of bone cement in 25% of 113 patients with cemented prostheses, even if not all these reactions were clinically relevant [38]. A positive reaction to N-N-dimethyl-para-toluidine, an accelerator in bone cement, was observed in 7 cases [39]; the reaction was correlated with aseptic loosening of hip replacements. Systemic contact dermatitis have been also induced by nickel in spongiosa screws [40], in a sacral stimulator [41], in catheters for intravenous infusions [42] and in an eyelet in an intravenous catheter [43].

In three recent studies, the evaluation of patients with suspected allergic reactions to metals in implant material, both before and after the insertion of orthopedic implants, was advised [37, 44, 45].

13.2 Clinical Features

Clinically, the onset of systemic contact dermatitis occurs rapidly, within a few hours after exposure, and manifests with skin signs and often also systemic signs (Table 13.2), which usually appear within a few hours to 2 days after systemic exposure to the allergen.

Skin signs may manifest in various forms. In most cases there is a flare-up of the previous positive patch test reaction, while a flare-up at

Table 13.2 Clinical features of systemic contact dermatitis

Cutaneous symptoms	
Flare-up of a previous contact dermatitis	
Flare-up of a previous positive patch test reaction	
De novo dermatitis on previously unaffected skin	
	Dyshidrotic hand eczema
	Flexural dermatitis
	Baboon syndrome
	Maculo-papular rash
	Erythema multiforme-like rash
	Vasculitis-like rash
	Urticarial rash
Systemic symptoms	
Headache	
Malaise	
Arthralgia	
Fever	
Diarrhea	
Vomiting	
Nausea	
Muscle ache	
Leukocytosis	

former sites of contact dermatitis (recall reaction) is less frequent, as are *de novo* localized (dyshidrotic hand eczema, baboon dermatitis, flexural dermatitis) and diffuse exanthematous rashes on previously unaffected sites, and systemic symptoms. A causal relation between the above-described clinical manifestations and systemic administration of the allergen is most easily documented in subjects sensitized to medicaments. Therefore, in these subjects an oral exposure test must be administered under particularly careful control.

13.2.1 Flare-Ups of Previous Positive Patch Test Reactions

Flare-ups of previous positive patch tests raise the suspicion of systemic contact dermatitis [46–48], and are a fascinating and specific sign of systemic contact dermatitis [12]. Such a reaction, that can occur even years after the original patch testing [49], is more likely to be observed in cases of allergy to drugs and metals. We have observed the phenomenon after an oral exposure test in subjects sensitized to medicaments and substances belonging to the para-medicaments group [50, 51], as well as to food additives [52].

As well as for contact allergy to medicaments, there are various reports in the literature of studies on oral exposure tests in subjects with contact allergy to metals, especially nickel and chromium, which have contributed to a better understanding of the bases of systemic contact dermatitis. As an experimental model for systemic contact dermatitis, systemic exposure to gold sodium thiomalate (GSTM) by parenteral route was made in 35 patients with contact allergy to gold. The patients were given a single intramuscular injection of 0.5 ml 20 mg/ml GSTM [53]. A flare-up of a previous positive patch test reaction was observed in 28 cases (80%), a flare-up of a previous contact dermatitis in 9 cases (26%); in 16 cases (46%) a general rash (of maculo-papular type) developed, and 21 patients (60%) suffered fever. The onset of fever, sometimes accompanied by widespread muscle ache, occurred a couple of hours after the injection, reached a maximum of 38–39°C after 10–12 h, and usually normalized after 24 h. A flare-up of a previous positive patch test occurred within the first hour after intramuscular challenge and reached a maximum, with a strongly increased cutaneous blood flow, after 6–8 h [53, 54]. A reactivation of the epicutaneous test was observed within a period of up to 2 years after the original application [53, 55], indicating a local immunological memory after the previous allergic contact dermatitis. The lower percentage (26%) of reactivation of a previous contact dermatitis could be explained, according to the author, in various ways: patients' dermatitis forms have different histories of duration; the dermatitis could have been caused by other concomitant allergens; a varying degree of cross-reactivity could also play a role [53].

A flare-up of a previous positive patch test reaction, and of a previous allergic contact dermatitis following a parenteral exposure test, highlights the fact that contact sensitivity is systemic; in practice, systemic contact dermatitis provides confirmation of this systemic nature [56]. The clue to flare-up reactions came from Sheper and Coll. [57], who showed that antigen-specific T cells remain in the skin at the site of patch test challenges for months after the reaction has resolved. Therefore, after re-exposure to the antigen, these T cells are activated and start to proliferate and to release cytokines that then provoke the inflammatory reaction, appearing as recrudescent flares [57]. In the case of a toxicoderma-like rash, the antigen likely encounters the specific circulating T cell in the blood, and then the consequent inflammatory reaction lodges in the dermal microvasculature. Some of the cytokines released by activated T cells are pyrogenic and so induce fever [57].

13.2.2 Generalized Rashes

The most characteristic and frequently observed clinical pattern is that of a generalized *maculo-papulo-vesicular rash,* that manifests as a symmetrical eruption localized in the limb folds, axillae, eyelids, sides of the neck and internal faces of the thighs. The genitals are always involved, and sometimes also the trunk.

A diffuse *erythema multiforme-like rash* has also been observed which, unlike classic erythema multiforme of a viral nature, does not present frankly blistering reactions and does not involve the mucosa. The agents most often implicated are sulfamides, promethazine, and ethylenediamine [58].

In patients sensitized to balsam of Peru and capsaicin, the oral exposure test has been described to elicit a *purpuric rush* with evident vasculitic lesions; in these same patients no immunocomplexes were demonstrated, nor complement alterations [58].

An *urticarioid rash* is also possible, together with eczematous lesions, generally induced by medicaments (penicillin, chloramphenicol) (Figs. 13.1, and 13.2) and metals (in particular nickel) [58].

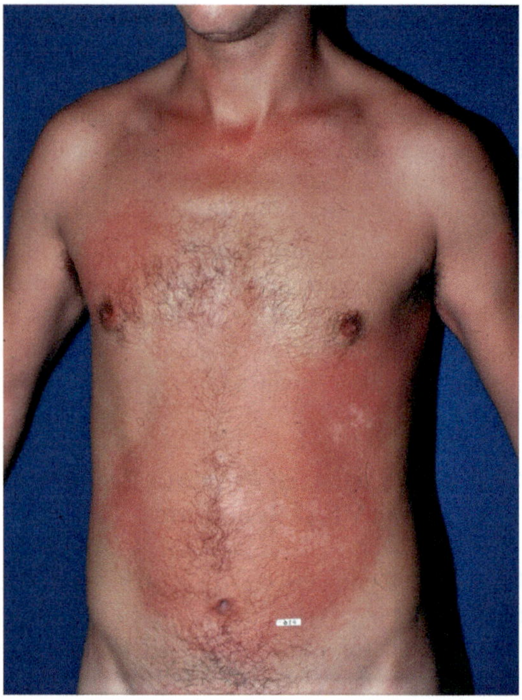

Fig. 13.2 Systemc contact dermatitis induced by chloramphenicol

13.2.3 Localized Rashes

Vesicular hand eczema (pompholyx or dyshidrotic eczema) (Fig. 13.3), a common disease whose etiology is often unknown, is frequently a symptom of systemic contact dermatitis. It is a pruritic eruption with deep-seated vesicles and sparse or no erythema, localized on the palms, volar aspects, and sides of the fingers. In nickel-sensitized subjects, we have observed dyshidrosiform hand dermatitis after oral challenge with nickel (2.5 mg) [59].

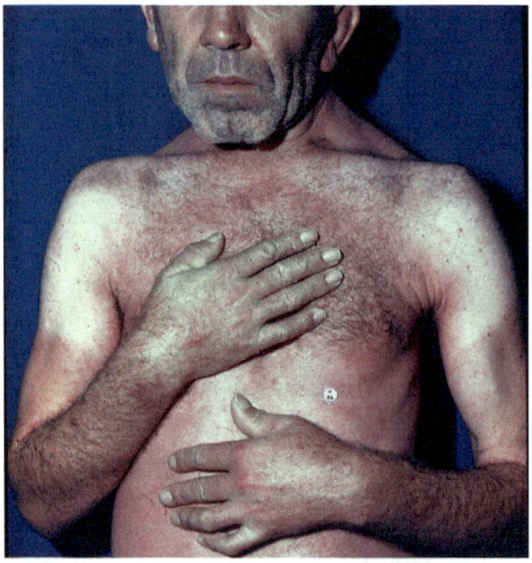

Fig. 13.1 Systemc contact dermatitis induced by chloramphenicol

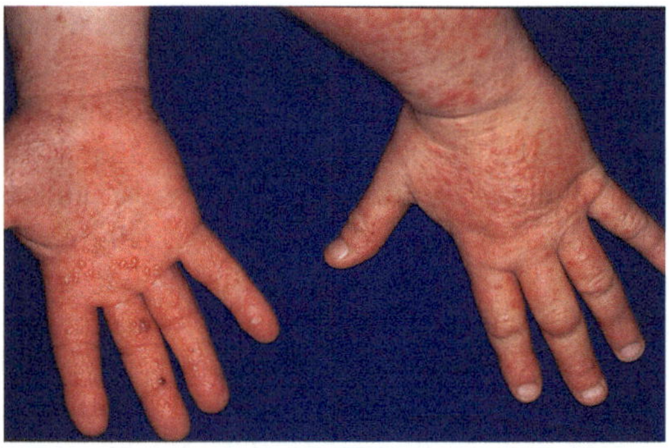

Fig. 13.3 Dyshidrosiform hand eczema after oral challenge with nickel

Veien [60] studied 202 patients with vesicular hand eczema and negative patch tests, and

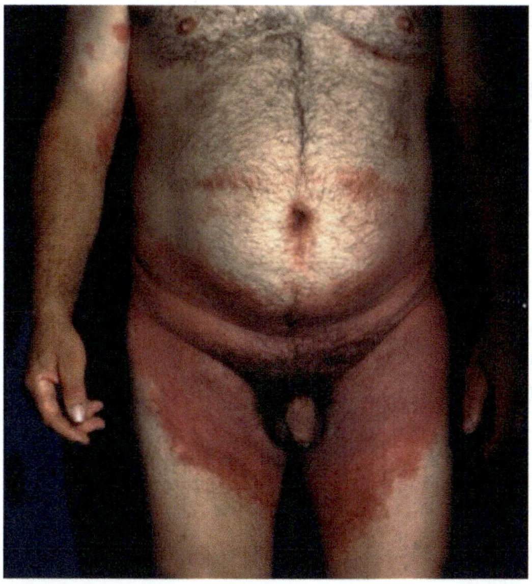

Fig. 13.4 Baboon syndrome induced by penicillin

elicited reactions to oral challenge tests to nickel (2.5 mg), cobalt (1 mg), and chromate (2.5 mg) in 58 of them. However, the oral exposure tests were more frequently positive when the patch tests were also positive.

The *baboon syndrome* is a characteristic but rare eruption observed in systemic contact dermatitis (Fig. 13.4) [18]. It features a demarcated eruption on the buttocks, in the genital area and a V-shaped reaction on the inner thighs, ranging in color from dark violet to pink. It may involve all or only some of the above sites. The same clinical feature has also been described as mercury exanthem [19, 31, 32].

The baboon syndrome must be differentiated from various other skin complaints that involve the same sites and the skin folds in general. In 2004, Hausermann and Coll. [61] made a close examination of 100 published cases of baboon syndrome and found that 50 of the 100 cases had been induced by medicaments. Of those 50 cases, only 8 were considered true systemic contact dermatitis due to systemic exposure to allergens to which the patients had been previously sensitized. The culprit medicaments were ampicillin [18], 5-aminosalicylic acid [62], neomycin [48], aminophylline [63, 64], bufexamac [65], and dibucaine (cinchocaine) [66, 67]. The remaining 42 cases were forms that had been induced by systemic drugs (above all amoxicillin and mitomycin) in patients with no previous history of cutaneous sensitization. The authors proposed that the two types of reactions should be assigned to two distinct groups: the group of 8 cases of true systemic contact dermatitis and the group of 42 cases of simple reactions to systemic drugs, for which they coined the acronym SDRIFE (symmetric drug-related intertriginous and flexural exanthema) [61]. This acronym is a preferential term because it reflects a distinct pathogenic mechanism from that of systemic contact dermatitis and is, moreover, a more culturally sensitive term than baboon syndrome, which many will find offensive [10]. The SDRIFE form for which the authors [61] proposed the clinical criteria does not present systemic symptoms.

Therefore, in cases of dermatitis of the sites involved in the baboon syndrome, with a possible involvement also of other intertriginous/flexural localizations, it is necessary to make a differential diagnosis among all the intertriginous reactions (including irritant or allergic contact dermatitis, systemic contact dermatitis, intertrigo infettiva, tinea cruris, acute generalized exanthematous pustulosis: AGEP, SDRIFE, etc.). Moreover, in cases of systemic contact dermatitis, a flare-up of dermatitis in the elbow and the knee flexure is a common symptom, that must be differentiated from lesions due to atopic dermatitis.

13.2.4 General Symptoms

Headache and malaise are rarely observed in systemic contact dermatitis due to nickel and medicaments. In some cases reactions to metals and drugs such as nausea, vomiting, and diarrhea have been reported; arthralgia is present in a few patients. A raised temperature can also be observed [53, 55, 68].

13.3 Pathogenic Mechanism

Reactivation of patch test sites previously positive to nickel after oral challenge with nickel indicates an antigen-specific T cell-mediated immune reaction. A flare-up of a previous nickel dermatitis after oral challenge with nickel also indicates a specific immunological reaction [49, 69].

However, the baboon syndrome (with histopathologic evidence of the accumulation of neutrophils) and the reactivation of vesicular hand dermatitis may have other mechanisms in addition to specific immune reactions [12, 70]. The involvement of circulating immune complexes suggested by some authors [26] does not seem to have been confirmed in the literature. Although few data have been reported, it seems that searches for circulating immune complexes [58, 71] and IgG, IgA, IgM, C3, and fibrinogen deposits [49] at the site of the lesions were not successful.

A reduction in peripheral blood of $CD4^+$ cells, $CD45^+Ro^+CD8^+$ cells has been observed after oral challenge with nickel in nickel-sensitized subjects. Exposure to the oral test induced the maturation of naïve T-cells to memory cells that accumulated in the intestinal mucosa [72]. In a study aimed at identifying possible immunological mechanisms of systemic contact dermatitis due to nickel, assessment was made of T-cell subtypes ($CD3^+$, $CD4^+$, $CD8^+$, and $CD45RO^+$), their expression of the skin-homing receptor cutaneous lymphocyte-associated antigen (CLA), and cytokine profiles (Il-2, IL-4, IL-5, IL-6, IL-10, INF-γ and TNF-α) in peripheral blood of nickel-sensitive subjects, with or without cutaneous reactions to oral challenge with nickel, and healthy controls [73]. Nickel-sensitized subjects whose dermatitis flared after the oral challenge test to nickel showed significant decreases in $CD3^+CD45RO^+$ CLA^+ and $CD8^+$ $CD45RO^+$ CLA^+ blood lymphocytes fractions, suggesting a migration of $CD8^+$ "memory" CLA^+ T lymphocytes from the blood to peripheral tissues. Only those nickel-sensitive subjects who showed a clinical reaction to the oral challenge with nickel (4 mg) had elevated serum levels of IL-5, indicating an activation of type 2 T lymphocytes in the peripheral blood [73]. The same study also demonstrated a definitive dose-response reaction pattern to oral nickel exposure among nickel-sensitive subjects [73].

13.4 The Allergens

Various medicaments, metals, foods/plants, and other chemicals have been implicated as the causative agents of systemic contact dermatitis (Table 13.3).

Table 13.3 Causative substances of systemic contact dermatitis and chemically correlated substances

Allergens	Cross-reacting substances
Metals	
Aluminium	
Chromium	
Cobalt	
Copper	
Gold	Gold medicaments
Mercury	Mercury medicaments
Nickel	Palladium
Zinc	
Medicaments	
Neomycin	Aminoglycosides
Bacitracin	
Gentamycin	
Tobramycin	
Streptomycin	
Penicillins	Penicillin compounds
Suxamethonium	
Isoniazide	
Chloramphenicol	
Sulfamide	Tolbutamide
	Carbutamide
	Chlorpropamide
	Sulphamethozole
	Sulfonamides
Ethylenediamine	Aminophylline
	Ethylenediamine-based antihistamines
Mercury	Mercury vapor
	Vaccines
Mitomycin C	
Procain	Sulfonamides
Para-amino compounds	Sulfonamides
Nitroglycerin	
Miconazole	Imidazoles

Table 13.3 (Continued)

Allergens	Cross-reacting substances
NSAIDs	
Amino salicylic acid	
Clonidine	
Nystatin	
Ephedrine	
Corticosteroids	
Acyclovir	
Codeine	
Dimethyl sulfoxide	
Phenobarbital	
5-Fluorouracyl	
Amlexanox	
Cinchocaine	Anesthetics
Edetate disodium	
Erythromycin	
Amoxycillin	
Clindamycin	
Antabuse ®	Tetramethylthiuram disulfide
Cephalosporins	
Preservatives	
Parabens	
Sorbic acid	Fruit, dairy products, drinks, medical and cosmetic products
Thimerosal	Vaccines
Phenoxyethanol	
Propylene glycol	
Formaldehyde	
Butylhydroxyl toluene	
Butylhydroxyl anisole	
Plants and Foods	
Arnica	
Chamomile	
Compositae	
Echinacea	
Cinnamon oil	
Marigold	
Mugwort	
Parthenium	
Ragweed	
Vanilla	
Garlic	
Artichoke	
Lettuce	
Anacardiaceae	
Ginkgo biloba	
Balsam of Peru	Spices, flavoured foods, cough syrup, toothpaste
Propolis	
Curry	Spices
Nutmeg	
Laurel	

13.4.1 Metals

Metals are the most common causes of systemic contact dermatitis. They are ubiquitous in our environment, making skin and systemic exposure very likely to occur and go unperceived. The most common metals reported in literature as causes of systemic contact dermatitis are nickel, mercury, cobalt, chromium, zinc, and gold.

Mercury. As well as its compounds, mercury is used in the medical field in dental amalgams, as a preservative in vaccines, and in various antiseptic preparations for topical use. Owing to its toxic properties, the use of mercury has been reduced worldwide, even if various topical products are still in use in some parts of the world. The metal is still used in thermometers, fluorescent lamps, and in make-up products (such as mascara).

Sensitized subjects may later suffer exposure to mercury vapours from a broken mercury thermometer. A case of systemic contact dermatitis due to a skin lightening cream containing mercury has recently been reported [74]. Systemic contact dermatitis to mercury has also been reported in metal workers [75], in a patient with a dental amalgam [76], and after exposure to mercury vapour [77].

Nickel. Nickel is one of the most common substances in the environment and for this reason, even apart from its intrinsic chemical properties, it is the most common contact allergen. Many alloys, foods, jewelry, and everyday items contain nickel, including surgical and orthodontic implants [33–37, 45, 78, 79].

Various different clinical manifestations are observed. In previously sensitized subjects, nickel can elicit pompholyx after oral provocation [59, 60, 80]. A case of systemic contact dermatitis to nickel occurred in a 14-year-old boy after he drank cocoa [81]. Another challenging case of a patient with resistant pruritus ani turned out to be an allergy due to the ingestion of peanut butter, which has a high nickel content [82].

Dietary treatment is indicated for nickel-sensitized patients with pompholyx or widespread systemic contact dermatitis, if the avoidance of nickel exposure does not improve or clear the dermatitis [83]. Dietary recommendations of a nickel-free diet for subjects with contact allergy to nickel have recently become less popular and raised some controversy among the various authors [84, 85]. In a study we performed in 26 nickel-allergic patients, oral hyposensitization with a daily dose of 50 μg of elemental nickel (given as $NiSO_4 \cdot 6H_2O$) in cellulose capsules for 3 months resulted efficacious [86]. The clinical manifestations declined despite continued nickel exposure, and the threshold of skin responsiveness to nickel rose. In 12 of the 26 patients, the immunologic study showed a decreased in vitro T lymphocytes responsiveness to the metal, in terms of both cell proliferation and cytokine release. In the subsequent follow-up period lasting 1 year, 50% of the patients remained dermatitis-free despite the continuation of exposure to nickel [86].

The onset of systemic contact dermatitis can occur during nickel allergy chelating treatments, with drugs such as Antabuse® (tetraethylthiuram disulphide) due to cross-reactions in subjects with previous contact sensitization to tetramethylthiuram disulphide [87].

Cobalt. This is used in the production of paints, jewelry, prostheses, and various everyday objects. In 4 of 6 cobalt-sensitized patients with vesicular hand eczema a flare-up of the dermatitis was observed after placebo-controlled oral challenge with 1 mg cobalt (given as 4.7 mg cobalt chloride) [88]. Systemic contact dermatitis due to cobalt is possible in patients wearing dental braces [89], Antabuse® (for the reasons reported above for nickel) [90], or vitamin B12 [91]. The removal of cobalt-releasing dental braces or introduction of dietary restrictions may help these patients.

Chromium. This is an important alloy in steel production (stainless steel). It is also used in the dyes and pigment industry, as a wood preservative, in leather tanning, the production of polyethylene, and various other industrial environments. Chromium can be found in water, soil, and foods. In literature, cases of systemic contact dermatitis due to chromium have been described after knee arthroplasty [92], as well as after the insertion of dental plates [93], and after the ingestion of multivitamin tablets or different types of food supplements [94, 95]. Dose-response studies with chromium suggest that a range from 0.05 to 14.2 mg of chromate, given as a single oral dose, is appropriate [9].

Gold. It is used for the production of jewelry and coins, as well as in medicine and dentistry. Gold may also be found in some foods and beverages. Various cases of systemic contact dermatitis induced by gold have been reported [53, 55, 96–99]. Gold-induced systemic contact dermatitis has also been reported in a patient using a homeopathic drug containing the metal; the patient had previously been exposed to the metal in gold earrings and a gold dental crown [100]. There is a correlation between gold allergy and the presence of gold-plated stents applied for coronary arteries, as well as the risk of re-stenosis [99–103].

Aluminium and Zinc. Systemically aggravated contact dermatitis has been caused by aluminium in toothpaste in children sensitized to the metal in vaccines [104].

Zinc is used for dental restoration, as an anticorrosion agent, in batteries, alloys and paints, and for other industrial purposes. Cases of systemic contact dermatitis to zinc are reported in patients following dental treatments [105, 106].

13.4.2 Medicaments

After metals, medicaments, both for topical and systemic use, are in second place as causes of systemic contact dermatitis, together with other systemic drugs that cross-react with them. The most common pictures of systemic contact dermatitis are pompholyx and the baboon syndrome, as well as generalized rashes.

In the past, the local application of antibiotics was a widespread practice but nowadays this is avoided where possible due to the high sensitization potential of some drugs, such as penicillin, sulfamides, and neomycin [1, 10, 12, 15, 16, 50, 51, 70, 107–111].

Drugs that may have caused systemic contact dermatitis through topical absorption include ampicillin, NSAIDs [66, 112, 113], corticosteroids, aminosalicylic acid [62], anesthetics (cinchocaine) [66, 67, 114], neomycin, and ethylenediamines [15, 16]. Edetate disodium, the salt of ethylenediaminetetracetic acid (EDTA), is used in antioxidants, preservatives, and medications of the eyes and nose; present in a nasal spray, it induced an eruption at the level of the buttocks [115].

Drugs taken orally which have induced systemic contact dermatitis include antibiotics, antihistamines, sulfonamides, and corticosteroids. Neomycin, one of the most common positive allergens on patch tests, crossreacts with gentamycin, tobramycin, and streptomycin: patients sensitized through the skin may react to the oral administration of aminoglycosides [46, 116]. Other culprit antibiotics include cephalosporins [61, 117], erythromycin [118], and clindamycin [21].

Compounds containing sulfanilamide are sensitizers and photoallergic agents and may cross-react with chemicals with a para-amino group, and with diuretics such as hydrochlorothiazide, thiazide antihypertensive drugs, and hypoglycemic sulfonylurea drugs. As regards the latter, in diabetic patients sensitized to topical para-amino compounds (hair dyes, sunscreens containing para-aminobenzoic acid or its esters, local anesthetics, and sulfanilamide) there is a risk of systemic contact dermatitis after taking a sulfanilamide containing antidiabetic drugs. Angelini and Meneghini reported a group of 34 patients with contact allergy to para-amino compounds (sulfanilamide, paraphenylenediamine, benzocaine) who underwent a series of perioral tests using sulfonylureas (carbutamide, tolbutamide, and chlorpropamide), diaminodiphenylsulfone, saccharin, and salicylazopyridine [50, 51]. They observed that these sulfonylurea drugs given orally produced a widespread dermatitis in 11 individuals with contact allergy to sulfanilamide, but not in those sensitized to paraphenylenediamine and benzocaine. The results in the 11 patients who developed reactions included itching in all cases, flare-up of the previous contact dermatitis in 6 patients, and flare-up of the primary contact dermatitis with a moderate secondary eczematous eruption, together with a reactivation of the patch test reactions, in 5 cases [51]. In the same study, none of the patients sensitized to para-amino substances reacted to saccharin, a sulfonamide-based sweetener. Oral tests with diaminodiphenylsulfone and salicylazosulfapyridine were negative in 10 of the patients [51].

Halogenated hydroxyquinolines (iodo chlorohydroxyquin, iodoquinol) are commonly used as topical agents and may also be administered systemically; cross-reactions between these compounds may occur. Patients sensitized by topical application may develop systemic contact dermatitis after oral administration [8]. In subjects with contact allergy to topical nitroglycerin, the sublingual or oral use of the same drug may produce a systemic contact dermatitis [8].

Patients sensitized to ethylenediamine who ingest oral antihistamines of the same class (hydroxyzine) or second-generation piperazines (cetirizine, levocetirizine) may develop systemic contact dermatitis [119, 120]. Aminophylline, a combination of theophylline and ethylenediamine, may induce systemic contact dermatitis in subjects sensitized to topical ethylenediamine [64, 121].

Topical corticosteroids can produce contact sensitization, and may trigger systemic contact dermatitis following systemic administration. Cross-sensitivity is often present among them and might even occur between different classes [16, 122–128].

In a patient with contact allergy to acyclovir used to treat genital herpes, subsequent oral administration of valacyclovir induced systemic contact dermatitis. An oral provocation test with famcyclovir resulted positive, eliciting the same skin reaction [129].

13.4.3 Preservatives

Paraben-sensitized individuals react to oral challenge with methyl peroxybenzoate or with a mixture of different parabens [130, 131]. Two of 14 paraben-sensitive patients who underwent oral challenge with 200 mg methyl and propyl-*p*-hydroxy benzoate presented flares of their blistering hand eczema, and one of them had a flare-up of the previously positive patch test [132].

Being present in foods and in drugs for systemic use, parabens can induce systemic contact dermatitis in previously sensitized subjects. Although foods sometimes contain non negligible quantities of parabens (like mayonese, for example) no cases of resulting systemic contact dermatitis have been reported in the literature. Moreover, only exceptional observations of adverse effects of systemic drugs have been described [133–135]. Oral challenge tests that we performed with propyl 5 mg and methyl 20 mg parabens in 40 and 25 sensitized patients, respectively, did not elicit any type of reaction [52, 136].

Thus, the risk of systemic contact dermatitis from parabens is low and potentially more likely in cases of drugs introduced by intravenous or intramuscular route. Nevertheless, studies establishing standard doses of parabens to be used in oral challenge tests are warranted [136].

Butylhydroxyanisole and butylhydroxytoluene [137] have caused systemic contact dermatitis, as have propylene glycol [138] and formaldehyde [139]. Sorbic acid is naturally present in several red fruits and nuts (prunes, strawberries, currants, chestnuts) and is used as a preservative (E200) in some foods (candies, chocolate, ice cream, margarine and light butter, fruit yogurt, cheese spreads, grape and apple flavoured beverages, some salads) or in medical and cosmetic (toothpastes) products. It is a rare sensitizer. In some cases it has been reported as a cause of systemic contact dermatitis, that improved with a sorbic acid-free diet [140–143].

13.4.4 Botanicals and Foods

Botanic products and foods may cause systemic contact dermatitis. Increasing numbers of people resort to herbal remedies and alternative therapies, which often contain herbal extracts. Moreover, these have also been introduced in cosmetics, thus offering multiple sensitization routes [11].

Botanicals of the Compositae (Asteraceae) family are increasingly used in alternative remedies [144]. This large family includes flowers, herbs, vegetables, and weeds (ragweed, chamomile, *Arnica montana, Achillea millefolium,* marigold, etc.). Additionally, extracts from this family are found in many cosmetics and personal hygiene products. The main allergens in the Compositae family are sesquiterpene lactones, that induce allergic contact dermatitis and systemic contact dermatitis [145]. Chamomile, found in many teas, has been known to cause severe systemic contact dermatitis even if the teas contained minimal amounts of sequiterpene lactones [144].

Parthenium hysterophorus, a common weed allergen in India, is a sensitizer via the skin, and also by inhalation or ingestion. A sensitized subject who inhaled the contents of a polythene bag containing parthenium suffered a flare of the dermatitis [146, 147]. The Anacardiaceae family includes poison ivy, poison oak, poison sumac, mango tree, cashew nut tree, Japanese lacquer tree, and Brazilian pepper tree; it cross-reacts with *Ginkgo biloba.* Many of these plant products (the sensitizer is urushiol) are used in topical and oral homeopathic preparations, and systemic contact dermatitis to such products has been reported [147–149].

Patients allergic to balsam of Peru can develop systemic contact dermatitis from the ingestion of spices (cloves, cola, teas, liqueurs, wines), tomato-based products, cough syrup and toothpaste. The chemical composition of balsam of Peru includes benzylcinnamate and benzyl benzoate, cinnamin, styrene, vanillin, and coumarin; all these substances are present in various foods and beverages and hence can cause systemic contact dermatitis [150, 151].

Garlic (allergens include diallyl disulfide, allyl-propyl sulfur, and allicine) may induce systemic contact dermatitis [152, 153]. Propolis ("bee glue") consists of various resins depending on the geographic area; the main allergens are 3-methyl-2-butenyl caffeate and phenylethyl caffeate. Propolis can be present in cosmetic products, syrups, lozenges, tablets, etc.; one case of systemic contact dermatitis has been reported [154]. Nutmeg is responsible for contact dermatitis and allergic contact stomatitis and may induce systemic contact dermatitis [91]. Curry, that is a mixture of various spices (pepper, cloves, cinnamon oil, cardamom, nutmeg, mace, and curcumin), can induce systemic contact dermatitis in subjects who are sensitized to any of the substances in the mixture [155].

13.5 Diagnosis and Management

Systemic contact dermatitis presents with a vast spectrum of differential diagnosis, ranging from infectious (viral and infectious exanthemas, bacterial infections, and in the presence of systemic symptoms, also staphylococcal scalded skin syndrome) to bullous diseases. Other dermatoses to be considered in the differential diagnosis are Hailey-Hailey disease, pemphigus vegetans, inverse psoriasis, candidiasis, tinea cruris, acute generalized exanthematous pustulosis (AGEP), and SDRIFE, as well as irritant and allergic contact dermatitis. Criteria to establish the diagnosis of systemic contact dermatitis with a scientific validity have been proposed [70].

Patch tests and systemic exposure test can help to obtain confirmation of, or to exclude, a previous contact sensitization. Patch tests should not be performed within the first 6 weeks after the adverse cutaneous reaction [156], nor more than 6 months later [157]. However, it must be remembered that even if a positive result is obtained, it may be of past relevance and not related to the present systemic contact dermatitis. The results of patch testing serve not only to elucidate the causal factor, but also as recommendations supporting the management, showing which allergens and cross-reacting substances should be avoided in the future [16, 37, 70, 79, 158–162]. The in vitro lymphocyte transformation test, that evaluates cell-mediated immunity through the proliferation of T cells in response to a chemical, is considered sensitive and specific and may be used as an adjunct to patch tests.

Systemic challenge with the suspected allergen has a diagnostic value also in patients with negative epicutaneous tests. A recommended test method has been proposed [163]. In any case, considerable caution needs to be exerted when performing such a test because it is not as safe as patch testing, and can induce a flare-up of the previous eczematous dermatitis and sometimes worsening of the latter, with the onset of systemic symptoms.

The best way to treat systemic contact dermatitis is to avoid the causative allergen. However, this often proves a very difficult or almost impossible task, since many of the causative agents of systemic contact dermatitis are ubiquitous. In occupational settings, patients should be encouraged to change their work sector. In everyday life, an appropriate diet has to be established and cross-reacting molecules should be avoided.

For patients with nickel allergy, another management strategy that may prove useful, although as yet it is still in the experimental stage, is oral hyposensitization [11, 15, 86, 164]. Eczematous lesions may be treated with topical steroids with different degrees of potency. In severe cases, the systemic administration of corticosteroids or immune suppressants may be necessary.

References

1. Meneghini CL, Angelini G. Eczemas de contact allergiques et reactions par voie générale à l'allergène. Médecine Hygiène. 1985;43:879.
2. Menné T, Hjorth N. Reactions from systemic exposure to contact allergens. Sem Dermatol. 1982;1:15.
3. Grandolfo M. Dermatite da contatto sistemica. In: Angelini G, Vena GA, editors. Dermatologia professionale e ambientale, vol. II. ISED, Brescia; 19999. p. 557.
4. Fisher AA. Systemic eczematous "contact-type" dermatitis medicamentosa. Ann Allergy. 1966;24:406.
5. Pirilä V. Endogenic contact eczema. Allergic Asthma. 1970;16:15.
6. Menné T, Maibach HI. Systemic contact allergy reactions. In: Immunology and allergy clinics of North America. Urticaria and exogenous dermatoses. Philadelphia: WB Saunders Company; 1986. p. 507.
7. Fisher AA. Systemic contact-type dermatitis. In: Fisher AA, editor. Contact dermatitis. Philadelphia: Lea and Febiger; 1986. p. 119.
8. Rietschel RL, Fowler JF Jr. Systemic contact-type dermatitis. In: Rietschel RL, Fowler JF Jr, editors. Fisher's contact dermatitis. Philadelphia: Lippincott Williams & Wilkins; 2001. p. 89.
9. Veien NK, Menné T. Systemic contact dermatitis. In: Johansen JD, Frosch PJ, Lepoittevin J-P, et al,

editors. Contact dermatitis. 5th ed. Berlin: Springer; 2011. p. 347.
10. Winnicki M, Shear NH. A systematic approach to systemic contact dermatitis and symmetric drug-related intertriginous and flexural exanthema (SDRIFE). Am J Clin Dermatol. 2011;12:171.
11. Nijhawan RI, Molenda M, Zirwas MJ, et al. Systemic contact dermatitis. Dermatol Clin. 2009;27:355.
12. Veien NK. Systemic contact dermatitis. Intern J Dermatol. 2011;50:1445.
13. Jacob SE, Zapolanski T. Systemic contact dermatitis. Dermatitis. 2008;19:9.
14. Cronin E. Reactions to the systemic absorption of contact allergens. In: Cronin E, editor. Contact dermatitis. London: Churchill Livingstone; 1980. p. 26.
15. Aquino M, Rosner G. Systemic contact dermatitis. Clinic Rev Allerg Immunol. 2018. https://doi.org/10.1007/s12016-018-8686-z.
16. Kulberg A, Schliemann S, Elsner P. Contact dermatitis as a systemic disease. Clin Dermatol. 2014;32:414.
17. Ratner JH, Spencer JK, Grainge JM. Cashew nut dermatitis. An example of internal-external contact type hypersensitivity. Arch Dermatol, 1974; 110:921.
18. Andersen KE, Hjorth N, Menné T. The baboon syndrome: systemically-induced allergic contact dermatitis. Contact Dermatitis. 1984;10:97.
19. Nakayama H, Niki F, Shono M, et al. Mercury exanthem. Contact Dermatitis. 1983;9:411.
20. Shelley WB, Shelley ED. Nonpigmented fixed drug eruption as a distinctive reaction pattern: examples caused by sensitivity to pseudoephedrine hydrochloride and tetrahydrozoline. J Am Acad Dermatol. 1987;17:403.
21. Wolf R, Elman M, Brenner S. Drug induced intertrigo. Int J Dermatol. 1993;32:515.
22. Happle R. Paraptic eczema. Why a new name? Hautarzt, 1994; 45:1.
23. Helmbold P, Hegemann B, Dickert C, et al. Symmetric ptychotrofic and nonpigmented fixed drug eruption due to cimetidine (so-called baboon syndrome). Dermatology. 1998;197:402.
24. Wakelin SH, Sidhu S, Orton DI, et al. Amoxycillin-induced flexural exanthem. Clin Exp Dermatol. 1999;24:71.
25. Binder E. Über das hemätogene kontakt-ekzema. Arch für Dermatol. 1954;198:1.
26. Menné T, Veien NK, Sjolin K-E, et al. Systemic contact dermatitis. Am J Contact Dermatitis. 1994;5:1.
27. Park RG. Cutaneous hypersensitivity to sulphonamides. A report of 12 cases. Br Med J. 1943; 2:69.
28. Valsecchi R, Imberti G, Cainelli T. Mitomycin C contact dermatitis. Contact Dermatitis. 1991;24:70.
29. De Groot AC, Conemans JMH. Systemic allergic contact dermatitis from intravesical instillation of the antitumor antibiotic mitomycin C. Contact Dermatitis. 1991;24:201.
30. Colver GB, Inglis JA, McVittie E, et al. Dermatitis due to intravesical mitomycin C: a delayed-type hypersensitivity reaction? Br J Dermatol. 1990;122:217.
31. Angelini G, Vena GA. Airborne contact dermatitis. Clin Dermatol. 1992;10:123.
32. Vena GA, Foti C, Grandolfo M, et al. Mercury exanthem. Contact Dermatitis. 1994;31:214.
33. Veien NK, Borchorst E, Hattel T, et al. Stomatitis or systematically induced contact dermatitis from metal wire in orthodontic materials. Contact Dermatitis. 1994;30:210.
34. Schultz JC, Connelly E, Glesne L, et al. Cutaneous and oral eruption from oral exposure to nickel in dental braces. Dermatitis. 2004;15:154.
35. Guimaraens D, Gonzalez MA, Condé-Salazar L. Systemic contact dermatitis from dental crowns. Contact Dermatitis. 1994;30:124.
36. Pigatto PD, Guzzi C. Systemic contact dermatitis from nickel associated with orthodontic appliances. Contact Dermatitis. 2004;50:100.
37. Schalock PC, Menné T, Johansen JD, et al. Hypersensitivity reactions to metallic implants—diagnostic algorithm and suggested patch test series for clinical use. Contact Dermatitis. 2011;66:4.
38. Thomas P, Schuh A, Eben R, et al. Allergy to bone cement components. Orthopade. 2008;37:117.
39. Haddad FS, Cobb AG, Bentley G, et al. Hypersensitivity in aseptic loosening of total hip replacements. J Bone Joint Surg. 1996;78:546.
40. Averbeck M, Gebhardt C, Simon JC, et al. Resolution of both persistent eczema and implant failure following removal of nickel containing implant. J Eur Acad Dermatol Venereol. 2009;23:1197.
41. Nasbaum A, Rival-Tringali AL, Barth X, et al. Nickel-induced systemic allergic dermatitis from a sacral neurostimulator. Contact Dermatitis. 2008; 59:319.
42. Grance-Prumier A, Frances C, Badet B, et al. Dermite de contact systémique au nickel induite par un cathéter veineux. Ann Dermatol Vénéreol. 2008;135:743.
43. Bircher AJ, Schmidli F, Stub C, et al. Systemic allergic dermatitis reaction to nickel released from an eyelet in an intravenous catheter. Contact Dermatitis. 2009;61:180.
44. Thyssen JP, Menné T, Schalock PC, et al. Pragmatic approach to the clinical work-up of patients with putative allergic disease to metallic orthopaedic implants before and after surgery. Br J Dermatol. 2011;164:473.
45. Basko-Plluska JL, Thyssen JP, Schalock PC. Cutaneous and systemic hypersensitivity reactions to metallic implants. Dermatitis. 2011;22:65.
46. Ekelund A-G, Möller H. Oral provocation in eczematous contact allergy to neomycin and hydroxyquinolines. Acta Derm Venereol. 1969;49:422.
47. Christensen OB, Möller H. External and internal exposure to the antigen in the hand eczema of nickel allergy. Contact Dermatitis. 1975;1:136.

48. Menné T, Weismann K. Hämatogenes Kontaktekzem nach oralen Gabe von Neomycin. Hautarzt. 1984;35:319.
49. Christensen OB, Lindström C, Löfberg H, et al. Micromorphology and specificity of orally induced flare-up reactions in nickel-sensitive patients. Acta Derm Venereol. 1981;61:505.
50. Meneghini CL, Angelini G. Gruppensensibilisierung durch photosensibilisierende Medikamente. Zeitschrift für Hautkrankheiten. 1978;53:329.
51. Angelini G, Meneghini CL. Oral tests in contact allergy to para-amino-compounds. Contact Dermatitis. 1981;7:311.
52. Angelini G, Vena GA, Meneghini CL. Allergia da contatto e reazioni secondarie ad additivi alimentari. Giorn Ital Dermatol Venereol. 1982;117:195.
53. Möller H. Clinical response to gold as a circulating contact allergen. Acta Derm Venereol. 2000;80:111.
54. Möller H, Biörkner B, Bruze M, et al. Laser Doppler perfusion imaging for the documentation of flare-up in contact allergy. Contact Dermatitis. 1999;41:131.
55. Möller H, Björkner B, Bruze M. Clinical reactions to systemic provocation with gold sodium thiomalate in patients with contact allergy to gold. Br J Dermatol. 1996;135:423.
56. Friedmann P. The systemic nature of contact hypersensitivity. Acta Derm Venereol. 2000;80:81.
57. Scheper RJ, Vandintherjanssen ACHA, Polak L. Specific accumulation of hapten-reactive T-cells in contact sensitivity reaction sites. J Immunol. 1985;134:1333.
58. Meneghini CL, Angelini G. Secondary polymorphic eruptions in allergic contact dermatitis. Dermatologica. 1981;163:63.
59. Grandolfo M, Foti C, Mastrolonardo M, et al. La dermatite da contatto sistemica. Boll Dermatol Allergol Profes. 1993;8:107.
60. Veien NK. Systemically induced eczema in adults. Acta Derm Venereol (Stockh). 1989;147(Suppl):1.
61. Hausermann P, Harr T, Bircher AJ. Baboon syndrome resulting from systemic drugs: is there strife between SDRIFE and allergic contact dermatitis syndrome? Contact Dermatitis. 2004;51:297.
62. Gallo R, Parodi A. Baboon syndrome from 5-aminosalicylic acid. Contact Dermatitis. 2002;46:110.
63. Guin JD, Fields P, Thomas KL. Baboon syndrome from i.v. aminophylline in a patient allergic to ethylenediamine. Contact Dermatitis. 1999; 40:170.
64. Isaksson M, Ljunggren B. Systemic contact dermatitis from ethylenediamine in an aminophylline preparation presenting as the baboon syndrome. Acta Derm Venereol. 2003;83:69.
65. Proske S, Uter W, Schnuch A, et al. Severe allergic contact dermatitis with generalized spread due to bufexamac presented as the baboon syndrome. Dtsch Med Wochenschr. 2003;128:545.
66. Marques C, Faria E, Machado A, et al. Allergic contact dermatitis and systemic contact dermatitis from cinchocaine. Contact Dermatitis. 1995;33:443.
67. Erdmann SM, Sachs B, Merk HF. Systemic contact dermatitis from cinchocaine. Contact Dermatitis. 2001;44:260.
68. Möller H, Ohlsson K, Linder C, et al. Cytokines and acute phase reactants during flare-up of contact allergy to gold. Am J Contact Dermatitis. 1998;9:25.
69. Hindsén M, Bruze M, Christensen OB. Flare-up reactions after oral challenge with nickel in relation to challenge dose and intensity and time of previous patch test reactions. J Am Acad Dermatol. 2001;44:616.
70. Thyssen JP, Maibach HI. Drug elicited systemic allergic (contact) dermatitis—update and possible pathomechanisms. Contact Dermatitis. 2008;59:195.
71. Veien UK, Christensen AH, Svejgaard E, et al. Antibodies against nickel-albumin in rabbits and man. Contact Dermatitis. 1979;5:378.
72. Di Gioacchino M, Boscolo P, Cavallucci E, et al. Lymphocyte subset changes in blood and gastrointestinal mucosa after oral nickel challenge in nickel-sensitized women. Contact Dermatitis. 2000;43:206.
73. Jensen CS, Lisby S, Larsen JE, et al. Characterization of lymphocyte subpopulations and cytokine profiles in peripheral blood of nickel sensitive individuals with systemic contact dermatitis after oral nickel exposure. Contact Dermatitis. 2004;50:31.
74. Ozkaya E, Mirzoyeva L, Otkur B. Mercury induced systemic allergic dermatitis caused by "white precipitate" in a skin lightening cream. Contact Dermatitis. 2009;60:61.
75. Ozkaya E. An unusual case of mercury baboon syndrome:lasting seasonal attacks in a retired metalworker. Contact Dermatitis. 2008;58:107.
76. Pigatto PD, Zerboni R, Guzzi G. Local and systemic allergic contact dermatitis due to dental alloys. J Eur Acad Dermatol Venereol. 2008;22:124.
77. Zimmer J, Grance F, Stramb P, et al. Mercury exanthem after accidental exposure to mercury vapor. Ann Med Interne (Paris). 1997;148:317.
78. Benamran S, Votadoro A, Sleth JC. Acute systemic contact dermatitis in a patient with nickel hypersensitivity: contamination from an intravenous catheter? Acta Anaesthesiol Scand. 2007;51:647.
79. Aquino M, Mucci T. Systemic contact dermatitis and allergy to medical devices. Curr Allergy Asthma Rep. 2013;13:518.
80. Gawkrodger DJ, Cook SW, Fell GS, et al. Nickel dermatitis: the reaction to oral nickel challenge. Br J Dermatol. 1986;115:33.
81. Krecisz B, Chomiczewska D, Kiec-Swierczynska M, et al. Systemic contact dermatitis to nickel present in cocoa in 14-year-old boy. Pediat Dermatol. 2011;28:335.

82. Silvestri DL, Barmettler S. Pruritus ani as a manifestation of systemic contact dermatitis: resolution with dietary nickel restriction. Dermatitis. 2011;22:50.
83. Veien NK, Hattel T, Laurberg G. Low nickel diet: an open, prospective trial. J Am Acad Dermatol. 1993;29:1002.
84. Veien NK, Hattel T, Justesen O, et al. Dietary treatment of nickel dermatitis. Acta Derm Venereol. 1985;65:138.
85. Pizzutelli S. Systemic nickel hypersensitivity and diet: myth or reality? Eur Ann Allergy Clin Immunol. 2012;43:5.
86. Bonamonte D, Cristaudo A, Nasorri F, et al. Efficacy of oral hyposensitization in allergic contact dermatitis caused by nickel. Contact Dermatitis. 2011;55:293.
87. Kaaber K, Menné T, Tjell JC, et al. Antabuse®. treatment of nickel dermatitis. Chelation—a new principle in the treatment of nickel dermatitis. Contact Dermatitis. 1979; 5:221.
88. Veien NK, Hattel T, Laurberg G. Placebo-controlled oral challenge with cobalt in patients with positive patch test to cobalt. Contact Dermatitis. 1995;33:54.
89. Glendenning EW. Allergy to cobalt in metal denture as cause of hand dermatitis. Contact Dermatitis Newsletter. 1971;10:225.
90. Menné T. Flare-up of cobalt dermatitis from Antabuse®. treatment. Contact Dermatitis. 1985; 12:53.
91. Fisher AA. Systemic contact dermatitis. In: Fisher AA, editor. Contact dermatitis. Philadelphia: Lea and Febiger; 1986. p. 119.
92. Gao X, He RX, Yan SG, et al. Dermatitis associated with chromium following total knee arthroplasty. J Arthroplasty. 2011;26:665.
93. Hubler WR Jr, Hubler WR Sr. Dermatitis from a chromium dental plate. Contact Dermatitis. 1983;9:377.
94. Fowler JF Jr. Systemic contact dermatitis caused by oral chromium picolinate. Cutis. 2000;65:116.
95. Ozkaya E, Topkarci Z, Ozarmagan G. Systemic allergic dermatitis from chromium in a multivitamin/multimineral tablets. Contact Dermatitis. 2010;62:184.
96. Wicks IP, Wong D, McCullagh RB, et al. Contact allergy to gold after systemic administration of gold for rheumatoid arthritis. Ann Rheum Dis. 1988;47:421.
97. Hostynek JJ. Gold: an allergen of growing significance. Food Chem Toxicol. 1997;35:839.
98. Möller H. Contact allergy to gold as a model for clinical experimental research. Contact Dermatitis. 2010;62:193.
99. Möller H, Ohlsson J, Linder C, et al. The flare-up reactions after systemic provocation in contact allergy to nickel and gold. Contact Dermatitis. 1999;40:200.
100. Malinauskiene L, Isaksson M, Bruze M. Systemic contact dermatitis in a gold-allergic patient after treatment with an oral homeopathic drug. J Am Acad Dermatol. 2013;68:e58.
101. Ekqvist S, Svedman C, Möller H, et al. High frequency of contact allergy to gold in a patients with endovascular coronary stents. Br J Dermatol. 2007;157:730.
102. Ekqvist S, Svedman C, Lundh T, et al. A correlation found between gold concentration in blood and patch test reactions in patients with coronary stents. Contact Dermatitis. 2008;59:137.
103. Svedman C, Ekqvist S, Möller H, et al. A correlation found between contact allergy to stent material and restenosis of the coronary arteries. Contact Dermatitis. 2003;60:158.
104. Veien NK, Hattel T, Laurberg G. Systemically aggravated contact dermatitis caused by aluminium in tooth paste. Contact Dermatitis. 1993;28:199.
105. Yanagi T, Kodama K, Yoshihisa Y, et al. Macrophage migration inhibitory factor in zinc-allergic systemic contact dermatitis. Cytokine. 2006;35:270.
106. Saito N, Yamane N, Matsumura W, et al. Generalized exacerbation of systemic allergic dermatitis due to zinc patch test and dental treatments. Contact Dermatitis. 2010;62:372.
107. Angelini G, Vena GA, Meneghini CL. Allergic contact dermatitis to some medicaments. Contact Dermatitis. 1985;12:263.
108. Spring S, Pratt M, Chaplin A. Contact dermatitis to topical medicaments: a retrospective chart review from the Ottawa hospital patch test clinic. Dermatitis. 2012;23:210.
109. Angelini G. Topical drugs. In: Rycroft RJG, Menné T, Frosch PJ, editors. Textboook of contact dermatitis. Berlin: Springer-Verlag; 1995. p. 477.
110. Angelini G, Vena GA, Grandolfo M, et al. Iatrogenic contact dermatitis and eczematous reactions. Clin Dermatol. 1993;11:467.
111. Brandao FM, Goossens A, Tosti A. Topical drugs. In: Frosch PJ, Menné T, Lepoittevin J-P, editors. Contact dermatitis. Berlin: Springer; 2006. p. 623.
112. Nakada T, Matsuzawa Y. Allergic contact dermatitis syndrome from bufexamac for nursing infant. Dermatitis. 2012;23:185.
113. Lakshmi C, Srinivas C. Systemic (allergic) contact dermatitis to diclofenac. Indian J Dermatol Venereol Leprol. 2011;77:536.
114. Oliveira A, Rosmaninho A, Lobo I, et al. Intetriginous and flexural exanthema after application of topical anesthetic cream: a case of baboon syndrome. Dermatitis. 2011;22:360.
115. Rajan JP, Cornell R, White AA. A case of systemic contact dermatitis secondary to edetate disodium. J Allergy Clin Immunol Pract. 2015;3:607.
116. Guin JD, Phillips D. Erythroderma from systemic contact dermatitis: a complication of systemic gentamycin in a patient with contact allergy to neomycin. Cutis. 1989;43:564.
117. Wolf R, Orion E, Matz H. The baboon syndrome or intertriginous drug eruption: a report of eleven cases

and a second look at its pathomechanism. Dermatol Online J. 2003;9:2.
118. Goossens A, Sass U, Song M. Baboon syndrome. Dermatology. 1997;194:421.
119. Ash S, Scheman AJ. Systemic contact dermatitis to hydroxyzine. Am J Contact Dermatitis. 1997;8:2.
120. Cusano F, Ferrara G, Crisman G, et al. Clinicopathologic features of systemic contact dermatitis from ethylenediamine in cetirizine and levocetirizine. Dermatology. 2006;213:353.
121. Walker S, Ferguson S. Systemic allergic contact dermatitis due to ethylenediamine following administration of oral aminophylline. Br J Dermatol. 2004;150:594.
122. Armingaud B, Martin L, Wierzbieka E, et al. Baboon syndrome due to polysensitization with corticosteroids. Ann Dermatol Vénéreol. 2005;132:675.
123. Baeck M, Goossens A. Systemic contact dermatitis to corticosteroids. Allergy. 2012;67:1580.
124. Basedow S, Eigelshoven S, Homey B. Immediate and delayed hypersensitivity to corticosteroids. J Dtsch Dermatol Ges. 2011;9:885.
125. Coopman S, Degreef H, Dooms-Goossens A. Identification of cross-reaction patterns in allergic contact dermatitis from topical corticosteroids. Br J Dermatol. 1989;121:27.
126. Barbaud A, Waton J. Systemic allergy to corticosteroids: clinical features and cross reactivity. Curr Pharm Des. 2016;22:6825.
127. Garcia-Bravo B, Repiso JB, Camacho F. Systemic contact dermatitis due to deflazacort. Contact Dermatitis. 2000;43:359.
128. Bianchi L, Hansel K, Antonelli E, et al. Deflazacort hypersensitivity: a difficult-to-manage case of systemic allergic dermatitis and literature review. Contact Dermatitis. 2016;75:48.
129. Lammintausta K, Mäkelä L, Kalmo K. Rapid systemic valaciclovir reaction subsequent to aciclovir contact allergy. Contact Dermatitis. 2001;45:181.
130. Kleinhans D, Knoth W. Paraben. Kontaktallergie mit enteraler Provokation. Z Hautkr. 1973;48:699.
131. Sánchez-Pérez J, Diez MB, Pérez AA, et al. Allergic and systemic contact dermatitis to methylparaben. Contact Dermatitis. 2006;54:117.
132. Veien NK, Hattel T, Laurberg G. Oral challenge with parabens in paraben-sensitive patients. Contact Dermatitis. 1995;34:433.
133. Aeling JL, Nuss DD. Systemic eczematous "contact-type" dermatitis medicamentosa caused by parabens. Arch Dermatol. 1974;110:640.
134. Kaminer Y, Apter A, Tyano S, et al. Delayed hypersensitivity reaction to orally administrated methyl paraben. Clin Pharmacol. 1982;1:469.
135. Corradori S, Peluso AM, Faccioli M. Systemic contact dermatitis due to parabens. Contact Dermatitis. 1990;22:238.
136. Bonamonte D, Foti C, Vestita M, et al. Parabens: an endless story. Ann Ital Dermatol Allergol. 2013;67:41.
137. Roed-Petersen J, Hjorth N. Contact dermatitis from antioxidants. Br J Dermatol. 1975;94:233.
138. Lowther A, Mc Cormick T, Nedorost S. Systemic contact dermatitis from propylene glycol. Dermatitis. 2008;19:105.
139. Hill AM, Belsito DV. Systemic contact dermatitis of the eyelids caused by formaldehyde derived from aspartame? Contact Dermatitis. 2003;49:258.
140. Giordano Labadie F, Pech-Ormieres C, Bazex J. Systemic contact dermatitis from sorbic acid. Contact Dermatitis. 1996;34:61.
141. Dejobert Y, Delaporte E, Piette F, et al. Vesicular eczema and systemic contact dermatitis from sorbic acid. Contact Dermatitis. 2001;45:291.
142. Raison-Peyron N, Meynadier JM, Meynadier J. Sorbic acid: an anusual cause of systemic contact dermatitis in an infant. Contact Dermatitis. 2000;43:247.
143. Sherman A, Cha C, Jacob SE, et al. Food avoidance diets for systemic, lip, and oral contact allergy: an american contact alternatives group article. Dermatitis. 2012;23:248.
144. Paulsen E. Contact sensitization from Compositae-containing herbal remedies and cosmetics. Contact Dermatitis. 2002;47:189.
145. Paulsen E. Systemic allergic dermatitis caused by sesquiterpene lactones. Contact Dermatitis. 2017;76:1.
146. Mahajan VK, Sharma NL, Sharma RC. Parthenium dermatitis: is it a systemic contact dermatitis or an airborne contact dermatitis? Contact Dermatitis. 2004;51:231.
147. Cardinali C, Francalanci S, Giomi B, et al. Systemic contact dermatitis from herbal and homeopathic preparations used for herpes virus treatment. Acta Derm Venereol. 2004;84:223.
148. Park SD, Lee SW, Chun JH, et al. Clinical features of 31 patients with systemic contact dermatitis due to the ingestion of Rhus (lacquer). Br J Dermatol. 2000;142:937.
149. Oh SH, Haw CR, Lee MH. Clinical and immunologic features of systemic contact dermatitis from ingestion of Rhus (*Toxicodendron*). Contact Dermatitis. 2003;48:251.
150. Pfutzener W, Thomas P, Niedermeier A, et al. Systemic contact dermatitis elicited by oral intake of balsam of Peru. Acta Derm Venereol. 2003;83:294.
151. Pfutzner W, Niedermeir A, Thomas P, et al. Systemic contact eczema against balsam of Peru. J Dtsch Dermatol. 2003;1:719.
152. Lembo G, Balato N, Patruno C, et al. Allergic contact dermatitis due to garlic (*Allium sativum*). Contact Dermatitis. 1991;25:330.
153. Burden AD, Wilkinson SM, Beck MH, et al. Garlic-induced systemic contact dermatitis. Contact Dermatitis. 1994;30:299.
154. Cho E, Lee JD, Cho SH. Systemic contact dermatitis from propolis ingestion. Ann Dermatol. 2011;23:85.

155. Dooms-Goossens A, Dubelloy R, Degreef H. Contact and systemic contact-type dermatitis to spices. In: Adams RM, Nethercott JR, editors. Dermatologic clinics. Philadelphia: WB Saunders Company; 1990. p. 89.
156. Bruynzell DP, Maibach HI. Patch testing in systemic drug eruptions. Clin Dermatol. 1997;15:479.
157. Barbaud A. Drug patch testing in systemic cutaneous drug allergy. Toxicology. 2005;209:209.
158. Fabbro SK, Zirwas MJ. Systemic contact dermatitis to foods: nickel, BOP, and more. Curr Allergy Asthma Rep. 2014;14:463.
159. Veien NK. Ingested food in systemic allergic contact dermatitis. Clin Dermatol. 1997;15:547.
160. Salam TN, Fowler JF Jr. Balsam-related systemic contact dermatitis. J Am Acad Dermatol. 2001;45:377.
161. Le Coz C-J, Lepoittevin J-P. Occupational erythema multiforme-like dermatitis from sensitization to costus resinoid, followed by flare-up and systemic contact dermatitis from ß-cyclocostunolide in a chemistry student. Contact Dermatitis. 2001;44:310.
162. Hindsén M, Spirén A, Bruze M. Cross-reactivity between nickel and palladium demonstrated by systemic administration of nickel. Contact Dermatitis. 2005;53:2.
163. Chew AL, Maibach HI. Multiple corticosteroid orally elicited allergic contact dermatitis in a patient with multiple topical corticosteroid allergic contact dermatitis. Cutis. 2000;65:307.
164. Di Gioacchino M, Ricciardi L, De Pitá O, et al. Nickel oral hyposensitization in patients with systemic nickel allergy syndrome. Ann Med. 2014;46:31.

Contact Dermatitis Due to Cosmetics

14

An Goossens

Fragrance components and preservative agents are considered to be the most frequent contact allergens in cosmetic products, but reactions can occur to almost any ingredient in them. Recently, fragrance components and essential oils [1], as well as many other cosmetic allergens [2] have been the subject of two extensive and interesting monographs by Anton de Groot. We will here discuss the most important and also recently published cosmetic allergens.

14.1 Fragrance Components

14.1.1 Prevalence and Trends

According to a systematic review and meta-analysis, based on data obtained during the 2007–2017 period, the prevalence of Fragrance-mix I contact allergy among the general population (19 studies involving 19440 individuals tested) was 3.5% (3.4% for women, 2.9% for men)[3]. The 20.1% in adults and 16.5% in children and adolescents referred to Contact allergy in general, and not fragrance allergy. Of course, not all subjects sensitized suffer from allergic contact dermatitis from fragrance-containing products.

In a retrospective study of 24168 eczema patients patch tested during the period 1986 to 2015 performed in order to examine trends in contact allergy to Fragrance mix I, 7–8% were sensitized to FMI, with clinical relevance established in 78.2% of them, with an increasing rate of prevalence in recent years [4].

14.1.2 Testing for Fragrance Allergy

Fragrance mix, which contains 8 components (amyl cinnamal, cinnamal, cinnamyl alcohol, hydroxycitronellal, eugenol, isoeugenol, geraniol, and *Evernia prunastri* or oak moss extract), and Fragrance mix II, which contains 6 ingredients (hydroxyisohexyl 3-cyclohexene carboxaldehyde, farnesol, citral, citronellol, coumarin, and alfa-hexyl cinnamal), as well as hydroxyisohexyl 3-cyclohexene carboxaldehyde tested separately in a higher (5%) concentration than in the mix (2.5%), are routinely tested in the baseline series and remain good screening agents for contact allergy to perfumes. However, to correctly diagnose fragrance allergy, there is the need to test with other materials, among which the 26 fragrance components [5] that since March 2005 are labeled as cosmetic ingredients on the packaging (Annex 3 of the Cosmetic Directive 2003/15/EC).

A. Goossens (✉)
Dermatology, Contact Allergy Unit, University Hospital KU Leuven, 3000 Leuven, Belgium
e-mail: an.goossens@kuleuven.be

G. Angelini et al. (eds.), *Clinical Contact Dermatitis*, https://doi.org/10.1007/978-3-030-49332-5_14

Some companies currently claim that their products do not contain fragrance allergens by referring to elimination of these 26. However, there are many other unlabeled allergens, among which three recently described, i.e. 2-methyl-3-(3,4-methylenedioxyphenyl)-propanal, cyclamen aldehyde, and hexyl salicylate [6], which provides further evidence that the labeling of all perfume components with sensitizing potential should be mandatory for cosmetics (and household detergents), both to improve the diagnosis of contact allergy and to avoid future exposure in sensitized individuals. This also refers to essential oils, which are becoming increasingly popular [7].

In this context, also non-labeled aromas need to be taken into account that are present in toothpastes and other products for oral hygiene: for example, peppermint oil [8], but particularly carvone that seems to be very widely used, which is an ingredient of oxidized D-limonene, the main constituent of spearmint oil (*Mentha spicata*), and present in quantity traces of peppermint oil (*Mentha piperita*) and other mint species; it has been mentioned as a cause of oral lichenoid reactions [9].

14.1.3 Prehaptens and Prohaptens

Many fragrance chemicals are not sensitizers as such, but need to be transformed into haptens, either by auto-oxidation, so-called prehaptens, or by skin metabolism, i.e. prohaptens. Typical examples of the former are terpenes, such as limonene and linalool, which upon air exposure give rise to sensitizing air-autoxidation products; they are widely used in several consumer (cosmetic, household, industrial) products and recognized as important sensitizers [10], exceptionally causing severe reactions [11]. There has been discussion about patch-test reactions to them, however, all doubtful reactions should not be considered as irritant, as it has been shown that a positive reaction at 0.3% in petrolatum may have clinical relevance [12].

In a certain way, also haptens that are formed following UV exposure, i.e. photo-haptens could be regarded as prehaptens as well; photosensitizing fragrances, such as musk ambrette and 6-methylcoumarin have disappeared from cosmetic formulations though.

The transformation of prohaptens into haptens sometimes explains concomitant reactions observed between chemically and metabolically related fragrance ingredients (Fig. 14.1), an example being eugenol and iso-eugenol-esters, which are split by esterases in the skin into the parent compound [13].

Moreover, there also exist molecules that behave both as pre- and pro-haptens, for example, cinnamyl alcohol and cinnamal (cinnamic aldehyde) forming epoxides [14], and also geraniol; indeed, concomitant reactions to geraniol and citral are explained by the formation of geranial, the main sensitizer, and neral (both present in citral), which are produced by auto-oxidation and cutaneous metabolism of geraniol [15]; this leads some authors to propose oxidized geraniol as a screening test in the standard series [16].

Fragrance-allergic patients often present with multiple sensitivities, particularly when reacting to components of natural origin.

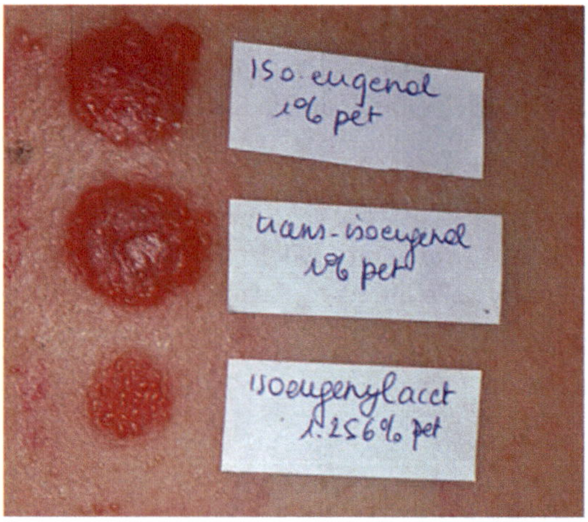

Fig. 14.1 Positive patch test reaction to trans-isoeugenol and isoeugenol acetate in a patient sensitized to isoeugenol

14.2 Natural Products

14.2.1 Plants and Plant-Derived Materials

These have become very popular in recent years and may give rise to (sometimes severe) contact dermatitis problems [17]. There are, however, several problems involved regarding the allergenic behavior of natural products: they are complex mixtures of many chemical ingredients, the exact nature of which is, in most cases, not known; their chemical nature, hence, their sensitizing potency may vary from batch to batch according to their origin, processing method, storage, etc., which also influences patch testing since standardization is not possible; moreover, there is the role of autoxidation, skin penetration, and/or skin metabolism.

Multiple positive reactions to various natural products are frequently observed, for example, patients reacting to plant species from the *Compositae* or *Asteraceae* family are frequently positive to various fragrance ingredients and also to colophonium [18], which is caused by the common presence of air-oxidized terpenes. This broadens, of course, the spectrum of sensitization sources to which the allergic subject is being exposed. Moreover, cosmetic labelling of plant products leads to confusion, not only because their INCI names are in Latin, hence not easily understandable by most consumers, but also because substances, such as essential oils are often used for other properties, and as such even in so-called "non-scented" products [19].

Many of the plant-derived products have multiple properties (are multifunctional ingredients, cfr. infra), several of them used because of their antioxidant potential, examples of recently described allergens being the fruit or seed oil of *R. rubiginosa*, *R. canina* or *Rosa moschata* (shrub species from the center of the EU and the Andean region) [20], *Scutellaria baicalensis* [21], *Nigella sativa* [22], as well as bakuchiol, a substance found in several plant species [23].

Some other vegetal allergens concern liquorice root [24] and its derivatives, such as glycyrrhetinic acid [25] and potassium glycyrrhizate, but also arbutin (a tyrosinase inhibitor present in several plant species, which promotes the production of melanin) [26]. *Salvadora persica*, an antibacterial agent, has been described as a cause of contact stomatitis in toothpaste [27]. Moreover, certain vegetable oils are increasingly used in various cosmetic products, essentially for their antioxidant properties as well, such as argan and neem oils, and which are increasingly reported as cosmetic allergens [28, 29].

14.2.2 Proteins and Hydrolyzed Proteins

Many skin-care products, such as hair- and skin-conditioners contain potentially sensitizing protein-containing plant extracts (e.g. from soybean, oat, wheat) or hydrolyzed proteins, in particular. They may, beside delayed-type reactions, also cause IgE-mediated contact urticaria, even from connubial exposure, such as in the case of a 3-year-old atopic boy who had probably been sensitized via maternal skin contact to hydrolyzed wheat protein contained in a moisturizer [30]. Higher molecular weight hydrolyzed wheat proteins used in cosmetics demonstrate higher skin sensitization potential [31], which may give rise to the subsequent development of systemic reactions to food in subjects sensitized through topical exposure. In Japan, over 2000 users of a facial soap containing Glupearl 19S®, a hydrolyzed wheat protein, developed immediate-type systemic wheat allergy, and about 70% of them developed associated contact urticaria [32]. The Cosmetic Ingredient Review (CIR) Expert Panel (Panel) recently reviewed the product use, formulation, and safety data on both hydrolyzed wheat protein and gluten, and determined that data from clinical and laboratory studies were sufficient to demonstrate that these ingredients will not elicit type 1 immediate hypersensitivity reactions in sensitized individuals and will not induce sensitization when the polypeptide lengths of the hydrolysates do not exceed 30 amino acids (an average molecular weight of 3500 Da or less) [33].

14.3 Antimicrobials

14.3.1 Preservatives (cfr. Annex V, EU Cosmetic Regulation)

Cosmetic preservatives have become as important allergens as fragrance components [34], and have in recent years created a global epidemic of allergic contact dermatitis, mainly due to methylisothiazolinone (MI), both in leave-on and rinse-off products. European authorities have recently regulated MI, and, as for the MCI/MI mixture, it is only allowed in rinced cosmetic products at a maximum concentration of 15 ppm instead of 100 ppm. However, household products (cleaning products) and industrial products (paints, glues, etc.) continue to contain larger quantities, but since 2017 labeling for them must indicate their presence above 1.5 ppm; moreover, MI is no longer allowed in toys for children<3 years old.

Since the new regulations the frequency of positive patch-test reactions has decreased, and a relative decline of leave-on, and a relative increase of rinse-off and household products as the causative sensitization sources could be observed [35].

Due to a high prevalence of contact allergy to methyldibromo glutaronitrile (MDBGN), the European Commission banned it from leave-on cosmetics in 2003, and subsequently, in rinse-off products in 2008. Since then, decreasing trends in MDBGN contact allergy have been reported all over Europe, and most patients with a positive patch-test reaction might represent 'historical sensitization'; however, other non-regulated sources are still relevant in terms of elicitation or even sensitization, such as metalworking fluids, glues and adhesives, detergents, and even medical products, such as ultrasonic gels, and cosmetics from outside the EU where MDBGN has not been banned [36]. Its inclusion in the European baseline series thus seems justified [37].

Polyaminopropyl biguanide, related to chlorhexidine, another biguanide, with which cross reactions may occur, differs little from polyhexamethylene biguanide (syn. polyhexanide), a widely used hospital disinfectant and antiseptic, although there is confusion between the two substances in the literature [38], also according to the EU cosmetic legislation in which they figure as synonyms. They may cause both delayed [39], but also immediate reactions, even anaphylaxis [40, 41].

The use of iodopropynyl butylcarbamate is restricted in Europe, not only with regard to its use concentration, but also in certain cosmetic products; for example, it is not allowed in products for oral hygiene, nor in 'leave-on' products for children because of the presence of iodine. It is not a frequent cosmetic allergen [42], although the gap in the sensitization rates between Europe and the United States, were there are no restrictions on its use, has been attributed to the current differences in regulations and patch test concentrations [43], being 0.2% in the EU but 0.5% in the United States, the higher positivity rates possibly being the result of increased false-positive reactions; indeed, IPBC is a well-known marginal irritant. Recently, concomitant patch reactions with iodine and iodine-PVP have been observed [44].

With regard to formaldehyde, only its releasers are accepted as preservatives, the sensitizing potential of which not only depends on the formaldehyde released, but also on the formation of degradation products, as has been shown, for example, for imidazolidinyl- and diazolidinyl urea [45]. The frequency of positive patch tests to formaldehyde is also higher in the USA than in the EU, and although a decreasing trend is observed [46], the frequency rate of positivity remains quite high, which could be attributed to an undeclared presence in cosmetics [47].

14.3.2 Multifunctional Ingredients

At present, it seems difficult for the cosmetics industry to find effective preservatives without significant sensitizing potential. Recently, the cosmetic industry has increasingly incorporated multifunctional ingredients in their formulas [48], which, according to the European legislation are not listed in Annex V that lists the cosmetic preservatives admitted, but which also have antimicrobial activity. Some of these ingredients are sensitizers, of which several examples have been reported: ethylhexylglycerine, in particular, classified as a deodorizing agent and "skin conditioning" agent [49]; C12-15 alkyl benzoate, an emollient and skin conditioning agent [50] that potentially cross-reacts to benzyl benzoate and benzyl salicylate; and salicylic capryloyl acid [51], another conditioning agent.

Caprylhydroxamic acid, a chelating agent, has caused several cases of sensitization in Finland, due to its presence in a moisturizer for people suffering from pre-existing dermatitis [52]. Other examples of chelating agents are edetates (exceptional cosmetic allergens), as well as different acids, i.e. glutamic, diacetic, lactic, citric, and phytic acids, which increase the permeability of cell membranes and block the iron that is necessary for the metabolism and growth of microbes, improving the antimicrobial efficacy of other agents used [48].

Cationic surfactants having intrinsic antibacterial properties, but also other surfactants, by their amphiphilic character, exert antibacterial activity: medium-chain saturated fatty acid derivatives, such as heptanoic acid (C7), caprylic acid (C8), capric acid (C10) and lauric acid (C12), and their esters with glycerine or propylene glycol are active against enveloped viruses, various bacteria and fungi. Recently, capryloyl glycine has been identified as a cosmetic allergen [53].

Aliphatic alcohols, such as glycerin, sorbitol, xylitol, and also butylene, pentylene and hexylene glycol are used in this regard; the latter have similar uses (solvent, humectant and antibacterial) to propylene glycol, which is considered to be more irritating and sensitizing, named allergen of the year 2018 in the USA [54].

14.3.3 Antioxidants

The main function of phenolic antioxidants is to delay the auto-oxidation of unsaturated oils that may influence the color and odor of products, but beyond that, compounds such as propyl gallate, caffeic acid, coumaric acid, ferulic acid, citric acid, and tartaric acid, all have demonstrated antimicrobial activity. This is also the case for inorganic sulfites and bisulfites, very widely used in various domains, including cosmetics, which are often responsible for contact-allergic reactions [55]. Tocopherol seems to be a rare cause of both delayed but also immediate skin reactions [56].

Several more recently introduced antioxidants have been reported as causes of cosmetic contact dermatitis as well, for example, vitamin C ethyl, a skin conditioning and lightening agent [57], 4-hydroxyacetophenone [58], and alfa-lipoic acid (thioctic acid) [59], the latter also used in pharmaceutical and dietary products.

By virtue of their antioxidant and/or antibacterial effect, natural products, such as plant extracts, vegetable oils, as well as essential oils (cfr. supra), which are sometimes incorporated into nanoparticles [60], -as it is the case for many other cosmetic ingredients- (https://euon.echa.europa.eu/catalogue-of-cosmetic-ingredients); this likely increases their sensitization potential due to enhanced skin penetration.

14.4 Hair-Care Products

Para-phenylenediamine (PPD) remains a widespread allergen in hair dyes for which a good example of a dermatitis by proxy has recently been published [61]. PPD and its derivatives also cause dermatitis by their presence in dyes for eyebrow [62] and eyelashes, sometimes even severe blepharoconjunctivitis [63], a practice that should be prohibited by EU legislation. A new derivative of PPD, i.e. 2-methoxymethyl-PPD, a less potent allergen than PPD, shows a dose-dependent cross-reactivity that can rise to 84%. However, it is an alternative for the primary prevention of hair dye sensitization [64]. Recently, 1-naphthol, a known allergen of the textile industry has caused allergic contact dermatitis when used as a red coupler in a permanent hair dye [65].

As is the case with persulfates (hair bleaching agents) [66], PPD [67] and also direct hair dyes, for example, basic blue 99 [68], can also cause immediate reactions (even anaphylaxis).

Furthermore, cysteamine hydrochloride, used in permanent solutions, has recently been described as an occupational contact allergen in hairdressers in Japan [69].

14.5 Nail Cosmetics

Formaldehyde is a potential allergen in nail hardeners, sometimes with lesions mimicking psoriasis [70], but acrylic derivatives, in particular, deserve our attention. In addition to self-curing artificial nails, UV-cured sculpted nails (nail gels) and French manicure (consisting of a natural base, pink, or beige with pure white at the distal end), the more recent introduction of photo-polymerized nail polishes, which are more durable than the conventional ones, has significantly increased the incidence of contact allergy to acrylates and methacrylates, both in professionals, but recently also in consumers; this is mainly due to the appearance on the market of various home-use product kits, widely available via the internet, for which a light-emitting diode (LED) lamp is used, often providing incomplete hardening of the monomers present in the transparent base and finishing layers [71].

Due to the high frequency of adverse effects [72], including nail dystrophy (Fig. 14.2a, b), lesions under the fingernails, and paronychia, sometimes with permanent damage to the nails, a specific brand used in Sweden was prohibited, and as a result, the European Commission has been collecting information from all Member States in order to carry out an assessment of their safety. Nail damage caused by acrylic derivatives can sometimes be misdiagnosed as psoriasis, or lichen planus [73]. Even an acrylate-induced localized lymphomatoid rash, mimicking lymphomatoid papulosis [74], as well as lupus-like dermatitis [75] have been described, hence the utility of patch tests in these patients with atypical lesions.

Note that sensitization to (meth)acrylates induced by nail cosmetics may have subsequent consequences for exposure to dental materials or arthroplasties containing the same components [76]. In addition, cyanoacrylates (instant glues) are used not only for gluing false nails, but also false eyelashes [77], a potential cause of eyelid dermatitis in consumers, but also of occupation-induced allergic contact dermatitis, and asthma and rhinitis [78, 79]. Moreover, cyanoacrylates, which cross-react among each other, are also increasingly used in surgical glues [77].

14.6 Sunscreens

Due to media attention on the carcinogenic and accelerated effects of sunlight on skin aging, sunscreens are increasingly being used, not only in sunscreen products, but also in other products, including day creams. They are also used to prevent the degradation of products due to sun exposure, and may thus have a sensitizing potential in all types of products, including perfumes and hair care products [80]. Sunscreens can be responsible for allergic and photo-allergic reactions, as well as immediate-type reactions, e.g. benzophenone-3 [81].

Contact allergy and photo-contact allergy to octocrylene, a stabilizer of other sunscreens, such as butyl methoxydibenzoylmethane, were the subject of an extensive bibliographic review [82]. Its relationship with photosensitization to ketoprofen, a non-steroidal anti-inflammatory drug used to treat muscle pain, appears to be due to an unsubstituted benzophenone, which is found as an impurity in octocrylene and also formed by degradation of ketoprofen by UV rays. This explains the occurrence of concomitant positive photo-patch tests, as is the case with other molecules forming the same chemical structure on UV exposure. However, testing with commercially available patch preparations not containing these degradation products caused a decrease in the frequency of positivity [83], in contrast to the octocrylene qualities used in cosmetics [84] (Fig. 14.3).

According to a preliminary US study in healthy volunteers, the application of four commercially available sunscreens, i.e. butyl methoxydibenzoylmethane, oxybenzone (benzophenone 3),

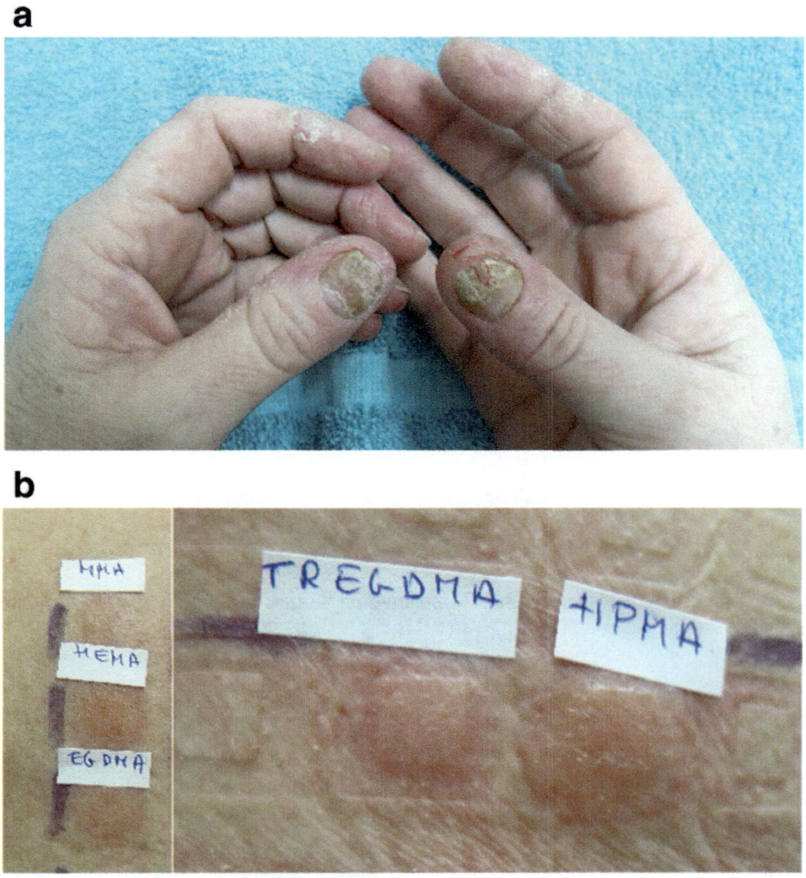

Fig. 14.2 **a** Nail dystrophy, hyperkeratosis and fissures in a nail stylist due to sensitization to several (meth)acrylates. She subsequently developed oral lesions flowing denture fillings. **b** Positive patch-test reactions to several (meth)acrylates, among which methylmethacrylate (MMA), hydroxymethylmethacrylate (HEMA), ethyleneglycol dimethacrylate (EGDMA), triethyleneglycol dimethacrylate (TREGDMA), and hydroxypropyl methacrylate (HPMA) in the same subject

octocrylene, and ecamsule (therephthalylidene dicamphor sulfonic acid) has, in maximum use conditions, resulted in plasma concentrations exceeding the threshold set by the FDA to potentially waive certain non-clinical toxicology studies regarding sunscreens. The systemic absorption of sunscreen ingredients reinforces the need for further studies to determine the clinical significance of these results, which, however, do not indicate that people should refrain from using sunscreen [85]. This needs to be further investigated though, because these data are all the more important since benzophenones have also been recognized as endocrine disruptors.

14.7 Emulsifiers, Emollients, Surfactants

Apart from those already discussed among the antimicrobials (cfr. supra), several other compounds have been reported as cosmetic allergens, including molecules with ester functions that are not known to be chemically reactive substances apt to bind to skin proteins. Examples are cetearyl isononanoate [86], a compound closely related to other isononanoates, neopentanoates, and hexanoates, among which cross reactions may occur (Fig. 14.4) (unpublished data), ditrimethylolpropane

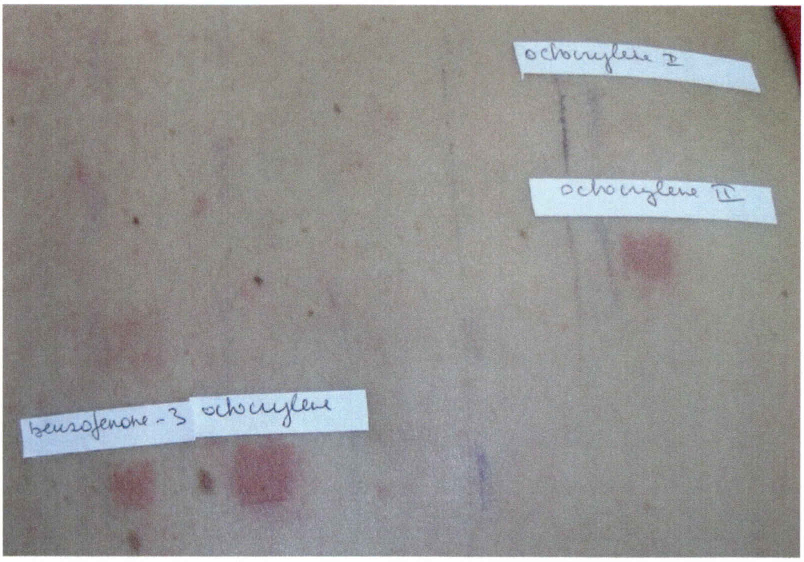

Fig. 14.3 Patient photosensitized to ketoprofen with positive photo-patch tests to benzofenone-3, and to two out of three octocrylene samples tested

triethylhexanoate [87], methylglucose dioleate [88], glyceryl (mono) caprylate [89], sorbitan caprylate [90], pentaerythrityl tetracaprylate/tetracaprate [91], and isopropyl lauroyl sarcosinate [92]. Recently, three cases of contact cheilitis caused by the same lip sticks could be attributed to an ester formed by the carboxylic acid of pyrrolidone with lauric alcohol (lauridone or lauryl PCA) [93].

Of the 19 alkyl glucosides used as emulsifiers and surfactants [94], which have been considered allergens of the year 2017 in the USA [95], it is arachidyl glucoside that was the most recently reported contact allergen [96]; it is not derived from peanuts (*Arachis hypogaea*), but is formed by condensation of arachidyl alcohol with glucose. Sensitized patients may also react to octyldodecyl xyloside that is chemically related, and often but not always to several alkyl glucosides that always present as mixtures; hence, in case of suspicion, they must be tested separately [97].

Sodium cocoamphopropionate sensitizes not only by its presence in liquid soaps [98], but also when present in a protective cream [99]; it is another mild surfactant related to sodium cocoamphoacetate, previously reported as an allergen as well. A low irritant potential does not prevent the occurrence of allergic contact dermatitis though.

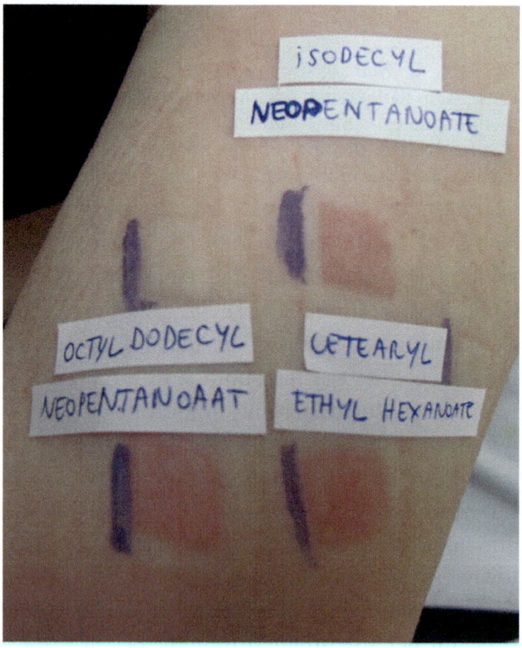

Fig. 14.4 Patient allergic to isononyl isononanoate also patch-testing positively to isodecyl- and octyldodecyl neopentanoate, and cetearyl ethylhexanoate

Finally, cocamide diethanolamine, widely used in hygiene products for body and hair, can give rise to cross reactions with lauramide DEA and cocamide MEA [100].

14.8 Copolymers

The causative agents in copolymers are not known, but traces of monomers present therein are not excluded; for example, hydroxyethylacrylate, present in the copolymer hydroxyethylacrylate/sodium acryloyldimethyltaurate, has been reported as the probable culprit allergen in it [101, 102]. Two recently published copolymers concern cetyl PEG/PPG-10/1 dimethicone in a deodorant cream [103], and vinylpyrrolidone/eicosene in a sunscreen product [104], respectively.

14.9 Conclusions

Sensitization to cosmetics is very common, with fragrance components, preservatives, hair dyes, but currently also acrylates and methacrylates in nail products as the main culprits. However, any other cosmetic ingredient can be involved and the literature regarding new cosmetic allergens is on the rise. Beside the baseline and cosmetic series, patch tests with the personal products used, and if possible, all the ingredients that are present in them should be performed. These tests do not necessarily allow the identification of the culprit allergen though [105], which may be due to unsuitable test concentrations or vehicles, especially since nano- or micro-encapsulated ingredients are increasingly used, thus enhancing skin penetration. In case patch testing fails, complimentary tests, such as Repeated Open Application Testing (ROAT's) and Use tests may sometimes demonstrate contact allergy in sensitized subjects.

In addition, commercially available patch-test preparations do not always contain the responsible sensitizing cosmetic culprits, as was shown for octocrylene.

Finally, avoiding contact with the identified allergens is crucial. For example, in our department we distribute lists of cosmetic products not containing the respective allergen(s) that can be used as safe alternatives [106], but in the future "Allergy apps" to identify contact allergens in cosmetic products will likely become a common practice [107].

References

1. de Groot A. Monographs in contact allergy. II Fragrances and essential oils. Boca Raton, Fl: CRC Press; 2019.
2. de Groot A. Monographs in contact allergy: non-fragrance allergens in cosmetics (Parts 1 and 2). Boca Raton, Fl: CRC Press; 2018.
3. Alinaghi F, Bennike NH, Egeberg A, et al. Prevalence of contact allergy in the general population: a systematic review and meta-analysis. Contact Dermatitis. 2019;80:77–85.
4. Bennike NH, Zachariae C, Johansen JD. Trends in contact allergy to fragrance mix I in consecutive Danish patients with eczema from 1986 to 2015: a cross-sectional study. Br J Dermatol. 2017;176:1035–41.
5. Bennike NH, Zachariae C, Johansen JD. Non-mix fragrances are top sensitizers in consecutive dermatitis patients—a cross-sectional study of the 26 EU-labelled fragrance allergens. Contact Dermatitis. 2017;77:270–9.
6. Bennike NH, Zachariae C, Johansen JD. Optimal patch test concentration for three widely used sensitizing fragrance substances without mandatory labelling in cosmetics. Contact Dermatitis. 2019;80:325–7.
7. Goodier MC, Zhang A, Nikle AB, et al. Use of essential oils: a general population survey. Contact Dermatitis. 2019;80:391–3.
8. Griggs J, Almohanna H, Ahmed A, Ren S, Tosti A. "Fresh Breath" on toothpaste: peppermint as cause of cheilitis. Dermatitis. 2019;30:74–5.
9. Kroona L, Isaksson M, Ahlgren C, et al. Carvone contact allergy in Southern Sweden: a 21-year retrospective study. Acta Derm Venereol. 2018;98:938–42.
10. Dittmar D, Schuttelaar MLA. Contact sensitization to hydroperoxides of limonene and linalool: results of consecutive patch testing and clinical relevance. Contact Dermatitis. 2019;80:101–9.
11. Gatica-Ortega M-E, Pastor-Nieto M-A, Schoendorff-Ortega C, et al. Lymphomatoid contact dermatitis caused by limonene hydroperoxides confirmed by an exposure provocation test with the involved personal hygiene products. Contact Dermatitis. 2018;3:230–3.

12. Bennike NH, Palangi L, Christensson JB, et al. Allergic contact dermatitis caused by hydroperoxides of limonene and dose-response relationship—a repeated open application test (ROAT) study. Contact Dermatitis. 2019;80:208–16.
13. Tanaka S, Royds C, Buckley D, et al. Contact allergy to isoeugenol and its derivatives: problems with allergen substitution. Contact Dermatitis. 2004;51:288–91.
14. Hagvall L, Niklasson I, Luthman K, Karlberg A-T. Can the epoxides of cinnamyl alcohol and cinnamal show new cases of contact allergy? Contact Dermatitis. 2018;6:399–405.
15. Hagvall L, Bråred Christensson J. Cross-reactivity between citral and geraniol—can it be attributed to oxidized geraniol? Contact Dermatitis. 2014;71:280–8.
16. Hagvall L, Bruze M, Engfeldt M, et al. A multicentre study by the Swedish Contact Dermatitis Research Group. Contact Dermatitis. 2018;79:232–8.
17. Jack AR, Norris PL, Storrs FJ. Allergic contact dermatitis to plant extracts in cosmetics. Semin Cutan Med Surg. 2013;32:140–6.
18. Paulsen E, Andersen KE. Colophonium and compositae mix as markers of fragrance allergy: cross-reactivity between fragrance terpenes, colophonium and compositae plant extracts. Contact Dermatitis. 2005;53:285–91.
19. Nardelli A, Thijs L, Janssen K, Goossens A. Rosa centifolia in a 'non-scented' moisturizing body lotion as a cause of allergic contact dermatitis. Contact Dermatitis. 2009;61:306–9.
20. Ochando-Ibernon G, Schneller-Pavelescu L, Silvestre-Salvador JF. Allergic contact dermatitis caused by "Rosa mosqueta" oil. Contact Dermatitis. 2018;79:259–60.
21. Gallo R, Pastorini C, Gasparinin G, et al. Scutellaria baicalensis extract: a novel botanical allergen in cosmetic products. Contact Dermatitis. 2016;75:387–8.
22. Dehavay F, Kolivras A, Scheers C. Local and systemic adverse skin reactions following the use of herbal products believed to contain Nigella sativa seeds and oil. Contact Dermatitis. 2019;80:176–7.
23. Malinauskiene L, Linauskiene K, Černiauskas K, Chomičiene A. Bakuchiol—a new allergen in cosmetics. Contact Dermatitis. 2019;80:398–9.
24. Kimyon RS, Liou YL, Schlarbaum JP, Warshaw EM. Allergic contact dermatitis to Licorice root extract. Dermatitis. 2019;30:227–8.
25. Wuyts L, Van Hoof T, Lambert J, Aerts O. Allergic contact dermatitis caused by aftershave creams containing Glycyrrhiza inflate. Contact Dermatitis. 2017;77:49–51.
26. Oiso N, Tatebayashi M, Hoshiyama Y, Kawada A. Allergic contact dermatitis caused by arbutin and dipotassium glycyrrhizate in skin-lightening products? Contact Dermatitis. 2017;77:51–3.
27. Chaubal TV, Bapat RA, Bapat PR. Allergic contact stomatitis caused by Salvadora persica in toothpaste. Contact Dermatitis. 2017;77:325–6.
28. Lauriola MM, Corazza M. Allergic contact dermatitis caused by argan oil, neem oil, and Mimosa tenuiflora. Contact Dermatitis. 2016;75:388–90.
29. Romita P, Calogiuri G, Bellino M, et al. Allergic contact dermatitis caused by neem oil: an underrated allergen? Contact Dermatitis. 2019. https://doi.org/10.1111/cod.13256.
30. Leheron C, Bourrier T, Albertini M, Giovannini-Chami L. Immediate contact urticaria caused by hydrolysed wheat proteins in a child via maternal skin contact sensitization. Contact Dermatitis. 2013;68:379–80.
31. Chinuki Y, Takahashi H, Dekio I, et al. Higher allergenicity of high molecular weight hydrolysed wheat protein in cosmetics for percutaneous sensitization. Contact Dermatitis. 2013;68:86–93.
32. Nakamura M, Yagami A, Hara K, et al. Evaluation of the cross-reactivity of antigens in Glupearl 19S and other hydrolysed wheat proteins in cosmetics. Contact Dermatitis. 2016;74:346–52.
33. Burnett C, Bergfeld WF, Belsito DV, et al. Safety Assessment of hydrolyzed wheat protein and hydrolyzed wheat gluten as used in cosmetics. Int J Toxicol. 2018;37(1-suppl):55S–66S.
34. Schwensen JF, White IR, Thyssen JP, et al. Failures in risk assessment and risk management for cosmetic preservatives in Europe and the impact on public health. Contact Dermatitis. 2015;37:133–41.
35. Uter W, Aalto-Korte K, Agner T, et al. The epidemic of methylisothiazolinone in Europe: follow-up on changing exposure. J Eur Acad Derm Venereol. 2019 (to be published).
36. Kamstrup MR, Bandier J, Johansen JD, Thyssen JP. Contact allergy to methyldibromo glutaronitrile is still of clinical relevance. Contact Dermatitis. 2017;77:250–1.
37. Giménez-Arnau AM, Deza G, Bauer A, et al. Contact allergy to preservatives: ESSCA results with the baseline series, 2009–2012. J Eur Acad Dermatol Venereol. 2017;31:664–71.
38. Rembe JD, Fromm-Dornieden C, Schäfer N, et al. Comparing two polymeric biguanides: chemical distinction, antiseptic efficacy and cytotoxicity of polyaminopropyl biguanide and polyhexamethylene biguanide. J Med Microbiol. 2016;65:867–76.
39. Leysen J, Goossens A, Lambert J, Aerts O. Polyhexamethylene biguanide is a relevant sensitizer in wet wipes. Contact Dermatitis. 2014;70:323–5.
40. Creytens K, Faber M, Aerts O, Goosens A. Severe contact urticaria syndrome from wipes for intimate hygiene. Contact Dermatitis. 2014;71:307–9.
41. Kautz O, Schumann H, Degerbeck F, et al. Severe anaphylaxis to the antiseptic polyhexanide. Allergy. 2010;65:1068–70.
42. Batista M, Morgado F, Gonçalo M. Patch test reactivity to iodopropynyl butylcarbamate in consecutive patients during a period of 7 years. Contact Dermatitis. 2019;81:54–5.

43. Deza G, Giménez-Arnau AM. Allergic contact dermatitis in preservatives: current standing and future options. Curr Opin Allergy Clin Immunol. 2017;17:263–8.
44. Vanhoutte C, Goossens A, Gilissen L, et al. Concomitant contact-allergic reactions to iodopropynyl butylcarbamate and iodine. Contact Dermatitis. 2019;81:17–23.
45. Doi T, Takeda A, Asada A, Kajimura K. Characterization of the decomposition of compounds derived from imidazolidinyl and diazolidinyl urea in cosmetics and patch test materials. Contact Dermatitis. 2012;67:284–91.
46. Fasth IM, Ulrich NH, Johansen JD. Ten-year trends in contact allergy to formaldehyde and formaldehyde-releasers. Contact Dermatitis. 2018;79:263–9.
47. Nikle A, Ericson M, Warshaw E. Formaldehyde release from personal care products: chromotropic acid method analysi. Dermatitis. 2019;30:67–73.
48. Halla N, Fernandes IP, Heleno SA, et al. cosmetics preservation: a review on present strategies. Molecules. 2018;23. pii: E1571.
49. Hagen SL, Warshaw E. The latest occult "Hypoallergenic" Allergen: Ethylhexylglycerin. Dermatitis. 2017;28:220–2.
50. Werbrouck J, Lambrecht C, Goossens A. C12-15 alkyl benzoate: a new cosmetic allergen? Contact Dermatitis. 2015;73:249–50.
51. De Groot A, Rustemeyer T, Hissink D, Bakker M. Contact allergy to capryloyl salicylic acid. Contact Dermatitis. 2014;71:185–7.
52. Ackermann L, Virtanen H, Korhonen L, et al. An epidemic of allergic contact dermatitis caused by a new allergen, caprylhydroxamic acid, in moisturizers. Contact Dermatitis. 2017;77:159–62.
53. Mangodt EA, Dendooven E, De Fré C, et al. Capryloyl glycine: a polyfunctional cosmetic ingredient and potential skin sensitizer. Contact Dermatitis. 2019;80:400–2.
54. Jacob SE, Scheman A, McGowan MA. Propylene Glycol. Dermatitis. 2018;29:3–5.
55. Ralph N, Verma S, Merry S, et al. What is the relevance of contact allergy to sodium metabisulfite and which concentration of the allergen should we use? Dermatitis. 2015;26:162–5.
56. Sánchez T, Núñez Acevedo B, Rubio Flores C, Díaz-Díaz RM. Contact urticaria caused by tocopherol. Contact Dermatitis. 2018;79:395.
57. Mercader-Garcia P. Allergic contact dermatitis to 3-o-ethyl-L-ascorbic acid in skin-lightening creams. Dermatitis. 2017;28:89.
58. Sanz-Sánchez T, Valverde Garrido R, Maldonado Cid P, Díaz-Díaz RM. Allergic contact dermatitis caused by hydroxyacetophenone in a face cream. Contact Dermatitis. 2018;78:174–5.
59. Leysen J, Aerts O. Further evidence of thioctic acid (α-lipoic acid) being a strong cosmetic sensitizer. Contact Dermatitis. 2016;74:182–4.
60. Chouhan S, Sharma K, Guleria S. Antimicrobial activity of some essential oils-present status and future perspectives. Medicines (Basel). 2017;4. pii: E58.
61. Ferreira C, Rezende I, Guilherme A, et al. Allergic contact connubial dermatitis caused by hair products. Contact Dermatitis. 2019;80:186–7.
62. Romita P, Foti C, Mascia P, Guida S. Eyebrow allergic contact dermatitis caused by m-aminophenol and toluene-2,5-diamine secondary to a temporary black henna tattoo. Contact Dermatitis. 2018;79:51–2.
63. Vogel TA, Coenraads P-J, Schuttelaar M-LA. Allergic contact dermatitis presenting as severe and persistent blepharoconjunctivitis and centrofacial oedema after dyeing of eyelashes. Contact Dermatitis. 2014;71:304–6.
64. Schuttelaar MI, Dittmar D, Burgerhof JGM, et al. Cross-elicitation responses to 2-methoxy-p-phenylenediamine in p-phenylene-diamine allergic individuals: results from open use testing and diagnostic patch testing. Contact Dermatitis. 2018;79:288–94.
65. King T, Sabroe R, Holden C. Allergic contact dermatitis caused by 1-naphthol, a red coupler, in a purple permanent oxidative hair dye. Contact Dermatitis. 2018;79:99–100.
66. Hoekst M, van der Heide S, Coenraads P-J, Schuttelaar M-L. Anaphylaxis and severe systemic reactions caused by skin contact with persulfates in hair-bleaching products. Contact Dermatitis. 2012;66:317–22.
67. Wilkinson M, Solman L, Coenraads PJ, Goebel C. Immediate hypersensitivity to p-phenylenediamine. Contact Dermatitis. 2019;80:177–8.
68. Washio K, Ijuin K, Fukunaga A. Contact anaphylaxis caused by Basic Blue 99 in hair dye. Contact Dermatitis. 2017;77:122–3.
69. Nishioka K, Koizumi A, Takita Y. Allergic contact dermatitis caused by cysteamine hydrochloride in permanent wave agent—a new allergen for hairdressers in Japan. Contact Dermatitis. 2019;80:174–5.
70. Mestach L, Goossens A. Allergic contact dermatitis and nail damage mimicking psoriasis caused by nail hardeners. Contact Dermatitis. 2016;74:112–4.
71. Gatica-Ortega MA, Pastor-Nieto MA, Gil-Redondo R, et al. Non-occupational allergic contact dermatitis caused by long-lasting nail polish kits for home use: 'the tip of the iceberg'. Contact Dermatitis. 2018;78:261–5.
72. Mendonca MMS, LaSenna C, Tosti A. Severe onychodystrophy due to allergic contact dermatitis from acrylic nails. Skin Appendage Disord. 2015;1:91–4.
73. Carr C, Liu M, Goff HW. Acrylate allergic contact dermatitis-induced lichen planus of the nail. Dermatitis. 2019;30:233–4.
74. Fernández-Canga P, Sánchez-Sambucety P, Valladares-Narganes L, et al. Lymphomatoid contact dermatitis induced by acrylates mimicking lymphomatoid papulosis. Dermatitis. 2018;29:167–8.

75. MCCarthy S, Flynn A, Bennett M, Bourke JF. "It's not lupus, it's your nails!" Contact Dermatitis. 2019;80:67–8.
76. Alamri A, Lill D, Summer B, et al. Artificial nail wearing: unexpected elicitor of allergic contact dermatitis, oral lichen planus and risky arthroplasty. Contact Dermatitis 2019 Feb 21. https://doi.org/10.1111/cod.13250. [Epub ahead of print].
77. Sato M, Inomata N, Aihara M. A case of contact dermatitis syndrome caused by Dermabond®, followed by contact dermatitis caused by false eyelash glue and Aron Alpha® glue: possibility of cross-reactions among cyanoacrylates. Contact Dermatitis. 2017;77:414–5.
78. Pesonen M, Kuuliala O, Henriks-Eckerman ML, Aalto-Korte K. Occupational allergic contact dermatitis caused by eyelash extension glues. Contact Dermatitis. 2012;67:307–8.
79. Lindström I, Suojalehto H, Henriks-Eckerman ML, Suuronen K. Occupational asthma and rhinitis caused by cyanoacrylate-based eyelash extension glues. Occup Med (Lond). 2013;63:294–7.
80. Hughes TM, Stone NM. Benzophenone 4: an emerging allergen in cosmetics and toiletries? Contact Dermatitis. 2007;56:153–6.
81. Spijker GT, Schuttelaar ML, Barkema L, et al. Anaphylaxis caused by topical application of a sunscreen containing benzophenone-3. Contact Dermatitis. 2008;59:248–9.
82. de Groot AC, Roberts DW. Contact and photocontact allergy to octocrylene: a review. Contact Dermatitis. 2014;70:193–204.
83. Romita P, Foti C, Hansel K, Stineni L. Photocontact allergy to octocrylene: a decreasing trend? Contact Dermatitis. 2018;78:224–5.
84. Aerts O, Goossens A, Bervoets A, Lambert J. Almost missed it! Photo-contact allergy to octocrylene in a ketoprofen-sensitized subject. Dermatitis. 2016;27:33–4.
85. Matta MK, Zusterzeel R, Pilli NR, et al. Sunscreen active ingredients: a randomized clinical trial. JAMA. 2019. https://doi.org/10.1001/jama.2019.5586.
86. Ito K, Fujimura N, Uchida T, et al. Contact dermatitis with systemic reactions caused by cetearyl isononanoate. Contact Dermatitis. 2014;69:315–6.
87. Miura M, Isami M, Yagami A, Matsunaga K. Allergic contact cheilitis caused by ditrimethylolpropane triethylhexanoate in a lipstick. Contact Dermatitis. 2011;64:301–2.
88. Deswysen A-C, Dekeuleneer V, Goossens A, Baeck M. Allergic contact dermatitis caused by a nursing comfort balm: methyl glucose dioleate as the sensitizing ingredient. Contact Dermatitis. 2013;68:315–6.
89. Herbert VG, Spiro JM, Reich K, et al. Glyceryl (mono)caprylate—a new contact allergen. Contact Dermatitis. 2014;69:383–5.
90. Vandeweghe J, Decoster E, Lapeere H. First report of allergic contact dermatitis caused by sorbitan caprylate. Contact Dermatitis. 2018;78:162–4.
91. Al Ali A, Mireault J, Tremblay C, Sasseville D. Allergic contact dermatitis caused by pentaerythrityl tetracaprylate/tetracaprate. Contact Dermatitis. 2017;77:58–9.
92. Numata T, Okubo Y, Tsuboi R, et al. Allergic contact dermatitis caused by isopropyl lauroyl sarcosinate. Contact Dermatitis. 2019;80:58–9.
93. Kerre S, Goossens A. Allergic contact cheilitis caused by lauryl PCA. Contact Dermatitis. 2018;79:318–9.
94. Loranger C, Alfalah M, Ferrier Le Bouedec MC, Sasseville D. Alkyl glucosides in contact dermatitis. Dermatitis. 2017;28:5–13.
95. Sasseville D. Alkyl glucosides: 2017 "Allergen of the Year". Dermatitis. 2017;28:296.
96. Boucneau F, Goossens A, Huygens S, Gilissen L. Arachidyl glucoside: Another cosmetic allergen. Contact Dermatitis. 2018;79:321–3.
97. Severin RK, Belsito DV. Patch testing with decyl and lauryl glucoside: how well does one screen for contact-allergic reactions to the other? Dermatitis. 2017;28:342–5.
98. Hagvall L, Bråred-Christensson J, Inerot A. Occupational contact dermatitis caused by sodium cocoamphopropionate in a liquid soap used in fast-food restaurants. Contact Dermatitis. 2014;71:122–4.
99. Skudlik C, Markthaler M, Swen MJ. Occupational contact allergy to sodium cocoamphoprop- ionate in a skin protection cream. Contact Dermatitis. 2018;4:295–6.
100. Scheman A, Te R. Contact allergy to cocamide diethanolamine and cross-reactions. Dermatitis. 2018;29:91–2.
101. Lucidarme N, Aerts O, Roelandts R, Goossens A. Hydroxyethylacrylate, a potential allergen in cosmetics. Contact Dermatitis. 2008;59:321.
102. Mukaijo J, Inomata N, Higashihira M, et al. Allergic contact dermatitis caused by 2-hydroxyethyl acrylate in a moisturizing face pack in a handmade acrylic accessory enthusiast. Contact Dermatitis. 2018;1–2. https://doi.org/10.1111/cod.13088.
103. Pastor-Nieto MA, Gatica-Ortega ME, Alcántara-Nicolás FD, et al. Allergic contact dermatitis resulting from cetyl PEG/PPG-10/1 dimethicone in a deodorant cream. Contact Dermatitis. 2018;78:236–9.
104. Waas RLV, Hill G. Allergic contact dermatitis caused by vinylpyrrolidone/eicosene copolymer in a sunscreen. Contact Dermatitis. 2019;80:63.
105. Kimyon RS, Liou YL, Schlarbaum JP, Hylwa SA. Everlasting liquid lipstick: reminder to patch test personal product. Dermatitis. 2019;30:78–9.
106. Goossens A, Drieghe J. Computer applications in contact allergy. Contact Dermatitis. 1998;38:51–2.
107. Gether L, Thyssen JP, Avnstorp C. 'Allergyapp'—a novel app(lication) to detect contact allergens in cosmetic products. Contact Dermatitis. 2014;71:379–81.

Drug Induced Contact Dermatitis

15

Monica Corazza and Alessandro Borghi

The application of topical products may induce local irritation, allergic and photoallergic contact dermatitis as as well as contact urticaria [1]. Contact dermatitis is the most common adverse reaction caused by topically applied drugs.

15.1 Irritant Contact Dermatitis

Irritant contact dermatitis (ICD) is the result of a direct damage to the skin by a topical medicament or disinfectant.

The initiating event of ICD is the disruption of the epidermal barrier (i.e. the stratum corneum), with consequent increased skin permeability. This results in an inflammatory nonimmunologic cutaneous reaction, caused by proinflammatory mediators released from keratinocytes and by the activation of innate immunity. Risk factors for ICD are multifactorial and include the type of irritant medicament used, the length and location of exposure, and the host's susceptibility. Individuals with a background of atopy (particularly atopic dermatitis) are more susceptible to ICD as a result of the impaired barrier function of their skin.

ICD from topical medicaments can have a rapid onset within minutes or hours of being exposed and presents with erythema, patches, papules, vesicles, bullae and scaling. In chronic diseases lichenification and fissuring are more typical features. The main symptoms of ICD are burning, stinging, itching or pain. The dermatitis is, in most cases, localized to the site of contact [2].

The most common topical medicaments capable of inducing a contact dermatitis are reported in Table 15.1.

Unexpected strong reactions (caustic reactions) can develop acutely after contact with some disinfectants such as undiluted hypochloride or povidone–iodine [3, 4].

ICD may be due to the direct effects of the active principles and/or to the characteristics of the vehicle. ICD due to topical anti-acne drugs is an almost obligatory observation [5]. The bactericidal benzoyl peroxide, especially at higher concentrations, is usually responsible for dryness, erythema and scaling. The main drawback of topical retinoids is the local irritation in almost all patients. Among retinoids tazarotene is the worst tolerated: active and irritant reactions have been described in about 50% of patients even though a short-contact therapy (rinsing off after few minutes) had been recommended [6].

M. Corazza (✉) · A. Borghi
Department of Medical Sciences, University of Ferrara, Ferrara, Italy
e-mail: monica.corazza@unife.it

A. Borghi
e-mail: alessandro.borghi@unife.it

G. Angelini et al. (eds.), *Clinical Contact Dermatitis*, https://doi.org/10.1007/978-3-030-49332-5_15

Table 15.1 Topical medicaments that may cause irritant contact dermatitis

Pharmacological class	Topical drug or substance
Oxidizing agents	Hydrogen peroxide, Benzoyl peroxide, Cantharidin, Hypochlorite, Potassium permanganate, Bromine, Free iodine, Povidone-iodine
Keratolytic and anti-psoriatic drugs	Salicylic acid, Pyrogallol, Resorcinol, Vitamin D derivatives
Denaturing agents	Formaldehyde, Mercury chloride
Organic solvents	Alcohols, Chloroform, Propylene glycol, Ethyl ether
Other medicaments	Tar, Dithranol (anthralin), Thimerosal, Gentian violet, Hexachlorophene, Chlorhexidine, Mercurial compounds, Capsaicin, Tretinoin and other Retinoids Nonsteroidal anti-inflammatory drugs, Imiquimod, Podophyllin

Alcoholic lotions containing different medicaments may also irritate the skin and erythematous and scaling dermatitis can be noticed by the patients. Propylene glycol in topical lotions may easily irritate the skin, especially when applied on the scalp [7].

Patients with ICD should be given detailed information on how to avoid further contact with the irritants and measures should be taken in order to reduce the risk of future exposure.

15.2 Allergic Contact Dermatitis

15.2.1 Incidence

The incidence of contact-allergic reactions varies a great deal geographically, depending on local prescription and self-medication habits. In patients tested for suspected contact allergy the prevalence is estimated to be about 15–17% [8]. However contact allergy to pharmaceutical products, unlike cosmetic dermatitis, shows a decreasing trend over the past few years.

Information on contact sensitization to topical medicaments in general comes from patient-based studies and the frequency of sensitization is calculated by relating affected cases to the total number of patients submitted to patch tests. As the sensitization risk depends not only on the characteristics of the molecules and of the patients themselves, but also on the amount of exposure and the number of prescriptions, studies have been conducted to calculate the population-based risk [9]. These studies have shown a ranking of contact sensitization risk which is quite different from the respective frequencies in the clinical patch test population. In fact the relative incidence of framycetin, for example, was threefold higher than that of gentamycin. Furthermore the active principles marketed over-the-counter had, in general, a lower relative incidence, with the exception of bufexamac, benzocaine, clioquinol and phenylephrine [9].

Some factors may influence the incidence, such as the presence of a damaged skin barrier (chronic eczematous conditions, chronic venous insufficiency, postoperative wounds or leg ulcers), sites of application (flexural and perianal regions…), modes of application (occlusive dressings, transdermal medications) and the kind of molecules used. Furthermore an increased use with age leads to an increased prevalence in older patients (over age 70); even when the pattern of medicament contact allergens is similar to that in the younger age groups, multiple allergies and sensitization to local anaesthetics and fragrances is more common in elderly patients [8, 10].

Occupational contact allergy to topical medicaments may develop in employees of pharmaceutical companies, health personnel, pharmacists and veterinarians [11, 12]. Direct handling of drugs may typically cause hand dermatitis, but dispersion in the working environment in dust-powder form can cause cases of airborne contact dermatites. For these reasons the diagnosis of occupational allergy to drugs can be complicated and may take up to 5 years from the onset of symptoms [12]. Traditionally penicillins and cephalosporins may cause occupational allergic contact dermatitis. Molecules such as omeprazole and tetrazepam rarely cause allergy in patients, but can be very sensitizing if applied topically or inhaled. In a recent paper about 13% of occupational allergic contact dermatites in healthcare workers was attributable to exposure during working activities to systemic drugs or chemicals [13].

15.2.2 Clinical Presentation

Allergic contact dermatitis (ACD) to topical medicaments usually develops as an acute eczema where the topical medicament has been applied [2] (Fig. 15.1). In that case an itching exudative ezema develops on previously healthy skin (e.g. after applications of topical anti-inflammatory drugs to alleviate muscular or bone aches). However, the onset is often a complication of previous different cutaneous dermatoses (burns, traumas, atopic dermatitis, leg ulcers …) presenting as a local aggravation or exacerbation of symptoms and signs (Fig. 15.2). The diagnosis may not be easy because of the confounding clinical aspects related to the pre-existing, treated dermatoses.

Sometimes the area of involvement spreads over the borders of the treated area not only for the spread of inflammation but also because of the circular mode of application [14] (Fig. 15.3). Distant localizations may also develop due to inadvertent hand transfer, mainly to the face (ectopic dermatitis), or rubbing of the adjacent areas (e.g. thighs). The contamination of clothing or bandages may lead to persistent dermatitis. Furthermore, a rapid spread to distant sites (auto-eczematization) may also reflect the absorption and diffusion of allergens inducing a sort of id-dermatitis, an exanthematic pattern with aspecific papulovesicular, or urticarial or multiforme-like lesions. An acute, exudative eczema with distant erythemato-papulo-vesicular lesions or typical erythema multiforme-like aspects was the characteristic rash caused by sulfonamide.

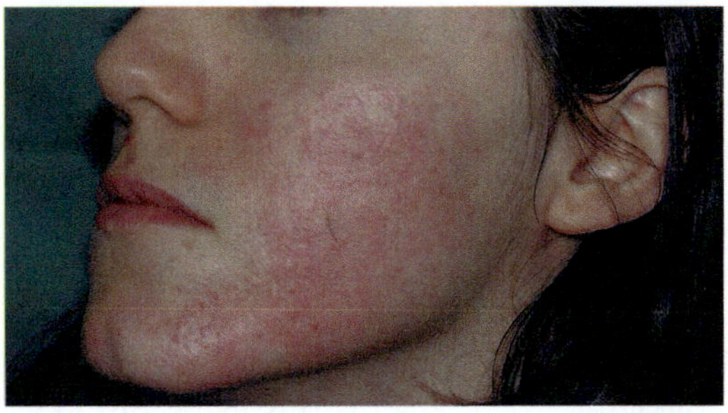

Fig. 15.1 Micro-vesicular allergic contact dermatitis of the face after a topical medicament

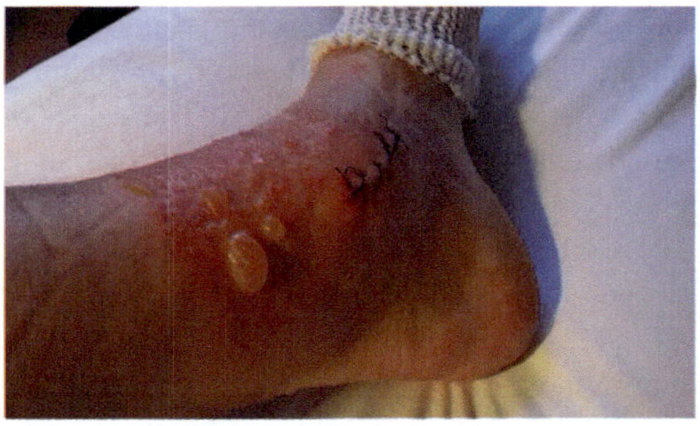

Fig. 15.2 Vesicobullous allergic contact dermatitis of the leg from a neomycin topical medicament

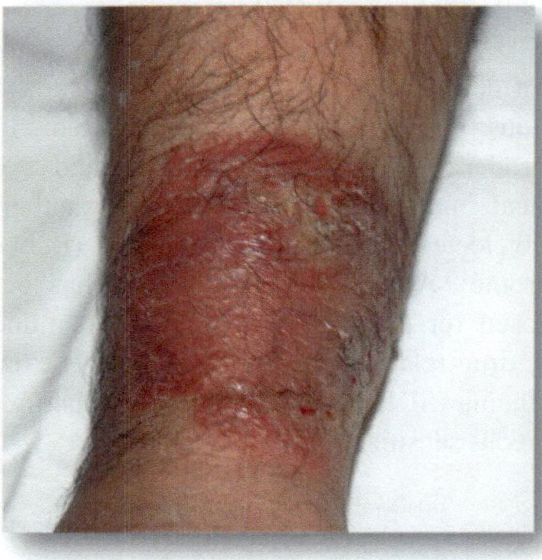

Fig. 15.3 Allergic contact dermatitis of the forearm due to a ketoprofen topical medicament

Systemic contact dermatitis

Systemic contact dermatitis (SCD) is a condition occurring, in subjects previously sensitized by contact, after subsequent systemic re-exposure (oral, intramuscular, endovenous, inhalational, or through implants) to the same or cross-reacting substance [15, 16]. The causative pathomechanism is probably a T cell-mediated, delayed hypersensitivity reaction to an allergen that reaches the skin through haematogenous transport. Medicaments are among the causes of SCD [17, 18]. Medications that can cause SCD include those that have both a topical and systemic form including ethylenediamines, aminoglycosides and corticosteroids [19]. Other medications implicated in SCD include penicillin, nystatin, diclofenac, hydroxyquinoline, EDA, acetylsalicylic acid as well as vitamins C and B6 (Table 15.2) [17].

SCD may manifest as a rash at the previous site of dermatitis, a reactivation at the site of a previous positive patch test, hand dermatitis, erythroderma, vasculitis-like lesions and symmetrical intertriginous and flexural exanthema mainly located at the anogenital area (Baboon syndrome). A different classification has been proposed for patients who develop a symmetrical drug-related intertriginous and flexural exanthema (SDRIFE) without a clear history of cutaneous sensitization [20].

Systemic symptoms such as headaches, fever, arthralgia and diarrhoea are frequently present [16].

Connubial dermatitis

Connubial dermatitis is a term used for dermatitis that occurs because of contact with substances transferred to the patients' skin by spouses or by other people in close contact in daily life. In the literature, some cases of connubial dermatitis and photodermatitis have been reported due to topical medicaments such as ketoprofen and benzoyl peroxide [21–23].

The diagnosis of connubial dermatitis should be considered in cases of probable allergic contact eczema when patch test results are apparently inconsistent with the patient's clinical history. In these situations it may be necessary to extend medical investigation to family members and cohabitants as well, in order to clarify the source of allergic contacts when no obvious exposures can be found.

Erythroderma

A persistent generalized erythroderma is a rare occurrence in severely allergic patients, exposed

Table 15.2 Topical drugs and substances that may induce systemic contact dermatitis

Pharmacological class	Topical drug or substance
Antibacterials	Neomycin, Gentamicin, Streptomycin, Bacitracin, Sulfonamide, Chloramphenicol, Erythromycin, Ampicillin, Penicilines
Antivirals	Acyclovir
Antimycotics	Imidazoles, Nystatin, Clioquinol
Antiseptics	Mercurial medicaments
Local anesthetics	Benzocaine, Cinchocaine
Antihistamines	Ethylenediamine, Promethazine, Chlorphenamine, Piperazine, Doxepin, Hydroxyzine
Anti-inflammatory drugs or pain relievers	Nonsteroidal anti-inflammatory drugs (Acetylsalicylic acid, Aminosalicylic acid, Bufexamac, Diclofenac), Corticosteroids, Capsaicine, Amlexanox, Nitroglicerine
α-Adrenergic	Clonidine
β-Blockers	Alprenolol
α and β-Agonists	Ephedrine
Chemoterapic drugs	Mitomycin C, 5-Fluorouracil
Photosensitizers	8-Methoxypsoralen
Sunscreens	Glyceryl para-aminobenzoate
Vehicles	Propylene glycol, Ethylenediamine
Others	Propolis, Hydroxyquinoline, Vitamin C and B6

to a high allergen load or allergic to multiple allergens (polysensitization). A diffuse, itching erythema with exudation, brownish discoloration and severe scaling develops acutely. The dermatitis may be aggravated by fever and polyadenopathy. Due to the severity of the condition, hospitalization may be required.

Airborne allergic contact dermatitis

Airborne allergic contact dermatitis, due to the aerodispersion of the drug, is mainly observed in pharmaceutical industry workers and healthcare workers (nurses, doctors, veterinarians, pharmacists) [24]. Medicaments may be dispersed in the environment during aerosols (eg. budesonide) [25, 26]. Systemic drugs and non commercial topical medicaments may often be the culprits (Table 15.3). Droplets, vapors and powdered drugs (formed by nurses crushing tablets) may be dispersed in the environment and cause cutaneous lesions. Benzodiazepine (tetrazepam in particular), ranitidine hydrochloride, penicillins and cephalosporins have been found responsible for numerous cases of airborne contact dermatites in the healthcare sector or industry [13].

Airborne dermatitis typically involves exposed areas such as the face, in particular the upper eyelids, the sites behind the ears, the scalp, the chin and the neck; generalized reactions due to massive inhalations or transcutaneous absorption may also rarely occur.

15.2.3 Peculiar Susceptible Areas

Some body areas seem to be more likely to develop contact sensitization which gives particular clinical aspects and is caused by specific pattern of allergens as well.

Chronic leg ulcers

In the literature the frequency of sensitization in subjects with leg ulcers is reported to range from 14 to 84% [27–29]. Patients are particularly prone to sensitization due to repeated and prolonged contact with many chemical substances, the loss of the epidermal barrier favouring contact sensitization and the presence of a dermal lymphocytic infiltrate that may induce sensitization and overactivation of local immune response [30].

In the case of leg ulcers the prevalence is significantly higher in patients with surrounding eczema and in long lasting lesions [31]. These patients often show sensitization to multiple allergens, although the pattern of allergens appears to be changing over years; this change is likely to be determined by local wound care

Table 15.3 Airborne contact dermatitis to drugs: possible responsible medicaments

Pharmacological class	Substance
Analgesics	3-(aminomethyl)-pyridyl salicylate, Morphine, Propacetamol, Paracetamol, P-aminophenol
Antibiotics	Amikacin, Amoxicillin, Azithromycin, Cefazolin, Cefradine, Ceftiofur, Gentamycin, Kitasamycin, Meropenem, Midecamycin, Nitrofurazone, Pristamycin, Tylosin
Antihypertensives	Altizide + Spironoloctone, Captopril, Carvedilol, Lisinopril, Oxprenolol, Perindopril, Propranolol, Sotalol
Corticosteroids	Budesonide
Immunosuppressive drugs	Azathioprine, Methotrexate
Inhibitors of gastric secretion	Esomeprazol, Famotidine, Lansoprazole, Omeprazole, Pantoprazole, Ranitidine
Neurological drugs	Alprazolam, Apomorphine Hydrochloride, Aripiprazol, Bromazepam, Chlorpromazine, Clotiazepam, Diazepam, Levomepromazine, Lorazepam, Olanzapine, Risperidone, Tetrazepam, Trazodone, Zolpidem
Statins	Atorvastatin, Simvastatin
Other drugs	2-aminothiophenol, Albendazole, Baclofen, Cyanamide, Dibenzyl Phosphite, Diphencyprone, Disulfiram, Isopropanol, Olaquindox, Oxybutinin, Procaine, Thiomersal

practice [32]. The allergen spectrum includes Myroxylon pereirae (balsam of Peru), fragrances, lanolin alcohol, colophonium, topical antibiotics (neomycin sulfate, gentamyin), cetearyl alcohol and paraben mix [27, 28].

Periorbital dermatitis

In patients with periorbital dermatitis, topical ophthalmic medications may induce ACD in about 34% of tested subjects [33]. The thin epidermis of the periorbital skin renders eyelids particularly sensitive to hapten penetration.

ACD has been frequently reported in response to preservatives such as benzalkonium chloride, thimerosal, phenylmercuric salts, metabisulfites and chlorobutanol [34].

Among active principles beta–blockers antiglaucoma medications (levobunolol, timolol, befunolol), are the most frequent sensitizers, maybe even under-reported due to the difficulty in obtaining the active principle for testing and the frequent false negative patch testing results [35] (Fig. 15.4). Cross reactions among beta-blocking agents are possible, but unpredictable and sometimes casual [35, 36]. Sensitization to other antiglaucomatous agents such as prostaglandin analogs, dorzolamide (carbonic anhydrase inhibitor) and phenylephrine has been reported [35, 37].

Aminoglycosides (tobramycin, gentamycin, neomycin) and sulfonamides are among the most allergenic classes of topically applied antibiotics (Fig. 15.5). Anesthetics (tetracaine, oxybuprocaine), corticosteroids, antihistamines and antiinflammatory drugs (diclofenac, ketoprofen) are well known sentizers in ophthalmic medications [35, 37].

Standardized ophthalmic series with excipients and active principles may be useful in defining the responsible allergens. Testing with the patients' commercial ophthalmic products may be required, but this may frequently lead to negative responses [38, 39]. In these cases adjunctive procedures such as stripping, scratching or pretreatment of the skin with irritative substances could increase absorption of the allergens and enhance sensibility of the tests [40].

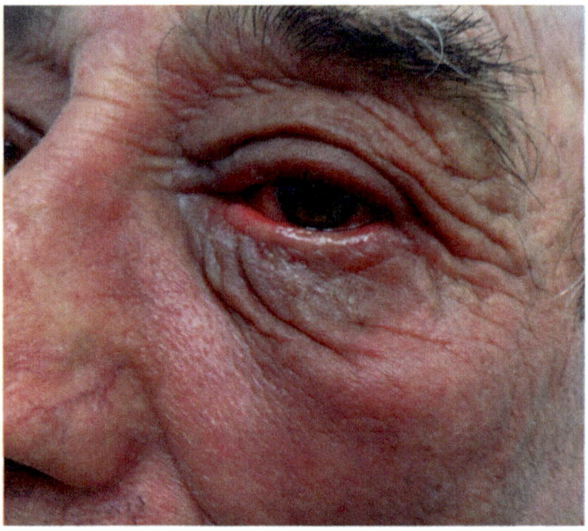

Fig. 15.4 Acute allergic contact dermatitis from beta-blocking drug in eyedrops

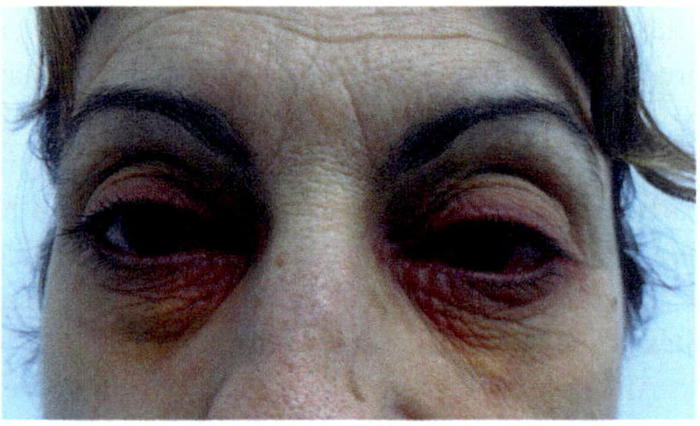

Fig. 15.5 Subacute allergic contact dermatitis from tobramycin in an ophthalmic ointment

Anogenital dermatitis

Genital and perianal areas are more prone to allergen penetration due to local anatomic and physiological factors (skin thinness, maceration and occlusion). Furthermore patients affected by distressing itching anogenital dermatoses often use several topical medications, which are often self-prescribed. The frequency of sensitization in these patients is high and many reactions to topical pharmaceutical products are considered relevant [41–44]. Patients with chronic anal dermatoses seem to have a higher risk of developing sensitizations to topically applied products and drugs than patients with genital dermatoses

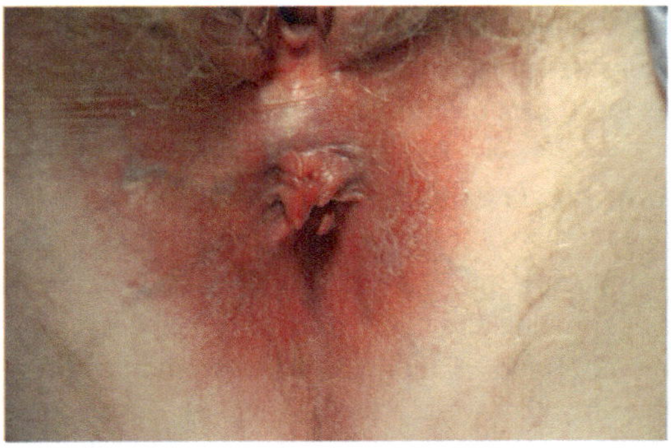

Fig. 15.6 Perianal allergic contact dermatitis due to benzocaine in an antihaemorrhoidal gel

[44]. In one study 47% of women affected by lichen simplex chronicus developed at least one positive reaction to patch test and the relevant allergens were mainly medicaments and preservatives [43].

Among the responsible active principles anesthetics, antibiotics, corticosteroids and antifungal medicaments represent the most important allergens in ACD of the anogenital area.

Clinically, anogenital irritant and allergic dermatites can be difficult to distinguish (Fig. 15.6). Diagnosis is made on the basis of history, clinical investigation and patch testing.

The use of natural topical products [45, 46], claiming antioxidant, anti-inflammatory, analgesic and antimicrobial properties, is widespread especially among women affected with itching vulvar diseases. Contact dermatitis is a possible adverse effect, but in these cases allergen identification is troublesome and the use of a botanical series is questionable, owing to the wide variety of botanical ingredients.

Ear eczema

An Italian study performed in consecutive patients with otitis externa, showed that 23.5% of all the patients had allergic contact dermatitis and topical drugs (mainly topical antibiotics) were the commonest sensitizing agents, followed by chemicals and resins found in the ear prosthesis [47]. Other studies have demonstrated a high frequency of contact allergy to antibiotics, antimicrobials and corticosteroids, supporting the routine use of patch testing in the case of patients with chronic inflammatory disorders of the ears [48, 49].

Scalp dermatitis

Although the most frequent allergens responsible for allergic contact dermatitis of the scalp are found in cosmetic products, medicaments can be implicated as well [50, 51]. Corticosteroids and minoxidil solutions are the most frequent culprits. In the case of minoxidil solution allergic contact dermatitis the excipients such as propilene glycol, instead of the active principle, are often the causative agents [52]. ACD must be suspected in the presence of an itching erythematous dermatitis of the scalp when there is no localization of dermatitis in other seborrheic areas.

15.2.4 Sensitizers

Practically all topical drugs may cause sensitization, especially when applied on damaged skin. In fact, as the medicaments are usually applied on an inflamed and damaged skin barrier, the penetration of allergens is increased and even weak allergens may become capable of inducing sensitization. A retrospective analysis of patients highlighted a prevalence of polysensitization to topical medicaments as many patients were allergic to 2 or more topical medicaments [53].

Antibiotics

The frequency of sensitization to topical antibiotics has decreased over the past decades [54]. Antibiotics revealed a prevalence of 2.7% in consecutive patch tested patients [8]. Among them neomycin was the most common sensitizer, even though with a decreasing trend over years, due to a reduction in the commercialization of topical medicaments in Europe. However neomycin continues to be present in many commercialized topicals and over-the-counter products. Neomycin belongs to the group of aminoglycoside antibiotics, widely used in dermatological and ophthalmological pathologies. Cross-reactions within the family are common, but not absolute. All aminoglycosides share a deoxystreptamine group, except for streptomycin. An high rate of cross-reactivity with framycetin and paronomycin is described [55]. Bacitracin may also cross-react with neomycin. Neomycin is often combined with corticosteroids in ear, eye and skin preparations, and corticosteroids may mask allergic reactions.

The majority of cases of ACD due to gentamicin reported in the literature are caused by its topical use. Rare cases of systemic contact allergic dermatitis due to gentamicin have been described: all these cases were subsequent to intravenous administration or related to gentamicin-loaded arthroplasty implants [56, 57].

Chloramphenicol is a rare sensitizer, but sensitization has been reported in patients using products for ulcers and eye drops [34]. Unusual forms and severe reactions to chloramphenicol have been noticed [58, 59].

Sulfanilamide was a common sensitizing antibiotic, but reduction in commercialized products has reduced the incidence of contact dermatitis to this molecule [1]. Sulfanilamide can potentially cross react with p-phenylenediamine.

Sensitization to cephalosporins and semisynthetic penicillin has been reported among health personnel and pharmaceutical workers [12].

The macrolide erythromycin, due to its high molecular weight and its structural formula, has a low sensitizing potential [60]; a few cases have been described, mainly in leg ulcer patients [61]. Some cases of occupational and non occupational allergic contact dermatitis due to azytromicin have been described [62].

Clindamycin is a weak allergen, responsible for extremely rare cases of sensitization mainly in acne or hidradenitis suppurativa patients [5, 63]; unfortunately atypical clinical presentations may make the diagnosis difficult [64].

Other more recently introduced antibiotics such as mupirocin and fusidic acid are infrequent sensitizers; they may therefore represent quite safe alternatives in cases of allergic contact sensitization to antibiotics. Only rarely, however, these drugs as well may be responsible for severe forms of dermatites [65, 66].

Antifungal agents

Imidazoles have been used for decades in the topical and systemic treatment of cutaneous mycoses both in adults and children. Bearing in mind their frequent use, ACD caused by imidazoles may be considered a rare occurrence. The imidazole derivatives most frequently reported to be allergens are miconazole, econazole, isoconazole [67]. Numerous cases reported in the literature also confirm the sensitizing potential of tioconazole [68]. It is noteworthy that the majority of these cases coincided with the market availability of the nail solution at 28%. The concentration of the active principle at 28% seems to play an important role in inducing sensitization, while the vehicle and the application site could favour the cutaneous penetration of the molecule.

Imidazoles share a similar chemical structure which could explain the possible cross-reactions among imidazoles belonging to the same chemical group. Tioconazole, miconazole, econazole belong to the category of phenethyl imidazoles; clotrimazole and bifonazole, on the other hand, are part of the phenmethyl imidazoles [67, 69, 70]. In a case of sensitization to an imidazole it would be advisable to use an antifungal drug characterized by a different chemical structure.

Allylamines (e.g. naftifine and amorolfine) and polyene antimycotics (nystatin) have rarely been reported to cause ACD [71–73]. Nifuratel, is an antitrichomonal and antimycotic agent which is used alone or in combination with nystatin and is present in anti-haemorrhoidal ointments and suppositories; it may cause ACD of the genital and anal area [74].

Antiviral agents

Despite their worldwide use in herpetic diseases, antiviral topical medicaments only seldom induce contact dermatitis [75].

Amantadine and tromantadine can cause ACD and the possibility of cross-reactions between the two molecules has been underlined [76].

Allergic contact dermatitis caused by acyclovir is probably underestimated. Numerous cases have been reported and cross-reactions with valacyclovir (the prodrug L-valine esther of acyclovir) and famciclovir have also been observed. A systemic acyclovir reaction subsequent to topical acyclovir sensitization is also possible. The common chemical structure, represented by the 2-aminopurine nucleus is probably the part of the molecule that provokes both contact allergy and systemic reactions [77, 78].

Local anaesthetics

Contact allergy to local anaesthetics is not uncommon due to their wide use in eardrops, eyedrops and topical preparations for haemorrhoids, toothache, burns, insect stings. ACD is most frequently observed in patients with perianal and genital pathologies and patients with leg ulcers.

The most allergenic molecules belong to the benzoic acid group (benzocaine, procaine, tetracaine). These molecules can cross-react among themselves and with substances belonging to the para-group. Benzocaine is considered the marker of the esther group and is also known to induce photosensitivity [79].

The amide group (comprehending lidocaine, mepivacaine, articaine, prilocaine, bupivacaine, and dibucaine) is less allergenic. Lidocaine is a rare sensitizer and is considered the marker of contact sensitization to the amide group.

The cross-reactivity among topical anesthetics belonging to the same group is frequent while the different structures make cross-reactivity between esthers and amides unlikely. However concomitant sensitization to both groups has been reported [79–81].

Benzocaine is the only "caine" present in many standard series and the screening value of this anesthetic alone is not clearly defined; a study showed that about 50% of sensitizations to topical anesthetics would have been missed testing benzocaine as a single screening agent [79]. A "caine mix" would recognize more allergies to anaesthetic molecules [81, 82].

Antihistamines

Antihistamines are known sensitizers still widely used in over-the-counter creams, lotions, eyedrops and nasal preparations.

Despite their documented sensitizing properties, allergic and photoallergic reactions seem to be less common than previously estimated [83]. Promethazine and chlorpromazine (phenothiazines) can be responsible for allergic and photoallergic contact dermatitis; cross-reactions have been described within this chemical group [83, 84]. Allergic and photoallergic reactions have also been reported for topical diphenhydramine [85]. Doxepin, a tryciclic antidepressant with antihistaminic activity, was found to be responsible for several cases of ACD in a post-marketing surveillance report [86].

Nonsteroidal antiinflammatory drugs

Nonsteroidal antiinflammatory (NSAID) drugs are widely available in prescriptions and over-the-counter products in different formulations (ointments, gels, foams and tapes) with the aim of avoiding the side effects of their systemic administration. ACD is frequently observed, but also irritant contact dermatitis, phototoxic and photoallergic dermatitis may be caused by these molecules.

The arylpropionic acid derivatives, and especially ketoprofen, are a well known cause of allergic and photoallergic reactions [87–90]. Ketoprofen may cross-react with ibuproxam, ibuprofen, flurbiprofen and oxybenzone [89, 90]. Photoallergy is probably mediated by the benzophenone moiety of ketoprofen and not by the arylpropionic function. This also explains the cross reactivity with fenofibrate and some sunscreens. In patients photoallergic to ketoprofen a simultaneous contact allergy to myroxylon pereirae and fragrance mix has been reported. Cinnamyl alcohol, a common component of both, has been imputated of cross-sensitization [91].

Etofenamate, an anthranilic acid derivative, non-selective COX inhibitor, was responsible for some cases of allergic and photoallergic contact dermatitis in Europe while indomethacin and pyrazolone derivatives are seldom involved in contact allergy [92, 93].

The diclofenac molecule is not only used for its analgesic properties, but is also present in topical preparations for the treatment of actinic keratoses and in eyedrops. The active principle in all these topical medications was found responsible for ACD [94–96].

The arylalcanoic acid derivative bufexamac is an anti-inflammatory molecule widely used in some european countries and contact sensitization was found in 3% of German patients submitted to patch tests [97, 98]. Bufexamac has been banned from topical medicaments in many countries (United states, Japan), but is still present in OTC anti-inflammatory medicaments in some european countries. ACD caused by bufexamac has a variable clinical presentation mimicking other dermatoses, often with erythema multiforme, purpuric lesions or inducing particularly severe forms [99].

Corticosteroids

Corticosteroids are the first line treatment of ACD due to their anti-inflammatory and immunosuppressive properties; paradoxically, however, they can cause contact sensitization. This must be suspected when a dermatitis fails to improve or even worsens. The prevalence of topical corticosteroid sensitization ranges from 0.5 to 5% [100].

The most important risk factors for developing contact allergy to corticosteroids appear to be chronic inflammatory dermatoses, long disease duration and extended on-and-off topical corticosteroid use [101, 102].

Considering their complex molecular conformation, corticosteroids are divided into four structural groups according to Coopman's classification [103]: Group A (hydrocortisone type), Group B (triamcinolone acetonide type), Group C (betamethasone type), Group D (hydrocortisone-17-butyrate type) [103, 104]. A further classification divided class D in D1 and D2 [100].

Budesonide is considered a diagnostic allergen for the B and D corticosteroid groups. Due to the fact that budesonide causes very frequent cross-reactions, it is regarded as one of the best markers of contact allergy to corticosteroids [100]. Tixocortol pivalate is a group A steroid and it is regarded as the best marker of allergy to hydrocortisone [105]. Triamcinolone acetonide is also a marker for class B.

Due to their similar structural, chemical formula each corticosteroid can cross-react with other corticosteroids belonging to the same class [100, 103, 104]; however cross-reactivity exists among corticosteroids belonging to different groups as well [106–108].

The NACDG tested a large series of patients with 6 corticosteroids; tixocortol- 21pivalate was responsible for 2.3% of positive responses, budesonide 0.87%, hydrocortisone- 17 butyrate 0.43%, clobetasol-17 propionate 0.32% and desoximethasone 0.16% [109].

Transdermal delivery systems

Transdermal therapeutic systems (TTS) are modern, increasingly used methods of drug administration, which allow rate-controlled drug delivery and avoidance of first-pass metabolism in the liver. The active principles available in TTS are clonidine, scopolamine, nitroglycerin (glyceryl trinitrate), nicotine, buprenorphine, rivastigmine, rotigotine and sex steroids for hormone replacement therapy.

The most frequent adverse reaction due to TTS is an irritant reaction at the site of application, which appears as a sharply demarcated erythematous-pustular dermatitis. To minimize these reactions it is very important to vary the site of drug administration.

TTS are ideally suited to induce contact allergy due to occlusion, irritation and prolonged contact with the skin of the potential sensitizers. Causes of ACD can be the active drug, the adhesive, the diffusion membrane, the solvent, or the enhancer [110–113].

ACD appears as an itching, vesicular eruption under the patch, with poorly defined borders which progressively enlarges over time.

Patients with topical sensitivity are usually tolerant to an oral challenge, especially for clonidine, however systemic sensitization is possible in the form of a generalized maculopapular rash and the drug should be prescribed very cautiously [114, 115].

Concerning the vehicles colophony, ethanol, menthol, hydroxypropyl cellulose and colophony have been reported as responsible contact allergens [112, 116, 117].

Vehicles

Contact dermatitis due to a topical medicament may be caused by allergy not only to the active principle but also to components of the vehicle (preservatives, excipients and fragrances) [118].

Preservatives are usually added to the preparation to avoid microbial contamination.

Parabens (alkyl esthers of p-hydroxybenzoic acid) are the most used preservatives in topical medicaments. They are common allergens especially in leg ulcer patients.

Parabens can be safely used on healthy skin and patients allergic to these molecules in topical drugs can tolerate them in cosmetic preparations applied on healthy skin; this is the so-called "paraben paradox" [119]. Furthermore, in patients with a contact allergy to parabens, the systemic administration of these substances does not usually result in systemic contact dermatitis.

Formaldehyde-releasing preservatives may be present in medications, often at a low concentration, below the threshold necessary to produce a clinical reaction [120].

Thimerosal (merthiolate) can still be present in ophthalmic preparations, as well as benzalkonium chloride. They can induce allergic blepharitis and conjunctivitis [34].

Propylene glycol (1,2-propanediol) is used as a solvent, a keratolytic and a wetting agent. It may induce both irritant and allergic contact dermatites especially in minoxidil hair solutions for alopecia [52].

Benzyl alcohol is widely used as a preservative and fragrance; it can be present in medicaments giving ACD [121].

Wool alcohols, cetyl- and stearyl alcohol can be sensitizers, especially in the case of leg ulcer patients [27].

In the past, Ethylenediamine (EDA) was widely used as a stabilizer in topical antifungal and antibiotic preparations, which caused numerous cases of contact dermatites. It is also present in aminophylline to make theophylline soluble for oral and parenteral administration. Patients allergic to EDA can develop dermatitis after taking systemic aminophylline. Patients hypersensitive to EDA must also be warned to avoid ethylenediamine-derived antihistamines or piperazine.

Less frequently, allergic contact dermatitis may be caused by fragrances, mainly contained in over-the-counter (OTC) medicaments [10, 122]. A study showed that 10% of topical medicaments in Belgium contained fragrance components while in Brasil almost 30% contained them [123, 124]. Essential oils may be present in over-the-counter anti-inflammatory medicaments and liniments. Unfortunately fragrance substances and chemicals are not labelled in topical drugs, according to the International Nomenclature of Cosmetic Ingredients.

15.2.5 Diagnosis

Diagnosis of allergy to topical medicaments often requires a heightened degree of suspicion, especially in patients with chronic venous insufficiency, leg ulcers or high risk situations of developing contact sensitization. Taking a careful history, performing an accurate clinical examination and applying patch tests are necessary in order to make a correct diagnosis.

Patch tests

Patch tests must be performed in patients when they are in a disease-free stage to avoid the risk of the "angry back" syndrome with numerosus false positive reactions [125].

The choice of medicaments for a standard patch test series should obviously be guided by the local habits of prescription and self-treatment as they both vary in different countries; however the most allergenic topical drugs (neomycin, benzocaine, budesonide, tixocortol pivalate, caines) are almost always included in standard patch test series. These series can diagnose about 80% of topical medicament allergies.

Specific pharmaceutical series are indicated in patients with a history of numerous topical applications.

While testing with medicaments care must be taken in readings. Some medicaments may not manifest positive reactions until 96 hours later; for some allergens, for example corticosteroids, NSAIDs and aminoglycoside antibiotics a reading at 7 days is required. The intrinsic antiinflammatory action of NSAIDs and corticosteroids may suppress or delay the cutaneous response.

In addition to active ingredients, it is important to patch test with the components of suspected products including vehicles, preservatives and additives.

In the case of a suspected occupational allergy, patch tests with the drug to which workers are exposed are necessary to make a diagnosis.

Use test and ROAT

Use tests can be indicated in patients who have had previous severe contact reactions to a topical medicament or in order to confirm the relevance of a positive patch test to a product.

ROAT is performed applying a small quantity of the test material (0.1 mL) twice daily to the flexor aspect of the forearm (approximately on a 5x5 cm area) for 7–10 days (Fig. 15.7). With low-concentration allergens a longer period of application may be necessary [125, 126].

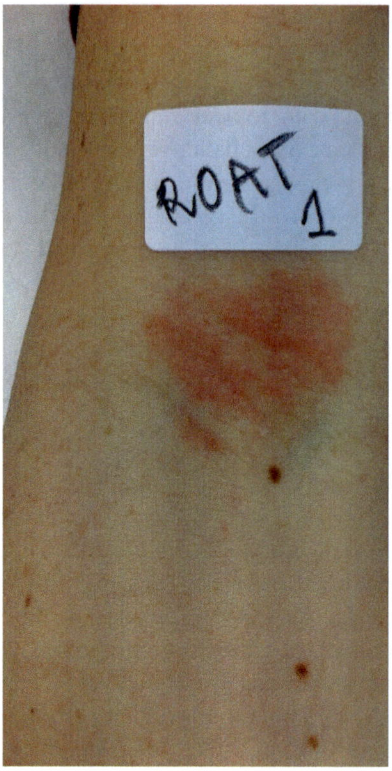

Fig. 15.7 Positive ROAT test after 4 days of application

Open and Semi-open tests

These tests are indicated when the suspected topical medicaments present strong, irritating properties (eg. alcoholic vehicles). In the open test the medicament is applied uncovered on the upper back, twice a day for two days, without washing the area. A semi-open test consists in a unique application on the upper back of a small quantity of test material which is left to dry and then covered with acrylate paper tape. Readings are performed at 2, 3 or 4 days.

References

1. Angelini G. Topical drugs. In: Rycroft RJG, Menné T, Frosch PJ, et al, editors. Textbook of contact dermatitis. Springer; 1982. p. 476.
2. Angelini G, Vena GA, Grandolfo M, et al. Iatrogenic contact dermatitis and eczematous reactions. Clin Dermatol. 1993;11:467.
3. Corazza M, Bulciolu G, Spisani L, et al. Chemical burns following irritant contact with povidone-iodine. Contact Dermatitis. 1997;36:115.
4. Borrego L, Hernández N, Hernández Z, et al. Povidone-iodine induced post-surgical irritant contact dermatitis localized outside of the surgical

incision area. Report of 27 cases and a literature review. Int J Dermatol. 2016;55:540.
5. Foti C, Romita P, Borghi A, et al. Contact dermatitis to topical acne drugs: a review of the literature. Dermatol Ther. 2015;28:323.
6. Bershad S, Kranjac Singer G, Parente JE, et al. Successful treatment of acne vulgaris using a new method: results of a randomized vehicle-controlled trial of short-contact therapy with 0.1% tazarotene gel. Arch Dermatol. 2002;138:481.
7. McGowan MA, Scheman A, Jacob SE. Propylene glycol in contact dermatitis: a systematic review. Dermatitis. 2018;29:6.
8. Gilissen L, Goossens A. Frequency and trends of contact allergy to and iatrogenic contact dermatitis caused by topical drugs over a 25-year period. Contact Dermatitis. 2016;75:290.
9. Menezes de Padua CA, Schnuch A, Nink K, et al. Allergic contact dermatitis to topical drugs-epidemiological risk assessment. Pharmacoepidemiol Drug Saf. 2008;17:813.
10. Green CM, Holden CR, Gawkrodger DJ. Contact allergy to topical medicaments becomes more common with advancing age: an age-stratified study. Contact Dermatitis. 2007;56:229.
11. Corazza M, Mantovani L, Trimurti S, et al. Occupational contact sensitization to ethylenediamine in a nurse. Contact Dermatitis. 1994;31:328.
12. Whitaker P. Occupational allergy to pharmaceutical products. Curr Opin Allergy Clin Immunol. 2016;16:101.
13. Gilissen L, Boeckxstaens J, Geebelen J et al. Occupational allergic contact dermatitis from systemic drugs. Contact Dermatitis. 2020;82:24.
14. Davis MDP. Unusual patterns in contact dermatitis: medicaments. Dermatol Clin. 2009;27:289.
15. Kulberg A, Schliemann S, Elsner P. Contact dermatitis as a systemic disease. Clin Dermatol. 2014;32:414.
16. Thyssen JP, Maibach HI. Drug-elicited systemic allergic (contact) dermatitis—update and possible pathomechanisms. Contact Dermatitis. 2008;59:195.
17. Veien NK. Systemic contact dermatitis. Int J Dermatol. 2011;50:1445.
18. Aquino M, Rosner G. Systemic contact dermatitis. Clin Rew All Immunol. 2019;56:9.
19. Winnicki M, Shear NH. A systematic approach to systemic contact dermatitis and symmetric drug-related intertriginous and flexural exanthema (SDRIFE): a closer look at these conditions and an approach to intertriginous eruptions. Am J Clin Dermatol. 2011;12:171.
20. Hausermann P, Harr T, Bircher AJ. Baboon syndrome resulting from systemic drugs: is there strife between SDRIFE and allergic contact dermatitis syndrome? Contact Dermatitis. 2004;51:297.
21. Gallo R, Paolino S, Marcella G, et al. Consort allergic contact dermatitis caused by ketoprofen in a tango dancer. Contact Dermatitis. 2010;63:172.
22. Hernandez-Nunez A, Sanchez-Perez J, Pascual-Lopez M, et al. Allergic contact dermatitis from benzoyl peroxide transferred by a loving son. Contact Dermatitis. 2002;46:302.
23. Mirande-Romero A, González-López A, Esquivias JI, et al. Ketoprofen-induced connubial photodermatitis. Contact Dermatitis. 1997;37:242.
24. Minciullo PL, Imbesi S, Tigano V, et al. Airborne contact dermatitis to drugs. Allergol Immunopathol. 2013;41:121.
25. Corazza M, Baldo F, Osti F, et al. Airborne allergic contact dermatitis due to budesonide from professional exposure. Contact Dermatitis. 2008;59:318.
26. Baeck M, Goossens A. Patients with airborne sensitization/contact dermatitis from budesonide-containing aerosols "by proxy". Contact Dermatitis. 2009;61:1.
27. Erfurt-Berge C, Geier J, Mahler V. The current spectrum of contact sensitization in patients with chronic leg ulcers or stasis dermatitis—new data from the Information Network of Departments of Dermatology (IVDK). Contact Dermatitis. 2017;77:151.
28. Machet L, Couhe C, Perrinaud A, et al. A high prevalence of sensitization still persists in leg ulcer patients: a retrospective series of 106 patients tested between 2001 and 2002 and a meta-analysis of 1975–2003 data. Br J Dermatol. 2004;150:929.
29. Corazza M, Bertelli G, La Malfa W, et al. Cost effectiveness in testing for sensitization in cases of leg ulcers. J Eur Acad Dermatol Venereol. 1999;12:1.
30. Baroni A, Piccolo V, Russo T. A possible explanation for the high frequency of contact sensitisation in chronic venous ulcers. Int Wound J. 2015;12:369.
31. Paramsothy Y, Collins M, Smith AG. Contact dermatitis in patients with leg ulcers. The prevalence of late positive reactions and evidence against systemic ampliative allergy. Contact Dermatitis. 1988;18:30.
32. Katsarou-Katsari A, Armenaka M, Katsenis K, et al. Contact allergens in patients with leg ulcers. J Eur Acad Dermatol Venereol. 1998;11:9.
33. Landeck L, John SM, Geier J. Periorbital dermatitis in 4779 patients—patch test results during a 10-year period. Contact Dermatitis. 2014;70:205.
34. Gilissen L, De Decker L, Hulshagen T, et al. Allergic contact dermatitis caused by topical ophthalmic medications: keep an eye on it! Contact Dermatitis. 2019;80:291.
35. Grey KR, Warshaw EM. Allergic contact dermatitis to ophthalmic medications: relevant allergens and alternative testing methods. Dermatitis. 2016;27:333.
36. Corazza M, Virgili A, Mantovani L, et al. Allergic contact dermatitis from cross-reacting beta-blocking agents. Contact Dermatitis. 1993;28:188.
37. Zheng Y, Chaudhari PR, Maibach HI. Allergic contact dermatitis from ophthalmics. Cutan Ocul Toxicol. 2017;36:317.

38. Corazza M, Levratti A, Zampino MR et al. Conventional patch tests are poor detectors of contact allergy from ophthalmic products. Contact Dermatitis. 2002;46:298.
39. Corazza M, Masieri LT, Virgili A. Doubtful value of patch testing for suspected contact allergy to ophthalmic products. Acta Derm Venereol. 2005;85:70.
40. Corazza M, Virgili A. Allergic contact dermatitis from ophthalmic products: can pre-treatment with sodium lauryl sulfate increase patch test sensitivity? Contact Dermatitis. 2005;52:239.
41. Woodruff CM, Trivedi MK, Botto N, et al. Allergic contact dermatitis of the vulva. Dermatitis. 2018;29:233.
42. Nardelli A, Degreef H, Goossens A. Contact allergic reactions of the vulva: a 14-year review. Dermatitis. 2004;15:131.
43. Virgili A, Bacilieri S, Corazza M. Evaluation of contact sensitization in vulvar lichen simplex chronicus. A proposal for a battery of selected allergens. J Reprod Med. 2003;48:33.
44. Bauer A, Oehme S, Geier J. Contact sensitization in the anal and genital area. Curr Probl Dermatol. 2011;40:133.
45. Corazza M, Borghi A, Gallo R, et al. Topical botanically derived products: use, skin reactions, and usefulness of patch tests. A multicentre Italian study. Contact Dermatitis. 2014;70:90.
46. Corazza M, Virgili A, Toni G et al. Level of use and safety of botanical products for itching vulvar dermatoses. Are patch tests useful? Contact Dermatitis. 2016;74:289.
47. Pigatto PD, Bigardi A, Legori A, et al. Allergic contact dermatitis prevalence in patients with otitis externa. Acta Derm Venereol. 1991;71:162.
48. Sood S, Strachan DR, Tsikoudas A, et al. Allergic otitis externa. Clin Otolaryngol Allied Sci. 2002;27:233.
49. Millard TP, Orton DI. Changing pattern of contact allergy in chronic inflammatory ear disease. Contact Dermatitis. 2004;50:83.
50. Koch L, Aberer W. Allergic contact dermatitis of the scalp. Hautarzt. 2017;68:466.
51. Hillen U, Grabbe S, Uter W. Patch test results in patients with scalp dermatitis: analysis of data of the Information Network of Departments of Dermatology. Contact Dermatitis. 2007;56:87.
52. Corazza M, Borghi A, Ricci M, et al. Patch testing in allergic contact dermatitis from minoxidil. Dermatitis. 2010;21:217.
53. Spring S, Pratt M, Chaplin A. Contact dermatitis to topical medicaments: a retrospective chart review from the Ottawa Hospital patch test clinic. Dermatitis. 2012;23:210.
54. Morris SD, Rycroft RJ, White IR, et al. Comparative frequency of patch test reactions to topical antibiotics. Br J Dermatol. 2002;146:1047.
55. Gehrig KA, Warshaw EM. Allergic contact dermatitis to topical antibiotics: epidemiology, responsible allergens, and management. J Am Acad Dermatol. 2008;58:1.
56. Corazza M, Forconi R, Toni G et al. Systemic allergic dermatitis due to gentamicin. Contact Dermatitis. 2019;81:402.
57. Wittmann D, Summer B, Thomas B, et al. Gentamicin allergy as an unexpected 'hidden' cause on complications in knee arthroplasty. Contact Dermatitis. 2018;78:293.
58. Romita P, Stingeni L, Hansel K, et al. Allergic contact dermatitis caused by chloramphenicol with prurigo nodularis-like spreading. Contact Dermatitis. 2019;80:251.
59. Watts TJ. Severe delayed-type hypersensitivity to chloramphenicol with systemic reactivation during intradermal testing. Ann Allergy Asthma Immunol. 2017;118:644.
60. Valsecchi R, Pansera B, Reseghetti A. Contact allergy to erythromycin. Contact Dermatitis. 1996;34:428.
61. Lombardi P, Campolmo P, Spallanzani P, et al. Delayed hypersensitivity to erythromycin. Contact Dermatitis. 1982;8:416.
62. Mendes-Bastos P, Brás S, Amaro C, et al. Non-occupational allergic contact dermatitis caused by azithromycin in an eye solution. J Dtsch Dermatol Ges. 2014;12:729.
63. Veraldi S, Guanziroli E, Ferrucci S, et al. Allergic contact dermatitis caused by clindamycin. Contact Dermatitis. 2019;80:68.
64. Romita P, Ettorre G, Corazza M, et al. Allergic contact dermatitis caused by clindamycin mimicking 'retinoid flare'. Contact Dermatitis. 2017;77:181.
65. Assier H, Hirsch G, Wolkenstein P, et al. Severe contact allergy to mupirocin in a polysensitized patient. Contact Dermatitis. 2019;80:397.
66. De Castro Martinez FJ, Ruiz FJ, Tornero P, et al. Systemic contact dermatitis due to fusidic acid. Contact Dermatitis. 2006;54:169.
67. Dooms-Goossens A, Matura M, Drieghe J, et al. Contact allergy to imidazoles used as antimycotic agents. Contact Dermatitis. 1995;33:73.
68. Pérez-Mesonero R, Schneller-Pavelescu L, Ochando-Ibernón G, et al. Is tioconazole contact dermatitis still a concern? Bringing allergic contact dermatitis caused by topical tioconazole back into the spotlight. Contact Dermatitis. 2019;80:168.
69. Izu R, Aguirre A, González M. Contact dermatitis from tioconazole with cross-sensitivity to other imidazoles. Contact Dermatitis. 1992;26:130.
70. Abhinav C, Mahajan VK, Metha KS, et al. Allergic contact dermatitis due to clotrimazole with cross-reaction to miconazole. Indian J Dermatol Venereol Leprol. 2015;81:80.
71. Corazza M, Lauriola MM, Virgili A. Allergic contact dermatitis to naftifine. Contact Dermatitis. 2005;53:302.
72. Romita P, Stingeni L, Hansel K, et al. Allergic contact dermatitis caused by amorolfine in a nail lacquer. Contact Dermatitis. 2019;81:407.
73. Cooper SM, Shaw S. Contact allergy to nystatin: an unusual allergen. Contact Dermatitis. 1999;41:120.

74. Corazza M, Virgili A, Mantovani L. Vulvar contact dermatitis from nifuratel. Contact Dermatitis. 1992;27:273.
75. Holdiness MR. Contact dermatitis from topical antiviral drugs. Contact Dermatitis. 2001;44:265.
76. Maatouk I. Contact balanitis to tromantadine. Clin Exp Dermatol. 2016;41:926.
77. Lammintausta K, Mäkelä L, Kalimo K. Rapid systemic valaciclovir reaction subsequent to aciclovir contact allergy. Contact Dermatitis. 2001;45:181.
78. Vernassiere C, Barbaud A, Trechot PH, et al. Systemic acyclovir reaction subsequent to acyclovir contact allergy: which systemic antiviral drug should then be used? Contact Dermatitis. 2003;49:155.
79. Warshaw EM, Schram SE, Belsito DV, et al. Patch-test reactions to topical anesthetics: retrospective analysis of cross-sectional data, 2001 to 2004. Dermatitis. 2008;19:81.
80. Gunson TH, Greig DE. Allergic contact dermatitis to all three classes of local anaesthetic. Contact Dermatitis. 2008;59:126.
81. Brinca A, Cabral R, Gonçalo M. Contact allergy to local anaesthetics-value of patch testing with a caine mix in the baseline series. Contact Dermatitis. 2013;68:156.
82. Jussi L, Lammintausta K. Sources of sensitization, cross-reactions, and occupational sensitization to topical anaesthetics among general dermatology patients. Contact Dermatitis. 2009;60:150.
83. Goossens A, Linsen G. Contact allergy to antihistamines is not common. Contact Dermatitis. 1998;39:38.
84. Romita P, Foti C, Stingeni L. Photoallergy to promazine hydrochloride. Contact Dermatitis. 2017;77:182.
85. Yamada S, Tanaka M, Kawahara Y, et al. Photoallergic contact dermatitis due to diphenhydramine hydrochloride. Contact Dermatitis. 1998;38:282.
86. Bonnel RA, La Grenade L, Karwoski CB, et al. Allergic contact dermatitis from topical doxepin: food and drug administration's postmarketing surveillance experience. J Am Acad Dermatol. 2003;48:294.
87. Cantisani C, Grieco T, Faina V, et al. Ketoprofen allergic reactions. Recent Pat Inflamm Allergy Drug Discov. 2010;4:58.
88. Loh TY, Cohen PR. Ketoprofen-induced photoallergic dermatitis. Indian J Med Res. 2016;144:803.
89. Kawada A, Aragane Y, Asai M, et al. Simultaneous photocontact sensitivity to ketoprofen and oxybenzone. Contact Dermatitis. 2001;44:370.
90. Foti C, Bonamonte D, Conserva A, et al. Allergic and photoallergic contact dermatitis from ketoprofen: evaluation of cross-reactivities by a combination of photopatch testing and computerized conformational analysis. Curr Pharm Des. 2008;14:2833.
91. Stingeni L, Foti C, Cassano N, et al. Photocontact allergy to arylpropionic acid non-steroidal anti-inflammatory drugs in patients sensitized to fragrance mix I. Contact Dermatitis. 2010;63:108.
92. Goday Buján JJ, Pérez Varela L, Piñeyro Molina F et al. Allergic and photoallergic contact dermatitis from etofenamate: study of 14 cases. Contact Dermatitis. 2009;61:118.
93. Gómez A, Florido JF, Quiralte J, et al. Allergic contact dermatitis due to indomethacin and diclofenac. Contact Dermatitis. 2000;43:59.
94. Gulin SJ, Chiriac A. Diclofenac-induced allergic contact dermatitis: a series of four patients. Drug Saf Case Rep. 2016;3:15.
95. Kowalzick L, Ziegler H. Photoallergic contact dermatitis from topical diclofenac in Solaraze gel. Contact Dermatitis. 2006;54:348.
96. Miyazato H, Yamaguchi S, Taira K, et al. Allergic contact dermatitis due to diclofenac sodium in eye drops. J Dermatol. 2011;38:276.
97. Gniazdowska B, Rueff F, Przybilla B. Delayed contact hypersensitivity to non-steroidal anti-inflammatory drugs. Contact Dermatitis. 1999;40:63.
98. Corazza M, Roveggio C, Virgili A. Allergic contact dermatitis from bufexamac cream. Contact Dermatitis. 1993;29:219.
99. Wong GN, Shen S, Nixon R. Severe allergic contact dermatitis caused by topical bufexamac requiring hospitalization. Contact Dermatitis. 2019;80:395.
100. Matura M, Goosens A. Contact allergy to corticosteroids. Allergy. 2000;55:698.
101. Browne F, Wilkinson SM. Effective prescribing in steroid allergy: controversies and cross-reactions. Clin Dermatol. 2011;29:287.
102. Corazza M, Mantovani L, Maranini C, et al. Contact sensitization to corticosteroids: increased risk in long term dermatoses. Eur J Dermatol. 2000;10:533.
103. Coopman S, Degreef H, Dooms-Goossens A. Identification of cross-reaction patterns in allergic contact dermatitis from topical corticosteroids. Br J Dermatol. 1989;121:27.
104. Lepoittevin JP, Drieghe J, Dooms-Goossens A. Studies in patients with corticosteroid contact allergy: understanding cross-reactivity among different steroids. Arch Dermatol. 1995;131:31.
105. Wilkinson SM, English JSC. Hydrocortisone sensitivity: an investigation into the nature of the allergen. Contact Dermatitis. 1991;25:171.
106. Baeck M, Chemelle JA, Terreux R, et al. Delayed hypersensitivity to corticosteroids in a series of 315 patients: clinical data and patch test results. Contact Dermatitis. 2009;61:163.
107. Davis MD, el-Azhary RA, Farmer SA. Results of patch testing to a corticosteroids series a retrospective review of 1188 patients during 6 years at Mayo Clinic. J Am Acad Dermatol. 2007;56:921.
108. Corazza M, Virgili A. Allergic contact dermatitis from 6alpha-methylprednisolone aceponate and budesonide. Contact Dermatitis. 1998;38:356.
109. Pratt MD, Mufti A, Lipson J, et al. Patch test reactions to corticosteroids: retrospective analysis from the North American Contact Dermatitis Group 2007–2014. Dermatitis. 2017;28:58.

110. Holdiness MR. A review of contact dermatitis associated with transdermal therapeutic systems. Contact Dermatitis. 1989;20:3.
111. Musel AL, Warshaw EM. Cutaneous reactions to transdermal therapeutic systems. Dermatitis. 2006;17:109.
112. Romita P, Foti C, Calogiuri G, et al. Contact dermatitis due to transdermal therapeutic systems: a clinical update. Acta Biomed. 2019;90:5.
113. Murphy M, Carmichael AJ. Transdermal drug delivery systems and skin sensitivity reactions. Am J Clin Dermatol. 2000;1:361.
114. Corazza M, Mantovani L, Virgili A, et al. Allergic contact dermatitis from a clonidine transdermal delivery system. Contact Dermatitis. 1995;32:246.
115. Corazza M, Mantovani L, Montanari A, et al. Allergic contact dermatitis from transdermal estradiol and systemic contact dermatitis from oral estradiol. J Reprod Med. 2002;47:507.
116. Corazza M, Virgili A, Mantovani L, et al. Propylene glycol allergy from acyclovir cream with cross-reactivity to hydroxypropyl cellulose in a transdermal estradiol system? Contact Dermatitis. 1993;29:283.
117. Grebe SK, Adams JD, Feek CM. Systemic sensitization to ethanol by transdermal estrogen patches. Arch Dermatol. 1993;129:379.
118. Goossens RA. Allergic contact dermatitis from the vehicle components of topical pharmaceutical products. Immunol Allergy Clin N Am. 2014;34:663.
119. Fisher AA. The paraben paradox. Cutis. 1973;12:830.
120. Skinner SL, Marks JG. Allergic contact dermatitis to preservatives in topical medicaments. Am J Contact Dermatitis. 1998;9:199.
121. Kleyn CE, Bharati A, King CM. Contact dermatitis from 3 different allergens in Solaraze gel. Contact Dermatitis. 2004;51:215.
122. Schliemann S, Geier J, Elsner P. Fragrances in topical over-the-counter medicaments—a loophole in EU legislation should be closed. Contact Dermatitis. 2011;65:367.
123. Nardelli A, D'hooghe E, Drieghe J, et al. Allergic contact dermatitis from fragrance components in specific topical pharmaceutical products in Belgium. Contact Dermatitis. 2009;60:303.
124. Rocha VB, Machado CJ, Bittencourt FV. Presence of allergens in the vehicles of Brazilian dermatological products. Contact Dermatitis. 2017;76:126.
125. Hannuksela M, Salo H. The repeated open application test (ROAT). Contact Dermatitis. 1986;14:221.
126. Johansen JD, Aalto-Korte K, Agner T, et al. European Society of Contact Dermatitis guideline for diagnostic patch testing—recommendations on best practice. Contact Dermatitis. 2015;73:195.

Plant Contact Dermatitis

16

Domenico Bonamonte, Caterina Foti,
Giulia Gullo and Gianni Angelini

From the pathophysiological perspective, plants can induce various clinical skin conditions (Table 16.1). Plant contact dermatitis that, being among the most common forms, is of the greatest clinical concern, is caused by contact with flowers, trees, grass, fruits, weeds, vegetables, and pollens [1–15]. In general, in both occupational and non occupational contexts this contact is direct, while indirect contact through medicaments and cosmetics containing plant extracts, or various plant-based foods (teas, spices, etc.) is less frequent.

16.1 General Information and Incidence

Bearing in mind the huge number of plants in existence (more than 300,000), surprisingly enough the number of plant families implicated in phytocontact dermatitis is relatively limited. However, it is difficult to estimate the incidence of plant contact dermatitis; generally considered low, it is probably underestimated for a number of reasons, among which the remarkable number of plants involved, the difficulties in making a taxonomic classification of them, and the considerable number of substances implicated, often belonging to different parts of the same plant. Yet other reasons are the lack of a peculiar clinical picture, except in some exceptional cases, and the difficulty in tracing the etiopathogenic path, that may be a long and complex process.

The cases of plant contact dermatitis that come to our observation are likely only a small proportion of those that actually occur. Rural workers and florists normally know the offending agent but often do not report the incident and just avoid subsequent harmful contacts. On other occasions workers do not mention their dermatitis because they regard it as an occupational risk and so the resulting disability is considered insufficient to require the suspension of their working activities.

It is also important to remember the possibility that the allergen could be carried far from the plant of origin and so the resulting dermatitis might not be recognized as of vegetable origin. That is what occurs in the case of dermatitis forms induced by pollens (particularly anemophylous substances in suspension in the atmosphere) or of airborne phytocontact dermatitis,

D. Bonamonte (✉) · C. Foti · G. Gullo
Department of Biomedical Science and Human Oncology, University of Bari "Aldo Moro", Bari, Italy
e-mail: domenico.bonamonte@uniba.it

G. Angelini
Professor of Dermatology, University of Bari "Aldo Moro", Bari, Italy

G. Angelini et al. (eds.), *Clinical Contact Dermatitis*, https://doi.org/10.1007/978-3-030-49332-5_16

Table 16.1 Pathophysiological mechanisms of phytodermatoses

1.	*Traumatisms*
	Pricks from thorns
	Inclusions of vegetable material in the skin
	Microtraumatisms of hairs and beard
2.	*Infections (pseudophytodermatoses)*
	Plants as vectors of infections (bacteria, fungi and parassites) and of pesticides, insecticides, and fungicides
3.	*Toxicities in general*
	Allergy to foods (urticaria)
	Allergy of respiratory type (rhinitis, asthma)
	Allergy to medicaments of vegetable origin
4.	*Contact phytodermatitis*
	Irritant contact dermatitis
	Allergic contact dermatitis
	Contact phytophotodermatitis

or dermatitis linked to contact with an animal or object that has previously come in contact with the plant, for instance.

Clearly, the incidence of phytodermatitis depends on the environmental, geographic and climatic conditions. In the USA, for example, there is a high population incidence of sensitization to the *Toxicodendron* genus and other plants of the Anacardiaceae family, while in Denmark there is a common incidence of dermatitis induced by primin. In the United Kingdom the culprit is often geraniums while in the Netherlands it is most often tulips. The frequency also depends on the season. Instead, the climate factor has no importance when the plant is grown in greenhouses or if the allergenic activity persists even in the dry plant (as in the case of poison ivy).

In a study of 1752 patients with occupational dermatoses, Fregert reported an 8% incidence in women and 6% in men of reactions to plant-derived products [16]. Ducombs and Schmidt estimated that perhaps 5–10% of all cases of contact allergy seen in European dermatology clinics are due to plants or their products [6]. In Europe, most phytodermatoses are of occupational origin and floristry appears to be the occupation at highest risk [17, 18]. Clinical and allergologic evaluations performed in four floriculture centers, where chrysanthemums, poinsettias, geraniums, roses, and *Alstroemeria ligtu* were cultivated, revealed that about 25% of 200 workers were affected by mechanical and physical cutaneous manifestations, 12% by irritant dermatitis from chemical agents, 89% by pseudophytodermatitis due to the use of pesticides, and only 5% by allergic plant dermatitis [13].

Apart from the various occupational activities, other categories at risk of plant contact dermatitis include hobby gardeners, housewives, and those who come in contact with plant materials. Indeed, any person enjoying leisure pursuits in the gardens or countryside (campers, walkers, children playing) comes in contact with plant material.

16.2 The Nature of Vegetable Substances

Irritant or sensitizing substances responsible for phytodermatoses are a highly heterogeneous group of components that are not essential to the plant, nor do they generally contribute actively to the plant metabolism. In short, those in question are not lignin, cellulose, or chlorophyll but secondary components.

Depending on the case, the substance implicated may be present in all the parts of the plant, so contact with any part will provoke the dermatitis, or else only in one part of the plant. In some cases the causal substance acts on the skin simply through skin contact, whereas in others the plants needs to be chopped or in some way damaged for the pathogenic substance to come in contact with the skin. For example, the entire surface (stalks, leaves and roots) of primula, some varieties of which are highly allergenic, is covered by very fine hairs containing the allergen primin, that causes sensitization even when the skin just brushes against it. By contrast, the artichoke is sensitizing only when it is cut and releases the juice, whereas contact with the leaves or stalk is not sufficient to provoke a skin reaction. Another case in point is tulip, in which the pathogenic fraction is present in sufficient concentrations only in the bulb and so it is only when handling the bulbs that the subject can be sensitized. Thus, the pathogenic substance is synthesized at a certain stage of the plant growth and so the plant is sensitizing only during some periods of the year.

It is the specific vegetable genetic factors that determine the presence or not of the harmful substance. That is the reason for the possible cross-reactions among different varieties of the same family or the same species, and also, vice versa, the frequently very confined specificity of the pathogenic substance, limited to a single plant variety in that species.

The incriminated substances in the irritant mechanism underlying plant contact dermatitis can be acids (formic, acetic, oxalic, malic and citric acid), glucosides, proteolytic enzymes or crystalline substances (e.g. calcium oxalate microcrystals that penetrate the epidermis, present in the bulbs of tulips and hyacinths).

Sensitizing substances are above all phenol and terpene fractions constituting the vegetable oleoresins. These oleoresins contain an antigenic mosaic, and it is sometimes possible to purify them and identify the chemical constitution of the allergen.

In short, the risk of contracting a plant contact dermatitis depends on various factors: the type of plant, its diffusion and the concentration of offending substances it contains, as well as the patient's working activity, number and duration of contacts, together with climatic factors, the individual skin integrity and characteristics, and degree of susceptibility [1–12, 19]. Among the climatic factors, the season plays an important role; one example of this is phytophotocontact dermatitis due to *Ficus carica* (fig tree) [20], a plant cultivated widely in the Southern Mediterranean area. We observe cases of contact dermatitis in the late spring, the summer and early autumn because it is only during these months that the fig tree contains the various irritant and sensitizing substances (furocoumarins), present in the leaves, branches and skin of the fruit (but not inside the fruit). For this reason the dermatitis is most evident (intense erythema and edema, vesico-bullous lesions) in the late spring and especially in the summer due to the greater concentration of furocoumarins (8-methoxypsoralen) in the plant and the greater intensity of UVA. Instead, in the autumn when these conditions are less marked, the clinical picture is much more modest (mild erythema and a minor or no exudative component). Naturally, contact with the plant during the winter poses no dangers [20].

16.3 Clinical Features

The clinical aspects of phytodermatoses cover a very wide spectrum, depending on many factors. The vegetable substances implicated can induce the entire range of clinical aspects of contact dermatitis. Hence the lack of peculiar clinical pictures except in some rare cases. Even irritant contact dermatitis is not easy to differentiate from contact allergy.

The severity of phytodermatoses, as stated above in reference to dermatitis due to *Ficus carica*, is highly variable, spanning from modest forms to severe and chronic forms that have repercussions on the occupational, psychic and therapeutic spheres. The clinical pictures range from simple pruritus through erythemato-vesicular lesions to severe bullous or chronic lichenoid pictures. There can also be keratotic lesions, fissuring and pigmentation, as well as urticarious areas.

The dermatitis generally affects exposed sites, and this complicates the differential diagnosis between phytodermatitis and phytophotocontact dermatitis. It is also possible that the substance implicated may be carried to various body parts by the hands. Above all in cases of contact irritation, the lesions may be linear or figured, that could reproduce the shape of contact.

16.3.1 Irritant Contact Dermatitis

Irritant forms can be of a mechanical or chemical nature.

16.3.1.1 Mechanical Irritation

Various plants can provoke macrotraumatic lesions by mechanical means owing to the presence of prickles, spines, and thorns (Figs. 16.1, and 16.2). Others, due to the knife-like morphology of their leaf edges, can cut the skin. Although these are generally trivial and self-limiting events, such mechanical trauma can lead to the development of infections, sores and

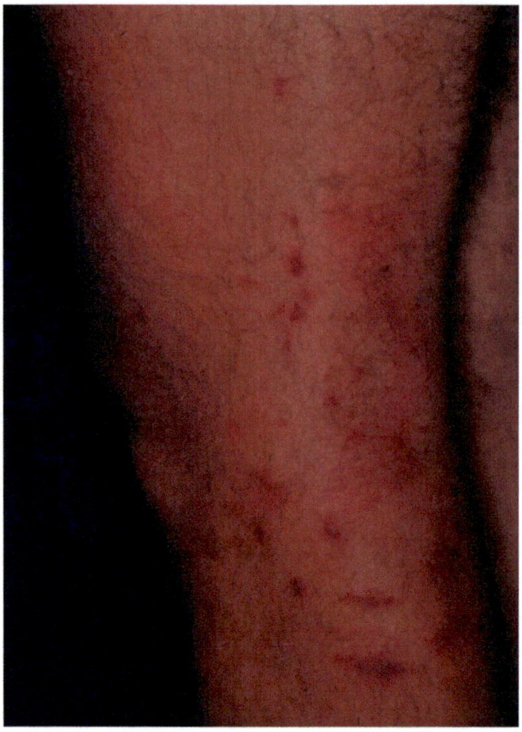

Fig. 16.2 Irritant (mechanical) contact dermatitis due to spines of plants

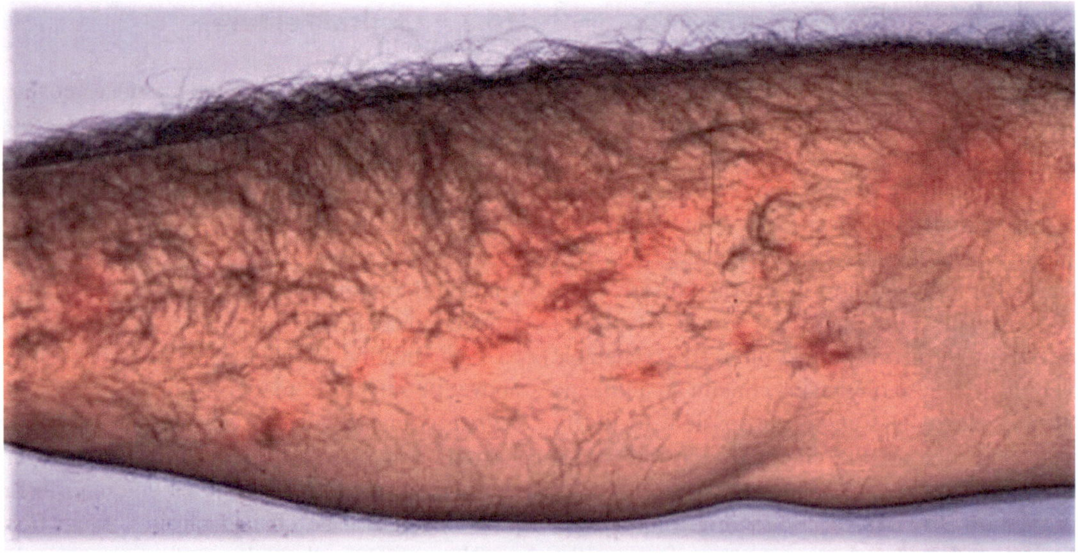

Fig. 16.1 Irritant (mechanical) contact dermatitis due to spines of plants

granulomatous lesions (foreign body granulomas), that have an insidious clinical course. For example, in arid regions, cacti (of the Cactaceae family) can cause granulomas [21].

Such traumas, that are very easy to diagnose, need to be differentiated from microtraumatisms due to bristles or barbs (trichomes or glochids) in particular on leaves. These structures penetrate the superficial layers of the skin and cause papular dermatitis, prurigo and even urticaria. In Israel, "sabra dermatitis" has been described, caused by contact with the prickly pear or Indian (or Barbary) fig (*Opuntia vulgaris* Miller, *O. ficus indica* Miller, Cactaceae family) [22]. This dermatitis, that is highly pruriginous, is observed from July to October in workers picking Indian figs; the rash affects the hands but can extend to the whole skin. Skin penetration by the glochids that cover the fruit can cause a clinical skin picture that mimics chronic eczema or scabies. Moreover, on very windy days the glochids can detach from the plant and be carried far away, thus making the etiological diagnosis very difficult.

Also microtrauma due to calcium oxalate needle crystals (raphides) causes a characteristic dermatitis similar to that caused by glass fiber [23]. The skin penetration by the raphides can be accompanied by intracutaneous injection of the plant sap, causing contact irritation or allergy to the sap constituents. In the same way, calcium oxalate raphides in dumbcanes (*Dieffenbachia* spp., Araceae family), a common decorative house plant, can induce an urticarial dermatitis or bullous and edematous stomatitis in people whose hands get damaged by plant material or who accidentally chew the leaves. The mouth reaction makes the victim speechless (hence the common name of the plant) and the airway may become obstructed. This severe reaction is due to a protease present in the plant sap named dumbcane [24, 25].

16.3.1.2 Chemical Irritation

Many plants can induce chemical contact irritation due to fluids or crystals in hairs or in other portions of the plant. Vegetable irritants range from weak (requiring repeated exposure and skin abrasion to exert their effects) to very strong (where microgram quantities elicit an inflammatory process), like the Euphorbiaceae, for example. Obviously, in such cases the mucosa may be affected, too, and an ocular irritation can arise, causing very severe damage.

The sites of contact are affected by acute (a few hours after contact) or chronic dermatitis. The clinical picture is polymorphous, ranging from simple skin dryness, through fissuring and hyperkeratosis to inflammatory reactions with erythema, edema, papules, vesicles and in cases of severe irritation, even blisters (in cases of contact with *Euphorbia* spp., Euphorbiaceae family), up to superficial necrosis and ulceration. From the subjective point of view, the symptom is pain rather than itching. The sap of *Agave americana* (Fig. 16.3) induces a characteristic papular irritant contact dermatitis (Fig. 16.4) [26], while contact with the leaves of *Zea mays* (maize) can give rise to a figured dermatitis with erythemato-purpuric lesions, as we have often observed (Fig. 16.5).

Mainly irritant plants belong to the families of plants such as Ranunculaceae (buttercups, anemones), Brassicaceae (Crucifers), like *Brassica nigra* (mustard) and *Sinapis alba* L., and Euphorbiaceae, such as croton (*Croton variegatum*). Croton oil, a well known blistering agent (mechanical acantholysis), induces bullous lesions with a clear content that rapidly become purulent. Other families inducing irritation are Rutaceae and *Dieffenbachia, Urtica* (Figs. 16.6, and 16.7), *Philodendron,* and *Capparis spinosa* [27]. The culprit chemicals are diterpene esters (phenol esters) in Euphorbiaceae [1], and glucosides (ranunculin) in Ranunculaceae [28].

16.3.2 Allergic Contact Dermatitis

Allergic contact dermatitis can result from direct and/or indirect contact (contaminated objects including door knobs, shoes, clothing, work tools, pets, etc.) with plants; various plant extracts contained in cosmetics, foods, industrial products, and herbal remedies (Fig. 16.8) may also be the causes [29–31].

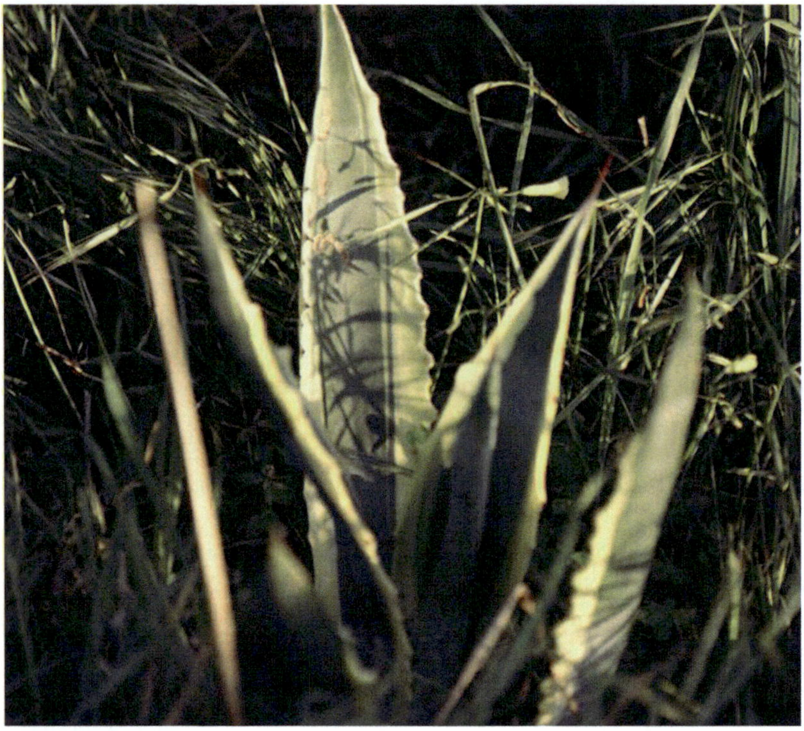

Fig. 16.3 *Agave americana*

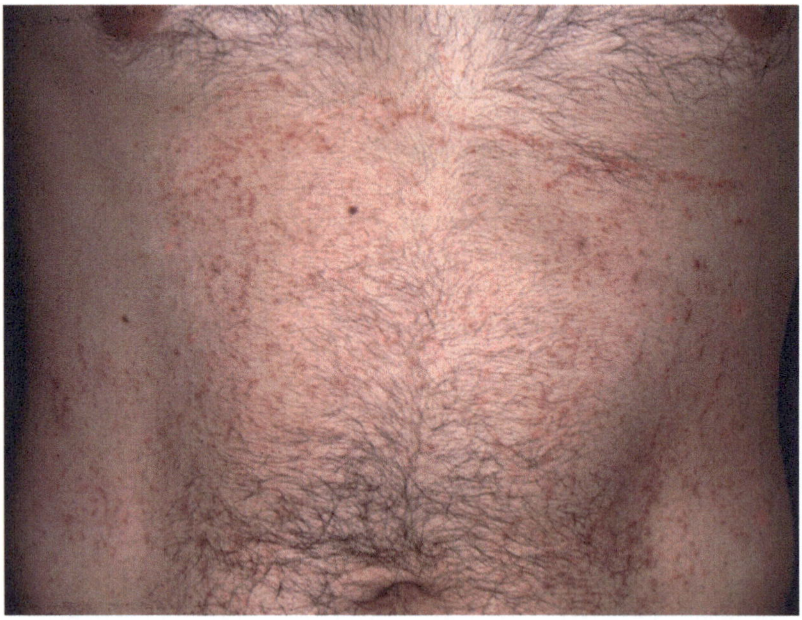

Fig. 16.4 Papular irritant contact dermatitis induced by rubbing a cut leaf of *Agave americana* on abdomen (self-artefact)

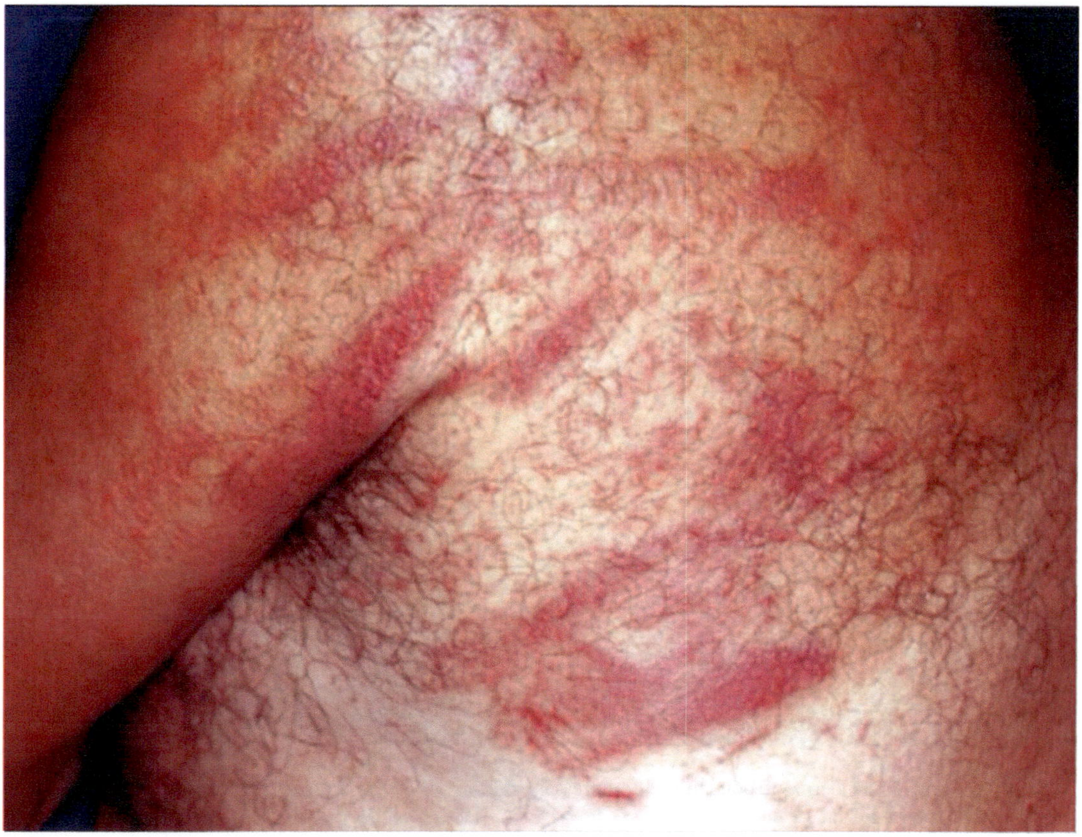

Fig. 16.5 Purpuric irritant contact dermatitis by leaves of *Zea mays*

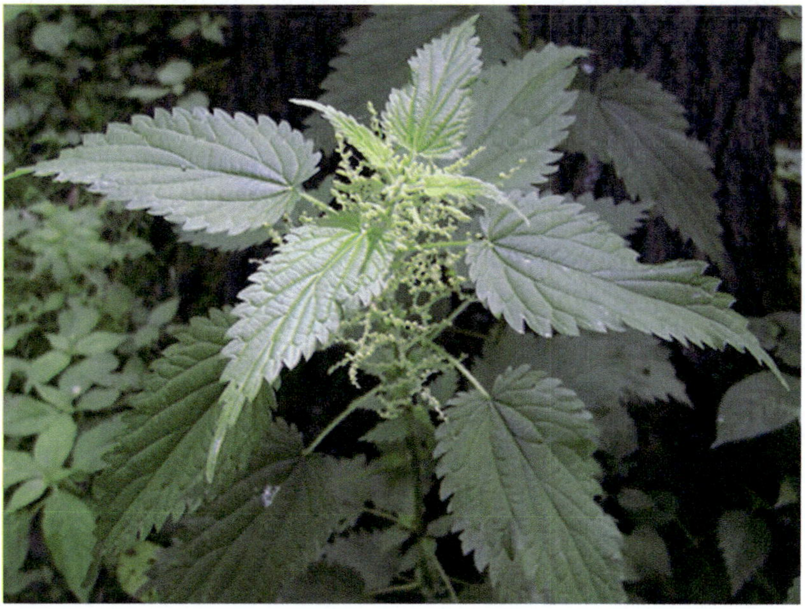

Fig. 16.6 *Urtica dioica*

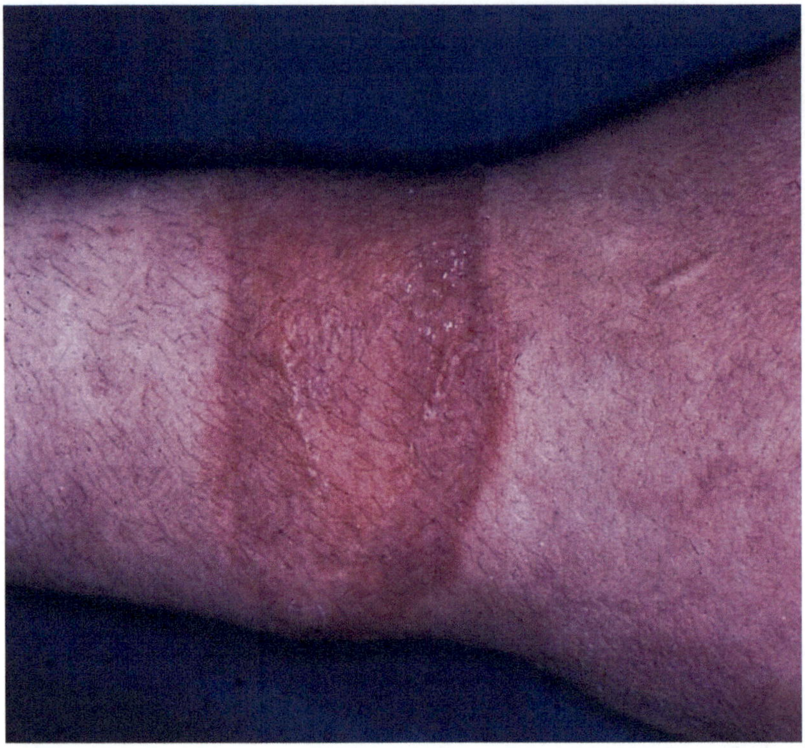

Fig. 16.7 Irritant contact dermatitis due to wet compresses of leaves of *Urtica dioica* (self-artefact)

A very wide range of vegetable species can induce contact allergy. Except in cases of peculiar clinical pictures and those due to occupational exposure, the identificaiton of the vegetable causal agent can often be very difficult, also because the vegetable allergens responsible are often not included in standard patch tests series.

The clinical pattern of the dermatitis depends on the source and means of contact. The onset of the lesions may also not feature frank eczema but rather pomphoid lesions that only later become exudative [32]. There are three main clinical types of allergic contact plant dermatitis: classic contact allergy, a characteristic hyperkeratosis form and the erythema multiforme-like eruption.

The normal presentation is that of a typical acute eczema with erythemato-edemato-vesicular lesions; sometimes blisters and infiltrative lesions are also present. The sites most often affected are exposed sites such as the hands and forearms; the eyelids, and sometimes the genitals can be affected when the allergen is carried on the hands or through clothes. This form can become chronic, featuring diffuse clinical pictures of lichenoid type.

A characteristic picture, usually of occupational origin, is periungual eczema of the fingertips, that presents as a fissured, hyperkeratotic and painful eruption, of which the classical example is the "tulip fingers" seen in tulip pickers (*Tulipa* spp., Liliaceae family). Similar eruptions may be observed in people handling daffodil and narcissus bulbs (*Narcissus* spp., Amaryllidaceae family), alstroemeria flowers (*Alstroemeria* spp., Alstroemeriaceae family), and garlic (*Allium sativum*, Alliaceae family) (Fig. 16.9). Generally, this picture is the result of a combination of skin sensitization and physical and chemical irritation [33–35].

Often, contact allergy to plants presents as erythemato-bullous figured lesions, like those

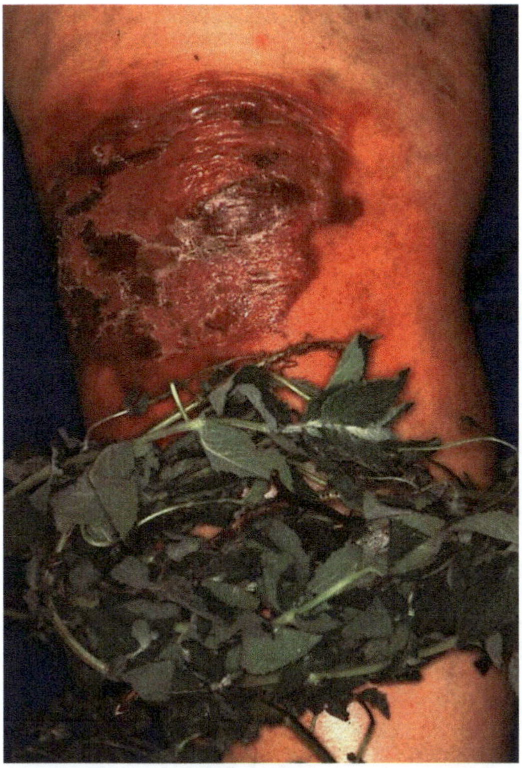

Fig. 16.8 Allergic contact dermatitis due to compresses with infusion of *Mentha spicata* for pain in gonarthrosis

of poison ivy or of a *Capparis spinosa* infusion used for painkilling purposes (Figs. 16.10 and 16.11) [36]. A compress of leaves and the fruit of capers resulted in a dermatitis detected by patch tests to the fruit and leaves as is, mustard oil 1 and 0.1% in petrolatum, allyl isothiocyanate 0.1 and 0.05% in petrolatum, and benzyl isothiocyanate 0.1% in petrolatum. Other isothiocyanate plants were negative [36].

An erythema multiforme-like picture is also a frequent observation, especially due to *Primula obconica* [37, 38] and to various woods.

16.3.3 Airborne Contact Dermatitis

This disease is often reported in the literature [39–43]. Conditions that favor the onset are high temperatures and a low environmental humidity index. It is these factors that facilitate the drying of plants, whose particles then spread in the environment. The various allergenic fractions can be contained in pollens, trichomes, fragments of leaves or in the dry branches. The complaint can also be brought on by smoke and vapors of burning plants and by sawdust from their woods.

Clinically, this form may resemble a photodermatitis. However, airborne contact dermatitis normally involves the upper eyelids, the triangle of skin behind the earlobe, and the region below the chin. The common culprit plants include *Ambrosia* spp., Compositae [44, 45], *Frullania* (Jubulaceae family) [46], and *Lichen* particles [47]. In North America, the smoke from burning poison ivy (*Toxicodendron* spp.), and related plants of the Anacardiaceae family, can be sensitizing if the allergenic oleoresin is vaporized rather than pyrolized [48].

16.3.4 Primary Contact Hyperpigmentation

Hyperchromia induced by plants can occur by means of two different mechanisms. The first and most frequent type is melaninic hyperpigmentation, that occurs as a post-inflammatory sequela of contact phytodermatitis or phytophotodermatitis. The other type is primary skin non melaninic hyperpigmentation; this latter mechanism underlies the action of *Cynara scolymus* (artichoke), *Juglans regia* (walnut), and *Lawsonia inermis* (henna), just to name a few examples (see Chap. 17).

The brown hyperpigmentation resulting from contact with artichokes is due to cynarin, that undergoes oxidation: it stains the fruit itself and the hands (fingertips and palms) when cleaning or cutting artichokes.

In the autumn, the time of walnut hulling, we often observe a brown irritant pigmentation of the hands, that involves the skin and nail laminae. The staining is due to juglone, the active ingredient of *J. regia*, that is a naphthoquinone: the activated quinone C=O group has an active affinity for the $-NH_2$ group of keratin amino acids. The reaction elicits C=N chromophores groups, that are highly pigmenting and absorb in the visible range, in particular violet, while they

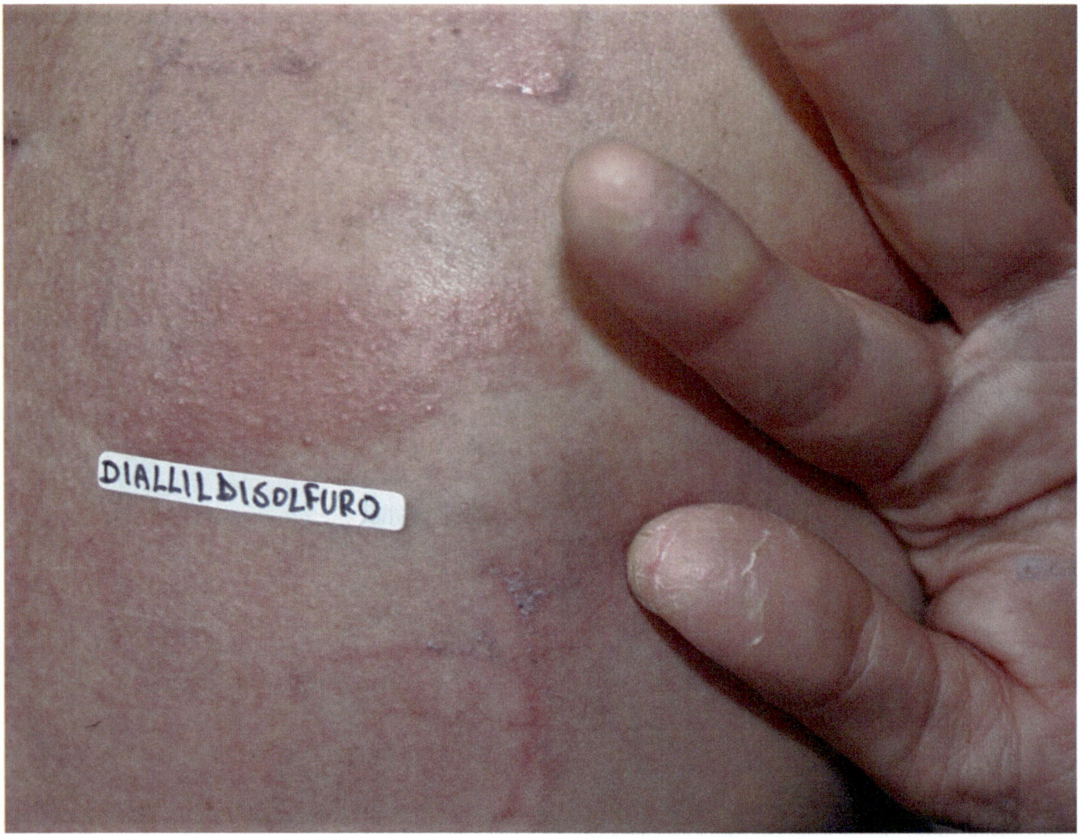

Fig. 16.9 Allergic contact dermatitis due to *Allium sativum* (positive patch test reaction to diallyldisulphide)

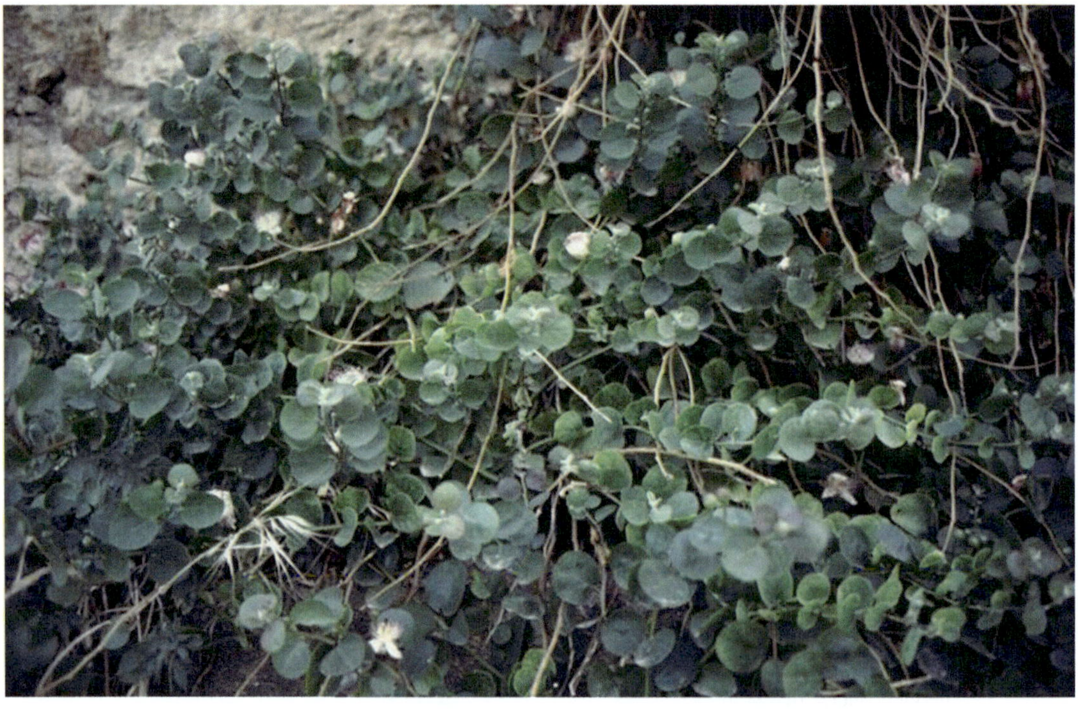

Fig. 16.10 *Capparis spinosa* (Reproduced with permission by Angelini and Coll [36])

reflect red and yellow, giving rise to the various tones of brown [48–50]. The same action mechanism drives lawsone, the active ingredient of *L. inermis*, and dihydroxyacetone ($OHCH_2–C=O–CH_2OH$) used for self-tanning [49–51].

16.3.5 Contact Urticaria

The pathogenic mechanism can be direct (non immunologic), mediated by phlogogenic substances injected into the skin by the prickly hairs disseminated on the surface of many vegetable species, or indirect (immunologic), mediated by antibodies in previously sensitized subjects.

Initially, the pomphoid lesions tend to be confined to the site of contact with the vegetable. However, above all in immunologic forms, over time the clinical picture will gradually extend to include manifestations at the level of the mucosa, and asthmatic, rhinoconjunctival or anaphylactic reactions [52–61].

Airborne contact urticaria, often associated with asthma, has been reported as an occupational complaint in hospital personnel, due to natural latex (generally derived from *Hevea brasiliensis*, Euphorbiaceae family) [59–61]. A case was reported in a warehouse worker, caused by dust derived from cinchona bark (*Cinchona* spp, Rubiaceae family) [58].

The species most commonly causing contact urticaria belong to various vegetable *phylum* families (Table 16.2).

16.3.6 Photocontact Dermatitis

The combined action of some plants on the skin and exposure to the sun has been known since ancient times, several centuries B.C. In India, *Psoralea corylifolia* (Leguminosae family) was used to treat vitiligo, and in Arab countries *Ammi majus* (Umbelliferae family). More recently, in 1834 the bergapten (5-methoxypsoralen) was isolated from *Citrus bergamia.* In 1916, Freund described skin pigmentation due to bergamot oil, contained in perfumes [62]. For the first time, in 1932

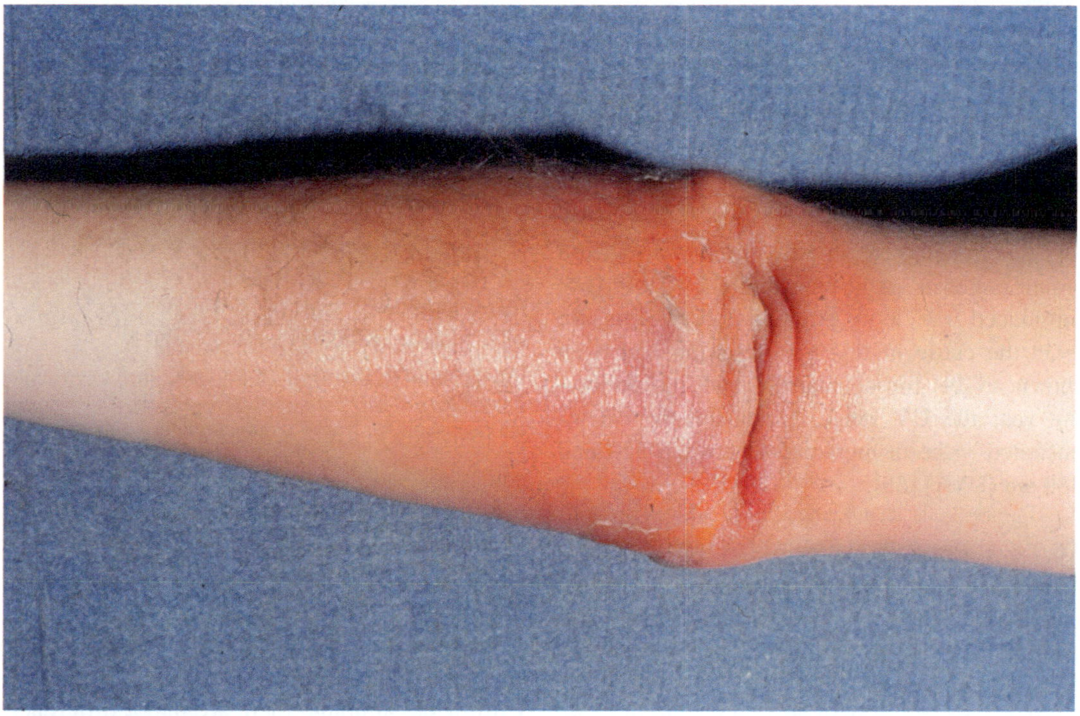

Fig. 16.11 Allergic contact dermatitis due to compresses with infusion of *Capparis spinosa* for articular pain (Reproduced with permission by Angelini and Coll [36])

Table 16.2 Plants known to elicit contact urticaria

Amaryllidaceae	Graminaceae
Agave americana	*Secale cereale*
Narcissus spp	*Zea mays*
Anacardiaceae	Iridaceae
Semecarpus anacardium	*Iris* spp
Araceae	Leguminosae
Monstera deliciosa	*Dalbergia latifolia*
	Trifolium pratense
Chenopodiaceae	Liliaceae
Salsola kali	*Asparagus officinale*
	Tulipa spp
Compositae	Lythraceae
Aster spp	*Lawsonia inermis*
Chrysanthemum spp	Myrtaceae
Gerbera spp	*Eucalyptus* spp
Helianthus annuus	Proteaceae
Lactuca sativa	*Grevillea juniperifolia*
Senecio cruentus	Rosaceae
Tanacetum cinerariaefolium	*Crataegus monogyna*
Coniferae	Pedaliaceae
Thuya plicata	*Sesamum indicum*
Equisetaceae	Rubiaceae
Equisetum arvense	*Cinchona* spp
Euphorbiaceae	Sterculiaceae
Hevea brasiliensis	*Triplochiton scleroxylon*
Ricinus communis	
Geraniaceae	Urticaceae
Linum usitatissimum	*Cannabis indica*
	Humulus lupulus
	Verbanaceae
	Tectona grandis

Table 16.3 Some plants containing furocoumarins

Family	Species	Furocoumarins
Moraceae	*Ficus carica*	Pso, 5-MOP, 8-MOP
Rutaceae	*Ruta graveolens*	*Pso, 5-MOP, 8-MOP, Ang*
	Ruta montana	*8-MOP*
	Ruta chalepensis	*8-MOP*
	Citrus bergamia	*5-MOP*
	Citrus aurantium	*Berg*
	Citrus limonum	*5-MOP*
	Citrus aurantifolia	*5-MOP, Ber*
	Citrus acida	*5-MOP*
	Dictamnus albus	*5-MOP*
	Fagara zanthoxyloides	*5-MOP, 8-MOP*
	Fagara schinifolia	*5-MOP*
	Zanthoxylum flavum	*8-MOP*
Umbelliferae	*Angelica silvestris*	*Pso, 8-MOP*
	Angelica keiskei	*Pso, 5-MOP, Ang*
	Angelica archangelica	5-MOP, 8-MOP, Ang, Xan
	Angelica glabra	Ang
	Ammi majus	5-MOP, 8-MOP
	Ammi visnaga	5-MOP, 8-MOP
	Ligusticum acutifolium	5-MOP
	Ligusticum acutilobum	5-MOP
	Pastinaca sativa	5-MOP, 8-MOP
	Heracleum spp	Pso, 5-MOP, 8-MOP, Ang
	Pimpinella magna	5-MOP
	Pimpinella saxifraga	5-MOP
	Petroselinum sativum	5-MOP
	Apium graveolens	5-MOP
	Levisticum spp	5-MOP
Leguminosae	*Psoralea corylifolia*	Pso, Ang
	Coronilla glauca	Pso

Pso = psoralen (ficusin), 5-MOP = 5-methoxypsoralen (bergapten), 8-MOP = 8-methoxypsoralen, Ang = angelicin (isopsoralen), Xan = xanthotoxol, Ber = bergaptol

Oppenheim [63] reported "dermatitis bullosa striata pratensis", and then in 1942 Klaber [64] introduced the term phytophotodermatitis. In 1938 the cause of this manifestation had been shown to be furocoumarins, and the following year the UV range responsible was demonstrated to be in most cases between 320 and 380 nm (UVA) [65].

16.3.6.1 Phototoxic Plants

There are countless photosensitizing plants, that are ubiquitous in the environment (Table 16.3) [3]. Most of the species belong to the Umbelliferae, Rutaceae and Moraceae families; species contained in other families are less important. The phototoxic action of some Compositae is not due to furocoumarins but to thyophenes, that are phototoxic only in microbial systems [66].

Umbelliferae. There are more than 200 species of *Heracleum* spp, that are ubiquitous worldwide, although there are major differences in their phototoxic power, as demonstrated with the in vitro *Candida albicans* test [67]. Photodermatitis due to *Heracleum mantegazzianum* is a well known complaint [68] that has also been reported in Italy [69]. It has also been described in children who use the hollow stalks of *Heracleum* as telescopes, peashooters and flageolets: the onset of the manifestations occurs after about 36 hours in exposed sites (around the mouth or eyes or on the back of the hands) [1].

Angelica spp, native to central and northern Europe, is widely grown for its aromatic stems employed for industrial use in the production of sweets and liqueurs; the oil from the roots is used as a scented essence.

Ammi majus, a perennial that grows in fields and gardens, is native to the Mediterranean area and widespread in Europe, North America, Argentina and central Asia. It is particularly abundant in the Valley of the Nile, where it has been used to treat vitiligo since ancient times.

Phototoxic Umbelliferae also include some vegetables. *Apium graveolens* (celery) can be infected by the *Sclerotinia sclerotiorum* fungus. Infected plants can cause contact photodermatitis in workers gathering the crop, being an example of pseudophytophoto reactions. In fact, 8-methoxypsoralen and 5-methoxypsoralen have been isolated from infected celery but are absent in the healthy vegetable [70, 71]. *Daucus carota* (carrot) and *Pastinaca sativa* (parsnip) are phototoxic, too. *Petroselinum sativum* (parsley) contains 5-methoxypsoralen above all in the leaves, and in higher quantities during the summer. The quantitiy of parsley bergapten ingested during a meal has been estimated to be about 0.5–0.8 mg, not enough to cause skin phototoxicity [72]. Instead, it is possible for contact with the juice from chopped parsley to induce a modest dermatitis or photopigmentation of the hands.

Rutaceae. The *Citrus* genus is widely cultivated for the fruit and essential oils; the latter are used in perfumes, liqueurs, syrups and medicaments. The components present in this genus include psoralens (phototoxic), citral and lemonene (sensitizing substances). *Citrus bergamia*, the most famous bergamot strain, grows in the south of France and also flourishes in Apulia (Italy) and above all in Calabria (Italy). Although the phototoxic action of its oil has long been known, it was used until a few years ago in perfumes, some types of tea and in tanning cosmetics (nowadays, its use is banned by European norms unless the furocoumarin component has been removed). Clinical pictures induced by the *Citrus* genus include skin irritation, sensitization and contact photosensitization [73]. We have often observed a perioral pigmented dermatitis in subjects who suck bergamot fruits.

The *Dictamnus* species (from mount Dicte on Crete) grows wild in the Mediterranean area. The best known species is *Dictamnus alba*, also known as the "gas plant" or "burning brush", because it can self-combust on very hot days due to the inflammable oils content. Some varieties, with white or purple flowers, are also cultivated in northern Europe [74]. It has been demonstrated that *D. alba* contains not only furocoumarins but also dictamine, a phototoxic alkaloid [75]. This species induces linear vesicobullous photoreactions, followed by persistent pigmentation that lasts for months. The complaint is occupational in botanists but most often due to chance contact.

Common rue (*Ruta graveolens*) grows wild but is also cultivated in southern Europe and in America. Its medicinal properties have been known since early times and it is still used in homeopathic practice. Apart from being believed to chase off witches, in the Middle Ages it was attributed various diuretic and medicinal properties. It is used in cooking, and its oil in perfumes [76, 77]. A particular use is in grappa; moreover, dried rue flowers are very ornamental.

Moraceae. *Ficus carica* L., the fig tree, is believed to be native to the Middle East (Syria) but is widely cultivated in the Mediterranean area and other warm zones worldwide, in some of which it also grows wild (Fig. 16.12). The branches, leaves, and skin of the fruit, when cut, exude a rubbery sap that contains many different compounds, such as various proteolytic enzymes (ficin, triterpinoids, protease, lipodiastase, amylase), and furocoumarins (psoralen,

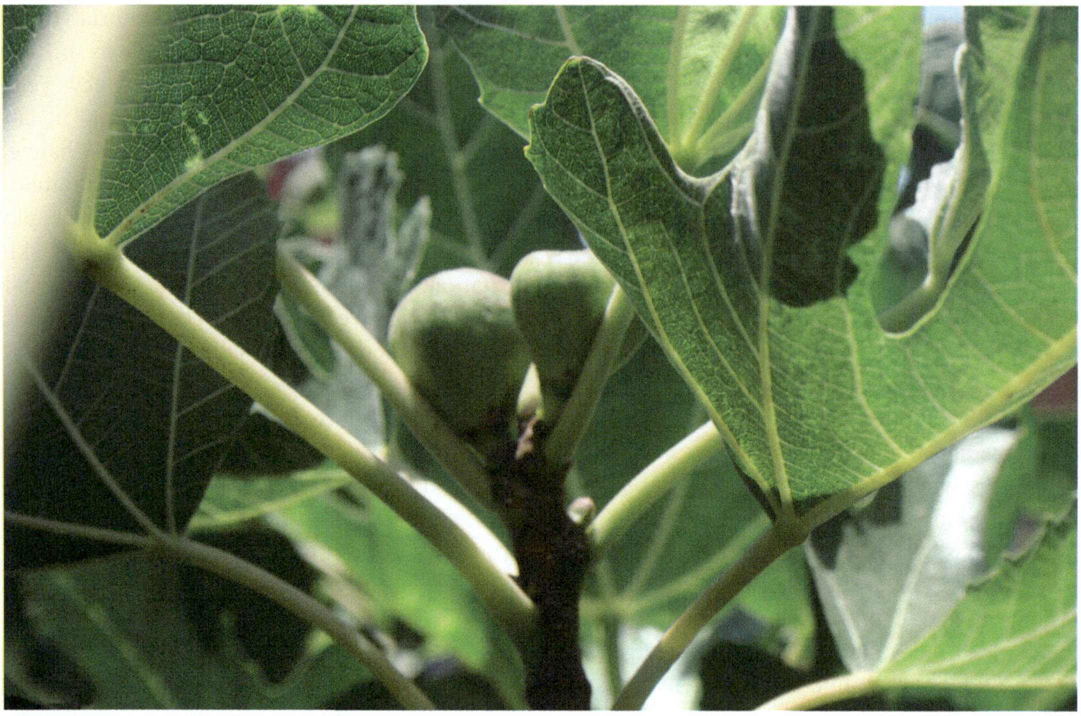

Fig. 16.12 *Ficus carica*

8-methoxypsoralen, 5-methoxypsoralen and 4′-5′-dihydropsoralen). The enzymes have an irritant potential and so can aggravate the phototoxic effect of the coumarins [78–84].

Various cases of photocontact dermatitis from the fig plant have been reported [62, 79, 81–89]. The condition is frequent in Southern Italy [20, 90–92] and in Turkey, where about 10% of fig pickers develop a contact dermatitis [93].

Other Phototoxic Plants. The Leguminosae, Rosaceae, and Compositae families contain some phototoxic species. Among the Leguminosae, *Psoralea corylifolia* is known for its therapeutic effect on vitiligo; the plant has a strong scent and grows in tropical and subtropical areas. A phototoxic effect of the polyacetylenes contained in the stems, leaves, and roots of some Compositae (ambrosia, chrysanthemum, dahlia, chamomile) has been demonstrated [94].

16.3.6.2 Photoactive Agents

Furocoumarins are tricyclic hydrocarbons with a furan ring condensed to a coumarin ring (benzopyrone) (Fig. 16.13) [62]. They increase the skin susceptibility to light, causing an exaggerated erythematous reaction (sunburn) and resulting pigmentation. Some of the furocoumarins isomers are called psoralens. Of the various isomers, only those with a linear structure resembling psoralen are photoactive; the angular structure, like that of pimpinella and angelicin, annul or reduce the photoactivity of the compound. Furocoumarins absorb photons and form photoadducts with the DNA pyrimidine bases cytosine, uracyl and thymine. This gives rise to short-lived high energy states, whose dissipation is what causes the cellular damage. Psoralen is much more phototoxic than 5-methoxypsoralen and 8-methoxypsoralen. The phototoxicity of furocoumarins is increased by the presence of the methyl groups CH3 in positions 5′, 4, 3 and above all 5 and 8. This phototoxicity is decreased in the presence, at the same sites and in 4′, of other chemical groups (OH, Br, etc.) [3]. The absorption spectrum of furocoumarins lies between 210 and 330 nm, and changes, as

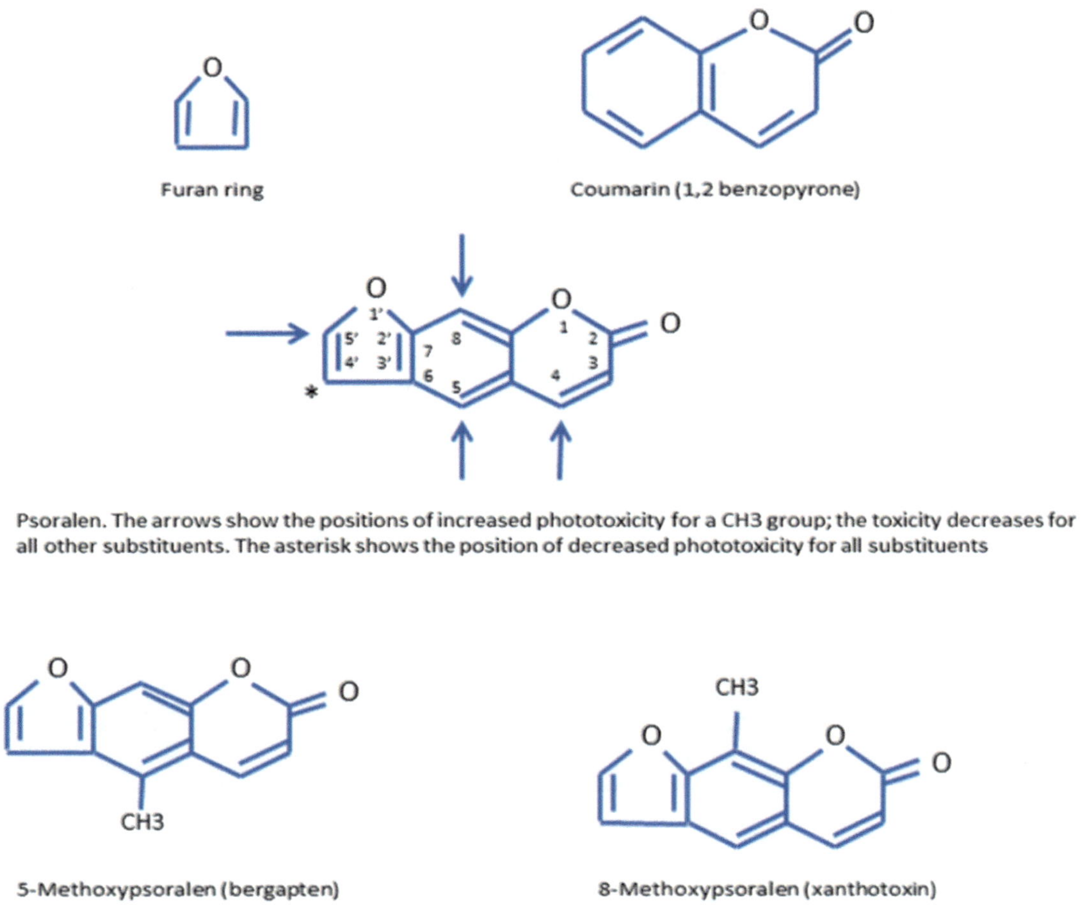

Fig. 16.13 Chemical structures of furocoumarins

does the action spectrum, at longer UVA wavelengths when the furocoumarins are complexed with the DNA. Among the linear psoralens, 5-methoxypsoralen is present in most phototoxic plants; 8-methoxypsoralen is also contained in various plants, while psoralen is only present in few species.

Plants with a phototoxic action contain about 0.5 g of linear psoralens per 100 g of dry material. In any case the content varies in the different portions of the plant, according to its age, and in the different seasons.

16.3.6.3 Clinical Features

Phytophotocontact reactions are observed during the warmer months, both because of the stronger sunlight and of the greater quantity of photoactive compounds in plants. An important factor in determining these reactions is also the environmental humidity, that increases the percutaneous absorption of furocoumarins. The pictures, of occupational or non occupational type, can be acute or delayed and are due to a direct toxic mechanism in most cases, an immunologic mechanism being more rarely observed. The onset of acute clinical manifestations occurs after about 24 hours from the contact, and includes intense erythema, edema, vesicles and blisters, with a figured, bizarre pattern. The lesions affect sites of contact and are accompanied by pruritus and above all burning. The inflammation process will reach a peak after about 72 hours and then resolve in 1–2 weeks, leaving hyperpigmentation that may even last for months.

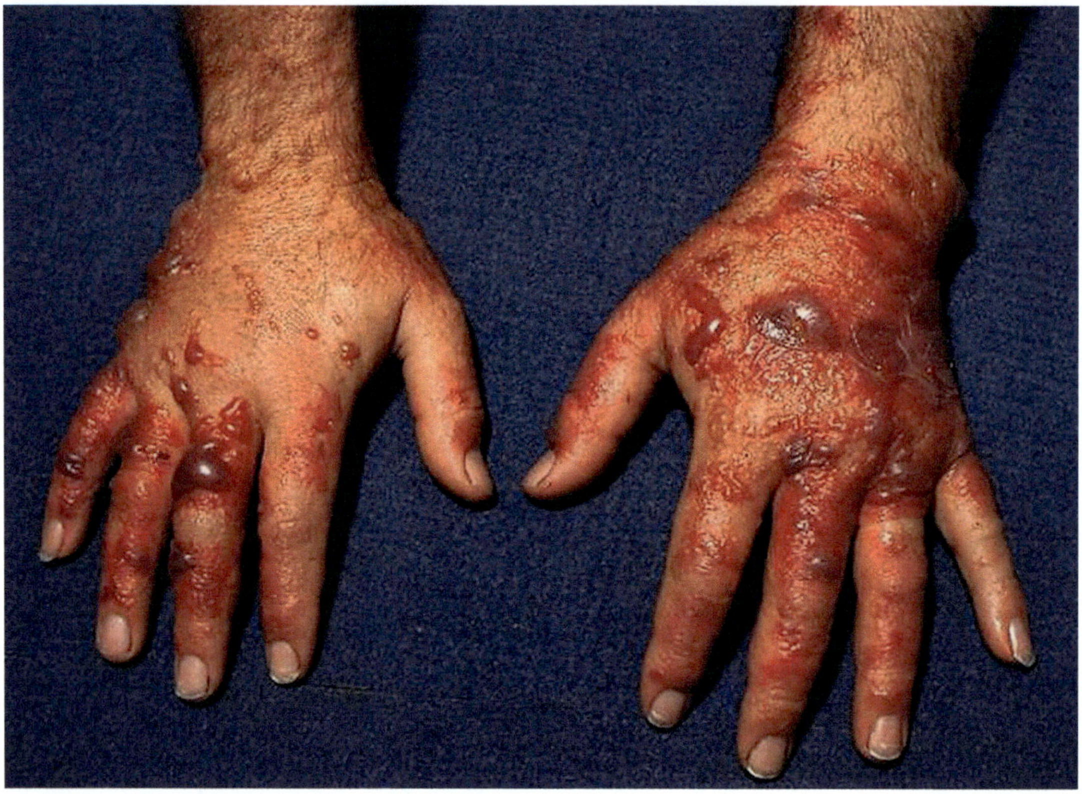

Fig. 16.14 Bullous phototoxic contact dermatitis from *Ficus carica* (in the summer) (Reproduced with permission by Bonamonte and Coll [49])

Phototoxic Contact Reactions

Phototoxic reactions manifest in three possible clinical forms.

Phototoxic contact dermatitis. The clinical picture varies according to the season. Every year, in the late spring, summer and early autumn, we observe many cases of photocontact dermatitis from *Ficus carica* (Fig. 16.14). In late spring and especially the summer, the lesions are intensly erythemato-edemato-vesico-bullous because of the greater content of furocoumarins in the plant and the stronger light, while in early autumn (Fig. 16.15) the lesions are more modest, featuring mild or no exudation, because of the different conditions. In children, we sometimes observe a modest erythemato-vesicular dermatitis around the mouth, resulting from contact with the sap that leaks from the peel when the fruit is detached from the plant and immediately eaten. It should be noted, however, that the fruit itself is not harmful as it does not contain furocoumarins [81].

The sites affected will vary according to the mode of contact with the plant. In general, the hands and forearms are most frequently affected but the trunk may also be involved due to the sap dripping down the body.

As well as being a spontaneous complaint, the dermatitis induced by *F. carica* can be induced by a decoction of the leaves, which may be used as a tanning agent (Fig. 16.16) [20, 92], or as a remedy for a pre-existing dermatosis [95]. Cases induced by a tanning decoction are obviously severe, both because of the vast surface involved and of the deliberate exposure to the sun.

Dermatitis Bullosa Striata Pratensis. This form, whose name was coined by Oppenheim [63], occurs only when two conditions are present: the skin must be wet, and must be exposed

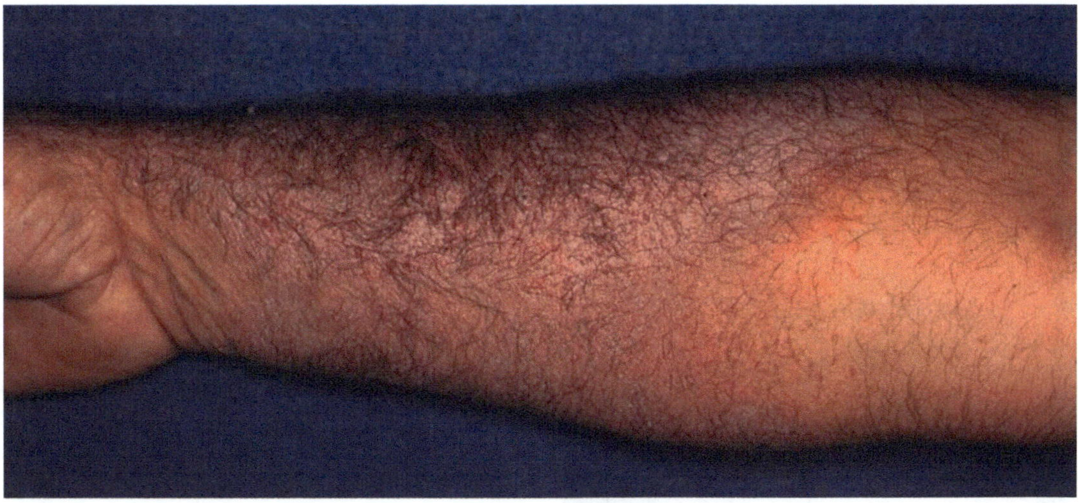

Fig. 16.15 Erythematous phototoxic contact dermatitis from *Ficus carica* (in the autumn)

to the sun. The complaint appears most frequently after sunbathing in meadows. The onset occurs after 24–48 hours from the contact, and features striped erythemato-edematous and vesico-bullous lesions in various sites, with a bizarre distribution (Figs. 16.17, 16.18, and 16.19). The dermatitis persists for 8–10 days and leaves a hyperchromic outcome that is very slow to resolve.

The culprit plants vary from country to country, of course. Characteristically, the complaint, that affects all exposed subjects, is not experimentally reproducible even if the plant responsible is used, due to the impossibility of reproducing the appropriate climatic conditions. Perhaps for these same reasons, the frequency of this dermatitis varies from year to year.

Berloque Dermatitis. This disease, the most discrete of all phototoxic eruptions, appears as a characteristic pigmentation; the patient does not generally remember what conditions elicited it. The eruption onset is due to contact with cosmetic products (lotions, eau de toilette, after-shave lotions) containing furocoumarins (see Chap. 17). This dermatitis should no longer be observed since the European norms ban the use of psoralens in cosmetics unless they have been defurocoumarinized. In rare cases it would present with an initial acute erythematous phase, of fairly modest proportions that, in fact, often went unnoticed.

There is certainly an individual susceptibility to this form, even if the mechanism is not entirely clear. The complaint is difficult to reproduce. The sites most often affected are the sides of the neck, but we have also observed it on the trunk and limbs. The hyperchromic manifestations, that reflect the track of the perfume sliding down the skin, persist for months. Diffuse forms are also possible, linked to the use of suncreams with a bergamot oil base. They mimic post-inflammatory streaked pigmentation. To elicit the complaint, the interval between the use of the perfume and exposure to the sun must not exceed 1–2 hours.

Photoallergic Contact Reactions

The pathogenic mechanism underlying contact dermatitis to psoralens is still debatable. Phototoxic dermatitis is certainly the most frequent type of reaction resulting from psoralens.

Many cases of contact allergy [96–99] and photocontact allergy [97, 100–104] after exposure to furocoumarins have been reported in the literature, acquired during topical or systemic therapeutic procedures for eczema, psoriasis, vitiligo, and alopecia areata. By contrast, photoallergic reactions to psoralens resulting from

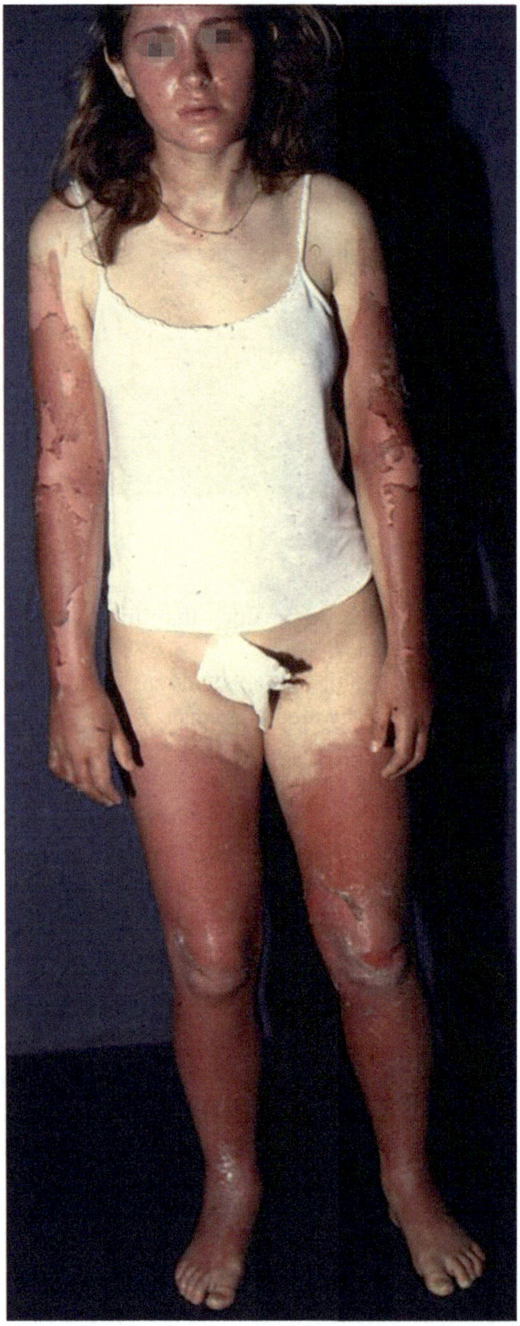

Fig. 16.16 Phototoxic contact dermatitis induced by decoction of leaves of *Ficus carica* used as tanning agent

contact with plants have rarely been reported. Ljunggren reported a patient with photocontact allergy to the psoralens xanthotoxin, bergapten, and imperatorin in parsley (*Petroselinum sativum*) [105]. Kavli and Volden exposed themselves repeatedly to psoralens and plant parts from *Heracleum laciniatum*, and photocontact allergy was induced to the psoralens sphondin and isobergapten after five and six exposure sessions, respectively [62]. Two cases of occupational photocontact allergy to the leaf, stem and latex of *Heracleum mantegazzianum* were also reported [68, 69].

In a study of ours, we reported the results of patch and photopatch tests in 47 cases of contact dermatitis to *Ficus carica* [20]. In 12 subjects, photopatch tests revealed positive reactions to ethanol extract of cut leaves and 8-methoxypsoralen, in some cases down to a concentration of 0.0001%. All non-irradiated control tests were negative in these patients, thereby ruling out ordinary contact allergy. The histological picture of the positive photoreaction sites to 8-methoxypsoralen at 0.0001% was strongly consistent with contact allergy, featuring spongiosis and exocytosis in the epidermis and a perivascular lymphohistiocytic infiltrate in the superficial dermis (Fig. 16.20) [20].

Psoralens have a variable sensitizing potential. It would seem from literature reports and our findings that of the various compounds, 8-methoxypsoralen is the strongest agent (both when used for therapeutic purpose and after accidental contact with the plant), followed by 5-methoxypsoralen. Both these psoralens are present in *Ficus carica* but our patients were positive only to 8-methoxypsoralen and not to 5-methoxypsoralen or 4,5',8-trimethylpsoralen (TMP), a synthetic compound [20]. This positivity to 8-methoxypsoralen could be linked to its higher photoreactivity as compared to the parent molecules. It is not possible to state for certain that negative photopatch tests to 5-methoxypsoralen and TMP exclude the possibility of a cross reaction with 8-methoxypsoralen [20].

The differential diagnosis betwen phytophototoxic and phytophotoallergic contact dermatitis is not easy. In our experience, the clinical picture is similar in the two conditions, featuring erythemato-vesico-bullous lesions with a bizarre distribution (Figs. 16.21, 16.22, 16.23, and

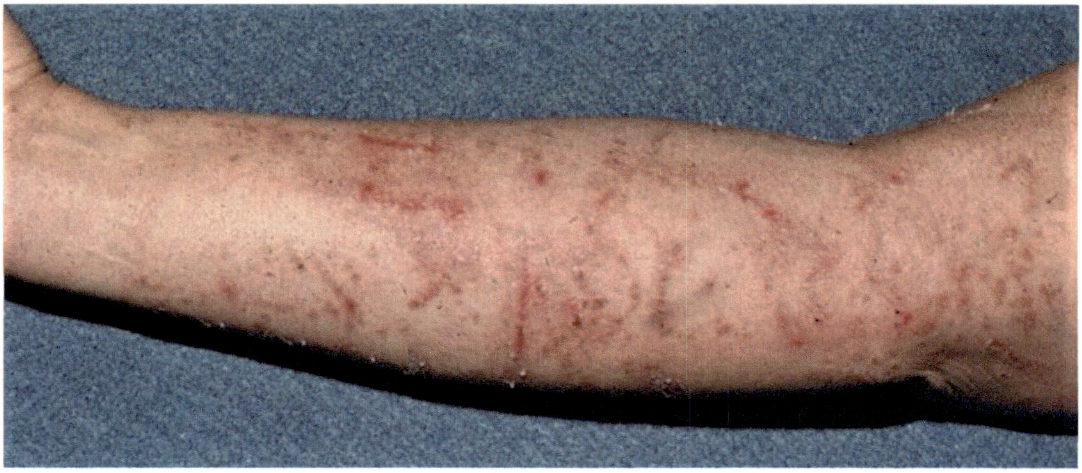

Fig. 16.17 Dermatitis striata pratensis

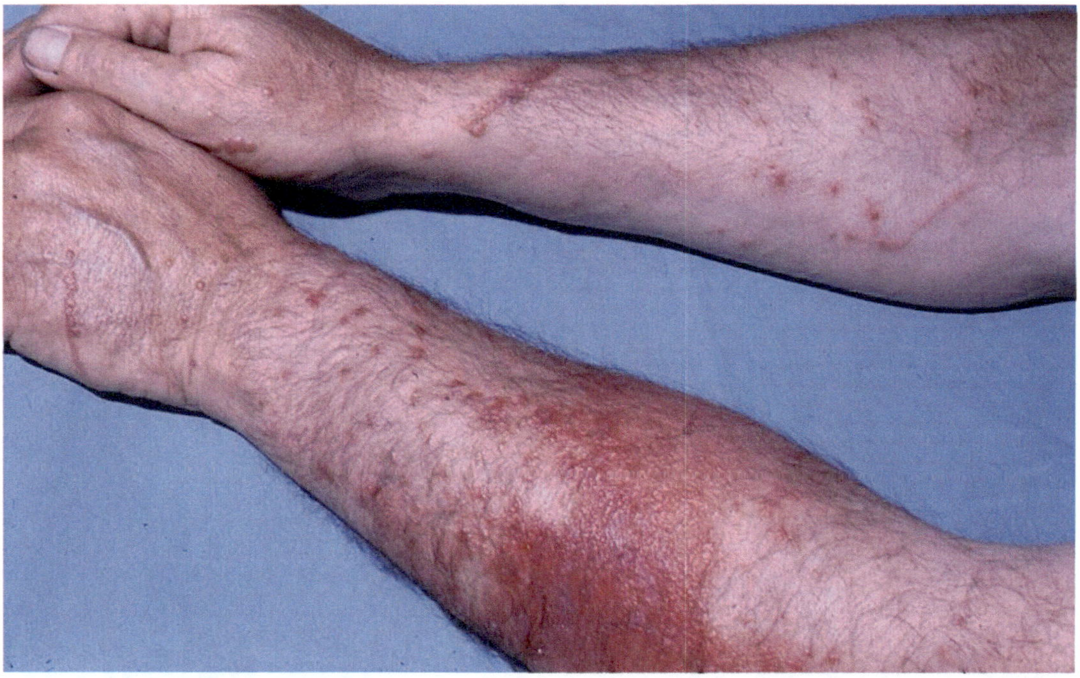

Fig. 16.18 Dermatitis striata pratensis

16.24) [107]. Some relative clinical differences are the involvement of unexposed sites and the more modest residual pigmentation in cases of allergy. Clearly, photopatch tests are necessary to ascertain whether the clinical picture is of a toxic or an allergic nature (Table 16.4).

16.4 Occupations Posing Individuals at Risk

Obviously, occupational plant dermatitis occurs more frequently in certain occupations, depending on the risk of exposure to the plant and its toxic

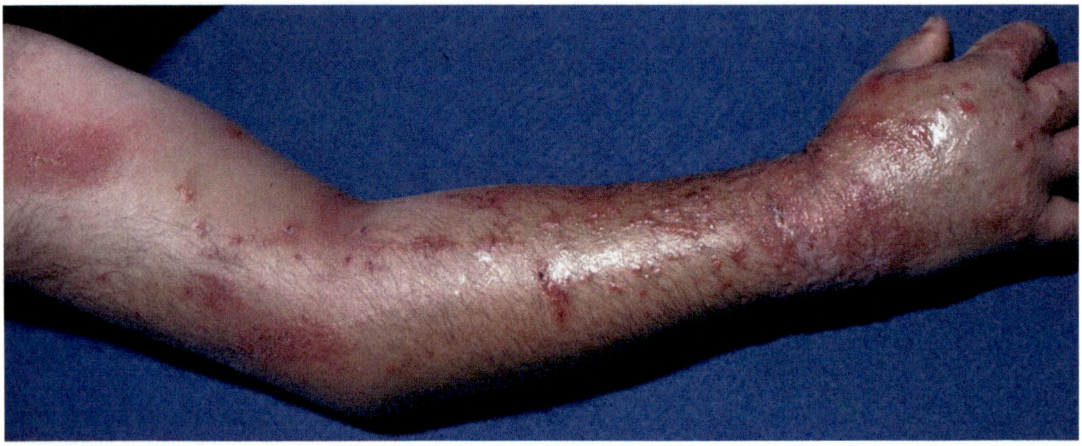

Fig. 16.19 Dermatitis striata pratensis

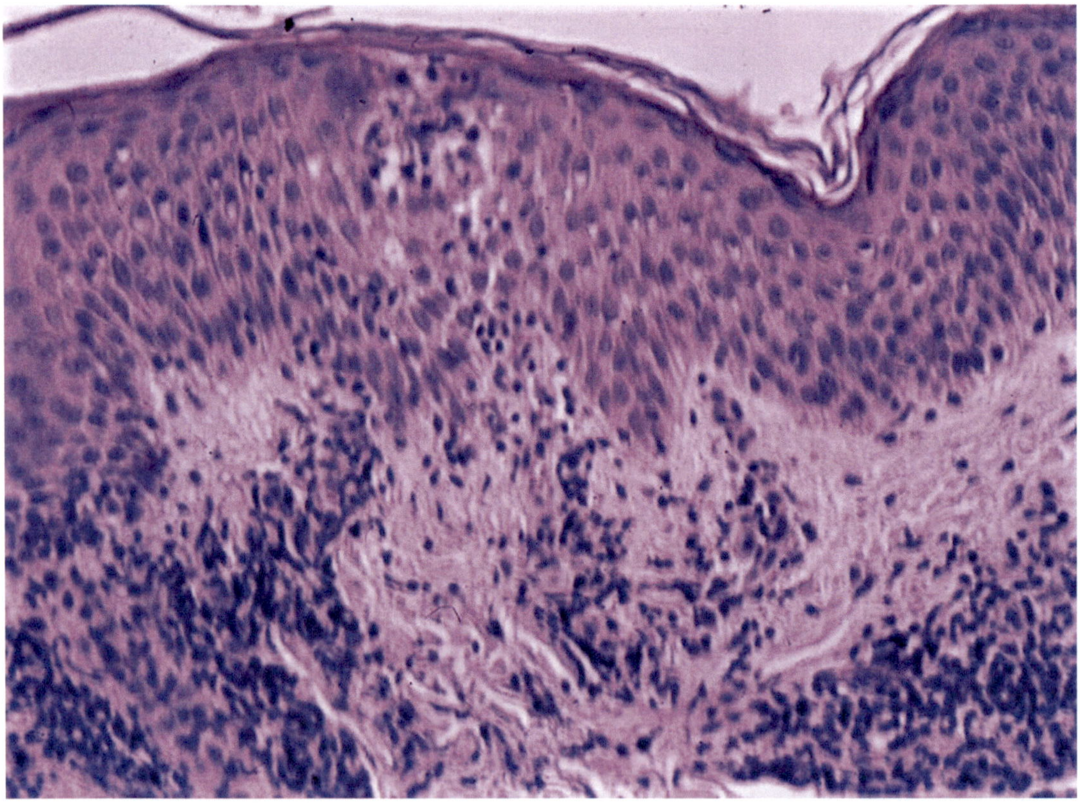

Fig. 16.20 Histological picture of positive patch test reaction to 8-methoxypsoralen: spongiosis, exocytosis and perivascular lymphohistiocytic infiltrate

capacity [5]. Table 16.5 shows the occupations most often affected. There are several possible clinical pictures, some of which are more frequent or less frequent within specific occupational groups.

Certainly, contact reactions to plants are very frequent in farm workers, and Compositae dermatitis is perhaps most often observed in this occupation. The risk of plant dermatitis is

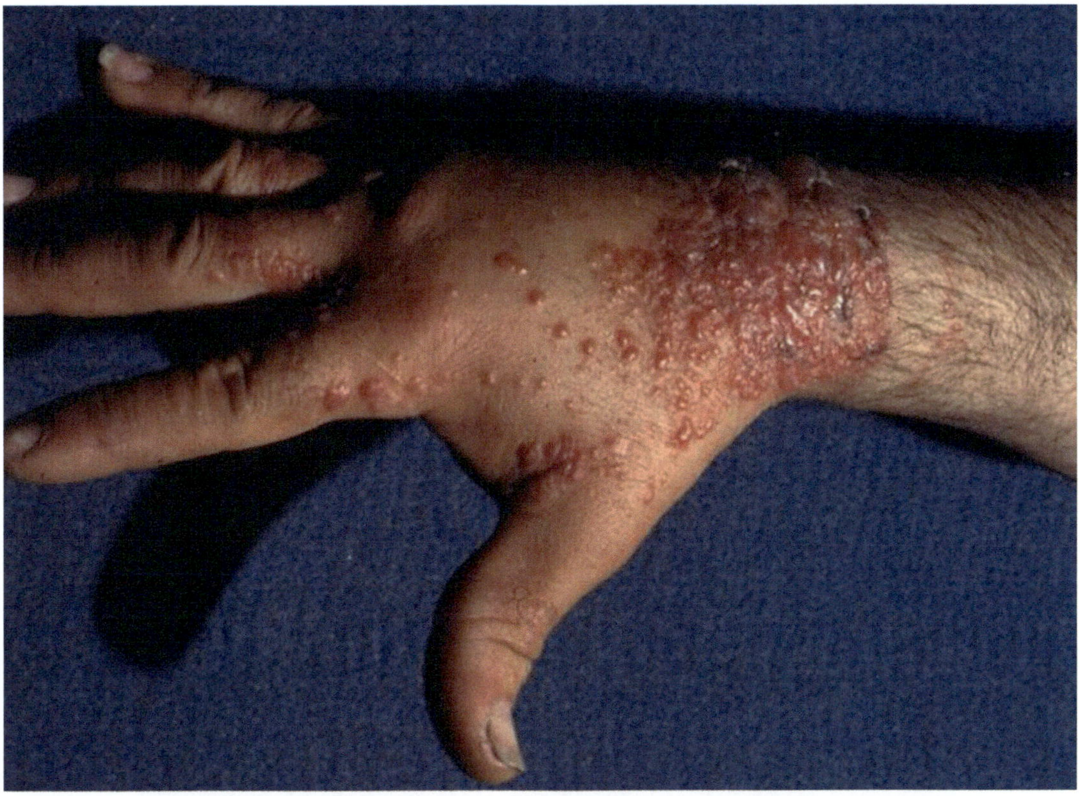

Fig. 16.21 Photoallergic contact dermatitis from 8-methoxypsoralen in *Ficus carica*

also high in bakers, and higher in women than men. Among the various clinical forms, the most frequent in this category is protein contact dermatitis.

Bar-tenders can be exposed in a more limited number of ways; contact is above all with citrus peel (lemons, limes, and oranges) and mint. Beekeepers may be exposed to allergens present in propolis, while healthcare workers can develop allergic contact urticaria from some plant derivatives, such as natural latex from *Hevea brasiliensis* and cornstarch from *Zea mays*. Masseurs may sensitized to various ointments containing fragrances. Foresters are exposed to a great variety of plants and lichens [106]. Floristry is considered to be a rather risky occupation; the most common contact reactions are those to Compositae [107, 108]. Pharmaceutical workers are sometimes exposed to plants materials, as also textile workers. Among tobacco workers, the leaves of *Nicotiana tabacum* tobacco may cause hand dermatitis more commonly in workers producing cigars than cigarettes because the latter process is more automated. In this work category, in any case, the most prevalent complaint is irritant plant dermatitis [109–111].

16.5 Dermatologically Important Plants

Only the plants most commonly causing phytodermatoses are considered below [1, 3, 5–7, 19].

Alliaceae. Members of this family are widely grown and used for culinary purposes. Occupational dermatoses (immediate and delayed reactions) are commonly reported due to garlic (*Allium sativum* L.) and onion (*Allium cepa* L.). A characteristic dermatitis is circumscribed hyperkeratotic eczema of the fingers, generally of the left hand, in particular the thumb, index and middle fingers used to grasp

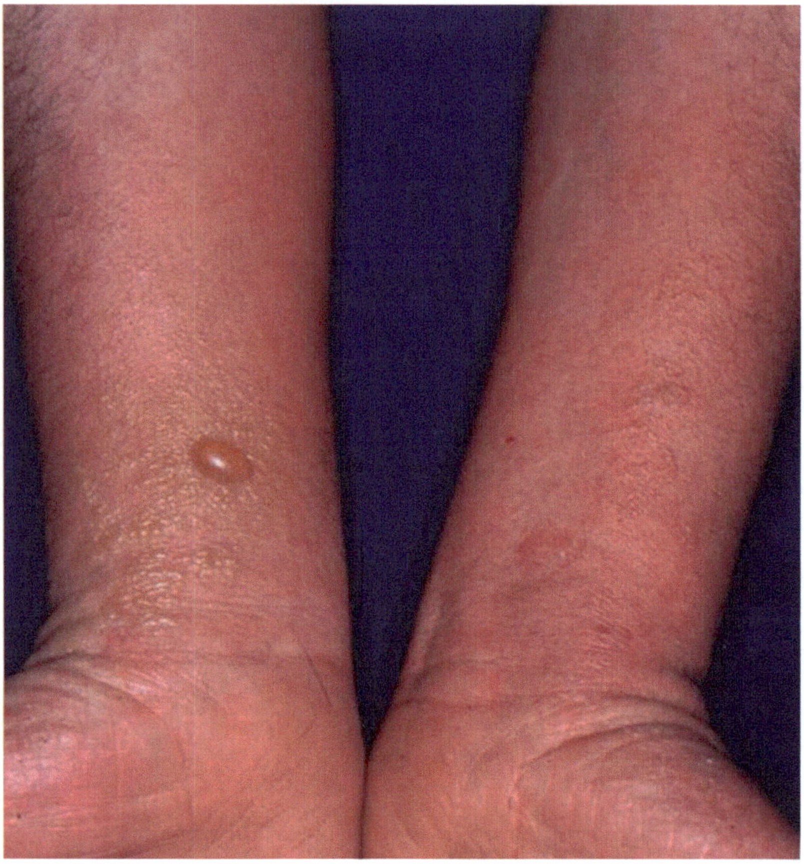

Fig. 16.22 Photoallergic contact dermatitis from 8-methoxypsoralen in *Ficus carica*

garlic bulbs. The incriminated substances are lachrymatory thiopropanal-S-oxide from onion and allicin, diallyl disulphide and allyl propyl disulphide from garlic. Diallyl disulphide 5% seems to be useful in patch tests in cases of garlic dermatitis, although 1% pet. may carry a lower risk of irritancy.

Alstroemeriaceae and *Liliaceae*. The *Alstroemeria* (Alstroemeriaceae family) and *Tulipa* (Liliaceae family) genera release the allergen tulipalin A (α-methylene-γ-butyrolactone) when the plant material is damaged. Contact dermatitis in bulb handlers and florists is an important and common occupational risk; both contact irritation and contact allergy can be observed. Collectors and packers of tulip bulbs present the characteristic dermatitis called "tulip fingers", a painful dry fissured hyperkeratotic dermatitis of the periungual regions, fingers and hands. This eczema is common in the Netherlands and other parts of Europe. The allergen is present in particular in the skin of the bulbs, but those handling the cut flowers can also be affected.

Amaryllidaceae. This family comprises many species, some of which are extensively cultivated for cut flowers and the perfume industry, including daffodils, narcissi, and jonquils. The *Narcissus* genus is an important occupational hazard owing to its irritant and allergizing properties. Raphides of calcium oxalate, contained in the bulbs, cause irritant dermatitis; the alkaloids masonin and homolycorin in the calyx and corolla induce allergic contact dermatitis.

Anacardiaceae. This family comprises over 600 species and is considered to be responsible for more dermatitis forms than all the other plant families taken together [1]. The *Toxicodendron*

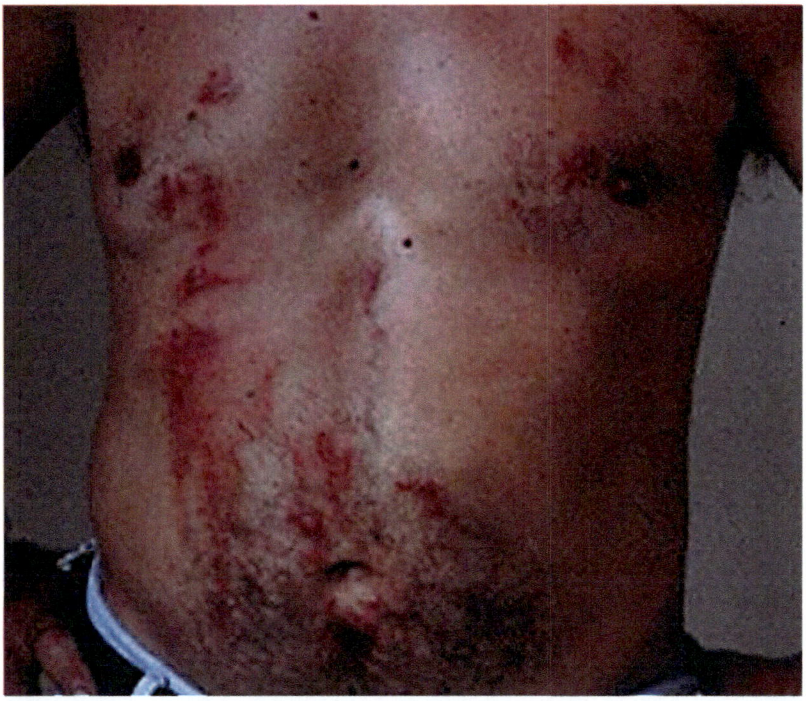

Fig. 16.23 Photoallergic contact dermatitis from 8-methoxypsoralen in *Ficus carica*

genus, that includes poison ivy (*Toxicodendron radicans*), poison oak (*T. toxicarium*), and poison sumac (*T. vernix*), is dermatologically the most hazardous. About 50 to 60% of North Americans develop contact allergy to poison ivy and related plants [112]; in contrast, poison ivy dermatitis is extremely rare in Europe because these plants are not a part of the natural flora. The allergens are alkyl catechols (pentadecylcatechols, urushiol) [113], present in all parts of the plant even when dry. In addition to allergic contact dermatitis, airborne contact dermatitis can be observed, due to the fumes from burning plants. There is also a risk of dermatitis induced by indirect contact with urushiol-contaminated clothing or pets. The Ginkgoaceae and Proteaceae families contain the same contact allergens, raising a risk of cross-reactions.

Compositae (or *Asteraceae*). Contact allergy to Compositae (over 20,000 species) is the most frequent cause of plant dermatitis worldwide. This family includes ornamental plants such as flowers (e.g., chrysanthemums, dahlias), vegetables (e.g., chicory, lettuce), herbs and common native and imported weeds (e.g., ragweed, feverfew, yarrow, *Ambrosia*, *Parthenium hysterophorus*). The dermatitis initially affects the hands and can then extend, also depicting a characteristic airborne pattern in skin folds and areas shielded from sunlight. Chronic actinic dermatitis can ensue after repeated episodes of airborne challenge. Horticulturists, florists, and nursery workers are frequently at risk although, in fact, nobody can really avoid being at risk. The onset of dermatitis can also follow contact with perfumed skin care products. Together with Anacardiaceae, Compositae are causes of systemic contact dermatitis resulting from the ingestion of homeopathic pills or teas, or of vegetables and spices [43, 114]. The sensitizing sesquiterpene lactones (of which there are more than 5,000), the terpenoids responsable for Compositae contact dermatitis, are contained in resin canals within the stem and on trichomes on the surface of the stem and leaves [115–117]. The various "sequiterpene lactone mix" formulae used in patch tests are unsatisfactory for various reasons: they only detect allergy in a low

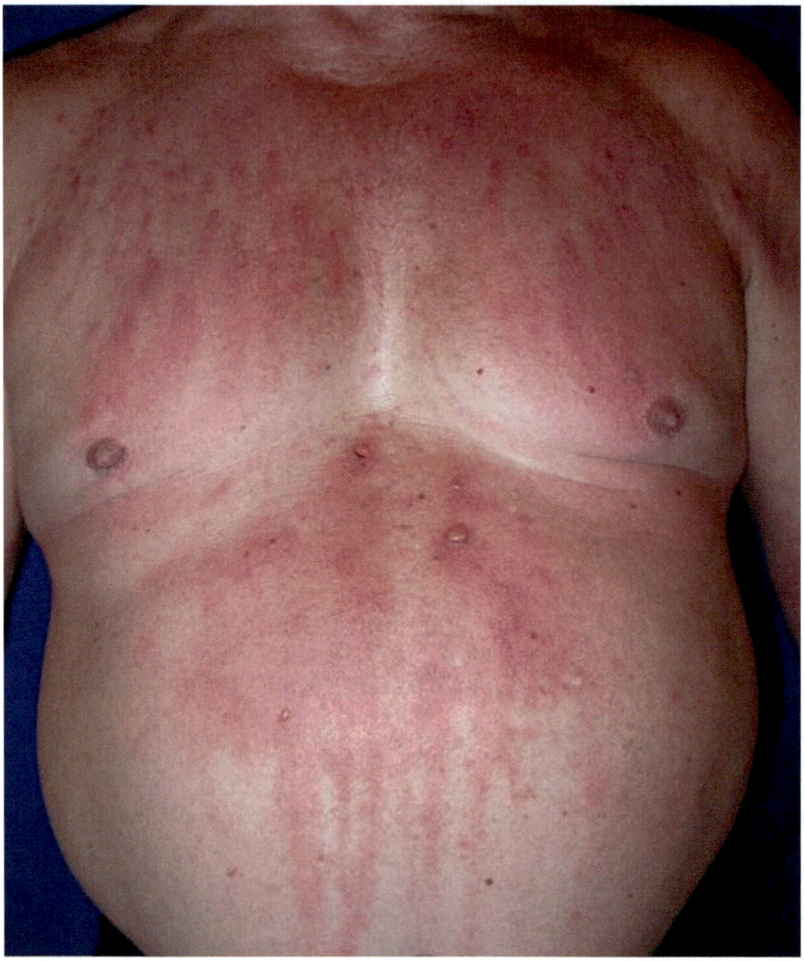

Fig. 16.24 Photoallergic contact dermatitis from 8-methoxypsoralen in *Ficus carica* (Reproduced with permission by Bonamonte and Coll [107])

Table 16.4 Clinical characteristics of phytophototoxic reactions and phytophotoallergic reactions

Phytophototoxicity	Phytophotoallergy
Collective effect	Individual effect
Erythema, edema, vesicles, bullae	Erythema, edema, vesicles, bullae
Lesions in photoexposed sites	Lesions extend beyond areas exposed to light
Figured and bizarre lesions	Figured and bizarre lesions
Intense residual pigmentation	Modest secondary pigmentation
Not experimentally reproducible	Difficult to reproduce
Negative photopatch tests	Positive photopatch tests

percentage of patients, carry a risk of active sensitization, and may yield a false positive irritant reaction. Recently, a modified sesquiterpene lactone mix has been proposed, that seems to be a more sensitive test material [118].

Cruciferae. Together with the Cleomaceae and Capparidaceae families (*Capparis spinosa*) [36], Cruciferae contain glucosinolates, many species of which release mustard oils (isothiocyanates) when the plant material is damaged. These mustard oils impart a pungency to the plants, which is the reason why they are often used as foods (cabbages, cauliflowers, Brussels sprouts, broccoli, radish, mustard, turnips, etc.). Due to their irritant potential, mustard oils are

Table 16.5 Occupations and workers exposed to plants and their products

Agricultural workers, farmers
Bakers, chefs, food-service workers, food handlers
Bartenders
Beekeepers
Botanists
Carpenters
Grocery workers
Healthcare workers
Gardeners, fruit pickers, horticulturists
Masseurs, homeopaths
Food processing workers
Foresters
Florists, flower sellers, flower pickers
Herbalists
Dentists (e.g., oil of cloves)
Musicians
Pharmaceutical workers
Cosmetologists, perfumiers, beauticians
Laboratory workers
Textile workers
Tobacco workers
Wood cutters
Wood workers
Sportsmen

also used in folklore medicine as counterirritants and in rubefacient ointments. These plants are responsible for contact allergy, prevalently in food handlers. The compounds that most often cause dermatitis are allyl, phenyl and benzyl isothiocyanates; in cases of dermatitis induced by Capparidaceae it is necessary to test methyl isothiocyanate, too [36, 119]. The concentration in patch tests must be in the range 0.1–0.05% pet. to avoid irritant reactions.

Lichens. They consist of a fungus and an alga growing together in symbiosis, and are found on walls, roofs, rocks and trees. The sensitizing species include *Parmelia*, *Evernia*, *Usnea*, and *Cladonia*. Affected subjects are above all forestry workers and lichen pickers. The dermatitis affects the hands, forearms, face and other exposed sites. Contact allergy is also possible due to perfumes containing oak moss (derived from *Evernia prunastri* Arch). An abnormal photoallergy and an airborne contact dermatitis are also possible [120–122]. The allergizing substances are atranorin, usnic acid, evernic acid and others; they need to be tested at 0.1 or 1% pet. [123, 124].

Primulaceae. Of this widespread family, only primula (*Primula obconica* Hance) is a common dermatological hazard. It grows everywhere in Europe as a house and greenhouse plant because of its long-lasting flowers (Figs. 16.25 and 16.26). Per many years, contact sensitivity to primula was the most common cause of plant dermatitis in Europe; nowadays the problem is much less serious, partly because contact with the plant is avoided owing to its reputation for inducing skin complaints and partly because of the development of the "hypoallergenic" cultivar, that contains less primin. There is ample literature on contact dermatitis to *Primula obconica*. Primin, a quinone, is the main allergen, but miconidin can be sensitizing, too [125, 126]. Primin can also induce erythema multiforme-like reactions (Fig. 16.26) [37, 127].

Ranunculaceae. Many members of this family can be irritant, and that is why they are used as counterirritants in medicine for the treatment of rheumatic joints. The family members most commonly implicated in contact irritation are *Anemone nemerosa* L., *Clematis vitalba* L., *Pulsatilla vulgaris* Miller, *Actaea spicata* L., *Ranunculus arvensis* L., *Ranunculus bulbosus* L., *Ranunculus repens* L., etc. The irritant substance is protoanemonin, released when the plant material is damaged.

Umbelliferae, Rutaceae, Moraceae. The members of these families are common causes of phototoxic and, more rarely, photoallergic contact dermatitis. The photosensitizing agents are psoralens. Since many members of these families are major sources of food (fig, citrus fruits, parsnip, and celery), phototoxic dermatitis can be linked both to occupational and non occupational contact. The word psoralen derives from the species *Psoralea corylifolia* L. (family Leguminosae), whose seeds have been used to treat vitiligo.

Woods. Contact dermatitis from woods is occupational and is observed in carpenters, joiners, and cabinet makers. This is generally an

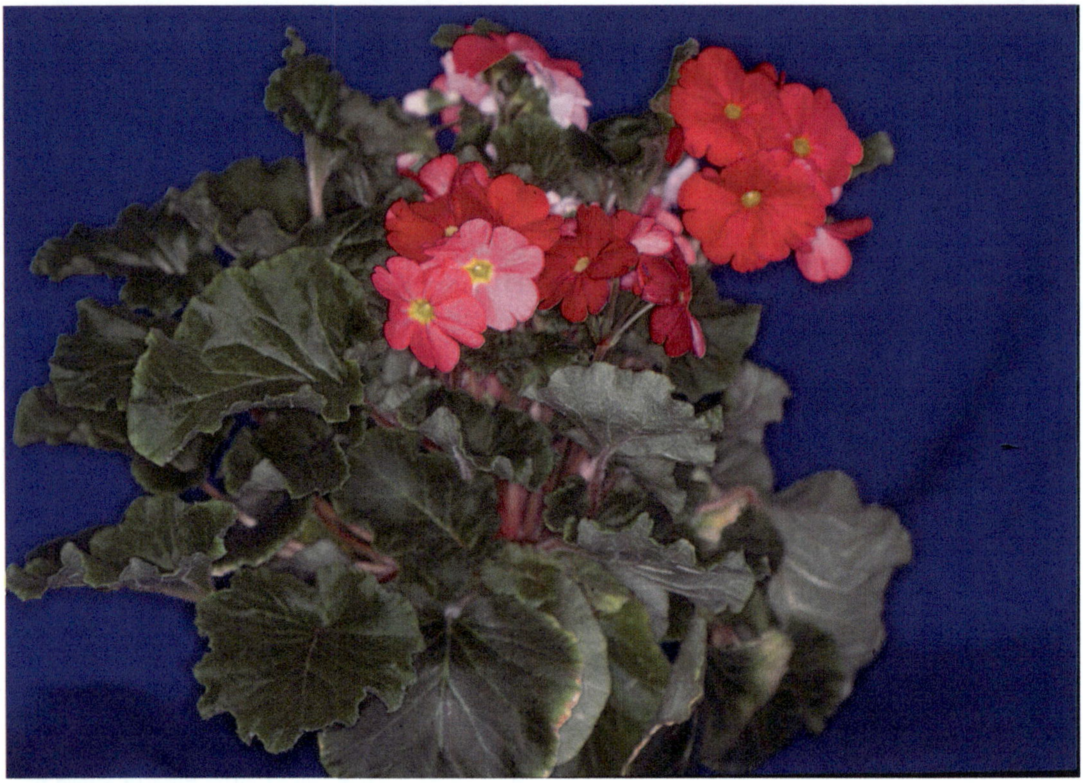

Fig. 16.25 *Primula obconica*

airborne contact dematitis linked to the accumulation of wood dust adhering to sweaty skin areas (the axillae, groin) and the wrists and ankles, as well as the hands, face and neck. The dermatitis can be associated with systemic symptoms due to the inhalation of these dusts [2, 3, 128–130].

Although it is a rare occurrence, contact dermatitis can also arise in the end-users of wooden products, such as necklaces [131], bracelets (Figs. 16.27, and 16.28) [132], knife handles [133].

The most common sensitizer woods are those to be found in tropical and subtropical regions, while allergy to woods from temperate climes (ash, beech, birch, and poplar) are less frequent. The most common allergens are the quinones, such as 2,5-dimethoxy-1,4-benzoquinone. Given the ubiquitous nature of quinones, cases of cross-sensitivity are frequent [134]. Other well known allergens include turpentine oil and colophony, derived from pines (*Pinus* spp.), firs (*Abies* spp.), spruces (*Picea* spp.), of the Pinaceae family. Once the culprit wood has been identified, patch tests can be performed with freshly made sawdust, 10% pet., on the patients and on controls, in view of the possibility of an irritant reaction [128, 129].

16.6 Pseudophytodermatitis

These eruptions seem to be linked to contact with plants but are actually produced by parasites (mites) that infest plants or their products, by dyes and waxes applied to the skin of the fruit, or by various chemical substances used to treat plants [7].

Pseudophytodermatitis Due to Mites. Farmers and other workers in contact with cereals (wheat, barley, rye) can be infected by parasitic mites (*Pyemotes ventricosus*)

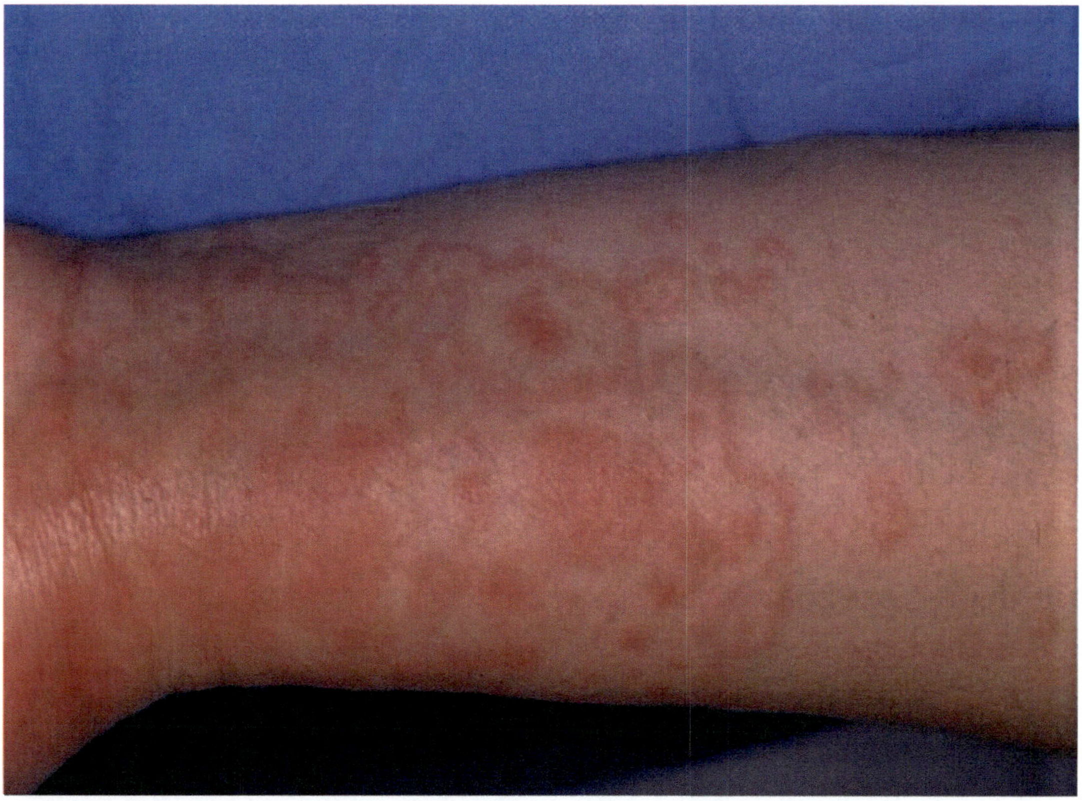

Fig. 16.26 Allergic erythema multiforme-like eruption from primin (Reproduced with permission by Bonamonte and Coll [37])

(Pediculoides). The skin eruption will be generalized, with pomphoid, vesicular, pustulous and petechial lesions. Frequent bathing and changes of clothes can prevent the infestation; impregnating clothes with benzyl benzoate can also be efficacious [7]. *Tyroglyphus farinae*, the flour mite, can parasitize food in homes, like *T. siro*, the cheese mite, that also parasitizes dried fruit, sugar and bulbs. Cheese mites do not suck blood but they migrate to the stratum corneum, inducing a pruriginous eruption that is difficult to differentiate from allergic contact dermatitis. Many other mites that infest cereals, cotton seed and dried fruit (*Carpoglyphus passularum*) can parasitize man.

Pseudophytodermatitis Due to Hairs of Caterpillars. Due to their microscopic hairs containing various histamine substances, pine caterpillars, can induce a peculiar urticarial and papular eruption [135]. The dermatitis is observed in occupational settings (lumberjacks, woodcutters, other forestry personnel, residential gardeners, nurserymen, resin collectors, stockbreeders, and entomologists) and even more in extraoccupational situations, such as among tourers and campers. Depending on the mode of contact, the lesions can be confined (direct contact with caterpillars) or multiple and extended (aeromediated contact with the irritant hairs that can pass through clothes). In the latter case the lesions will affect both sites open to airborne contact, and covered sites. The eruption onset occurs 1–12 hours from contact, or more rarely some days after. Itching is intense and continuous, with intermitting flares. Clinically, the eruption manifests with red macules and papules,

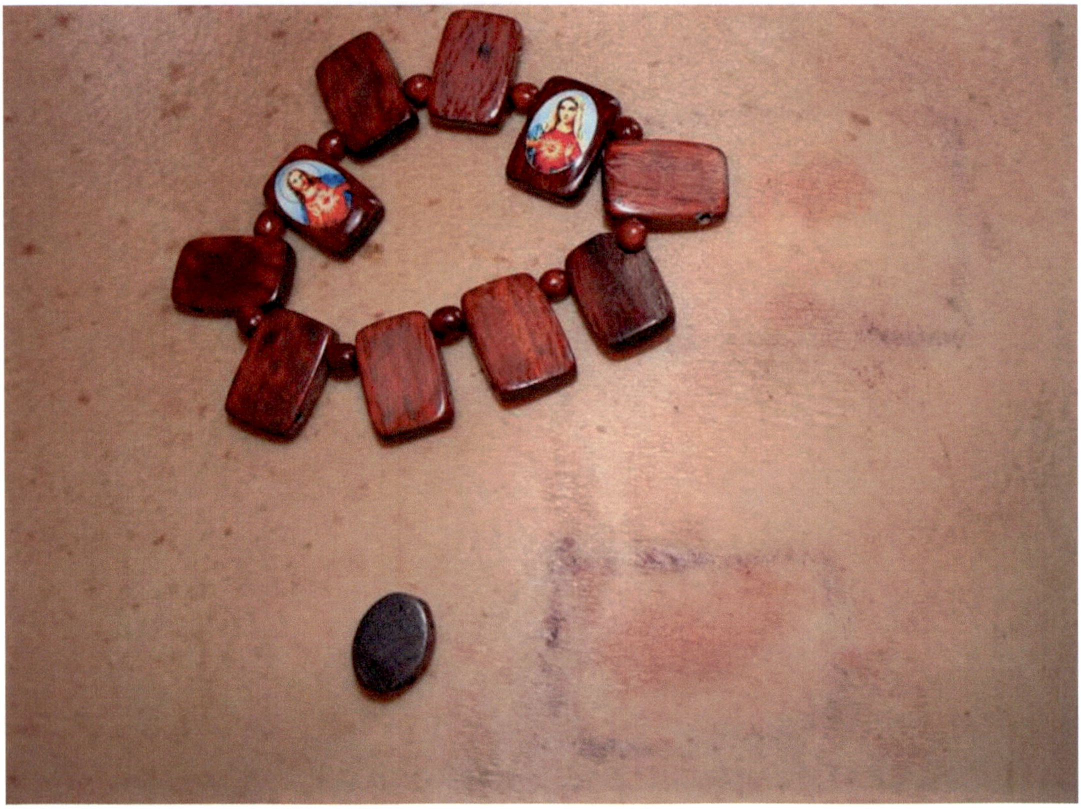

Fig. 16.27 Wooden religious bracelet with positive patch test reaction to furocoumarins

3–8 mm in diameter, overlapping an urticarial base; papules can be surmounted by vesicles. Purpuric and scratching lesions are common findings. Often, the clinical characteristics mimic those of strophulus, sometimes with bullous lesions. The eruption evolves in 3–4 days. In about 10% of cases there is ocular involvement, with an immediate inflammatory reaction that worsens over the following days, featuring photophobia, profuse tearing, and the formation of yellowish conjunctival nodules [135] (see Chap. 11).

Pseudophytodermatitis Due to Chemicals. In rare cases, certified azo dyes applied to the skin of oranges and grapefruits may cause dermatitis. Various plant insecticides may also produce contact dermatitis.

16.7 Clinical and Botanical Investigation

It is often difficult to identify the etiology of a plant contact dermatitis, since it is necessary to take into account the patient's occupation, hobbies and any recent outdoor excursions. The etiological study must proceed along the following steps [5–7, 13, 19, 136, 137].

Samples Collection. It is necessary to collect samples of all the plants the patient has come in contact with, including weeds. The whole plant should be gathered if possible, or the various portions (leaves, petals, branches, roots, fruits), since the allergens may be different from one portion to another. At least 3 samples of each species should be collected and stored in the

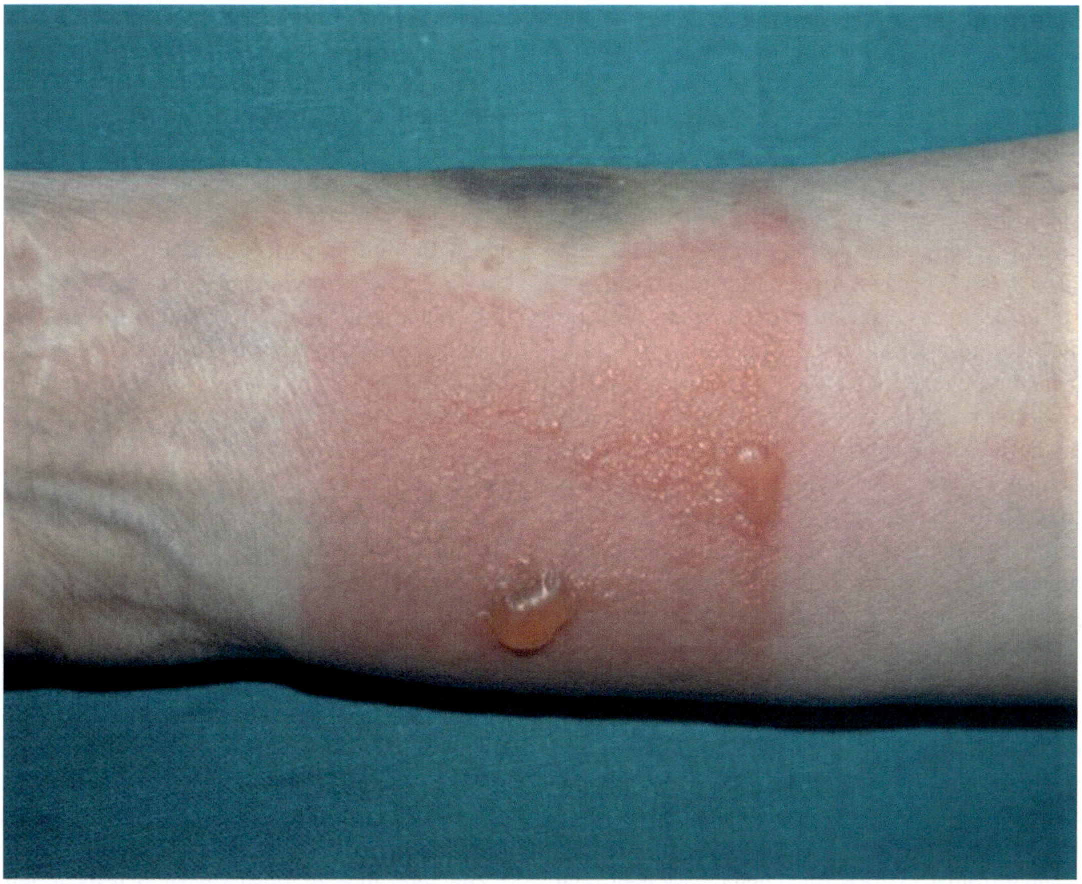

Fig. 16.28 Photoallergic contact dermatitis from furocoumarins in the bracelet in Fig. 16.27

Table 16.6 Some substances employed in plants series

Compositae mix 5% pet (adapt to local indigenous plants)
Propolis 10% pet
α-Methylene-γ-butyrolactone 0.01% pet
Primin 0.01% pet
Diallyl disulphide 1% pet
Tanacetum vulgare 1% pet
Chrysanthemum cinerariaefolium 1% pet
Achillea millefolium 1% pet
Arnica montana 0.5% pet.
Sequiterpene lactone mix 0.1% pet

freezer (one for identification purposes, one for skin tests and one to be used in chemical tests, if deemed necessary). Finally, the samples should be labeled by season and geographic area of collection.

Identification of the Species. Before proceeding to skin tests, it is necessary to identify the species. For this purpose, the colloquial or vernacular names of the plants are useless. To identify the plants it is best to rely on experts from botanic gardens, university botanic taxonomists, the Ministry of Agriculture, and herbalists.

Literature Data. After the identification, it is wise to consult the literature about the antigens (names, chemical formulae, irritant and/or sensitizing potential, concentrations and vectors for skin tests) contained in the various plant portions in this species.

Obtaining the Haptens. Consult the appropriate catalogs of haptens already available on the market. If the substances are not yet available for skin tests, the catalogs of pure raw materials must be consulted.

Preparation of the Plants to Be Tested. If no hapten is available on the market it is best to use the plant as is, preparing it in the following manner. First of all, there is no need to test plants that are notoriously irritant. Secondly, the different parts of the plant must be tested separately, using 'ripe' plants (that are potentially more allergenic than unripe plants), and that are also "fresh", because over time the sensitizing power declines. Next, it is essential to perform the same tests in at least 20 controls to exclude irritant type reactions.

When possible, it is best to use essential oils in the tests, appropriately diluted according to literature data. Otherwise the procedure is as follows: (a) petals and small leaves are delicately compressed; (b) leaves and branches are minced with scissors; (c) bulbs are cut in small pieces after removing the dry external layers; (d) wooden objects are tested through wood shavings; (e) for woods, the sawdust is used.

To extract the antigens from these samples the sample must be immersed (after treatment as above) for 60–90 s in ether and left to dry by evaporation. Then the dry extract is resuspended in ether/acetone/ethanol/vaseline at concentrations ranging from 1 to 10%. Each author has their own method also as regards the extraction vector and the subsequent dilution. The above indications are satisfactory for most antigens but literature data need to be consulted about particular haptens, whose concentration in patch tests may be less than 1%.

In the case of the more common Compositae plants, once treated as above, the respective portion can be tested directly because the antigen is usually present on the surface in the trichomes.

Patch Tests. In addition to the standard series, these must include the appropriate plant series. However, only a few plant-derived haptens are available on the market, even if these can detect allergy to the majority of plants or provide clues on the basis of cross-reactions (Table 16.6) [19]. When necessary, the hapten material can be added with materials obtained directly from the plant, as described above.

Allergodiagnostic Skin Tests with Foods. For these purposes, the rub test and the scratch chamber test can be performed. The former involves gently rubbing a piece of raw food on the flexory face of the forearm. In cases of contact urticaria the immediate reading is obtained after 20 min. IgE-mediated forms need to be confirmed by in vitro immunologic tests. If the rub test is negative, the scratch chamber test can be done: the food (if dry it should be dampened with blotting paper) is applied on scarified skin (a scratch 5 mm long), that is then covered. Reading is made after 20 min for immediate reactions, then the site is again covered and readings made at 1, 2 and 4 days for delayed reactions.

Results and Relevance. The validity and relevance of patch tests results may be difficult to establish. As regards positive reactions to plant material used "as is", it must be taken into account that the reaction could be due to contaminants of the plant material such as pesticides or other agricultural chemicals, or by fungi. Even the use of high concentrations of the extract can be a cause of false positivity, nor must the possibility of active sensitization be underestimated. There could also be possible false-negative reactions in cases of insufficient concentration of the allergen, especially when the plant material is not fresh.

The relevance of positive patch tests is particularly difficult to establish if the patient has handled various plants and for a certain length of time, and so could be sensitized to some or all of them. The cross-sensitization phenomenon further complicates the issue.

16.8 Prevention and Treatment

Wearing gloves can help to protect those handling plants, although some types of gloves are permeable to allergens or can easily be penetrated by thorns. Nitrile gloves, for example, are resistant to tuliposide A, present in *Alstroemeria* and tulips [138]. In general, barrier creams are of little aid, although in the USA some preparations can limit or prevent reactions to poison ivy urushiol [139, 140].

The treatment of plant contact dermatitis is symptomatic. Potent topical corticosteroids and tacrolimus are valid (systemic corticosteroids are justified in severe reactions). In cases of chronic active dermatitis due to airborne allergens and persistent *Parthenium* dermatitis, azathioprine, cyclosporin or mycophenolate mofetil are helpful.

Hyposensitization measures, such as using poison ivy in certain outdoor occupations, have so far proven ineffective [141]. The induction of tolerance in naïve subjects appears to be a more successful practice than desensitization of those who are already sensitized [142].

References

1. Mitchell J, Rook A. Botanical dermatology. Plants and plant products injurious to the skin. Vancouver: Greengrass; 1979.
2. Hausen B. Woods injurious to human healths. A manual. Berlin: de Gruiter; 1981.
3. Benezra C, Ducombs G, Sell Y, et al., editors. Plant contact dermatitis. Toronto, Saint Louis: B C Becker Inc., CV Mosby Company; 1985.
4. Mastrolonardo M. Dermatite da contatto con piante e legni. In: Angelini G, Vena GA, editors. Dermatologia professionale e ambientale, vol. III. Brescia: ISED;1999, p. 793.
5. Guin JD. Occupational contact dermatitis to plants. In: Kanerva L, Elsner P, Wahlberg JE, et al., editors. Handbook of occupational dermatology. Berlin: Springer;2000, p. 730.
6. Ducombs G, Schmidt RJ. Plants and plant products. In: Rycroft RJG, Menné T, Frosch PJ, et al., editors. Textbook of contact dermatitis, 2nd ed. Berlin: Springer;2001, p. 283.
7. Rietschel RL, Flower JF Jr., editors. Allergic sensitization to plants. Fisher's contact dermatitis. Philadelphia: Lippincot Williams & Wilkins;2001, p. 351.
8. Mitchell JNS. Plants. In: Cronin E, editor. Contact dermatitis. Edinburgh: Churchill Livingstone; 1980. p. 461.
9. Stoner JG, Rasmussen JE. Plant dermatitis. J Am Acad Dermatol. 1983;9:1.
10. Mitchell JC, Fisher AA. Dermatitis due to plants and spices. In: Fisher AA, editor. Contact dermatitis. Philadelphia: Lea and Febiger; 1986. p. 418.
11. Veien NK. Occupational dermatoses in farmers. In: Maibach HI, editor. Occupational and industrial dermatology. Chicago: Year Book Medical; 1987. p. 436.
12. Schmidt RJ. Plants. In: Adams RM, editor. Occupational skin disease. Philadelphia: WB Saunders; 1990. p. 503.
13. Santucci B, Picardo M. Occupational contact dermatitis to plants. Clin Dermatol. 1992;10:157.
14. Evans FJ, Schmidt RJ. Plants and plant products that induce contact dermatitis. Planta Med. 1980;38:289.
15. Lovell CR. Plants and the skin. Cambridge: Blackwell Scientific Publications; 1993.
16. Fregert S. Occupational dermatitis in 10-year material. Contact Dermatitis. 1975;1:96.
17. Paulsen E, Sogaard J, Andersen KE. Occupational dermatitis in Danish gardeners and greenhouse workers. I. Prevalence and possible risk factors. Contact Dermatitis. 1997;37:263.
18. Paulsen E. Occupational dermatitis in Danish gardeners and greenhouse workers. II. Etiological factors. Contact Dermatitis. 1998;38:14.
19. Lovell C. Plants. In: Johansen JD, Lepoittevin J-P, Thyssen JP, editors. Quick guide to contact dermatitis. Berlin: Springer; 2016. p. 241.
20. Bonamonte D, Foti C, Lionetti N, et al. Photoallergic contact dermatitis to 8-methoxypsoralen in *Ficus carica*. Contact Dermatitis. 2010;62:343.
21. Karpman RR, Spark RP, Fried M. Cactus thorn injures to the extremities: their management and etiology. Ariz Med. 1980;37:849.
22. Shanon J, Sagher F. Sabra dermatitis. An occupational dermatitis due to prickly pear handling simulating scabies. AMA Arch Dermatol. 1956;74:269.
23. Snyder DS, Hatfield GM, Lampe KF. Examination of the itch response from the raphydes of the fishtail palm *Caryota mitis* Lour. Toxicol Appl Pharmacol. 1979;48:287.
24. Walter WG, Khanna PN. Chemistry of the aroids. I. *Dieffenbachia sequine, amoena,* and *picta*. Econ Bot. 1972;26:364.
25. Corazza M, Romani I, Poli F, et al. Irritant contact dermatitis due to *Dieffenbachia* spp. J Eur Acad Dermatol Venereol. 1998;10:87.
26. Angelini G, Bonamonte D. La dermatite artefatta. Giorn Ital Dermatol Venereol. 1999;134:99.
27. Epstein WL. House and garden plants. In: Jakson EM, Goldner R, editors. Irritant contact dermatitis. New York: Marcel Dekker; 1990. p. 127.
28. Ruijgrok HW. The distribution of ranunculin and cyanogenetic compounds in the Ranunculaceae. In: Swain T, editor. Comparative phytochemistry. London: Academic Press; 1966. p. 175.
29. Corazza M, Borghi A, Gallo R, et al. Topical botanically derived products: use, skin reactions, and usefulness of patch tests. A multicentre Italian study. Contact Dermatitis. 2013;70:90.
30. Gilissen L, Huygens S, Goossens A. Allergic contact dermatitis caused by topical herbal remedies: importance of patch testing with the patients' own products. Contact Dermatitis. 2017;78:177.
31. Bonamonte D, Mundo L, Daddabo M, et al. Allergic contact dermatitis from *Mentha spicata* (spearmint). Contact Dermatitis. 2001;45:298.

32. Kanerva L, Estlander T, Jolanki R. Long-lasting contact urticara from castor bean. J Am Acad Dermatol. 1990;23:351.
33. Van Ketel WG, Mijnssen GAWV, Nerring IA. Contact eczema from *Alstroemeria*. Contact Dermatitis. 1975;1:323.
34. Mijnssen GAWV. Pathogenesis and causative agent of "tulip finger". Br J Dermatol. 1969;81:737.
35. Santucci B, Picardo M, Iavarrone C, et al. Contact dermatitis to *Alstroemeria*. Contact Dermatitis. 1985;12:215.
36. Angelini G, Vena GA, Filotico R, et al., Allergic contact dermatitis from *Capparis spinosa* L. applied as wet compresses. Contact Dermatitis. 1991;24:382.
37. Bonamonte D, Filotico R, Mastrandrea C, et al. Erythema multiforme-like from primin. Contact Dermatitis. 2008;59:174.
38. Dooms-Goossens A, Biesemans G, Vandaele M, et al. *Primula* dermatitis; more than one allergen? Contact Dermatitis. 1989;21:122.
39. Quince S, Tabar AI, Muro MD, et al. Airborne contact dermatitis from *Frullania*. Contact Dermatitis. 1994;30:73.
40. Watsky KL. Airborne allergic contact dermatitis from pine dust. Am J Contact Dermatitis. 1997;8:118.
41. Bryld LE. Airborne contact dermattis from *Coleus* plant. Am J Contact Dermatitis. 1997;8:8.
42. Angelini G, Vena GA. Airborne contact dermatitis. Clin Dermatol. 1992;10:123.
43. Manzano D, Aguirre A, Gardeaazabal J, et al. Airborne allergic contact dermatitis to wild plants. Contact Dermatitis. 1994;31:188.
44. Arlette J, Mitchell JC. Compositae dermatitis. Current aspects. Contact Dermatitis. 1981;7:129.
45. Schmidt RJ. Compositae. Clin Dermatol. 1986;4:46.
46. Foussereau J, Muller JC, Benezra C. Contact allergy to *Frullania* and *Laurus nobilis*: cross-sensitization and chemical structure of the allergens. Contact Dermatitis. 1975;1:223.
47. Thune PO, Solsberg YJ. Photosensitivity and allergy to aromatic lichen acids, Compositae oleoresins and other plants substances. Contact Dermatitis. 1980;6:81.
48. Fisher AA. The poison "Rhus" plants. Cutis. 1965;1:230.
49. Bonamonte D, Foti C, Romita P, et al. Colors and contact dermatitis. Dermatitis. 2014;25:155.
50. Bonamonte D, Foti C, Angelini G. Hyperpigmentation and contact dermatitis due to *Juglans regia*. Contact Dermatitis. 2001;44:101.
51. Neri I, Bianchi F, Giacomini F, et al. Acute irritant contact dermatitis due to *Juglans regia*. Contact Dermatitis. 2006;55:62.
52. Shankar DS. Contact urticaria induced by *Semecarpus anacardium*. Contact Dermatitis. 1992;26:200.
53. Lovell CR. Urticaria due to plants. In: Lovell CR, editor. Plants and the skin. Cambridge: Blackwell Scientific Publications; 1993. p. 29.
54. Lathi A. Contact urticaria and respiratory symptoms from tulips and lilies. Contact Dermatitis. 1986;14:317.
55. Ownby DR, Tomlanovich M, Sammons N, et al. Fatal anaphylaxis during a barium enema associated with latex allergy. J Allergy Clin Immunol. 1991;87:268.
56. Quirce S, Garcia Figneroa B, Olagiubel JM, et al. Occupational asthma and contact urticaria from dried flowers of *Limonium tataricum*. Allergy. 1993;48:285.
57. Estlander T, Kanerva L, Tupsela O, et al. Occupational contact urticaria and type I sensitization caused by gerbera. Contact Dermatitis. 1988;38:118.
58. Dooms-Goossens A, Deveylder H, Duron C, et al. Airborne contact urticaria due to cinchona. Contact Dermatitis. 1986;15:258.
59. Jaeger D, Kleinhans D, Czupposs AB, et al. Latex specific proteins causing immediate-type cutaneous, nasal, bronchial, and systemic reactions. J Allergy Clin Immunol. 1992;89:759.
60. Vandenplas O, Delwiche JP, Evrard G, et al. Prevalence of occupational asthma due to latex among hospital personnel. Am J Resp Critcare Med. 1995;151:54.
61. Pisati G, Baruffini A, Bernabeo F, et al. Bronchial provocation testing in the diagnosis of occupational asthma due to latex surgical gloves. Eur Respir J. 1994;7:332.
62. Kavli G, Volden G. Phytophotodermatitis. Photodermatology. 1984;1:65.
63. Oppenheim M. Dermatitis bulleuse striée consécutive aux bains du soleil dans les pres: dermatitis bullosa striata pratensis. Ann Dermatol Syphiligr. 1932;3:1.
64. Klaber R. Phytophotodermatitis. Br J Dermatol. 1942;54:193.
65. Jensen T, Hausen KG. Active spectal range for phytogenic photodermatoses produced by *Pastinaca sativa*. Arch Dermatol Syphilol. 1939;40:566.
66. Camm EL, Gowers GHN, Mitchell JC. Ultraviolet-mediated antibiotic activity of some Compositae species. Phytochemistry. 1975;14:2007.
67. Daniels FJ. A simple microbiological method for demonstrating phototoxic compounds. J Invest Dermatol. 1965;44:259.
68. Camm E, Buck HWL, Mitchell JC. Phytophotodermatitis from *Heracleum mantegazzianum*: isolation of furocoumarins. Contact Dermatitis. 1976;2:68.
69. Goitre M, Rancarolo G, Bedello PG. Occupational phytophotodermatitis from *Heracleum mantegazzianum*. Boll Dermatol Allergol Profes. 1987;2:177.

70. Birmingham DJ, Key MM, Tubich GE, et al. Phototoxic bullae among harvesters. Arch Dermatol. 1961;83:73.
71. Austad J, Kavli G. Phototoxic dermatitis caused by celery infected *Sclerotinia sclerotiorum*. Contact Dermatisis. 1983;9:448.
72. Zaynoun S, Abi Ali L, Tenekjiam K, et al. The bergapten content of garden parsley and its significence in causing cutaneous photosensitization. Clin Exp Dermatol. 1985;10:328.
73. Volden G, Krokan H, Kavli G, et al. Phototoxic and contact toxic reactions of the exocarp of sweet oranges: a common cause of cheilitis? Contact Dermatitis. 1983;9:201.
74. Möller H. Phototoxicity of *Dictamnus alba*. Contact Dermatitis. 1978;4:264.
75. Towers GHN, Whitehead FW, Abramowski ZA, et al. Psoralen-like photoactivity of the alkaloid dictamine. Contact Dermatitis. 1980;6:508.
76. Gawkrodger DJ, Savin JA. Phytophotodermatitis due to common rue (*Ruta graveolens*). Contact Dermatitis. 1983;9:224.
77. Heskel NS. Phytophotodermatitis due to *Ruta graveolens*. Contact Dermatitis. 1983;9:278.
78. Cohen W. Characterization of ficin. Nature. 1958;182:659.
79. Englund PT, King PT, Craig LC, et al. Studies on ficin. I. Its isolation and characterization. Biochemistry. 1968;7:163.
80. Bollero D, Stella M, Bivolin A, et al. Fig leaf tanning lotion and sun-related burns: case reports. Burns. 2001;27:777.
81. Asif Saeed M, Sabir AW. Irritant potential of triterpenoids from *Ficus carica* leaves. Fitoterapia. 2002;73:417.
82. Pathak MA, Daniels F Jr, Fitzpatrik TB. The presently known distribution of furocoumarins (psoralens) in plants. J Invest Dermatol. 1962;39:225.
83. Zaynoun ST, Aftimos BG, Abi Ali L, et al. *Ficus carica*: isolation and quantification of photoactive components. Contact Dermatitis. 1984;11:21.
84. Dall'Acqua F, Marciani S, Chiarellotto G. Isolation of 4′-5′-dihydropsoralen from leaves of *Ficus carica*. Atti Istituto Veneto di Scienze, Lettere e Arti. 1968;126:103.
85. Kitchevatz M. Etiology and pathogenesis of dermatitis due to contact with figs: role of light. Bull Soç Franç Dermatol Syphilol. 1934;41:1751.
86. Capetanakis JA. Feigendermatitis. Hautarzt. 1958;9:139.
87. Ippen H. Phototoxische reaktion auf feigen. Hautarzt. 1972;33:337.
88. Watenberg N, Urkin Y, Witztum A. Phytophotodermatitis due to fig. Cutis. 1991;48:51.
89. Mandalia MR, Chalmers R, Schreuder FB. Contact with fig tree sap: an unusual cause of burn injury. Burns. 2007;34:719.
90. Lembo G, Lo Presti M, Balato N. Phytophotodermatitis due to *Ficus carica*. Photodermatology. 1985;2:119.
91. Angelini G, Vena GA, Meneghini CL. Contact dermatitis from *Ficus carica*. In: Frosch PJ, Dooms-Goossens A, Lachapelle JM, editors. Current topics in contact dermatitis. Berlin: Springer; 1989. p. 163.
92. Micali G, Nasca M, Musumeci ML. Severe phototoxic reaction secondary to the application of a fig leaves decoction used as a tanning agent. Contact Dermatitis. 1995;33:212.
93. Behçet H, Ottenstein B, Lion K, et al. Les dermatites des figues. Ann Dermatol Syphiligr. 1939;10:125.
94. Towers GNH, Arnason T, Wat C-K, et al. Phototoxic polyacetylenes and their thiophene derivatives (Effects on human skin). Contact Dermatitis. 1979;5:140.
95. Ozdamar S, Ozbek S, Akin S. An unusual cause of burn injury: fig leaf decoction used as remedy for a dermatitis of unknown aetiology. J Burn Rehabil. 2003;24:229.
96. Soihan EM. Contact allergy to methoxalen. Br Med J. 1979;2:20.
97. Weissmann I, Wagner G, Pewig G. Contact allergy to 8-methoxypsoralen. Br J Dermatol. 1980;102:113.
98. Angelini G, D'Ovidio R, Vena GA. Allergia da contatto con 8-metossipsoralene. Boll Dermatol Allergol Profes. 1987;3:69.
99. Korffmacher H, Hartwig R, Matthes V, et al. Contact allergy to 8-methoxypsoralen. Contact Dermatitis. 1994;30:283.
100. Fulton JE, Willis I. Photoallergy to methoxalen. Arch Dermatol. 1968;98:445.
101. Sidi E, Bourgeois-Gavardin J. Mise ou point du traitment du vitiligo par l'*Ammi majus*. La Presse Medicale. 1953;61:436.
102. Plewig G, Hofmann C, Braun-Falco O. Photoallergic contact dermatitis from 8-methoxypsoralen. Arch Dermatol Res. 1978;261:201.
103. Takashima A, Yamamoto K, Kimura S, et al. Allergic contact and photocontact dermatitis due to psoralens in patients with psoriasis treated with topical PUVA. Br J Dermatol. 1991;124:37.
104. Ravenscroft J, Goulden V, Wilkinson M. Systemic allergic contact dermatitis to 8-methoxypsoralen. J Am Acad Dermatol. 2001;45:S218.
105. Ljunggren B. Psoralen photoallergy caused by plant contact. Contact Dermatitis. 1977;3:85.
106. Schmidt RJ. Forestry workers. In: Kanerva L, Elsner P, Wahlberg JE, et al., editors. Handbook of occupational dermatitis. Berlin: Springer; 2000. p. 938.
107. Bonamonte D, Angelini G, Dermatitis por contacto alérgica. In: Giannetti A, Galimberti RL, editors. Tratado de dermatologia, vol. II. Padova: Piccin Nuova Libraria;2012, p. 943.

108. Lovell CR. Florists. In: Kanerva L, Elsner P, Walberg JE, editors. Handbook of occupational dermatitis. Berlin: Springer; 2000. p. 935.
109. Rycroft RJ. Tobacco dermatitis. Br J Dermatol. 1980;103:225.
110. Bonamonte D, Vestita M, Filoni A, et al. Tobacco-induced contact dermatitis. Eur J Dermatol. 2016;26:223.
111. Le Coz C, Foti C, Bonamonte D, et al. Cigarette and cigar makers and tobacco workers. In: John SM, Johansen JD, Rentemeyer T, et al., editors. Kanerva's occupational dermatitis. Berlin: Springer; 2019. p. 140.
112. Kligman AM. Poison ivy (Rhus) dermatitis. AMA Arch Dermatol. 1958;77:149.
113. Dawson CR. The chemistry of poison ivy. Trans NY Acad Sci. 1956;18:427.
114. Oliwiecki S, Beck MH, Hausen BM. Compositae dermatitis aggravated by eating lettuce. Contact Dermatitis. 1991;24:318.
115. Rodriguez E, Towers GHN, Mitchell JC. Biologic activity of the sesquiterpene lactones. A review. Phytochemistry. 1976;15:1573.
116. Foti C, Romita P, Filoni A, et al. Occupational allergic contact dermatitis caused by *Eustoma exaltatum russsellianum* (lisianthus). Contact Dermatitis. 2014;71:59.
117. Foti C, Romita P, Zanframundo G et al. Angioedema-like airborne contact dermatitis caused by *Dittrichia viscosa* (L.) Greuter in a hunter. Contact Dermatitis. 2016;75:392.
118. Jacob M, Brinkmann J, Schmidt T. Sesquiterpene lactone mix as a diagnostic tool for Asteraceae allergic contact dermatitis: chemical explanation for its poor performance and sesquiterpene lactone mix II as a proposed improvement. Contact Dermatitis. 2012;66:233.
119. Richter G. Allergic contact dermatitis from methylisothiocyanate in soil disinfectants. Contact Dermatitis. 1980;6:283.
120. Thune P. Allergy to lichens with photosensitivity. Contact Dermatitis. 1977;3:213.
121. Thune P. Contact allergy due to lichens in patients with history of photosensitivity. Contact Dermatitis. 1977;3:267.
122. Salo H, Hannuksela M, Hausen B, Lichen pickers' dermatitis (*Cladonia alpestris* L.). Contact Dermatitis. 1981;7:9.
123. Dahlquist I, Fregert S. Contact allergy to atranorin in lichens and perfumes. Contact Dermatitis. 1980;6:111.
124. Schmidt RJ. Allergic contact dermatitis to liverworths, lichens, and mosses. Semin Dermatol. 1996;15:95.
125. Zachariae C, Engkilde K, Johansen JD, et al. Primin in the European standard patch test series for 20 years. Contact Dermatitis. 2007;56:344.
126. Paulsen E, Christensen LP, Andersen KE. Miconidin and miconidin methyl ether from *Primula obconica* Hance: new allergens in an old sensitizer. Contact Dermatitis. 2006;55:203.
127. Virgili A, Corazza M. Unusual primin dermatitis. Contact Dermatitis. 1991;24:63.
128. Woods B, Calnan CD. Toxic woods. Br J Dermatol. 1976;95:1.
129. Hausen BM. Contact allergy to woods. Clin Dermatol. 1986;4:65.
130. Hausen BM, Adams RM. Woods. In: Adam RM, editor. Occupational skin disease. Philadelphia: Saunders; 1990. p. 524.
131. Hausen BM. Contact dermatitis from a wooden necklace. Am J Contact Dermatitis. 1997;8:185.
132. Dias M, Vale T. Contact dermatitis from a *Dalbergia nigra* bracelet. Contact Dermatitis. 1992;26:61.
133. Cronin E, Calnan CD. Rosewood knife handle. Contact Dermatitis. 1975;1:121.
134. Fernández de Corres L, Leanizbarrutia I, Muñoz D. Cross-reactivity between some naturally occurring quinones. Contact Dermatitis. 1988;18:186.
135. Bonamonte D, Foti C, Vestita M, et al. Skin reactions to pine processionary caterpillar *Thaumetopoea pityocampa* Schift. The Scientific World J. 2013. https://doi.org/10.1155/2013/867431.
136. Mitchell JC, Rook AJ. Diagnosis of contact dermatitis from plants. Sem Dermatol. 1982;1:25.
137. Bonamonte D. Dermatite da contatto con piante: procedimento diagnostico. Ann Ital Dermatol Allergol. 2012;66:120.
138. Marks JG. Allergic contact dermatitis to *Alstroemeria*. Arch Dermatol. 1988;124:914.
139. Lee NP, Arriola ER. Poison ivy, oak and sumac dermatitis. West J Med. 1999;171:354.
140. Vidmar DA, Iwane MK. Assessment of the ability of the topical skin protectant (TSP) to protect against contact dermatitis to urushiol (Rhus) antigen. Am J Contact Dermatitis. 1999;10:190.
141. Watson ES. *Toxicodendron* hyposensitization programs. Clin Dermatol. 1986;4:160.
142. Resnick SD. Poison-ivy and poison-oak dermatitis. Clin Dermatol. 1986;4:208.

Hyperpigmentation, Hypopigmentation and Discolorations Due to Contactants

17

Domenico Bonamonte, Caterina Foti, Giulia Gullo and Gianni Angelini

The mechanisms responsible for normal skin color are of both physical and chemical-biological type. The epidermis behaves as an optical filter, whereby incident white visible light can be transmitted, absorbed, refracted in its 7 primary and secondary colors, or else reflected. Skin color derives from a combination of reflected and refracted light, whose wavelengths mainly depend on 4 biochromes, 2 of which are intraepidermal (melanin and carotenoid) and 2 are intradermal (oxyhaemoglobin and reduced haemoglobin) [1–7]. The main skin color determinant is melanin, with its broad absorption in the visible and UV range, that confers a variable brownish shade to the skin.

Environmental exposure disturbing these color factors may result in various pigmentary changes, as occurs in contact dermatitis over a very broad range of clinical-morphological features (Table 17.1) [5, 6]. The most common clinical type of contact dermatitis, apart from edema, papulo-vesicles and swelling, is characterized by erythema of intense type (due to most haptens, particularly nonsteroidal anti-inflammatory drugs and plants, which provoke intense hyperemia with a consequent rise in oxyhemoglobin levels) or less intense (as in nickel contact dermatitis with pinkish red lesions), sometimes featuring various tones (i.e. purple in purpuric contact dermatitis, lilac in lichenoid contact dermatitis, violet in phenothiazines contact dermatitis) [5]. In occupational and non occupational contact dermatitis, however, there are multiform different clinical pictures depending on another pigment (melanin) or various environmental substances absorbed in the skin.

The forms of contact dermatitis that manifest with hyperpigmentation or hypopigmentation, or variform other discolorations are reported in Table 17.1, and the pathogenic mechanisms in Table 17.2.

17.1 Contact Hyperpigmentation

Hyperpigmentation can be melaninic, primary or secondary, and non melaninic.

17.1.1 Melaninic Hyperpigmentation

This includes clinical pictures that as primary forms manifest as hyperchromic lesions, not preceded by erythema, like berloque dermatitis, pigmented contact dermatitis, and pigmented cosmetic dermatitis.

D. Bonamonte (✉) · C. Foti · G. Gullo
Department of Biomedical Science and Human Oncology, University of Bari "Aldo Moro", Bari, Italy
e-mail: domenico.bonamonte@uniba.it

G. Angelini
Professor of Dermatology, University of Bari "Aldo Moro", Bari, Italy

G. Angelini et al. (eds.), *Clinical Contact Dermatitis*, https://doi.org/10.1007/978-3-030-49332-5_17

Table 17.1 Most common colors and respective contactants in contact dermatitis

Color	Tone	Contactants	Dermatitis
Red	Bright	Most irritants and allergens	Common contact dermatitis
	Pinkish	Nickel	Nickel contact dermatitis
	Purpuric	Textile azodyes, balsam of Peru, paraphenylenediamine, isopropyl-N-paraphenylenediamine, *Agave americana*	Purpuric contact dermatitis
	Lilac	Color film-developing agents, nickel, methacrylic acid esters, epoxy resin, aminoglycoside, antibiotics	Lichenoid contact dermatitis
	Violet	Promethazine and other phenothiazines	Phenothiazines contact dermatitis
Brown		Tinopal CH3566, optical whitener, azodyes, cutting oils, paraphenylenediamine, fragrances, psoralens, anthralin, *Juglans regia*, *Cynara scolymus*, *Lawsonia inermis*, coaltar, permanganates, phenothiazines	Pigmented contact dermatitis Berloque dermatitis Pigmented cosmetic dermatitis *Juglans regia* hyperchromia *Lawsonia inermis* hyperchromia *Cynara scolymus* hyperchromia Anthralin discoloration Permanganates discoloration Photocontact dermatitis (postinflammatory hyperchromia) Phytophotocontact dermatitis (postinflammatory hyperchromia)
White		Phenol and catechol derivates, sulphydryls, mercurials, cinnamic aldehyde	Chemical leukoderma Contact dermatitis (postinflammatory hypochromia)
Black		Metal particles (nickel, iron, platinum, silver, gold, copper), *Toxicodendron*, asphalt, coal dust, cadmium	Black dermographism Black-spot poison ivy dermatitis Occupational discolorations
Gray-brown		Mercury, dioxins	Contact with mercury and dioxins
Blue, blue-gray		Silver salts, mercury, bismuth, cobalt, oxalic acid	Occupational discolorations
Yellow		Dichromate, nitric acid and nitrates, picric acid and picrates, glutaraldehyde, fluorescein dye, 4,4′-methyldianiline	Occupational discolorations
Green		Copper dust	Occupational discolorations
Miscellanea		Dyes	Contact with dyes

17.1.1.1 Berloque Dermatitis

This is a primary (the affliction is rarely preceded by erythema) melaninic hyperchromia of variable intensity. It is an irritant contact phytophotodermatitis caused by furocoumarins, especially bergaptene (5-methoxypsoralen) contained in *Citrus bergamia* (of the Rutaceae family) (Fig. 17.1), since the oil essence was commonly used in perfumes and tanning products. The typical pendant-like manifestations appeared if sun exposure occurred within 2 hours of applying the perfume. The wavelengths involved were those higher than 320 nm [5, 6, 8–11].

There is a wide range of susceptibility, but the reaction occurs only in a small percentage of exposed subjects [8]. This variation depends on the degree of absorption of bergaptene, the quantity of perfume applied, and the intensity and duration of exposure to UV light. Hot humid conditions favor absorption.

The distribution of the lesions can be quite bizarre, but their configuration is usually distinctive. It most often involves the lateral faces of the neck (Fig. 17.2), but other sites (the trunk and limbs) can also be affected (Figs. 17.3, 17.4, 17.5, 17.6, and 17.7). Deep-brown pigmentation draws the pattern formed by drops of perfume

Table 17.2 Pathogenic mechanisms in the most common hyperpigmentation and hypopigmentation forms due to contactants

Pigmentation mechanism	Mechanism	Dermatitis
A. Hyperpigmentation		
Melaninic	Increased in melanin in the epidermis	Berloque dermatitis Post-inflammatory hyperchromia in photo- and phytophotocontact dermatitis
	Vacuolar degeneration of basal cells of the epidermis and incontinentia pigmenti histologica	Pigmented contact dermatitis Pigmented cosmetic dermatitis
Non melaninic	Contact with various chemicals	Nail hyperpigmentation
	Oxidation of contactant	Contact hyperpigmentation from *Cynara scolymus*
	Pigmenting chromophores in epidermis	Contact hyperpigmentation from *Juglans regia* Contact hyperpigmentation from *Lawsona inermis* Hyperchromia due to self-tanning creams
	Deposits of dyes, metallic substances or pigmented particles in the skin	Tattoos Deposits of metallic substances Black dermographism
B. Hypopigmentation		
Melaninic	Toxic action on melanocytes	Chemical leukoderma
	Increased mitotic rate of keratinocytes and diminished transfer of melanosomes from melanocytes to keratinocytes	Post-inflammatory hypomelanosis in contact dermatitis

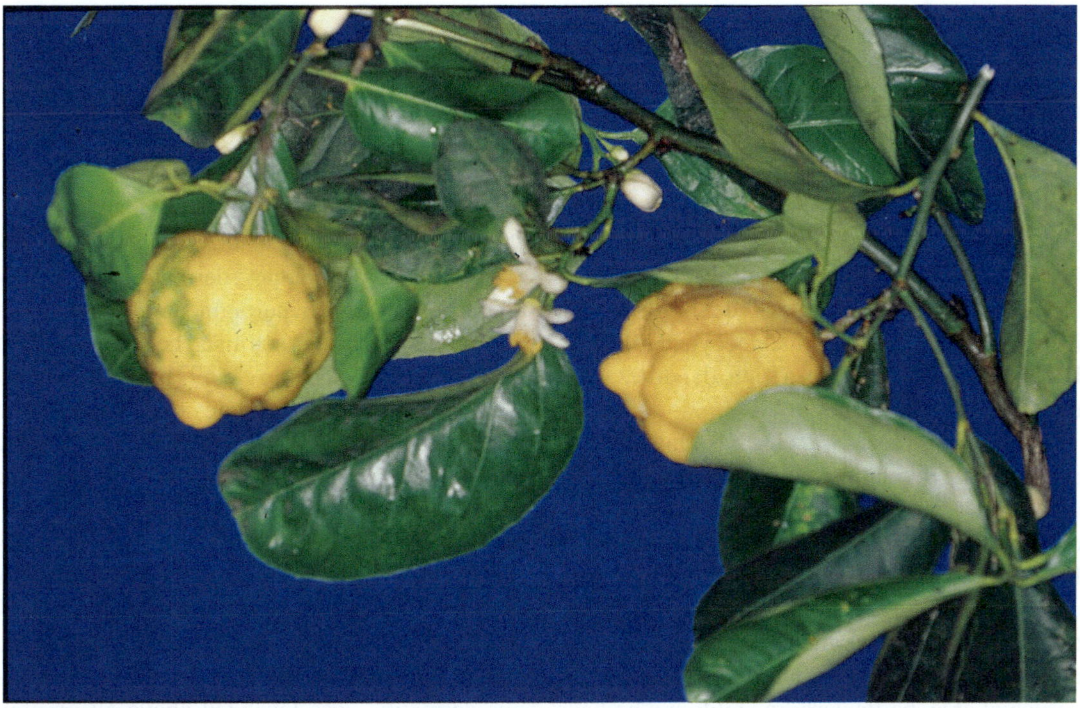

Fig. 17.1 *Citrus bergamia*

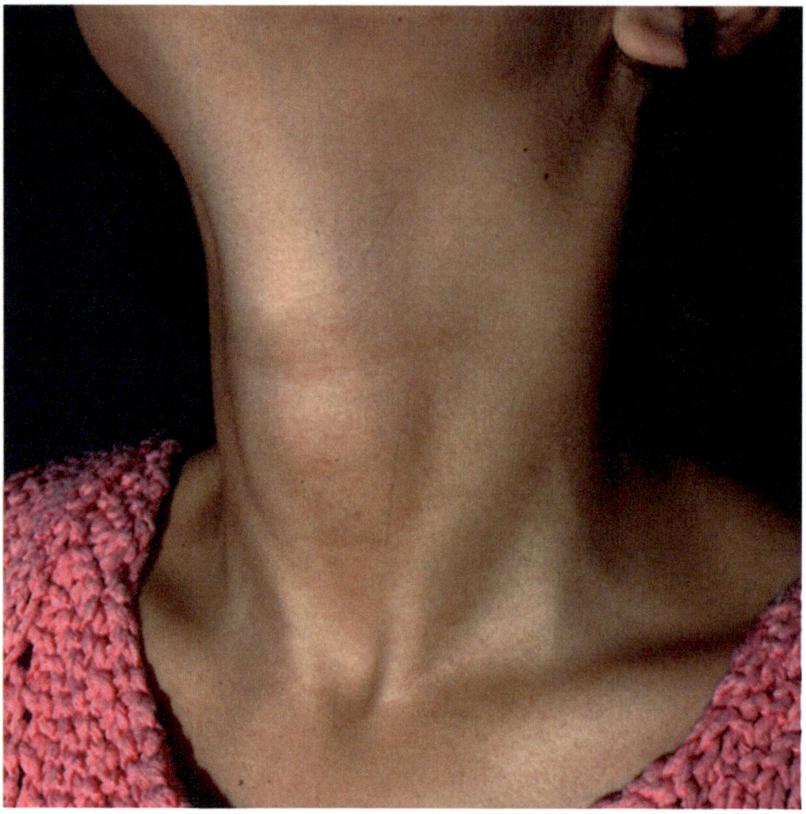

Fig. 17.2 Berloque dermatitis from fragrances

running down the skin after application. The pigmentation is characteristically more accentuated at the margins of the lesions, and persists for weeks or months. Even in affected subjects it is difficult to reproduce the lesions because it is not possible to combine all the factors fostering the disorder. Histology demonstrates an increase of functioning melanocytes, that are DOPA-positive and have a rich dendrites content, and of melanogenesis.

In the past years, we observed many cases of berloque dermatitis with skin involvement of either localized (perfumes) or more or less diffuse type (tanning products). Nowadays, European legislation bans the use of bergamot essence in cosmetics, save for its coumarin-free detoxed version. Nevertheless, we still occasionally observe brown hyperchromia cases in the perilabial area, particularly in children who have eaten unpeeled bergamotti fruits. In fact, the *C. bergamia* cultivar is widespread in the south of Italy [6].

17.1.1.2 Pigmented Contact Dermatitis

Pigmented contact dermatitis is a non eczematous variant of contact dermatitis, clinically characterized by hyperpigmentation with little or no signs of dermatitis. The term was first coined in Denmark in 1969 by Osmundsen, who reported an epidemic of melanosis in Copenaghen [12, 13]. Of 120 patients observed over 8 months, 7 showed a pronounced and bizarre hyperpigmentation. In 4 of the 7 cases, contact dermatitis preceded the hyperpigmentation, while in the other 3 there were no signs of dermatitis, such as erythema and swelling, before the development of the pigmentation. Hyperpigmentation, with or without a previous dermatitis, was localized above all on covered sites, in other words those of textile contact

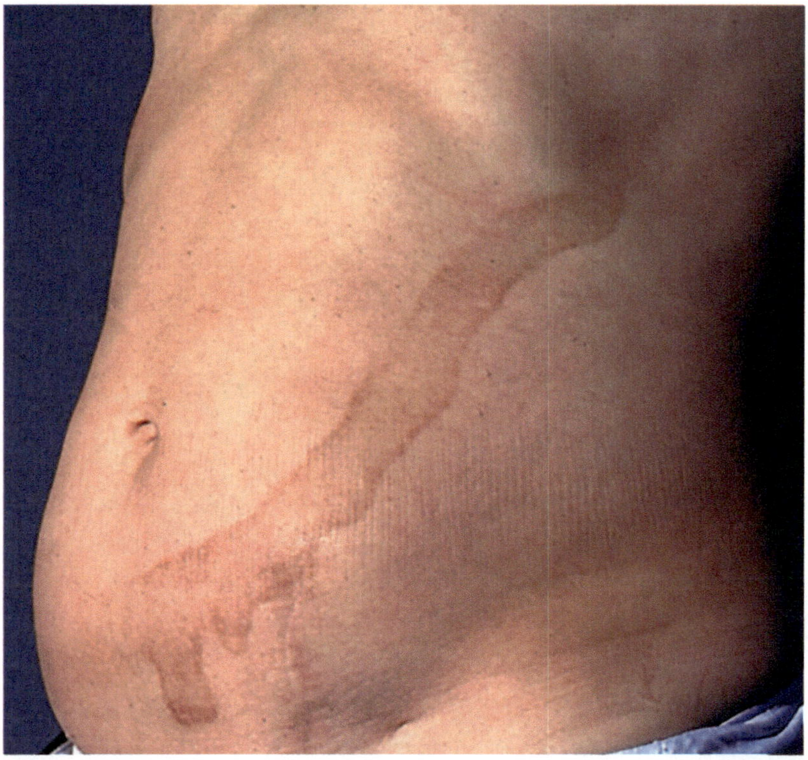

Fig. 17.3 Berloque dermatitis from fragrances

dermatitis, such as the chest, back, waist, arms, neck and thighs. The pigmentation was brown, grayish-brown, reddish-brown or bluish-brown depending on the case, and often presented a reticulate pattern. The histopathology of the pigmentation demonstrated melanin deposits inside and outside the upper dermis melanophages (incontinentia pigmenti histologica).

Osmundsen noted that the patients had used washing powders containing a new optical whitener, Tinopal or CH3566, one of the various optical whiteners employed to make textiles "whiter than white". Patch tests with CH3566 1% pet. showed strong positive reactions in the patients and negative results in the controls. Some patch test sites became pigmented. The dermatitis preceding the hyperpigmentation regressed when the patients ceased to use the washing powder, whereas the pigmentation was persistent.

In another epidemic of contact dermatitis (103 patients) from optical whiteners of the same type in Barcelona, Piñol Aguadé and Coll. reported strong hyperpigmentation in nearly half of their patients [14]. The higher incidence of hyperpigmentation in the Spanish compared to the Danish population is likely linked to the darker complexion of the Mediterranean people.

Subsequently, an occupational epidemic of pigmented contact dermatitis in a textile factory was reported by Ancona-Alayón et al. in Mexico [15]. Of 53 workers handling azodyes, 12 developed a spotted hyperchromia without pruritus, and 18 a hyperpigmentation but less pronounced. The disease onset occurred 4 months after the introduction of a new dyeing process involving azo-coupling on textiles, and most of the patients had contact with these azodyes on weaving machines. Clinically, the hyperchromia ranged from a bizarre dark pigmentation to a streaky milder pigmentation of the neck, arms, face and sometimes covered areas. Histopathology showed spongiosis, irregular acanthosis, edema of the dermis, perivascular

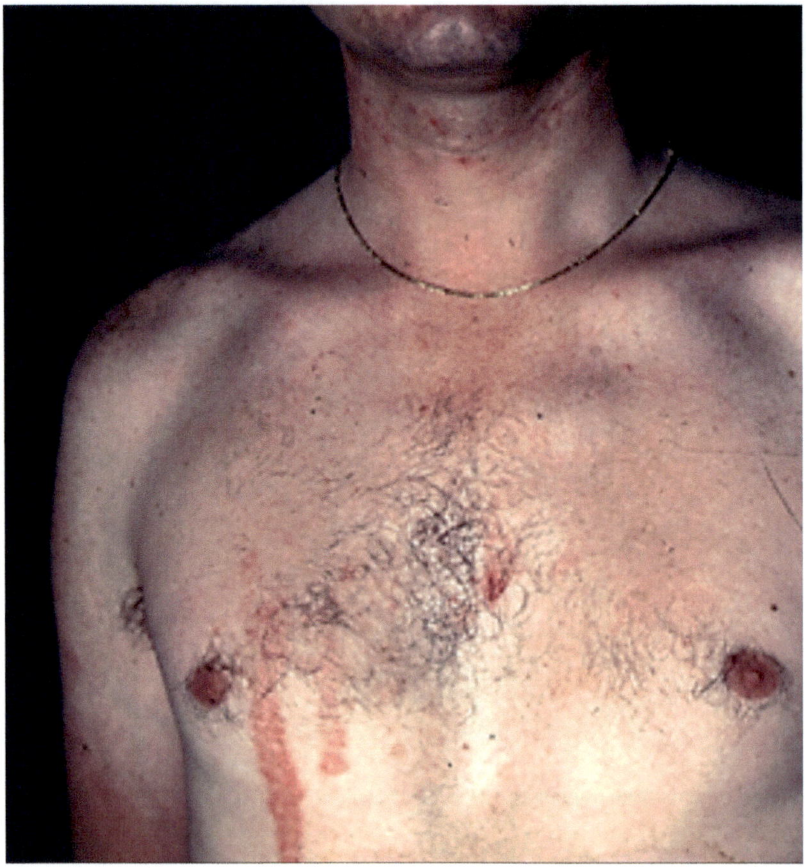

Fig. 17.4 Berloque dermatitis from fragrances

lymphocytic infiltrates, and basal liquefaction degeneration with consequent incontinentia pigmenti histologica. Melanocyte proliferation at the involved sites was also present. In 24 of the 53 subjects, patch tests elicted positive reactions to Naphthol AS 5% in water. The affliction disappeared after the dyeing process was changed to prevent the workers from directly touching Naphthol AS.

In the early 1980s, non occupational pigmented contact dermatitis due to Naphthol AS appeared in central Japan [16, 17]. Hyperpigmentation mainly involved the covered areas (neck and back). The affliction was due to the fact that a textile factory manufacturing flannel nightwear was trying to economize on water for washing the products after the azo-coupling process employing Naphthol AS. In practice, the modified production process increased the risk of developing pigmented contact dermatitis: the amount of Naphthol AS detected in the patients was, in fact, 4900–8700 ppm, a very considerable amount [16–18].

Since then, various other substances have been found responsible for pigmented contact dermatitis (Table 17.3) [18–25]. The commonest allergen causing pigmented contact dermatitis in India is red kumkum, that contains azodyes, coaltar dyes, toluidine red, erythrosine, fragrances, ground nut oil, tragacanth gum, turmeric powder, parabens and cananga oil [26–28].

As regards the pathomechanism, it has been noted that pigmented contact dermatitis occurs in patients with a dark complexion. Although it is generally acquired through direct contact, the dermatitis can be observed after airborne spread of the causal agent, even if only few cases have

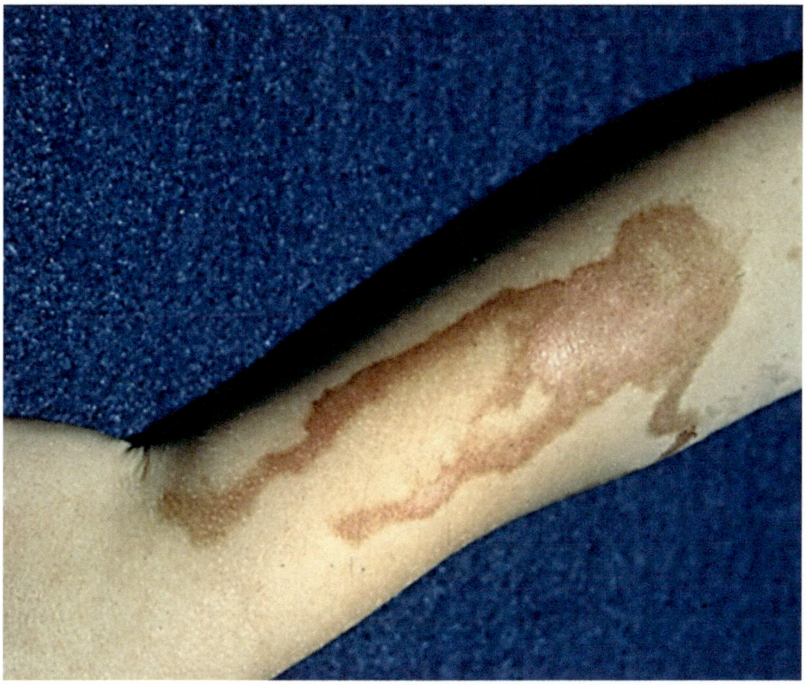

Fig. 17.5 Berloque dermatitis from fragrances

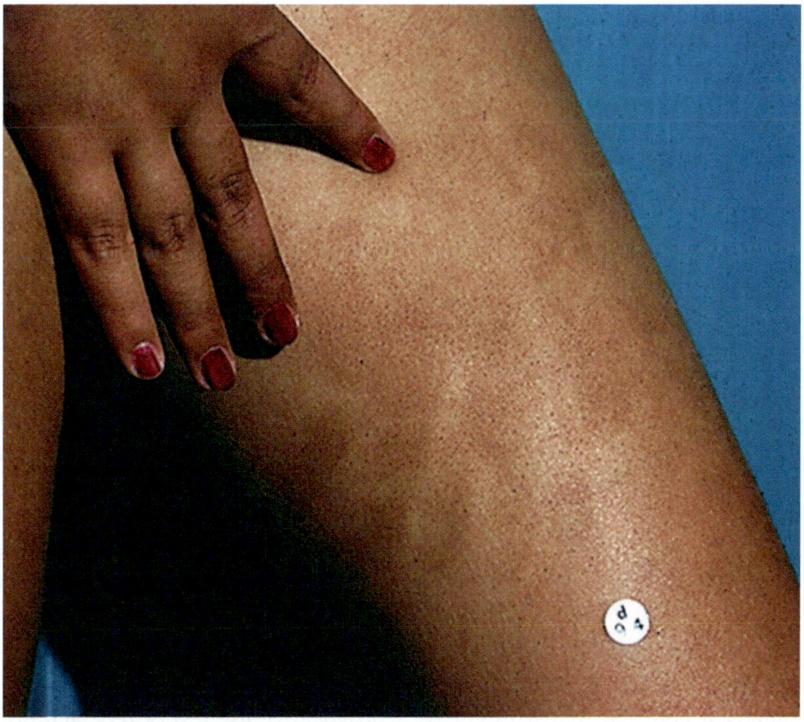

Fig. 17.6 Berloque dermatitis due to rubbing of the hand soadden with fragrance on the thigh

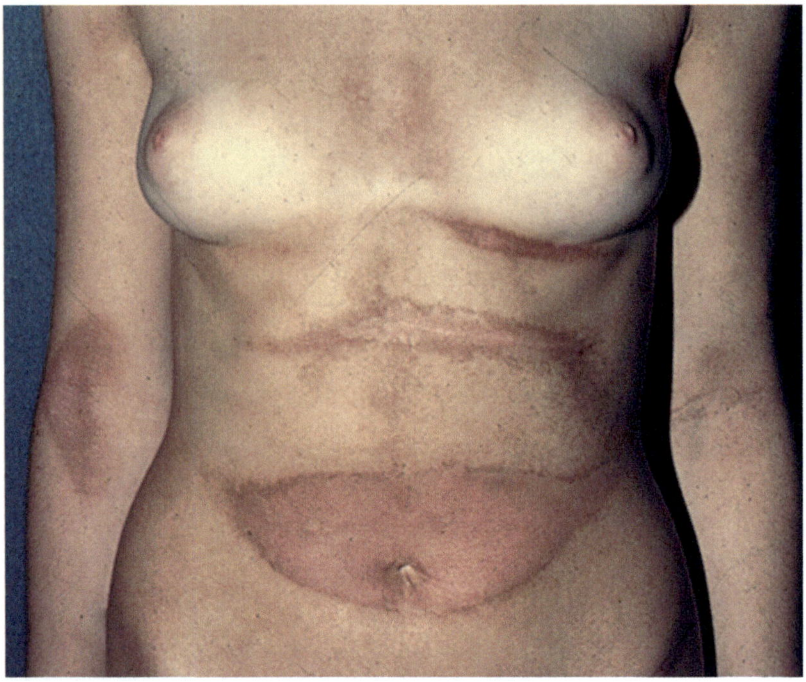

Fig. 17.7 Berloque dermatitis from tanning products (Reproduced by Meneghini and Angelini [11])

Table 17.3 Most common sensitizers producing pigmented contact dermatitis

Tinopal CH3566
Naphthol AS
Biochek 60®
D&C Red 31 (Brilliant Lake Red R)
Phenyl-azo-2-naphthol
D&C Yellow 11
Fragrances
Hydroxycitronella
Benzylsalicylate
Ylang-ylang oil
Jasmine absolute
Cinnamic alcohol
Synthetic sandalwood
Musk ambrette
Bactericides
Mercury compounds
Carbanilides
Chromium hydroxide
Red "kumkum"

been reported in the literature [29, 30]. The precise mechanism that induces this affliction is unknown. Osmundsen believed that it might be an idiosyncratic reaction [13]. In their study on pigmented contact dermatitis, Nakayama and Coll. hypothesized that the concentration of allergens in commercial preparations was too low to induce spongiosis, erythema and vesicles; instead, they produce cytolysis of the epidermal basal layer cells, that then leads to pigmentary incontinence. In other words, the affliction is the result of contact allergy with slight inflammatory components, but manifests only as hyperpigmentation. Melanin pigment is absorbed slowly, and for this reason the altered pigmentation is permanent [19, 31].

Patch tests are of great importance in pigmented contact dermatitis and must be performed with standard series, cosmetic series, fragrance series and personal products brought in by the patients. Photopatch tests must also be done for further investigation. Apart from an erythemato-papulo-vesicular reaction, a brown pigment may develop at the site of the patch test. Other helpful epicutaneous tests are the provocative use test or repeated open application test (ROAT), that need to be performed in cases with equivocal patch testing reactions. The criterion of the relevance of a positive patch test, i.e., the disappearance of the dermatitis after discontinuation of the exposure to the allergen, cannot be applied to pigmented contact dermatitis as the pigmentation will persist for months or even years [13]. The differential diagnosis must include Addison's disease, friction melanosis, amyloidosis cutis, and drug eruptions [18].

17.1.1.3 Pigmented Cosmetic Dermatitis

Nowadays, it is known that pigmented cosmetic dermatitis is a variant of pigmented contact dermatitis, the only differences being the causative allergens and the sites affected. Before the nature and pathomechanism became known, the complaint was known as "female facial melanosis" [32] or "Riehl's melanosis" (in 1917, Riehl in Vienna attributed it to food substitutes used during the First World War) [33]. Then patch tests done with the components of cosmetics (Table 17.3) clarified the etiology [19, 34, 35].

Dark-complexioned people, mostly Asians, are particularly affected. The bizarre pigmentation, black or brown, affects the face, in a diffuse or reticular form. The border of pigmented cosmetic dermatitis is not sharp, as in lichen planus or melasma, nor is it spotted as in "naevus of Ota tardus bilateralis" that can develop in subjects over 40 years of age. A mild dermatitis can precede the pigmentation. In some cases, the pigmentation is also observed on the neck, chest and back, and in exceptional cases it may extend to the whole body. In these cases, the patients, first sensitized by cosmetics (i.e., cinnamic alcohol), will then react to soaps, domestic fabric softeners and foods which contain cinnamic derivatives. This has also been demonstrated with oral challenge tests, showing that the dermatitis can be induced not only by direct contact but also through the bloodstream (systemic contact dermatitis) [24, 36, 37]. Among cosmetic ingredients, those implicated are mainly fragrance materials (jasmine absolute, ylang-ylang oil, cananga oil, benzyl salicylate, hydroxycitronella, geraniol, natural and synthetic sandalwood) and pigments (D&C Red 31, Yellow. 11).

Like in pigmented contact dermatitis, histopathology findings of pigmented cosmetic dermatitis show basal layer vacuolization of the epidermis and incontinentia pigmenti histologica; a perivascular lymphohistiocytic infiltrate is also evident.

Differential diagnosis must be made with melasma. This affliction may resemble pigmented cosmetic dermatitis, especially when it complicates cosmetic dermatitis. Histopathologically, melasma shows basal hyperpigmentation caused by melanocytes hyperactivity in the epidermis, that do not proliferate; in melasma, degeneration of basal layer cells is absent. The main cause of the melanocytes hyperfunction is increased serum progesterone during the luteal phase [38]. Another causal factor of melasma is hypersensitivity to ultraviolet B (UVB); the minimal erythema dose (MED) by automatic irradiation of UVB in these patients is considerably lowered. On the other hand, in patients with pigmented cosmetic dermatitis, photohypersensitivity is not elicited, except for the rare cases sensitized by musk ambrette [39]. Clinically, melasma presents a uniform circumscribed pigmentation around the eyes and the mouth, without the itching that is usually present in pigmented cosmetic dermatitis. The latter resolves when contact with the allergen is eradicated, by refraining from using bleaching products.

17.1.1.4 Hyperpigmentation from Other Contactants

Several other isolated cases of occupational or non occupational hyperpigmentation have been reported in literature.

Topical products with a mercury base have been used as bleaching agents, because mercury can displace copper from tyrosinase, inactivating the enzyme that plays a role in melanin synthesis [40]. Repeated application of mercury-based ointments or cosmetics can, however, induce a gray-brown pigmentation at the site of application, which is accentuated in the skin folds. Electronic microscopy has demonstrated an increase of melanin [41].

Insoluble cutting oils have caused occupational melanoderma (Fig. 17.8) [42].

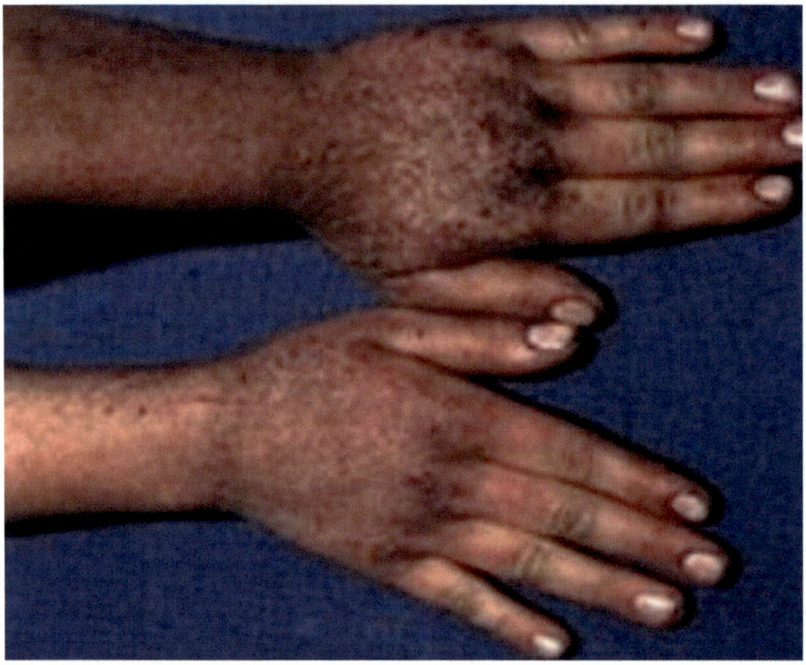

Fig. 17.8 Occupational melanodermia due to cutting oils in mechanic

Paraphenylenediamine, a rubber antioxidant, induced a reticular brownish black pigmentation on the face of a Japanese man who came in contact with a rubber peephole of a ship radarscope; positive reactions were elicited to the rubber peephole material and to paraphenylenediamine [22]. Contact allergy to cobalt chloride in a plumber, and to a chromium dichromate component of an acupuncture needle manifested with the clinical signs of pigmented contact dermatitis; the respective patch tests were positive, and also left a residual persistent pigmentation, while the histology showed a lichenoid reaction [43, 44]. Apart from inducing contact sensitization, topical use of mechlorethamine (nitrogen mustard: HN2) can cause pigmentation both at the application site and on normal skin, demonstrating a direct melanogenic influence; the pigmentation is reversible and decreases gradually in most patients even if contact persists [45].

Occupational arsenic exposure can be observed in various situations, in agriculture (used as a cotton desiccant), contact with pesticides (rodenticides, insecticides, fungicides), copper and lead smelting, in glass, ceramic and leather workers, and those handling printing inks and paints [23, 46, 47]. Generally, the port of entry of arsenic is the respiratory tract, less frequently the skin and gastrointestinal routes by accident or through medication. The skin changes consist of bronze hyperpigmented patches, with characteristic 1–2 mm hypopigmented raindrop-like macules within the same patches. The areas involved are the nipple, axillae, groin, and pressure points, as in Addison's disease, except that in arsenicism the oral mucosa is usually spared [48, 49]. It must be remembered that arsenicism is a systemic disease; therefore, the cutaneous stigmata must alert the physician to other organ involvement. Pigmentation results from melanin deposits due to the arsenic-altered cell metabolism, and not from arsenic deposits in the skin [23].

The mechanism of hyperpigmentation due to acnegenic halogenated aromatic hydrocarbons, reported after exposure to dioxin (2, 3, 7, 8-tetrachlorodibenzo-*p*-dioxin) and polychlorinated biphenyls, has not been entirely clarified;

halogenated aromatic hydrocarbons could alter the melanocytes through a direct action on tyrosinase, even in the absence of UV exposure [50]. Color may vary from brown to gray, and the sites involved are the face, neck and dorsal aspects of the hands.

Naturally, the diagnosis of pigmented contact dermatitis is simpler in cases of hyperpigmentation epidemics in occupational settings, but can easily be missed in isolated non occupational cases.

17.1.1.5 Postinflammatory Hyperpigmentation

Postinflammatory hyperpigmentation may follow any acute or chronic cutaneous inflammatory process, showing a greater intensity and persistence of the pigmentation in dark-skinned subjects. Sometimes, hyper- and hypopigmentation are evident in the same process: this condition is termed dyschromia. Unlike the complaints described above, in which inflammatory lesions may have been clinically imperceptible, in those following an inflammatory process due to physical and/or chemical causes is evident.

Usually, the degree of inflammation appears to be of less significance in determining the pigmentary response than the nature of the dermatitis. Postinflammatory hyperpigmentation may occur after physical damage resulting from chemical and thermal burns. It often follows phytophotocontact dermatitis (plants containing psoralens: celery, limes, or fig trees), especially if toxic in nature, and may persist up to several months [5, 6, 51]. Commonly, clinical patterns of pigmentation following a phytophotodermatitis include a bizarre network of streaks on the legs or arms (meadow dermatitis) (Fig. 17.9), and much finer spots and small streaks on the forearms and legs due to contact with plants during strimming (strimmer dermatitis). Squeezing limes outside when preparing cold drinks can cause blistering and consequent pigmentation of the hands when done on sunny days.

Hyperpigmentation also ensues after the application of many sensitizing chemicals, such as drugs (sulphamides, phenothiazines, non steroidal anti-inflammatory drugs).

Coaltar derivatives, which are among the occupational photosensitizers most commonly encountered in the form of dust, vapor, or fumes, induce secondary pigmentation on exposed skin, partly due to melanin deposits and partly to the dyeing effect of the coal itself [52].

Other occupational photosensitizers include crude petroleum, residues of petroleum distillation, and asphalt. After the exposure to these

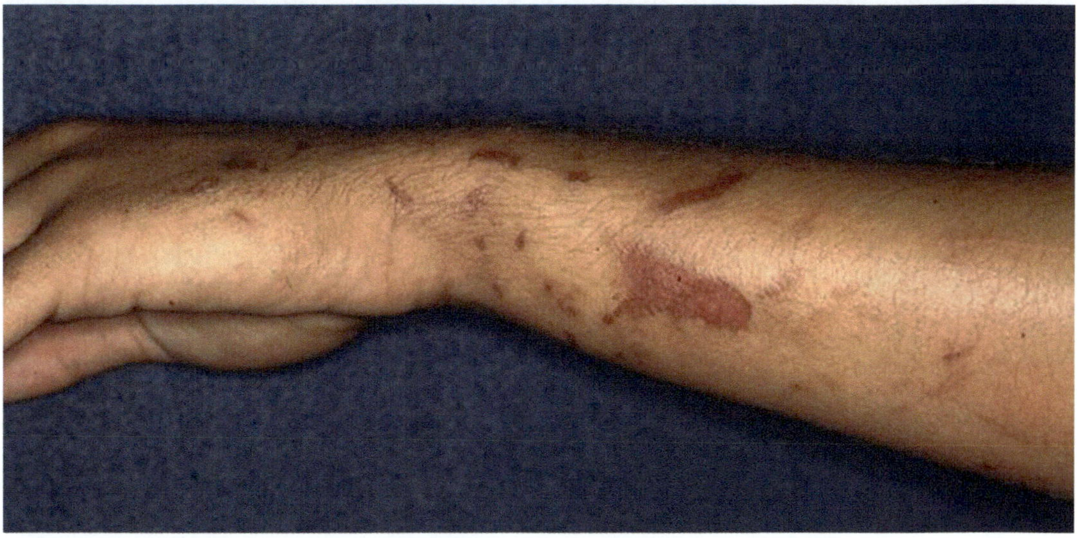

Fig. 17.9 Pigmentation following an irritant contact phytophotodermatitis

substances ceases, the pigmentation fades and may disappear in about a year. Coaltar derivatives are used in various industries, when manufacturing drugs, dyes, perfumes, synthetic resins, insecticides and disinfectants [53]. The principal occupational sources causing photosensitivity and hyperpigmentation due to coaltar and petroleum derivatives are: coaltar distillation plants, conduits impregnating paper tubing and roofing with coaltar pitch, wood-preserving industries, roads when using pitch and asphalt, petroleum refineries, and oil fields [53].

Hyperpigmentation due to patch tests occurs infrequently and is most likely in dark-pigmented subjects. Because patch testing is usually performed on the back, these temporary changes, that may last a few weeks, do not present serious problems. Differential diagnosis with the ample number of cutaneous conditions associated with widespread or localized hypermelanosis (of metabolic, endocrine, nutritional, and genetic origin) must be considered.

17.1.2 Non Melaninic Hyperpigmentation

Topical anthralin (dithranol) and permanganates can cause exogenous non melanotic dark brown discoloration of both occupational (pharmacists, nurses) and non occupational nature. Primary non melaninic contact pigmentation may also be due to some plants.

17.1.2.1 Hyperpigmentation from Plants

Cynara scolymus L. (artichoke), an imposing herbaceous plant with enormous flower heads surrounded by fleshy bracts, is cultivated in Mediterranean regions and other temperate zones. Contact with this plant may cause a brown hyperchromia of the hands in housewives (Fig. 17.10) and workers at restaurants. The dermatitis is due to cynarin, the active ingredient of artichoke, a polyphenol ester [1-carboxy-4,5-dihydroxy-1,3-cyclohexylenebis-(3,4-dihydroxycinnamate)] that undergoes oxidation; it stains the fruit itself and the hands while cleaning/cutting artichokes [5]. In particular, the polyphenols

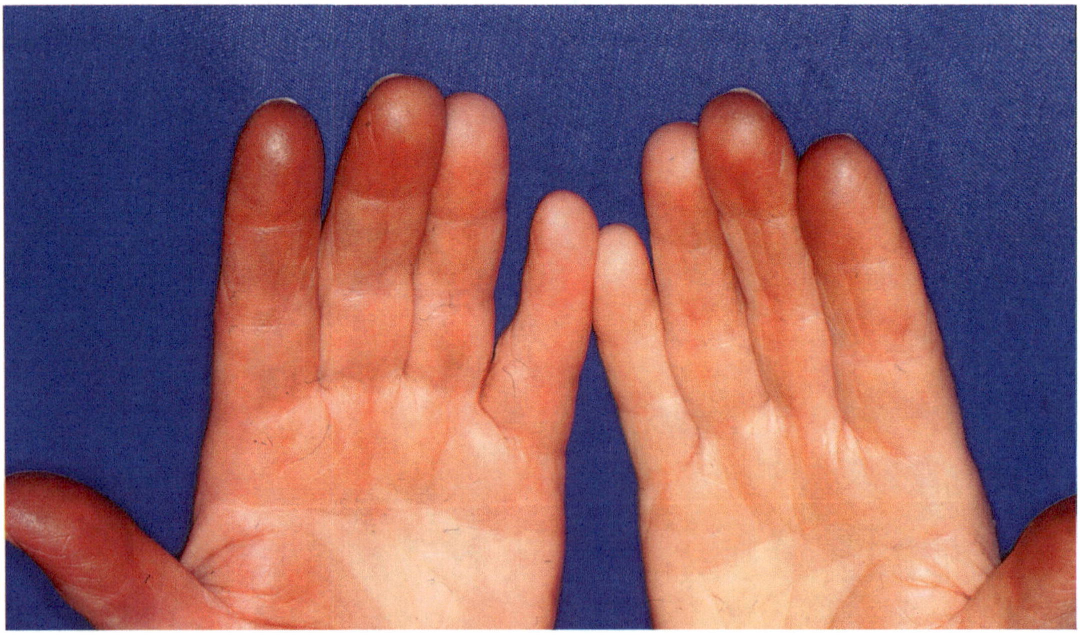

Fig. 17.10 Pigmentation due to artichokes

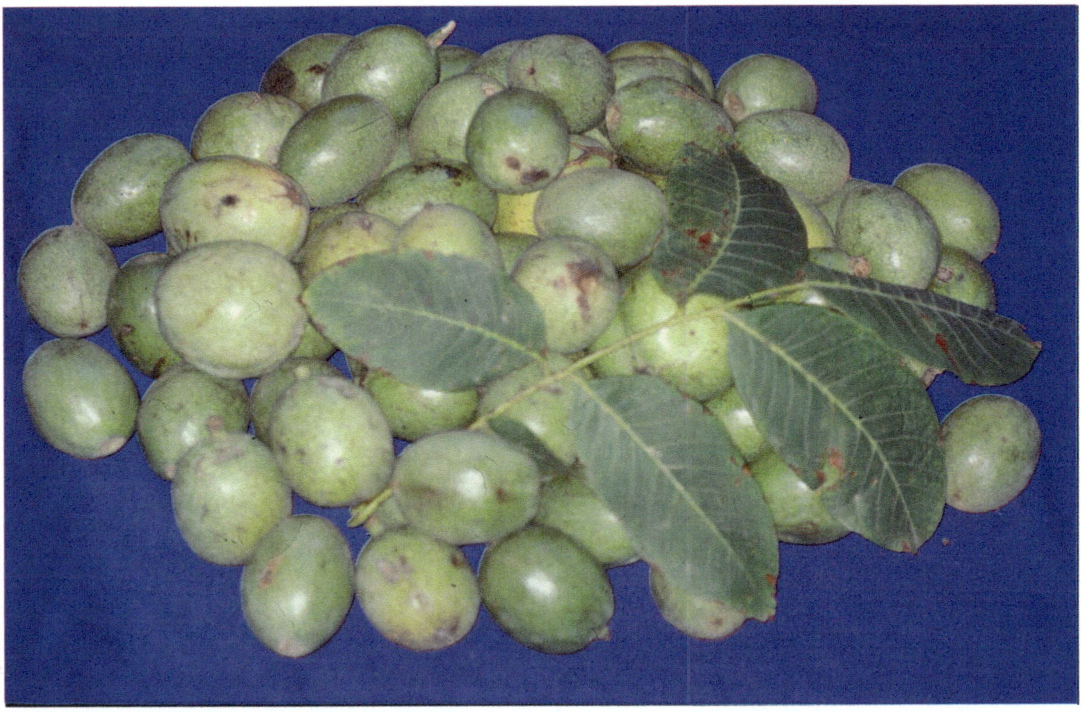

Fig. 17.11 Walnuts and leaves of *Juglans regia*

present in many fruits (apples, pears, apricots, peaches) are colorless substances; when the fruit is peeled or cut the polyphenols migrate and react with the protein enzyme polyphenol oxidase, that otherwise lies separate from the pulp. This enzyme accelerates the reaction between polyphenols and oxygen, forming a quinone that, through various passages, oxidizes and stains the fruit. The phenomenon does not occur in other fruit, like citrus fruits and strawberries, because they lack the enzyme. Indeed, as is well known, citrus juice can help to slow the process of darkening of the fruit (if lemon juice is added to the above fruits after they are cut the phenomenon does not occur, for two reasons: the citric acid acidifies the pulp and disactivates the enzyme, that functions in a neutral or nearly neutral environment, while vitamin C regenerates the polyphenols, reducing the quinone), and to whiten the hyperchromia of the hands that develops in those working with artichokes [6]. The complaint affects the palmar surfaces of the fingertips of the dominant hand.

Brown contact pigmentation after contact with *Juglans regia* (walnut) (Fig. 17.11) is different altogether. In autumn, the time of walnut hulling, we observe a primary non melaninic brown irritant contact hyperchromia of the hands [5, 6, 54]. The pigmentation is of variable intensity, and the color ranges from light brown to darker tones, depending on the intensity and duration of the contact. The dermatitis affects the palms (Fig. 17.12) and often also the back of the hands; similarly, the nail plates go dark. It can also extend to the forearms and, in rare cases, presents with bullous lesions (Fig. 17.13). The duration of the hyperchromia ranges from weeks to 2 to 3 months, according to the pigmentation intensity.

The pathogenic mechanism is as follows: juglone, the active ingredient of *J. regia*, is a naphthoquinone. The activated quinone C=O group shows an elective affinity for the $-NH_2$ group of keratin amino acids. The reaction elicits C=N highly pigmenting chromophores (Fig. 17.14), conjugated to mobile electrons.

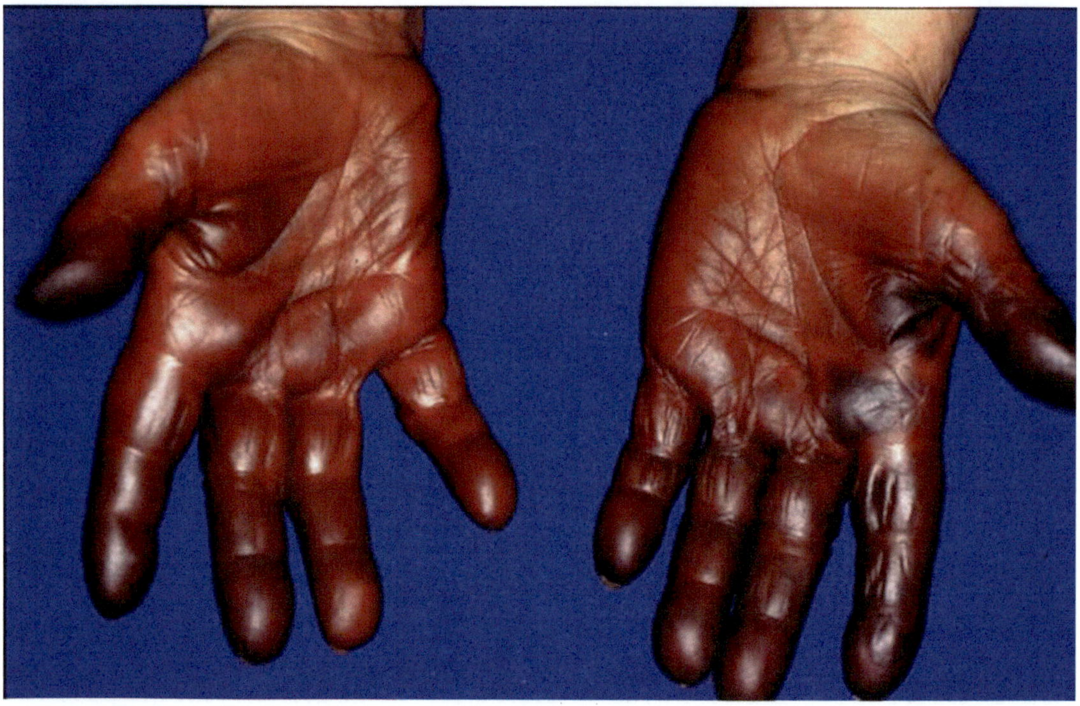

Fig. 17.12 Dark pigmentation and bullous lesions due to juglone in *Juglans regia.* The patient had husked 15 kg of walnuts (Reproduced with permission by Bonamonte and Coll [54])

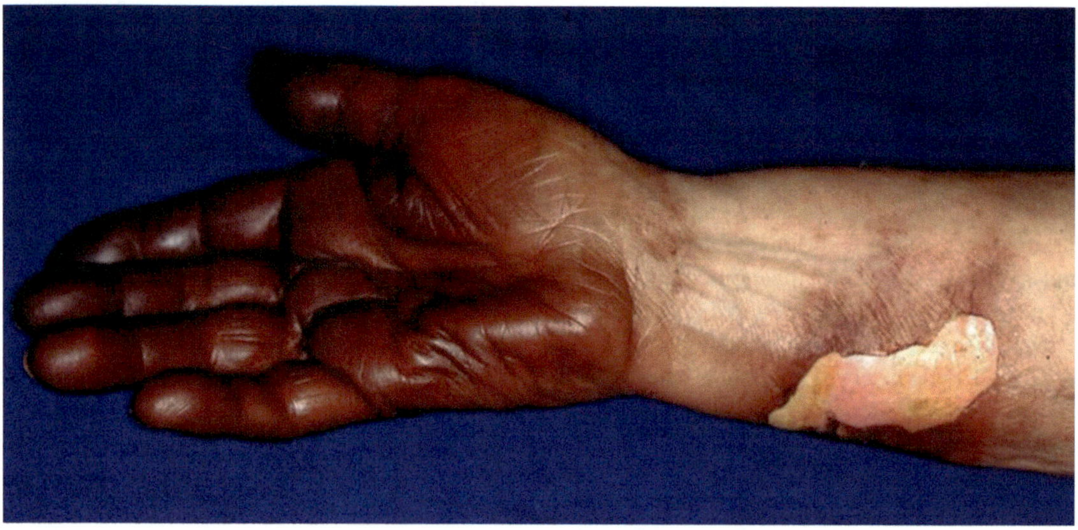

Fig. 17.13 The same case as in Fig. 17.12 (Reproduced with permission by Bonamonte and Coll [54])

These groups absorb colors in the visible range, violet in particular, and reflect yellow and red, giving rise to a color spectrum ranging from yellowish-red, through red, to dark brown [54].

The skin color induced by lawsone, the active ingredient of *Lawsonia inermis* (henna tree), is based on the same action mechanism; lawsone is, in fact, also a naphthoquinone. Self-tanning

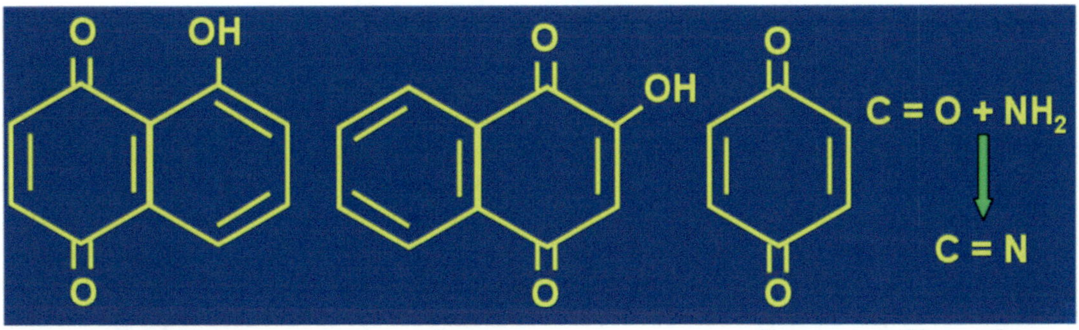

Fig. 17.14 Chemical structure of juglone and lawsone and mechanism of skin pigmentation (Reproduced with permission by Bonamonte and Coll [54])

creams with a dihydroxyacetone base (containing a quinonic group C=0:CH_2OH–C=O–CH_2OH) act in the same way [6].

17.1.2.2 Nail Contact Pigmentation

Nail primary non melaninic pigmentation can ensue after contact with cosmetics (nitrocellulose in nail varnish, formaldehyde in hardeners, acrylates in artificial nails, D&C Red 6, 7 and 134), vegetables (lawsone in henna, juglone in walnuts) and other chemicals (insecticides, weed killers).

Contact pigmentation involves the entire plate and follows the shape of the proximal nail fold. It does not disappear when pressure is applied to the nail, and is eliminated using solvents (acetone). For differential diagnosis purposes, pigmentation due to argyria presents as a band surrounding the distal portion of the nail plate. Bands due to melanonychia can be longitudinal or transverse, single or multiple. Melanonychia may be the expression of a systemic disease or follow the administration of drugs (as in the case of polydactylic longitudinal melanonychia striata due to zidovudine). Longitudinal melanonychia striata induced by melanoma features bands and involves just one nail.

17.1.2.3 Contact Discolorations from Other Substances

Various dyes and chemicals that have dyeing properties may discolor the skin and hair. In some cases the staining is superficial and can be removed by washing, whereas in other cases it may persist [55] (Table 17.1).

Yellow discoloration may be due to various nitro-based chemicals. Trinitrophenylmethyl nitramine, nitric acid, nitrates, and sodium nitrite produce more or less intense yellowing at sites of contact [56]. Dinitrosalicilic acid was also reported to stain yellow the palms and nails of a laboratory assistant [57]. Trinitrotoluene, dinitrotoluene, dinitrobenzene and trinitrophenol discolor the face, hands and hair of munition workers handling them. Glutaraldehyde is a cause of a yellowish-brown stain in medical staff, nurses, and hemodialysis technicians. 4,4′-Methylenedianiline (MDA), an epoxy resin hardener, caused yellow discoloration of the skin, nails and hair in workers during plastic milling operations [58]. Since MDA has hepatotoxic and potentially carcinogenic properties, the yellow staining serves as a cutaneous marker of systemic intoxication. Yellowish discoloration due to exogenous contact with various chemicals must be differentiated from non occupational yellowish skin staining, occurring in diseases such as jaundice and carotenemia.

Red discoloration of the skin and hair can develop in electroplating operators manufacturing potassium ferricyanide [23].

After exposure to poison ivy, poison oak, and poison sumac, members of the *Toxicodendron* genus, black spots can occasionally be observed in contact dermatitis areas ("black-spot poison ivy dermatitis"). Histologically, the deposit material can be identified in the stratum corneum [59]. The same black deposit, resembling black enamel paint, can be observed at the injured sites on the plant. The sap tendency to turn black can thus help to identify the plant (black spot test) [60, 61]. The black color derives from urushiol (3-pentadecylcatechol), the oleoresin component of poison ivy, a biphenolic compound which undergoes oxidation and binds to cutaneous proteins, forming black molecules.

17.1.2.4 Discoloration from Deposits of Metals

Although only rarely, skin discoloration can be linked to occupational deposits of metals in the skin [62].

Silver deposits in the skin cause a blue to slate-gray coloration (argyria). Various cases of occupational argyria were reported in the past. Cases of localized argyria could be linked to topical exposure to silver salts from occupational or medical sources [63]. Mercury causes a gray-brown discoloration in both exposed and covered sites; the pigmentation is more intense at the level of the eyelids, naso-labial folds and neck, and is attributable to repeated application of topical medicaments or to occupational exposure.

The skin and nails of electroplaters, leather tanners and lithographers turns pale yellow ochre after contact with bichromate [23]. Copper dust causes a greenish-black pigmentation in copper smelters and other workers. Occupational absorption of tellurium has been reported in two research workers; apart from the characteristic smell of garlic on the breath and excreta, bluish-black discolorations of the finger webs, as well as streaks on the face and neck, were noted [64].

Gold deposits on the skin (chrysiasis) are generally due to excessive therapeutic use of metal injections. The resulting pigmentation is permanent, grayish-blue or purple, and manifests after photoexposure. The mucosa is not affected. Unlike argyria, chrysiasis only affects photoexposed sites and the sclera. Histological confirmation of the diagnosis is obtained by microscopy on a dark field: the gold granules deposited in the connective tissue are larger and more irregular than silver granules.

Bismuth can also be a cause of a diffuse grayish pigmentation. The conjunctiva and oral mucosa are also stained. At the gingival margin a bluish-black staining may be evident, like that induced by lead. In the occupational setting, those working with alloys containing the metal can be affected.

17.1.2.5 Accidental Tattoos

Tattoos can be decorative, therapeutic or accidental; the latter can appear in occupational and non occupational settings.

Extraneous pigmented particles can accidentally penetrate the skin as contaminants of wounds, or enter at high velocity after explosions. Both events leave permanent disfiguring tattoos. An irregular pigmentation is common after road accidents, for example, due to the penetration of asphalt into the skin [65].

In the occupational setting, subjects at risk include sportsmen, miners, workers handling high pressure boilers, blasters and pyrotechnists. The substances most often implicated are various dusts, coal and gunpowder mixtures. In coal miners a linear or angulated grayish-blue pigmentation is observed on sites of abrasions due to penetration of the coaldust into the skin. The most common sites are the forehead, bridge of the nose, wrists and elbows (collier's stripes). Histologically, the particles are evident in the derma, and tend to cluster around the vessels [66].

Monsel's solution (a ferric chloride and ferric sulphate solution) is used as a hemostyptic. The application of old or concentrated solutions on sites of abrasions can induce a permanent reddish-brown iron tattoo. Solutions must be fresh and well shaken before being applied on cosmetically exposed sites, in particular the face, breast or upper back [67–69]. Alternatively, aluminum chloride, that does not induce such complications, can be used for astringent purposes.

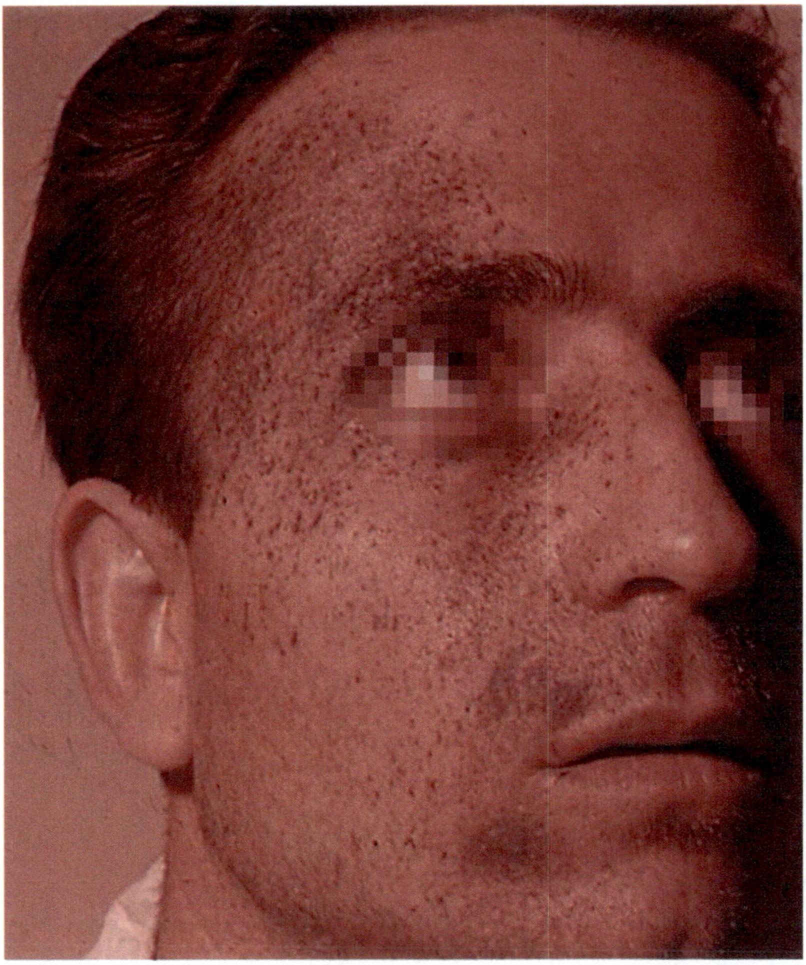

Fig. 17.15 Occupational tattoo in coal miner

We have observed some cases of accidental occupational tattoos, with highly inaesthetic pigmentations featuring a spray pattern, in a coal miner (Fig. 17.15), a man working with a mechanical shovel (mercury) and in pyrotechnists. In the mercury-induced case, the patient was observed 30 minutes after breakage of a thermometer, and presented intense erythema and edema of the face with various punctiforme erosions where gray metal particles were present (Fig. 17.16). In three workers producing or setting off fireworks, diffuse punctiforme blue tattoos were observed; in one of them the right lower eyelid was affected (Fig. 17.17) and in another the face and the forearms (Figs. 17.18, and 17.19). The third subject, aged 47 years, suffered a tattoo made of countless tiny, deeply embedded blue particles affecting most of the face as well as the lips and the conjunctivae, following an explosion that had occurred three months before. He also had a subconjunctival haemorrhage in the left eye (Fig. 17.20). The blue color could be due to dermal localization of gunpowder fragments (Tyndall effect) as well as to the specific color of copper compounds used to obtain the blue tone in firework "stars" [70].

Treatment options of tattoos include microscopical excision, dermoabrasion, cryo- and electro-surgery, phenol acid, and Q-switched lasers, but some patients are satisfied with camouflage.

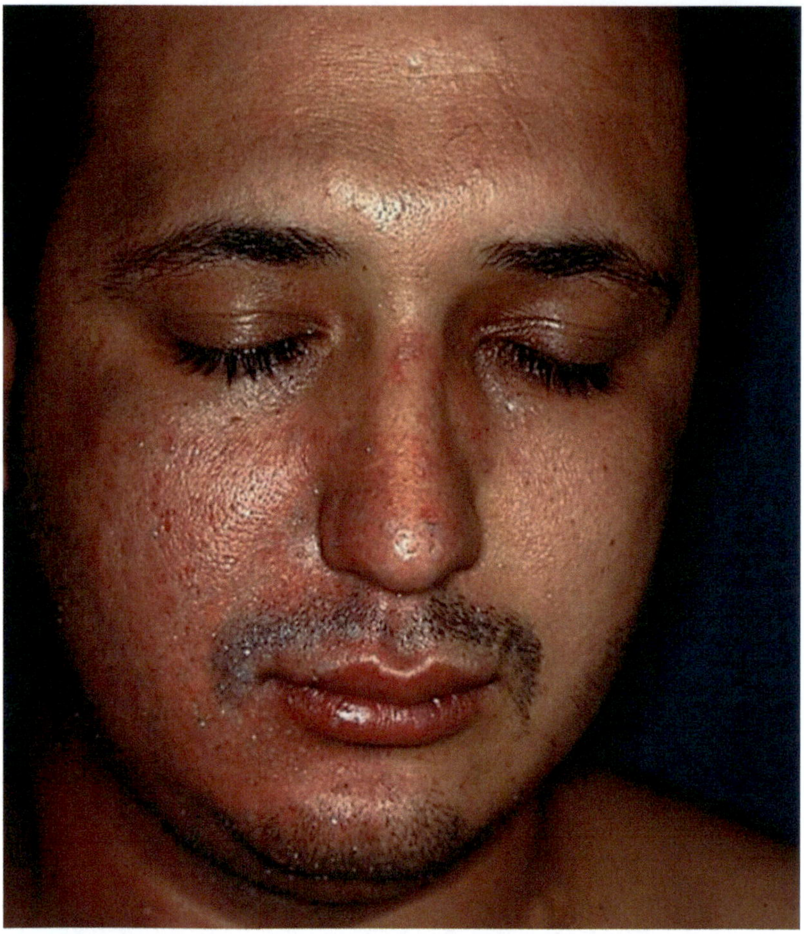

Fig. 17.16 Mercury-induced occupational tattoo by breakage of a thermometer: erythema, intense edema and punctiform erosions

17.1.2.6 Black Dermographism

Black dermographism is the most common cause of skin pigmentation due to metal jewelry. This non melaninic discoloration, defined in 1943 by Urbach and Pillsbury [71], that literally means "black writing on the skin", is linked to the abrasive action on metal objects (jewels) by 'hard' powders occasionally present on the skin as contaminants. Black dermographism is therefore explained by the relative hardness of the dust present on the skin, that rubs against the metals. The particles thereby released from the metals are so fine that they do not reflect the light and so leave blackish-gray stains [72, 73].

Dusts that can contaminate the skin include cosmetics (makeup, face powders containing zinc oxide, titanium dioxide and ferric oxide) and some toothpastes (in paste or powder). Other dusts, present in the industrial environment are coal (the hardest dust that exists), magnesium, bismuth, aluminum and calcium salts. These dusts are harder than jewelry components like nickel, iron, copper, tin, silver, gold and platinum. Only chromium and stainless steel are harder than these dusts and so jewelry made with these does not induce black dermographism. The more precious the jewelry metal, the higher the risk of black dermographism: 24 carat gold and platinum most commonly produce the phenomenon.

Black dermographism is really a misnomer, because the phenomenon is of purely physical

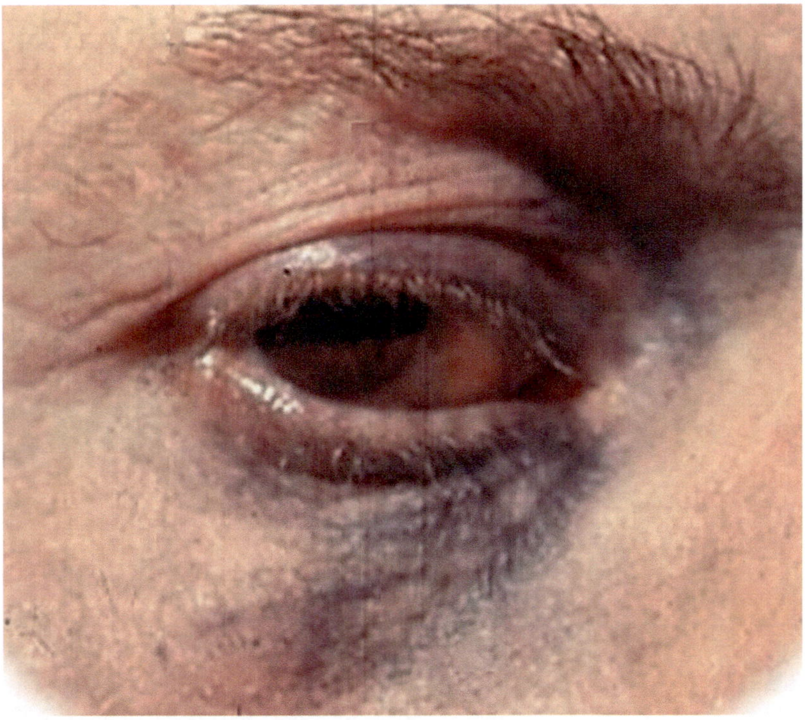

Fig. 17.17 Occupational blue tattoo in firework

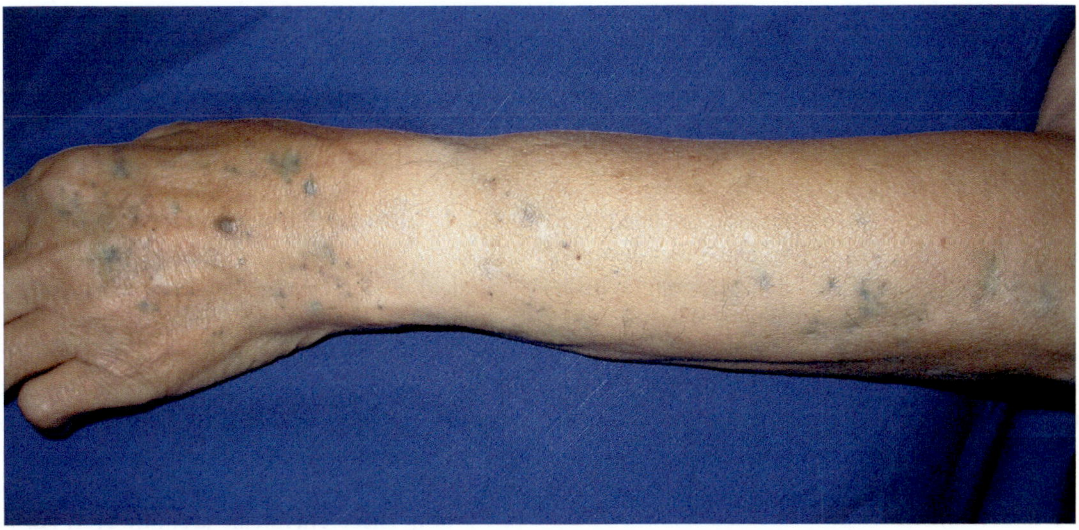

Fig. 17.18 Occupational blue tattoo in firework

not biological type and can be evoked on paper and fabric, too.

A simple, rapid method for revealing black dermographism is as follows: zinc oxide powder (scale of hardness: 5.5) is scattered on the skin (or paper or fabric), then the site is rubbed with a silver or gold ring (scale of hardness: 2.5) and immediately black lines will appear on the skin

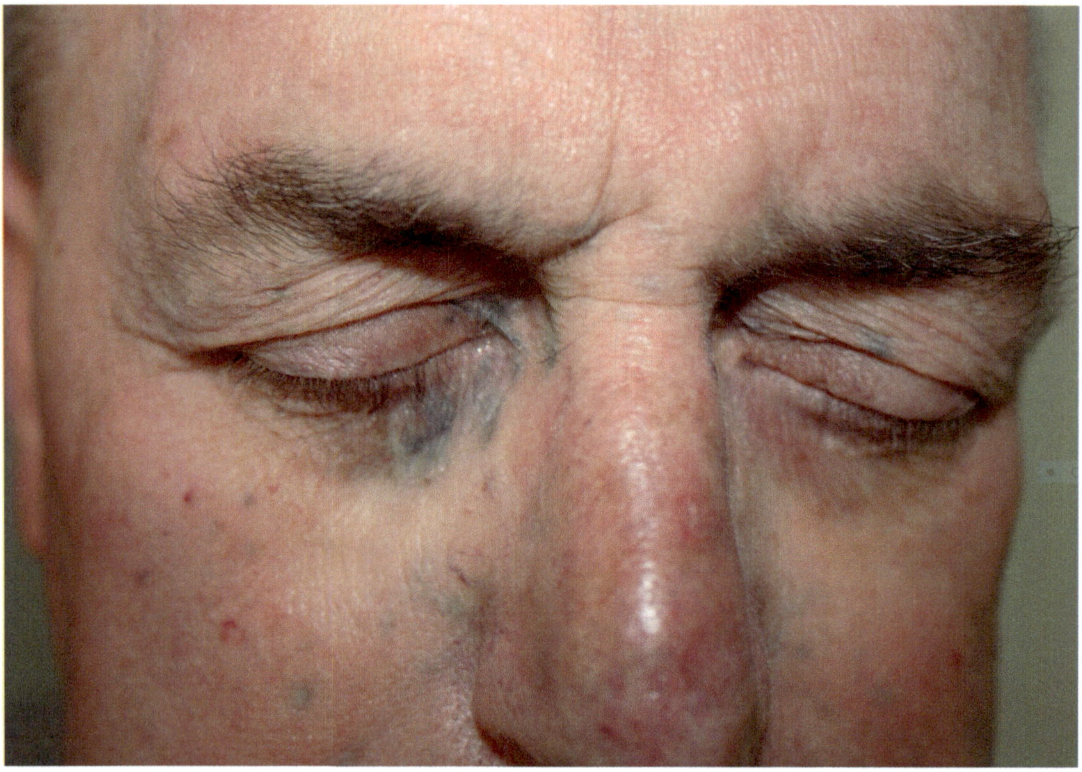

Fig. 17.19 The same case as in Fig. 17.18

(Fig. 17.21). This effect is not obtained with talcum and zinc stearate, that are soft powders (scale of hardness: 1).

When cosmetics are applied on the face or body, some of the substances contained can lodge under rings, bracelets and other jewelry. Therefore, to avoid the black dermographism phenomenon it is important to remove metallic ornaments and clean the skin that will come in contact with them carefully with soap and water to make sure no makeup has remained on these sites.

17.2 Contact Hypopigmentation

Contact hypopigmentation, of variable intensity that can even reach complete depigmentation (amelanosis), is due to the reduction or absence of melanin in some skin sites as compared to the normal skin of that subject. Contact leukoderma is a primary disease or secondary due to inflammation.

17.2.1 Chemical Leukoderma

Chemical leukoderma (also known as contact leukoderma, contact vitiligo, chemical vitiligo or contact depigmentation) is an acquired cutaneous pigment loss arising from repeated exposure to specific chemical compounds, particularly certain phenol and catechol derivatives, that act through selective melanocytotoxicity [5, 6, 74–80]. These chemicals are, however, harmful to the melanocytes only in people with a specific genetic susceptibility [5, 77, 79, 80].

Chemical leukoderma is usually considered an uncommon disease, although the occupational environment is implicated in 2–50% of exposed subjects. In 1939, Oliver and Coll. reported, for the first time in literature, a vitiligo-like

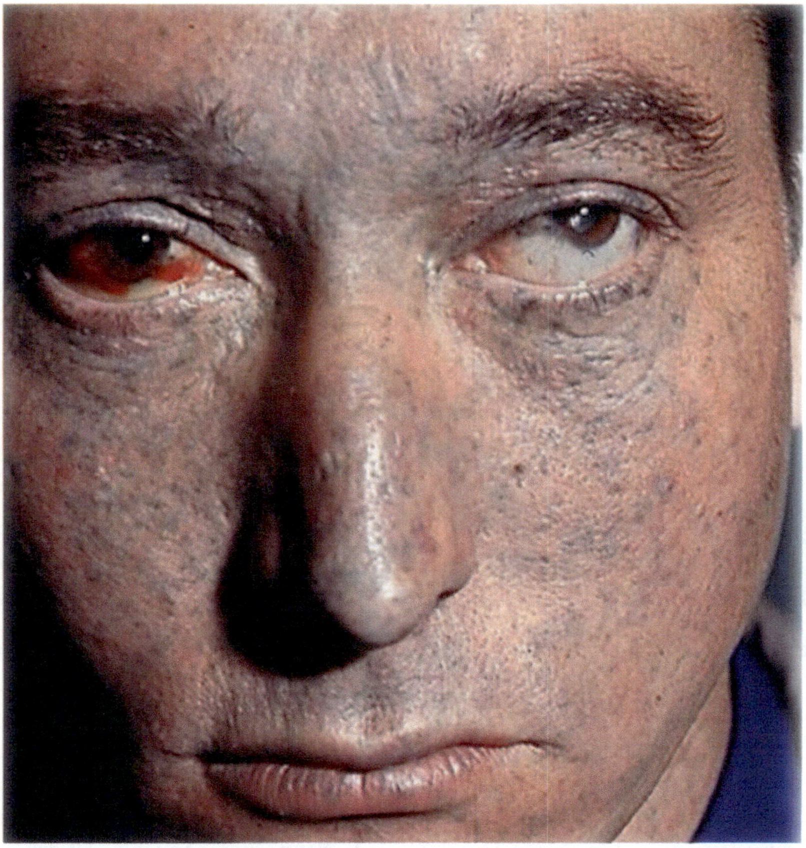

Fig. 17.20 Occupational blu tattoo in firework (Reproduced with permission by Bonamonte and Coll [70])

leukoderma among tannery workers exposed to monobenzyl ether of hydroquinone (MBEH), used as an antioxidant; nearly 50% of the workers were affected, in particular those exposed for longer periods [81]. During the 1960s and 1970s several reports of occupational leukoderma due to phenolic compounds were published in various countries [82–87]. In 1962, the Russian researchers Chumakov and Coll. reported a vitiligo-like depigmentation in 47% of workers exposed to para-tertiary butylphenol (PTBP) and paratertiary amylphenol formaldehyde resins (PTAPFR) [82]. Such agents were also reported as causes of occupational leukoderma in Japan [83], Colorado (USA) [84], Holland [85], and the United Kingdom [86, 87]. Gellin and Coll. described cases of occupational depigmentation in tappet assembly workers exposed to para-tertiary butylcatechol (PTBC) [88]. In addition, in the same years experimental studies showed that both topical application and oral feeding caused depigmentation in guinea pigs [84, 89, 90]. The numbers of chemicals inducing depigmentation increased enormously in subsequent decades and the disease has also been reported in non occupational environments.

Some cases of chemical leukoderma induced by semi-permanent as well as permanent hair dyes and rinses were reported in 1993: the causal substances were paraphenylenediamine and benzyl alcohol [91]. In particular, hundreds of cases of chemical leukoderma have been described in India, originating from free PTBP in "bindi" adhesives (a decorative color used on the forehead by Asian females) [78, 79, 92, 93], from MBEH causing depigmentation of the breasts (due to keeping synthetic wallets inside blouses) [94] and of the feet (from adhesives in

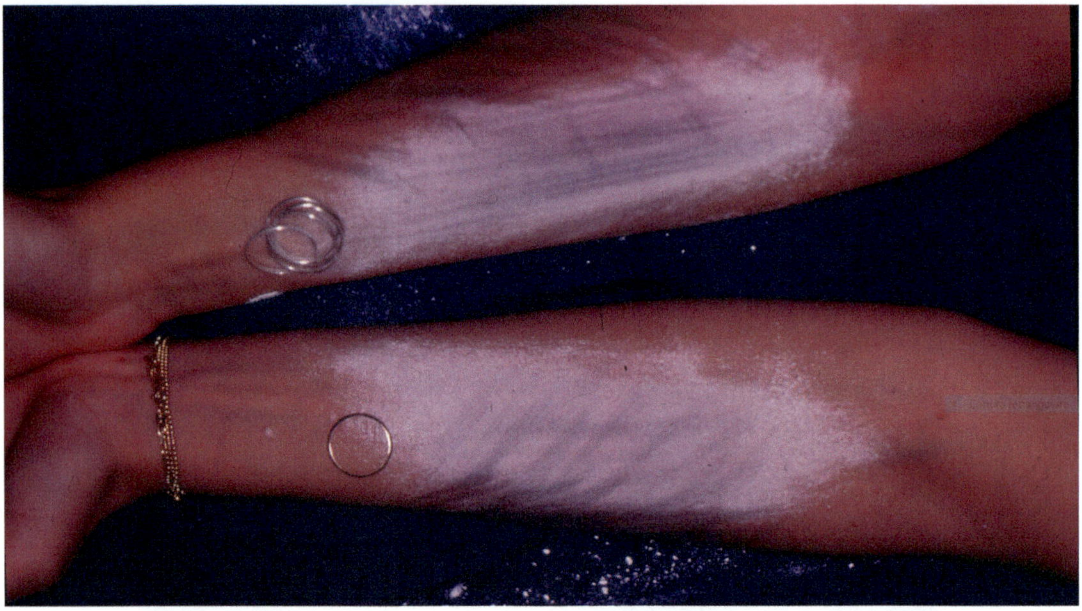

Fig. 17.21 Black dermographism induced using zinc oxide powder application and silver ring rubbing

footwear) [92, 95], from paraphenylendiamine in hair dye [96], and from azo dyes (in particular Rhodamine B and Solvent Yellow 3) used in "alta" (a decorative color used by Asian females on the hands and feet) [97].

In industrialized countries nowadays there is a low incidence of chemical leukoderma thanks to specific prevention measures (nowadays MBEH is rarely used in the rubber industry owing to its long history of causing this disease), while there is still a high incidence in developing countries. The probable reasons for this disparity between developed and developing countries could be the lack of quality control in consumer products in developing countries (the use of cheaper ingredients to ensure market competitiveness), and the lack of reports from industrial set-ups: from the owners' standpoint because of the fear of compensation suits, from the workers' for fear of losing their jobs, and by physicians due to lack of awareness [79].

17.2.1.1 Etiological Agents

A large number of chemicals inducing leukoderma has been reported in human and animal in vivo studies, as well as in experimental in vitro works (Table 17.4) [6, 75, 77, 79, 80, 98, 99]. Aromatic or aliphatic derivatives of phenols and catechols are the largest and best studied groups of chemicals. Hydroxylation of the 4(para)-position in phenols and catechols and substitution of a non-polar alkyl side group in the 1-position of hydroquinone exacerbate the depigmentation.

Hydroquinone, no longer used in cosmetics in Europe, MBEH, PTBP and PTBC are the most common causal molecules in this chemical group. Alkylphenols, used as antioxidant and anticorrosive agents in the industrial sector, are also contained in many commercially available products, such as varnishes, adhesives, pesticides, resins, industrial oils, disinfectants, rubber items, and printing inks [74].

Para-tertiary butylphenol (PTBP). Exposure to PTBP is widespread in the industrial production of synthetic leather, plastics, adhesives and germicide detergents (Table 17.5). Depigmentation of the hands and forearms in 12 hospital workers has been reported due to phenolic detergent germicides: depigmentation induced by PTBP was confirmed by patch tests [84]. Leukoderma was also reported in 54 of

Table 17.4 Chemicals associated with chemical leukoderma

Phenol derivatives
Monobenzyl ether of hydroquinone
Hydroquinone (*p*-hydroxyphenol)
Monomethyl ether of hydroquinone (*p*-methoxyphenol)
Monoethyl ether of hydroquinone (*p*-ethoxyphenol)
p-tert-Butylphenol
p-tert-Amylphenol
p-Phenylphenol
p-Octylphenol
p-Nonylphenol
Butylated hydroxytoluene
Butylated hydroxyanisole
p-Cresol-(4-methylphenol)
Catechol derivatives
p-tert-Butylcatechol
p-Methylcatechol
p-Isopropylcatechol
Pyrocatechol (1,2-benzenediol)
Sulfhydryls
β-Mercaptoethylamine hydrochloride (cysteamine)
N-(2-mercaptoethyl)-dimethylamine hydrochloride
Sulfanolic acid
Cystamine dihydrochloride
3-Mercaptopropylamine hydrochloride
Miscellanea
Mercurials
Cinnamic aldehyde
Arsenic
p-Phenylenediamine
Benzyl alcohol
Benzoyl peroxide
Corticosteroids
Azelaic acid
Phenyl glycidyl ether
Polyvinyl chloride plastics
Crocein Scarlet MOO
Rhodamine B
Brillant Lake Red R
Carmustine
Acrylates
Nickel
Fluorouracyl
Tretinoin
Dinitrochlorobenzene
Squaric acid dibutylester
Optic preparations
Eserine (physostigmine)
Diisopropyl fluorophosphate
Thio-TEPA (N,N′,N″-triethylenethio-phosphoramide)
Guano nitro furacin
Systemic medications
Chloroquine
Fluphenazine

Table 17.5 Sources of exposure to para-tertiary butylphenol

Germicidal phenolic detergent compounds
Latex glues
Paratertiary butylphenol formaldehyde resins
Rubber antioxidants
Plasticizers for cellulose acetate
Varnish and lacquer resins
Insecticides
Printing inks
Duplicating paper
Synthetic oils

198 workers in a PTBP manufacturing factory: depigmentation from inhaling vapors and contact with dusts was correlated with the exposure duration and intensity; 6 of 54 workers developed a fatty liver and increasing aspartate amino transferase levels [87]. Three similar cases induced by PTBP had already been reported in Germany and were labeled as a triad of vitiligo, hepatosplenomegaly and thyroid struma [100].

PTBP formaldehyde resin (PTBPFR), a commonly used glue, induced depigmentation on the hands and forearms of 11 of 99 workers in an automobile factory, because these workers were not wearing protective gloves [101]. According to Malten, leukoderma induced by PTBPFR is due to the presence of PTBP monomers that remain free during the synthesis process involving formaldehyde [85, 102, 103]. According to this author, depigmentation caused by the resin is rare because PTBP is not added in high amounts. Bajaj and Coll. reported 100 cases of depigmentation induced by PTBP, present in high concentrations (80%) in an adhesive used as a "bindi" adhesive [93]. Moreover, a case of allergic contact cheilitis and depigmentation of the lip margins has been reported, induced by PTBP (which is also a sensitizer) in a lip liner [104]. The patch test area also became depigmented and the presence of PTBP in the cosmetic product was confirmed by gas-chromatography and mass spectroscopy.

Para-tertiary butylcatechol (PTBC). Gellin and all. were among the first to recognize that some patients with idiopathic vitiligo may actually have environmentally or occupationally induced leukoderma. They reported the onset of occupational leukoderma in 4 of 75 tappet assembly workers who were exposed to PTBC present in an assembly oil [88, 90]. In 4 patients depigmentation was preceded by contact dermatitis; patch tests demonstrated a positive reaction to PTBC in acetone at 0.1% in 3 cases. In 3 patients depigmentation was also present in distant areas and in particular, in one patient 75% of the body area was involved. In one patient patch tests induced an achromic area. Studies on black guinea pigs confirmed that the depigmentation induced by PTBC and PTBP was reversible within 2 months after stopping the chemical application [88, 90]. Gellin and Coll. stated that both PTBP and PTBC are structurally related to MBEH, which has long been known to induce occupational leukoderma [90]. A case of leukoderma from PTBC was reported in a worker handling a polyester resin; patch test with the substance at 0.5% induced an allergic reaction followed by depigmentation after 2 weeks [105]. Cross-reactivity to 0.05% PTBP was also observed, but without depigmentation [105]. Occupational exposure to coal tar and tar products induced allergic contact dermatitis to PTBC and consequent progressive leukoderma [106]. In this case no cross-reactivity to PTBP was shown.

Miscellanea. Workers in industries producing alkylphenols presented leukoderma patches on both exposed and non exposed skin areas. Inhalation and ingestion of vaporized phenols seem to be responsible for the systemic effect on melanocytes [86]. Topical agents containing mercury were used for many years as bleaching agents because mercury can displace copper from tyrosinase, inactivating the key enzyme in the melanin synthesis [40]. However, the prolonged use of topical mercury can also cause hyperpigmentation.

Hydroquinone (*p*-hydroxyphenol quinol) (HQ) is widely used in industry as a reducing agent, as a photograph developer, and as an antioxidant or stabilizer for certain materials that polymerize in the presence of oxidizing agents. There are several reports of occupational leukoderma caused by exposure to HQ in photograph developers [107–110]; this probably happens when the substance concentration exceeds 7%. Numerous bleaching creams containing HQ are used to lighten hyperpigmented skin areas, as in the case of melasma, senile lentigines, freckles and other forms of melanin hyperpigmentation. Among the various adverse reactions (ochronosis, allergic contact dermatitis, stinging sensations), guttate hypomelanosis or more widespread contact leukoderma have been observed [111–115]. Depigmentation does not generally occur after contact with HQ in powder or aqueous solution but may develop after repeated application of creams and ointments. The use of HQ in cosmetic bleaching creams is considered risk-free at concentrations of 1% or less; but nowadays its use is banned in Europe. Unlike MBEH, HQ does not produce pigment loss in distant sites [114].

Different cases of scalp leukoderma induced by permanent or semi-permanent hair dyes have been reported in the literature. Taylor and Coll. reported 3 cases of contact leukoderma from PPD; depigmentation developed in the patch test area with PPD, but not in other areas that were positive to patch tests with other chemicals [91]. The same authors reported a case of partial scalp depigmentation following the use of a benzyl alcohol-containing hair dye but without pigment loss at the site of the positive patch test reaction [91]. A case of upper lip contact leukoderma due to PPD in a mustache-dye solution has been reported; however, patch tests were negative both for contact allergy and depigmentation [116].

Other causes of non occupational contact vitiligo (Table 17.6) include 2 red azo dyes, Crocein Scarlet MOO and Rhodamine B, constituents of “alta” [97]. Kanerva and Estlander reported persistent depigmentation (2.8 years) at sites of patch testing with acrylates; the causative substances were dental resins tested at the usage concentration instead of being diluted as recommended [117]. Rubber consumer products, such as condoms, rubberized stocks, bandages, orthopedic splints and cosmetic face sponges can produce contact leukoderma. Cinnamic aldehyde in a toothpaste produced perioral leukoderma and a delayed hypopigmented patch test reaction after 3 months; the perioral leukoderma resolved after the use of a toothpaste without cinnamic aldehyde, while a repeat patch test to the same substance again induced depigmentation at the patch test site 3 months after the application [118].

17.2.1.2 Clinical Features

Chemical leukoderma occurs in both dark and light-skinned racial groups. Especially in light-skinned individuals, examination with Wood's light may be useful to identify areas of pigment loss that are not noticeable on routine visual inspection. All age groups may be affected, although adults have a much higher incidence of chemical leukoderma, whereas unlike in western areas, in India a considerable number of children below the age of 12 years may be affected [79]. This may indicate that exposure to household objects, rather than to industrial chemicals, plays an important role in the onset of chemical leukoderma in developing countries, where, for the same reasons, women are more commonly affected than males [78, 79].

Chemical leukoderma lacks definitive clinical diagnostic features. In fact, the disease appearance may be similar to vitiligo. However, chemical leukoderma can be diagnosed by the history of repeated exposure to a known or suspected depigmenting agent at the primary site, and by the presence of numerous confetti- or pea-sized round-to-oval macules. The spreading pattern may also be helpful: "a history of gradual coalescence of small discrete macules rather than the development of large macules with perifollicular sparing suggests chemical leukoderma" [119]. Obviously, the presence of small confetti-like macules depends on the time of the clinical observation, because they have a tendency to become confluent.

Any body site may be affected. Initially, the hands and forearms are involved, especially in occupational settings. In extra-occupational cases, the scalp and face are often affected; trunk involvement is rare. The forehead, hands and feet are affected in Indian patients owing to the application of "bindi" and "alta". Different localizations may be involved at the same time (56.6% of cases in an Indian case series) [78]. Chemical leukoderma develops not only at the site of chemical contact, but also at distant sites and can sometimes become extensive, possibly due to the involvement of several causative agents [78, 79, 84, 88, 90, 101, 105]. Among 864 cases reported in an Indian study, 73.7% presented macules confined to the exposed sites, while 26.3% also showed distant lesions [78]. Unlike vitiligo, chemical leukoderma can occasionally present with itching, however, this symptom is usually noted in cases of association with contact dermatitis [40, 78, 85, 88, 91]. This latter dermatosis, which is not a prerequisite for the development of chemical leukoderma, can be elicited by the same offending agent that causes chemical leukoderma, although with different pathogenic mechanisms. When faced with leukoderma associated with contact dermatitis, chemical-related Koebner's phenomenon in vitiligo should be excluded [120], as well as post-inflammatory leukoderma. Both Koebner's phenomenon and post-inflammatory leukoderma follow a single chemical injury, while in all cases of chemical leukoderma there is a history of repeated chemical insults.

Table 17.6 Consumer products inducing non occupational chemical leukoderma

"Bindi"
"Alta"
Adhesive tapes
Acrylates
Cinnamic aldehyde in toothpastes
Bleaching creams
Dyes
p-Phenylenediamine
Rodhamine B
Crocein Scarlet MOO
Germicidal phenolic detergents
Latex glues
Shoes
Wristwatch bands
Rubber products
Condoms
Stockings
Girdles
Bandages
Cosmetic face sponges

Wood's light examination shows a distinct prominence in most cases, whereas diascopy demonstrates distinct margins of the macules in all cases [78].

The delayed onset after the original contact ranges from 1 month to 24 years [77], with no linear correlation between the exposure duration and the extent of the dermatitis. The effect of depigmenting agents on the skin is most likely dose-dependent. In selected animal and human studies, higher concentrations of chemicals, such as PTBP, MBEH, or N-(2-mercaptoethyl)-dimethylamine hydrochloride, result in an increased or more rapid depigmentation [84, 108, 121]. According to Mathias, at low doses the chemicals inhibit melanin synthesis, while they are cytotoxic to melanocytes at higher doses [122]. Abnormal liver function tests, hepatosplenomegaly, and clinical and laboratory features of hypothyroidism are observed in a small percentage of cases [78, 87, 100]. Ocular disturbances are absent in chemical leukoderma [75].

A family history of vitiligo is present in 12.9% of cases, but of chemical leukoderma only in 0.7% [78].

Chemical Leukoderma Syndrome. A syndromic classification of chemical leukoderma which can explain all the clinical features and pathogenic mechanisms in an adequate manner has been reported [78, 79]. Chemical leukoderma syndrome details are reported in Table 17.7.

It is still unclear whether systemic chemical exposure, through inhalation, ingestion or injection, can cause chemical leukoderma. It is also difficult to prove that systemic features are caused by the chemical process, since clinical and laboratory findings of chemical leukoderma are common in the general population. However, the possibility that systemic organs involvement in chemical leukoderma may be a consequence of lymphatic and/or haematogenous spread of the causative chemical should be considered. Some patients continued to develop vitiligo lesions in various body areas for over a year, despite avoiding exposure to the contributory toxic chemicals. This was termed "chemical vitiligo" to describe a vitiliginous process that was initially elicited by chemicals and progressed even after the discontinuation of exposure [78, 79].

Personal Series. We have observed 23 cases of contact chemical leukoderma, 18 of which were occupational [5, 80]. In 17 cases, the hands and wrists were involved due to occupational contact with rubber gloves (Figs. 17.22, 17.23, 17.24, 17.25, and 17.26), whereas the peri-labial region was affected in another case due to contact with a rubber mouthpiece (Fig. 17.27). Among the 5 non-occupational cases, 2 showed linear horizontal lesions on the upper third of the legs after contact with rubber bands holding up socks, and 1 lesion on the trunk after contact with rubber slip bands (Fig. 17.28). One case showed depigmentation patches on the penis as a result of continuous use of rubber condoms. Our last case featured a single rounded achromic patch in the periumbilical region, due to contact with jeans metal buttons (Fig. 17.29); the patient denied having suffered a primary contact dermatitis in this area. Patch testing to 5% nickel sulfate resulted negative at 48 and 96 hours for irritant or allergic reactions, and no depigmented

Table 17.7 Chemical leukoderma syndrome (modified, by [78])

Stage I	Lesions only at the site of contact
Stage II	Lesions spread locally through lymphatics
Stage III A	Lesions at distant sites through haematogenous spread
Stage III B	Lesions at distant sites with systemic organ involvement
Stage III C[a]	Systemic introduction (injection, inhalation or ingestion) other than skin contact causing chemical leukoderma with or without systemic organ involvement
Stage IV	Distant spread of vitiligo-like lesions even after 1 year of strict avoidance of exposure to causal chemicals ("chemical vitiligo")

[a]Hypothetical stage, not yet proven

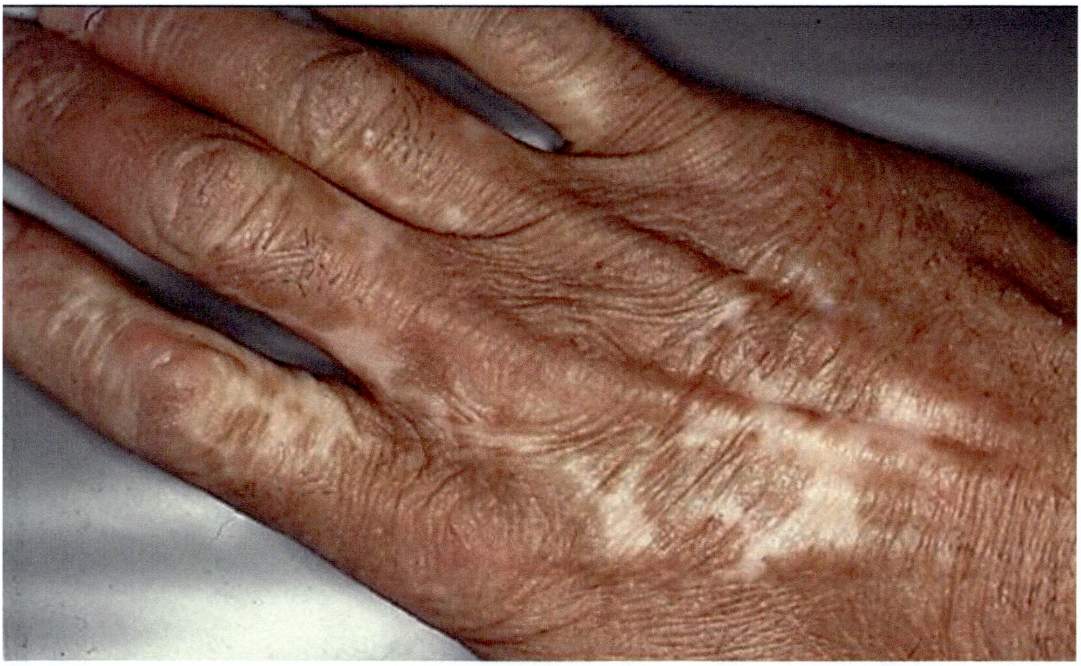

Fig. 17.22 Occupational contact chemical leukoderma due to rubber gloves use

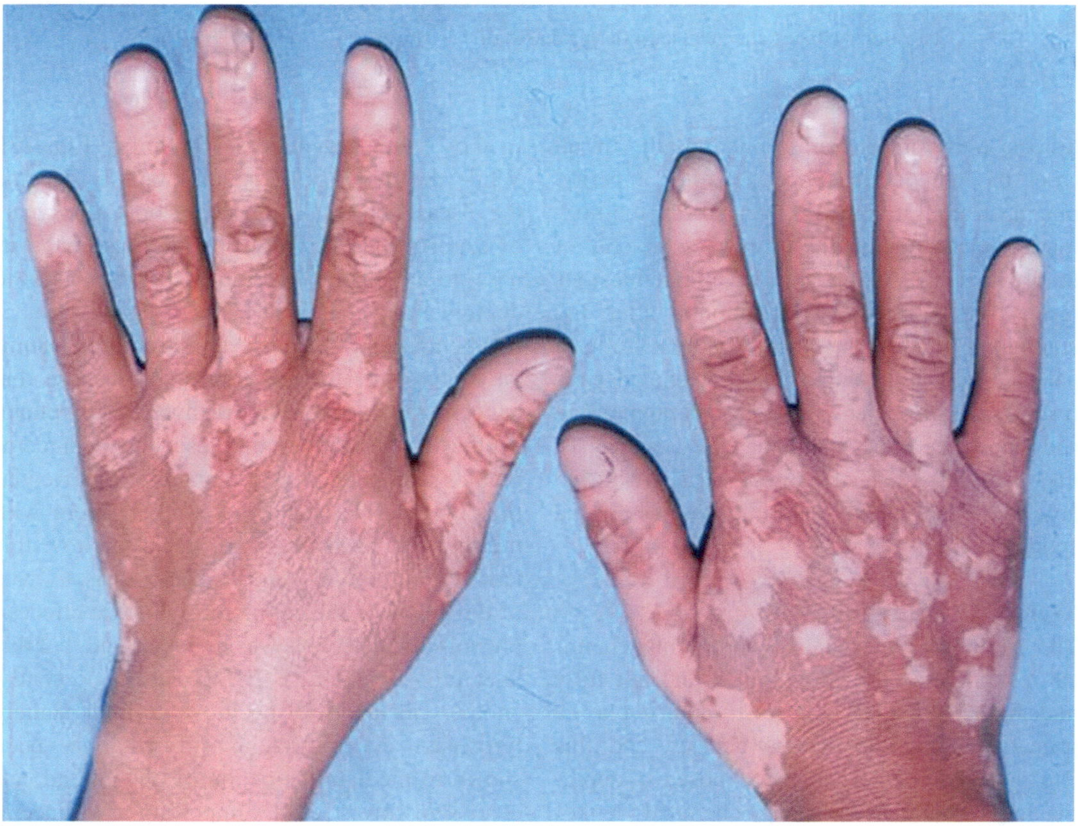

Fig. 17.23 Occupational contact chemical leukoderma due to rubber gloves use (Reproduced with permission by Bonamonte and Coll [5])

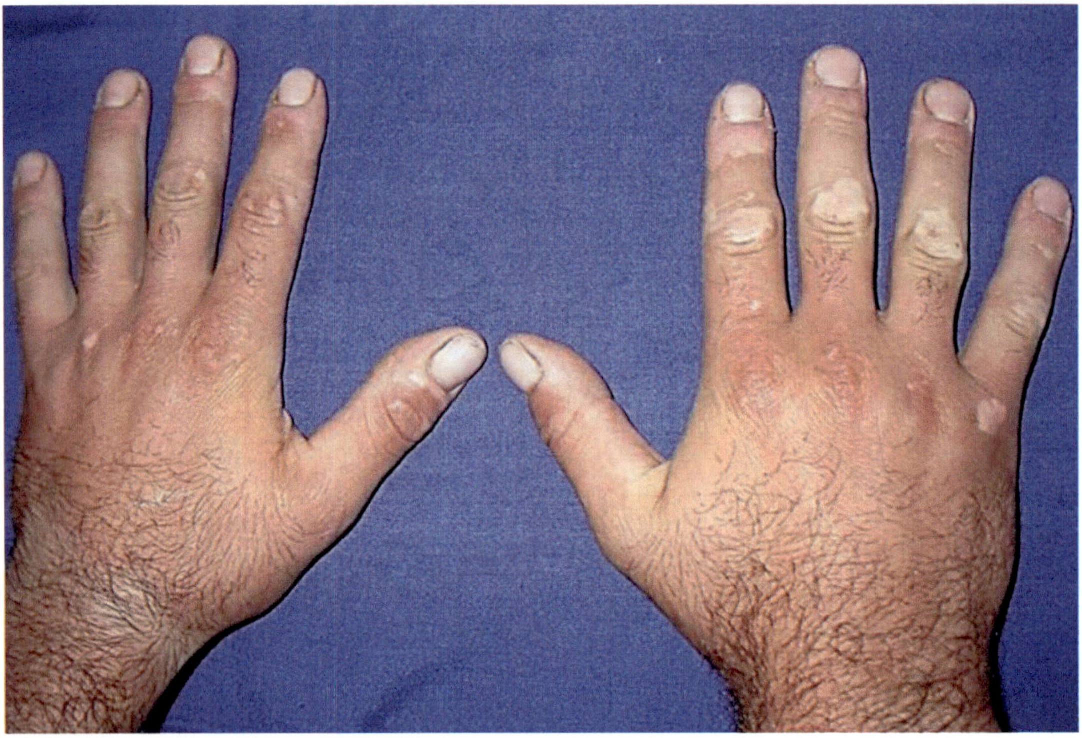

Fig. 17.24 Occupational contact chemical leukoderma due to rubber gloves use

lesions were present after one month. In all cases the leukoderma appeared after a period ranging from 4 months to 3 years after the noxious contact. Patients did not have a personal or family history of vitiligo, and the clinical lesions resolved spontaneously some months after discontinuing use of the agent. Patients refused patch testing with phenol and catechol derivatives and with other potentially depigmenting substances. In 2 occupational cases, biopsy of the lesion, performed on the wrists, showed absence of melanocytes and mild intraepidermal spongiosis.

17.2.1.3 Pathogenesis

The pathogenic mechanism underlying chemical leukoderma is fairly complex and not fully understood. First of all, host factors play a primary role in the disease genesis, and this explains why not all subjects exposed to depigmenting chemicals develop chemical leukoderma: chemicals damage melanocytes only in those with a genetic susceptibility [75, 77]. While the majority of patients rapidly develop the disease, others develop signs only after years of exposure [123]: these observations bear witness to a genetic variability in responses to depigmenting chemicals [75].

Phenols and catechols are structurally similar to tyrosine, the substrate of tyrosinase that triggers the biochemical pathway for melanin synthesis. Derivatives of these chemical compounds compete with tyrosine for hydroxylation by tyrosinase and therefore interfere with melanin synthesis. It is not yet clear how this leads to further melanocytes apoptosis. A role of tyrosinase in mediating the cytotoxic effect of phenols and catechols was hypothesized, but this later proved incorrect [77, 124–127]. Recently, another melanocyte-specific enzyme, namely tyrosinase-related protein-1 (Tyrp1), has been shown to mediate the action of phenol and catechol derivatives [128]. Supporting this concept, Tyrp 1 overexpression has been demonstrated

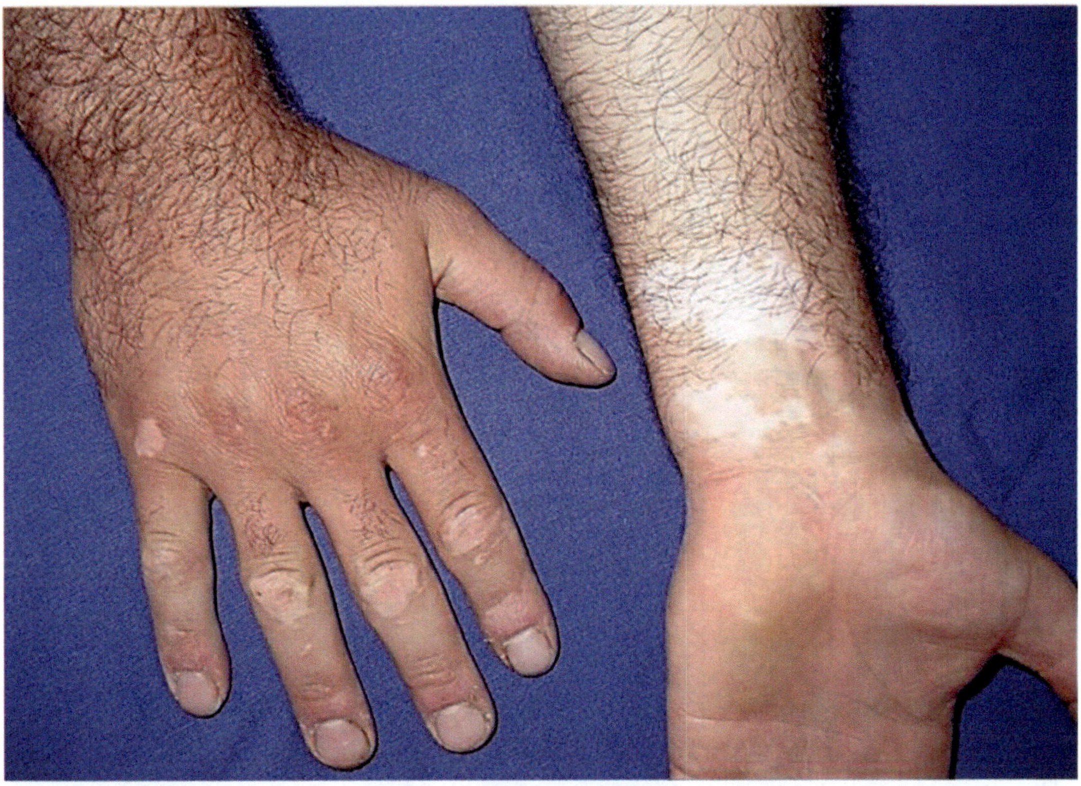

Fig. 17.25 Occupational contact chemical leukoderma of hands and wrists. The same case as in Fig. 17.24

in a line of cultured vitiligo melanocytes [129]. Tyrp 1 might act through the conversion of phenols and catechols into semiquinone free radicals and contemporary ROS generation, the latter causing oxidative stress on melanocytes [77]. In normal conditions, this oxidative stress triggers the activation of cellular free-radical scavenger pathways to prevent cell death. A genetic inability of melanocytes to tolerate and/or respond to oxidative stress in subjects with chemical leukoderma may underlie the development of the disease [19].

In a recent review of this issue, Ghosh used a pathogenic model of vitiligo experimentally induced by the tyrosine analogue PTBP to explain the chemical leukoderma pathogenic mechanism [79]. The lack of response to oxidative stress through antioxidant cellular enzymes (due to the melanocytes genetic susceptibility) determines not only elevated tumor necrosis factor-related apoptosis-inducing ligand death receptor expression, but also dendritic cell activation that can trigger, in the draining lymph nodes, cytotoxic T cells against melanocytes [130].

Different hypotheses have been proposed to explain the presence of lesions far distant from the initial contact area, observed in some cases of chemical leukoderma: autotransfer of the chemical from the hands to other parts of the body, or chemical absorption through inhalation or ingestion [75, 78, 79, 85]. The evidence supporting a systemic route of entry is based on depigmentation in animals following oral or parenteral administration of depigmenting agents, and on observations of selected cases in man [85]. The evidence that some workers developed abnormal liver enzymes also suggests a systemic absorption [87, 90]. Another suggestion is a local disease spread through the lymphatics

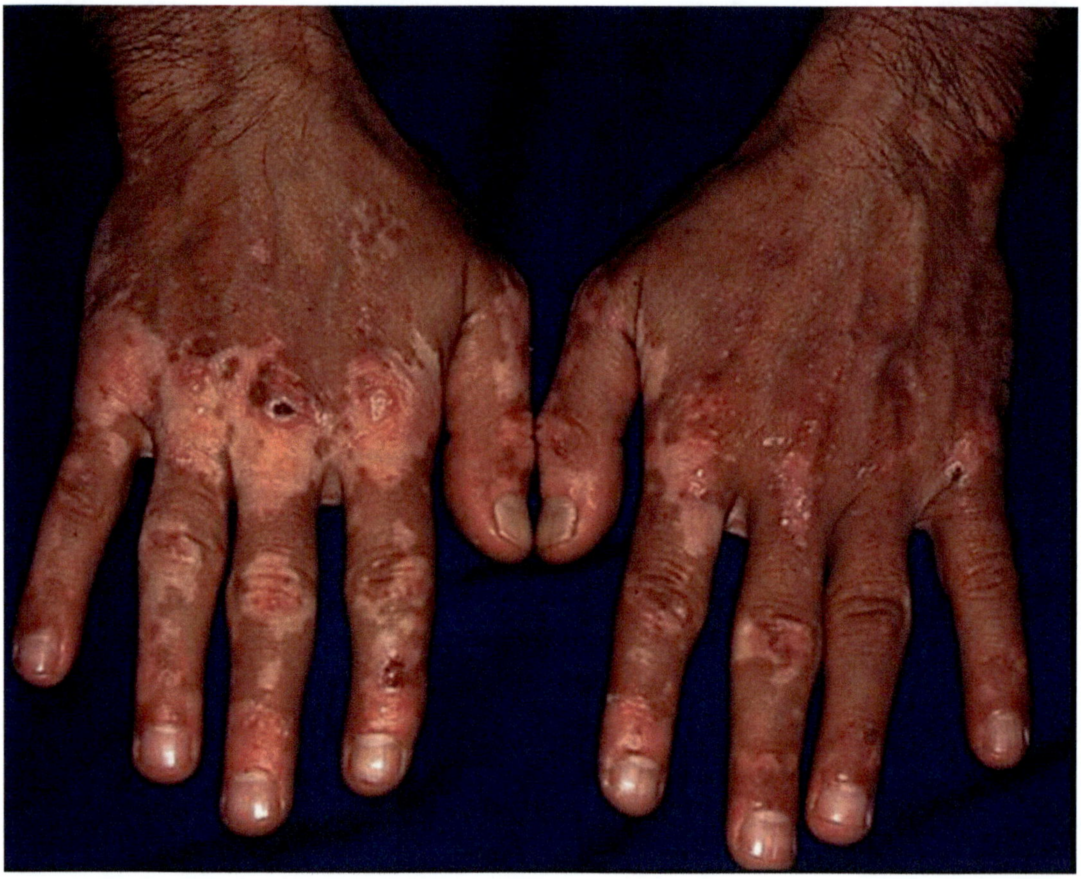

Fig. 17.26 Occupational contact chemical leukoderma due to rubber gloves use

and a distant spread through the haematogenous route, beyond the site of contact [78, 79].

It should be emphasized that the above-reported pathogenic mechanisms refer specifically to chemical leukoderma induced by phenol and catechol derivatives. Further studies on the mechanisms of action of other depigmenting substances are warranted [131].

17.2.1.4 Pathology

Fitzpatrick indicated that chemical leukoderma can easily be confused with idiopathic vitiligo [132]. Indeed, histologic examination is not helpful because both diseases show a decreased number or absence of melanocytes. The melanocytes present contain few, imperfectly melanized melanosomes, swollen mitochondria, many vacuoles, and premelanosomes with a pigment distribution of "abacus" type [84, 133]. In depigmented skin of chemical leukoderma, the presence of clear, dopa-negative and undetermined cells was noted between basal keratinocytes [134]. Unlike in vitiligo epidermidis, however, in chemical leukoderma there are no important keratinocytes and Langerhans cells alterations. In vitiligo, there are increased numbers of Langerhans cells, while in areas adjacent to macules, vacuoles are present in suprabasal keratinocytes and degeneration in basal keratinocytes; moreover, in active lesions there are lymphocytes in the superficial dermis [134, 135].

17.2.1.5 Experimental Reproduction

Gellin and Coll. discovered that the depigmenting effect of open local application of

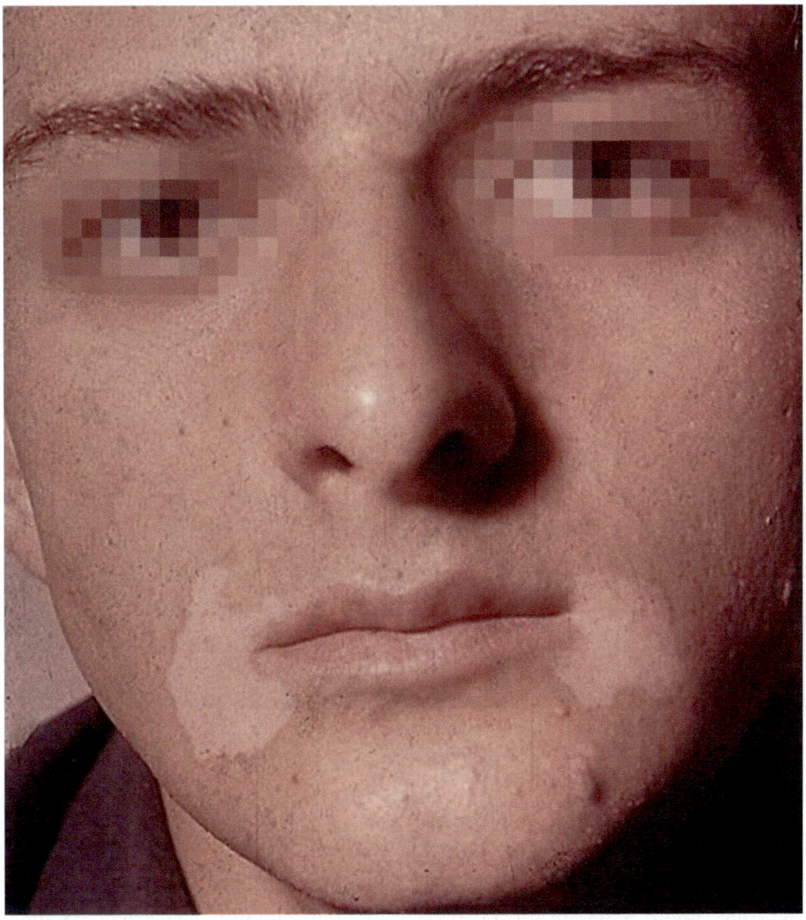

Fig. 17.27 Occupational contact chemical leukoderma due to rubber mouthpiece

PTBC to black guinea pigs appeared to be vehicle-dependent and occasionally seemed to be related to concomitant irritation. PTBC at concentrations of 0.005, 1.5, and 10 g/100 ml of acetone was ineffective, although the two higher concentrations were irritant. With dimethyl sulfoxide or with propylene glycol, a depigmentary (and irritant) effect of PTBC was seen with the 10 g per 100 ml solution but not with the 1 or 5 g solutions [88, 90].

Meanwhile, experimental incubation in human volunteers is dependent upon the strength, vehicle, method of external application (frequency, and open or closed patch), and site of application [88, 90]. Kahn reported that depigmentation, after closed patch testing on alternate days with 6% PTBP in alcohol, occurred after an average of 2 weeks [84].

17.2.1.6 Patch Testing

The role of patch testing is important in documenting cases of suspected chemical leukoderma. However, patch testing is not often performed for different reasons: lack of standardization and agreement, medico-legal reasons, ethical issues and psychological reasons.

As previously reported, the intrinsic depigmenting action of various melanocytotoxic substances is correlated not only to time but also to the doses. Therefore, the substances concentration for patch testing should be high, between

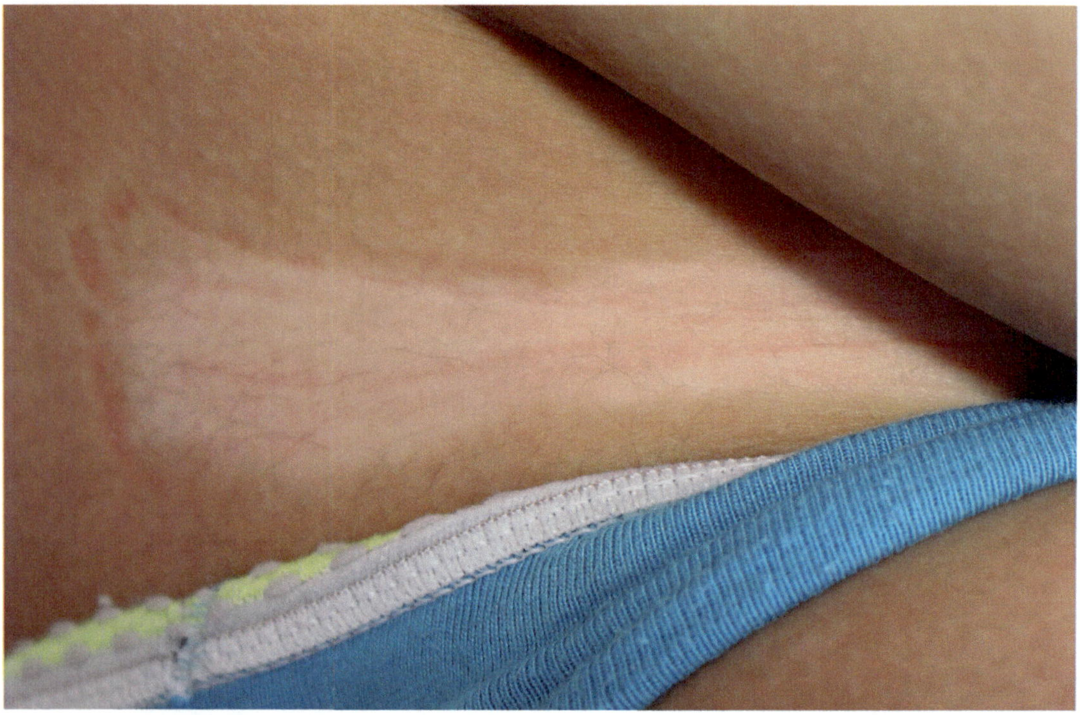

Fig. 17.28 Chemical leukoderma due to rubber band of slip

2 and 10%, as possible. Vehicles petrolatum, dimethyl sulfoxide, and propylene glycol are preferable to acetone. Patch tests should be read not only after 48–96 hours (to highlight an irritant or a rare allergic response), but also after 1 or more months (up to 6 months in some cases), since the reservoir of preformed melanin must be shed by the epidermis before depigmentation can be detected.

When testing for chemical leukoderma, false negatives are common in cases of use of unsuitable vehicles or low concentrations of the substance. The possible leukodermic response after an irritative and/or sensitizing patch test with a negative medical history and without clinical signs of chemical leukoderma should be considered a false positive response. Open tests are not useful in this disease.

Even if not present in all cases, depigmentation induced by patch testing persists for many months and depigmenting lesions can also arise long after. For these reasons, patch testing should be performed carefully, especially in darker-skinned individuals. It is always advisable to obtained specific informed consent from the patient and perform tests on covered areas, such as the buttocks.

17.2.1.7 Diagnosis and Differential Diagnosis

To diagnose chemical leukoderma there are no absolute criteria, but physical examination is usually adequate. Chemical leukoderma can be diagnosed clinically by a history of repeated exposure to a known or suspected depigmenting agent in the primary site, a macules distribution corresponding to chemical exposure and the presence of numerous acquired confetti- or pea-sized macules.

Generally, the diagnosis is easily made when a number of cases are clustered, typically in a factory where exposure to known depigmenting agents can occur. A detailed history is especially important in isolated cases and in cases involving litigation, to exclude other causes such as medications, trauma and burns. Chemical exposure and disease duration do not show

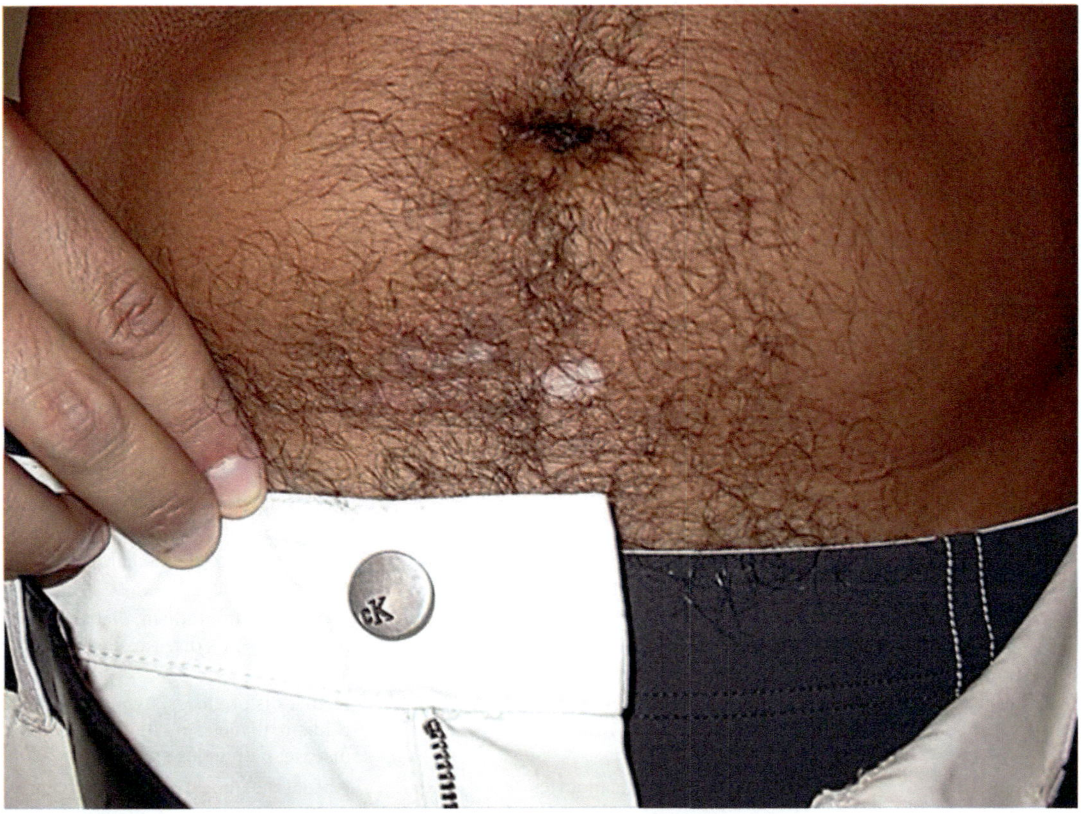

Fig. 17.29 Chemical leukoderma due to contact with jeans metal button

any linear correlation with the depigmentation severity and extension. In a patient with vitiligo diatheses, a leukoderma appearing after a "single" exposure to a chemical should be considered as a result of post-inflammatory leukoderma or chemicals-related koebnerization.

No helpful laboratory tests are available to confirm the diagnosis, except patch testing. Imbalances of some blood parameters, such as liver and thyroid enzyme levels, are not pathognomonic.

Examining the ingredients in a chemical formulation may be inadequate to detect the presence of chemicals inducing leukoderma, as the synthesis of by-products may create phenolic or catecholic depigmenting derivatives. In this situation, gas chromatography or other chemical analysis, such as thin-layer chromatography, infrared spectrophotometry, high pressure liquid chromatography, and paper chromatography may be required.

Several hypomelanosis disorders, either congenital or acquired, need to be differentiated from chemical leukoderma. Among genetic leukoderma forms, piebaldism, due to mutation of the KIT gene located on chromosome 4 in 4q12, manifests at birth or during the first months of life. Lesions are typically localized on the forehead, do not progress, and involve the hair ("white forelocks"). Other rare cutaneous abnormalities include hypo- and hyperpigmented lesions with a mosaic appearance. The differential diagnosis with albinism, a rare disorder due to absence or alterations of the tyrosinase enzyme, that involves the whole body surface area already at birth, is even easier. Hypopigmented spots also characterize tuberous sclerosis: usually observed at birth or during the first year of life, they remain unchanged in size and shape throughout life. These lesions are distributed asymmetrically on the body, in

Table 17.8 Comparative features of chemical leukoderma and vitiligo

Clues	Chemical leukoderma	Vitiligo
Age of onset	Usually adulthood	Aquired from birth to old age (median age: 20 years)
Small epidemics	Occupational environments	No
Lesions conforming to a history of repeated chemical exposure	Yes	No
Evolution: spreading	Possible	Possible
Confetti macules	Present	Absent
Macules color	White to off-white	Milk-white
Lesions distribution	Mainly hands, face, arms Remote macules	Symmetric, periorificial, segmental
Lesions margin	Sharp/ill-defined	Sharp
Diascopy	Distinct margins	Distinct margins
Wood's lamp	Enhanced contrast	Accentuated (degree of accentuation varies)
Special features	None	Trichrome/polychrome, occasional segmental pattern
Other skin changes	None	Scattered leukotrichia, halo nevi, alopecia areata
Systemic disease	None	Hypo/hyperthyroidism, diabetes mellitus, Addison's disease, pernicious anemia
Medical importance	None	Ocular disturbances, hypo/hyperthyroidism, diabetes mellitus, Addison's disease, pernicious anemia
Histology	Absent melanocytes	Absent melanocytes, keratinocytes and Langerhans cells alterations, lymphocytes in active lesions
Course	Resolution after identification and avoiding chemical exposure	Chronic/cyclic

particular the trunk and limbs, and can be of three different types: polygonal or oval macules, most commonly, lance-oval spots (classic "ashleafs"-shaped macules), and confetti spots (very small, 1 to 3 mm). Naevus achromicus may be present from birth and involves only one skin area; the hair in the involved area is always pigmented.

In acquired forms, depigmentation consists of white patches corresponding to the site of preceding inflammation. In pityriasis versicolor, hypopigmentation is associated with desquamation; lesions are typically localized on the trunk and show fluorescence under Wood's light; microscopy highlights iphae and spores. Pityriasis alba, observed mostly in children, is characterized by hypopigmented, scaly and poorly defined patches, localized on the cheeks, and upper portion of the limbs. Other clinical and histopathological specific signs accompany depigmentation of lupus erythematosus, sarcoidosis, leprosy and mycosis fungoides.

In 2–16% of patients with melanoma, vitiligo-like leukoderma is present in sites distant from the primary tumor, arising either spontaneously or more frequently after immunologic treatments [136–138]. Most patients will have melanoma-associated depigmentation within a few years of diagnosis. In some patients, vitiligo-like lesions may appear many years before the melanoma diagnosis [138–140]. Patients with melanoma-associated depigmentation showed a bilateral symmetric pattern corresponding to vitiligo, while few patients had unilateral asymmetric or focal hypopigmentation, and no case showed acrofacial lesions [141].

The real issue in clinical practice is the differential diagnosis with vitiligo, in particular with the "focal pattern" variety, with 1 or 2 asymmetric lesions localized in atypical areas. Unfortunately, there are no absolute laboratory or histologic criteria that can distinguish vitiligo from chemical leukoderma, and this often leads to misdiagnosis of the latter disease. Nevertheless, a careful examination can elicit several findings (Table 17.8). Histopathologic examination is not usually helpful in the differentiation of these two diseases because both have decreased numbers or absence of melanocytes. However, vitiligo may be associated with ocular disturbances, usually involving fundal pigment disorders; patients with uveitis were also found to have a higher than expected incidence of vitiligo [142, 143]. The presence or absence of depigmentation of the iris should be noted, and an ophthalmological examination is advised to document any other ocular disturbance. Vitiligo may also be associated with systemic disorders, such as thyroid disease, diabetes mellitus, Addinson's disease, alopecia areata, and pernicious anemia [120]. Despite isolated reports of abnormal thyroid studies or hepatosplenomegaly, most patients with chemical leukoderma are healthy, as shown by a recent European consensus report [144]. A family history of chemical leukoderma was found in only 7 of 864 cases (0.8%) [78]. Based on these data the authors believe that it is unlikely that patients with chemical leukoderma have a special family tendency to develop chemical leukoderma, and that it is probably an environmental rather than a genetic disease [78].

Chemical leukoderma does not show trichromic or polychromic lesions (probably due to a different gear in melanocytes apoptosis), or poliosis or leukotrichia without skin involvement, as we may see in vitiligo [79]. In chemical leukoderma the melanocytes "fragility" is due to specific persistent chemical stimuli, whereas in vitiligo, in addition to various precipitating factors, koebnerization occurs from physical or chemical contact as from the first exposure.

17.2.1.8 Prognosis and Treatment

Spontaneous repigmentation has been reported in some cases following avoidance of the causative agent [84, 85, 105]. Repigmentation is perifollicular, gradual and takes place over a period ranging from weeks to months. To improve the chances of reversibility of chemical leukoderma the offending chemical must be promptly withdrawn, always considering that different causal agents could be involved, especially in cases with spreading lesions. As far as prevention is concerned, patients should avoid all substances that can induce melanotoxicity, not only those causing the disease.

Long term follow-up studies (>1 year) indicate that in some cases of pure chemical leukoderma, despite avoiding offending chemical agents, vitiliginous patches still continue to develop in different parts of the body far from the primary site of involvement ("chemical vitiligo") [78, 79].

In the workplace it is important to prevent and minimize exposure to known depigmenting agents through environmental engineering and industrial hygiene measures. These include good work practices, local exhaust ventilation, chemical substitution and, as a last resource, personal protective equipment.

Therapies are the same as for vitiligo, in particular psoralens for topical and systemic use. Ehrenfeld treated a patient with hands contact leukoderma from a phenolic detergent germicide with methoxalen and a bank of blacklite at weekly intervals for 2 months; follicular repigmentation occurred after 6 treatments [145]. Limited therapy with systemic PUVA resulted in partial follicular repigmentation in one case with leukoderma from hair dye [91], while almost total repigmentation occurred in one patient with chemical leukoderma of the hands from rubber gloves [75].

17.2.1.9 Conclusions

Chemical leukoderma is an acquired form of cutaneous pigment loss induced by exposure to a variety of chemicals, in particular aromatic or aliphatic derivatives of phenols and catechols, that act through selective melanocytotoxicity.

Most cases result from skin contact, but chemical ingestion or inhalation can also be inducing factors. Although chemical leukoderma is reported as a disease with an occupational, industrial origin, and with hands and forearms involvement, it can be induced by a large number of non occupational consumer products, and hence involve all body surface areas. For this reason and probably due also to the globalization process, in recent years, the incidence of the affection has increased considerably, in particular in developing countries, likely due to lack of quality control of consumer products. It is significant that not all individuals exposed to depigmentary chemicals develop leukoderma. Some individuals seem to be especially sensitive to these agents, others less so, and yet others are not responsive at all. This observation suggests that only some subjects show susceptibility to specific chemicals.

Chemical leukoderma, that in some cases develops not only at the site of chemical contact but also at a distance, often mimics clinically idiopathic vitiligo and this leads to a misdiagnosis of chemical leukoderma as vitiligo. Various authors agree, however, that these two entities are distinguishable, if not histologically, then at any rate clinically. Fisher has pointed out different courses of these disorders [146, 147]. Other authors also agreed that chemical leukoderma can be clinically diagnosed by a history of documented and repeated exposure to a known or suspected depigmenting agent at the primary site, a distribution of macules corresponding to chemical exposure and the presence of numerous acquired confetti- or pea-sized macules [5, 78, 79, 135]. Cycles of pigment loss occur in vitiligo, alternating with periods of stability; these variations are not typical of chemical leukoderma [148].

In 1995, Cumming and Nordlund suspected that anecdotal cases of chemical leukoderma reported in the literature might have been vitiligo and attempted to answer the puzzling question why not all individuals exposed to depigmenting agents develop the disease [149]. Replying to the same article, Gellin, confident that chemical leukoderma is a fact and not a myth, imputed it to genetic susceptibility and the offending substance concentration, for unknown reasons [148]. These are still a mystery and extensive studies of the genetics of this disease are required. The incidence of chemical leukoderma seems to be higher than that of vitiligo, estimated at 0.5–1% in the general population [142, 144, 150].

Several other points related to the pathogenic mechanism of chemical leukoderma need to be clarified, such as the mechanism of action of different chemical agents (apart from phenols and catechols derivatives), that are potentially melanocytotoxic, the possible involvement of the humoral or cellular immune response, and the suspected role of a systemic route of entry of depigmenting agents. The last two points could confirm the hypothesis of a systemic chemical leukoderma and explain the presence of clinical manifestations far from the primitive skin contact area. In the vitiliginous patches of patients with a segmental and generalized type of idiopathic vitiligo, a diminished contact sensitivity reaction to dinitrochlorobenzene (DNCB) has been noted; on the other hand, in these lesions tuberculin reactivity was not suppressed [151]. Investigators suggested that diminished contact sensitivity might be due to functional changes in Langerhans cells or to an alteration of carrier (skin) proteins in lesions. It would be interesting to extend such research also to chemical leukoderma in order to gain a better understanding of the pathogenic mechanism.

To conclude, chemical leukoderma is an under-diagnosed, commonly acquired condition that mimics vitiligo, but can be clinically diagnosed. Until more studies of the pathogenic mechanisms become available, an early diagnosis of chemical leukoderma is of prime importance so as to discontinue exposure to offending

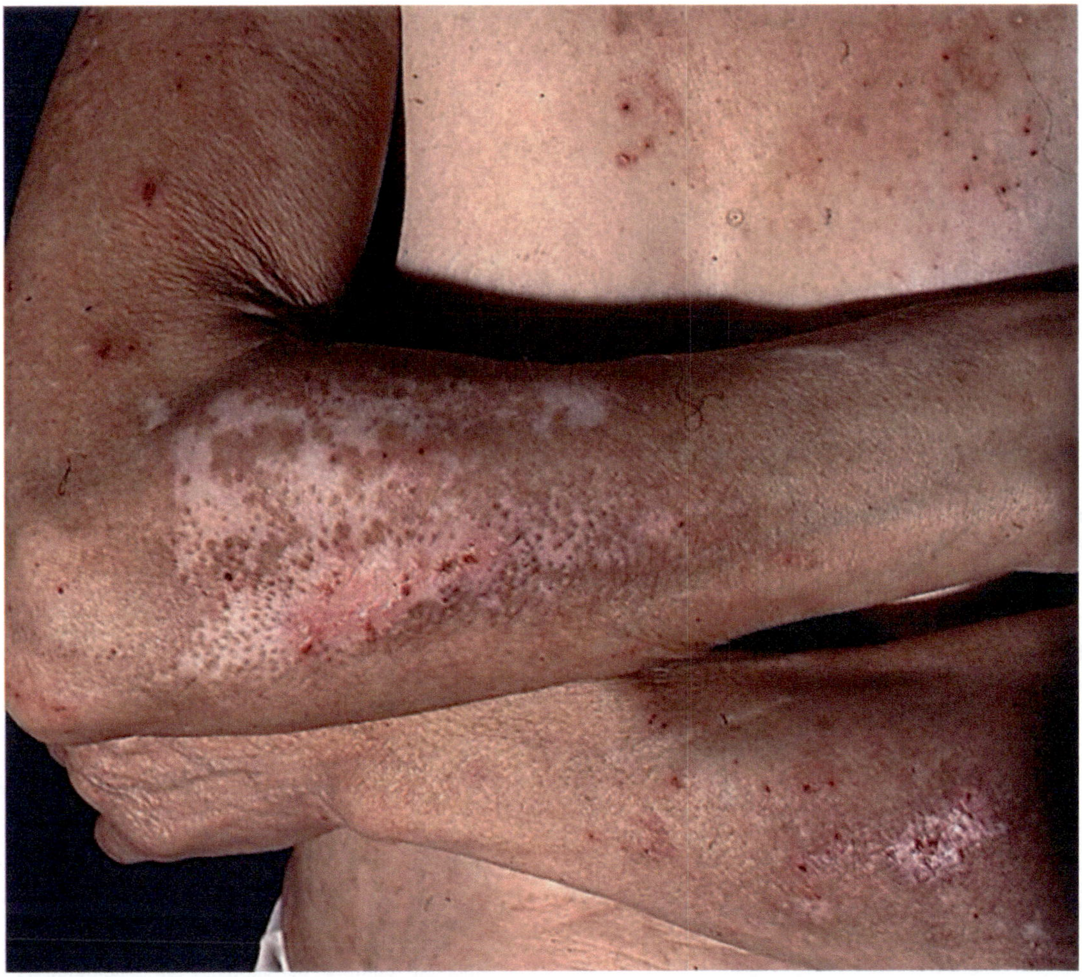

Fig. 17.30 Hypomelanosis after allergic contact dermatitis

chemicals and rapidly institute therapy, considering that this disease has a better outcome than vitiligo.

17.2.2 Postinflammatory Hypomelanosis in Contact Dermatitis

Hypomelanosis can ensue after any dermatological inflammatory process, especially in dark-skinned subjects. The most common causes are irritant and allergic contact dermatitis (Fig. 17.30). The pigment reduction is the result of the increased mitotic rate of keratinocytes in the active phase of the dermatitis, which is accompanied by a reduced melanocytes-to-keratinocytes melanosome transfer; they also exhibit a reduced transit time from the basal layer to being shed on the skin surface ("secondary melanopoenic leukoderma"). Nevertheless, a coexistence of hypermelanosis and hypomelanosis outcomes is entirely possible (Fig. 17.31) [5, 6, 152].

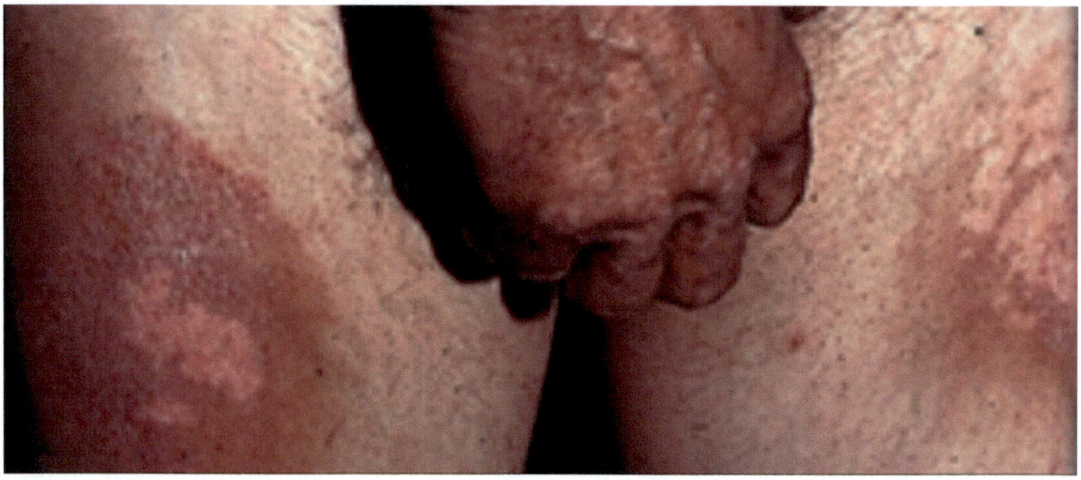

Fig. 17.31 Hypermelanosis and hypomelanosis after allergic contact dermatitis to phosphorus sesquisulfide in matches carried in trouser pockets

References

1. Fitzpatrik TB, Bernhard JD, Cropley TG. The structure of skin lesions and fundamentals of diagnosis. In: Freedberg IM, Eisen AZ, Wolff K, et al, editors. Dermatology in general medicine, 5th ed. New York: McGraw-Hill; 1999. p. 31.
2. Ortonne JP. La couleur de la peau humaine: de la recherche à l'esthétique. Ann Dermatol Venéréol. 2009;136(Suppl 6):5252.
3. Cox NH, Coulson IH. Diagnosis of skin disease. In: Burns T, Breathnach S, Cox N, et al, editors. Rooks' Textbook of dermatology, 8th ed. Oxford: Wiley-Blackwell; 2010. p. 5.1.
4. Anstey AV. Disorders of skin colour. In: Burns T, Breathnach S, Cox N, et al, editors. Rooks' textbook of dermatology, 8th ed. Oxford: Wiley-Blackwell; 2010. p. 58.1.
5. Bonamonte D, Foti C, Romita P, et al. Colors and contact dermatitis. Dermatitis. 2014;25:155.
6. Bonamonte D, Angelini G. Disordini pigmentari da contatto. Ann Ital Dermatol Allergol. 2001;55:1.
7. Mosher I, Fitzpatrik TB, Ortonne JP et al. Hypomelanoses and hypermelanoses. In: Freedberg IM, Eisen AZ, Wolf K, et al, editors. Dermatology in general medicine, 5th ed. New York: McGraw-Hill; 1999. p. 945.
8. Marzulli FN, Maibach HI. Perfume phototoxicity. J Soc Cosmet Chem. 1970;21:695.
9. Harber LP, Harris H, Leider M, et al. Berloque dermatitis. Arch Dermatol. 1954;90:572.
10. Zaynoun ST, Aftimos BA, Tenekjian KK, et al. Berloque dermatitis: a continuing cosmetic problem. Contact Dermatitis. 1981;7:111.
11. Meneghini CL, Angelini G. Le dermatiti da contatto. Roma: Lombardo Ed.; 1982.
12. Osmundsen PE. Contact dermatitis due to an optical whitener in washing powder. Br J Dermatol. 1969;81:799.
13. Osmundsen PE. Pigmented contact dermatitis. Br J Dermatol. 1970;83:296.
14. Piñol-Aguadé J, Grimalt F, Romaguera, et al. Dermatitis for blanquedores opticos. Med Cutan. 1971;5:249.
15. Ancona-Alayón A, Escobar-Márquez R, Gonzáles-Mendona A, et al. Occupational pigmented contact dermatitis from Naphthol AS. Contact Dermatitis. 1976;2:129.
16. Kawaki S, Kawashima T, Akiyama J, et al. Pigmented contact dermatitis to the dyes from night gown. Hifuka no Rinsho. 1985;27:91.
17. Hayakawa R, Matsunaga K, Kojima S, et al. Naphthol AS as a cause of pigmented contact dermatitis. Contact Dermatitis. 1985;13:20.
18. Nakayama I. Pigmented contact dermatitis and chemical depigmentation. In: Rycroft RJG, Menné T, Frosch PJ, et al, editors. Textbook of contact dermatitis, 2nd ed. Berlin: Springer; 2001. p. 381.
19. Ebihara T, Nakayama H. Pigmented contact dermatitis. Clin Dermatol. 1997;15:593.
20. Fujimoto K, Hashimoto S, Kozuka T, et al. Occupational pigmented contact dermatitis from azodyes. Contact Dermatitis. 1985;12:15.
21. Kokuza T, Tashiro M, Sano S, et al. Brilliant Lake Red R as a causes of pigmented contact dermatitis. Contact Dermatitis. 1979;5:297.
22. Hamada T, Horiguchi S. Chronic melanodermatitis due to rubber peephole of a ship radarscope. Contact Dermatitis. 1978;4:245.

23. Wattanakroi P, Miyamato L, Taylor JS. Occupational pigmentary disorders. In: Kanerva L, Elsner P, Wahlberg JE, et al., editors. Handbook of occupational dermatology. Berlin: Springer-Verlag; 2000. p. 280.
24. Nakayama H, Hanaoka H, Ohshiro A. Allergen controlled system. (ACS). Tokyo: Kaneara Shuppan Co.; 1974.
25. Mathias CGT. Pigmented cosmetic dermatitis from contact allergy to a toilet soap containing chromium. Contact Dermatitis. 1982;8:29.
26. Shenoi SD, Rao R. Pigmented contact dermatitis. Indian J Dermatol Venereol Leprol. 2007;73:285.
27. Goh CL, Kozuka T. Pigmented contact dermatitis from "kumkum". Clin Exp Dermatol. 1986;11:603.
28. Nath AK, Thappa DM. Kumkum-induced dermatitis. An analysis of 46 cases. Clin Exp Dermatol. 2007;32:385.
29. Hayakawa R, Matsumaya K, Arima Y. Airborne pigmented contact dermatitis due to musk ambrette in incense. Contact Dermatitis. 1987;16:96.
30. Pires MC, Silva Manoel, dos Reis V, Mitelmann R, et al. Pigmented contact dermatitis due to *Plathymenia foliosa* dust. Contact Dermatitis. 1999;40:299.
31. Nakayama H, Matsuo S, Hayakawa K, et al. Pigmented contact dermatitis. Int J Dermatol. 1984;23:239.
32. Minami S, Noma Y. Melanosis faciei feminae. Dermatol Urol. 1950;12:73.
33. Von Riehl G. Über eine eigenartige Melanose. Wien Klin Wochenschr. 1917;30:780.
34. Nakayama H, Harada R, Toda M. Pigmented cosmetic dermatitis. Int J Dermatol. 1975;15:673.
35. Serrano G, Pujol C, Cuadra J, et al. Riehl's melanosis: pigmented contact dermatitis caused by fragrances. J Am Acad Dermatol. 1989;21:1057.
36. Matsuo S, Nakayama H. A case of pigmented dermatitis induced by cinnamic derivatives. Hifu. 1984;26:573.
37. Nakayama H. Perfume allergy and cosmetic dermatitis. Jpn J Dermatol. 1974;84:659.
38. Sato N. An investigation on the serum hormone levels at ovarial and luteal phases of melasma patients. Jpn J Dermatol. 1987;97:937.
39. Nakayama H. Photocontact dermatitis. Allergy Clin. 1996;2:205.
40. Levantin A, Almeyda J. Drug-induced changes in pigmentation. Br J Dermatol. 1973;89:105.
41. Burge KM, Winkelmann RF. Mercury pigmentation. Arch Dermatol. 1970;102:51.
42. Fountain RB. Occupational melanoderma. Br J Dermatol. 1967;79:59.
43. Zenorola P, Bisceglia M, Lomuto M. Ashy dermatosis associated with contact allergy. Contact Dermatitis. 1994;31:53.
44. Tanii T, Koho T, Katoh J, et al. A case of prurigo pigmentosa considered to be contact allergy to chromium in an acupuncture needle. Acta Derm Venereol. 1991;71:66.
45. Vonterheid EC, Van Scott EJ, Grekin DA. Topical chemotherapy and immunotherapy of mycosis fungoides: intermediate-term results. Arch Dermatol. 1977;133:454.
46. Schwartz L, Tulipan L, Birmingham DT. Dermatosis caused by metals. In: Schwartz L, Tulipan L, Birmingham DT, editors. Occupational disease of the skin. Philadelphia: Lea & Fabiger; 1957. p. 260.
47. Dickerson DB, Smith TH. Antimony, arsenic and their compounds. In: Zen ZC, editors. Occupational medicine, 2nd ed. Chicago: Year Book Medical; 1988. p. 509.
48. Adams RM. Occupational skin disease. In: Freedberg IM, Eisen AZ, Wolff K, et al, editors. Fitzpatrick's dermatology in general medicine, 5th ed. New York: McGraw-Hill; 1999. p. 1609.
49. Mosher D, Fitzpatrick TB, Hortonne JP, et al. Normal skin color and general considerations of pigmentary disorders in general medicine. In: Freedberg IM, Eisen AZ, Wolff K, et al, editors. Fitzpatrick's dermatology in general medicine, 5th ed. New York: McGraw-Hill; 1999. p. 936.
50. Vierkötter A, Schikowski T, Ranft V, et al. Airborne particle exposure and extrinsic skin aging. J Invest Dermatol. 2010;130:2719.
51. Bonamonte D, Foti C, Lionetti N, et al. Photoallergic contact dermatitis to 8-methoxypsoralen in *Ficus carica*. Contact Dermatitis. 2010;62:343.
52. Emmet EA. Fototoxicity and photosensitivity reactions. In: Adams RH, editor. Occupational skin disease, 2nd ed. Philadelphia: Saunders; 1983. p. 184.
53. Rietschel RL, Fowler JF Jr. Contact photodermatitis. In: Rietschel RL, Fowler JF Jr, editors. Fisher's contact dermatitis, 4th ed. Baltimore: Lippincott Williams & Wilkins; 1995. p. 524.
54. Bonamonte D, Foti C, Angelini G. Hyperpigmentation and contact dermatitis due to *Juglans regia*. Contact Dermatitis. 2001;44:101.
55. Buckley WR, West W. Persistent dye staining of the skin. Arch Dermatol. 1970;102:71.
56. Fregert S, Poulsen J, Trulson L. Yellow stained skin from sodium nitrite in an etching agent. Contact Dermatitis. 1980;6:296.
57. Fregert S, Trulson L. Yellow stained skin from dinitrosalicylic acid. Contact Dermatitis. 1980;6:362.
58. Cohen SR. Yellow staining caused by 4,4′-methylenedianiline exposure. Arch Dermatol. 1985;121:1022.
59. Mallory SB, Miller OF, Tyler WB. *Toxicodendron radicans* dermatitis with black laquer deposit on the skin. J Am Acad Dermatol. 1982;6:363.
60. Mallory SB, Hurwitz RM. Black-spot poison ivy dermatitis. Clin Dermatol. 1986;4:149.
61. Guin JD. The black spot test for recognizing poison ivy and related species. J Am Acad Dermatol. 1980;2:332.
62. Wahlberg JE. Metals and skin. In: Maibach HI, editor. Occupational and industrial dermatology, 2nd ed. Chicago: Year Book; 1987. p. 348.

63. Buckley WR. Localized argyria. Arch Dermatol. 1963;88:531.
64. Blackadder ES, Nanderson WB. Occupational absorption of tellurium: a report of two cases. Br J Indust Med. 1975;39:59.
65. Agris J. Adventitious tattooings. J Dermatol Surg. 1976;2:72.
66. Bettley FR. Colliers' stripes: the coal mimers' dermatitis. Br J Dermatol. 1940;52:129.
67. Reyner CE. Pigmentation following the use of iron salts. Arch Dermatol. 1939;40:380.
68. Traub EF, Tennen JS. Permanent pigmentation following application of iron salts. JAMA. 1936;106:1711.
69. Sutton RL. Pigmentation of the skin due to iron (copperas) applied locally. JAMA. 1937;108:112.
70. Bonamonte D, Vestita M, Angelini G. Accidental occupational fireworks tattoo. Indian J Dermatol Venereol Leprol. 2015;81:279.
71. Urbach E, Pillsbury DM. Black dermographism. JAMA. 1943;121:485.
72. Hurley HJ. Black dermographism. Arch Dermatol. 1960;81:329.
73. Fisher AA. Black dermographism. A physical phenomenon. Cutis. 1974;13:18.
74. Gellin GA, Maibach HI. Chemically induced depigmentation. In: Maibach HI, Lowe N, editors. Models in dermatology. Basel: Karger; 1985. p. 443.
75. Wattanakrai P, Miyamoto L, Taylor JS. Occupational pigmentary disorders. In: Kanerva L, Elsner P, Wahlberg JE, et al., editors. Handbook of occupational dermatology. Berlin: Springer; 2000. p. 280.
76. Ortonne JP, Bahadoran P, Fitzpatrick TB, et al. Hypomelanosis and hypermelanosis. In: Freedberg IM, Eisen AZ, Wolff K, et al., editors. Fitzpatrick's dermatology in general medicine. New York: McGraw Hill; 2003. p. 836.
77. Boissy RE, Manga P. On the etiology of contact/occupational vitiligo. Pigment Cell Res. 2004;17:208.
78. Ghosh S, Mukhopadhyay S. Chemical leucoderma: a clinico-aetiological study of 864 cases in the perspective of a developing country. Br J Dermatol. 2009;160:40.
79. Ghosh S. Chemical leukoderma: what's new on etiopathological and clinical aspects? Indian J Dermatol. 2010;55:255.
80. Bonamonte D, Vestita M, Romita P, et al. Chemical leukoderma. Dermatitis. 2016;27:90.
81. Oliver EA, Schwartz L, Warren LH. Occupational leukoderma: preliminary report. JAMA. 1939;113:927.
82. Chumakov NN, Babanov GP, Smirnov AG. Vitiliginoid dermatoses in workers of phenol formaldehyde resin. In: Chumakov NN, Babanov GP, Simarov AG, editors. Bulletin Dermatol. Moscow: State Publishing Firm of Medical Literature; 1962. p. 143.
83. Okmura Y, Shirai T. Vitiliginous lesions occurring among workers in a phenol derivative factory. Jpn J Dermatol. 1962;7:617.
84. Kahn G. Depigmentation caused by phenolic detergent germicides. Arch Dermatol. 1970;102:177.
85. Malten KE, Seutter E, Hara I, et al. Occupational vitiligo due to paratertiary butylphenol and homologues. Trans St Johns Hosp Dermatol Soc. 1971;57:115.
86. Calnan CD. Occupational leukoderma from alkyl phenols. Proc Roy Soc Med. 1973;66:258.
87. James O, Mayes RW, Stevenson CJ. Occupational vitiligo induced by *p*-tert-butylphenol, a systemic disease? Lancet. 1977;2:1217.
88. Gellin GA, Possick PA, Davis IH. Occupational depigmentation due to 4-tertiary butyl catechol (TBC). J Occup Med. 1970;12:386.
89. Bleehen SS, Pathak MA, Hori Y, et al. Depigmentation of skin with 4-isopropylcatechol, mercaptoamines, and other compounds. J Invest Dermatol. 1968;50:103.
90. Gellin GA, Possick PA, Perone VB. Depigmentation from 4-tertiary butyl catechol–an experimental study. J Invest Dermatol. 1970;55:190.
91. Taylor JS, Maibach HI, Fisher AA, et al. Contact leukoderma associated with the use of hair colors. Cutis. 1993;52:273.
92. Pandhi RK, Kumar AS. Contact leukoderma due to 'bindi' and footwear. Dermatologica. 1985;170:260.
93. Bajaj AK, Gupta SC, Chatterjee AK. Contact depigmentation from free para-tertiary-butylphenol in bindi adhesive. Contact Dermatitis. 1990;22:99.
94. Bajaj AK, Gupta SC, Chatterjee AK. Contact depigmentation of the breast. Contact Dermatitis. 1991;24:58.
95. Bajaj AK, Gupta SC, Chatterjee AK. Footwear depigmentation. Contact Dermatitis. 1996;35:117.
96. Bajaj AK, Gupta SC, Chatterjee AK, et al. Hair dye depigmentation. Contact Dermatitis. 1996;35:56.
97. Bajaj AK, Pandey RK, Misra K, et al. Contact depigmentation caused by an azo dye in alta. Contact Dermatitis. 1998;38:189.
98. Miyamoto L, Taylor JS. Chemical leukoderma. In: Hann SK, Nordlund JJ, editors. Vitiligo: a monograph on the basic and clinical science. Oxford: Blackwell Science Ltd.; 2000. p. 269.
99. Rietschel R, Fowler JF Jr. Contact leukoderma (vitiligo) hyperpigmentation and discolorations from contactants. In: Rietschel R, Fowler JF Jr, editors. Fisher's contact dermatitis, 5th ed. Philadelphia: Lippincott Williams & Wilkins; 2001. p. 571.
100. Rodermund OE. Occupational vitiligo caused by paratertiarybutylphenol. Arch Dermatol. 1976;112:554.
101. Calnan CD, Cooke MA. Leukoderma in industry. J Soc Occup Med. 1974;24:59.
102. Malten KE. Paratertiary butylphenol depigmentation in a "consumer". Contact Dermatitis. 1975;1:181.

103. Malten KE. Dermatological problems with synthetic resins and plastics in glues. Dematosen. 1984;32:81.
104. Angelini E, Marinaro C, Carrozzo AM, et al. Allergic contact dermatitis of the lip margins from para-tertiary-butylphenol in a lip liner. Contact Dermatitis 1993;28:146.
105. Horio T, Tanaka K, Komura J. Depigmentation due to paratertiary butyl catechol. Int Arch Occup Environ Health. 1977;39:127.
106. Gawkrodger DJ, Cork MJ, Bleehen SS. Occupational vitiligo and contact sensitivity to para-tertiary butyl catechol. Contact Dermatitis. 1991;25:200.
107. Duffield JA. Depigmentation of skin by quinol and its monobenzyl ether. Lancet. 1952;1:1164.
108. Frenk E, Loi-Zedda P. Occupational depigmentation due to a hydroquinone-containing photographic developer. Contact Dermatitis. 1980;6:238.
109. Kersey P, Stevenson CJ. Vitiligo and occupational exposure to hydroquinone from servicing self-photographing machines. Contact Dermatitis. 1981;7:285.
110. Das M, Tandon A. Occupational vitiligo. Contact Dermatitis. 1988;18:184.
111. Smith TL. Depigmentation from 2% hydroquinone cream. Schoch Lett. 1981;31:48.
112. Fisher AA. Can bleaching creams containing 2% hydroquinone produce leukoderma? J Am Acad Dermatol. 1982;7:134.
113. Fisher AA. Leukoderma from bleaching creams containing 2% hydroquinone. Contact Dermatitis. 1982;8:272.
114. Markey AC, Black AK, Rycroft RJ. Confetti-like depigmentation from hydroquinone. Contact Dermatitis. 1989;20:148.
115. Tosti A, Gaddoni G, Piraccini BM, et al. Occupational leukoderma due to phenolic compounds in the ceramics industry? Contact Dermatitis.1991;25:67.
116. Brancaccio R, Cohen D. Contact leukoderma secondary to paraphenylenediamine. Contact Dermatitis. 1995;32:313.
117. Kanerva L, Estlander T. Contact leukoderma caused by patch testing with dental acrylics. Am J Contact Dermatitis. 1998;9:196.
118. Mathias CG, Maibach HI, Conant MA. Perioral leukoderma simulating vitiligo from use of a toothpaste containing cinnamic aldehyde. Arch Dermatol. 1980;116:1172.
119. Ortonne JP, Mosher DB, Fitzpatrick TB. Hypomelanosis secondary to irradiation and physical trauma, chemical hypomelanosis, hypomelanosis associated with inflammation. In: Parrish JA, Fitzpatrick TB, editors. Vitiligo and other hypomelanoses of hair and skin. US, New York: Springer; 1983. p. 475.
120. Mosher DB, Fitzpatrick TB. Chemical leukoderma. In: Sober AJ, Fitzpatrick TB, editors. Yearbook of Dermatology. Boston: Moshy; 1994. p. 3.
121. Denton CR, Lerner AB, Fitzpatrick TB. Inhibition of melanin formation by chemical agents. J Invest Dermatol. 1952;18:119.
122. Mathias C. Occupational dermatoses. In: Zenz C, editor. Occupational medicine, 2nd ed. Chicago: Yearbook; 1988. p. 132.
123. O'Malley MA, Mathias CG, Priddy M, et al. Occupational vitiligo due to unsuspected presence of phenolic antioxidant byproducts in commercial bulk rubber. J Occup Med. 1988;30:512.
124. Picardo M, Passi S, Nazzaro-Porro M, et al. Mechanism of antitumoral activity of catechols in culture. Biochem Pharmacol. 1987;36:417.
125. Yang F, Boissy RE. Effects of 4-tertiary butylphenol on the tyrosinase activity in human melanocytes. Pigment Cell Res. 1999;12:237.
126. Yang F, Sarangarajan R, Le Poole IC, et al. The cytotoxicity and apoptosis induced by 4-tertiary butylphenol in human melanocytes are independent of tyrosinase activity. J Invest Dermatol. 2000;114:157.
127. Nabai H, Mehregan AH. Rubber-induced depigmentation secondary to a wrist splint. Cutis. 1994;53:295.
128. Manga P, Sarangarajan R, Rammath E, et al. 4-Ter-butyl-phenol cytotoxicity is mediated by tyrosinase related protein-1. Mol Biol Cell. 2002;135:306.
129. Le Poole IC, Yang F, Brown TL, et al. Altered gene expression in melanocytes exposed to 4-tertiary butyl phenol (4-TBP): upregulation of the A2b adenosine receptor 1. J Invest Dermatol. 1999;113:725.
130. Kroll TM, Bommiasamy H, Boissy RE, et al. 4-Tertiary butyl phenol exposure sensitizes human melanocytes to dendritic cell-mediated killing: relevance to vitiligo. J Invest Dermatol. 2005;124:798.
131. Solano F, Brigant S, Picardo M, et al. Hypopigmenting agents: an updated review on biological, chemical and clinical aspects. Pigment Cell Res. 2006;19:550.
132. Fitzpatrick TB. Vitiligo. Int J Dermatol 1973;12:202.
133. Frenk E, Pathak MA, Szabó G, et al. Selective action of mercaptoethylamines on melanocytes in mammalian skin: experimental depigmentation. Arch Dermatol. 1968;97:465.
134. Frenk E, Kocsis M. Adhesive tape induced depigmentation. An ultrastructural study and comparison with vitiligo and vitiliginous depigmentation associated with melanoma. Dermatologica. 1974;148:276.
135. Mosher DB, Fitzpatrick TB, Ortonne JP, et al. Hypomelanose and hypermelanoses. In: Freedberg IM, Eisen AZ, Wolff K, et al, editors. Fizpatrick's dermatology in general medicine, 5th ed. New York: McGraw-Hill; 1999. p. 945.
136. Rosenberg SA, White DE. Vitiligo in patients with melanoma: normal tissue antigens can be targets for cancer immunotherapy. J Immunother Emphasis Tumor Immunol. 1996;19:81.

137. Becker JC, Guldberg P, Zeuthen J, et al. Accumulation of identical T cells in melanoma and vitiligo-like leukoderma. J Invest Dermatol. 1999;113:1033.
138. Hartmann A, Bedenk C, Keikavoussi P, et al. Vitiligo and melanoma-associated hypopigmentation (MAH): shared and discriminative features. J Dtsch Dermatol Ges. 2008;6:1053.
139. Schallreuter KU, Levenig C, Berger J. Vitiligo and cutaneous melanoma. A case study. Dermatologica. 1991;183:239.
140. Quaglino P, Ortoncelli M, Comessatti A, et al. Circulating CD4+CD25 bright FOXP3+T cells are up-regulated by biological therapies and correlate with the clinical response in psoriasis patients. Dermatology. 2009;219:250.
141. Naveh HP, Rao UN, Butterfield LH. Melanoma-associated leukoderma—immunology in black and white? Pigment Cell Melanoma Res. 2013;26:796.
142. Nordlund JJ, Taylor NT, Albert DM, et al. The prevalence of vitiligo and poliosis in patients with uveitis. J Am Acad Dermatol. 1981;4:528.
143. Wagoner MD, Albert DM, Lerner AB, et al. New observations on vitiligo and ocular disease. Am J Ophthalmol. 1983;96:16.
144. Taïeb A, Picardo M, Members VETF. The definition and assessment of vitiligo: a consensus report of the Vitiligo European task force. Pigment Cell Res. 2007;20:27.
145. Ehrenfeld ID. Depigmentation due to phenolic detergent germicide treated with methoxalene and blacklite. Arch Dermatol. 1971;104:216.
146. Fisher AA. Differential diagnosis of contact leukoderma and idiopathic vitiligo. Part I. Cutis. 1994;53:158.
147. Fisher AA. Differential diagnosis of idiopathic vitiligo. Part III: Occupational leukoderma. Cutis. 1994;53:278.
148. Gellin GA. Chemical leukoderma. Am J Contact Dermatitis. 1995;6:126.
149. Cummings MP, Nordlund JJ. Chemical leukoderma; fact or fancy. Am J Contact Dermatitis. 1995;6:122.
150. Picardo M, Dell'Anna ML. Vitiligo. In: Giannetti A, Del Forno C, editors. Textbook of dermatology and sexually transmitted diseases. Padova: Piccin Nuova Libraria; 2013. p. 2207.
151. Uehara M, Miyauchi H, Tanaka S. Diminished contact sensitivity response in vitiliginous skin. Arch Dermatol. 1984;120:195.
152. Meneghini CL, Angelini G. Hypopigmentation following acute contact dermatitis from a match box. Contact Dermatitis. 1975;1:55.

Contact Dermatitis in Children

18

Domenico Bonamonte, Caterina Foti, Giulia Gullo and Gianni Angelini

From the moment of birth, children's skin is exposed to numerous environmental stimuli and can therefore be affected by a number of different clinical pictures of contact dermatitis [1–5].

18.1 Contact Irritation

Indeed, in children, and in particular in newborns, the skin is particularly sensitive to irritants. Factors that contribute to the high incidence of primary irritant reactions include the wide use of topical antiseptics, the prolonged skin contact with feces and urine, and the frequent occlusion conditions. The most common clinical patterns of primary irritant contact dermatitis are perianal dermatitis, dermatitis of the napkin area, and perioral dermatitis.

An irritant contact dermatitis to plastic hospital identification bracelets in the newborn has also been described [6].

18.1.1 Perianal Dermatitis of the Newborn

The incidence of this condition ranges from 5 to 20%, being higher in newborns fed with cow's milk formula than with mother's milk [7–9]. The attribution of this difference to a higher fecal pH in formula-fed infants [8] has not been confirmed [9]. Although the precise cause remains unknown it is likely that perianal eczematous eruptions are an irritant response to fecal constituents, although clearly individual susceptibility also plays a role.

In the majority of cases the affliction appears in the first 8 days of life. The erythema, of variable intensity, extends for about 2–4 cm around the anus; in more severe forms it is associated with edema and erosions. It resolves spontaneously in 1–2 months. It may be associated with napkin dermatitis.

18.1.2 Irritant Contact Dermatitis of the Napkin Area

Irritant contact dermatitis in the napkin area (neither the term "napkin dermatitis", used to

D. Bonamonte (✉) · C. Foti · G. Gullo
Department of Biomedical Science and Human Oncology, University of Bari "Aldo Moro", Bari, Italy
e-mail: domenico.bonamonte@uniba.it

G. Angelini
Professor of Dermatology, University of Bari "Aldo Moro", Bari, Italy

G. Angelini et al. (eds.), *Clinical Contact Dermatitis*, https://doi.org/10.1007/978-3-030-49332-5_18

refer to any pathological process occurring in this zone, nor the term "diaper dermatitis", referred to the causal factor alone, are to be taken as synonyms) is linked to various factors whose relative importance and combination type can vary in each case [10–13]. However, it rarely occurs except when diapers are being used and there is some degree of urinary or fecal incontinence.

18.1.2.1 Etiology

One factor that has a role in the etiology of the complaint is friction between the skin and the diaper. In fact, the sites most affected are those where there is the greatest friction, namely the internal surface of the thighs and convex surface of the genitals and buttocks. It is very likely the friction that causes the initial alterations of the stratum corneum.

Maceration of the corneum in damp conditions is an important predisposing factor. Damp conditions make the skin more fragile and increase the skin susceptibility to friction damage. Thus, the simple combination of friction and damp may be responsible for many mild cases of irritant contact dermatitis in the diaper zone. Moreover, the barrier function is altered when the skin is damp, increasing the transepidermic permeability and so making the skin more prone to irritation [12, 14, 15]. In any case, in itself, prolonged skin occlusion can produce erythema, especially if the site is continually damp [16].

The presumed role of ammonia, produced through bacterial degradation of urinary urea, as an important causal factor is no longer supported, since the ammonia levels present in diapers in the morning and the presence of urea-degrading bacteria are not different in babies with or without primary irritant dermatitis of the napkin area [12, 13]. The bacteria isolated in affected babies do not release ammonia faster or in greater quantities than in healthy babies. Moreover, it has been shown that different concentrations of ammonia in the urine do not cause significant erythema when applied in occlusion for 24 hours on babies' skin, whereas erythema does arise when the skin is previously abraded [12]. Therefore, ammonia can aggravate the eruption when the skin integrity is impaired.

The urinary pH may have a role, not due to a direct effect on the skin but due to the increased action of fecal proteases that accompanies the higher pH values [15]. Ureases, produced by various fecal bacteria, increase the pH in the presence of urine, which would explain the observation that babies fed cow's milk are more prone to dermatitis than breastfed babies, since the feces of the former babies are more easily colonized by bacteria producing ureases [17]. Finally, urine seems to increase the transdermic permeability to a greater extent than plain water does [15].

Feces have an irritant action on the skin due to their enzymes content, produced by various bacteria [18, 19]. The irritant effect of these enzymes is reinforced by other factors such as the altered barrier function and high pH.

Additionally, there is still widespread use of liquid soaps [20] and talcum powder, both of which can increase the risk of irritant dermatitis.

Quantitative studies have demonstrated that the bacterial flora isolated in children with irritant contact dermatitis of the napkin area is no different from those isolated in the same area in healthy children [13, 21]. It has also been shown that the type of dermatitis of the napkin area does not affect the bacterial flora [22].

Instead, an etiological role of *Candida albicans*, isolated in most cases of dermatitis of the napkin area but only rarely in the same area in healthy children, is much more likely [13, 21, 23]. There is also a correlation between the severity of the dermatitis and fecal levels of *C. albicans* [11]. However, the role of *C. albicans* is complicated by the issue of the relation between dermatitis of the napkin area and candidosis in the same area. According to most authors, the latter may be considered a complication of the former. Experimental maceration of the skin by occlusion is a requisite in order to achieve engraftment of *C. albicans* [24], and this fungus can colonize the skin affected by dermatitis of the napkin area when it is present in the feces.

Importance has often been attributed to detergents and antiseptics used to wash diapers, in the onset or increased severity of the complaint. However, the rinsing action of modern washing machines makes persistence of sufficient quantities of these substances on diapers as to cause problems an unlikely event. Moreover, the observation of the dermatitis also when disposable diapers are used implies that such factors do not have a significant role.

The use of broad-spectrum antibiotics in infants seems to increase the incidence of irritant dermatitis of the napkin area [25], in parallel with increased values of *C. albicans* at the level of the rectum and skin in these infants.

In short, the precise etiology of the dermatitis is still unknown. Friction and maceration are important predisposing factors. Proteolytic and lipolytic enzymes have an irritant action, above all when the barrier function is impaired and the environment is characterized by a high pH. The increased pH is linked to the action of fecal ureases on the urine and to the newborn's diet. When present in the feces, *C. albicans* aggravates the complaint.

18.1.2.2 Clinical Features

Irritant contact dermatitis of the napkin area does not generally manifest before the third week of life. It most often starts between the third and the twelfth week, showing a peak between the seventh and twelfth week.

The incidence of the complaint is not known but very probably it is rarer than in the past, due to the generalized use nowadays of disposable diapers, even if about 50% of infants are affected to some extent in some moment of their infancy [11]. Both sexes and all races develop the complaint.

The most common clinical form is erythema of the convex surfaces in direct contact with the diaper: the buttocks, genitalia, lower abdomen, pubic area, and upper thighs (Figs. 18.1, 18.2, 18.3, and 18.4). The groin folds are generally

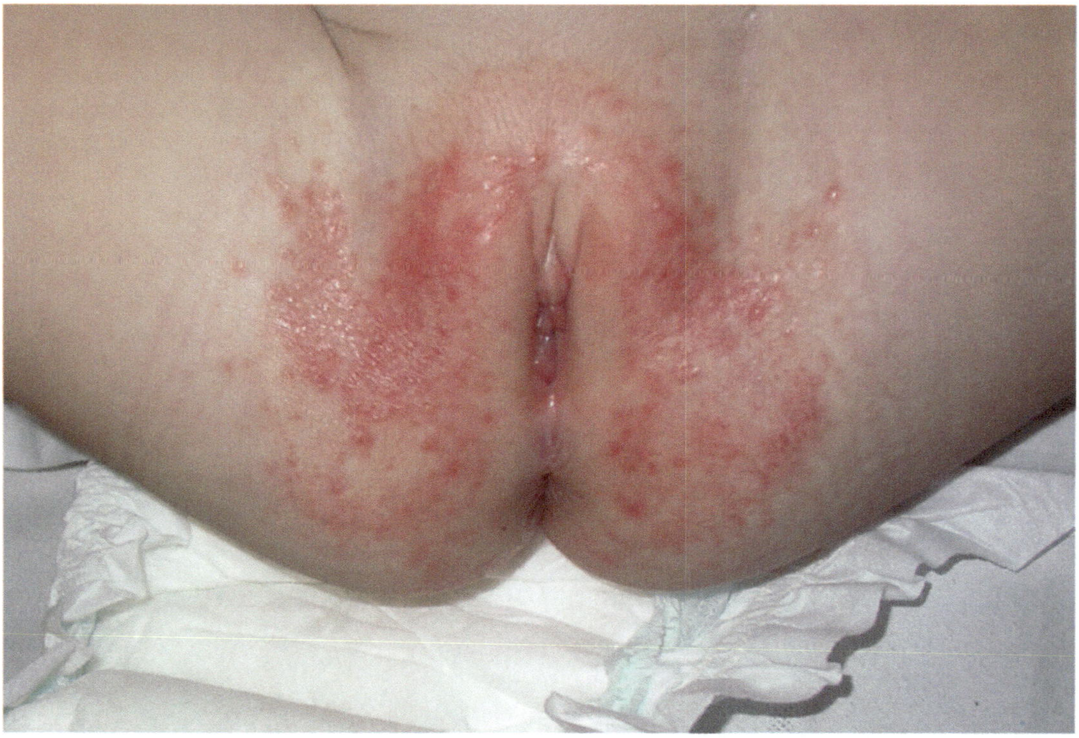

Fig. 18.1 Contact dermatitis of the napkin area

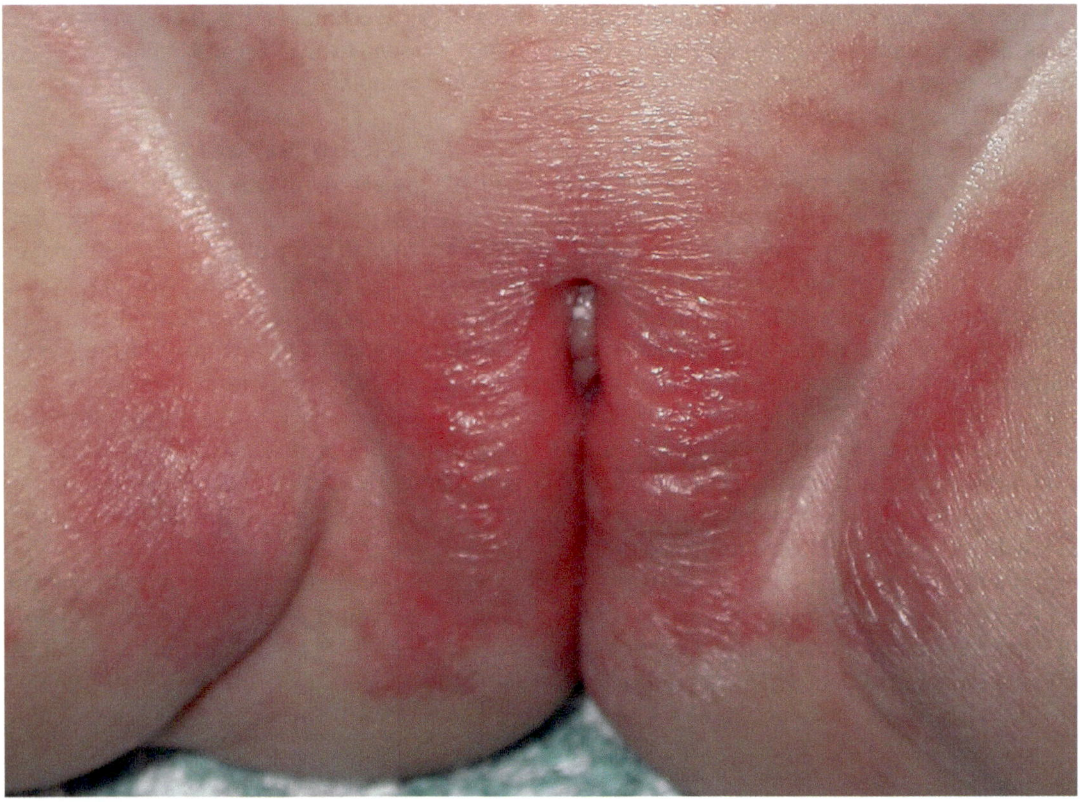

Fig. 18.2 Contact dermatitis of the napkin area

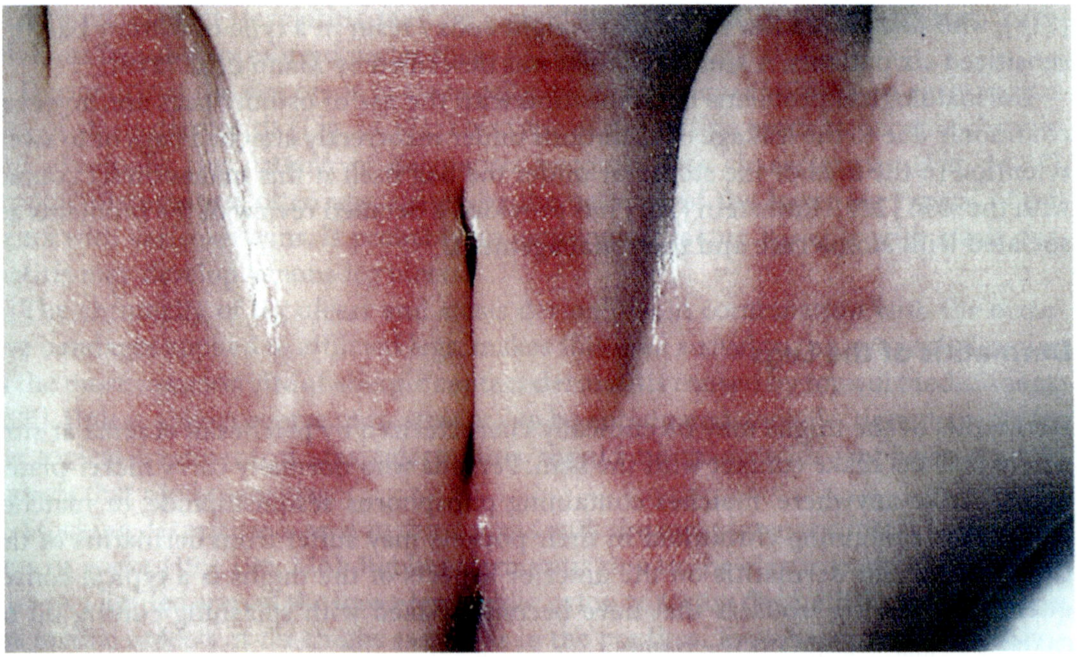

Fig. 18.3 Contact dermatitis of the napkin area with erythema of the convex surfaces

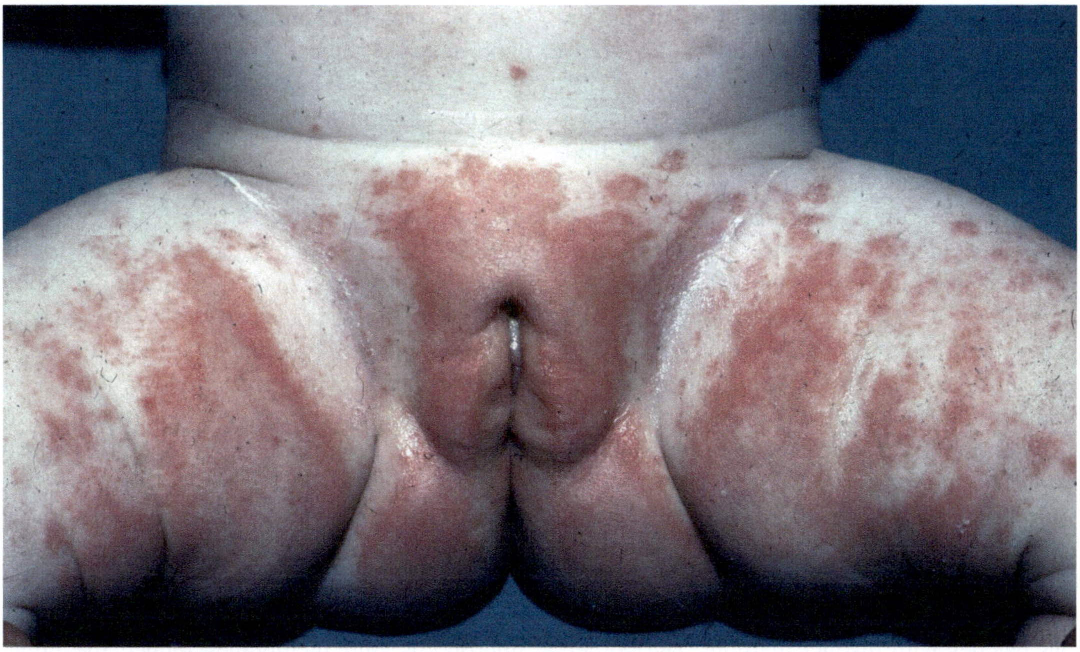

Fig. 18.4 Contact dermatitis of the napkin area with erythema of the convex surfaces

spared. In some cases, the eruption is confined to the diaper margins and brought on by skin friction or prolonged contact with clothing at the edges of the diaper.

Another described pattern is a localized eruption at the lateral areas of the upper thighs and buttocks, bilaterally or more often unilaterally, affecting the areas in direct contact with the bands that fasten the diaper [26, 27]. This effect could be due to irritation, but could also be an effect of contact sensitization to rubber or glue chemicals [28].

In acute forms, the erythema has a glazed appearance and is followed by epidermic detachment. Long-lasting cases present fine desquamation. A post-inflammatory hypopigmentation can persist in racially pigmented infants. Occasionally, the picture is of vesico-erosive type, evolving to superficial rounded ulcerative lesions with raised crater-like margins. Involvement of the genitals can lead to dysuria, or to acute urine retention in male newborns, severely affecting the gland.

Another clinical variant is intense erythema affecting the deepest parts of the folds, with clear, scaly margins along which small pustules are evident. The latter are scattered also in the peripheral zones of the erythema (satellite lesions). The eruption is associated with a remarkable proliferation of *C. albicans*, present also in the feces.

A less common clinical variant is psoriasiform erythematous lesions with fairly adherent desquamation, of micaceous type. The eruption (commonly termed napkin psoriasis) features an acute onset and rapid spread [29]. It has been noted that children with this clinical variant have a greater risk of onset of true psoriasis already in childhood or later as adults [30–33].

The herpetiform clinical variant is very rare; it shows vesico-pustulous erosive lesions (similar to those of herpes simplex) [34], and superimposed gluteal granulomas, due to the prolonged use of topical corticosteroids.

The eruption can also affect distant sites, such as the lateral faces of the thighs, internal faces of the knees and heels, especially if particularly occlusive plastic diapers are used. In some cases an acute disseminated eruption with no apparent cause is observed: the clinical aspect is of nummular lesions of the trunk and confluent erythematous-squamous areas at the axillae and the neck.

Irritant dermatitis of the napkin area can also be the first sign of atopic dermatitis or of childhood seborrhoeic dermatitis. The histological picture is generally of a primary irritant dermatitis, with epidermal spongiosis and mild inflammatory changes in the dermis.

As regards the prognosis, primary irritant napkin dermatitis nearly always responds to treatment and resolves when diapers are no longer used. However, the complaint may be the first sign of susceptibility to a chronic dermatitis, such as atopic dermatitis or psoriasis.

18.1.2.3 Differential Diagnosis

In the second week of life the diaper zone can be affected by a rash featuring confluent erythematous patches with distinct margins. The borders of these lesions present desquamation or pustules, and around them there are usually satellite pustules. This clinical picture, together with oral candidosis, is typical of neonatal candidiasis, an infection transmitted to the newborn at birth. Differential diagnosis of this rash must be made with a *Candida* infection superimposed on dermatitis of the napkin area.

In cases of primary irritant napkin dermatitis resistant to suitable treatment, differential diagnosis with a zinc deficiency should be taken into account, especially in cases of premature birth. Even if plasma levels of zinc are normal this does not exclude the diagnosis. A zinc deficiency is normally associated with involvement of the perioral zones, erosive paronychia and lesions of the palmar creases of the hands.

One of the most frequent clinical pictures of Langerhans' cell histiocytosis in children is intertrigo, that appears during the first weeks of life. Initially, the eruption presents as small yellowish papules, that tend to become confluent and ulcerate. The scalp is almost always involved, and in particular the retroauricular folds.

It is also possible to observe, albeit only occasionally, dermatophyte infections of the napkin zone. The clinical aspect, that may be modified by topical corticosteroid treatment, may be difficult to distinguish, at differential diagnosis, from a postprimary irritation of the same site.

18.1.2.4 Treatment

In each case the individual etiological factors must be analysed. Particular attention should be paid to the diapers. The use of good quality disposable diapers, particularly those containing absorbent gelling materials, yields a lower incidence of dermatitis than the traditional washable cotton diapers [11, 35–37]. The gels absorb about 80 times their own weight of water: this reduces the skin wetting and hence maceration [38]. With this type of diapers the skin pH values remain within normal range [35]. Highly absorbent diapers with added "breathable" microporus film membranes reduce the prevalence of *C. albicans* and the incidence of dermatitis [39]. Moreover, the use of diapers whose internal layer is impregnated with an emollient, usually white soft paraffin, reduces the severity of the dermatitis [39].

Frequent changing of diapers is essential, especially after defecation. The use of antiseptic solutions before washing cotton diapers is a common and adequate measure: quaternary ammonium compounds are the best choice, and benzalkonium chloride is perhaps the one most commonly used. Machine washing is most appropriate but "biological" detergents should not be used. Drying diapers outside in the sun makes them stiff and should be avoided.

Care of the skin should be scrupulously carried out at each diaper change. If the diaper is dry a water-repellent emollient like white paraffin can be used. If wet, then the skin should be washed with water and an emollient milk, dried and then treated with the water-repellent cream. This must be done very gently, with minimum friction. The use of talcum powder and other non prescription preparations should be discouraged. Topical corticosteroids are useful, preferentially 1% hydrocortisone in an ointment base, to be applied twice a day after the bath.

However, it should be remembered that they will have a greater power of absorption in occlusion. It is important to bear in mind that in male newborns it is possible that corticosteroids absorption may interfere with the descent of the testes [40]. A superimposed *Candida* infection must be treated with topical antimycotics.

18.1.3 Contact Cheilitis and Perioral Dermatitis

These complaints, linked to irritant contact with foods (citrus fruits, tomato, fish), can develop above all in the first 2–3 years of life in both atopic and non atopic subjects. The irritation can also be induced by saliva, especially if the child continually licks the lips and surrounding skin ("lick eczema") (Figs. 18.5, 18.6, 18.7, 18.8, and 18.9). If objects are sucked on, this may be the cause of perioral dermatitis among infants and very small children [5]. Erythema, desquamation and dry skin are associated with characteristic burning, pricking sensations, pruritus and tingling.

18.2 Contact Allergy

Contact sensitization and allergic contact dermatitis are common in children and more frequent than was previously believed [1–5, 41–64]. In the past, allergic contact dermatitis was considered rare in children on two grounds: that there might be reduced exposure to allergens and that the child's immune system could be less susceptible to contact allergens. Various studies in more recent years have demonstrated that the incidence of contact allergy in children increases with age, while the percentage of positive reactions to patch tests ranges very widely, from 25.2 to 95.6% [41–64]. This great variation is likely due to differences in study design, patient

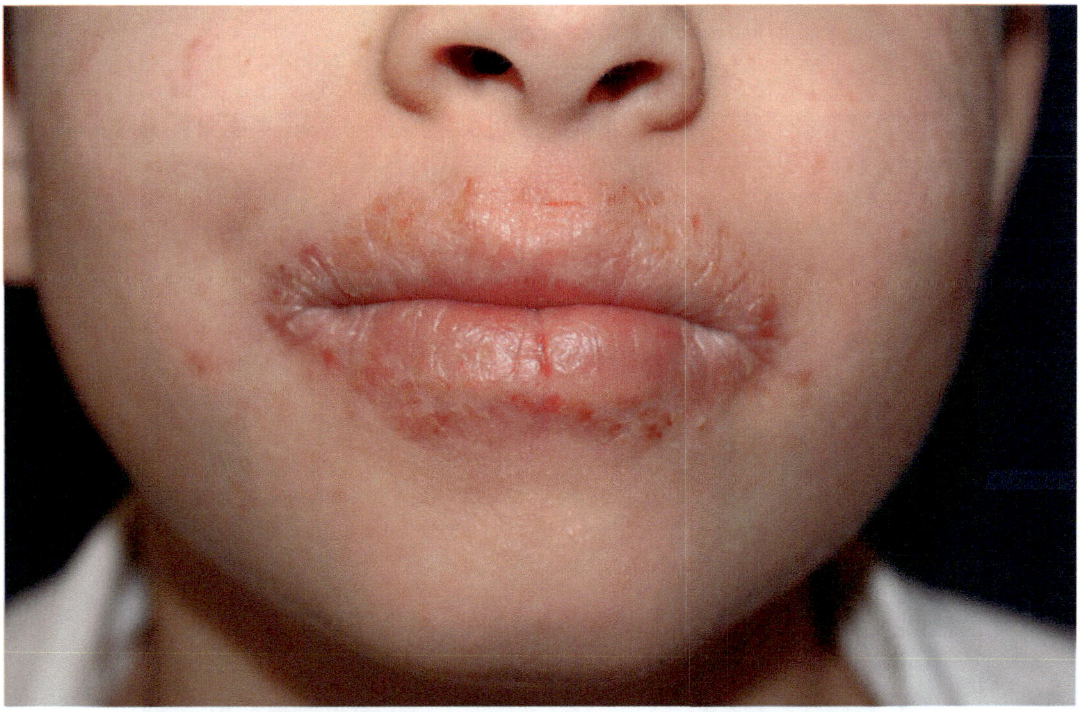

Fig. 18.5 Irritant contact cheilitis and perioral dermatitis induced by saliva

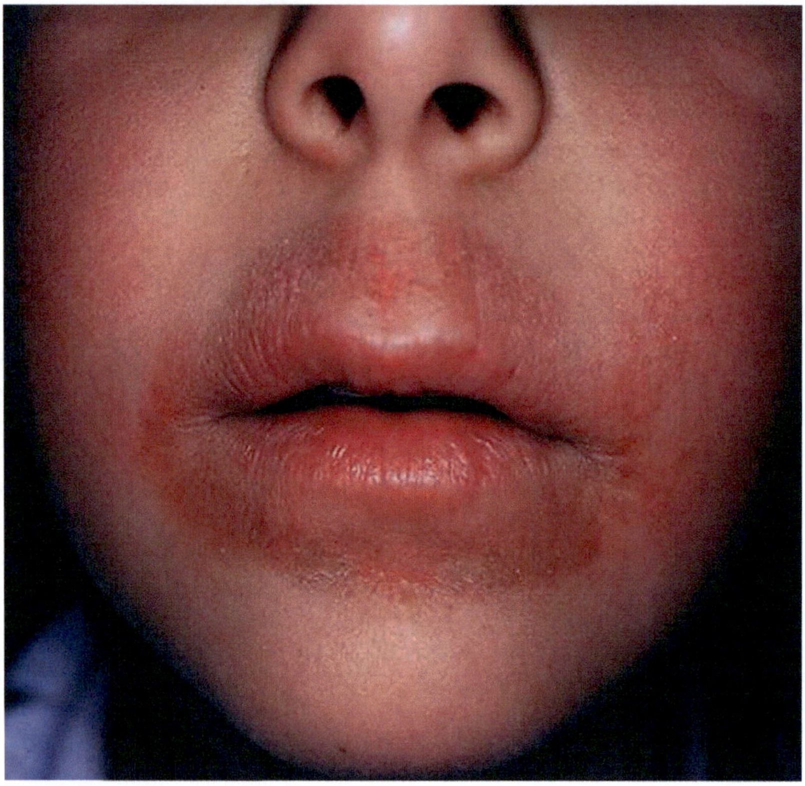

Fig. 18.6 Irritant contact cheilitis and perioral dermatitis induced by saliva

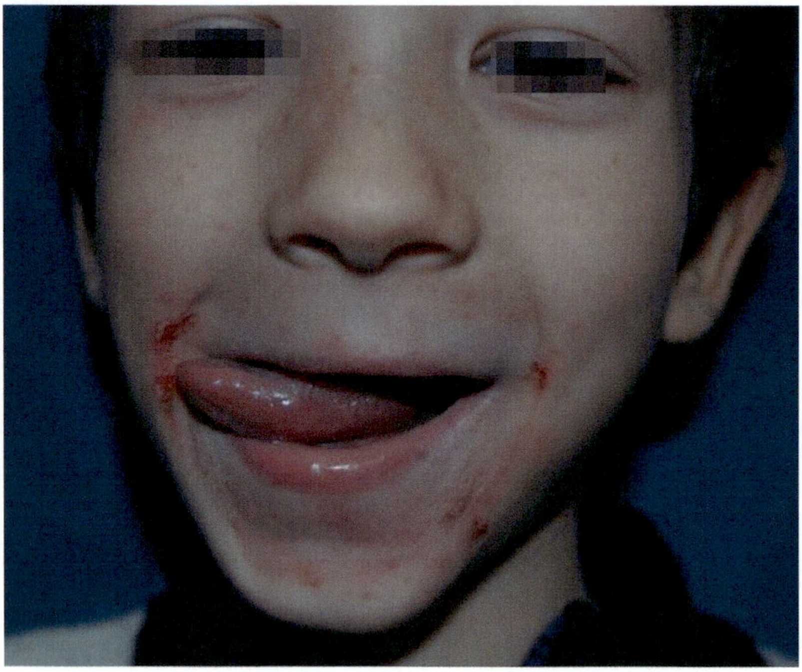

Fig. 18.7 "Lick eczema"

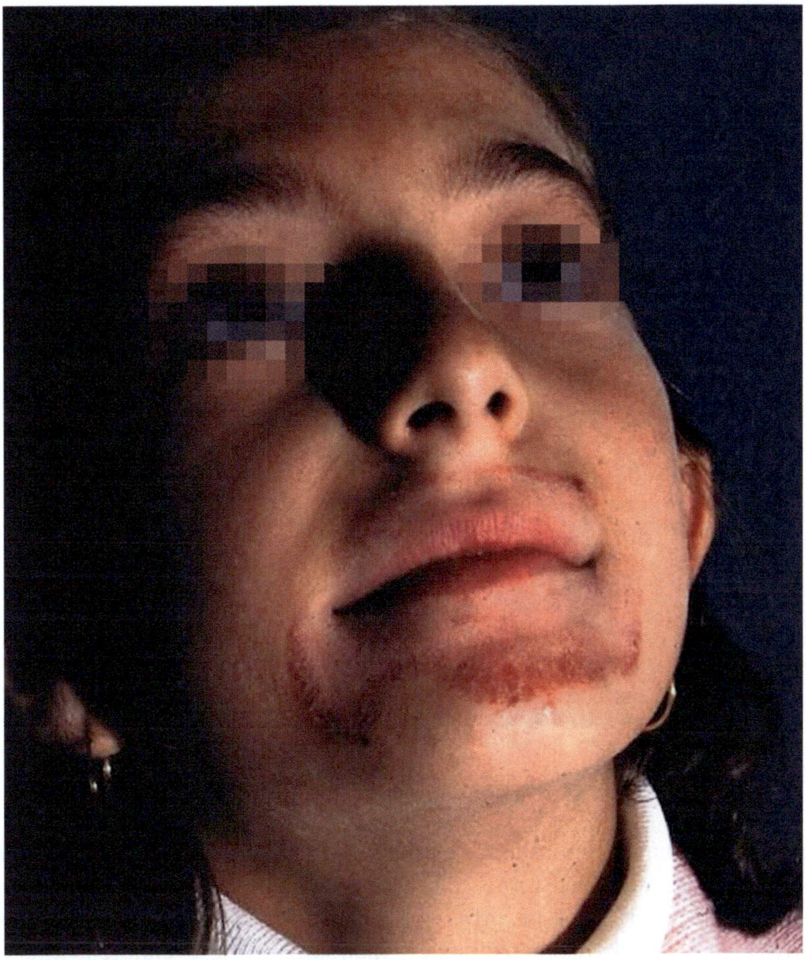

Fig. 18.8 "Lick eczema"

selection, and patch test methodology. Reports in literature also show that allergic contact dermatitis accounts for up to 20% of all types of dermatitis in children [43, 64].

18.2.1 Clinical Features

As regards gender differences, although some authors have reported a comparable incidence in males and females [51, 65, 66], others have observed a higher frequency in females [67], especially in view of the problem of nickel allergy in the population over the age of 12 years [50, 53].

As to age, in fact, most studies have demonstrated an increased frequency of contact sensitization with age, related to the increased exposure to environmental allergens. This also applies to the development of multiple sensitivities [48]. Contact allergy seems to be rarer in the first months of life, as also demonstrated in experimental studies. Sensitization to pentadecylcatechol was obtained in 44% of children below 1 year of age, in about 58% between 1 and 3 years old, and in 87% of children between 4 and 8 years old [68]. Cases of allergic contact dermatitis are also been reported in newborns between 1 week and 7 months old [58, 59].

The clinical manifestations in children are generally the same as those in adults. The localization of the dermatitis is often indicative of the allergens involved [3–5]. Also in children, "id"

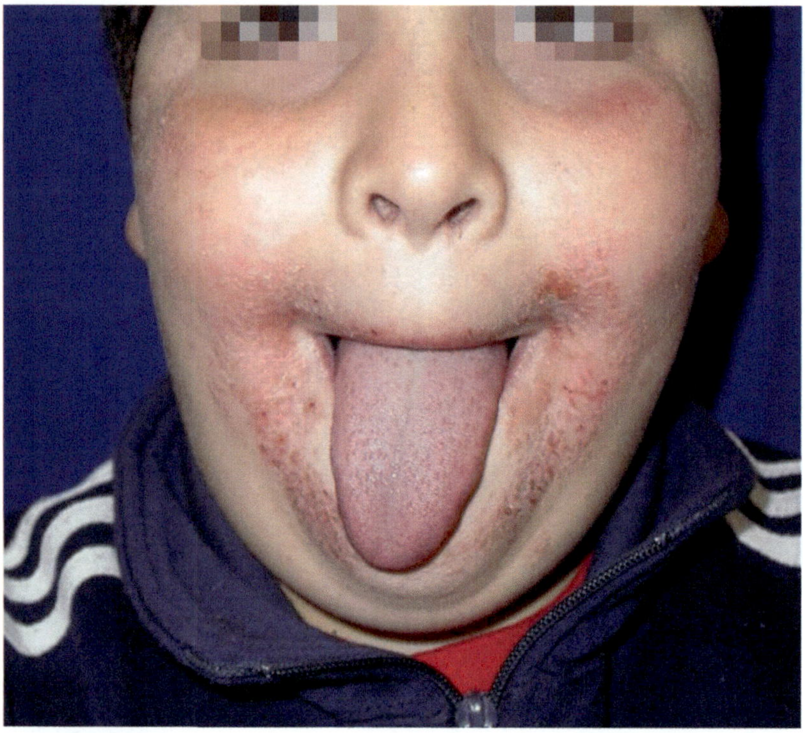

Fig. 18.9 "Lick eczema"

reactions at a distance from the initial focus can be observed, as well as generalized forms, pictures of systemic contact dermatitis or airborne contact sensitivity (e.g., methylisothiazolinone when the child is exposed to paint in rooms) [69, 70]. Moreover, children can also become sensitized through contact with products used by their parents (connubial contact dermatitis) [71], or present non classically eczematous [3, 45] and nummular forms [72].

Concurrent contact allergy may be present in children affected by atopic dermatitis and should be suspected when the dermatitis is not controlled by conventional topical treatment, or extends to new areas. Patients with atopic dermatitis are chronically exposed to various sensitizers present in topical medicaments and skin care products.

Personal Experience. From 1998 to 2008, we have studied 1,899 children (1032 females and 867 males), aged between 0 and 12 years (mean age: 7.6 years), consecutively observed either for *de novo* contact dermatitis on previously healthy skin or skin affected by a preexisting skin disease (dermatitis of the napkin area, atopic dermatitis, infantile seborrhoeic dermatitis). Of these children, 236 (12.4%) were affected by atopic dermatitis [45, 46].

Patch tests were done with the SIDAPA (Italian Society of Allergological, Occupational, and Environmental Dermatology) baseline test series at the same conditions as in adults. When indicated by the clinical history, further products used by the little patient were tested. The response to the patch tests was assessed at 48 and 72 h. The relevance of positive responses was established according to the patient's clinical history [73].

Contact sensitization was revealed in 514 (27.1%) children; the remaining 1385 patients (72.9%) were likely affected by irritant contact dermatitis. The percentage of positive reactions increased with age, from 2.5% in the first year of life to 34% by the age of 12. In the first 6 years of life the percentage was 19.6%, and reached 30.4% between the seventh and twelfth year of life. There was a higher percentage of sensitization in females (30.9%) (Fig. 18.10) than males (22.5%). Polysensitization was found in 267 children (51.9%), with a mean number of positive reactions per child of 1.9. No significant differences were found in the percent positive reactions between children with atopic dermatitis (21.6%) and children without the disease (27.3%). The current or past clinical relevance was 89% in non atopic dermatitis subjects and 70% in those with atopic dermatitis.

In the population of non atopic children, nickel sulfate, potassium bichromate, thimerosal, fragrance mix, cobalt chloride and thiuram mix were responsible for the highest number of positive reactions. Allergy to nickel was more frequent in girls, while chromium and mercaptobenzothiazole were prevalent in boys. In the age range from 0 to 6 years the most common allergens were thimerosal (8.3%), fragrance mix (5.1%), and nickel (4.4%), whereas in the age range from 7 to 12 years the main substances were nickel (9.8%), chromium (5.6%), and cobalt (4.1%).

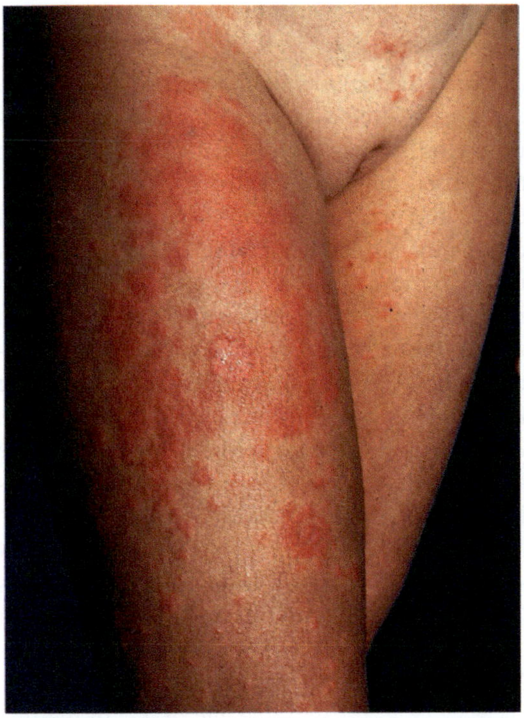

Fig. 18.10 Allergic contact dermatitis due to pyrrolnitrin

In the population of atopic children, the number of positive reactions ranged from 0% in the first and second years of life to 38.5% by the age of 12. The most frequent positive reactions were to nickel (7.1%), wool alcohols (6.1%), and fragrance mix (5.1%).

The sites affected by contact dermatitis depended on the allergen responsible. Involvement of the regions coming in contact with metals (ear lobes and periumbilical region) was very common (Figs. 18.11 and 18.12), as was involvement of the feet due to contact with shoe components (Fig. 18.13). Unlike what might be expected, contact allergy seemed to be fairly rare in the napkin region; in fact, only in 2 children were positive reactions elicited: a non atopic boy aged 5 months with contact allergy to pyrrolnitrin (Fig. 18.14), and another non atopic boy of 7 months with contact allergy to fragrance mix. In the literature, too, there are few reports of allergy to rubber components in diapers [26, 28] (Fig. 18.15).

The high prevalence of irritant contact dermatitis (72.9%) we observed may be due to various different reasons. Abouth one third of the subjects tested was under the age of 6, a period of life when the incidence of contact allergy is notoriously lower than at older ages. Most of the children tested in the first two years of life were affected by napkin dermatitis, on which the onset of contact allergy was rarely observed, despite widespread use of topical agents. Finally, it cannot be excluded that in some cases the culprit allergen was not tested.

In conclusion, this study in a large population of unselected children demonstrated that contact allergy is equally common in children and adults. The disease increases with age, related to the ever more common environmental exposure to potentially sensitizing substances. In children with atopic dermatitis the incidence of contact allergy is not different from that in non atopic subjects. Contact allergy acquired in infancy has important repercussions on the child's life and may play an important role in the decision about the future occupation as an adult.

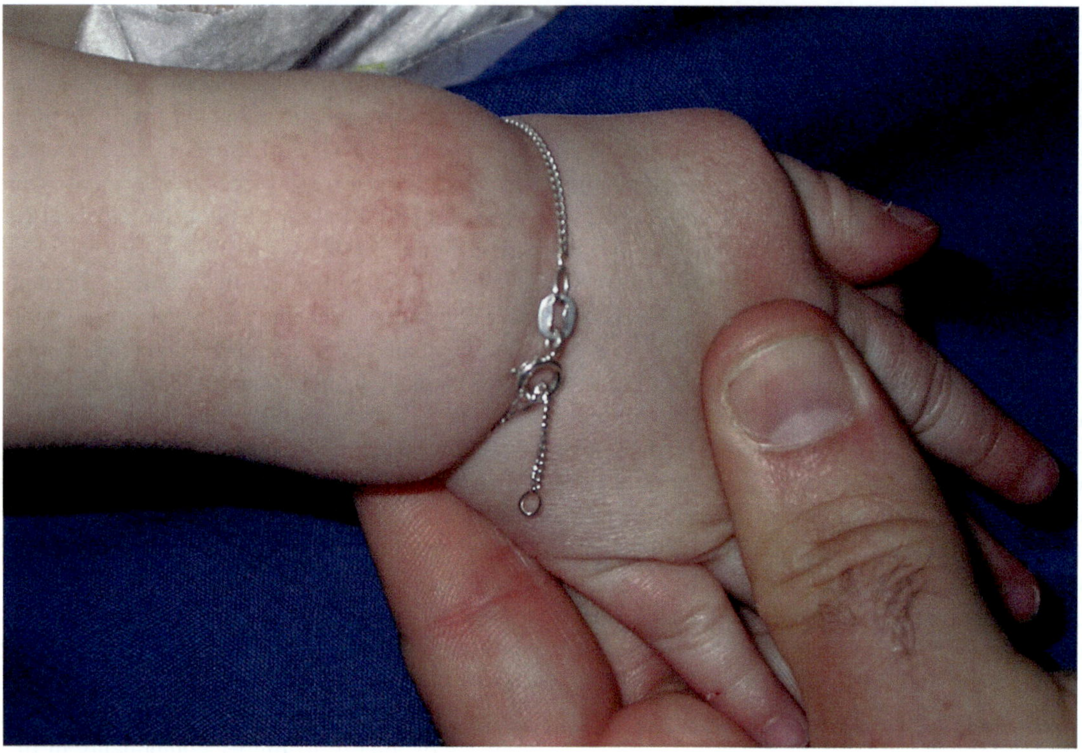

Fig. 18.11 Allergic contact dermatits due to nichel

18.3 Patch Testing

Patch testing in pediatric patients is considered safe. The general view is that children can tolerate the same patch test concentrations as adults [3–5], even if some authors propend for a reduced concentration. Although there are no specific studies in children, the risk of active sensitization should be extremely low, as it is in adults [74]. The only problems in children are of a technical nature, in view of the small patch test surface, their hypermobility (that can cause detachment of the patch test material, in particular in younger children), and the parents' possible reluctance to allow patch testing.

Owing to the different type of exposure in children as compared to adults, and the problem of the limited patch tests area available, it is advisable to use a reduced standard series, with added allergens based on the patient's clinical history. In very young children with an even more limited test area, the selection of the allergens becomes still more critical. In some cases it may be necessary to perform the tests in several stages. Moreover, the pediatric patch test series must be adapted to the geographic area, since the exposure pattern can vary from one nation to another (Table 18.1). Reading of the patch tests is done as in adults, two readings being recommended on day 2 and days 5–7, since studies in adults have shown that a certain percentage of contact allergies is missed if late readings are not done [75] (see Chap. 23). Although it is extremely challenging, close assessment of the relevance of positive reactions is of the utmost importance.

18.4 Common Allergens

18.4.1 Metals

Nickel is the most common allergen in children [46, 76–78]. Ear piercing is one of the major

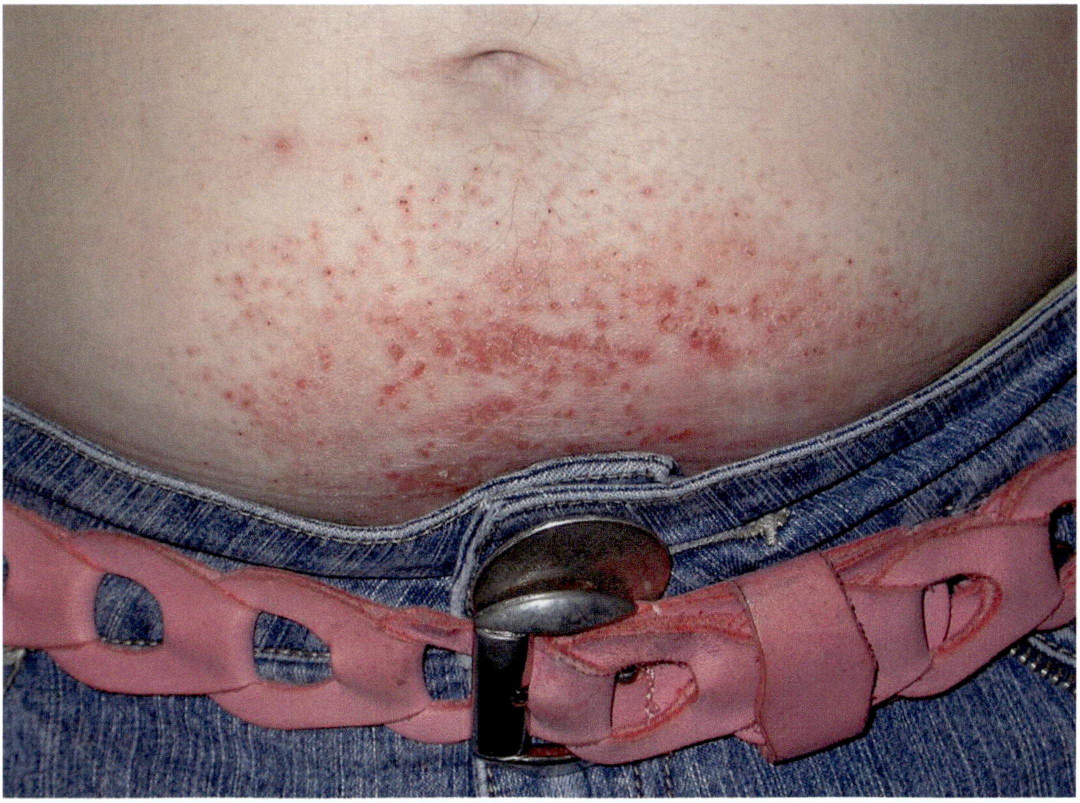

Fig. 18.12 Allergic contact dermatits due to nichel in metallic buckle

risk factors, so the frequency of nickel allergy is higher in girls. In any case, there are numerous sources of exposure to nickel in children: jewelry, metal buttons, zippers, jeans buckles, metal toys, metal accessories on shoes, etc. Orthodontic appliances containing nickel may be at the origin of the sensitization, and may cause stomatitis, cheilitis, perioral dermatitis, and even generalized eruptions and systemic contact dermatitis [79, 80].

When testing infants, and in particular atopic children, with nickel the risk of false-positive reactions should be borne in mind: in fact, pustulous reactions can be observed [46].

Allergy to cobalt is often associated with nickel allergy; indeed, the sources of exposure to the two allergens are similar. Other major sources of cobalt in adolescents are tattoo ink, make-up, and leather [81].

The most common source of sensitization to chromium in children seems to be leather, especially leather shoes.

Important sources of aluminium exposure in children are aluminium-adsorbed vaccines. Clinically, the reactions are often long-lasting (months to years), pruritic subcutaneous nodules at the injection site [82]. Aluminium allergy tends to decline over time [83, 84]. Aluminium allergy can also be due to aluminium-containing extracts used for hyposensitization to type I allergens [83, 84], or to treatment with aluminium-containing eardrops, toothpastes, antiperspirants, and other skin care products [85].

18.4.2 Pharmaceutical Products

Various active principles and additives of topical medicaments have been reported as allergens in children, including antibiotics, antimicrobials, non steroidal antiinflammatory agents, preservatives.

Thimerosal is a frequent allergen in young children [46, 86, 87]. It is used as an antiseptic and preservative agent for contact lens solutions, eyedrops, and vaccines; these last are the

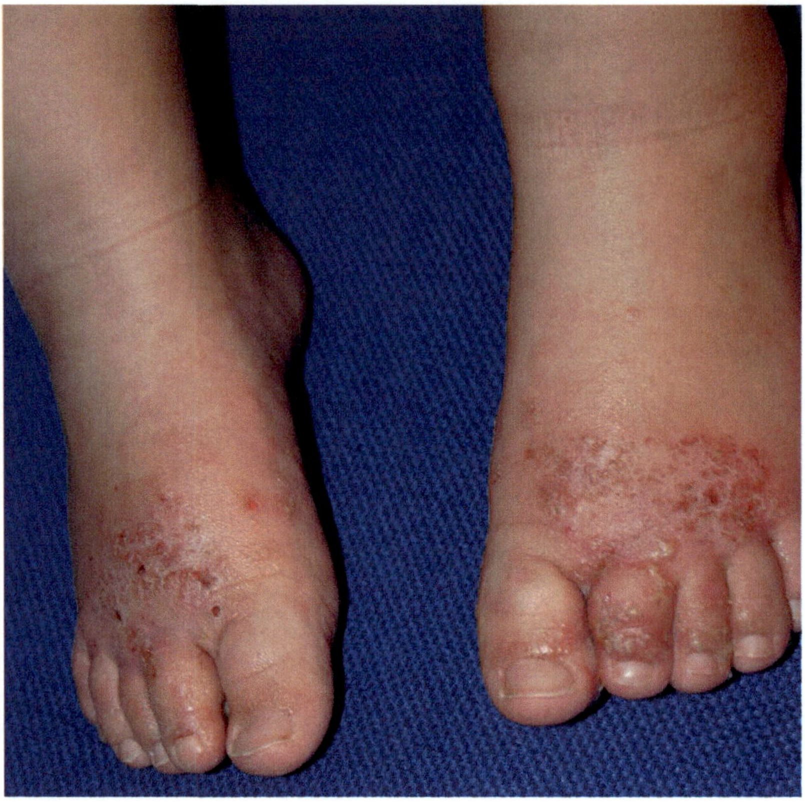

Fig. 18.13 Allergic contact dermatits from rubber shoes

most common cause of such an allergy. In most cases, positive reactions to thimerosal are not relevant to the patient's skin conditions. Contact allergy to thimerosal does not seem to contraindicate future vaccinations, provided that they are administered intramuscularly. Another point to be taken into account is the risk of crossreactions with other mercurials and with the photoproduct of piroxicam (chemically related to the thiosalicylic acid component in thimerosal) [88].

18.4.3 Skin Care Products and Cosmetics

Cosmetics are one of the most common causes of allergy, especially in adolescents. All the different ingredients can be implicated, particularly fragrances (perfumes, deodorants, moisturizers). Preservatives are another frequent cause of contact allergy in children. Methylisothiazolinone, for example, is present in many products for children (wipes, creams, liquid soaps, shampoos). It is also used in the preservation of paint and can cause airborne allergic dermatitis in sensitized subjects [69].

Contact allergy to sunscreen ingredients has also been reported as a possible cause [5].

18.4.4 Toys

Preservatives, such as parabens, methylchloroisothiazolinone, and 2-chloro-N-methylchloracetamide in play gels have been described as a cause of acute dermatitis [89–91]. Cases of contact allergy to plastic materials have also been reported [92].

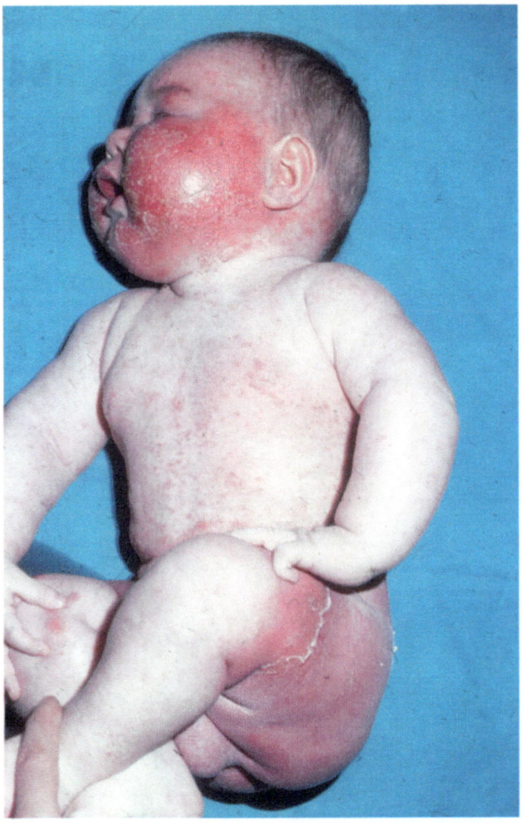

Fig. 18.14 Allergic contact dermatits of the napkin area due to pyrrolnitrin and id-reaction

Table 18.1 Suggested pediatric baseline series

Nickel sulfate (5% pet.)
Cobalt chloride (1% pet.)
Potassium dichromate (0.5% pet.)
Fragrance mix I (8% pet.)
Fragrance mix II (14% pet.)
Balsam of Peru (25% pet.)
Neomycin (20% pet.)
Paraphenylenediamine (1% pet.)
Thiuram mix (1% pet.)
Mercaptobenzothiazole (2% pet.)
Mercapto mix (1% pet.)
Carba mix (3% pet.)
Paraben mix (16% pet.)
Formaldehyde (1% aq.)
p-tert-Butylphenol formaldehyde resin (1% pet.)
Colophony (20% pet.)
Wool alcohols (30% pet.)
Methylchloroisothiazolinone/methylisothiazolinone (0.01% aq.)
Thimerosal (0.1% pet.)

18.4.5 Shoes and Sport Equipment

In cases of a persistent foot eruption, a possible allergy to shoe components, such as rubber (mercaptobenzothiazole, thiocarbamates, thiuram derivatives), glues (*p-tert*-butylphenol formaldehyde resin), leather (potassium dichromate), and dyes (paraphenylenediamine and other disperse dyes in leather and socks), must be taken into account.

Rubber additives are implicated in cases of dermatitis provoked by sports equipment, as well as thiourea derivatives, and textile dyes [93].

18.4.6 Tattoos

Even in young children, an important source of contact allergy to paraphenylenediamine is temporary black henna tattoos, typically made while on vacation. This is an important allergy, bearing in mind the risk of possible future reactions to hair dyes, azo dyes in textiles, rubber chemicals, sulfonamides, local anesthetics (benzocaine, procaine), and *p*-aminobenzoic acid in sunscreens [94].

18.4.7 Plants

While playing, children often come in contact with plants. In a review on plant dermatitis in Australia, children are considered at risk [95]. The *Rhus* species (poison ivy, poison oak, poison sumac) are most often involved in contact allergy in children in the USA: exposure may be direct or indirect (transfer of the allergen via pets), the latter being more difficult to diagnose [96].

In Australia, cases of bindii (*Soliva pterosperma,* of the Compositae family) dermatitis have been reported. The dermatitis affects the palms of the hands, soles of the feet, elbows and knees and is mostly observed in boys who play sports. The eruption, that appears in the spring and early summer, persists for months and manifests with papulous lesions and sometimes desquamation and pustules [97].

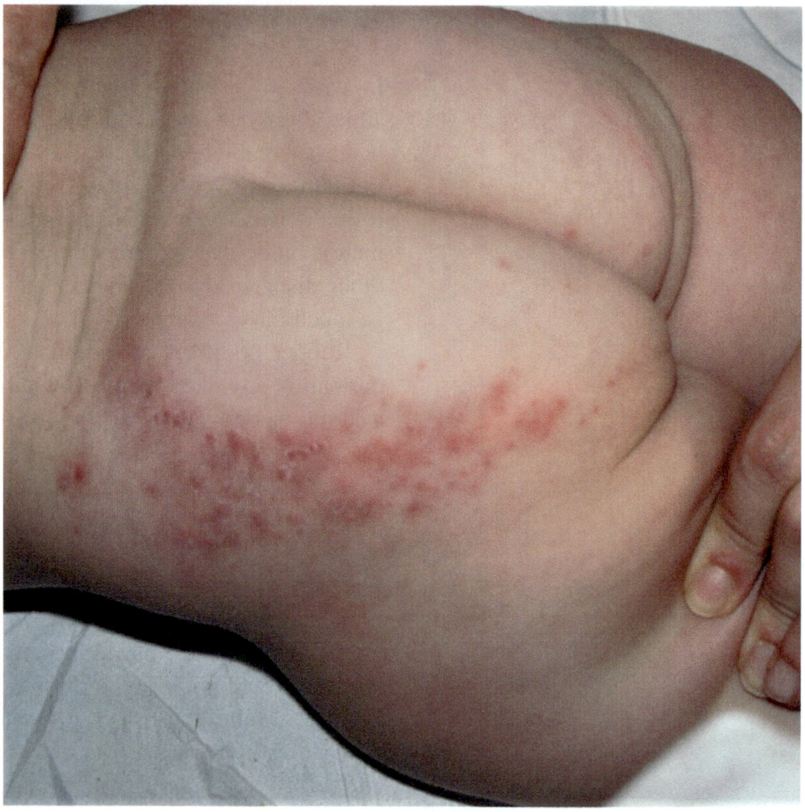

Fig. 18.15 Allergic contact dermatits due to rubber elastic of pants

Many plants derivatives present in cosmetics can, of course, induce allergic reactions [98].

18.4.8 Occupational Allergens

Some occupational activities can induce contact sensitization in adolescents; the most common among these are hairdressing, construction works and metal works [48, 53, 99].

References

1. Meneghini CL, Angelini G. Le dermatiti da contatto. Roma: Lombardo Ed.;1982. p. 131.
2. Meneghini CL. Contact dermatitis in children. In: Rycroft RJG, Menné T, Frosch PJ, editors. Textbook of contact dermatitis. Berlin: Springer; 1995. p. 403.
3. Angelini G, Vena GA. Dermatite da contatto nei bambini. In: Angelini G, Vena GA, editors. Dermatologia professionale e ambientale, vol III. Brescia: ISED;1999. p. 635.
4. Goossens A, Neyens K, Vigan M. Contact allergy in children. In: Rycroft RJG, Menné T, Frosch PJ, et al., editors. Textbook of contact dermatitis. Berlin: Springer; 2001. p. 581.
5. Simonsen AB, Sommerlund M. Contact dermatitis in children. In: Johansen JD, Lepoittevin J-P, Thyssen JP, editors. Quick guide to contact dermatitis. Berlin: Springer; 2016. p. 115.
6. Schulsinger C, Mollgaard K. Polyvinyl chloride dermatitis not caused by phthalates. Contact Dermatitis. 1980;6:477.
7. Hidano A, Purwoko R, Jitskawak K. Statistical survey of skin changes in Japanese neonates. Pediatr Dermatol. 1986;3:140.
8. Pratt AG, Reed WT. Influence of type of feeding on pH of stool, pH of skin and the incidence of perianal dermatitis in the newborn infant. J Pediatr. 1955;46:539.
9. Tanino J, Steiner M, Benjamin B. The relationship of perianal dermatitis to fecal pH. J Pediatr. 1959;54:793.
10. Boisits EK, McCormack JJ. Diaper dermatitis and the role of predisposition. In: Maibach HI, Boisits

EK, editors. Neonatal skin. New York: Marcel Dekker; 1982. p. 191.
11. Jordan WE, Lawson KD, Berg RW, et al. Diaper dermatitis: frequency and severity among a general infant population. Pediatr Dermatol. 1986;3:198.
12. Leyden JJ, Katz S, Stewart R, et al. Urinary ammonia and ammonia-producing microorganisms in infants with and without diaper dermatitis. Arch Dermatol. 1977;113:1678.
13. Leyden JJ, Kligman AM. The role of microorganisms in diaper dermatitis. Arch Dermatol. 1978;114:56.
14. Zimmerer RE, Lawson KD, Calvert CJ. The effects of wearing diapers on the skin. Pediatr Dermatol. 1986;3:95.
15. Berg RW, Buckingham KW, Stewart RL. Etiologic factors in diaper dermatitis: the role of urine. Pediatr Dermatol. 1986;3:102.
16. Willis J. The effects of prolonged water exposure on human skin. J Invest Dermatol. 1973;60:166.
17. Yoshioka H, Iseki K, Fujita K. Development and differences of intestinal flora in the neonatal period of in breast-fed and bottle-fed infants. Pediatrics. 1983;72:317.
18. Bidmead MC, Rodger MN. The effect of enzymes on stratum corneum. J Soc Cosmet Chem. 1973;24:493.
19. Buckingham KW, Berg RW. Etiologic factors in diaper dermatitis: the role of feces. Pediatr Dermatol. 1986;3:107.
20. Patrizi A, Neri I, Marzaduri S, et al. Pigmented and hyperkeratotic napkin dermatitis: a liquid detergent irritant dermatitis. Dermatology. 1996;193:36.
21. Montes LF, Pittillo RF, Hunt D, et al. Microbial flora of infant's skin: comparison of types of microrganisms between normal skin and diaper dermatitis. Arch Dermatol. 1971;103:640.
22. Keswick BH, Seymour JL, Milligan MC. Diaper area skin microflora of normal children and children with atopic dermatitis. J Clin Microbiol. 1987;25:216.
23. Dixon PN, Warin RP, English MP. Role of *Candida albicans* infection in napkin rashes. Br Med J. 1969; ii:23.
24. Rebora A, Marples RR, Kligman AN. Experimental infection with *Candida albicans*. Arch Dermatol. 1973;108:69.
25. Honig PJ, Gribetz B, Leyden JL, et al. Amoxicillin and diaper dermatitis. J Am Acad Dermatol. 1988;19:275.
26. Roul S, Ducombs G, Leaute-Labreze C, et al. "Lucky Luke" contact dermatitis due to rabber components of diapers. Contact Dermatitis. 1998;38:363.
27. Larralde M, Raspa ML, Silvia H, et al. Diaper dermatitis: a new clinical feature. Pediatr Dermatol. 2001;18:167.
28. Belhadjali H, Giordano-Labadie F, Rance F, et al. "Lucky Luke" contact dermatitis from diapers: a new allergen? Contact Dermatitis. 2001;44:248.
29. Ferguson AG, Fraser NG, Grant PW. Napkin dermatitis with psoriasiform "ide". A review of fifty cases. Br J Dermatol. 1966; 78:289.
30. Andersen SLC, Thomsen K. Psoriasiform napkin dermatitis. Br J Dermatol. 1971;84:316.
31. Neville EA, Finn OA. Psoriasiform napkin dermatitis: a follow-up study. Br J Dermatol. 1975;92:279.
32. Rasmussen HB, Hagdrup H, Schimdt H. Psoriasiform napkin dermatitis. Acta Derm Venereol. 1986;66:534.
33. Skoven JG, Hjortshoj A. HLA-antigens and psoriasiform napkin dermatitis. Dermatologica. 1978;157:225.
34. Graham-Brown RA, Lister DM, Burns DA. Herpetiform napkin dermatitis: napkin dermatitis simulating an acute herpes simplex infection. Br J Dermatol. 1986;114:746.
35. Campbell RL, Seymour JL, Stone LC, et al. Clinical studies with disposable diapers containing absorbent gelling materials: evaluation of effects on infant skin condition. J Am Acad Dermatol. 1987;17:978.
36. Campbell RL, Bartlett AV, Sarbaugh FC, et al. Effects of diaper types on diaper dermatitis associated with diarrhea and antibiotic use in children in day-care centers. Pediatr Dermatol. 1988;5:83.
37. Lane AT, Rehder PA, Helm K. Evaluations of diapers containing absorbent gelling material with conventional disposable diapers in newborn infants. Am J Dis Chil. 1990;144:315.
38. Wilson PA, Dallas MJ. Diaper performance: maintenance of healthy skin. Pediatr Dermatol. 1990;7:179.
39. Akin F, Spraker M, Aly R, et al. Effects of breathable disposable diapers: reduced prevalence of *Candida* and common diaper dermatitis. Pediatr Dermatol. 2001;18:282.
40. John Radcliffe Hospital Cryptorchidism Study Group. Effect of corticosteroid creams on descent of testes in infants. Br Med J. 1990;301:214.
41. Simonsen AB, Deleuran M, Johansen JD, et al. Contact allergy and allergic contact dermatitis in children. A review of current data. Contact Dermatitis. 2011; 65:254.
42. Simonsen AB, Deleuran M, Mortz CG, et al. Allergic contact dermatitis in Danish children referred for patch testing—a national-wide multicentre study. Contact Dermatitis. 2014;70:104.
43. Admani S, Jacobs SE. Allergic contact dermatitis in children: review of the past decade. Curr Allergy Asthma Rep. 2014;14:421.
44. Ayala F, Balato N, Lembo G, et al. A multicentre study of contact sensitization in children. Contact Dermatitis. 1992;26:307.
45. Bonamonte D, Foti C, Angelini G. Contact dermatitis in pediatric age. G Ital Dermatol Venereol. 2004;139:15.
46. Bonamonte D, Foti C, Carpentieri A, et al. Dermatite allergica da contatto in età pediatrica. Ann Ital Dermatol Allergol. 2010;64:1.
47. Angelini G, Meneghini CL. Contact allergy in children. Pediatr Dermatol News. 1987;6:1995.
48. Gonçalo S, Gonçalo M, Azenha A, et al. Allergic contact dermatitis in children. Contact Dermatitis. 1992;26:112.
49. Sevila A, Romaguera C, Vilaplana J, et al. Contact dermatitis in children. Contact Dermatitis. 1994;30:292.

50. Rudzki E, Rebandel P. Contact dermatitis in children. Contact Dermatitis. 1996;34:66.
51. Stables GI, Forsyth A, Lever RS. Patch testing in children. Contact Dermatitis. 1996;34:341.
52. Wilkowska A, Grubska-Suchanek E, Karwacka I, et al. Contact allergy in children. Cutis. 1996;58:176.
53. Katsaro IA, Koupu V, Armenaka M, et al. Patch tests in children: a review of 14 years' experience. Contact Dermatitis. 1996;34:70.
54. Brasch J, Geier J. Patch test results in schoolchildren. Contact Dermatitis. 1997;37:286.
55. Shah M, Lewis FM, Gawkrodger DJ. Patch testing in children and adolescents: five years' experience and follow-up. J Am Acad Dermatol. 1997;37:964.
56. Pambor M, Krüger G, Winkler S. Results of patch testing in children. Contact Dermatitis. 1992;27:326.
57. Björkstén B. The environment and sensitization to allergens in early childhood. Pediatr Allergy Immunol. 1997;8(Suppl. 10):32.
58. Fisher AA. Allergic contact dermatitis in early infancy. Cutis. 1985;35:315.
59. Fisher AA. Allergic contact dermatitis in early infancy. Cutis. 1994;54:300.
60. Motolese A, Manzini BM, Donini M. Patch testing in infants. Am J Contact Dermatitis. 1995;6:153.
61. Weston WL. Contact dermatitis in children. Curr Opin Pediatr. 1997;9:372.
62. Seidenari S, Giusti F, Pepe P, et al. Contact sensitization in 1094 children undergoing patch testing over a 7-year period. Pediatr Dermatol. 2005;22:1.
63. Mortz CG, Lauritsen JM, Bindslev-Jensen C, et al. Contact allergy and allergic contact dermatitis in adolescents: prevalence measures and associations. Acta Derm Venereol. 2002;82:352.
64. Weston WL, Weston JA. Allergic contact dermatitis in children. Am J Dis Child. 1984;138:932.
65. Weston WL, Weston JA, Kinoshita J, et al. Prevalence of positive epicutaneous tests among infants, children, and adolescents. Pediatrics. 1986;78:1070.
66. Barros MA, Baptista A, Correia TM, et al. Patch testing in children: a study of 562 schoolchildren. Contact Dermatitis. 1991;25:156.
67. Wantke F, Hemmer W, Jarish R, et al. Patch test reactions in children, adults and the elderly. Contact Dermatitis. 1996;34:316.
68. Epstein WL. Contact-type delayed hypersensitivity in infants and children: induction of Rhus sensitivity. Pediatrics. 1961;27:51.
69. Lundov MD, Friis UF, Menné T, et al. Methylisothiazolinone in paint forces a patient out of her apartment. Contact Dermatitis. 2013;69:252.
70. Lundov MD, Opstrup MS, Johansen JD. Methylisothiazolinone contact allergy—growing epidemic. Contact Dermatitis. 2013;69:271.
71. Nijhawan RI, Jacob SE. Connubial dermatitis revisited: mother-to-child contact dermatitis. Dermatitis. 2009;20:55.
72. Bonamonte D, Filoni A, Gullo G, et al. Nummular contact eczema: presentation of a pediatric case. The Open Dermatol J. 2019;13:3.
73. Bonamonte D, Foti C, Mundo L, et al. La rilevanza clinica nella dermatite allergica da contatto: proposta di scoring. Ann Ital Dermatol Allergol. 2006;60:41.
74. Jensen CD, Paulsen E, Andersen KE. Retrospective evaluation of the consequence of alleged patch test sensitization. Contact Dermatitis. 2006;55:30.
75. Torp Madsen J, Andersen KE. Outcome of a second patch test reading of TRUE Test® on D6/7. Contact Dermatitis. 2013;68:94.
76. Bonitsis NG, Tatsioni A, Bassioukas K, et al. Allergens responsible for allergic contact dermatitis among children: a systematic review and meta-analysis. Contact Dermatitis. 2011;64:245.
77. Belloni Fortina A, Fontana E, Peserico A. Contact sensitization in children: a retrospective study of 2,614 children from a single center. Pediatr Dermatol. 2016;33:399.
78. Simonsen AB, Foss-Skiftesvik MH, Thyssen JP, et al. Contact allergy in Danish children: current trands. Contact Dermatitis. 2018;79:295.
79. Veien NK, Borchorst E, Hattel T, et al. Stomatitis or systematically induced contact dermatitis from metal wire in orthodontic materials. Contact Dermatitis. 1994;30:210.
80. Kerosuo H, Kanerva L. Systemic contact dermatitis caused by nickel in a stainless steel orthodontic appliance. Contact Dermatitis. 1997;36:112.
81. Thyssen JP. Cobalt sensitization and dermatitis: considerations for the clinician. Dermatitis. 2012;23:203.
82. Goiset A, Darrigade AS, Labrèze C, et al. Aluminium sensitization in a French paediatric patch test population. Contact Dermatitis. 2018;79:382.
83. Gente Lidholm A, Bergfors E, Inerot A, et al. Unespected loss of contact allergy to aluminium induced by vaccine. Contact Dermatitis. 2013;68:286.
84. Bergfors E, Trollfors B. Sixty-four children with persistent itching nodules and contact allergy to aluminium after vaccination with aluminium-adsorbed vaccines—prognosis and outcome after booster vaccination. Eur J Pediatr. 2013;172:171.
85. Beveridge MG, Polcari IC, Burms JL, et al. Local vaccine site reactions and contact allergy to aluminium. Pediatr Dermatol. 2012;29:68.
86. Wantke F, Hemme W, Götz M, et al. Routine patch testing with thimerosal: why it should be performed? Contact Dermatitis. 1996;35:67.
87. Aberer W. Vaccination despite thimerosal sensitivity. Contact Dermatitis. 1991;24:6.
88. Aberer W. Thiomersal-Kontaktallergie und Impfungen mit Thiomersal-Kouservierten Seren. Dermatosen. 1997;45:137.
89. Tosti A, Bassi R, Peluso AM. Contact dermatitis due to a natural plasticine. Contact Dermatitis. 1990;22:301.
90. Verhaghe I, Dooms-Goossens A. Multiple sources of allergic contact dermatitis from parabens. Contact Dermatitis. 1997;36:269.
91. Downs AMR, Sansom JE, Simmons I. Let Ripl Fun Pot® dermatitis. Contact Dermatitis. 1998;38:234.

92. Pevny I, Brennenstuhl M, Razinskas G. Patch testing in children. Contact Dermatitis. 1984;11:302.
93. Vaswani SK, Collins DD, Pass CJ. Severe allergic contact eyelid dermatitis caused by swimming goggles. Ann Allergy Asthma Immunol. 2003;90:672.
94. De Groot AC. Side-effects of henna and semipermanent "black henna" tattoos: a full review. Contact Dermatitis. 2013;69:1.
95. Southcott RV, Haegi LAR. Plant hair dermatitis. Med J Aust. 1992;156:623.
96. Epstein E. Contact dermatitis in children. Pediatr Clin North Am. 1971;18:839.
97. Commens C, McGeogh A, Bartlett B, et al. Bindii (Jo Jo) dermatitis (*Soliva pterosperma*, Compositae). J Am Acad Dermatol. 1984;10:768.
98. Fisher AA. Cosmetic dermatitis in childhood. Cutis. 1995;55:16.
99. Romaguera C, Alomar A, Camarasa JMG, et al. Contact dermatitis in children. Contact Dermatitis. 1985;12:283.

Contact Dermatitis in Atopic Individuals

19

Domenico Bonamonte, Caterina Foti, Francesca Ambrogio and Gianni Angelini

Allergic contact dermatitis and atopic dermatitis are common inflammatory T cell-mediated diseases, that may also coexist. Both diseases show an increasing prevalence, although the prevalence of allergic contact dermatitis is quite difficult to establish. Nevertheless, longitudinal patch testing has demonstrated increasing numbers of sensitization to some allergens, like metals, fragrances, and preservatives [1–4]. In the USA, it is estimated that 4.17% of the population suffers from contact dermatitis, that levied a cost of $ 1.5 billion in 2013 [5]. Meanwhile, the prevalence of atopic dermatitis seems to have tripled in industrialized countries in the last three decades, affecting 15–30% of children and 2–10% of adults [6, 7]. Both conditions are associated with high costs for the health service, for loss of work or school days, and a reduced quality of life [8].

19.1 Pathogenic Mechanisms

Even if allergic contact dermatitis and atopic dermatitis may seem clinically similar, and often coexist [9], the etiology, distribution and therapeutic options are often different.

Allergic contact dermatitis is a classic type IV immunologic reaction characterized by two phases, namely a sensitization and then an elicitation phase. The primary inflammatory signature is a T cytotoxic (Tc) 1 cell or T-helper (Th)1 response. However, Th 2, Th 17, and Th 22 responses also seem to play a role in the pathogenic mechanism, sometimes related to various allergens [10, 11]. It has been shown, for instance, that nickel is a potent inducer of the innate immune Th1, Th17, and Th 22 pathways, while fragrance and rubber promoted Th2 activity with less Th1 and Th17 involvement [12]. The potential role of Th17, demonstrated in various studies in humans [13–15], has also been shown in an experimental study in mice, where contact allergy reactions were reduced in the absence of IL-17 [16]. An elevated IL-9 expression has also been found in subjects with allergic contact dermatitis, in skin from positive patch test reactions, including reactions to metals, drugs, and polymers. IL-9 is also increased after a nickel challenge test in subjects who are allergic to nickel [17, 18].

Atopic dermatitis is a multifactorial immunologic disease with complex genetic, immunologic

D. Bonamonte (✉) · C. Foti · F. Ambrogio
Department of Biomedical Science and Human Oncology, University of Bari "Aldo Moro", Bari, Italy
e-mail: domenico.bonamonte@uniba.it

G. Angelini
Professor of Dermatology, University of Bari "Aldo Moro", Bari, Italy

G. Angelini et al. (eds.), *Clinical Contact Dermatitis*, https://doi.org/10.1007/978-3-030-49332-5_19

and environmental influences [19–21]. A subset of patients with atopic dermatitis have filaggrin gene (FLG) null mutations (in up to 20–50% of subjects of European or Asian descent) that are inherited in an autosomal semi-dominant fashion [22–24]. The mutation in FLG (filaggrin is a keratin *fil*ament-*aggr*egating prote*in*) severely compromises the epidermal barrier, predisposing patients to an increased skin absorption of irritants and allergens. This leads to a further breakdown of the skin barrier, raising the risk of penetration of the allergens [25, 26]. Exposure to various environmental factors (pollution, climate, chemicals, dust, pathogens) also contributes to impair the skin barrier, in turn increasing the penetration of allergens in predisposed subjects [24]. In fact, tape stripping tests have demonstrated that percutaneous permeation of the surfactant 1% sodium lauryl sulphate, a common irritant, was increased in uninvolved skin in patients with atopic dermatitis compared to control subjects [27].

As in allergic contact dermatitis, the skin's innate and adaptive immune systems are both activated in subjects with atopic dermatitis, too. The atopic dermatitis inflammatory signature is primarily $CD4^+$ Th 2 cells, especially in the acute phase. The Th 2 cascade induces the production of IL-4, IL-5, IL-13 and IL-31, eosinophil and mast cell recruitment, and the production of allergy-specific IgE immunoglobulin [28]. IL-4 and IL-13 promote skin barrier disruption. Th 2 cytokines also increase pathogen penetration [29]. Recent studies have demonstrated that in the chronic phase, atopic dermatitis is marked not only by Th 2 cells but also Th 1 cells. Recent studies have also demonstrated a possible role for the Th 9 and Th 17 pathways. IL-9, whose levels are high in both adults and children with atopic dermatitis and correlated with the disease severity, promotes the activity of mast cells, eosinophils, and innate immune cells [30, 31]. Moreover, IL-9 favors the secretion of IL-13, a key cytokine in the atopic dermatitis pathogenic mechanism. Th17 levels are correlated with the disease severity and play an even more important role in intrinsic atopic dermatitis [32].

19.2 Allergic Contact Sensitization in Atopic Dermatitis

Research into the relation between atopic dermatitis and allergic contact dermatitis dates back to the 1970s, when studies in murine and human models suggested that atopic dermatitis could be protective against allergic contact dermatitis: repeated exposure to common and potent allergens elicited reduced rates of sensitization [33–35]. This was attributed to the inability of subjects with atopic dermatitis to mount delayed hypersensitivity responses, owing to the relative cell-mediated immune deficiency (secondary to a predilection for Th 2 responses) and the skin barrier dysfunction [36].

However, more recent data have illustrated an increased risk of contact allergy in patients with atopic dermatitis, especially to weak sensitizers, that are the chemicals used for the topical treatment of the disease. There are various reasons why subjects with atopic dermatitis tend to have an increased risk of allergic contact dermatitis than non atopic subjects. Firstly, patients with atopic dermatitis have an altered skin barrier function, with an approximately two-fold increased skin contact absorption of irritants and allergizing substances [26, 27, 37]. Irritant chemicals, in turn, further affect the skin barrier, boosting the penetration of allergens and so increasing the risk of contact allergy [25, 27]. The chronic topical use of various emollients and antiinflammatory drugs (with a potential sensitizing action) to treat the disease should also be borne in mind [38, 39]. As stated above, more recently, potential immune pathways for subsets of atopic dermatitis and contact allergy, such as Th1, Th 2, Th 9, and/or Th17, have been demonstrated. Yet another factor is bacterial colonization in atopic dermatitis, that can lead to increased contact sensitization by inducing an inflammatory process [40, 41].

19.2.1 Evidence of Contact Allergy in Atopic Dermatitis

The true prevalence of allergic contact dermatitis in subjects with atopic dermatitis is unknown. In the literature, the rates of positive patch tests in children with atopic dermatitis range widely, from 27 to 95.6% [22, 42–58]. This wide range depends on a number of factors, such as the patch test time point (mild vs moderate vs severe atopic dermatitis), hapten profile, study designs, etc.

Two systematic reviews have recently updated the knowledge of contact allergy in atopic individuals. One of them took into account 31 studies in children, and demonstrated that the rate of allergic contact dermatitis was significantly higher in children without than with atopic dermatitis (46.6% and 41.7%, respectively), even if there were significant differences among the studies as regards study criteria [57]. The other review and meta-analysis, that included 74 studies, revealed an increased prevalence of contact allergy in patients with atopic dermatitis compared to the general population [48].

Personal Data. In a study we conducted over a period of 11 years in 1,899 consecutive children (aged 0–12 years) with suspected allergic contact dermatitis, no significant differences emerged in the frequency of positive reactions between patients with or without atopic dermatitis [51]. The incidence of contact allergy in children with atopic dermatitis was 21.6% versus 27.8% in children without atopic dermatitis. In the first group the incidence of contact allergy increased with age, from 0% in the first and second years of life, to 38.5% by the twelfth year of age. The most common culprit allergens were nickel, fragrances, thimerosal, wool alcohols, and neomycin. When the two groups of children were subdivided by age (0–6 and 7–12 years), it was seen that contact allergy to thimerosal was prevalent in the first group, while nickel was the most common allergen between 7 and 12 years [51].

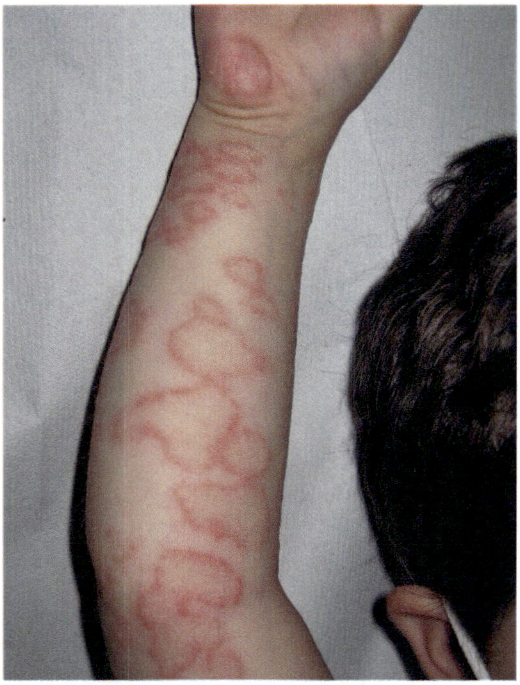

Fig. 19.1 Allergic contact dermatitis from neomycin

19.2.2 Relevant Allergens

Consideration of the above studies [42–58] shows that the most common allergens in subjects with atopic dermatitis are metals (nickel, cobalt, and chromium), lanolin, neomycin (Fig. 19.1), formaldehyde, sesquiterpene lactone mix, Compositae mix, and fragrances (Fig. 19.2).

It has been demonstrated that personal care products, even when they are claimed to be hypoallergenic, contain powerful contact allergens [38, 59]. Moreover, in children with atopic dermatitis, when frequent use is made of emollients increased urinary levels of allergens have been shown, in particular parabens and phthalate metabolites [60]. Retrospective Dutch and USA studies in populations with atopic dermatitis have demonstrated that the most common allergens are lanolin and fragrances [61, 62].

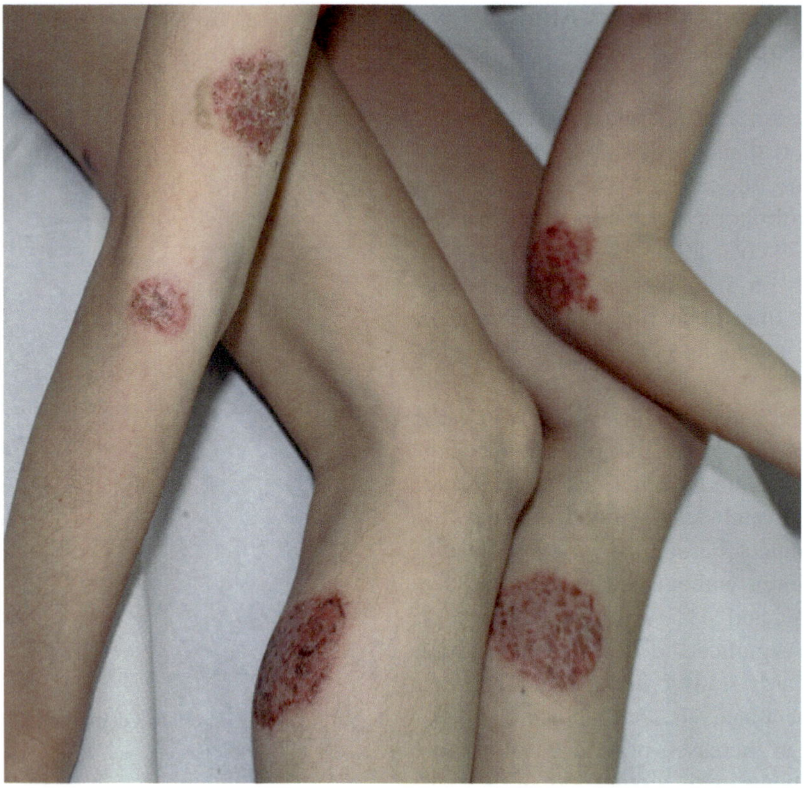

Fig. 19.2 Allergic contact nummular eczema due to fragrances

19.3 Patch Testing

Guidelines for patch testing in subjects with atopic dermatitis are available [63]. Testing is recommended in patients whose dermatitis does not improve with topical treatment; with an atypical or changing distribution of the dermatitis (involvement of the eyelids, head and neck, hand and foot, perioral); with hand eczema resistant to treatment in worker populations; with adult or adolescent-onset atopic dermatitis, since allergic contact dermatitis can occasionally present with a flexural distribution; before starting systemic immune suppressive treatment (identification and avoidance of the allergen can improve the dermatitis and hence prevent the need for systemic treatment). Also in the case of nummular eczematous lesions it is advisable to perform patch tests [22, 64]. In fact, nummular lesions are very frequent in subjects with atopic dermatitis, being a sign of allergic contact dermatitis [65–68]. Patch tests are also advisable in cases of a rebound of the dermatitis as soon as the treatment is stopped, indicating sensitization to ingredients in topical medicaments, such as corticosteroids.

By contrast, it is not advisable to perform patch tests in patients with stable, well controlled dermatitis, with flares, with dermatitis on the back and other potential test application sites, and if all the other common contraindications are present (topical or systemic immune suppressive treatment, exposure to ultraviolet therapy or excessive exposure to the sun, etc.).

When selecting the allergens to be tested, the geographic location (region or country), the limited area available for testing in children, the occupation, hobbies and recreations, and other specific types of exposure, such as to personal care products and topical medications, are all factors that need to be taken into account.

A study group recently proposed a baseline patch testing series comprising 38 allergens intended for children aged 6–18 years [69]. A European task force focused on allergic contact dermatitis in children has published a position paper with 9 test allergens, including nickel, fragrances, a rubber accelerator, and preservatives; a second list of allergens to be added to the above series is suggested, depending on the clinical history and exposures (including metals, corticosteroids, and antibiotics) [70].

Various pitfalls need to be considered when performing patch tests in subjects with atopic dermatitis. It is well known that these subjects have a lower irritancy threshold, even in non lesional skin far from areas of active inflammation, and that this can lead to irritant or false-positive reactions, in particular to metals (often giving rise to pustulous reactions or lesions with a follicular distribution), fragrances, formaldehyde, and lanolin [25, 51, 71]. Conversely, active or flaring atopic dermatitis may result in false-negative reactions due to the decreased contact sensitization [6, 22, 63, 72]. In short, the results of patch testing in patients with atopic dermatitis need to be interpreted with considerable caution.

19.4 Conclusions

Although the topic is still controversial, most of the data in literature support a significant, clinically important incidence of contact allergy in subjects with atopic dermatitis. The underlying relationship between the two disorders is complex and based on the skin barrier dysfunction and consequently increased allergen and irritant penetrance, chronic exposure to allergens due to the frequent use of topical medicaments and personal care products, and bacterial colonization that promotes inflammation and further boosts the absorption of extraneous substances and resulting contact allergy.

Patch testing is an important diagnostic tool in this patients population; the most common culprit allergens should be tested, and when reading the results, they should be interpreted with great caution.

References

1. Bennike NH, Zachariae C, Johansen JD. Trends in contact allergy to fragrance mix I in consecutive Danish patients with eczema from 1986 to 2015: a cross-sectional study. Br J Dermatol. 2017;176:1035.
2. Nguyen SH, Dang TP, MacPherson C, et al. Prevalence of patch test results from 1970 to 2002 in a multi-centre population in North America (NACDG). Contact Dermatitis. 2008;58:101.
3. Thyssen JP, Engkilde K, Lundov MD, et al. Temporal trends of preservative allergy in Denmark (1985–2008). Contact Dermatitis. 2010;62:102.
4. Diepgen TL, Ofenloch RF, Bruze M, et al. Prevalence of contact allergy in the general population in different European regions. Br J Dermatol. 2016;174:319.
5. Lim HW, Collins SAB, Resneck JS, et al. The burden of skin disease in the United States. J Am Acad Dermatol. 2017;76:958.
6. Milam EC, Jacob SE, Cohen DE. Contact dermatitis in the patient with atopic dermatitis. J Allergy Clin Immunol Pract. 2019;7:18.
7. Asher MI, Montefort S, Bjorksten B, et al. Worldwide time trends in the prevalence of symptoms of asthma, allergic rhinocongiunctivitis, and eczema in childhood: ISAAC phases one and three repeat multicountry cross-sectional surveys. Lancet. 2006;368:733.
8. Bickers DR, Lim HW, Margolis D, et al. The burden of skin diseases: 2004 a joint project of the American academy of dermatology, association and the society for investigative dermatology. J Am Acad Dermatol. 2006;55:490.
9. Czarnobilska E, Obtulowicz K, Dyga W, et al. A half of schoolchildren with "ISAAC eczema" are ill with allergic contact dermatitis. J Eur Acad Dermatol Venereol. 2011;25:1104.
10. Gober MD, Gaspari AA. Allergic contact dermatitis. Curr Dir Autoimmun. 2008;10:1.
11. Kim BS, Miyagawa F, Cho YH, et al. Keratinocytes function as accessory cells for presentation of endogenous antigen expressed in the epidermis. J Invest Dermatol. 2009;129:2805.
12. Dhingra N, Shemer A, Correa da Rosa J, et al. Molecular profiling of contact dermatitis skin identifies allergen-dependent differences in immune response. J Allergy Clin Immunol. 2014;134:362.
13. Larsen JM, Bonefeld CM, Poulsen SS, et al. IL-23 and T(H)17-mediated inflammation in human allergic contact dermatitis. J Allergy Clin Immunol. 2009;123:486.
14. Zhao Y, Balato A, Fishelevich R, et al. Th-17/Tc-17 infiltration and associated cytokine gene expression in elicitation phase of allergic contact dermatitis. Br J Dermatol. 2009;161:1301.
15. Albanesi C, Cavani A, Girolomoni G. IL-17 is produced by nickel specific T lymphocytes and regulates ICAM-1 expression and chemokine production

in human keratinocytes: synergistic or antagonist effects with IFN-gamma and TNF-alpha. J Immunol. 1999;162:494.
16. Nakae S, Komiyama Y, Nambu A, et al. Antigen-specific T cell sensitization is impaired in IL-17-deficient mice, causing suppression of allergic cellular and humoral responses. Immunity. 2002;17:375.
17. Gutin L, Tammaro A, Fishelevich R, et al. Elevation of IL-9 in extreme patch test reactions suggests it is an inflammatory mediator in allergic contact dermatitis. Dermatitis. 2016;27:35.
18. Liu J, Harberts E, Tommaro A, et al. IL-9 regulates allergen-specific Th1 responses in allergic contact dermatitis. J Invest Dermatol. 2014;134:1903.
19. Ober C, Yao TC. The genetics of asthma and allergic disease: a 21st century perspective. Immunol Rev. 2011;242:10.
20. Elias PM, Hatano Y, Williams ML. Basis for the barrier abnormality in atopic dermatitis: outside-inside-outside pathogenic mechanisms. J Allergy Clin Immunol. 2008;121:1337.
21. Bonamonte D, Filoni A, Vestita M, et al. The role of the environmental risk factors in the pathogenesis and clinical outcome of atopic dermatitis. BioMed Res Int. 2019; Apr 2. https://doi.org/10.1155/2019/2450605.
22. Owen JL, Vakharia PP, Silverberg JI. The role and diagnosis of allergic contact dermatitis in patients with atopic dermatitis. Am J Clin Dermatol. 2018;19:293.
23. Cork MJ, Robinson DA, Vasilopoulos Y, et al. New perspectives on epidermal barrier dysfunction in atopic dermatitis: gene-environment interactions. J Allergy Clin Immunol. 2006;118:3.
24. Kantor R, Silverberg JI. Environmental risk factors and their role in the management of atopic dermatitis. Expert Rev Clin Immunol. 2017;13:15.
25. Thyssen JP, McFadden JP, Kimber I. The multiple factors affecting the association between atopic dermatitis and contact sensitization. Allergy. 2014;69:28.
26. Halling-Overgaard AS, Kezic S, Jakasa I, et al. Skin absorption through atopic dermatitis skin: a systematic review. Br J Dermatol. 2017;177:84.
27. Jakasa I, de Jongh CM, Verberk MM, et al. Percutaneous penetration of sodium lauryl sulphate is increased in uninvolved skin of patients with atopic dermatitis compared with control subjects. Br J Dermatol. 2006;155:104.
28. Bieber T. Atopic dermatitis. N Engl J Med. 2008;358:1483.
29. Auriemma M, Vianale G, Amerio P, et al. Cytokines and T cells in atopic dermatitis. Eur Cytokine News. 2013;24:37.
30. Werfel T, Allam JP, Biedermann T, et al. Cellular and molecular immunologic mechanisms in patients with atopic dermatitis. J Allergy Clin Immmunol. 2016;138:336.
31. Ma L, Xue HB, Guan XH, et al. Possible pathogenic role of T helper type 9 cells and interleukin (IL)-9 in atopic dermatitis. Clin Exp Immunol. 2014;175:25.
32. Suarez-Farinas M, Dhingra N, Gittler J, et al. Intrinsic atopic dermatitis shows similar TH2 and higher TH17 immune activation compared with extrinsic atopic dermatitis. J Allergy Clin Immunol. 2013;132:361.
33. Jones HE, Lewis CW, McMarlin SL. Allergic contact sensitivity in atopic dermatitis. Arch Dermatol. 1973;107:217.
34. Rees J, Friedmann PS, Matthews JN. Contact sensitivity to dinitrochlorobenzene is impaired in atopic subjects. Controversy revisited. Arch Dermatol. 1990;126:1173.
35. Rudzki E, Grzywa Z. Contact sensitivity in atopic dermatitis. Contact Dermatitis 1975;1:285.
36. Uehara M, Sawai T. A longitudinal study of contact sensitivity in patients with atopic dermatitis. Arch Dermatol. 1989;125:366.
37. Thyssen JP, Kezic S. Causes of epidermal filaggrin reduction and their role in the pathogenesis of atopic dermatitis. J Allergy Clin Immunol. 2014;134:792.
38. Hamann CR, Bernard S, Hamann D, et al. Is there a risk using hypoallergenic cosmetic pediatric products in the United States? J Allergy Clin Immunol. 2015;135:1070.
39. Mailhol C, Lauwers-Cances V, Rance F, et al. Prevalence and risk factors for allergic contact dermatitis to topical treatment in atopic dermatitis: a study in 641 children. Allergy. 2009;64:801.
40. Takahashi H, Kinbara M, Sato N, et al. Nickel allergy-promoting effects of microbial or inflammatory substances at the sensitization step in mice. Int Immunopharmacol. 2011;11:1534.
41. Huang L, Kinbara M, Funayama H, et al. The elicitation step of nickel allergy is promoted in mice by microbe-related substances, including some from oral bacteria. Int Immunopharmacol. 2011;11:1916.
42. Admami S, Jacob SE. Allergic contact dermatitis in children: review of the past decade. Curr Allergy Asthma Rep. 2014;14:421.
43. Lee S, Wang H, Kim E, et al. Clinical characteristics and genetic variation in atopic dermatitis patients with and without allergic contact dermatitis. Eur J Dermatol. 2018;28:637.
44. Borok J, Matiz C, Goldenberg A, et al. Contact dermatitis in atopic dermatitis children—past, present and future. Clin Rev Alllergy Immunol. 2018;56:86.
45. Ozceker D, Haslak F, Dilek F, et al. Contact sensitization in children with atopic dermatitis. Allergol Immunopathol (Madr). 2019;47:47.
46. Simonsen AB, Johansen JD, Deleuran M, et al. Contact allergy in children with atopic dermatitis: a systematic review. Br J Dermatol. 2017;177:395.
47. Jacob SE, McGowan M, Silverberg NB, et al. Pediatric contact dermatitis registry data on contact allergy in children with atopic dermatitis. JAMA Dermatol. 2017;153:765.
48. Hamann CR, Hamann D, Egeberg A, et al. Association between atopic dermatitis and contact sensitization: a systematic review and meta-analysis. J Am Acad Dermatol. 2017;77:70.

49. Angelini G, Meneghini CL. Contact and bacterial allergy in children with atopic dermatitis. Contact Dermatitis. 1977;3:163.
50. Bonamonte D, Foti C, Angelini G. Contact dermatitis in pediatric age. Giorn Ital Dermatol Venereol. 2004;139:15.
51. Bonamonte D, Foti C, Carpentieri A, et al. Dermatite allergica da contatto in età pediatrica. Ann Ital Dermatol Allergol. 2010;64:1.
52. Romita P, Foti C, Stingeni L, et al. Contact allergy in children with atopic dermatitis: a retrospective study. Endocr Metab Immune Disord Drug Targets. 2019;19:1083.
53. Belloni Fortina A, Fontana E, Peserico A. Contact sensitization in children: a retrospective study of 2,614 children from a single center. Pediatr Dermatol. 2016;33:399.
54. Schena D, Papagrigoraki A, Tessari G, et al. Allergic contact dermatitis in children with and without atopic dermatitis. Dermatitis. 2012;23:275.
55. Malajian D, Belsito DV. Cutaneous delayed-type hypersensitivity in patients with atopic dermatitis. J Am Acad Dermatol. 2013;69:232.
56. Herro EM, Matiz C, Sullivan K, et al. Frequency of contact allergens in pediatric patients with atopic dermatitis. J Clin Aesthet Dermatol. 2011;4:39.
57. Simonsen AB, Johansen JD, Deleuran M, et al. Children with atopic dermatitis may have unacknowledged contact allergies contributing to their skin symptoms. J Eur Acad Dermatol Venereol. 2018;32:428.
58. Netterlid E, Hindsen M, Ekqvist S, et al. Young individuals with atopic disease and asthma or rhinoconjunctivitis may have clinically revelent contact allergies. Dermatitis. 2014;25:115.
59. Xu S, Kwa M, Lohman ME, et al. Consumer preferences, product characteristics, and potentially allergenic ingredients in best-selling moisturizers. JAMA Dermatol. 2017;153:1099.
60. Overgaard LEK, Main KM, Frederiksen H, et al. Children with atopic dermatitis and frequent emollient use have increased urinary levels of low-molecular-weight phthalate metabolites and parabens. Allergy. 2017;72:1768.
61. Lubbes S, Rustemeyer T, Sillevis Smitt JH, et al. Contact sensitization in Dutch children and adolescents with and without atopic dermatitis—a retrospective analysis. Contact Dermatitis. 2017;76:151.
62. Warshaw EM, Nelsen DD, Maibach HI, et al. Positive patch test reactions to lanolin: cross-sectional data from the North American Contact Dermatitis Group, 1994 to 2006. Dermatitis. 2009;20:79.
63. Chen JK, Jacob SE, Nedorost ST, et al. A pragmatic approach to patch testing atopic dermatitis patients: clinical recommendations based on expert consensus opinion. Dermatitis. 2016;27:186.
64. Bonamonte D, Filoni A, Gullo G, et al. Nummular contact eczema: presentation of a pediatric case. The Open Dermatol J. 2019;13:23.
65. Bonamonte D, Foti C, Vestita M, et al. Nummular eczema and contact allergy: a retrospective study. Dermatitis. 2012;23:153.
66. Silverberg JI, Vakharia PP, Chopra R, et al. Phenotypical differences of childhood- and adult-onset atopic dermatitis. J Allergy Clin Immunol Pract. 2017;6:1306.
67. Julian-Gonzalez RE, Orozco-Covarrubias L, Duran-McKinster C, et al. Less common clinical manifestations of atopic dermatitis: prevalence by age. Pediatr Dermatol. 2012;29:580.
68. Krupa Shankar DS, Shrestha S. Relevance of patch testing in patients with nummular dermatitis. Indian J Dermatol Venereol Leprol. 2005;71:406.
69. Yu J, Atwater AR, Brad B, et al. Pediatric baseline patch test series: pediatric contact dermatitis work group. Dermatitis. 2018;29:206.
70. Waard-van De, der Spek FB, Darsow V, Mortz CG, et al. EAACI position paper for practical patch testing in allergic contact dermatitis in children. Pediatr Allergy Immunol. 2015;26:598.
71. Brasch J, Schnuch A, Uter W. Patch-test reaction patterns in patients with a predisposition to atopic dermatitis. Contact Dermatitis. 2003;49:197.
72. Johansen JD, Aalto-Korte K, Agent T, et al. European society of contact dermatitis guidelines for diagnostic patch testing—recommendations on best practice. Contact Dermatitis. 2015;73:195.

Protein Contact Dermatitis

20

An Goossens

20.1 Introduction

Protein contact dermatitis (PCD) is considered to be a distinct clinical entity and found to be a frequent disorder among patients who professionally handle foods [1], and which seem to predispose sensitized subjects (atopic or not) to suffer from more severe and frequent consequences than those with other food-related hand dermatoses [2]. PCD was indeed described for the first time by Hjorth and Roed-Petersen in 1976 as a particular form of contact dermatitis in Danish food handlers. However, beside food, many other protein types have been described as causes of contact urticaria and/or PCD (plants, animals, enzymes, …) [3–8], hence, various jobs may be affected, but also non-occupational cases occur.

20.2 Pathophysiology

Subjects who have an atopic background or other skin condition, for which the barrier integrity of the stratum corneum is impaired and skin penetration of macromolecular molecules facilitated, such as with irritant contact dermatitis, are more likely to develop PCD.

The pathogenesis reflects a type I hypersensitivity reaction, as with immunologic contact urticaria, mediated by allergen-specific IgE in a previously sensitized individual. The exact mechanism in PCD is still unclear, although it may approach that of atopic dermatitis, particularly since IgE receptors on epidermal Langerhans cells could be responsible for a delayed IgE-mediated reaction [1]. An interesting observation in this regard concern pollen grains that induce eczematous reactions in susceptible individuals, which appear clinically and immunohistochemically similar to the contact hypersensitivity reaction to nickel, but which follows a faster kinetic and a biphasic course: Th2 and IgE in the early (24 h) and Th1 predominance in the late (96 h) phase [9].

20.3 Clinical Manifestations

PCD manifests itself as chronic eczema with acute exacerbations: an urticarial or vesicular skin reaction can be noted in a few minutes following contact with the causal protein on previously affected skin, but chronic or recurrent eczema is the most commonly observed clinical picture. The hands (fingers, wrists, and forearms) are the most affected localizations, but dermatitis may also present on the face and neck

A. Goossens (✉)
Dermatology, Contact Allergy Unit, University Hospital KU Leuven, 3000 Leuven Louvain, Belgium
e-mail: an.goossens@kuleuven.be

G. Angelini et al. (eds.), *Clinical Contact Dermatitis*, https://doi.org/10.1007/978-3-030-49332-5_20

(airborne-induced) in case of volatile proteins. A few cases of chronic paronychia, accompanying erythema and edema of proximal nail folds, have been attributed to food, in particular [10].

Extra-skin symptoms (conjunctivitis, rhinitis, asthma, gastrointestinal disorders) are rarely present unless the dermatitis is associated with contact urticaria, or if the subject has an atopic condition. Even contact anaphylaxis may accompany PCD [11], which emphasizes the role of airborne exposure. According to a recent review of occupational cases observed at the Finnish Institute of Occupational Health (FIOH) [12], concomitant allergic airway diseases are indeed quite common in patients with occupational CU and PCD. It was shown that both air and skin exposure to dusty agents, such as flour, grains, and animal feed, as well as animal dander, ornamental plants, and enzymes, caused rhinitis and/or asthma in 45–75% of the patients.

20.4 Causal Proteins

The causal proteins (fruits, vegetables, plants, woods, animal, grains, and enzymes) are most often responsible for occupation-related skin problems. Recently some extensive reviews on protein contact dermatitis have been published [3–8]. Taking into account the nature of the causal proteins, a wide variety of jobs can be affected: food handlers, bakers, cooks, housewives, and caterers; gardeners, greenhouse workers, florists, and plant caretakers; slaughterhouse workers, butchers, and veterinarians; farmers, laboratory workers, professional entomologists or breeders, and animal keepers; fishmongers, fisherman, and fishing for leisure time. Two cases are illustrated in the figures: Fig. 20.1 Protein contact dermatitis on the hands and forearms due to cow dander in a non-atopic farmer (the patient also presented with eczematous lesions on the face); Fig. 20.2 Positive prick tests to beef ("rundsvlees") and Belgian endives ("witloof") in an atopic cook with hand dermatitis.

20.5 Diagnosis

Patch tests are usually negative and the diagnosis is based on the positivity of a prick test carried out with the allergen, the latter considered being the golden standard. Sometimes specific antibodies can be detected in the patient's serum. When diagnosing protein contact dermatitis in food-related skin prick testing procedures, fresh foods are preferred compared to commercial reagents, but this also applies to other protein-containing materials, and obligatory when commercially available test reagents are lacking. Histamine and physiological saline are used as the positive and negative controls, respectively.

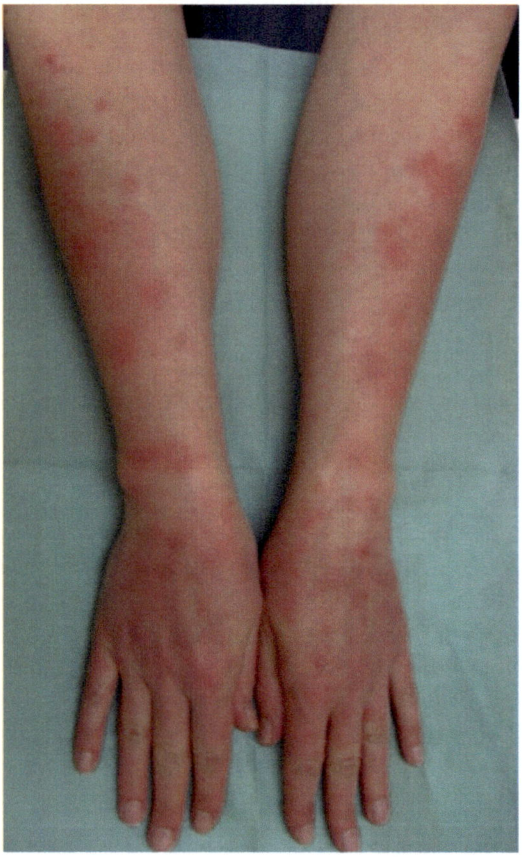

Fig. 20.1 Protein contact dermatitis on the hands and forearms due to cow dander in a non-atopic farmer (the patient also presented with eczematous lesions on the face)

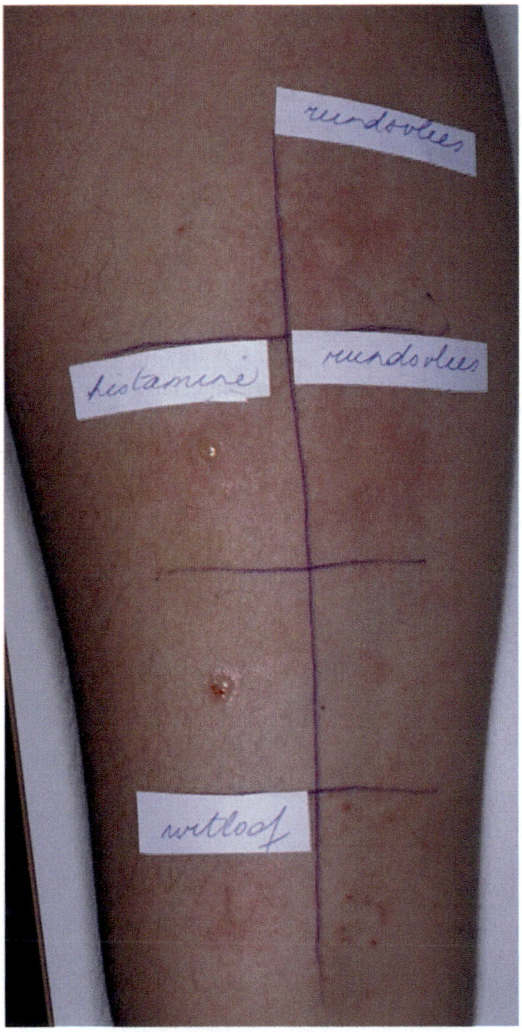

Fig. 20.2 Positive prick tests to beef ("rundsvlees") and Belgian endives ("witloof") in an atopic cook with hand dermatitis

Other test procedures, such as open testing can be helpful, but is generally negative unless the substance is applied on damaged or eczematous skin (where it even may cause a vesicular reaction). A rubbing test (gentle rubbing with the material) on intact or previously affected skin might be indicated, if an open test is negative. Scratch and scratch-patch testing (scratch-chamber test) carry a higher risk of false-positive reactions, and the latter lacks sensitivity compared to prick testing. Patch tests in PCD are usually negative.

If there is a suspicion of any kind of serious extra-cutaneous symptoms, tests should be done with the necessary precautions and resuscitation facilities should be adequately available.

Measurement of specific IgE in serum (e.g. radioallergosorbent-RAST) is useful for some of the known proteins, however, many of the protein allergens have not yet been identified.

The basophil activation test is a relatively new procedure: it is based on the demonstration of a membrane protein marker that appears following exposure to allergens and can be particularly interesting when assessing reactions to rare allergens, for which routine diagnostic tests, such as the measurement of specific IgE antibodies, are not available. It has been shown to be a useful technique for the study of PCD, although disagreement with specific IgE analysis may occur.

20.6 Conclusion

Various proteins, able to penetrate the skin and causing immunological contact urticaria and/or eczematous clinical manifestations, seem to share a common pathogenic mechanism of a type I immediate reaction. Prick testing is the gold standard method for diagnosis, and sometimes specific antibodies can be detected in the serum. Classically, the protein sources that may cause PCD are divided into four main groups: fruits, plants, and woods, animal proteins; grains, and enzymes.

Taking into account the nature of the causal proteins, a wide variety of jobs can be affected, but also non-occupational cases are observed.

References

1. Vester L, Thyssen J, Menné T, et al. Occupational food-related hand dermatoses seen over a 10-year period. Contact Dermatitis. 2012;66:264–70.
2. Vester L, Thyssen JP, Menné T, et al. Consequences of occupational food-related hand dermatoses with a focus on protein contact dermatitis. Contact Dermatitis. 2012;67:328–33.

3. Goossens A, Amaro C, Mahler V. Protein contact dermatitis. In: Duus-Johansen J, Frosch P, Lepoittevin J-P, editors. Textbook Contact Dermatitis. Springer, Berlin Heidelberg; 2021.
4. Amaro C, Goossens A. Immunological occupational contact urticaria and contact dermatitis from proteins: a review. Contact Dermatitis. 2008;58:67–75.
5. Gimenez-Arnau A, Maurer M, De La Cuadra J, et al. Immediate contact skin reactions, an update of contact urticaria, contact urticaria syndrome and protein contact dermatitis—"A never ending story". Eur J Dermatol. 2010;20:552–62.
6. Barbaud A, Poreaux C, Penven E, et al. Occupational protein contact dermatitis. Eur J Dermatol. 2015;25:527–34.
7. Lukács J, Schliemann S, Elsner P. Occupational contact urticaria caused by food—a systematic clinical review. Contact Dermatitis. 2016;75:195–204.
8. Bauer A, Schubert S, Geier J, et al. Type IV contact allergies in the food processing industry: an update. Hautarzt. 2018;69:443–4.
9. Eyerich K, Huss-Marp J, Darsow U, et al. Pollen grains induce a rapid and biphasic eczematous immune response in atopic eczema patients. Int Arch Allergy Immunol. 2008;145:213–23.
10. Tosti A, Guerra L, Morelli R, et al. Role of foods in the pathogenesis of chronic paronychia. J Am Acad Dermatol. 1992;27:706–10.
11. Willi R, Pfab F, Huss-Marp J, et al. Contact anaphylaxis and protein contact dermatitis in a cook handling chicory leaves. Contact Dermatitis. 2009;60:226–7.
12. Helaskoski E, Suojalehto H, Kuuliala O, et al. Occupational contact urticaria and protein contact dermatitis: causes and concomitant airway diseases. Contact Dermatitis. 2017;77:390–6. https://doi.org/10.1111/cod.12856.

Contact Urticaria

21

Caterina Foti, Domenico Bonamonte,
Paolo Romita and Gianni Angelini

Contact urticaria is a wheal reaction that appears, usually repetitively, within minutes or up to one hour after contact with a causative agent [1–3]. The wheal reaction generally disappears within a few hours but it can sometimes evolve to generalized urticaria and even anaphylaxis [3, 4]. The wheal reaction may be allergic (immunologic contact urticaria) or non allergic (non immunologic contact urticaria) . Some substances can provoke contact urticaria, acting on intact skin, while others induce the complaint on already damaged or eczematous skin [4–6].

21.1 Non Immunologic Contact Urticaria

Non immunologic contact urticaria is the most prevalent type of contact urticaria [7, 8], caused by a wide variety of agents. It occurs without previous sensitization in nearly all exposed individuals [2]. Skin lesions are generally restricted to the site of contact, and systemic manifestations are rarely observed [1]. The severity of the urticaria will depend on the amount of urticant agent, the concentration, and exposure time [9].

Examples of causal agents include animals (e.g., arthropods, caterpillars, corals); foods (pepper, mustard, thyme); fragrances and flavorings (e.g., balsam of Peru, cinnamic acid, cinnamic aldehyde); medicaments (e.g., benzocaine, camphor, witch hazel); metals (cobalt); plants (nettles, seaweed); and preservatives and disinfectants (e.g., benzoic acid, formaldehyde) [10].

21.2 Immunologic Contact Urticaria

Immunologic contact urticaria involves a type 1 hypersensitivity reaction mediated by allergen-specific immunoglobulin E (IgE) and, therefore, requires a prior sensitization phase [11–13]. Prior sensitization can occur through contact or exposure of the skin, mucous membranes, respiratory tract, or gastrointestinal tract. Two types of agents can cause immunologic contact urticaria [14], namely proteins, such as natural rubber latex, with a high molecular weight that is often more than 10,000 kDa, and hapten chemicals, which conjugate with carrier proteins (e.g., albumen): the hapten-carrier

C. Foti (✉) · D. Bonamonte
Department of Biomedical Science and Human Oncology, University of Bari "Aldo Moro", Bari, Italy
e-mail: caterina.foti@uniba.it

P. Romita
Dermatological Clinic, Azienda Ospedaliero-Universitaria Consorziale Policlinico, Bari, Italy

G. Angelini
Professor of Dermatology, University of Bari "Aldo Moro", Bari, Italy

G. Angelini et al. (eds.), *Clinical Contact Dermatitis*, https://doi.org/10.1007/978-3-030-49332-5_21

Table 21.1 Stages of progression in contact urticaria

Stage	Description
1	Localized reaction (redness and swelling) with non specific symptoms (burning, itching, tingling)
2	Generalized reaction
3	Extracutaneous symptoms (rhinoconjunctivitis, orolaryngeal and gastrointestinal dysfunction)
4	Anaphylactic shock

protein can induce sensitization [8, 13, 14]. Pre-existing conditions, such as atopic dermatitis, may favor this condition [8, 13–15]. Generalized reactions and/or extracutaneous reactions are frequent, and are denominated contact urticaria syndrome [5]. In Table 21.1, the four stages of progression in contact urticaria syndrome are described [16, 17].

21.3 Contact Urticaria of Unclear Mechanism

There is an additional type of contact urticaria which comprises reactions with mixed features of both immunologic and non immunologic mechanisms, whose mechanisms and pathophysiological features are not well understood [1, 5, 7, 16]. A well-known example is the contact urticaria due to oxidizing chemical ammonium persulfate (contained in hair bleaching products) [18].

21.4 Occupational Contact Urticaria

Occupational contact urticaria can be immunologic or non immunologic; it accounts for 1–8% of occupational skin disorders [15]. Immunologic contact urticaria to natural rubber latex is particularly frequent among health care personnel, but contact urticaria to a wide variety of other substances occurs in many occupations [19]. Among those at high risk are cooks, bakers, butchers, restaurant personnel, veterinarians, seafood handlers (fishermen), laboratory technicians, hairdressers, florists, gardeners, and forestry workers [8, 9, 11, 20, 21].

Occupational contact urticaria has been described due to cyclic acid anhydrides in welders, painters, plumbers, chimney sweeps, packers, and electricians [22, 23]. The risk of sensitization against all proteins is high in the presence of atopy in occupational contact urticaria [13, 16].

21.5 Triggers of Contact Urticaria

21.5.1 Cosmetics

Cosmetic components can cause contact urticaria with or without systemic symptoms [24]. This problem is probably grossly underdiagnosed because patients fail to report the reactions and just discontinue the use of the product.

Hair Dyes and Hair Bleaching. Hair dye chemicals such as *p*-phenylenediamine and its derivatives, such as *p*-aminophenol and *p*-methylaminophenol [25], and toluene-2,5-diamine [26] can cause contact urticaria. The reactions seem to occur only after oxidation by H_2O_2, and are attenuated when the antioxidant sodium sulfite is added to the mix [26]. Aside from paraphenylenediamine, reactions to Basic Blue 99 (a mixture of 23–32 substances at various concentrations and with varying compositions), Basic Brown 17 (an azo dye), and other reactive dyes have also been reported to cause contact urticaria, mainly provoked by occupational exposure [27, 28]. Ammonium persulfate and potassium persulfate, used for hair bleaching, can also cause the affliction through a mechanism that is still unclear [29–33]. Hairdressers exposed to these products on a daily basis are at risk of developing cutaneous reactions [34, 35].

Fragrances. Fragrances have been reported to cause both immediate and delayed hypersensitivity reactions. A multicenter study in Hungary found that 6.1% of patients with contact dermatitis to fragrances also reported an immediate contact urticaria reaction [36]. Cinnamal is the allergen most frequently reported to induce the dermatitis [24].

Sunscreens. Contact urticaria to sunscreens is rare but has been seen with benzophenone-3 (INCI; syn. 2-hydroxy 4-methoxy benzophenone, oxybenzone), a common ultraviolet (UV) A/UVB sunscreen [24, 37]. The severity of the clinical reaction depends partly on the area of exposed skin so patch testing does not necessarily elicit anaphylaxis. Contact urticaria can occur from exposure to hydrolyzed wheat protein in cosmetic creams and shampoos [38]. Three patients reported reactions to a hair conditioner containing hydrolyzed wheat protein, one on the hands while the other two developed acute urticaria on the head and neck. All were atopic patients [39].

21.5.2 Latex

Latex is probably the most important cause of contact urticaria [40], especially among medical and orthodontic staff [1, 7]. Although the incidence of latex allergy has declined in recent years, it is still a major health care issue. Latex is a milky fluid consisting of the cell cytoplasm of the tree *Hevea brasiliensis*; the cell nucleus and mitochondria are not expelled during harvesting, thereby allowing cell regeneration to occur [41]. Latex has four main components, namely rubber particles, lutoids, Frey Wyssling particles and the cytosol. The rubber particles are the most numerous organules of lactiferous cells. They consist of spherical drops of cis-1,4-polyisopropene enwrapped by a thin layer of phospholipoproteins [42]. Two proteins that synthesize cis-1-4-polyisopropene have been identified: the first is cis-prenyltransferase (38 kDa), a hydrophobic enzyme that catalyzes the addition of isopropene units until a polyisopropene chain several thousand units long has been formed. The second, the “rubber elengation factor”, is a stabilizing cofactor (14.6 kDa) necessary to ensure the efficient function of the cis-prenyltransferase [43]. Lutoids are vacuoles that account for 10–20% of the latex volume, and are important for its coagulation. Heveine (4.7 kDa) and proheveine (20 kDa) are the main proteins of lutoid bodies. Heveine accounts for 70% of the lutoid proteins and its structure is homologous to that of various agglutinins of plants, such as rice, potato, and grain. Frey Wyssling particles (2–3% of the latex volume) play a biological role that has not yet been clarified. The cytosol makes up 40–50% of the volume; it contains carbohydrates, organic acids, amino acids, nucleotides and proteins that are important in the synthesis of isoprene.

The prevalence of latex allergy depends on the population studied, spanning a wide range from 3 to 64%; latex sensitization in the general population ranges from 5.4 to 7.6% [44]. A risk factor is repeated contact with, or prolonged exposure to, latex-containing products especially in the medical setting. It has been calculated that approximately 10–20% of health care workers are sensitized to latex [45] but contact with other types of latex-containing articles both in medical and non medical settings may also have a role. Workers in the latex manufacturing industry are another subpopulation at risk [46], as are food handlers, domestic workers, florists, gardeners, and hairdressers [46–50]. Other risk factors for allergy to latex include preexisting skin injuries, atopy, spina bifida, and certain genetic profiles (HLA-DR phenotypes) [51]. Preexisting skin injuries such as hand dermatitis alter the skin barrier and can lead to increased penetration of latex proteins [52, 53]. Atopic individuals have an enhanced propensity to produce latex-specific IgE and are at risk of developing a latex allergy [54, 55]. Spina bifida patients have a high risk of latex sensitization due to the frequent number of surgical procedures early in life [56, 57].

Immunologic contact urticaria from latex is a type I IgE-mediated hypersensitivity reaction, and is the most frequent form of presentation of latex allergy [58]. It typically occurs within minutes of latex exposure. Symptoms may be mild, with urticarial reactions, rhinoconjunctivitis, or mucosal swelling. More severe systemic symptoms may develop, including generalized urticaria, asthma, bronchospasm, hypotension, and anaphylactic shock [59–62]. Latex allergy is the second main cause of intraoperative anaphylaxis (after muscle relaxants) and is the first cause of anaphylaxis in children [58, 63–66]. Reactions to latex usually occur during the maintenance phase of the operation, whereas when anaphylaxis is caused by opiates or muscle relaxants, it is usually during the induction phase. Several factors may influence the severity of reactions, such as the route of exposure (e.g., skin, mucosa, intravascular), source of exposure (gloves vs other exposure), latex type (ammoniated vs non-ammoniated), and individual immune responses [67]. Adverse reactions may also result from inhalation of airborne allergens bound to substances such as glove powder [68, 69]. Airborne latex allergy most commonly manifests as rhinoconjunctivitis but can also trigger asthma and contact urticaria [60, 70]. Fifteen different allergenic proteins have been identified and registered by the International Nomenclature Committee of Allergens [71]. Hev b1, 2, 3, 4, 5, 6, 6.01, 6.02, 7.01, 13, and 14 have been identified as the most sensitizing *Hevea* allergens [72]. Additional allergens continue to be investigated. A few studies have suggested that different latex allergens could sensitize different categories of individuals [73]. Natural rubber latex Hev b 1 and Hev b 3 are the major protein allergens involved in patients with spina bifida [73]. Hev b 2 and Hev b 4 may play a more important role in health care workes with latex allergy [74]. Hev b 5 is a major allergen in the majority of both health care workers and children with latex allergies [75]. Although some latex allergens, such as Hev b 1 and Hev b 6, may be specific for latex, other latex allergens have been found to share IgE epitopes with plant-derived foods. This implies that sensitivity to latex may be triggered due to sensitization to homologous allergens in certain foods, and vice versa. The latex-fruit syndrome (or "latex food allergy syndrome") is due to this cross-reactivity of latex proteins to similar proteins in fruits and vegetables [76]. The most common foods implicated are bananas [77], avocado [77, 78], chestnuts [77], and kiwi [79]. Less commonly reported are papaya, lychee, fig, peach, potato, chickpea, spinach, and the leafy green vegetable phuk waan-ban [41, 72, 80].

21.5.3 Topical Medicaments

Immunologic contact urticaria may occur due to the active agent or the preservative, base, or additives. Antibiotics can induce the dermatitis, often associated with anaphylactic reactions. Antibiotics reported as causes of contact urticarial include bacitracin, cephalosporin, chloramphenicol, gentamycin, neomycin, penicillin, rifampicin, and streptomycin [81]. Topical local anesthetics can also induce contact urticaria [82], but most cases of contact urticaria to local anesthetic agents are non immunologic [83]. Nitrogen mustard used to treat mycosis fungoides was associated with contact urticaria with an anaphylactoid reaction in one case [84].

21.5.4 Foods

Virtually any food is capable of eliciting an immunologic contact urticaria response [85]. Table 21.2 lists foods that have been reported as a cause of contact urticaria. Contact urticaria from food is usually observed in an occupational setting and the foods most frequently responsible are apple, potato, carrot, and tomato; shellfish and seafood such as prawn and lobster are also sources [86–88]. Food handlers affected by immunologic contact urticaria to raw seafood can usually tolerate eating cooked seafood provided that the seafood is protein denatured by cooking [88]. Wheat allergens can provoke asthma and contact urticaria among bakers [89]. Cross-reactivity between pollens and fruits (Table 21.3) is responsible for a mucosal immunologic contact urticaria [90]. Contact hypersensitivity syndrome (also known as oral allergy syndrome, OAS), is a form of contact allergy reaction that occurs upon contact of the mouth and throat with raw fruits or vegetables. The most frequent symptoms include itchiness

Table 21.2 Foods as a cause of contact urticaria

Vegetables
Asparagus
Beans
Cabbage
Celery
Fungi
Garlic
Lettuce
Mushroom
Mustard
Onion
Rice
Soybean
Tomato
Fruit
Apple
Apricot
Banana
Kiwi
Lemon
Lime
Mango
Orange
Peach
Peanut
Plum
Strawberry
Watermelon
Meat: beef, calf, lamb, chicken
Fish: cod, crab, frog, seafood, raw fish
Other animal products: cheese, egg, honey, milk

Table 21.3 Common cross-reactions between pollen/plant allergens and fruit

Pollen/plant	Common fruit
Birch	Apple, pear, carrot, celery, tomato, cherry
Mugwort	Carrot, celery, aniseed, peach
Ragweed	Melon
Goosefoot	Banana, melon, peach
Latex	Avocado, banana, chestnut, kiwi, mango, melon, papaya, tomato

or swelling of the mouth, face, lips, tongue and throat. Symptoms usually appear immediately after eating raw fruits or vegetables, although in rare cases, the reaction can occur more than an hour later. Rarely, the affliction can cause severe throat swelling leading to difficulty in swallowing or breathing. Gastrointestinal symptoms, such as diarrhea and stomach-ache, are uncommon. Some rare cases of life-threatening reactions, with angioedema or shock, have been reported. Cooked food, with the exception of nuts and celery, is generally safe. Sometimes the affliction can be associated to an exacerbation of hay fever symptoms. Handling the fruit can also cause contact urticaria.

21.5.5 Plants

Exposure to several plants can cause contact urticaria, especially in the occupational setting. Common causes of contact urticaria are Compositae, ivy yucca, spathe flower, Chinese rose [14]. Christmas cactus, Barberton daisy, and Madagascar jasmine have also been reported as causes of contact urticaria [91]. Profilin, present in several plant species, has been suggested as a common causative agent for immunologic contact urticaria [11]. Chamomile tea, a folk remedy used to treat conjunctivitis and other ocular reactions can induce immunologic contact urticaria, presenting with eyelid angioedema, in patients sensitized to Compositae and especially to Artemisia [92, 93].

21.5.6 Animal-Derived Proteins

Animal derivatives such as animal hair and secretions can induce immunologic contact urticaria in animal handlers, farmers and veterinarians. In Finland, the dermatitis to cow dander is very frequent because cows are kept indoors most of the year so dander exposure is increased [14]. Dog and rat saliva, animal hair, cow placenta, dog milk [94], rat tails, and guinea pigs can all be causative agents in subjects handling animals [81]. Also animal-derived protein allergens in cosmetics have been reported among the causes, such as fish-derived elastin-containing cosmetics [95], while lactalbumin from a mare's milk-containing cosmetic cream has also been reported [96]. Niinimäki and Coll. observed 11 hairdressers with hand dermatitis found to be sensitized to Crotein Q® (hydroxy propyl trimonium hydrolysed collagen) [38]. Prick test reactions to very low concentrations of this substance and specific IgE antibodies against Crotein Q® were elicited [38].

21.5.7 Textiles

Silk, wool, rubber and nylon may produce immunologic contact urticaria [97]. Silk has often been reported as a cause of immediate-type reactions (immunologic contact urticaria, anaphylaxis and respiratory disease) [97–99], and might be an even more frequent finding in atopic subjects [98, 99]. Silk allergens include the silk fiber itself, the gum or glue (sericin) contained in raw silk and the silkworm or insects of the genus *Anthrenus* contained in silk materials [98, 99]. Asthma, rhinitis, anaphylaxis, and eczema may or may not accompany the urticarial reaction [97].

21.6 Diagnosis

The diagnosis of contact urticaria involves detailed clinical history taking, clinical examination, skin test and specific IgE measurement. After a thorough history has been taken, the physician should proceed with a focused physical examination, checking that antihistamines have not been used within two days of performing the examination. Testing commonly employs a step-wise approach and may include the open test, prick test, scratch test, and use test, making sure to include positive and negative controls during each step. The first step in diagnostic testing for immediate IgE-mediated allergy is an open test: [100] it is usually performed on the ventral forearm using 0.1 mL of the suspected urticarial substance and spreading it over an area measuring 3 × 3 cm. Saline is used as negative control. The open test is first performed on non affected skin and if negative, on slightly affected or previously affected skin [4, 5]. When performing an open test, physicians should take precautions against anaphylaxis. If the open testing is negative, prick testing is usually performed next in the diagnosis of contact urticaria, and is considered the diagnostic method of choice if open testing is negative [101]. Prick testing is generally considered safe, but isolated cases of anaphylaxis have been reported [102].

The test substance is applied to the volar aspect of the forearm and pierced into the skin using a lancet. Reading of a prick test is usually performed after 30 minutes. A scratch test is more useful for non-standardized allergens [3]. The area of the skin is scratched with needles after the allergen has been applied. Reading of this test is done after 30 minutes. If skin tests are negative, the use test is performed with the incriminated agent. For example, a person with latex-induced contact urticaria would wear latex gloves during testing.

RAST for allergen-specific IgE are not available for all agents responsible for contact urticaria [14]. RAST for allergen-specific IgE to latex is highly positive in sensitized patients, but a negative RAST test does not exclude the diagnosis of immunologic contact urticaria.

21.7 Therapy

The most important intervention in sensitized subjects is to ensure the complete avoidance of the offending antigen, to prevent recurrent symptoms and possibly life-threatening anaphylaxis. It is recommended that patients should always have injectable epinephrine and antihistamines on hand with them [3]. They could be required to treat a life-threatening reaction. Patients who develop contact urticaria to latex need to take care to avoid this specific substance in the future. Allergen immunotherapy may be an effective option in treating latex-allergic patients [103].

21.8 Prevention

In the occupational setting contact urticaria may be prevented by applying preventive measures, that consist in the elimination, by substitution, of the occupational contact allergen and the use of personal protective equipment. Powdered latex gloves should particularly be avoided as the culprit antigen may become aerosolized. In fact, elimination of powdered latex gloves may be the single most effective measure in the overall risk reduction of latex sensitization and clinical reactions.

As underlined above, the most important intervention for secondary prevention is complete avoidance of the offending antigen, to guard against recurrent symptoms and the risk of life-threatening anaphylaxis.

People with a latex allergy should be aware of all other products besides gloves that contain latex both in the hospital and the home setting. These products include (in the hospital) catheter stoppers, elastic bandages, tourniquets tubes, and masks. In the domestic setting, they include balloons, condoms, mats, bottles, and baby bottle nipples. Alternatives to latex are available and include nitrile, neoprene, and polyvinyl chloride. Nitrile provides a similar protection against infection to that offered by latex; synthetic polymers, such as neoprene, can be used as an alternative in surgical procedures [58, 104, 105].

References

1. Wakelin SH. Contact urticaria. Clin Exp Dermatol. 2001;26:132.
2. Poonawalla T, Kelly B. Urticaria: a review. Am J Clin Dermatol. 2009;10:9.
3. Bhatia R, Alikhan A, Maibach HI. Contact urticaria: present scenario. Indian J Dermatol. 2009;54:264.
4. Chan HP, Kim E, Maibach HI. Contact urticaria. In: Greaves MW, Kaplan AP, editors. Urticaria and angioedema. New York: Informa Healthcare; 2009.
5. von Krogh G, Maibach HI. The contact urticaria syndrome—an update review. J Am Acad Dermatol. 1981;5:328.
6. Lahiti A. Non-immunologic contact urticaria. Acta Derm Venereol. 1980;91:1.
7. Aquino M, Mawhirt S, Fonacier L. Review of contact urticaria syndrome—evaluation to treatment. Curr Treat Options Allergy. 2015;2:365.
8. Gimenez-Arnau A, Maurer M, De La Cuadra J, et al. Immediate contact skin reactions, an update of contact urticaria, contact urticaria syndrome and protein contact dermatitis—"a never ending story". Eur J Dermatol. 2010;20:552.
9. Doutre MS. Occupational contact urticaria and protein contact dermatitis. Eur J Dermatol. 2005;15:419.
10. Lahti A, Basketter DA. Immediate contact reactions. In: Rycroft R, editor. Contact dermatitis, 3rd ed. Berlin: Springer-Verlag; 2001. p. 111.
11. Amaro C, Goossens A. Immunological occupational contact urticaria and contact dermatitis from proteins: a review. Contact Dermatitis. 2008;58:67.
12. Ismail M, Maibach HI. The clinical significance of immunological contact urticaria to processed grains. Indian J Dermatol Venereol Leprol. 2012;78:591.
13. Bourrain JL. Occupational contact urticaria. Clin Rev Allergy Immunol. 2006;30:39.
14. Wang CY, Maibach HI. Immunologic contact urticarial—the human touch. Cutan Ocul Toxicol. 2013;32:154.
15. Nicholson PJ, Llewellyn D, English JS, et al. Evidence-based guidelines for the prevention, identification and management of occupational contact dermatitis and urticaria. Contact Dermatitis. 2010;63:177.
16. Bulur I, Gokalp H. Contact urticaria. In: Kartal SP, Kutlubay Z, editors. A comprehensive review of urticaria and angioedema. IntechOpen; 2017. https://doi.org/10.5772/67994.
17. Maibach HI, Johnson HL. Contact urticaria syndrome: contact urticaria to diethyltoluamide (immediate-type hypersensitivity). Arch Dermatol. 1975;111:726.
18. Gimenez-Arnau A. Contact urticaria and the environment. Rev Environ Health. 2014;29:207.
19. Bensefa-Colas L, Telle-Lamberton M, Faye S, et al. Occupational contact urticaria: lessons from the French National Network for Occupational Disease Vigilance and Prevention (RNV3P). Br J Dermatol. 2015;173:1453.
20. Orb Q, Millsop JW, Harris K, et al. Prevalence and interest in the practice of scratch testing for contact urticarial: a survey of the American contact dermatitis society members. Dermatitis. 2014;25:366.
21. Williams JD, Lee AY, Matheson MC, et al. Occupational contact urticaria: Australian data. Br J Dermatol. 2008;159:125.
22. Helaskoski E, Kuuliala O, Aalto-Korte K. Occupational contact urticaria caused by cyclic acid anhydrides. Contact Dermatitis. 2009;60:214.
23. English JSC. Occupational dermatoses. In: Rook A, Champion RH, Ebling FJ, et al, editors. Rook's textbook of dermatology, 8th ed. Chichester, UK: Wiley-Blackwell; 2010. Chap. 27-1.
24. Verhulst L, Goossens A. Cosmetic components causing contact urticaria: a review and update. Contact Dermatitis. 2016;75:333.
25. Oshima H, Tamaki T, Oh-I T, et al. Contact anaphylaxis due to para-aminophenol and para-methylaminophenol in hair dye. Contact Dermatitis. 2001;45:359.
26. Pasche-Koo F, French L, Piletta-Zanin PA, et al. Contact urticaria and shock to hair dye. Allergy. 1998;53:904.
27. Davari P, Maibach HI. Contact urticaria to cosmetic and industrial dyes. Clin Exp Dermatol. 2011;36:1.
28. Vanden Broecke K, Bruze M, Persson L, et al. Contact urticaria syndrome caused by direct hair dyes in a hairdresser. Contact Dermatitis. 2014;71:124.

29. Fisher AA, Dooms-Goossens A. Persulfate hair bleach reactions. Cutaneous and respiratory manifestations. Arch Dermatol. 1976;112:1407.
30. Kellett JK, Beck MH. Ammonium persulphate sensitivity in hairdressers. Contact Dermatitis. 1985;13:26.
31. van Joost T, Roesyanto ID. Sensitization to persulphates in occupational and non-occupational hand dermatitis. Contact Dermatitis. 1991;24:376.
32. Estrada Rodríguez JL, Gozalo Reques F, Cechini Fernandez C, et al. Contact urticaria due to potassium persulfate. Contact Dermatitis. 2001;45:177.
33. Bregnhøj A, Søsted H. Type I ammonium persulfate allergy with no cross reactivity to potassium persulfate. Contact Dermatitis. 2009;61:356.
34. Hoekstra M, van der Heide S, Coenraads PJ, et al. Anaphylaxis and severe systemic reactions caused by skin contact with persulfates in hair-bleaching products. Contact Dermatitis. 2012;66:317.
35. Hougaard MG, Menné T, Søsted H. Occupational eczema and asthma in a hairdresser caused by hair-bleaching products. Dermatitis. 2012;23:284.
36. Temesvari E, Németh I, Balo-Banga MJ, et al. Multicentre study of fragrance allergy in Hungary. Immediate and late type reactions. Contact Dermatitis. 2002;46:325.
37. Yesudian PD, King CM. Severe contact urticaria and anaphylaxis from benzophenone-3(2-hydroxy 4-methoxybenzophenone). Contact Dermatitis. 2002;46:55.
38. Niinimöki A, Niinimäki M, Makinen-Kiijunen S, et al. Contact urticaria from protein hydrolysates in hair conditioners. Allergy. 1998;53:1078.
39. Fadden Mc. Immunologic contact urticaria. Immunol Allergy Clin North Am. 2014;34:157.
40. Kahn SL, Podjasek JO, Dimitropoulos VA, et al. Natural rubber latex allergy. Dis Mon. 2016;62:5.
41. Wagner S, Breiteneder H. *Hevea brasiliensis* latex allergens: current panel and clinical relevance. Int Arch Allergy Immunol. 2005;136:90.
42. Subramanian A. The chemistry of natural rubber latex. Immunol Allergy Clin North Am. 1995;15:1.
43. Warshaw EM. Latex allergy. J Am Acad Dermatol. 1998;39:1.
44. Saxon A, Ownby D, Huard T, et al. Prevalence of IgE to natural rubber latex in unselected blood donors and performance characteristics of AlaSTAT testing. Ann Allergy Asthma Immunol. 2000;84:199.
45. Turjanmaa K. Incidence of immediate allergy to latex gloves in hospital personnel. Contact Dermatitis. 1987;17:270.
46. Tarlo SM, Wong L, Roos J, et al. Occupational asthma caused by latex in surgical glove manufacturing plant. J Allergy Clin Immunol. 1990;85:626.
47. Sussman GL, Lem D, Liss G, et al. Latex allergy on housekeeping personnel. Ann Allergy Asthma Immunol. 1995;74:415.
48. Carrillo T, Blanco C, Quiralte J, et al. Prevalence of latex allergy among greenhouse workers. J Allergy Clin Immunol. 1995;96:699.
49. Van Der Walle HB, Brunsveld VM. Latex allergy among hairdressers. Contact Dermatitis. 1995;32:177.
50. Kalpaklioglu AF, Aydin G. Prevalence of latex sensitivity among patients with chronic renal failure: a new risk group? Artif Organs. 1999;23:139.
51. Rihs HP, Chen Z, Cremer R, et al. HLA class II antigens DR4 and DQ8 are associated with allergy to hevein, a major allergen of *Hevea* latex. Tissue Antigens. 1997;49:92.
52. Nieto A, Estornell F, Mazon A, et al. Allergy to latex in spina bifida: a multivariate study of associated factors in 100 consecutive patients. J Allergy Clin Immunol. 1996;98:501.
53. Hunt LW, Fransway AF, Reed CE, et al. An epidemic of occupational allergy to latex involving health care workers. J Occup Environ. 1995;37:1204.
54. Moneret-Vautrin DA, Beaudounin E, Widmer S, et al. Prospective study of risk factors in natural rubber latex hypersensitivity. J Allergy Clin Immunol. 1993;92:668.
55. Bernardini R, Novembre E, Ingargiola A, et al. Prevalence and risk factors of latex sensitization in an unselected pediatric population. J Allergy Clin Immunol. 1998;101:621.
56. Michael T, Niggemann B, Moers A, et al. Risk factors for latex allergy in patients with spina bifida. Clin Exp Allergy. 1996;26:934.
57. Slater JE, Mostello LA, Share C. Rubber-specific IgE in children with spina bifida. J Urol. 1991;146:578.
58. Cabanes N, Igea JM, de la Hoz B, et al. Latex allergy: position paper. J Investig Allergol Clin Immunol. 2012;22:313.
59. Heese A, Lacher U, Koch HU, et al. Update on the latex allergy topic. Hautarzt. 1996;47:817.
60. Slater JE. Latex allergy. J Allergy Clin Immunol. 1994;94:139.
61. Slater JE. Rubber anaphylaxis. N Engl J Med. 1989;320:626.
62. Sussman G, Tarlo S, Dolovich J. The spectrum of IgE-mediated responses to latex. J Am Med Assoc. 1991;265:2844.
63. Laxenaire MC. Agents causing anaphylactic shock during anesthesia: third French multicentric survey (1992–1994). Ann Fr Anesth Reanim. 1996;8:1211.
64. Laurent J, Malet R, Smiejan JM, et al. Latex hypersensitivity after natural delivery. J Allergy Clin Immunol. 1992;89:779.
65. Murat I. Anaphylactic reactions during paediatric anesthesia. Paediatr Anaesth. 1993;3:339.
66. Degenhardt P, Golla S, Wahn F, et al. Latex allergy in pediatric surgery is dependent on repeated operations in the first year of life. J Pediatr Surg. 2001;36:1535.
67. Lu LJ, Kurup VP, Fink JN, et al. Comparison of latex antigens from surgical gloves, ammoniated and nonammoniated latex: effect of ammonia treatment on natural rubber latex proteins. J Lab Clin Med. 1995;126:161.
68. Baur X. Allergic reactions to airborne latex allergens. Allergologie. 1995;18:568.

69. Tomazic VJ, Shampaine EL, Lamanna A, et al. Cornstarch powder on latex products is an allergen carrier. J Allergy Clin Immunol. 1994;93:751.
70. Cohen DE, Scheman A, Stewart L, et al. American Academy of Dermatology's position paper on latex allergy. J Am Acad Dermatol. 1998;39:98.
71. Petsonk E. Couriers of asthma: antigenic proteins in natural rubber latex. Occup Med. 2000;15:421.
72. Grawchik SM. Latex allergy. Mt Sinai J Med. 2011;78:759.
73. Yeang HY, Cheong KF, Sunderesan E et al. The 14.6 kd rubber elongation factor (Hev b 1) and 24 kd (Hev b 3) rubber particle proteins are recognized by IgE from spina bifida patients with latex allergy. J Allergy Clin Immunol. 1996;98:628.
74. Sunderasan E, Hamzah S, Hamid S, et al. LatexB-serumb-1,3-glucanase (Hev b II) and a component of the microhelix (Hev b IV) are major latex allergens. J Nat Rubber Res. 1995;10:82.
75. Slater JE, Vedvick T, Arthur-Smith A, et al. Identification, cloning and sequence of a major allergen (Hev b 5) from natural rubber latex (*Hevea brasiliensis*). J Biol Chem. 1996;271:25394.
76. Brehler R, Theissen U, Mohr C, et al. Latex-fruit syndrome: frequency of cross-reacting IgE antibodies. Allergy. 1997;52:404.
77. Blanco C, Diaz-Perales A, Collada C, et al. Class I chitinases as potential panallergens involved in the latex fruit syndrome. J Allergy Clin Immunol. 1999;103:507.
78. Posch A, Wheeler CH, Chen Z, et al. Class I endochinase containing a hevein domain is the causative allergen in latex-associated avocado allergy. Clin Exp Allergy. 1999;29:667.
79. Amin S, Lahti A, Maibach HI. Contact urticaria and contact urticaria syndrome (immediate contact reactions). In: Zhai H, Wilhelm KP, Maibach HI, editors. Marzulli and Maibach's dermatotoxicology, 7th ed. Boca Raton (FL): CRC Press; 2008. p. 525.
80. Risenga SM. Latex allergy revisited: a review. Curr Allergy Clin Immunol. 2010;23:4.
81. Rietschel RL, Fowler JS Jr. Contact urticaria. In: Rietschel RL, Fowler FS Jr, editors. Fisher's contact dermatitis. Baltimore: Wilkins and Wilkins; 1995. p. 778.
82. Waton J, Boulanger A, Trechot PH, et al. Contact urticaria from EMLA cream. Contact Dermatitis. 2004;51:284.
83. Phillips JF, Yates AB, Deshazo RD. Approach to patients with suspected hypersensitivity to local anaesthetics. Am J Med Sci. 2007;334:190.
84. Grunnet E. Contact urticaria and anaphylactoid reaction induced by topical application of nitrogen mustard. Br J Dermatol. 1976;94:101.
85. Brancacio RR, Alvarez MS. Contact allergy to food. Dermatol Ther. 2004;17:302.
86. Teo S, Teik-Jin Goon A, Siang LH, et al. Occupational dermatoses in restaurant, catering, and fast-food outlets in Singapore. Occup Med. 2009;59:466.
87. Alikhan A, Chan HP, Maibach HI. Produce-induced contact urticaria and dermatitis: Solanaceae and Alliaceae. Contact Dermatitis. 2009;60:174.
88. Onesimo R, Giorgio G, Pill S, et al. Isolated contact urticaria caused by immunoglobulin E-mediated fish allergy. Isr Med Assoc J. 2012;14:11.
89. Cirla AM. Asthma and baker's allergy: experience with health programs. G Ital Med Lav Ergon. 2011;7:152.
90. Konstantinou GN, Grattan CEH. Food contact hypersensitivity syndrome: the mucosal contact urticaria paradigm. Clin Exp Dermatol. 2008;33:383.
91. Paulsen E, Stahl Skov P, Andersen KE. Immediate skin and mucosal symptoms from pot plants and vegetables in gardeners and greenhouse workers. Contact Dermatitis. 1998;39:166.
92. Subiza J, Subiza JL, Alonso M, et al. Allergic conjunctivitis to chamomile tea. Ann Allergy. 1990;65:127.
93. Foti C, Nettis E, Panebianco R, et al. Contact urticaria from *Matricaria chamomilla*. Contact Dermatitis. 2000;42:360.
94. Foti C, Antelmi A, Mistrello G, et al. Occupational contact urticaria and rhinoconjunctivitis from dog's milk in a veterinarian. Contact Dermatitis. 2007;56:169.
95. Nishida K, Tateishi C, Tsuruta D, et al. Contact urticaria caused by a fish-derived elastin-containing cosmetic cream. Contact Dermatitis. 2012;67:171.
96. Verhulst L, Kerre S, Goossens A. The unsuspected power of mare's milk. Contact Dermatitis. 2016;74:376.
97. Hatch KL, Maibach HI. Textile fiber dermatitis. Contact Dermatitis. 1985;12:1.
98. Vandevenne A, Morren MA, Goossens A. Immunological contact urticarial caused by a silk shirt in an atopic patient. Contact Dermatitis. 2015;72:240.
99. Romita P, Fuso C, Ettorre G, et al. Contact urticaria caused by a silk bed quilt in a young atopic female. Contact Dermatitis. 2017;77:425.
100. Lachapelle JM, Maibach HI. The methodology of open (non-prick) testing, prick testing, and its variants. In: Lachapelle JM, Maibach HI, editors. Patch testing and prick testing—a practical guide. Berlin: Springer Verlag; 2009. p. 141.
101. Helaskoski E, Suojalehto H, Kuuliala O, et al. Prick testing with chemicals in the diagnosis of occupational contact urticaria and respiratory diseases. Contact Dermatitis. 2015;72:20.
102. Nicolau N, Johnston GA. Anaphylaxis following prick testing with natural rubber latex. Contact Dermatitis. 2002;47:251.
103. Nettis E, Di Leo E, Calogiuri G, et al. The safety of a novel sublingual rush induction phase for latex desensitization. Curr Med Res Opin. 2010;26:1855.
104. Kelly KJ, Wang ML, Klancnik M, et al. Prevention of IgE sensitization to latex in health care workers after reduction of antigen exposures. J Occup Environ Med. 2011;53:934.
105. Crippa M, Balbiani L, Baruffini A, et al. Consensus document. Update on latex exposure and use of gloves in Italian health care settings. Med Lav. 2008;99:387.

Common Allergens

22

Caterina Foti, Domenico Bonamonte, Paolo Romita, Fabrizio Guarneri, Cataldo Patruno and Gianni Angelini

22.1 Acrylates

Acrylic acid—also known as propenoic acid (term preferred by the IUPAC, International Union of Pure and Applied Chemistry), prop-2-enoic acid, acroleic acid, ethylene carboxylic acid, vinylformic acid—is the simplest unsaturated carboxylic acid, consisting of a vinyl group directly connected to the carbon atom of a carboxylic acid terminus [1].

The term "acrylates" (or, less commonly, "propenoates") designates the esters of acrylic acid. Many derivatives of modified forms of acrylic acid are named after the originating acid: for example, derivatives of methacrylic acid are called methacrylates and derivatives of cyanoacrylic acid are called cyanoacrylates [1, 2].

In all of the above substances, the highly polar carbonyl group alters the electron density balance between the two carbon atoms of the vinyl group, increasing the chemical reactivity of the molecule. This characteristic facilitates the formation of polymers, which are used for a wide range of industrial applications [1, 2], but is also the cause of the high sensitizing potential of acrylates, particularly monomers [3]. Acrylate polymers made up of a single type of monomer (homopolymers) are suitable for a limited number of applications, while those made up of chemically different monomers (copolymers) are more versatile and have a wide range of uses in commercial products [1, 2].

Modifying the radical bound to the alpha carbon of the vinyl group is one way to change the physical/chemical characteristics of a polymer, but the number of possibilities is limited by the size of the radicals, which may prevent polymer formation because of steric hindrance. Modifying the radical bound to the carboxyl group is an easier and more flexible way to achieve polymer

C. Foti (✉) · D. Bonamonte
Department of Biomedical Science and Human Oncology, University of Bari "Aldo Moro", Bari, Italy
e-mail: caterina.foti@uniba.it

P. Romita
Dermatological Clinic, Azienda Ospedaliero-Universitaria Policlinico di Bari, Bari, Italy
e-mail: romitapaolo@gmail.com

F. Guarneri
Department of Clinical and Experimental Medicine, University of Messina, Messina, Italy
e-mail: f.guarneri@tiscali.it

C. Patruno
Department of Health Sciences, University Magna Graecia of Catanzaro, Catanzaro, Italy
e-mail: cataldo.patruno@unicz.it

G. Angelini
Professor of Dermatology, University of Bari "Aldo Moro", Bari, Italy

G. Angelini et al. (eds.), *Clinical Contact Dermatitis*, https://doi.org/10.1007/978-3-030-49332-5_22

formation and is the process most commonly used in industrial production [2].

In the vast family of these substances, those which are of interest in the fields of allergological, occupational and environmental dermatology are acrylates and methacrylates, although new types are emerging, like cyanoacrylates and isobornyl acrylate [3–15].

22.1.1 Sources of Exposure

The variety and versatility of acrylates, together with technical improvements and the decreasing costs of their synthesis, have led to a capillary diffusion of these substances, which are present nowadays not only in chemical facilities, but also in many occupational and consumer products. In 2012, acrylates were named "Contact Allergen of the Year" by the American Contact Dermatitis Society (ACDS), and one of the reasons given for this choice was that they "are everywhere in the environment" [15, 16]. Since then, the diffusion of acrylates has spread further, and a similar trend has been observed for acrylate allergy, with the rise of new allergens: one of them, isobornyl acrylate, was the "Contact Allergen of the Year 2019" of the ACDS.

Acrylates are contained in plastic materials (including those used for bottles and food packaging) and rubber, printing inks, UV inks (inks which require exposure to ultraviolet light in the printing process), acrylic fibres, films, fiberglass, adhesives and binders, papers, paint formulations, sealants, industrial coatings, insulators, lacquers, floor polishes, shoe polishes, automobile antifreeze and engine-cooling liquids, disposable diapers, sanitary pads, spectacle frames. Applications in medicine include bone cements used in orthopedic surgery, surgical glues, dental implants/prostheses/fillings, contact lenses, wound dressings, electrocardiogram leads, hearing aids, glucose sensors, parts of medical devices for diabetic patients [3–16]. Cosmetic/aesthetic products, too, frequently contain acrylates. The best known sources of exposure in this field are artificial nails (including nails made of acrylates, acrylate-based nail decorations, plastic nails applied to the nail plate with cyanoacrylate-based glue) and adhesives for false eyelashes/eyebrows, but the European Union Cosing (Cosmetic ingredient database) [17] includes 634 acrylate homopolymers, copolymers and cross-polymers commonly used in different types of consumer products, with various functions: film forming, viscosity controlling, binding, hair fixing, emulsifying/emulsion stabilising, skin/nail/hair conditioning, opacifying, antistatic, absorbent, surfactant, skin protecting, emollient, humectant, plasticiser, anticaking, perfuming, solvent, UV absorber/filter, abrasive, antimicrobial, antioxidant, chelating, foam boosting, hair waving or straightening, and oral care, antifoaming, antiplaque, bulking, masking, cosmetic colorant, deodorant products. For 50 of them, the maximum content in consumer products is subject to restrictions. In 53 cases, the function of the substance in cosmetics is not reported in Cosing [17].

22.1.2 Contact Allergy and Clinical Presentation

Classic allergic dermatitis caused by contact with acrylates prevalently involves the fingers, nails and/or periungual skin, due to occupational exposure (dentistry, orthopedic surgery, aeronautics, printing industries, beauty centers) or, increasingly frequently, domestic/hobby use of nail cosmetics. However, because of the ubiquitous presence of acrylates in different products, almost any body area can be affected: examples reported in literature are contact dermatitis on the chest (caused by electrocardiogram electrodes) [18, 19], face (caused by a moisturizing face pack) [20], wrist (because of hospital wristbands or wearable health devices) [21, 22], scalp (caused by hair prostheses fixative) [23], ear lobes (due to adhesives of clip-on earrings) [24]. Allergic dermatitis may also occur without direct and intentional skin application of acrylates, e.g. by contact of various body parts with acrylate-treated nails or contaminated surfaces/hands, generating in some cases significant problems of differential diagnosis [25, 26]. Allergic contact stomatitis caused by acrylates is also frequent, because of the wide use of these substances in dental materials [27, 28]. Some authors reported severe onychodystrophy [29] and lichen planus, oral [30] or of the nails [31], as a consequence of allergic contact reactions to acrylates. Paresthesia and pain of the fingertips may be present, in addition to classical symptoms of contact allergy, in subjects using acrylate-containing nail products, because sensory nerve fibres may be damaged by acrylate monomers penetrating through the nail plate [32].

Additionally, many clinical manifestations of allergy are observed with acrylates, more often than with other haptens. One is airborne dermatitis, which occurs mainly in people who apply artificial nails, for work (nail technicians, beauticians) or as a hobby. This happens because the activity involves using a nail drilling machine to remove pre-existing nail decorations, causing dispersion of acrylate powder in the air [33–36]. The manufacture of printed circuit boards may also be associated with airborne allergic contact dermatitis due to acrylates, because of the volatile fumes of the acrylic compounds produced [37].

Photo-contact allergy may be caused by octocrylene (IUPAC name: 2-cyano-3,3-diphenyl acrylic acid 2-ethylhexyl ester; CAS number: 6197-30-4; EC number: 228-250-8; Cosing number: 35585), an organic cyanoacrylate used in sunscreens and skin care cosmetics to absorb UVB and short-wave UVA [5]. Epidemiological data show that this kind of reaction usually occurs in adults with previous photosensitization to ketoprofen [5, 38], for still unknown reasons: indeed, computerized conformational analysis demonstrates little structural similarity between the two molecules, suggesting that simultaneous allergic reactions should be regarded as co-sensitizations rather than cross-reactions [39]. Because of its sensitizing potential, octocrylene may be used at a concentration of no more than 10% in ready-for-use cosmetic preparations marketed in the European Union [40]. The frequency of reactivity to octocrylene now appears to be decreasing [41].

Other local and/or systemic cutaneous reactions to acrylates include urticaria, angioedema, cheilitis, discoloration of the nail plate [42–47].

Although not of strictly dermatological concern, it is noteworthy that airborne acrylate powder may also cause rhinitis, asthma [36, 48–50] and conjunctivitis [51]. Respiratory and ocular manifestations may occur in association with contact dermatitis [52–54] or alone [55, 56].

22.1.3 Patch Testing

Because of some technical peculiarities, special precautions are necessary for the correct performance of a patch test with acrylates [14, 15]. Firstly, acrylates are labile and volatile molecules, which may become altered or evaporate from test chambers during storage. Thus, they must be fresh, prepared at the time of testing and applied as soon as possible. For the same reasons, the material initially extruded from the syringe should not be used for testing. Secondly, acrylate monomers are responsible for allergic sensitization, while polymers are not: hence, only monomers should be present in patch test preparations, to avoid false negative results. In this sense, the use of test chambers containing aluminum is contraindicated, because this metal could act as a catalyst for acrylate polymerization. Thirdly, only standardized extracts must be used for patch tests: an acrylate-containing material should never be tested "as is", because of the high risk of active sensitization for the patient.

The choice of which molecules, among the many available, should be included in a screening test for acrylate allergy is a strongly debated topic. Indeed, reactivity to multiple acrylates is frequently observed, but given the lack of consistency among studies in this regard, it is often unclear whether this is due to multiple sensitization, cross-reactivity or the presence of impurities in materials. Thus, a set of screening monomers that can detect all cases of acrylate allergy is currently not available. However, a panel consisting of methyl methacrylate

(MMA), ethyl acrylate (EA) and 2-hydroxyethyl methacrylate (2-HEMA) is considered sufficient to detect about 90% of cases [13], and is part of the baseline series of the North American Contact Dermatitis Group [14, 15]. 2-HEMA alone detects about 80% of cases [57] and is the only acrylate included in the 2019 baseline series of the European Society for Contact Dermatitis [58]. North American authors suggest routine testing of MMA, EA and 2-HEMA and, when there is a clinical suspicion of acrylate allergy but screening patch tests with the above substances are negative, an expanded panel including ethylene dimethacrylate, triethylene glycol diacrylate, and ethyl cyanoacrylate [14]. Instead, European authors suggest routinely testing 2-HEMA only, and using only when deemed clinically appropriate a panel consisting of EA, hydroxypropyl methacrylate, triethyleneglycol dimethacrylate, ethylene glycol dimethacrylate and 2-hydroxyethyl acrylate [13]. Tests with other acrylates, e.g. acrylic acid [59], should be performed on the basis of specific clinical situations.

Late patch test reactions to acrylates have been reported, and may be caused by individual characteristics which slow down the transcutaneous absorption, activation and/or binding of acrylates to cutaneous proteins [60]. The possibility of active sensitization must also be considered.

Finally, assessment of the relevance of a positive patch test is sometimes difficult, because of cross-reactions between acrylates and because acrylates used in industrial or consumer products may contain impurities not declared in safety data sheets [14].

22.1.4 Prevention

As for any type of allergy, allergen avoidance is the best practice, but avoiding acrylates can be difficult because of their ample diffusion and the lack of possible alternatives in many occupational environments. However, fully polymerized acrylates (including copolymers present in personal care products) do not generally pose a problem for allergic patients. When the use of products containing acrylate monomers is unavoidable, it is necessary to adopt personal protective equipment. Ordinary latex gloves do not provide adequate protection, as they are easily permeable even during brief exposure [14]. Nitrile gloves are better in this regard, as they prevent acrylate penetration for 15–20 min; however, this time may be insufficient for some activities, such as nail aesthetic procedures [61, 62]. Longer breakthrough times (up to four hours) may be achieved with trilaminated polyethylene gloves, while the SilverShield/4H® polymer, a synthetic polymer of five-layer laminate polyethylene and ethylene vinyl alcohol [63], appears to be resistant to (meth)acrylates [15].

22.2 Benzocaine

Benzocaine (chemical formula $C_9H_{11}NO_2$) is a widely used local anesthetic belonging to the caine molecules group. Local anesthetics are usually classified in two major groups: esters and amides. The former, which include benzocaine, procaine, tetracaine, and amylocaine, are metabolized by plasma esterases to *p*-aminobenzoic acid (PABA), which is considered to be responsible for the greater allergenic potential and cross-reactivity between anesthetics in this group. The latter, which include cinchocaine, dibucaine, lidocaine, bupivacaine, mepivacaine, and prilocaine, are not metabolized into the PABA metabolite and are usually considered to be less sensitizing [64, 65].

22.2.1 Sources of Exposure

Local anesthetics are widely used, mainly in injectable preparations but also in topical preparations. These are available as over-the-counter medications to suppress coughs, or to treat pain due to mouth ulcers, pharyngitis, or hemorrhoids. Preparations containing benzocaine include wound and burn preparations, sunburn remedies, hemorrhoid preparations, oral and gingival products, sore throat sprays and lozenges, callus and wart remedies, creams for treatment of poison ivy, toothache and denture irritation products. Allergic contact dermatitis has frequently been reported following exposure to creams used for pruritus ani, hemorrhoids and insect bites, lotions for sunburn relief, and anesthetic eye and auricular drops [66–68].

22.2.2 Contact Allergy and Clinical Presentation

Delayed hypersensitivity to caines used in local or locoregional anesthesia is much rarer. The prevalence of contact allergy to local anesthetics ranges from 1.3 to 4% [69–73]. Benzocaine was once regarded as a good indicator of local anesthetic sensitization. Nowadays, however, it is rarely used by pharmaceutical companies, whereas cinchocaine is present in many over-the-counter anogenital preparations. Topical anesthetics generally produce a classic allergic contact dermatitis in the area of topical application. This manifests as acute erythema, and in severe cases blistering and bullae may be present. The onset of dermatitis can be favored by the application of topicals on damaged skin (for example on ulcers or burns) or on skin folds subject to friction (intergluteal folds) or mucous membranes (rectal, for example). Diffuse reactions ("baboon syndrome") have been reported in patients sensitized to local anesthetics, especially following their application in the rectal site. It is possible that these reactions were favored by absorption of the hapten through the inflamed mucosa [69].

22.2.3 Patch Testing

At present, benzocaine 5% petrolatum is recommended in the European baseline series as a screening allergen to show contact allergy to local anesthetics. Nevertheless, its efficacy has been repeatedly questioned since the 1980s [74, 75]. Several suggestions to use a caine mix [73] have not gained full acceptance [70, 71], although this is the current practice in some countries, such as Portugal.

22.2.4 Cross-reactions and Co-sensitizations

Benzocaine can cross-react with several allergens that have in common the presence of an amino substituent at the para position of the benzene ring. This structural similarity could explain the frequency of cross-reactions between paraphenylenediamine and benzocaine. Moreover, patients with allergy to ester anesthetics can tolerate amide anesthetics, and vice versa. In the few reported cases of positive results to both groups of anesthetics, the reaction seems more likely to be a concomitant sensitization than a cross-reaction [75, 76].

22.3 Chromium

Chromium is used in numerous industrial processes and exposure to this metal can occur in occupational and extra-occupational fields [77].

22.3.1 Sources of Exposure

Cement. Cement has historically been the most common and important cause of chromium allergy [78, 79]. The first observations of contact allergy to chromium date back to 1950, when Jaeger and Pelloni demonstrated sensitization to metal in 30 of the 32 masons tested [80]. For many years, chromium was the hapten most frequently causing occupational allergy in men. An investigation conducted by the Italian Research Group on Contact and Environmental Dermatitis, in the decade 1984–1993, showed that 16% of patients with occupational allergic contact dermatitis were sensitized to chromium; most of them were male bricklayers [81]. However, the cement regulations, consisting on the one hand of the use of cement with a low chromium content, obtained through a careful selection of raw materials, and on the other hand by adding ferrous sulphate to cement, that is capable of inactivating the hapten [82, 83], have now changed the epidemiology of chromium allergy in EU nations [84–86]. In non-industrialized countries, however, occupational chromium dermatitis remains a major occupational health concern in construction workers [87–90].

Leather Goods. It is estimated that 90% of the leather produced globally is tanned with chromium sulfates [91], the consequence being that chromium exposure may occur from prolonged contact with various leather products, for example belts, leather covers for car steering wheels, footwear, furniture, gloves, jackets, and watch straps [92]. Like in cement, also in leather goods the sensitizing agent is hexavalent (Cr_6) chromium, that is an impurity resulting from oxidation of trivalent (Cr_3) chromium, used in leather tanning to provide softness, durability and flexibility thanks to its property of binding to collagen fibres [93, 94].

Mobile Phones. Multiple case reports of mobile phone-associated allergic contact dermatitis have been published over the past 10 years. The first case was published in 2002 [95]; several new cases were later published [96, 97]. Chrome allergy induced by contact with mobile phones can be isolated or associated with nickel and cobalt allergy [98].

Make-up/Cosmetics. The EU banned the use of chromium and other metals in cosmetic products in 1976 (Cosmetics Directive76/768/EEC), but these metals are still permitted in very low quantities as impurities [79].

Tattoo Ink. Pigments that contain chromium are used mostly in green and yellow tattoos, but the yellow colour may in rare cases contain chromium salts as well [79].

Detergents and Bleaches. In detergents and bleaches, chromium is contained in a quota below<1.0 μg/g [99] and is usually in a trivalent form, that is less sensitizing [79], so the presence of chromium in detergent and bleaches is rarely the cause of allergic contact dermatitis

Chrome-plated Metal Alloys. The surfaces of many metal products made of iron or zinc, such as screws, fittings, and other materials used in construction work, are chrome-plated to prevent rust or surface oxidation. Exposure to these products induces contact sensitization in predisposed subjects [100, 101].

Implants/Prostheses. In increasingly ageing populations, metal implants and devices are widely used in medical treatment. All metals in contact with biological systems undergo some degree of corrosion, leading to the formation of metal ions, which may trigger activation of the immune system by forming complexes with endogenous proteins. Orthopedic implants containing chromium include stainless steel, cobalt–chromium alloys, and vitallium. The most widely used materials for vascular and cardiac stents are stainless steel or cobalt–chromium alloys, both of which contain significant amounts of chromium [102]. It has been shown that the prevalence of metal allergy is higher among patients who have functional implants, and even higher in those with failed implants [103–105]; the extent to which metal sensitivity contributes to implant failure is a controversial issue.

22.3.2 Contact Allergy and Clinical Presentation

Chromium can cause allergic contact dermatitis and burns. In fact, chromic acid burns are described above all in chromium metallurgic workers, tanners and dyers, and burns from chromium present in Portland cement wet-type in construction workers and in other subjects using this same cement [106, 107].

22.3.3 Patch Testing

Patch testing with potassium dichromate 0.5% pet. was introduced in 1931 [108]. Currently, it is present in the European baseline patch test series at the same concentration. The European Environmental and Contact Dermatitis Research Group conducted trials comparing 0.5% potassium dichromate with 0.375 and 0.25% [109]. The conclusion was that patch testing with lower concentrations of potassium dichromate results in fewer irritant reactions but that at lower concentrations, some allergic reactions may be missed [109]. A high percentage of false negative epicutaneous tests is also obtained when testing the metal in its trivalent forms, chromium trichloride and chromium sulphate [110]. In patients with negative patch tests to chromium and a clinical history suggesting metal allergy, intradermal testing with low quantities of metal may be useful. Meneghini and Angelini [111] demonstrated the high sensitivity of the intradermal test and underlined its validity also for nickel sulphate and cobalt chloride in cases of false negative results to the patch test.

22.4 Cobalt

Cobalt is one of the substances most frequently responsible for allergic contact dermatitis [112, 113]. It is a silvery-gray, crumbly and magnetic metal that may be found naturally in soil, dust and seawater. It is very rarely found in its pure form when mined from the earth, and is normally obtained as a by-product from the mining of ores of iron, nickel, copper, silver, manganese, zinc and arsenic, which contain traces of cobalt. By the second decade of the 21st century, the Democratic Republic of the Congo, China, Canada, and Russia were the world's leading producers of mined cobalt. The largest producer of refined cobalt, however, is China.

From a chemical point of view, cobalt is a relatively inert metal, slightly more reactive than nickel, and is able to resist in air and humidity. Salts and cobalt oxides have been used since very ancient times to color glass and ceramic glazes blue or pink. Metallic cobalt is used in the production of special alloys, as the addition of cobalt to chromium-nickel stainless steels improves its corrosion resistance and mechanical properties even at high temperatures.

22.4.1 Sources of Exposure

22.4.1.1 Occupational Exposure

Occupational categories at risk of sensitization to cobalt are metal workers, pottery workers and bricklayers. An important cause of occupational allergy to metal is cement, despite the fact that it contains only low quantities of cobalt, less than 0.01%. Cement-induced cobalt contact sensitization is known to accompany chromium-induced allergic contact dermatitis in many cases [84, 114]. Cobalt is present in cement as water-insoluble oxides, but forms complexes with amino acids in eczematous skin [115] so cobalt allergy in cement eczema may be secondary to chromium hypersensitivity.

Workers treating metal surfaces, when using galvanizers for example, run a high risk of becoming sensitized to cobalt due to exposure to cobalt-containing electrolyte solutions [116]. Cobalt exposure in pottery workers derives from contact with this metal used as a pigment to decorate porcelain. Uter and Coll. detected a high frequency of sensitization to cobalt in cashiers, almost exclusively in females. It is difficult to explain this result since the current euro coins are known not to contain cobalt; it has been speculated that sensitization to cobalt may be induced by dyes or resins used in the production of bank notes that may contain cobalt [116]. Other causes of occupational allergic contact dermatitis to cobalt are polyester resins, that can contain cobalt naphthenate, commonly used in the manufacture of these resins [117]. Patch testing with cobalt chloride cannot detect contact allergy to cobalt naphthenate, that should be specifically patch tested [118]. Furthermore, cobalt is used as a pigment and drier in paint, in printing inks, as well as in animal feeds, but it is rarely reported as a sensitizing agent in patients occupationally exposed to these substances [116, 119].

22.4.1.2 Non Occupational Exposure

A common cause of consumer exposure source to cobalt is jewellery. It is found mostly in dark-colored or black jewellery [120, 121]. Cobalt is also used in gold alloys and gold platings [122]. Over the years, thanks to technological processes that have led to the extraction of the metal from the minerals containing nickel, the exposure to this metal has significantly decreased [113]. Studies carried out using the cobalt spot test detected the release of cobalt from only a very small proportion of jewellery [123–125].

This suggests the possibility that sensitization to cobalt, in patients with contemporary allergic reactions to the two metals, may have a different cause other than exposure to jewellery, and should be correctly investigated. Consumers may also be exposed to cobalt following contact with leather especially shoe leather. It has been shown that cobalt is the third most common shoe allergen after hexavalent chromium and *p-tert*-butylphenol formaldehyde resin [126].

Cobalt is an essential part of many alloys used for implants in orthopedics, cardiology, gynecology, dentistry, and surgery [127]. Metals in contact with body fluids may corrode and release metal ions that can induce skin disease (mostly dermatitis) and implant or device failure. Although it is well known that occasionally patients with allergy to cobalt and/or other metals can develop allergy-related complications from implanted devices, the extent to which metal sensitivity contributes to implant failure is a controversial topic.

Cobalt blue (azure blue and cobaltous aluminate) was responsible for a sarcoidal allergic reaction in one patient that developed in the areas tattooed blue. A positive patch test to cobalt was demonstrated [128].

Cobalt is not permitted in cosmetics in the European Union but is permitted as an impurity at a maximum concentration of 5 ppm. Studies have demonstrated that this concentration is exceeded not only in adult cosmetics [129], such as eye shadow, but also in children's play makeup [130].

Although detergents may contain cobalt as an impurity, they generally contain it in a minimum quantity which cannot elicit allergic reactions [113]. Considering that these products are diluted before use, the risk of allergy to cobalt when using such products is minimal.

22.4.1.3 Systemic Exposure

Systemic contact dermatitis may be caused by the oral intake of cobalt contained in foods such as liver, fish, nuts, and cereals and vitamin B12. However, supplementary vitamin intake will cause clinical problems only in very rare cases. In the past it was thought that metals could worsen contact dermatitis and especially acute and recurrent vesicular hand eczema [131–134]. It is currently believed that these reactions can only occur with high metal dosages [113] and in small groups of patients; therefore the need to subject cobalt-sensitized patients to dietary restrictions must be carefully evaluated.

22.4.2 Contact Allergy and Clinical Presentation

Cobalt is a strong skin sensitizer [135], and an estimated 5.9 and 7.4% of patch-tested dermatitis patients in Europe and North America, respectively, are cobalt-allergic [136, 137]. However, the clinical relevance is often difficult to determine, and previous identification of occupational and consumer sources of cobalt seems to be insufficient. According to a Danish study, only 25% of positive patch test reactions to cobalt had a clinical relevance, and exposure sources were largely unknown [124].

Historically, occupational cobalt exposure has mainly been observed in metal workers, bricklayers, and pottery workers [138]. The hard metal industry is believed to be the main source of occupational cobalt exposure, particularly in the Europe and North America, because almost 15% of the worldwide production of cobalt serves for hard metal production. Dental tools and alloys have also been reported to contain and release high levels of cobalt [139].

Although the dermatitis is most often caused by direct skin contact with cobalt-retaining items, airborne cobalt dermatitis is also observed. Cobalt exposure in pottery workers derives from contact with cobalt blue stains used to neutralize the faint yellow color produced by iron oxide in clay, and from contact with paints and glazes used to decorate the porcelain [140]. It has been estimated that cobalt release from blue and black pottery may reach 2–13 μg cobalt/cm^2 per week, enough to cause dermatitis [141]. Despite the fact that modern production techniques have reduced the overall cobalt exposure in pottery workers, as shown by a 10-fold decrease of cobalt in the urine, sensitization and dermatitis may still occur [142]. Cobalt exposure from cement has been a traditional cause of cobalt sensitization and dermatitis [143]. In line with this notion, the cobalt content in 8 brands of cement for sale in Sweden was 5–16 μg cobalt/g [144]. In Spain, 78% of the detergents and cleaning products contained cobalt in the range of 0.1–1.4 mg/L [145]; however, the level of cobalt in detergents, washing powder, textile softeners, and others is generally very low and is not suspected to cause clinical disease [79].

22.4.3 Patch Testing

Patch testing is typically done with 1.0% cobalt chloride in petrolatum. Unfortunately, it is sometimes very difficult to read and interpret positive test reactions. Patch testing with 1% cobalt chloride in 853 metal workers showed that 62 had allergic reactions, 30 had irritant reactions, and 103 had follicular (or "poral") reactions [146]. Another study showed that 32% of 222 dermatitis patients had irritant reactions, reflecting a toxic effect of cobalt on the acrosyringium [147].

Cobalt and nickel patch-test reactivity is frequently observed together [148]. This has traditionally been interpreted as a result of concomitant exposure and sensitization rather than cross-reactivity, according to animal and in vitro studies [142]. Despite the convincing evidence against a cross-reactivity between nickel and cobalt, when Hindsén and Coll. performed oral nickel challenge in nickel-sensitized dermatitis patients they observed previous cobalt patch-test flare-up reactions in some individuals [149]. This observation is very interesting, especially when considered together with other important observations: (i) cobalt is extracted from mined nickel because of its high cost and value, thereby limiting concomitant exposure to nickel and cobalt; (ii) cobalt is infrequently released from consumer items for sale nowadays, even from those with a high rate of nickel release, again limiting concomitant exposure; (iii) individuals who have strong nickel patch-test reactivity tend also to have cobalt patch-test reactivity, perhaps indicating that cobalt could be a marker of severity; and (iv) despite the fact that cobalt is a strong sensitizer (grade 5), isolated cobalt sensitization is very infrequent.

The development of the cobalt spot test for detection of cobalt release from metallic items has markedly improved the diagnostic opportunities [142]. The test is similar to the dimethylglyoxime test used to detect nickel release [150]. In the cobalt spot test, a white cotton stick is dipped in the cobalt test solution, that is a clear yellow solution, and is then rubbed for 20–30 seconds against the test item. A color change from yellow to orange-red indicates that cobalt ions are released in concentrations that may elicit positive patch-test reactions in cobalt-allergic patients [142].

22.5 Colophonium

Colophonium (syn. colophony or rosin, CAS no. 8050-09-7) is a natural byproduct obtained from the distillation of oil from trees of the pine family (Pinaceae).

There are three major types of colophony, depending on whether the source of the oleoresin is gum, wood, or tall oil [151]. Gum rosin (the most common source) is recovered from the sap of living pine trees. Wood rosin is extracted from pine stumps. Tall oil is obtained as a by-product of paper pulp production [152]. Colophony is the residue left after the volatile oil is distilled off from the oleoresin. The final product of this process can contain hundreds of distinct chemical compounds. These constituents include 90% resin acids and 10% neutral matter. Of the resin acids, about 90% are isomeric with abietic acid; the other 10% are mixtures of dihydroabietic acid and dehydroabietic acid. These acids, if not oxidized, do not have a sensitizing potential, as this is acquired when oxidation takes place, yielding potent contact allergens. Potentially allergenic oxidation products include hydroperoxides, peroxides, epoxides, and ketones of abietic acid and dehydroabietic acid [151–156]. Because allergenicity is mainly due to auto-oxidation, the allergenic potential is markedly affected by handling and storage times [157]. Rosin is often chemically modified to vary its physico-chemical properties and allow adaptation to different uses. This occurs, for example, through reaction with maleic acid anhydride, through esterification with multivalent alcohols, through hydrogenation, through disproportionation or through dimerization (or polymerization). Other modifications are produced through reaction with acrylates and epoxide compounds. Hydrogenated rosin has a lower contact sensitizing effect than native rosin [158]. On the other hand, other modifications of rosin can result in products that are allergenic in their own right [159, 160], that are generally strong sensitizers and do not cross react with those present in unmodified colophony. As a result, standard patch testing with unmodified rosins fails to detect patients who are allergic only to chemicals in the modified rosins. Gäfvert and Coll. suggested several modified-rosin constituents for further testing [161].

22.5.1 Sources of Exposure

Because of its tackiness, and emulsifying and insulating properties, colophonium is widely used in an ample range of products, both at home and in the occupational setting. Occupational contact dermatitis to colophony has been reported in the electronics industry, where it can be found in soldering [162, 163], and in the metal engineering industry, where it is present in water-miscible metal-working fluid [157, 164]. Other possible occupational contact dermatitis to colophony can be observed in furniture-making industries, in the paints industry [165], in paper manufacturing [166, 167], and in clothing industries [168]. Although, as an allergen, it should be declared, when present at concentrations of $\geq 0.1\%$, in the safety data sheets of the products used at the workplace, it has been shown that this does not always happen, so colophonium may be a hidden allergen [169]. The rosin is also contained in the pitch which is rubbed on the strings of musical instruments to improve the friction between the bow and the strings and so improve the sound quality. It can be responsible for allergic hand contact dermatitis in violinists and cellists [170]. Another exposure scenario is the health and personal care sector, where colophonium can be found as a tackifier in adhesive tapes and plasters [171], and in hydrocolloid dressings [172–174]. Adhesive tapes, plasters and dressings are common sources of colophonium-allergic contact dermatitis [153, 175]. Colophonium-allergic contact dermatitis caused by these products is usually non occupational, but occupational cases do sometimes occur. Other causes of non occupational allergic contact dermatitis are related to its presence in electrocardiogram electrodes [176–178] and as a sealant in dental prostheses [179], potentially causing allergic contact dermatitis in patients but also in dental technicians and nurses [180, 181]. Colophony is also used for shoe sole attachment, or for attaching layers below the insole, and can cause foot dermatitis [182, 183].

Colophonium can be present in topical traditional Chinese medicaments [184, 185], in nappies [186], and in cosmetics such as blushers, eyeshadows, lip balm, lipsticks, mascara, powder foundation [187, 188] (Table 22.1). There have been many cases of contact dermatitis from colophony in epilating products, especially in cold hair removers [189, 190]. The main causal allergens detected were modified-colophonium derivatives in the wax, while colophonium in the standard series was negative in most cases.

22.5.2 Contact Allergy and Clinical Presentation

Sensitization to colophonium may lead to allergic contact dermatitis observable in the occupational and non occupational field [191, 192], while asthmatic symptoms are induced mostly in the occupational field [154].

Table 22.1 Products containing rosin

Adhesives
Aids for stomatization
Asphalt
Bath oils
Chewing gum
Coated papers
Cosmetics Blush Eyeshadows Lip balm Lipsticks Mascara Powder foundation
Dental products Dental cements Fluoride varnishes Impression pastes Periodontal dressings
Diapers/Feminine napkins
Furniture polishes and waxes
Glues/Adhesives
Hydrocolloid dressings
Inks
Insulating tapes
Industrial greases/Oils/Solvents
Lacquers and varnishes
Linoleum
Paints and stains
Paper
Patches
Pine-oil cleaners
Printing
Rosins For dancers' shoes For violin, viola and cello
Powders to improve grip on various objects (controls of industrial machines, sports equipment)
Soap
Shoes
Soldering materials
Stain removers for clothes
Stamps
Tapes
Topical medications Acne treatment creams Antiseptic salve
Waterproofing materials
Wax depilatories
Waxed threads
Wood and Sawdust
Wood fillers
Wood wool
Yellow laundry bar soap

22.5.3 Patch Testing

In the European standard patch test series, rosin is tested at 20% in petrolatum. One study demonstrated that false-negative results of patch tests were minimized by keeping the oxidation products (the main allergens) at a constant level [193].

22.5.4 Prevention

For preventive purposes, the sensitizing power of rosin can be reduced by chemical processes, for example by hydrogenation, thanks to which the content of oxidizable acid substances, including abietic acid, is reduced [158].

22.6 Corticosteroids

Topical corticosteroids, introduced in clinical practice in the early 1950s, are widely used to treat several inflammatory skin diseases thanks to their antiinflammatory, immunosuppressive and antiproliferative activities. Corticosteroids can induce a great variety of well-known adverse events, many of which are associated with prolonged use or local immune suppression. Contact allergy to corticosteroids is another possible untoward effect, which was initially regarded as a paradoxical phenomenon, bearing in mind that corticosteroids are the cornerstone of treatment of contact dermatitis. Since the first descriptions of contact sensitization to corticosteroids in 1959 [194, 195], other reports were subsequently published, but the real extent of the problem was recognized only in the late 1980s [196]. Hypersensitivity to corticosteroids is a problem of dermatological and allergological concern, that has been thought to affect only a minority of patients with a skin disease treated with these drugs. However, in view of their widespread use, the incidence of sensitization is very likely underestimated, also considering the difficulty in diagnosing these complaints owing to the peculiar characteristics of steroid allergens and the possible inadequacy of current diagnostic methods [197, 198].

22.6.1 Sources of Exposure

There are several corticosteroid molecules available in different topical formulations, alone or in combination with other drugs, such as antibiotic and antifungal agents. Topical corticosteroids are commonly present in creams, lotions, gels, mousses, ointments, eye drops, and nebulizers.

22.6.2 Contact Allergy and Clinical Presentation

The prevalence of corticosteroid-induced allergic contact dermatitis ranges from 0.2 to 6% according to the different patients series [199]. This apparent variability of prevalence estimates may be due to differences in patch test methodology, in terms of vehicles, allergens panels and concentrations, as well as the reading times of test reactions. Differential use of corticosteroid molecules in various countries may be another cause of discrepancies in prevalence figures.

In a study lasting nearly 2 years conducted in 2073 patients who underwent patch tests to six corticosteroids, Dooms-Goossens and Morren observed 61 patients (2.9%) with a positive patch test to at least one of them [200]. Moreover, in accordance with this investigation, corticosteroids were the 7th most frequent contact allergens, budesonide being the one most commonly responsible for allergic sensitization, often in association with positive patch test reactions to other topical corticosteroids. A multicenter study carried out by the European Environmental and Contact Dermatitis Research Group evaluated contact allergy to corticosteroids in ten European countries, showing an overall incidence of 2.6%, with extremely variable percentages in the different member states, ranging from 6.4% in Belgium to 0.4–0.6% in Spain and Portugal [201]. In a 6-year retrospective study performed in the USA at the Mayo Clinic, of 1188 patients patch tested, 127 (10.7%) had a positive reaction to at least one corticosteroid, while 56 patients reacted to multiple topical corticosteroids [202].

The clinical presentation of allergic contact dermatitis to corticosteroids is frequently characterized by modest inflammatory changes, whereas clearly exudative lesions are rarely seen. Subjects with atopic eczema, hand dermatitis, leg ulcers and stasis dermatitis are more prone to develop sensitization to corticosteroids [203]. The diagnosis can be difficult but should be suspected when an inflammatory skin disease does not improve or even worsens during treatment with corticosteroids. The evolution of the lesions is usually subacute or chronic. Unusual clinical pictures of allergic contact dermatitis following the application of corticosteroids on the skin include edema, mostly affecting the face and genitalia, erythema multiforme-like eruptions, or lesions resembling granuloma annulare, acute generalized exanthematous pustulosis, or lupus erythematosus [204–211]. Contact allergy due to inhaled corticosteroids can cause swelling of the lips and eyelids, stomatitis, perioral dermatitis, dysphagia, nasal congestion and pruritus/burning, worsening of rhinitis, nasal septum ulceration and perforation, diffuse pruritus, eczematous lesions with variable extension, and also generalized skin eruptions, such as macular exanthema or urticaria [212–216].

In subjects previously sensitized to corticosteroids, the systemic absorption of these drugs through multiple routes of administration (oral, parenteral, or intra-articular) can induce a systemic contact dermatitis, which can present as generalized maculo-papular, papulo-vesicular, pustular, or erythematous eruptions, as well as urticarial rash [217–220].

22.6.3 Patch Testing

Currently, the corticosteroids included in the European baseline series are tixocortol-21-pivalate 0.1% pet. and budesonide 0.01% pet. [221], while the Italian baseline series includes budesonide 0.01% pet. and hydrocortisone-21-acetate 1% pet. [222].

Patch tests with corticosteroids in patients with contact sensitization to these agents can evoke false negative reactions because of the intrinsic antiinflammatory action of corticosteroids, which may suppress or delay the cutaneous response. Therefore, reading should be postponed until day 5 or 7 (up to 5 days after the usual evaluation of patch testing) [223]. At the first reading, the reaction may appear only at the edges of the test area, while it can be completely absent in the central portion, where the antiinflammatory effect of the corticosteroids is more evident because of the accumulation at higher concentrations. This phenomenon, named 'edge- or border-effect' fades away on successive readings after a few days.

22.6.4 Cross-Reactivity Among Topical Corticosteroids

The occurrence of cross-reactions among different corticosteroids is not rare, but prediction of these is not yet sufficiently reliable. In 1989, after analyzing the literature data and performing patch tests with various corticosteroids in a group of 19 patients, Coopman and Coll [224] proposed a classification of corticosteroids based on the molecular structure, dividing them into four groups (A, B, C, and D) (Table 22.2), corresponding to tixocortol pivalate, triamcinolone acetonide, betamethasone and hydrocortisone-17-butyrate, respectively. They hypothesized that allergic contact reactions occurred more frequently with corticosteroids belonging to the same group, while cross-reactions were uncommon between groups. Nevertheless, clinical practice has partly denied the theoretical assumptions made by Coopman and Coll. because it has been seen that cross-reactivity exists also among corticosteroids belonging to different groups, particularly between those of group A and D. Cross-reactivity between group B and group D is rarer. The potential to cross-react among corticosteroids may be related not only to the structural homology but also to the stereoisomerism and metabolism of these drugs [224].

Table 22.2 Classes of allergenic cross-reactivity among corticosteroids [224]

Class A
Hydrocortisone types: hydrocortisone, prednisolone and methylprednisolone and their ester acetate, sodium phosphate and succinate, cortisone, prednisone, tixocortol pivalate
Class B
Triamcinolone acetonide types: triamcinolone acetonide, fluocinolone acetonide, amcinonide, desonide, fluocinonide, halcinonide, budesonide, flunisolide
Class C
Betamethasone types: betamethasone, dexamethasone, desoxymethasone, fluocortolone, halomethasone
Class D
Clobetasone or hydrocortisone esterified types: clobetasone butyrate, clobetasol propionate, hydrocortisone-17-aceponate, hydrocortisone-17-butyrate, beclomethasone dipropionate, betamethasone-17-valerate, betamethasone dipropionate, methylprednisolone aceponate, prednicarbate

Lepoittevin and Coll. performed a computerized conformational analysis of the corticosteroid molecules, demonstrating that groups A, B, and D were highly homogeneous within each group in terms of molecular structure (e.g., shape, volume and distribution of the charges). These authors were unable to represent the molecules of group C, that were comparable, in their view, to those of group A [225].

Although application of the above-mentioned four-group classification has proven much simpler and more efficacious than other proposed classifications [226], various authors have raised some objections. For example, Wilkinson and English proposed that the immunogenicity of cortisol should be attributed to the entire cyclopentane perhydrophenanthrene structure [227].

Consequently, the classification proposed by Coopman and Coll. was revised and updated, subdividing group D into two subgroups:

- subgroup D1 (with fluorination on C9, methylation on C16 and an esterified side chain on C17, potentially cross-reacting with corticosteroids in group C or causing co-sensitization to the latter, as in the case of clobetasol propionate);
- subgroup D2 (no halogenation on the carbon rings, neither methyl group on C16 nor ester on C17, like methylprednisolone aceponate, that can cause cross-reactions or

co-sensitization to corticosteroids in group A) [228].

Not all topical or systemic corticosteroid molecules can be included in the four-group classification proposed by Coopman and Coll. For instance, molecules like deflazacort, fluticasone propionate, momethasone furoate, owing to their peculiar structure (oxazoline ring on C16/C17 in deflazacort, esterification with short side chains on C17, the presence of a halogenated element on C21 and C17 as in fluticasone propionate and mometasone furoate) are difficult to classify correctly in the above-mentioned four groups without having to make some compromise. The particular structural formula of fluticasone propionate and mometasone furoate could also justify the low risk of allergic contact sensitization reported after their use [229, 230]. They could thus be an alternative molecule for use in patients with contact sensitization to two or more groups of corticosteroids [231].

22.7 Dimethylaminopropylamine

3-Dimethylaminopropylamine (CAS no. 109-55-7) is an aliphatic amine mostly used in the synthesis of betaine and especially cocamidopropylbetaine (CAPB), an amphoteric surfactant that is very popular in the cosmetic industry owing to its low potential skin irritant property, together with its thickening power. The first step in the synthesis of cocamidopropylbetaine is the reaction of coconut fatty acids with 3-dimethylaminopropylamine, yielding cocamidopropyl dimethylamine. This amido amine is converted to cocamidopropylbetaine by a reaction with sodium monochloroacetate. A small quota of 3-dimethylaminopropylamine can remain in the final product, and can be responsible for allergic reactions. Actually, 3-dimethylaminopropylamine is considered the sensitizing agent in cocamidopropylbetaine since patch tests with "pure cocamidopropylbetaine" are negative in patients with a positive reaction to the commercial hapten material used for patch tests (that can contain small amounts of 3-dimethylaminopropylamine that can induce a false positive reaction) [232, 233]. Furthermore, cocamidopropylbetaine in predictive animal testing was classified as a non-sensitizer [234]. A possible role in cocamidopropylbetaine sensitization could be played by amidoamines, which are also present as contaminants in products containing cocamidopropylbetaine. In one of our studies, it was shown that patients with contact allergy to 3-dimethylaminopropylamine at 0.1% aq. showed simultaneous positive reactions to amidoamine at a concentration of 0.5% aq. It has been hypothesized that amidoamines can release 3-dimethylaminopropylamine by enzymatic hydrolysis and at the same time promote the penetration of 3-dimethylaminopropylamine (even when present at low concentrations) due to their highly irritant properties [235].

22.7.1 Sources of Exposure

Dimethylaminopropylamine is found in personal care products such as fabric softeners, dishwashing detergents, liquid soaps, shampoos, and dyes. Leather, paper, and rubber industries also use this substance. It is an intermediate in the production of agrochemicals, antistatic agents, binding agents, carburettor detergents, flocculating agents, fungicides, ion exchange resins, phthalocyanine dyes, and water-resistant textile fibers.

22.7.2 Contact Allergy and Clinical Presentation

As to the prevalence of contact dermatitis to 3-dimethylaminopropylamine, the North American Contact Dermatitis Group reported a 1.7% prevalence of positive reactions to 3-dimethylaminopropylamine among 10.877 patients patch tested between 2009 and 2014 [236]. In 2012 the records of 1092 patch tests performed between 2002 and 2009 were reviewed at the Finnish Institute of Occupational Health, showing a 1.0% prevalence of occupational contact allergy due to 3-dimethylaminopropylamine [233]. Our recent data on 5140 consecutive patch tested patients in Italy over a 1-year period showed a prevalence of 1.3% of contact allergy to 3-dimethylaminopropylamine [237].

Patients with contact allergy to 3-dimethylaminopropylamine usually present eczematous reactions on the eyelids, armpits and ano-genital region related to the thinner skin and the greater use of detergents in these sites. The dermatitis can involve the scalp, where it often presents with scaling. Diffuse forms can also be observed. Occupational contact dermatitis to 3-dimethylaminopropylamine has also been reported [232].

22.7.3 Patch Testing

3-Dimethylaminopropylamine is not included in the European baseline series for patch testing, but has been included in the Italian standard series since 2016 and is tested at 0.1% aq.

22.7.4 Prevention

The sensitizing potential of 3-dimethylaminopropylamine is well known but currently no regulation of the European Union or the United States of America defines a threshold for this substance in skin care products and there is no obligation to report its presence and quantity on packaging labels. In December 2010, the Cosmetic Ingredient Review Expert Panel declared that 3-dimethylaminopropylamine at a concentration of 0.01% in raw cocamidopropylbetaine is not sensitizing in finished cosmetic products [238]. Legislative interventions are advisable to enforce this limit and improve consumer safety.

22.8 Epoxy Resin

Usually epoxy resins are supplied as dual-component products, consisting of a resin component (A) and a hardener (B). Some products consist of three components, the third one being filler. During curing, the resin and the hardener combine to create a tough, solid network. Chemically, epoxies are characterized by the "epoxide group," which is very reactive toward amino compounds in the hardener. Unfortunately, skin proteins are also amino compounds, and that is the reason why epoxies are such potent skin sensitizers. Of the epoxy resins commonly employed, 75–95% are polymerization products of the diglycidyl ether of bisphenol A, whereas 1% is based on the diglycidyl ether of bisphenol F [239, 240].

22.8.1 Sources of Exposure

Epoxy resins have unique technical properties that have made them very popular in the construction industry. They are characterized by an excellent adhesion to various substrates, making them good corrosion-protective coatings for metals and strong adhesives, by resistance to mechanical wear, making them very suitable as industrial floorings; they are liquid-tight, chemically resistant, and easy to clean, making them excellent as floor and wall coatings as well as joint fillers for tiling in the food industry, in professional kitchens, petrol stations, etc.; fast curing, making them popular as concrete repairing agents in flat galleries; they do not shrink during curing and are easy to sand, making epoxies the most widely used wood repairing agents [239, 240].

22.8.2 Contact Allergy and Clinical Presentation

Epoxy chemicals can induce direct or airborne contact dermatitis. The direct contact dermatitis generally involves the hands or forearms and sometimes the face. Workers who have acquired an epoxy allergy will be faced with an increasingly strong skin reaction after each contact with the products. Avoiding all contact is the only option. In practice, this means that the worker must change job because workers find it hard to completely avoid skin contact with epoxies: obvious times of skin contact are during the weighing and mixing of the two components, manual transportation of (open) cans or vessels, direct contact during application, and continued wearing of contaminated or even soaked clothes or shoes.

Epoxy chemicals may also induce airborne allergic contact dermatitis, particularly from the more volatile reactive diluents and hardeners [241]. Airborne allergic contact dermatitis caused by epoxy resin systems has been reported in multiple occupational and non occupational settings. IVDK data from 1994 to 2013 showed that among 421 patients with occupational airborne contact dermatitis, 18% were sensitized to epoxy resin [242]. The prevalence of epoxy resin contact allergy was reported as 0.9–1.4% in patients patch-tested during 1992–2000 [243] and is similar worldwide [244]. Despite this, the prevalence of occupational contact allergy to epoxy resins is increasing. In a large study by Dickel and Coll., the occupational relevance of positive patch test reactions among patients with reported occupational dermatitis was evaluated. The second most significant sensitizer was found to be epoxy resin at 67% [245]. Patients who started to work after 1999 had higher percentages of epoxy resin sensitization than those with an earlier start (18.2%, compared to 10.7% (starting in 1994–1999) and 6.8% (starting before 1994)), and patients with a duration of employment in the building trade of less than 2 years were more often sensitized than those who had already been working for a longer time [84]. All these findings together strongly indicate that the risk of becoming sensitized to epoxy resin when working in the building trade has increased in recent years. Additionally, it confirms clinical experience that epoxy resin allergy is acquired within a very short time. Therefore, effective measures to prevent epoxy resin sensitization in the building trade are urgently needed.

22.8.3 Patch Testing

Epoxy resin is present in the baseline series of contact allergens in 1% petrolatum. However, only a fraction of the epoxy resin components currently in use are available for patch testing. The most important sensitizers among the hardeners are m-xylene diamine and isophorone diamine, and among the reactive diluents 1,6-hexanediol diglycidyl ether, 1,4-butanediol diglycidyl ether, phenyl glycidyl ether, and *p*-tert-butylphenyl glycidyl ether [246].

22.8.4 Prevention

Using protective gloves remains indispensable when working with epoxies. Leather or cotton gloves do not provide any protection against epoxies, nor do latex gloves meant for household use. Use of long-sleeved gloves made of nitrile, neoprene, or butyl rubber over thin cotton inner gloves to absorb moisture is recommended. Using the gloves only once and frequently changing them is also recommended.

22.9 Formaldehyde

Formaldehyde is a pungent-smelling gas that rapidly polymerizes. Formaldehyde and formalin (37% formaldehyde aqueous solution) have an irritant sensitizing capacity.

22.9.1 Sources of Exposure

Formaldehyde is used for numerous applications both in the occupational and non occupational fields. In the occupational field it is used as a fixative in histological preparations [247] and, in the form of denatured alcohol with formaldehyde, for the sterilization of catheters and various instruments, thus causing numerous cases of allergy in renal dialysis staff [248]. Formaldehyde is also used in the textile industry, thanks to its characteristics as a primer, waterproofer and anti-crease agent [249]. About 8% of rayon and cotton fabrics are treated with resins containing formaldehyde. Hairdressers can develop hand contact dermatitis due to exposure to formaldehyde contained in shampoos and hair straightening products [250]. Non occupational exposure to formaldehyde is linked to its use as a preservative in medicaments, detergents, cosmetics and household products. Today, its use in the cosmetic field is limited to rinse-off products and to nail hardeners, and cosmetics are usually preserved with formaldehyde-releaser preservatives of different kinds. Among formaldehyde releasers, those more frequently used are quaternium-15, imidazolidinyl urea, diazolidinyl urea, and DMDM hydantoin. Formaldehyde exposure can also occur owing to the presence of this substance as a contaminant deriving from products in which formaldehyde has been included as a preservative in the raw materials used to make the product or from products prepared or stored in containers sterilized with formaldehyde [251]. Yet "occult" formaldehyde can result from formaldehyde-releasing resins used in the manufacture of tubes for cosmetics and pharmaceutical products and byproducts containing compounds that form formaldehyde in situ during degradation [252].

22.9.2 Contact Allergy and Clinical Presentation

Formaldehyde is present in the European baseline series of patch tests; it is usually tested at the concentration of 2% aq.

Allergic contact dermatitis to formaldehyde is very common. Formaldehyde is a potent irritant and prolonged contact may cause dryness of the skin with fissuring, discoloration of the nails and paronychia [253]. The allergy is often chronic due to the difficulty of avoiding this allergen, that is practically ubiquitous in the home and workplace [252]. Non occupational allergy to formaldehyde usually affects the face and hands, especially if they are already the site of an irritant contact dermatitis, because in this case even minimal quantities of formaldehyde can penetrate through the altered skin. Occupational allergic contact dermatitis to formaldehyde is common and mostly affects the hands; it is particularly common in hairdressers and health care workers who come in contact with creams and soaps containing formaldehyde. Allergic contact dermatitis to textile formaldehyde resins mostly affects areas of the skin in contact with clothing such as the inside of the thighs, the neck, and areas prone to increased sweating such as the armpits, the groin, and elbow creases. Formaldehyde can, in rare cases, induce immunological contact urticaria [254].

22.9.3 Prevention

The prevention of contact with formaldehyde can be complicated because of the difficulty in avoiding exposure since it is found in so many everyday products, and can be present also as an occult ingredient. Formaldehyde-sensitized patients should also avoid formaldehyde-releasers because the formaldehyde present in these products is usually insufficient to cause dermatitis if the product is used on healthy skin but could nonetheless aggravate a pre-existing dermatitis. It should also be borne in mind that undeclared formaldehyde may be present in many products, owing to the addition of formaldehyde in the raw material or release from other chemicals, making it very difficult to prevent exposure to this substance [255].

22.10 Fragrances

Fragrances are a heterogeneous group of substances with a pleasant smell, which can be naturally present in a compound, or may be added during production to improve its olfactory characteristics. Substances used to neutralize the unpleasant smell of some products are also classified as fragrances by many authors. Several thousands of natural and artificial fragrances are known, and their number is steadily increasing. The scent of a commercial product is usually the result of a mixture of fragrances (up to hundreds in some perfumes), often covered by a trade secret; for this reason, the identification of the cause(s) of an allergic reaction may be rather difficult [256].

The fragrances most widely used and most frequently responsible for allergic sensitization have been grouped in two mixtures, defined as "fragrance mix I" and "fragrance mix II", which are part of the baseline series recommended by the major dermoallergological societies worldwide.

Fragrance mix I contains cinnamic alcohol, cinnamic aldehyde, hydroxycitronellal, amylcinnamaldehyde, geraniol, eugenol, isoeugenol, and *Evernia prunastri* (oak moss) absolute, each at 1% concentration. The current concentration of the components was defined in 1984, after the observation of a high number of irritant reactions with the original 2% [256, 257]. Fragrance mix I also contains a non-fragrance component, sorbitan sesquioleate 5%, which is an emulsifier added to increase the cutaneous penetration of haptens, and, consequently, the sensitivity of patch tests [258].

Fragrance mix II was experimentally introduced in 2005, to detect allergy to common fragrances not included in fragrance mix I [259, 260], and was recommended for inclusion in the European baseline patch test series a few years later [261]. It contains citronellol 0.5%, citral 1%, coumarin 2.5%, hydroxyisohexyl 3-cyclohexene carboxaldehyde (also known as hydroxymethylpentylcyclohexene carboxaldehyde or by its trade name Lyral®) 2.5%, farnesol 2.5% and alpha-hexyl-cinnamal 5%.

The INCI (International Nomenclature of Cosmetic Ingredients) names, IUPAC (International Union of Pure and Applied Chemistry) names, CAS (Chemical Abstracts Service) numbers, EC (European Community) numbers and Cosing (Cosmetic ingredient database) numbers of the components of fragrance mix I and fragrance mix II are reported in Tables 22.3 and 22.4, respectively [262–264]. Synonyms for the components of fragrance mix I and fragrance mix II are reported in Tables 22.5 and 22.6, respectively [263, 264].

Components of fragrance mix I. Cinnamic alcohol is found mainly in cinnamon leaves, balsam of Peru, and storax, a resin isolated from the bark of the plants *Liquidambar orientalis* and *Liquidambar styraciflua*. As the quantities present in vegetal sources are limited, industrial supply is obtained by chemical synthesis from cinnamaldehyde [256, 265]. According to Annex III to Regulation (EC) No. 1223/2009 of the European Parliament [266], cinnamic alcohol, as well as the other fragrances included in fragrance mix I, must be indicated in the list of ingredients when its concentration exceeds 0.001% in leave-on products or 0.01% in rinse-off products. The IFRA (International Fragrance Association) defined a restriction for its use: depending on the category of products [267], the maximum concentration allowed ranges between 0.09% and 2.2% (Table 22.7) [268].

Cinnamic aldehyde is another substance, which can be biosynthesized by plants, mainly cinnamon, or obtained in laboratory. It is also contained in balsam of Peru [256]. The limits defined by the IFRA for use in commercial products are much lower than for cinnamic alcohol (Table 22.7) [268].

In human skin, cinnamic aldehyde can be converted into cinnamic alcohol (and vice versa) by alcohol dehydrogenase, conjugated with glutathione directly or via glutathione S-transferase, or irreversibly oxidized to cinnamic acid by aldehyde dehydrogenase (or alcohol dehydrogenase acting as a dismutase, with NAD+as cofactor) [269]. Cinnamic alcohol can be converted into cinnamic aldehyde also by cytochrome P450 2E1 [269] or even spontaneously, upon air exposure [270]. Several studies demonstrated the important role of the metabolism in the activation/deactivation balance of these substances, which, in turn, contributes to determine their skin sensitization potential [269–274].

Hydroxycitronellal is subject to the same labeling rules as cinnamic alcohol and cinnamic aldehyde, but Annex III to Regulation (EC) No. 1223/2009 of the European Parliament [266] also limits its concentration in ready-to-use preparations other than oral products to 1.0%. The IFRA limits, instead, range between 0.1 and 3.6% in different products (Table 22.7) [268].

Amylcinnamaldehyde is naturally contained in jasmine. Maximum concentrations allowed by the IFRA are between 0.7 and 17.1% (Table 22.7) [268].

Table 22.3 INCI (International Nomenclature of Cosmetic Ingredients) names, IUPAC (International Union of Pure and Applied Chemistry) names, CAS (Chemical Abstracts Service) numbers, EC (European Community) numbers and Cosing (Cosmetic ingredient database) numbers of the components of fragrance mix I [257–259]

Component	INCI name	IUPAC name(s)	CAS number(s)	EC number(s)	Cosing number(s)
Cinnamic alcohol	Cinnamyl alcohol	Cinnamyl alcohol	104-54-1	203-212-3	32853
Cinnamic aldehyde	Cinnamal	Cinnamaldehyde; 2-Propenal, 3-phenyl-	104-55-2	203-213-9	32846
Hydroxycitronellal	Hydroxycitronellal	7-Hydroxycitronellal; 7-hydroxy-3,7-dimethyl-octanal	107-75-5	203-518-7	34491
Amylcinnamaldehyde	Amyl cinnamal	2-Benzylideneheptanal	122-40-7	204-541-5	31923
Geraniol	Geraniol	2,6-Octadien-1-ol, 3,7-dimethyl-, (2E)-	106-24-1	203-377-1	33991
Eugenol	Eugenol	Phenol, 2-methoxy-4-(2-propenyl)-	97-53-0	202-589-1	33910
Isoeugenol	Isoeugenol	Phenol, 2-methoxy-4-(1-propenyl)-	97-54-1 5932-68-3	202-590-7 227-678-2	34653
Evernia prunastri (oak moss) absolute	*Evernia prunastri* lichen extract	N/A [the hapten is an extract obtained from oak moss (*Evernia prunastri*)]	90028-68-5 9000-50-4 68917-10-2	289-861-3	39974
Sorbitan sesquioleate	Sorbitan sesquioleate	Sorbitan, (Z)-9-octadecenoate (2:3)	8007-43-0	232-360-1	38185

Geraniol is a component of the oil obtained from *Pelargonium odoratissimum* (commonly known as geranium), rose oil, palmarosa oil and citronella oil, and can be synthesized from pinene [256]. It is also contained in balsam of Peru. According to the IFRA, it can be used at maximum concentrations of between 0.3 and 8.6% (Table 22.7) [268]. Air exposure increases the sensitizing potential of geraniol, because autoxidation generates hydroperoxides, geranial and neral, which are highly reactive chemical species [275]. Enzymatic oxidation of geraniol, with similar results, occurs in human skin because of cytochromes CYP1A1, CYP3A5 and, to a lesser extent, CYP2B6 [276]. Some authors have even suggested that oxidized geraniol should be used in patch tests, to detect a higher number of cases of allergy to geraniol [277].

Eugenol is mainly extracted from clove oil, nutmeg, cinnamon, basil and bay leaf, but can also be synthesized by various methods, of which the most common is allylation of guaiacol with allyl chloride [256, 278]. IFRA allows its use at maximum concentrations of between 0.2% and 4.3% (Table 22.7) [268].

Isoeugenol differs from eugenol in the position of the double bond in the propenyl side chain. It is present in ylang-ylang (*Cananga odorata*) and nutmeg, and can be synthesized from eugenol [256]. Annex III to Regulation (EC) No. 1223/2009 of the European Parliament [266] limits its concentration in ready-to-use preparations other than oral products to 0.02%. Maximum concentrations allowed by the IFRA are between 0.01 and 0.2% (Table 22.7) [268]. Some authors reported that isoeugenol derivatives, mainly isoeugenyl acetate, are present in many consumer products, sometimes at high concentrations, and may be metabolized to isoeugenol in the skin: this may explain, at least in part, why the frequency of sensitization to isoeugenol is still fairly high, despite the aforementioned limits [279].

Evernia prunastri is a lichen which grows mainly on the bark of oaks (hence the common name “oak moss”), but also on other deciduous

Table 22.4 INCI (International Nomenclature of Cosmetic Ingredients) names, IUPAC (International Union of Pure and Applied Chemistry) names, CAS (Chemical Abstracts Service) numbers, EC (European Community) numbers and Cosing (Cosmetic ingredient database) numbers of the components of fragrance mix II [257–259]

Component	INCI name	IUPAC name(s)	CAS number(s)	EC number(s)	Cosing number(s)
Citronellol	Citronellol	3,7-Dimethyl-6-octen-1-ol	106-22-9	203-375-0	32861
			26489-01-0	247-737-6	40955
			7540-51-4	231-415-7	40954
			1117-61-9	214-250-5	
			6812-78-8	229-887-4	
			141-25-3	205-473-9	
Citral	Citral	3,7-Dimethyl-2,6-octadienal	5392-40-5	226-394-6	32857
			141-27-5	205-476-5	41436
			106-26-3	203-379-2	41460
Coumarin	Coumarin	Coumarin; 2H-1-Benzopyran-2-one	91-64-5	202-086-7	33057
Hydroxyisohexyl 3-cyclohexene carboxaldehyde	Hydroxyisohexyl 3-cyclohexene carboxaldehyde	3-Cyclohexene-1-Carboxaldehyde, 4-(4-Hydroxy-4-Methylpentyl)-; 3-(4-Hydroxy-4-methylpentyl) cyclohex-3-enecarbaldehyde	31906-04-4	250-863-4	41531
			51414-25-6	257-187-9	
Farnesol	Farnesol	2,6,10-Dodecatrien-1-ol, 3,7,11-trimethyl-	4602-84-0	225-004-1	33921
Alpha-hexyl-cinnamal	Hexyl cinnamal	2-Phenylmethyleneoctanal; alpha-Hexyl-cinnamaldehyde; 2-Benzylideneoctanal; alpha-n-hexyl-beta-phenylacrolein	101-86-0	202-983-3	40233
				639-566-4	

Table 22.5 Synonyms for the components of fragrance mix I [258, 259]

Component	Synonyms
Cinnamic alcohol	1-Phenyl-3-hydroxy-1-propene; 1-Phenylprop-1-en-3-ol; 2-Propen-1-ol, 3-phenyl-; 3-Hydroxy-1-phenylprop-1-ene; 3-Phenyl-2-propen-1-ol; 3-Phenyl-2-propenol; 3-Phenylallyl alcohol; Cinnamyl alcohol; trans-Cinnamyl alcohol; Propenoic acid, 3-phenyl-, (trans)-; Styrone; Styryl alcohol; Styryl carbinol; γ-Phenylallyl alcohol; Zimtalcohol
Cinnamic aldehyde	3-Phenyl-2-propen-1-al; 3-Phenyl-2-propenal; 3-Phenyl-2-propenaldehyde; 3-Phenylacrolein; 3-Phenylacrylaldehyde; 3-Phenylpropenal; Abion CA; Benzylideneacetaldehyde; beta-Phenylcrolein; Cassia aldehyde; Cinnacure; Cinnamal; Cinnamaldehyde; trans-Cinnamaldehyde; Cinnamite; Cinnamyl aldehyde; Phenylacrolein; Zimtaldehyd; Zimtaldehyde; β-Phenylacrolein
Hydroxycitronellal	7-Hydroxycitronellal; 7-hydroxy-3,7-dimethyloctanal; Citronellal hydrate; Phixia; Cyclalia; Cyclosia; Laurine; Fixol; Lilyl aldehyde; Muguet synthetic; Musuet synthetic; Muguettine principle; Musuettine principle; 7-Hydroxy-3,7-dimethyloctan-1-al; 7-Hydroxy-3,7-dimethyloctanol; 7-hydroxy-3,7-dimethyl-caprylaldehyde
Amylcinnamaldehyde	alpha-Amylcinnamaldehyde; 2-Benzylideneheptanal; Heptanal, 2-(phenylmethylene)-; alpha-Pentylcinnamaldehyde; alpha-Amylcinnamic aldehyde; 2-Propenal, 3-phenyl-, monopentyl deriv.; 2-Amyl-3-phenylacrylaldehyde; 2-Amyl-3-phenyl-2-propenal; (2Z)-2-Pentyl-3-phenylacrylaldehyde
Geraniol	2,6-Octadien-1-ol, 3,7-dimethyl-, (2E)-; (E)-Nerol; Geranyl alcohol; Lemonol; Meranol; Guaniol; Neraniol
Eugenol	Phenol, 2-methoxy-4-(2-propenyl)-; 2-methoxy-4-prop-2-enylphenol; 4-Allyl-2-methoxyphenol; 4-Allylguaiacol; Eugenic acid; Caryophyllic acid; Engenol; 4-Allylcatechol-2-methyl ether; 1-Hydroxy-2-methoxy-4-allylbenzene; 4-Hydroxy-3-methoxy-1-allylbenzene; 2-Hydroxy-5-allylanisole; 4-Hydroxy-3-methoxyallylbenzene
Isoeugenol	Phenol, 2-methoxy-4-(1-propenyl)-; 3-Methoxy-4-hydroxy-1-propenylbenzene; 4-Hydroxy-3-methoxy-β-methylstyrene; 4-Propenylguaiacol
Evernia prunastri (oak moss) absolute	–
Sorbitan sesquioleate	Sorbitan, (Z)-9-octadecenoate (2:3); Anhydrohexitol sesquioleate

Table 22.6 Synonyms for the components of fragrance mix II [258, 259]

Component	Synonyms
Citronellol	3,7-Dimethyl-6-octen-1-ol; 2,3-Dihydrogeraniol; 2,6-Dimethyl-2-octen-8-ol; Cephrol; Rhodinol
Citral	3,7-Dimethyl-2,6-octadienal; Geranial; (E)-Neral; Lemonal; Polyprenal
Coumarin	Coumarin; 2H-1-Benzopyran-2-one; 2-Propenoic acid, 3-(2-hydroxyphenyl)-, δ-lactone; 5,6-Benzo-2-pyrone; Benzo-α-pyrone; Benzopyrylium olate; cis-o-Coumarinic acid lactone; Coumarinic anhydride; o-Hydroxycinnamic acid lactone; 2H-Chromen-2-one; 2-Oxo-1,2-benzopyran; Tonka bean camphor
Hydroxyisohexyl 3-cyclohexene carboxaldehyde	3-Cyclohexene-1-Carboxaldehyde, 4-(4-Hydroxy-4-Methylpentyl)-; 3-(4-Hydroxy-4-methylpentyl)cyclohex-3-enecarbaldehyde; Lyral®
Farnesol	2,6,10-Dodecatrien-1-ol, 3,7,11-trimethyl-; Farnesyl alcohol
Alpha-hexyl-cinnamal	2-Phenylmethyleneoctanal; alpha-Hexylcinnamaldehyde; 2-Benzylideneoctanal; alpha-n-hexyl-beta-phenylacrolein; 2-Hexyl-3-phenyl-2-propenal; Octanal, 2-(phenylmethylene)-; 2-Hexenyl cynnamaldehyde

Table 22.7 Maximum concentrations allowed by the IFRA (International Fragrance Association) standards [263] in products of different categories [262] for fragrances included in fragrance mix I

Substance	IFRA category										
	1	2	3	4	5	6	7	8	9	10	11[a]
Cinnamic alcohol	0.09	0.1	0.4	0.4	0.4	2.2	0.2	0.4	0.4	0.4	–
Cinnamic aldehyde	0.02	0.02	0.05	0.05	0.05	0.4	0.04	0.05	0.05	0.05	–
Hydroxycitronellal	0.1	0.2	0.8	1.0	1.0	3.6	0.4	1.0	1.0	1.0	–
Amylcinnamaldehyde	0.7	0.9	3.6	10.7	5.6	17.1	1.8	2.0	5.0	2.5	–
Geraniol	0.3	0.4	1.8	5.3	2.8	8.6	0.9	2.0	5.0	2.5	–
Eugenol	0.2	0.2	0.5	0.5	0.5	4.3	0.4	0.5	0.5	0.5	–
Isoeugenol	0.01	0.01	0.02	0.02	0.02	0.2	0.02	0.02	0.02	0.02	–
Evernia prunastri (oak moss) absolute	0.02	0.03	0.1	0.1	0.1	0.5	0.1	0.1	0.1	0.1	–

[a]IFRA Category 11 includes products for which no skin contact or incidental skin contact with fragrances is expected. The risk of induction of dermal sensitization through the normal formulation and use of such products is considered to be negligible. As such, the concentration of fragrance ingredient is not restricted in the finished product

trees, like pines and firs [256]. Atranorin, evernic acid and fumarprotocetraric acid were originally considered to be the causes of sensitization to oak moss absolute. Later, other studies revealed the allergenic properties of derivatives of atranorin and chloroatranorin formed during oak moss processing, like ethyl chlorohematommate (formed by transesterification), atranol and chloroatranol (formed by transesterification and decarboxylation of the lichen depsides), or methyl-β-orcinol carboxylate, that is particularly important from an olfactory standpoint [280]. In particular, atranol and chloroatranol are potent sensitizers, present in many commercial products [281–283]. Reducing the levels of atranol and chloroatranol decreases the sensitizing potential of oak moss extracts [284, 285], but the occurrence of some cases of allergy suggests the presence of other haptens that have not yet been completely defined [286]. IFRA rules allow the use of oak moss at maximum concentrations of between 0.02 and 0.5%, depending on the type of products (Table 22.7) [268]. In the European Union, products containing atranol and/or chloroatranol cannot be placed on the market since 23 August 2019, and shall not be available as from 23 August 2021 [287].

Sorbitan sesquioleate is an ester of fatty acids and sorbitol-derived hexitol anhydrides, used as an emollient, moisturizer and emulsifier [288]. It was added to fragrance mix I in the 1990s, to improve the detection of allergic patients, but subsequent studies showed its sensitizing potential [258, 289–293]. This suggested the possibility that some of the patch test reactions to fragrance mix I could be actually due to sorbitan sesquioleate [294, 295] and led to a recommendation to include sorbitan sesquioleate in baseline series. Available data suggest that about 6% of patients sensitized to fragrance mix I are positive to sorbitan sesquioleate and, without patch testing sorbitan sesquioleate, could be wrongly diagnosed as allergic to fragrance mix I [296].

Components of fragrance mix II. Citronellol is a natural acyclic monoterpenoid present in citronella oils, oils of rose and plants of the *Pelargonium* genus. It can also be synthesized by the hydrogenation of geraniol or nerol. Like linalool and geraniol, citronellol is prone to autoxidation when exposed to air, and this process increases its allergenic potential because some highly sensitizing molecules are formed, namely hydroperoxides [297]. Maximum concentrations allowed by the IFRA in different products are between 0.8 and 21.4% (Table 22.8) [268]. The European Union laws dictate that the presence of citronellol, as well as all molecules of fragrance mix II, be indicated in the list of ingredients when the concentration exceeds 0.001% in leave-on products or 0.01% in rinse-off products [266].

Citral can be found, at different concentrations, in several plants: lemon myrtle, *Litsea citrata*, *Litsea cubeba*, lemongrass, lemon tea-tree,

Table 22.8 Maximum concentrations allowed by the IFRA (International Fragrance Association) standards [263] in products of different categories [262] for fragrances included in fragrance mix II

Substance	IFRA category										
	1	2	3	4	5	6	7	8	9	10	11[a]
Citronellol	0.8	1.1	4.4	13.3	7.0	21.4	2.2	2.0	5.0	2.5	–
Citral	0.04	0.05	0.2	0.6	0.3	1.0	0.1	1.4	5.0	2.5	–
Coumarin	0.1	0.13	0.5	1.6	0.8	2.5	0.3	2.0	5.0	2.5	–
Hydroxyisohexyl 3-cyclohexene carboxaldehyde	0.02	0.02	0.2	0.2	0.2	0.2	0.02	0.2	0.2	0.2	–
Farnesol	0.08	0.11	0.4	1.2	0.6	2.0	0.2	2.0	5.0	2.5	–
Alpha-hexyl-cinnamal	0.7	0.9	3.6	10.7	5.6	17.1	1.8	2.0	5.0	2.5	–

[a]IFRA Category 11 includes products for which no skin contact or incidental skin contact with fragrances is expected. The risk of induction of dermal sensitization through the normal formulation and use of such products is considered to be negligible. As such, the concentration of fragrance ingredient is not restricted in the finished product

Ocimum gratissimum, *Lindera citriodora*, *Calypranthes parriculata*, petitgrain, lemon verbena, lemon ironbark, lemon balm, lime, lemon, orange [298]. It contains geranial and neral, which are also products of autoxidation of geraniol. IFRA limits the use of citral to maximum concentrations of 0.04–5%, depending on the type of product (Table 22.8) [268].

Coumarin was originally isolated in 1820 from tonka bean (*Dipteryx odorata*, in French "coumarou"), although on that occasion it was mistakenly identified as benzoic acid [299, 300]. Later, it was also found in several plants, like vanilla grass (*Anthoxanthum odoratum*), sweet woodruff (*Galium odoratum*), sweet grass (*Hierochloe odorata*), sweet-clover (belonging to the genus *Melilotus*), cassia cinnamon (*Cinnamomum cassia*), deertongue (*Dichanthelium clandestinum*), mullein (genus *Verbascum*), many plants of the genus *Prunus*, strawberries, black currants, apricots, cherries [301, 302]. Additionally, many methods are known for its chemical synthesis. According to IFRA rules, coumarin can be used at maximum concentrations of between 0.1 and 5% (Table 22.8) [268].

Hydroxyisohexyl 3-cyclohexene carboxaldehyde, better known under the trade name Lyral®, is a synthetic fragrance typically obtained from myrcene. Because of its high sensitizing potential, the maximum concentrations allowed by the IFRA are rather low: 0.02–0.2% (Table 22.8) [268]. The policy adopted by the European Union is even more restrictive: cosmetic products containing hydroxyisohexyl 3-cyclohexene carboxaldehyde could not be placed on the Union market since 23 August 2019, and shall not be available on the Union market as from 23 August 2021 [287].

Farnesol was first extracted from flowers of the Farnese acacia tree (*Vachellia farnesiana*), and is present in several essential oils. IFRA limits its presence in cosmetic products to a maximum of 0.08–5.0% (Table 22.8) [268].

Alpha-hexyl-cinnamal can be naturally found in jasmine or essential oil of chamomile, and can be synthesized from octanal and benzaldehyde, via a crossed-aldol condensation reaction. Maximum concentrations allowed by the IFRA in cosmetic products range between 0.7 and 17.1% (Table 22.8) [268].

22.10.1 Sources of Exposure

Fragrances are almost ubiquitous in natural as well as industrial products for personal care, home care and professional use. They are obviously present at the highest concentrations in perfumes and essential oils, but are also important components of products like cosmetics, detergents, creams, lotions, toothpaste, household cleaning agents, deodorants, air fresheners. Less known and sometimes overlooked sources are fabrics, clothes, some types of paper, diapers, wet wipes, makeup remover wipes, insect repellent wipes, absorbents, mud baths, some products used in dentistry, topical drugs, lip sunscreens, children's cosmetics [8, 256, 279, 303–318].

Fragrances are also present in many vegetal foods as natural constituents (e.g. lemon, cinnamon, vanilla, cloves, curry), and in various other foods added as flavoring agents during preparation (e.g. syrups, chewing gum, ice cream, candies). In this case, they may be ingested or come in contact with skin because of occupational exposure (housewives, cooks, bakers, pastry chefs, bartenders, etc.) [256, 319, 320].

22.10.2 Contact Allergy and Clinical Presentation

Fragrances are among the most frequent sensitizers in the general population, despite the efforts of legislative authorities and producers to limit the magnitude of this problem. Allergic contact dermatitis is the most common clinical presentation, occurring more frequently in women and prevalently localized on the hands, face, axillae and legs [256]. Other presentations reported in subjects allergic to fragrances are oral and perioral dermatitis (caused by toothpaste, mouthwashes, chewing gum), cheilitis, airborne contact dermatitis (mainly caused by plants, particularly lichens and Compositae, which contain fragrance haptens, but also by artificial sources like fragrance diffusers), systemic contact dermatitis [256, 309, 319–327]. Connubial contact dermatitis, or consort contact dermatitis, is a peculiar case where, as a consequence of interhuman contact, the patient is exposed to haptens contained in topical products used by his/her partner. Fragrances are a recurrent cause of this condition [256, 328–330]. Contact urticaria may also be caused by fragrances, through immune-mediated or non immune-mediated mechanisms [256, 331, 332]. The possibility of asthma due to fragrance allergy, particularly in occupational environments, has been reported in literature [333, 334], although in these cases the role of irritant, allergic or even psychological effects of fragrances is debated [335]. However, a detailed discussion of this topic is beyond the scope of this chapter.

When investigating a suspect fragrance allergy, the so-called "perfume paradox" must be considered. Indeed, a patient may sometimes tolerate a fragrance to which he/she is allergic, when this fragrance is part of a mix. On the other hand, some patients may react to a mix of fragrances, but not to any single component of the mix. The first phenomenon may be explained by competitive cutaneous absorption of different substances, while the second is usually due to chemical reactions between substances, which generate new haptens, or to the enhanced cutaneous penetration of some substances caused by other components of the mix [256]. For this reason, a positive patch test reaction to a fragrance mix or a perfume should be followed by a new test with individual substances.

22.10.3 Patch Testing

Patch testing with Fragrance mix I and Fragrance mix II is currently present in the Italian baseline patch test series at 8% and 14% pet. concentrations, respectively.

22.10.4 Cross-reactions and Co-sensitizations

Given the ubiquitous presence and the often composite nature of scents, it is often difficult to distinguish between co-sensitizations and cross-reactions in the case of fragrances.

Balsam of Peru contains many fragrances, and so many patients show simultaneous positive patch test reactions to fragrances and balsam of Peru. Also not surprisingly, a simultaneous reaction to fragrances which can be converted into each other through metabolic processes and/or exposure to specific environmental conditions (e.g. cinnamic aldehyde and cinnamic alcohol) can occur, as outlined elsewhere in this chapter. Apparent cross-reactivity between colophony and tree moss is actually a co-sensitization, due to the fact that colophony is a frequent contaminant of tree moss [336]. More in general, the problem of contamination is common in the field of allergy to fragrances, and the use of really pure substances is advisable but difficult to achieve [337]. Sometimes, cross-reactivity between two substances can actually be due to their derivatives. One example is that of citral and geraniol: these fragrances infrequently cross-react when pure, but oxidation of geraniol produces geranial, which is a component of citral [338]. The cross-reactivity between cinnamic alcohol and ketoprofen is, instead, due to a classic model of structural similarity between haptens.

22.11 Isothiazolinones

5-Chloro-2-methyl-4-isothiazolin-3-one (MCI) in combination with 2-methyl-4-isothiazolin-3-one (MI), commercially known as Kathon™ CG (Cosmetic Grade), has been synthesized since the early 1960s (Rohm and Haas, Philadelphia, Pennsylvania, USA) and is a well-known contact sensitizer. More recently (2005), MI alone was approved for use in cosmetics at a concentration of less than 100 ppm in personal health care products, the maximum concentration of 100 ppm having resulted in dramatic sensitization rates in Europe and beyond. There are other isothiazolinones available for the production of industrial products, especially emulsion paints, varnishes, and adhesives such as benzylisothiazolinone (BIT), octylisothiazolinone (OIT,OI), dichlorooctylisothiazolinone (DCOIT,DCOI), butylbenzylisothiazolinone (BBIT), that can induce allergic contact dermatitis especially in occupational settings [339, 340]. The relative sensitization risk of the more frequently used isothiazolinone derivatives is sometimes represented as: MCI > MI > BIT > OIT, coinciding with their clinical frequency of sensitization and their extent of use [341], although the evaluation based upon EC3-values from a murine Local Lymph Node Assay [LLNA] MCI > MI > OIT > BIT might be more correct [342].

22.11.1 Sources of Exposure

Isothiazolinones are antimicrobials used to control bacteria, fungi and algae and are widely used as preservatives or biocides in cosmetics, household and industrial products [343, 344].

Cosmetics. Cosmetics are the main source of sensitization to MCI/MI and MI [345, 346]. MI is present mainly in rinse-off products [347]. They can also be found in makeup and makeup removers, cosmetic nail products, childcare products (such as powders, oils, lotions, creams), deodorants [348, 349], bath and shaving gels, skincare items, sunscreens, hair care products (such as gels, soaps, shampoos, conditioners, colouring, styling products), and many other products. They can be present in wipes (baby wipes), moist tissues and moist toilet paper [350, 351].

Household Products. In household cleaning products, isothiazolinones are also prevalent and can be found in dishwashing and laundry detergents, stain removers, degreasers, softeners, window-cleaning liquids, air refreshers, and other types of cleansers. The isothiazolinones potentially present in household products include MCI/MI as well as octylisothiazolinone [341, 352] and BIT.

Paint. Paint can contain BIT [353, 354], MCI/MI [355–357] and MI [354]. MI is actually frequently associated to allergic contact dermatitis by paints as it is used in water-based paint [358, 359].

Metalworking Fluids. They can contain MCI/MI [355], MI, BIT, BBIT [360], and OIT.

Textiles and Leather. Isothiazolinones are used in the textile industry to prevent microbial contamination during several stages of the production process [361, 362] of various textiles (e.g. garments and mattresses), leather wear, and fur. Besides MCI/MI, also OIT and BIT can be found in various types of textiles and leather wear [363–366].

Plastic. Isothiazolinones can be contained in gloves [367, 368] and towels made of polyvinyl [369].

The different products containing isothiazolinones are indicated in Table 22.9.

22.11.2 Contact Allergy and Clinical Presentation

When MCI/MI was initially introduced in the 1980s, the frequency of contact sensitization

Table 22.9 Overview of non cosmetic and cosmetic sources of isothiazolinone derivatives

Water-based paints and varnishes
Glues (e.g. for wallpaper, shoes) and glue removers; also used during the manufacture of adhesives and plasters
Detergents (household and industrial cleaning products, including wet wipes; dishwashing and machine-washing liquids; fabric softeners); maintenance products for clothes (e.g. textile sprays to mask odors, or to make garments wrinkle-free)
Fillers (e.g. plaster and floor tile work); pottery
Gloss and polish products (e.g. maintenance products for cars, boats)
Metal-working fluids (cooling fluids and oils); cooling tower waters
Textile-, leather (shoes)- and fur industry
Printing inks and toners
Rubber industry (latex emulsions)
Plastics industry (polymer solutions); also used during the manufacture of plastic materials (e.g. chopping boards)
Paper and cardboard industry (e.g. as a biocide in paper pulp, in aqueous pigment liquids)
Wood cleaning and maintenance products
Pesticides
As a bactericide, fungicide and algicide in various industries (e.g. in the production of water softeners, air fresheners, milk- and water industry), and in laboratories
Cosmetics, such as solid soap cubes, hand barrier creams, liquid makeup products
Mouth washes, maintenance products for dental prostheses
Toilet fresheners
Medical devices (e.g. "waist reduction belts" to lose weight, wet wipes for skin care, products to decontaminate)
Articles, objects and textiles 'contaminated' with isothiazolinones, e.g. due to a detergent (sofas, toilet seats, towels)
Radiographic materials
Fuels (gasoline, diesel)
Products for gardening, do-it-yourself products

rose to 8%, related to its high concentration in leave-on products [370, 371]. This triggered the implementation of restrictive recommendations for their use in terms of regulating the concentration, both in the USA and in Europe [346, 372]. However, these measures did not significantly reduce the prevalence of sensitization in the general population, and the frequencies of contact sensitization remained between 1.8 and 4.4% [373–376]. In 2005, the idea that MI was a weaker sensitizer than MCI led to approval of marketing it separately as a preservative in cosmetics and household-cleaning products at a maximum concentration of 100 ppm [377–379] causing an epidemic of allergic reactions that was much worse than that observed with Kathon CG [380–384]. Subsequently, regulatory action has been taken, at least in Europe, aimed at reducing the risk of MI sensitization. The prevalence of MI contact allergy decreased by 50% from 2015 to 2017. As a consequence of regulations, the share of cosmetics products (leave-ons in particular) eliciting allergic contact dermatitis is decreasing [350]. Schwensen and Coll. reported that 16.8% of patients with serious MI contact allergy were exposed to occupational products containing MCI/MI or MI, the risk being highest for those who directly handle isothiazolinones [385].

Allergic contact dermatitis from MCI/MI and MI mainly affects the face (especially the eyelids) and hands [345, 349, 372, 383, 386, 387]. Airborne exposure to isothiazolinone contained in paint can cause intense eczema both in occupational [357, 358] and non occupational settings [388–391], with involvement of the face, behind the ears and the neck sometimes associated with respiratory symptoms [392]. Airborne allergic contact dermatitis can also be caused by exposure to household detergents. Allergic contact dermatitis to isothiazolinones may appear with systemic allergic contact dermatitis as a consequence of inhaling these chemicals [389, 393, 394]. Unusual presentations can also be observed, such as lupus erythematosus-like [395], lichenoid or lymphomatoid eruptions [395–397] and scalp lesions mimicking folliculitis decalvans due to MI-containing hair gels [398].

22.11.3 Patch Testing

As recommended by the European Environmental and Contact Dermatitis Research Group the optimal recommended concentration

Table 22.10 Optimal concentrations for patch-testing isothiazolinone derivatives

Derivative	Optimal concentration % (vehicle)
Methylchloroisothiazolinone/methylisothiazolinone	0.02 (aq.)
Methylisothiazolinone	0.2 (aq.)
Benzylisothiazolinone	0.1 (pet.)
Octylisothiazolinone	0.1 (pet.)
Butylbenzylisothiazolinone	0.05 (pet.)
Dichlorooctylisothiazolinone	0.1 (pet.)
Methyltrimethyleneisothiazolinone	0.03 (aq.)

for patch testing MCI/MI to avoid missing sensitization is 200 ppm (0.02%) in aq. [399], while for MI, included in the European baseline series since 2013, it is 2000 ppm (0.2%) [400]. The most appropriate patch test concentration and vehicle for BIT is still debated. A concentration of 1000 ppm (0.1%) in pet. is mostly used. The different patch test concentrations and vehicles for isothiazolinone derivatives [339] are summarized in Table 22.10. Cross-reactivity between the various isothiazolinones occurs infrequently and no markers of isothiazolinone allergy have been identified [401]. Therefore, when a reaction to these substances is suspected, it is essential to test the suspected isothiazolinone.

22.11.4 Prevention

To avoid sensitization to isothiazolinones it is important that the correct application by manufacturers of EU recommendations, that permit MCI/MI and MI (since December 2013) use only in rinse-off products at a concentration below 15 ppm [402], be strictly complied with. In the workplace it is important to adopt preventive protective measures, such as wearing nitrile rubber gloves, since isothiazolinones may easily penetrate several types of gloves (e.g. latex, polyvinyl chloride) [403]. As regards the problem of paints, isothiazolinone-free water-based paints are available, but are difficult to find in daily practice [404].

22.12 Lanolin

Lanolin, also called wool wax or wool grease, is a yellow, waxy substance secreted by the sebaceous glands of wool-bearing animals. Most lanolin used by humans comes from domestic sheep breeds that are raised specifically for their wool [405]. Crude lanolin constitutes about 5–25% of the weight of freshly shorn wool. The wool from one Merino sheep will produce about 250–300 mL of recoverable wool grease. Lanolin is extracted by scouring the wool in hot water with a detergent to remove dirt, wool grease (crude lanolin), suint (sweat salts), and anything else stuck to the wool. The wool grease is continuously removed during this washing process by centrifugal separators, which concentrate it into a wax-like substance that melts at approximately 38 °C. Lanolin and its many derivatives are extracted from wool scouring liquor and converted to a value added product that is used extensively in both the personal care (e.g. in high value cosmetics, facial cosmetics, lip products, etc.) and health care sectors [406].

22.12.1 Sources of Exposure

Wool wax is a natural substance, designed by nature to soften both skin and wool fibres, and to protect them against adverse weather conditions. The best known uses of refined wool wax products (lanolin and lanolin derivatives) are in medicine, cosmetics and toiletries, which take advantage of these natural protective qualities. Lanolin is a key ingredient in some of the world's most popular cosmetics and pharmaceuticals. Without it, they would not have the emollient qualities that protect and care for our skin and hair. The composition of lanolin resembles the intercellular lipids of the stratum corneum. This is the outermost layer of the skin, which consists of cholesterol, cholesterol derivatives and free fatty acids. These lipids play a crucial role in the skin's moisture control. Under normal conditions, water continuously evaporates from the skin surface. Insufficient rehydration from lower epidermal layers leads to a dry, inflexible and brittle stratum corneum. Anhydrous lanolin can absorb more than 200% of its weight in water (WW) to form stable water-in-oil (w/o) emulsions. It is also capable of redistributing this moisture to environments with low relative humidity [407].

Cosmetics. Lanolin is also widely used in:

- foundation creams and other skin-cream products as an emulsifier, stabiliser, emollient and skin moisturiser;
- oil-based skin lotions and cleansing oils as a skin moisturiser and to control viscosity;
- toilet soaps as a superfatting agent, minimising the dehydrating effect of detergents, and to retain perfume;
- aftershaves as a skin moisturiser and to control viscosity;
- nail polish removers to prevent the defatting of the surrounding skin;
- lipsticks and eye make-up as a film modifier and crystal inhibitor, to ensure a more uniform spread of the pigment;
- hair dressings and shampoos, as a conditioner against drying, scaling and brittleness of the hair shaft;
- hair sprays, as a plasticiser;
- hair bleaching agents, as a pH-stable emulsifier.

Medical Applications. Lanolin is widely used in:

- ointment bases, burns dressings and wound sprays or as an emulsifier, stabiliser and emollient or to support the wound healing process and also to deliver active ingredients through the skin (trans-dermal);
- pigmented medications (e.g. zinc oxide), as a dispersing agent;
- topical products for cutaneous infections (e.g. acne) and in deodorising toiletries, as an antimicrobial and disinfectant;
- ophthalmic ointments, as an emollient with a high physiological compatibility and low irritant potential;
- suppositories substantial bases, as a carrier for active ingredients;
- surgical adhesive tapes, as an impregnating agent, plasticiser and skin-suited stack enhancer;
- chewing gum bases as a food additive (physiologically compatible emollient);
- pre-blended combinations for specific purposes, such as absorption bases.

Industrial Application. Lanolin is also used in various industrial applications for its:

- anti-corrosive effect on ferrous metals: it is biodegradable and non-toxic, making it an ecologically friendly substance. Lanolin is also compatible with numerous additives that modify the consistency and characteristics of the resulting protective films (e.g. hard, soft, water-soluble or insoluble).
- Lubrificant applications: combined with its anti-corrosive potential, lanolin is also a valuable lubricating and preserving material for all types of engineering parts.
- Leather and textiles: to protect leather from natural degradation processes, it must be treated by chemical tanning agents to create a durable product from an organic source. Lanolin is widely used as an ingredient of fat liquors, that are applied after tanning to soften leathers.

22.12.2 Contact Allergy and Clinical Presentation

The prevalence of contact allergy to lanolin alcohols ranges from 0.6 to 5.7% among various countries, with the lowest estimates in Odense, Denmark, and the highest estimates in Dortmund, Germany [408]. The prevalence of lanolin allergy was relatively stable between 1969 and 1996–2000 across European patch test centres [408]. Interestingly, a positive association has been observed between atopic dermatitis (AD) and lanolin contact allergy [409], possibly because of the combination of frequent exposure to lanolin in topical products and increased skin absorption in atopic skin [410, 411]. However, other studies have failed to show a higher prevalence of lanolin allergy in patients with atopic dermatitis [412, 413], and the precise relationship therefore remains unclear. A recent study showed an overall increasing prevalence of contact allergy to lanolin, rising from 0.45% in 2004 to 1.81% in 2015 [414].

Allergic contact dermatitis caused by lanolin typically develops after repeated or prolonged topical exposure, especially on damaged skin [415]. Atopic dermatitis, leg ulcers and lower-extremity venous stasis dermatitis have been identified as risk factors for the development of lanolin contact allergy [408, 410, 416, 417].

22.12.3 Patch Testing

Lanolin has been tested as lanolin alcohols (30% pet.) in baseline patch test series since 1969, and this has revealed clinically relevant allergic contact dermatitis cases.

Knijp and Coll. suggested that adding Amerchol L101 50% pet. to lanolin alcohol in routine patch testing has an additional diagnostic value in detecting lanolin contact allergy [418]. Amerchol is a mixture of 10% lanolin alcohols and mineral oil. This mixture may give rise to false-positive reactions caused by the irritant properties of the mineral oil [418]. On the other hand, this latter could function as a penetration enhancer, thereby explaining the slightly higher reaction frequencies for Amerchol L101 than for lanolin alcohol.

22.13 *Myroxylon pereirae* Resin (Balsam of Peru)

Balsam of Peru is a substance obtained by cutting the bark of *Myroxylon balsamum* var. *pereirae* (also known as *Myroxylon pereirae*), a tree belonging to the Fabaceae family. It can also be produced by boiling pieces of bark of the same plant. The crude product is a viscous but not sticky, reddish-brown, transparent liquid with a sweet, delicate odor similar to vanilla and cinnamon and a bitter taste. *Myroxylon pereirae* grows in various countries in Central America but is not present in Peru; hence, the name of the balsam does not reflect its geographical origin but the fact that in the 16th century it was shipped to Europe from Peruvian ports [419–421]. It has alternative names such as Balsam fir oil, China oil, Honduras balsam, hyperabsolute balsam, Indian balsam, Quina, Santos Mahogany, Surinam balsam, Tolu and *Toluifera pereirae* balsam [419, 420].

Despite the long history of use and the great dermoallergological interest, the qualitative and quantitative characterization of the components of balsam of Peru and its derivative products is still incomplete. About 250 different substances are contained in the oleoresin, and the concentration or even chemical nature of many of them is still unknown [419, 422, 423]. The main components are benzyl cinnamate, which accounts for up to 40% of the total, and benzyl benzoate (up to 30%). The quantity of cinnamic acid (cis- and trans-) ranges from 3 to 30%, that of benzoic acid between 1.5 and 11%. The concentrations of coniferyl benzoate (cis- and trans-), nerolidol, benzyl alcohol and vanillin are lower than 10%, while those of cinnamyl cinnamate, cinnamyl alcohol, ferulic acid, benzyl isoferulate (cis- and trans-) and coniferyl alcohol are lower than 1%. Other known components, often identified only qualitatively, are reported in Table 22.11 [419, 424].

Table 22.11 Components of balsam of Peru

Main components (quantitatively identified)
Benzyl cinnamate, benzyl benzoate, cinnamic acid, benzoic acid, coniferyl benzoate, nerolidol, benzyl alcohol, vanillin, cinnamyl cinnamate, cinnamyl alcohol, ferulic acid, benzyl isoferulate, coniferyl alcohol
Other components (qualitatively identified)
Acetic acid, acetophenone, acetovanillone (4-hydroxy-3-methoxyacetophenone), α- amorphene, amyrin, aristolene, benzaldehyde, benzyl p-coumarate (benzyl-*trans*-4-hydroxycinnamate), benzyl ferulate, benzyl formate, benzyl vanillate (benzyl 4-hydroxy-3-methoxybenzoate), *cis*-α-, β- and *cis*- and *trans*-γ-bisabolene, β-caryophyllene, 1,8-cineole, coniferyl cinnamate, α-copaene, α-curcumene, cycloisosativene, *p*- and *trans*-beta-cymene, docosanoic acid, dodecanoic acid, eicosanoic acid (arachidic acid), ethylbenzene, ethyl benzoate, ethyl cinnamate, ethylhexanoic acid, eugenol, α- and β-farnesene, farnesol, formic acid, geranyl acetone, guaiacol, heptadecanoic acid (margaric acid), hexacosanoic acid (cerotic acid), 1-hexacosanol, hexadecanoic acid (palmitic acid), hydroconiferyl benzoate, hydroconiferyl cinnamate, hydroxycinnamic acid, isoferulic acid, lactic acid (2-hydroxypropanoic acid), limonene, methoxyeugenol, methyl benzoate, methyl cinnamate, methyl vanillyl ketone, naphthalene, allo-, *cis*- and *trans*-β-ocimene, 1-octacosanol, patchoulene, α- and β-phellandrene, 1-phenylethanol (α-methylbenzyl alcohol), 3-phenylpropanol, α- and β-pinene, β-sesquiphellandrene, stearic acid (octadecanoic acid), styrene, α- and γ-terpinene, 4-terpineol (terpinen-4-ol), α-terpineol, 1-tetracosanol (lignoceryl alcohol), tetradecanoic acid (myristic acid), 1-undecanol, vanillic acid (4-hydroxy-3-methoxybenzoic acid), *p*-vinylguaiacol

22.13.1 Sources of Exposure

Balsam of Peru has aromatic, fixative (i.e. delayed evaporation) and mild antiseptic, antifungal and antiparasitic properties. In medicine, it was used in topical form for the treatment of chronic ulcers, wounds, burns, decubitus ulcers, eczema, skin irritation, pruritus, hemorrhoids and anal pruritus (as rectal suppositories and ointment), scabies, frostbite, diaper rash, and intertrigo [419, 420]. However, the Committee on Herbal Medicinal Products of the European Medicines Agency reported that no well-established indication for use is based on available evidence [423]. Claims of efficacy of oral balsam of Peru in the treatment of cancer, fluid retention or intestinal parasitosis have no scientific basis (no papers published). Concerning non-medical uses, balsam of Peru has been used as a fragrance in cutting oils, cosmetics (soap, creams, lotions, perfumes, deodorants), and foods [419–421]. However, crude balsam of Peru was banned several decades ago from fragrances by the IFRA (International Fragrance Association) [425], but extracts and distillates are still allowed. The IFRA standard limits the amount of these substances in consumer products to 0.03–0.7% [426], while the limit defined by the European Union is 0.4% [427].

Because of the above reasons and the frequency of allergic reactions, the use of balsam of Peru has significantly decreased in the last decades. However, it may still be found in hemorrhoid suppositories, cough medicines/suppressants and lozenges, diaper rash ointments, oral and lip ointments, tincture of benzoin, wound spray, calamine lotion, surgical dressings, insect repellents, toothpastes and mouthwashes, dental cement, eugenol used by dentists, some periodontal impression materials, and in the treatment of dry socket in dentistry [419–421]. Moreover, balsam of Peru or some of its components may still be present in cosmetics, scented tobacco and several foods, such as biscuits, chocolate, candies, soft drinks, liqueurs, aromatised wines, tea, vermouth, bitter, gin, barbecue sauces [419]. Ingredients and simple foods which contain balsam of Peru or some of its components include allspice, aniseed, asparagus, basil, bay leaves, beeswax, beets, blueberry, brewer's yeast, cardamom, cassia (Chinese cinnamon, coumarin), cinnamon, citrus peel/bark/juices, cloves, cranberry, curry, dill, eucalyptus oil, huckleberry, Jamaican pepper, lemon balm, mace, menthol, nutmeg, paprika, peppermint, rye, synthetic vanilla, vanilla, tomato and wheat.

22.13.2 Contact Allergy and Clinical Presentation

With some variability across countries, allergic sensitization to balsam of Peru is among the most frequent complaints. Exposure is mainly non occupational. Few studies have estimated the prevalence in the general population. In multicenter and/or multinational studies on consecutive patients, the frequency range was roughly between 2 and 10% [419, 420, 424].

However, balsam of Peru is traditionally considered as an indicator of allergy to elements of the vast group of fragrances, rather than a hapten directly responsible for allergy [419]. The relevance of the sensitization is seldom reported and is extremely variable, and even fewer studies have specified the products identified as the likely origin of the allergy [419, 424].

As there are multiple, common and often cross-reacting substances in balsam of Peru, it is difficult to assess which of them are more frequently responsible for sensitization and whether a substance is quantitatively sufficient to induce allergy (cross-reactions may enhance the individual potency). Differences between samples of the balsam further increase these difficulties. Also, it is almost impossible to exclude the possibility that a positive reaction to balsam of Peru is due to sensitization to one or more of its components, individually present in some products, rather than to contact with the balsam itself [419]. Within these limitations, literature data report coniferyl benzoate, isoeugenol, eugenol, cinnamyl alcohol, cinnamic acid and cinnamyl cinnamate as the major sensitizers. Hjorth, in 1961, observed that about 80% of patients allergic to balsam of Peru were allergic to coniferyl benzoate, and the high sensitizing potential of this substance was confirmed in animal models [428]. However, coniferyl benzoate is chemically unstable and undergoes rapid degradation [424], and is consequently unlikely to be the most important sensitizer in "real world" conditions, except in the case of contact with fresh balsam of Peru.

Clinically, balsam of Peru can induce different clinical aspects. The role of balsam of Peru ingested with foods as the causal factor of systemic contact dermatitis or flares of localized dermatitis in sensitized subjects is debated. On one hand, many studies showed that oral provocation test with balsam of Peru worsens the clinical picture of these patients, while a diet devoid of this hapten is associated with a significant improvement [428–435]. However, it has been noted that in almost all studies, data about reactions to food ingestion and improvement with a balsam of Peru-free diet were entirely reported by patients, without any objective verification [435]. The usefulness of such a diet is debated: according to a review published in 2019 [435], it should be considered for patients allergic to balsam of Peru who suffer from severe and longstanding dermatitis or systemic contact dermatitis, with a limited response to conventional treatment. However, neither these characteristics, nor even oral provocation test can predict those patients who will benefit from the diet [435]. Moreover, a balsam of Peru-free diet should not include foods containing benzoate preservatives [331, 434, 435].

22.13.3 Cross-reactions and Co-sensitizations

Balsam of Peru (like 25% pet.) is present in the baseline series in almost all countries. Positive patch tests to balsam of Peru and fragrances are often associated. The presence of many fragrances among the components of balsam of Peru is a frequent explanation of this phenomenon. When this is not the case, alternative possibilities are cross-reactivity, chemical transformation of one or more substances (by oxidation or some metabolic process), or co-sensitization to multiple and independent haptens, simultaneously (because they are contained in the same product, or in products used concomitantly) or at different times [419, 424]. Sorbitan sesquioleate may sometimes be a misleading factor: other than being present in commercial products, this potentially sensitizing emulsifier is included by some producers among the components of specific patch test preparations (balsam of Peru, many fragrances, but also some unrelated substances, like acrylates), and could be the actual cause of apparent polysensitization. For this reason, it is important to test sorbitan sesquioleate routinely and separately from other haptens [419, 424].

Patients allergic to balsam of Peru most frequently have co-reactions to fragrance mix I, propolis, various essential oils, balsam of Tolu, styrax/storax, Siam benzoin, Sumatra benzoin, tincture of benzoin [424, 428, 436]. However, the pattern of co-reactivity between balsam of Peru and each of these substances is asymmetrical, i.e. not all patients allergic to balsam of Peru are also allergic to one of the above haptens, and vice versa. Other, less documented co-reactivities are with phenol-formaldehyde resins, vanilla, orange peels [419, 436]. Moreover, for reasons that are not as yet entirely clear, patients suffering from photoallergy to ketoprofen often have positive patch tests to balsam of Peru and fragrance mix I [39, 437], and patients allergic to resorcinol monobenzoate are frequently positive to balsam of Peru (although this substance was not found in the balsam), while the reverse situation is much rarer [438, 439].

22.14 Neomycin

Neomycin is an aminoglycoside antibiotic produced from *Streptomyces fradiae*, of which three fractions have been separated, namely neomycin A, B and C, even if in therapy only neomycin B is used. Neomycin is a broad-spectrum antibiotic with a bactericidal action against Gram-negative and Gram-positive bacteria, especially *Staphylococcus aureus*. It is not effective in the treatment of *Pseudomonas aeruginosa* and anaerobic bacteria and shows only a weak effectiveness against streptococcus.

22.14.1 Sources of Exposure

Neomycin is present in drugs for topical use (dermatological, rhinological, otological, ophthalmologic). Orally it is only slightly absorbed and is used only for intestinal tract infections.

It is also present in drugs for veterinary use and as a food additive for birds, domestic animals and livestock. Its greatest use can be considered to be in the dermatological field, where the drug is used alone or more often in association with other antibiotics or with steroids, in the form of dermatological powder, ointments or unguents. For its antibacterial and antifermentative properties neomycin is also used in a variety of products in both prescription and over-the-counter preparations such as dental paste, creams, deodorants, soaps, cosmetics and vaccines, where it is used to prevent bacterial contamination during the vaccines manufacturing [440].

22.14.2 Contact Allergy and Clinical Presentation

Allergic contact dermatitis from neomycin was first described in 1952 [441]. In European centers, the rates of sensitization range from 1.1 to 3.8%, being on average 1.9% [442]. Studies carried out by the North American Contact Dermatitis Group reveal much higher sensitization rates, that have remained remarkably stable through the years, going from 11.6% in the 1994–1996 study period to 10% in the 2005–2006 period and to 8.7% in the 2009–2010 period [443, 444]. It is a common contact allergen postoperatively and in patients with leg ulcers [445], as well as in patients with venous stasis dermatitis. Because antibiotic preparations are applied to already damaged skin, allergic contact dermatitis from neomycin cannot be easily recognized and should be suspected in cases of persistence or worsening of a preexisting dermatitis [440]. An intensification of itching and the progression of lesions beyond the initial site of involvement may raise the suspicion, allowing a correct diagnosis. Occupational dermatitis is in rare cases observed in nurses, physicians, pharmacists, dentists, and veterinarians, localized at the hands [446].

In subjects previously sensitized by topical exposure, neomycin administered orally and absorbed from the gastrointestinal tract [447], as well as the systemic administration of a related aminoglycoside such as streptomycin, kanamycin, or gentamycin, may be responsible for systemic contact dermatitis [448].

22.14.3 Cross-reactions and Co-sensitizations

Neomycin frequently shows cross-reactions with other aminoglycoside antibiotics. This phenomenon is inevitable between neomycin, framycetin and paromomycin, since they are all contained in a neosaminic group [449]; neomycin can also present cross-reactions with kanamycin, gentamycin and tobramycin [450–452].

22.14.4 Patch Testing

The usual concentration of neomycin in topical formulations is 0.5%. However, patch testing on normal skin with the commercial preparation almost always yields negative results owing to its poor penetration through an intact epidermal barrier. To overcome this difficulty, patch testing with neomycin is done at a concentration of 20% in petrolatum. Neomycin is a hapten that can cause "delayed reactions", therefore it is advisable that the reading of the tests be continued even after 3–4 days from the removal of the test. In order to avoid false negative reactions, is it also recommended to test neomycin by scratch patch test.

22.15 Nickel

Nickel is an element whose atomic number is 28. It is a silvery-white lustrous metal with a slightly golden tinge, that is hard and ductile. It belongs to the group of transition metals, which includes iron, chrome, cobalt, zinc, copper and titanium. Nickel is ubiquitous in the environment and is used very frequently in different applications, because of its great ductility. It has been widely employed in many alloys, particularly in stainless steel. In fact, nickel is contained not only in costume jewelry, coins, mobile phones, and dental materials, but also in many everyday objects such as detergents, soaps and cosmetics. Nickel is the most frequent cause of allergic contact dermatitis worldwide. The mechanism of allergic contact dermatitis to nickel has been closely studied and understood at the immunological and molecular level [453, 454], but although it is a very simple hapten, nickel can cause heterogenous and intricate clinical pictures.

22.15.1 Sources of Exposure

Nickel is ubiquitous in our environment, and humans will inevitably continue to be exposed to it. Topical nickel exposure occurs when the skin comes in contact with metallic items, household products, and cosmetics. Systemic exposure to nickel also occurs, from food, water, surgical implants, and dental materials. Table 22.12 lists the most common causes of nickel exposure.

Less common nickel sources are: surgical instruments, orthopedic screws, medical instruments, syringe, acupuncture and mesotherapy needles, electric cables, batteries, magnets, welding material, plating and silver plating, colors used for glass, enamel and wallpaper, insecticides, dyes, shoe waxes, inks and photocopier liquids.

Table 22.12 Most common causes of nickel exposure

Jewelry	Earrings, finger rings, necklaces, bracelets, watches, rings, anklets, jewelry used for piercing ear and other body parts
Metal on clothing	Buttons, zips, underwire and bra hooks, suspenders and other metal hooks in general; buckles and studs for belts and shoes, metal plantar supports
Coins	€1 and €2, various national coins
Tools	Files, pliers, saws, hammers, wrenches
Accessories	Belt buckles, bags, umbrellas, keys, spectacle frames
Utensils	Needles, electronic cigarettes
Electronic devices	Laptop computers, mobile phones, activity bracelets
Cosmetics	Mascara and dark eye shadows, personal hygiene cleaners and detergents

Table 22.13 Foods containing high level of nickel

Whole wheat, rye, oats, cocoa, tea, gelatin, baking powder, kippered herrings, red kidney beans, eanuts, peas, hazelnuts, sunflower seeds, strong licorice and dried fruits margarine, pineapples, strawberries, raspberries beans, lentils, soy protein powder, spinach, rabe, kale, asparagus, onions, tomatoes, leeks, chocolate, carrot, apples citrus fruits (juice)

22.15.2 Occupational Exposure

Contact allergy to nickel is predominantly extra-occupational but the possibility of occupational exposure to metal should not be overlooked. The relevance of nickel as an occupational allergen may, in some cases, be difficult to elucidate, also for many non occupational sources of the metal. In the past, occupational contact allergy to nickel was observed in workers chroming nickel. Over the years, metal sensitization in this category of workers has gradually decreased as a result of industrial hygiene and technical developments. Nevertheless, nickel exposure continues to be a problem in some occupational groups. A great variety of occupational nickel exposure has been identified, including contact with coolants and cutting fluids, work tools, keys, electrical components, coins, dental tools and alloys, crochet hooks, dermatoscopes, guitar strings, and computers [455]. Moreover, many cases have been reported in industrial settings, in construction workers, and in the service and healthcare sectors [456, 457].

22.15.3 Non Occupational Exposure

Nickel sensitization has become endemic since the 1980s due to the increased use of earrings containing this metal and from then on, it has been associated to a large number of metal objects. For this reason, extra-occupational contacts are frequent, especially in the female sex. Metallic items that are intended for repeated contact with the skin are now subject to regulations. To reduce the prevalence of nickel allergy and dermatitis in European citizens, the EU Nickel Directive was introduced in 1994 for European Communities [458]. Nickel restriction prohibits the marketing of metallic items releasing over 0.5 g/week if they are intended for use in direct and prolonged contact with the skin. Epidemiological studies have shown that nickel allergy has begun to decrease in European countries following these directives, particularly in Denmark, Sweden and Germany. In other countries the effect is still questionable and the prevalence of nickel allergy is still high. Thyssen and Coll. disclosed the possible causes of this phenomenon: sensitization before the EU directive was in force, violation of the regulation and lack of control by the authorities, exposure to items imported from outside the EU, defective coatings [459].

22.15.4 Systemic Exposure

Diet. Nickel occurs naturally in drinking water and in various foods, and is therefore difficult to avoid. Examples of nickel-rich foods are reported in Table 22.13. Nickel release from cooking utensils may contribute to enhance nickel ingestion [460]. Flare-ups of allergic nickel dermatitis and the development or aggravation of vesicular hand eczema can be induced by nickel ingestion in sensitized patients [461].

Surgical Implants. Metallic implants, both orthopedic and cardiovascular, inserted into the human body may release nickel and other metal ions. Following insertion, they can induce dermatitis reactions adjacent to the implant site, as well as generalized dermatitis, erythema, generalized urticaria, cutaneous vasculitis [462], and the development or aggravation of vesicular hand eczema [463]. Nickel allergy has been suggested as a possible cause of an unfavorable outcome to an implant [464], as well as a possible cause of restenosis in patients with a coronary stent, but there are contradictory opinions regarding this possibility [465, 466].

Dental Materials. Dental alloys made of stainless steel are widely used in products for dental use [467]. The release of nickel from these materials is generally low, but the corrosive effect of the oral environmental can increase the nickel release. It was observed that orthodontic treatment with stainless steel appliances did not trigger a hypersensitivity reaction but is capable of inducing symptoms in already sensitized patients [468, 469]. The release of nickel from these products can cause local clinical signs including a burning sensation, gingival hyperplasia, numbness of the sides of the tongue [470] and systemic allergic contact dermatitis [471].

22.15.5 Contact Allergy and Clinical Presentation

Allergic contact dermatitis to nickel usually presents as a local reaction on skin in direct contact with a metallic item. It is possible to observe edema with vesicles and oozing. In the chronic phase, the skin is dry, scaling and fissured. In some cases nickel may be absorbed transcutaneously and spread to secondary sites. These "secondary eruptions" are usually symmetrical, and involve flexural areas, the eyelids and the hands, presenting in the form of vesicular eczema, or affecting the entire body (generalized). A symmetrical skin eruption of the hands, flexural areas or a generalized eruption can be observed after systemic nickel exposure.

22.15.6 Patch Testing

Patch testing with 5% nickel sulfate in petrolatum is used in the European baseline series, whereas a concentration of 2.5% pet. is used in North America; 5% nickel sulphate yields better results than 2.5% nickel, but can induce irritant responses (of folliculitis type), especially in atopic subjects [472]. False-negative responses have been reported in women during ovulation because the patch tests elicited significantly less intense responses than during the progestinic phase [473].

22.15.7 Treatment and Prevention

The most important way to prevent nickel allergy is by avoiding any exposure. In terms of nickel detection, the dimethylglyoxime test (also commercially available) is very useful in detecting soluble nickel in occupational and domestic environments. A pink color suggests a nickel content in the tested item (jewelry, coins, keys, buckles, and clasps). Once the presence of nickel in an article has been identified, its replacement is mandatory. To avoid nickel in clothes, several techniques are available. Closure pieces (such as a zipper, snap, or button) often contain nickel and can be exchanged for plastic or other nickel-free pieces. Duct tape can also be used as an interim solution to cover zipper handles, snaps, or buttons. Belt buckles commonly contain nickel; they can be replaced by brass buckles. Connecting hooks and underwires containing nickel in brasses can be replaced with plastic-based wires under foam supports. Nail polish can be applied to cover metal surfaces in contact with skin. Nickel jewelry can be replaced by brass pewter, bronze and titanium (except nitinol, which is a combination of titanium and nickel). Stainless steel may contain 20% nickel, but the composition of the nickel in the alloy limits nickel release and is well tolerated in nickel-sensitized patients. In patients with oral prostheses, when the diagnosis of nickel hypersensitivity is established the nickel-titanium archwire should be replaced by a stainless steel wire or a titanium molybdenum alloy [470]. The most common non nickel-containing orthodontic brackets include ceramic brackets, polycarbonate brackets and gold brackets [470]. Rubber gloves are unable to prevent nickel contact because metal ions can penetrate through them [474]. However, barrier creams containing sodium EDTA can prevent nickel allergy [474]. Drug therapy with disulfiram has been reported to be effective in nickel allergy, as disulfiram acts as a chelating agent for nickel ions [475–477]. It is important to be aware that therapy with this substance can induce hepatotoxicity and, therefore, in patients undergoing this treatment, abstention from alcoholic beverages and a strict control of the transaminases is necessary [478]. Alternatively, disodium cromoglycate therapy may reduce intestinal nickel absorption. A low-nickel diet may improve symptoms in a subpopulation of nickel-allergic individuals but this approach should be carefully considered in each case, and performed under strict control because there is a considerable risk of malnutrition [479]. Nickel desensitization with daily oral nickel intake for some weeks to months has shown interesting results, featuring a partial improvement of clinical manifestations [480, 481].

22.16 Parabens

Parabens are a family of *p*-hydroxybenzoic acid alkyl esters characterized by the presence in the para position of the benzene ring of various substituents [482]. Introduced in the 1930s, parabens are still the most commonly used preservatives in the cosmetics, pharmaceutical and food industries. The most common parabens are methylparaben, ethylparaben, propylparaben, butylparaben. Other less common ones include isobutylparaben, isopropylparaben and benzylparaben, although the latter is no longer used in practice because it is associated with adverse effects on breast cancer and on the sexual hormonal sphere.

Parabens are relatively inexpensive, odorless, tasteless and colorless; they are considered safe and have a broad spectrum of antimicrobial activity. They are effective only at an acid pH and are poorly soluble in water (the most soluble ester is methylparaben); in the latter vehicle they hydrolyze slowly to *p*-oxybenzoic acid, with a consequent loss of the antimicrobial activity.

22.16.1 Sources of Exposure

In medicines, parabens are present both in topical and systemic products, especially if in multidose packaging (antibiotics, corticosteroids, local anesthetics, vitamins, antihypertensives, diuretics, insulin, chemotherapy).

Methyl and propylparaben can also be present in many foods, in quantities that are normally less than 1%: in purees, canned tomatoes, ketchup, fruit jellies, preserved fish products, soft drinks.

22.16.2 Contact Allergy and Clinical Presentation

Parabens are substances with little sensitizing power. In 1996 Kligman [483], through the maximization test, attempted to sensitize 25 subjects with 25% methylparaben; challenge with the same ester was performed at 10%. Only one of the 25 subjects was sensitized.

In 1973, Marzulli and Maibach [484] used the Draize test to induce sensitization, and for the challenge they used methyl and propylparaben up to 10% each, with and without sodium lauryl sulfate. Only one of 397 subjects was sensitized, equal to 0.3% of those tested. The first case of contact allergy to parabens was reported in 1940 [485] in a woman with a positive reaction to ethylparaben contained in an antifungal preparation. Currently, the prevalence of contact allergy to parabens is relatively low, ranging in the world literature from 0.1 to 4.2%. In a recent French work [486] the incidence of positive reactions to parabens dropped from 3.12% in the three-year period 2002–2004 to 0.19% in the two-year period 2010–2011. In Italy, the incidence of positive reactions to parabens shows a comparable trend to the worldwide figure. In a study conducted from 1967 to 1972 the percentage of positive reactions was 2.7%. This percentage had dropped to 0.18% by the two-year period 2011–2012 [482].

The first reports of contact allergy were referred to quite high concentrations of parabens in topical antifungals and antibiotics [486, 487]. Then the concentration in the medicaments was reduced to 0.1-0.5%. The incidence of sensitization varied according to the reason for use of the topical containing parabens and the state of the skin on which they were applied [488]. The highest percentages were associated with conditions such as stasis ulcers (11%), various traumas (8.5%) and ano-perianal eczema (3%) [482, 488–492]. The incidence of sensitization of the hands, on the other hand, is low even on hands affected by occupational contact dermatitis (2.2%) or dyshidrosis and in subjects with atopic dermatitis (1.7%), and is further reduced in cases of use of cosmetics on generally healthy skin of the face. It is therefore clear that sensitization is much more common when parabens are used on damaged skin for various reasons, and especially in the case of pre-existing diseases with a chronic course, such as stasis ulcers. It is now universally recognized that paraben-containing cosmetics, when used on healthy skin, rarely cause sensitization [482].

22.16.3 Patch Testing

The concentration of individual parabens in the patch test mix is still a matter of debate. Higher concentrations of the mixture have often been found to be more irritant than individual esters, while lower concentrations can cause weak or false negative reactions [493]. The reduction in the concentration of individual esters from 5 to 3% elicited weak responses, prompting a return to the higher concentration.

There are different formulations of the individual parabens on the market, and therefore of the mixture used for the patch tests, and they may also differ within the various Study Groups. Today, most of the European Study Groups use the 16% mix consisting of methyl, ethyl, propyl and butylparaben, each at 4% in petroleum jelly; benzylparaben is no longer used, because it has proven to be carcinogenic.

Until 1984, in the USA the 5% concentration was used for each paraben, then reduced to 3%; currently, however, parabens are not present in the American standard series due to the very low percentage of positive responses.

Patch tests with topical and cosmetic medications as such are not valid for the diagnosis of paraben allergy; in fact, in these products, the very low concentration of parabens (generally less than 0.3%) is not sufficient to elicit positive responses on healthy skin in most cases.

In subjects allergic to the mixture, testing the individual constituents generally elicits positive reactions to one or more components. Opinions about the possibility of cross-reactions between parabens and the so-called *para* group substances are conflicting. In the literature there have been some reports of cross-sensitization between these two groups of substances [494–496]. The ubiquity of parabens and the fact that the same *para* group-based products (local anesthetics, hair dyes) contain parabens as preservatives could lead to a co-sensitization phenomenon. From a chemical point of view, parabens are *p*-hydroxybenzoic acid esters, while the *para* group substances are *p*-aminobenzoic acid esters. However, both groups are characterized by the benzene aromatic ring whose substituents in the *para* position, OH and NH_2, respectively, are strong activators, while the electronic activation effect of the ring and consequent polarization of the molecule favors its reactive orientation and hence the mechanisms of addition to other protein molecules.

The problem of cross allergy is quite complex. The functional identity of the chemical group, albeit very important, is not sufficient on its own to define what is commonly called group allergies. Cross-reactions between 2 substances are due to their chemical and structural similarity, to the metabolization to products that are similar to one or the other, or to their metabolization into the same compounds. It is not always possible to draw conclusions from the results of the skin tests without the specific knowledge of the metabolism of the individual substances. Only experimental studies in animals could clarify this complex problem.

22.17 Paraphenylenediamine

Paraphenylenediamine was first described by Hofmann in 1863 [497]; it has a high capacity to induce contact sensitization.

22.17.1 Sources of Exposure

This agent has several applications, including as an ingredient of the colors used in fabric dyes, rubber, lacquers, leather, eye shadow, and shoe polish. It has also been used as an antioxidant in plastics, printing ink, fax machines, photographic products, and liquid for x-ray film, as well as in lithography [498]. Nevertheless, sensitization to paraphenylenediamine is essentially linked to its use in hair dyes and henna tattoos [499]. There are three basic categories of hair dyes, depending on the color effect produced and how long it lasts: temporary, semi-permanent and permanent (oxidative). As the name suggests, temporary hair dyes modify the color of the hair for a short time and are readily removed by washing. These products tend to be ready-to-use (no pre-mixing) and the color settles on the hair surface. Semi-permanent hair dyes last longer than temporary ones because they settle within the natural scales of the hair coating (the cuticle). The color gradually fades with washing, and normally stays in for up to 6–8 washes. Oxidation or permanent hair colorants normally consist of at least two components, hydrogen peroxide and the hair dyes, which have to be mixed together immediately prior to use. Oxidative (permanent) hair colorants give the hair either "tone-on-tone" color (also referred to as semi-permanents) or permanent color. The effects of permanent colorants are resistant to washing and provide excellent coverage of grey hair.

22.17.2 Contact Allergy and Clinical Presentation

Different studies in dermatitis patients have shown a median prevalence of positive paraphenylenediamine patch tests of 6.2% in North America, 4% in Europe, and 4.3% in Asia, although there may be broad variations within a country and between different countries [500–503]. Darker shades of hair dye products contain higher concentrations of paraphenylenediamine and its related substances [504], so sensitization to paraphenylenediamine is more frequent in Southern and Central Europe, where the proportion of dark-haired subjects is prevalent, than in Scandinavian countries, due to the higher proportion of blonde individuals [505]. There has been an increase in the frequency of positive patch test reactions to paraphenylenediamine over time, which could be due to larger numbers of people dyeing their hair, often at a very young age [506], and to an increasing use of black henna tattoos [507]. Paraphenylenediamine in hair dyes can induce contact sensitization both in consumers and in hairdressers. Hair dye contact dermatitis can present as irritant contact dermatitis or allergic contact dermatitis. In irritant contact dermatitis the symptoms are usually mild and appear immediately after use of the hair dye, consisting of pruritus and erythema. In allergic contact dermatitis the symptoms and signs can appear after a latent period of several hours to days following the exposure to the hair dye. In consumers, allergic contact dermatitis to hair dyes can present with severe edema, vesicles and exudation of the scalp, face, eyelids, ears and beard skin, which are the sites where hair dyes are more commonly used. Dissemination of the dermatitis can also occur, involving other areas such as the neck, chest, arms, and in rare cases, erythroderma can develop. An angioedema-like appearance is also common and may lead to diagnostic confusion. The timing and history of hair dye exposure is in any case key to clarifying the diagnosis. Rare presentations of allergic contact dermatitis to hair dyes include erythema multiforme [508], lichenoid eruptions [509], pseudolymphoma [510], contact urticaria [511] and contact leukoderma [512]. Occupational contact dermatitis to hair dyes involves the hands. Among hairdressers, sensitization occurs in the early stages of the working activity, forcing these subjects to abandon this job. Detergents, lotions and moisture induce irritant contact dermatitis of the hands that predisposes to sensitization to hair dyes. Atopic hand eczema is another factor that predisposes to occupational allergic contact dermatitis of the hands.

Another common cause of allergic contact dermatitis to paraphenylenediamine is temporary henna tattoos, that are currently fashionable, especially among younger people [508]. Temporary henna tattoos are an important source of exposure and sensitization to paraphenylenediamine, particularly in children; they may pose health and career problems later in life. We reported a case of eyebrow allergic contact dermatitis caused by m-aminophenol and toluene-2,5-diamine in an eyebrow dye, in a patient who was probably sensitized to paraphenylenediamine through a black henna tattoo [513]. Once sensitized, patients may experience severe forms of allergic contact dermatitis caused by all paraphenylenediamine derivatives. The earliest signs of allergic contact dermatitis can develop within 1–3 days of exposure to black henna tattoos in previously sensitized patients and within 4–14 days in non-sensitized subjects [514, 515]. Post-inflammatory hypopigmentation is common, particularly in children, and can take more than 6 months to clear; it may even be permanent [512]. Hyperpigmentation occurs mostly in adults and adolescents [516–518].

22.17.3 Patch Testing

To confirm hair dye contact allergy, patch testing with paraphenylenediamine 1% in petrolatum is usually performed. Patients with allergic reactions to paraphenylenediamine in tattoo can develop a blistering reaction after patch testing, so in these patients patch testing with a lower concentration of paraphenylenediamine (0.3% in petrolatum) is recommended [519].

22.17.4 Cross-reactions and Co-sensitizations

Paraphenylenediamine may show cross-sensitization with other compounds that also contain an amine group in their benzene ring at the *para* position. Paraphenylenediamine-allergic individuals have a relatively high risk of concurrent sensitivity to other chemically related hair dyes such as toluene-2,5-diamine, *p*-aminophenol and 2-nitro-paraphenylenediamine [520], as well as to clothing dyes [521]. On the other hand, it has been demonstrated that patch test-proven reactions to para-aminobenzoic acid, benzocaine and N-isopropyl-N′-phenyl-1,4-phenylenediamine (IPPD) in paraphenylenediamine-positive subjects with hair dye allergy resulted less than 10% [522].

22.17.5 Paraphenylenediamine-Free Alternative Hair Dyes

Patients with allergic contact dermatitis to paraphenylenediamine should stop dyeing their hair with permanent hair dyes containg this substance. Some patients can tolerate hair dyes containg toluene-2,5-diamine [523]. These hair dyes are usually safer in patients with a mild reaction to paraphenylenediamine. Patch testing is mandatory before their use. Herbal hair dye derivatives like henna are generally well tolerated but their use is not always cosmetically acceptable.

22.17.6 Prevention

To avoid contact dermatitis to paraphenylenediamine it is important to keep the concentration of this substance at minimum levels in hair dyes. It can be important to suggest that consumers use paraphenylenediamine-derivatives, such as toluene-2,5-diamine, *p*-hydroxyethyl-*p*-phenylenediamine sulfate and 2-methoxymethyl-*p*-phenylenediamine, which have a lesser sensitization power than paraphenylenediamine. It is helpful to advise hairdressers and consumers to use, during hair dye application, a pet. barrier to prevent the dye from spreading behond the scalp. Nitrile gloves are recommended in hairdressers, to avoid both sensitization to paraphenylenediamine and a recurrence of the dermatitis in those already sensitized [524].

22.18 *p-tert*-Butylphenol Formaldehyde Resin

p-tert-Butylphenol formaldehyde resin (PTBPFR) is an alkyl phenol resin formed by combining PTBP and formaldehyde [525]. Synonyms include para-tertiary-butylphenol formaldehyde resin, PTBP formaldehyde, butylphen, 4-(1,1-dimethylethyl)phenol, and 4-*tert*-butylphenolformaldehyde resin [526]. PTBPFR is widely used as an adhesive owing to its durability, flexibility, and heat resistance. It is particularly useful as a glue component on both leather and rubber products [525, 527]. Since the first cases of contact allergy to PTBPFR were reported in the late 1950s, sensitization to this resin has been increasing [528]. The components of the resin that are the actual sensitizers have been in question for years [528, 529] because PTBPFR is in its macromolecular form when used as an adhesive, and this molecule is thought to be potentially too large to penetrate the epidermis [530]. Several chemically reactive components of varying molecular weights have been discovered, either within the resin or as degradation products [528, 529]. Examples of such components within the resin include PTBP, 2-methylol *p-tert*-butylphenol, 2,6-dimethylol *p-tert*-butylphenol, and *p-tert*-butylcatechol. Degradation products such as 2(3)-*tert*-butyl-4-hydroxyanisole and 3,5-di-*tert*-butyl-4-hydroxytoluene have also been reported to cause sensitization [529]. However, there is no clear association with contact allergy to PTBPFR and to free PTBP [530], and the pattern of reactivity of the allergenic components of PTBPFR can differ among patients sensitized to PTBPFR [528].

22.18.1 Clinical Aspects

The prevalence of allergic contact dermatitis to PTBPFR was found to be 0.8–1.7% of patients [531, 532]; men and women are equally affected. The source of exposure to PTBPFR is mainly related to footwear but it can also cause occupational cases of allergic contact dermatitis in workers at companies producing footwear and other leather products (in which PTBPFR causes dermatitis of the hands). Furthermore, the NACDG reports the frequency of relevant positive patch test reactions to PTBPFR to be 1.3% in children (aged 0–18 years) and 1.1% in adults (aged >19 years) [533]. Among adolescents, one relevant source of exposure to PTBPFR is sports equipment (i.e., wrist supports, shin and knee guards, athletic tape, and swimming goggles) [534–537]. Athletes may be particularly susceptible to allergic contact dermatitis because of the warm, moist environment and the occlusion to which the skin is subjected [538]. In view of the ubiquitous use of PTBPFR (apart from its association with shoes), there may be potential sources that have been overlooked, such as toddler's foam pillows, children's toys, and Halloween costumes. Thus, testing of children may be necessary when allergy presentations other than foot dermatitis are noted.

In addition to playing an important role as a contact allergen in footwear, PTBPFR has also been reported as a cause of allergic contact dermatitis associated with a significant number of other uses, such as plastic bonders in hearing aids [539]. Up to 27% of patients who have otitis externa and use hearing aids show a positive reaction when patch tested with earmold components [540]. Additional PTBPFR sources that have been reported to cause allergic contact dermatitis are electrocardiograph-monitoring electrodes, adhesive dressings and labels, and fingernail adhesives [541–543]. PTBPFR is also used in the manufacture of glass fiber laminates. In some cases, allergic reactions to certain fabrics and glossy papers may occur. Other possible sources of contact with PTBPFR are denture adhesives, "do-it-yourself" glues, nail adhesives, motor oils, wooden boxes or toys, insulating substances used in the electrical industry and in the wood industry.

More recently, PTBPFR has frequently been recognized as a cause of allergic contact dermatitis associated with wetsuits and thermal (neoprene) sauna shorts [544]. Although thiourea derivatives are classically thought to be a primary source of sensitization to products made of or containing neoprene, PTBPFR also plays a role [544]; in fact, thiourea derivatives and PTBPFR are touted as the "neoprene cement allergens." Neoprene is a durable synthetic rubber material resistant to oils, solvents, and extreme climate conditions [545]. Neoprene is now widely used in a number of products, ranging from sports items (wetsuits), slimming suits, gloves, and footwear to holders and clips for hand sanitizers and insulating covers for canned drinks. PTBPFR is used in neoprene because of its adhesive qualities [546].

22.18.2 Patch Testing

p-tert-Butylphenol formaldehyde resin is currently included in both the European standard series and the NACDG standard series of allergens and serves as a screening tool for PTBPFR and related allergens. In tests for contact allergy to PTBPFR, a concentration of 1% in petrolatum is commonly used.

22.19 Rubber

22.19.1 Mercaptobenzothiazole and Mercapto mix

Mercaptobenzothiazole is the main hapten of the mercapto mixture, which also includes N-cyclohexylbenzothiazyl sulphenamide, morpholinylmercaptobenzothiazole and 2,2'-dibenzothiazyl disulphide.

22.19.1.1 Sources of Exposure

Mercaptobenzothiazole and other mercaptans are used as accelerators in the rubber vulcanization process, and together with thiurams are the main allergens capable of causing allergic contact dermatitis due to rubber objects. These substances are contained in both natural and butyl rubber, neoprene and nitrile. Contact sensitization can be established after contact with any rubber object, such as condoms, catheters, elastic bands, cushions, bags, caps and swimming goggles, masks, ear plugs, toys, balls, makeup sponges, brushes for mascara, tires, knobs, handles, steering wheels, adhesives, insulating tapes. In addition, mercaptobenzothiazole and other mercapto mix compounds can also be found in antifreeze, anticorrosives, cutting oils, fats, emulsions for photography, fungicides and insecticides.

22.19.1.2 Contact Allergy and Clinical Presentation

The current frequency seems to have decreased compared to previous years, having settled below 1% of patients tested in Europe in the years 2013–2014 [547]. Sensitization in an extra-occupational environment is mainly due to rubber parts of clothing, such as elastics and footwear, and localization on the foot is the most frequent, particularly in the male sex. Occupational complaints, on the other hand, are mainly secondary to the use of gloves in workers involved in the care of the home, the kitchen, and in health workers [548]. In the case of occupational allergic contact dermatitis, therefore, the localization is more frequent on the hands, forearms and face; this latter site is particularly frequent in rubber production workers, although mercaptans appear to be less incriminated than other allergens such as thiurams [549].

22.19.1.3 Patch Testing

2-Mercaptobenzothiazole is tested at a 2% concentration in petroleum jelly, while the mercapto mix consists of 2-mercaptobenzothiazole, N-cyclohexylbenzothiazyl sulphenamide, 2,2′-dibenzothiazyl disulphide and 2-morpholinyl mercaptobenzothiazole, each tested at the concentration of 0.5% in petroleum jelly. Simultaneous testing of both is necessary, as it has been reported that patch testing with the mercapto mix alone was false negative in about a third of patients who subsequently tested positive for 2% 2-mercaptobenzothiazole [550].

22.19.2 Thiuram mix

The thiuram mix contains four components: tetraethylthiuram disulphide, tetramethylthiuram disulphide, tetramethylthiuram monosulphide, and dipentamethylenethiuram disulphide.

22.19.2.1 Sources of Exposure

Thiurams are used in the vulcanization process of rubber, both natural and synthetic (butyl rubber, neoprene, nitrile). Thiurams are, therefore, an important cause of sensitization through occupational contact in healthcare personnel, in housewives and, in general, in jobs requiring the use of occlusive gloves [550]. In addition, thiurams are used in agriculture as fungicides, in wall paints and as insect repellents. Another particular source of thiurams is in the treatment of alcohol dependence with tetraethylthiuram disulphide (disulfiram) [551].

22.19.2.2 Contact Allergy and Clinical Presentation

Thiurams are the most frequent sensitizers among rubber chemicals, accounting for around 2% of patch test positivity in Europe [547]. Since in the industrial sector there are different preferential uses of the different molecules, the prevalence of sensitization to the individual molecules varies among different geographical areas. The main source of sensitization is rubber gloves; variations in the sensitizing capacity of such gloves are described in relation to different manufacturers, probably due to the different quantity of sensitizing residues after processing.

Eczema, that is more frequent in the female sex, takes on a very particular aspect due to the involvement of the backs of the hands and the forearms, where it takes on a "band" appearance at the end of the gloves. Facial eczema has been reported in one quarter of sensitized patients. In children, thiurams sensitization is mostly associated with eczema of the feet, in particular the soles, being secondary to contact with the rubber soles of shoes [552]. Any rubber object, however, both in occupational and extra-occupational environments, can cause allergic contact dermatitis in sensitized patients. In addition, disulfiram (tetraethylthiuram disulphide), by inhibiting the aldehyde dehydrogenase enzyme, causes the accumulation of acetaldehyde after taking ethyl alcohol, resulting in various skin reactions such as diffuse erythema and urticarial eruptions. Similar manifestations may be seen in subjects taking disulfiram even after skin contact with alcohol. The use of disulfiram in patients sensitized to thiurams can induce a diffuse eczematous reaction (systemic allergic contact dermatitis) [551].

22.19.2.3 Patch Testing

The thiuram mix is usually considered to be a good indicator of allergy to thiurams, unlike tetramethylthiuram alone. In the standard series of patch tests the thiuram mix is tested at 1% in petroleum jelly, with each of the four components tested at 0.25% in petroleum jelly.

22.19.3 N-Isopropyl-N′-Phenyl-*p*-Phenylenediamine

N-isopropyl-N′-phenyl-*p*-phenylenediamine, together with N-cyclohexyl-N′-phenyl-paraphenylenediamine and N-N′-diphenyl-paraphenylenediamine, constitute the paraphenylenediamine mixture.

22.19.3.1 Sources of Exposure

Paraphenylenediamine is mainly used in the rubber industry, before the vulcanization process. In particular, owing to its antioxidant and antiozonizing properties, it can protect rubber from the deterioration induced by oxygen and atmospheric ozone. This is particularly important for rubber objects that are subject to mechanical stress, such as those for industrial use (brake pads, gaskets, belts, tubes, cable insulators, milking machines), black tires and tires in general. N-isopropyl-N′-phenyl-*p*-phenylenediamine can be present in other objects such as steering wheels, knobs, boots, masks, and diving equipment.

22.19.3.2 Contact Allergy and Clinical Presentation

European data for the years 2013–2014 reported positivity towards N-isopropyl-N′-phenyl-*p*-phenylenediamine in 0.6% of the patients tested [553].

N-isopropyl-N′-phenyl-*p*-phenylenediamine mostly causes eczema of the palms of the hands in the occupational sphere. Cases of purpuric contact dermatitis that can start at the contact site and then often spread to other skin areas have been described; even the patch test, in these cases, can take on a purpuric aspect [554].

22.19.3.3 Patch Testing

In the standard series the paraphenylenediamine mixture is tested at 0.6% pet.; the percentage of the individual components is: N-isopropyl-N′-phenyl-*p*-phenylenediamine, tested at a concentration of 0.1% in pet., N-cyclohexyl-N′-phenyl-paraphenylenediamine at 0.25% and N-N′-diphenyl-paraphenylenediamine at 0.25%.

22.19.3.4 Cross-reactions and Co-sensitizations

The use of dimethylbutyl-phenyl-*p*-phenylenediamine has been proposed as an alternative, in view of its supposedly lower sensitizing power in rubber processing; however, it has been shown that this substance cross-reacts with N-isopropyl-N′-phenyl-*p*-phenylenediamine. Cross reactions with other para group allergens, particularly with paraphenylenediamine, are infrequent.

22.20 Textile Dyes

Disperse dyes are the most prevalent causes of textile-related allergic contact dermatitis [555]. They are used for dyeing synthetic fabrics: polyester, acetate, triacetate, nylon, and fiber mixtures, while they are not used to dye natural fibres (e.g. wool, cotton, and linen). Disperse dyes do not bond chemically with the fibres, and can easily migrate onto the skin because they are small, lipophilic molecules. This explains their sensitizing properties. Approximately 60% of all disperse dyes are azo dyes. They are cheap and easy to apply and can provide all ranges of color, but have high sensitizing properties and are the main cause of allergic contact dermatitis to textiles. Other disperse dyes that are frequently used are anthraquinone dyes, whereas quinophthalone, methine, naphthalimide, naphthoquinone and nitro dyes are rarely used.

22.20.1 Sources of Exposure

Disperse dyes have been reported to cause allergic contact dermatitis when present in a variety of garments, including underwear, blouses, pants, swimsuits, pantyhose, shoulder pads, and the velvet material of leggings and body suits.

22.20.2 Contact Allergy and Clinical Presentation

Recently, the EU and the International Oeko-Tex Association (a group of textile research and test institutes), restricted the use of some disperse dyes (mainly azo dyes) that are classified as allergenic, but allergic contact dermatitis to disperse dyes can still be observed [556]. The distribution of the dermatitis usually corresponds to areas that come in contact with clothing. Often, the dermatitis is worse in areas with increased friction and sweating. In men, this is often the collar area on the neck. In women, it includes the axillary folds, the vulvar and suprapubic area. In both sexes, the waistband area, upper thighs, popliteal fossae, and buttocks are commonly involved. Allergic contact dermatitis to disperse dyes usually has the appearance of typical eczema, but the lesions are dry rather than vesicular and oozing. Allergic contact dermatitis to disperse dyes can develop with unusual presentations such as lichenoid, purpuric, nummular, dyshidrosiform, psoriasis-like and seborrohoeic dermatitis

[554, 557–560]. Lymphomatoid dermatitis and folliculitis have also been described [561]. Involvement of the skin folds may mimic an atopic dermatitis [562].

22.20.3 Patch Testing

To detect allergic contact dermatitis to disperse dyes it is advisable to use the textile dyes mix (TDM). The mix is recommended at 6.6% and has been included since 2015 in the European baseline series [563]. The composition of the textile dyes mix is as follows: Disperse Blue 35 (DB 35), Disperse Yellow 3 (DY3), Disperse Orange 1 (DO1), Disperse Orange 3 (DO 3), Disperse Red 1 (DR 1) and Disperse Red 17, all at 1.0% w/w, and Disperse Blue 106 (DB 106) and Disperse Blue 124 (DB 124), both at 0.3% w/w. Studies performed in Europe and the USA [564–567] showed that 2.1–6.9% of consecutively tested dermatitis patients reacted to the mix. Clinical relevance was ascertained in 30% of the positive cases. The dyes present in the mix are little used nowadays to color fabrics but it is still possible to find them, not only in garments made outside the EU, but also in those made in the EU, and the mix currently appears to be a good marker of sensitization to dyes present in fabrics. In patients with suspected contact dermatitis to textiles it is advisable to perform patch testing with the baseline series supplemented with the textile series, and with the suspected textile and its extract if allergens other than those in the baseline series are suspected. A challenge test (stop and wear again) can also be used to demonstrate allergy.

22.20.4 Prevention

Patients with a positive reaction and a dermatitis which can be explained by a textile dermatitis should be given proper information about which garments may be safe. They should wear 100 percent natural-based fabrics (i.e., cotton, linen, silk, wool), 100 percent silk long-sleeved undershirts and slip pants, and loose-fitting clothing. In any case, all new clothing should be washed at least 3 times prior to wearing to get rid of excess un-bound dyes.

References

1. Ohara T, Sato T, Shimizu N, et al. Acrylic acid and derivatives. In: Elvers B, editor. Ullmann's encyclopedia of industrial chemistry, 7th ed. Weinheim: Wiley VCH Verlag GmbH & Co.; 2011.
2. Penzel E, Ballard N, Asua JM. Polyacrylates. In: Elvers B, editor. Ullmann's encyclopedia of industrial chemistry, 7th ed. Weinheim: Wiley VCH Verlag GmbH & Co.; 2018.
3. Foti C, Bonamonte D. Dermatite da contatto nel personale sanitario. In: Angelini G, Vena GA, editors. Dermatologia professionale e ambientale, vol. 3. Brescia: ISED; 1999, p. 669.
4. Sasseville D. Acrylates in contact dermatitis. Dermatitis. 2012;23:6.
5. de Groot AC, Roberts DW. Contact and photocontact allergy to octocrylene: a review. Contact Dermatitis. 2014;70:193.
6. Anderson SE, Meade BJ. Potential health effects associated with dermal exposure to occupational chemicals. Environ Health Insights. 2014;8(Suppl 1):51.
7. Harper J, Zirwas M. Allergic contact dermatitis of the vagina and perineum: causes, incidence of, and differentiating factors. Clin Obstet Gynecol. 2015;58:153.
8. Syed M, Chopra R, Sachdev V. Allergic reactions to dental materials-a systematic review. J Clin Diagn Res. 2015;9:ZE04.
9. Montgomery R, Stocks SJ, Wilkinson SM. Contact allergy resulting from the use of acrylate nails is increasing in both users and those who are occupationally exposed. Contact Dermatitis. 2016;74:120.
10. Lugović-Mihić L, Ferček I, Duvančić T, et al. Occupational contact dermatitis amongst dentists and dental technicians. Acta Clin Croat. 2016;55:293.
11. Chou M, Dhingra N, Strugar TL. Contact sensitization to allergens in nail cosmetics. Dermatitis. 2017;28:231.
12. Herman A, de Montjoye L, Tromme I, et al. Allergic contact dermatitis caused by medical devices for diabetes patients: a review. Contact Dermatitis. 2018;79:331.
13. Zirwas MJ. Contact dermatitis to cosmetics. Clin Rev Allergy Immunol. 2019;56:119.
14. Milam EC, Cohen DE. Contact dermatitis: emerging trends. Dermatol Clin. 2019;37:21.
15. Voller LM, Warshaw EM. Acrylates: new sources and new allergens. Clin Exp Dermatol. 2020;45:277.
16. Ngan V. Allergy to acrylates. 2012. https://www.dermnetnz.org/topics/allergy-to-acrylate. Accessed 19 Dec 2019.

17. Directorate-General for Internal Market, Industry, Entrepreneurship and SMEs (Small and Medium-sized Enterprises) of the European Union (2018) Cosmetic ingredient database (Cosing) - Ingredients and fragrance inventory. http://data.europa.eu/euodp/data/dataset/cosmetic-ingredient-database-ingredients-and-fragrance-inventory. Accessed 19 Dec 2019.
18. Foti C, Lopalco A, Stingeni L, et al. Contact allergy to electrocardiogram electrodes caused by acrylic acid without sensitivity to methacrylates and ethyl cyanoacrylate. Contact Dermatitis. 2018;79:118.
19. Hansel K, Tramontana M, Bianchi L, et al. Contact sensitivity to electrocardiogram electrodes due to acrylic acid: a rare cause of medical device allergy. Contact Dermatitis. 2020;82:118.
20. Mukaijo J, Inomata N, Higashihira M. Allergic contact dermatitis caused by 2-hydroxyethyl acrylate in a moisturizing face pack in a handmade acrylic accessory enthusiast. Contact Dermatitis. 2018;79:383.
21. van Amerongen CCA, Dahlin J, Isaksson M, et al. Allergic contact dermatitis caused by 1,6-hexanediol diacrylate in a hospital wristband. Contact Dermatitis. 2019;81:446.
22. Winston FK, Yan AC. Wearable health device dermatitis: a case of acrylate-related contact allergy. Cutis. 2017;100:97.
23. Ródenas-Herranz T, Navarro-Triviño FJ, Linares-González L, et al. Acrylate allergic contact dermatitis caused by hair prosthesis fixative. Contact Dermatitis. 2020;82:62.
24. Suzuki K, Matsunaga K, Sasaki K, et al. Allergic contact dermatitis caused by tetrahydrofurfuryl acrylate in the adhesive of clip-on earrings. Contact Dermatitis. 2020;82:131.
25. Moreira J, Gonçalves R, Coelho P, et al. Eyelid dermatitis caused by allergic contact to acrylates in artificial nails. Dermatol Rep. 2017;9:7198.
26. McCarthy S, Flynn A, Bennett M, et al. It's not lupus, it's your nails! Contact Dermatitis. 2019;80:67.
27. Romita P, Foti C, Masciopinto L, et al. Allergic contact dermatitis to acrylates. J Biol Regul Homeost Agents. 2017;31:529.
28. Quaade AS, Hald M, Johansen JD. Allergic contact stomatitis caused by (meth)acrylates in an occlusal splint. Contact Dermatitis. 2020;82:112.
29. Mattos Simoes Mendonca M, LaSenna C, Tosti A. Severe onychodystrophy due to allergic contact dermatitis from acrylic nails. Skin Appendage Disord. 2015;1:91.
30. Alamri A, Lill D, Summer B, et al. Artificial nail wearing: unexpected elicitor of allergic contact dermatitis, oral lichen planus and risky arthroplasty. Contact Dermatitis. 2019;81:210.
31. Carr C, Liu M, Goff HW. Acrylate allergic contact dermatitis-induced lichen planus of the nail. Dermatitis. 2019;30:233.
32. Fisher AA, Baran RL. Adverse reactions to acrylate sculptured nails with particular reference to prolonged paresthesia. Am J Contact Dermatitis. 1991;2:38.
33. Guerra L, Vincenzi C, Peluso AM, et al. Prevalence and sources of occupational contact sensitization to acrylates in Italy. Contact Dermatitis. 1993;28:101.
34. Bong JL, English JS. Allergic contact dermatitis from airborne exposure to acrylates. Contact Dermatitis. 2000;43:242.
35. Maio P, Carvalho R, Amaro C, et al. Allergic contact dermatitis from sculptured acrylic nails: special presentation with an airborne pattern. Dermatol Rep. 2012;4:e6.
36. Vaccaro M, Guarneri F, Barbuzza O, et al. Airborne contact dermatitis and asthma in a nail art operator. Int J Occup Med Environ Health. 2014;27:137.
37. Kanerva L, Tarvainen K, Jolanki R, et al. Airborne occupational allergic contact dermatitis due to trimethylolpropane triacrylate (TMPTA) used in the manufacture of printed circuit boards. Contact Dermatitis. 1998;38:292.
38. Aerts O, Goossens A, Bervoets A, et al. Almost missed it! Photo-contact allergy to octocrylene in a ketoprofen-sensitized subject. Dermatitis. 2016;27:33.
39. Foti C, Bonamonte D, Conserva A, et al. Allergic and photoallergic contact dermatitis from ketoprofen: evaluation of cross-reactivities by a combination of photopatch testing and computerized conformational analysis. Curr Pharm Des. 2008;14:2833.
40. Annex VI to Regulation (EC) No. 1223/2009 of the European Parliament and of the Council of 30 November 2009 on cosmetic products. 2019. https://ec.europa.eu/growth/tools-databases/cosing/index.cfm?fuseaction=search.results&annex_v2=VI&search. Accessed 19 Dec 2019.
41. Romita P, Foti C, Hansel K, et al. Photo-contact allergy to octocrylene: a decreasing trend? Contact Dermatitis. 2018;78:224.
42. Daecke C, Schaller S, Schaller J, et al. Contact urticaria from acrylic acid in Fixomull tape. Contact Dermatitis. 1993;29:216.
43. Lunder T, Rogl-Butina M. Chronic urticaria from an acrylic dental prosthesis. Contact Dermatitis. 2000;43:232.
44. Roche E, de la Cuadra J, Alegre V. Sensitization to acrylates caused by artificial acrylic nails: review of 15 cases. Actas Dermosifiliogr. 2008;99:788.
45. Scheers C, Andrè J, Negulescu M, et al. Recurrent cheilitis and lip oedema caused by (meth)acrylates present in ultraviolet-curable nail lacquer. Contact Dermatitis. 2015;72:341.
46. Haisma MS, Schuttelaar ML. Contact urticaria caused by the ultraviolet absorber octocrylene in sunscreens. Contact Dermatitis. 2017;77:254.
47. Dickison P, Smith SD. Itching for nail fashion: chronic urticaria and chronic hand dermatitis secondary to acrylate and methacrylate allergy in gel nail varnish. Clin Exp Dermatol. 2018;43:50.

48. Nayebzadeh A, Dufresne A. Evaluation of exposure to methyl methacrylate among dental laboratory technicians. Am Ind Hyg Assoc J. 1999;60:625.
49. Torén K, Brisman J, Olin AC, et al. Asthma on the job: work-related factors in new-onset asthma and in exacerbations of pre-existing asthma. Respir Med. 2000;94:529.
50. House R, Rajaram N, Tarlo SM. Case report of asthma associated with 3D printing. Occup Med (Lond). 2017;67:652.
51. Mancuso G, Berdondini RM. Occupational conjunctivitis as the sole manifestation of airborne contact allergy to trimethylolpropane triacrylate contained in a UV-cured paint. Contact Dermatitis. 2008;59:372.
52. Lindström M, Alanko K, Keskinen H, et al. Dentist's occupational asthma, rhinoconjunctivitis, and allergic contact dermatitis from methacrylates. Allergy. 2002;57:543.
53. Dudek W, Wittczak T, Swierczyńska-Machura D, et al. Allergic blepharoconjunctivitis caused by acrylates promotes allergic rhinitis response. Ann Allergy Asthma Immunol. 2014;113:492.
54. Kim YJ, Chung JK. Bilateral eyelid contact dermatitis and toxic conjunctivitis due to acrylate-containing glue. Ann Dermatol. 2014;26:543.
55. Pirilä P, Kanerva L, Keskinen H, et al. Occupational respiratory hypersensitivity caused by preparations containing acrylates in dental personnel. Clin Exp Allergy. 1998;28:1404.
56. Pirilä P, Hodgson U, Estlander T, et al. Occupational respiratory hypersensitivity in dental personnel. Int Arch Occup Environ Health. 1992;75:209.
57. Ramos L, Cabral R, Gonçalo M. Allergic contact dermatitis caused by acrylates and methacrylates–a 7-year study. Contact Dermatitis. 2014;71:102.
58. Wilkinson M, Gonçalo M, Aerts O, et al. The European baseline series and recommended additions: 2019. Contact Dermatitis. 2019;80:1.
59. Hansel K, Foti C, Nettis E, et al. Acrylate and methacrylate allergy: when is patch testing with acrylic acid recommended? Contact Dermatitis. 2020;82:231.
60. Vaccaro M, Barbuzza O, Campo GM, et al. Late patch-test reaction to acrylates: a biochemical hypothesis. Dermatitis. 2009;20:E1.
61. Andersson T, Bruze M, Björkner B. In vivo testing of the protection of gloves against acrylates in dentin-bonding systems on patients with known contact allergy to acrylates. Contact Dermatitis. 1999;41:254.
62. Morgado F, Batista M, Gonçalo M. Short exposures and glove protection against (meth)acrylates in nail beauticians-thoughts on a rising concern. Contact Dermatitis. 2019;81:62.
63. Ham BM, Maham A. Analytical chemistry: a chemist and laboratory technician's toolkit. Hoboken: John Wiley & Sons; 2016.
64. Altman RS, Smith-Coggins R, Ampel L. Local anesthetics. Ann Emerg Med. 1985;14:1209.
65. Thyssen JP, Menné T, Elberling J, et al. Hypersensitivity to local anaesthetics–update and proposal of evaluation algorithm. Contact Dermatitis. 2008;59:69.
66. Fisher A. Dermatitis due to benzocaine present in sunscreens containing glyceryl PABA (Escalol 106). Contact Dermatitis. 1977;3:170.
67. Lewis FM, Harrington CI, Gawkrodger DJ. Contact sensitivity in pruritus vulvae: a common and manageable problem. Contact Dermatitis. 1994;31:264.
68. Lodi A, Ambonati M, Coassini A, et al. Contact allergy to 'caines' caused by anti-hemorrhoidal ointments. Contact Dermatitis. 1999;41:221.
69. van Ketel WG. Contact allergy to different antihaemorrhoidal anaesthetics. Contact Dermatitis. 1983;9:512.
70. Marques C, Faria E, Machado A, et al. Allergic contact dermatitis and systemic contact dermatitis from cinchocaine. Contact Dermatitis. 1995;33:443.
71. Beck MH, Holden A. Benzocaine–an unsatisfactory indicator of topical local anaesthetic sensitization for the UK. Br J Dermatol. 1988;118:91.
72. Sidhu SK, Shaw S, Wilkinson JD. A 10-year retrospective study on benzocaine allergy in the United Kingdom. Am J Contact Dermatitis. 1999;10:57.
73. Wilkinson JD, Andersen KE, Lahti A, et al. Preliminary patch testing with 25% and 15% 'caine'-mixes. The EECDRG. Contact Dermatitis. 1990;22:244.
74. Brinca A, Cabral R, Gonļçalo M. Contact allergy to local anaesthetics–value of patch testing with a caine mix in the baseline series. Contact Dermatitis. 2013;68:156.
75. Thyssen JP, Engkilde K, Menné T, et al. Prevalence of benzocaine and lidocaine patch test sensitivity in Denmark: temporal trends and relevance. Contact Dermatitis. 2011;65:76.
76. Ramirez P, Sendagorta E, Floristan U, et al. Allergic contact dermatitis from antihemorrhoidal ointments: concomitant sensitization to both amide and ester local anesthetics. Dermatitis. 2010;21:176.
77. Adams RM. Occupational skin disease. New York: Grune and Stratton; 1983. p. 204.
78. Kridin K, Bergman R, Khamaisi M, et al. Cement-induced chromate occupational allergic contact dermatitis. Dermatitis. 2016;27:208.
79. Bregnbak D, Johansen JD, Jellesen MS. Chromium allergy and dermatitis: prevalence and main findings. Contact Dermatitis. 2015;73:261.
80. Jaeger H, Pelloni E. Tests epicutanés aux bichromates positifs dans l'eczema au ciment. Dermatologica. 1950;100:207.
81. Sertoli A, Francalanci S, Acciai MC, et al. Indagine epidemiologica GIRDCA (Gruppo Italiano Ricerca Dermatiti da Contatto e Ambientali) sulle dermatiti da contatto in Italia (1984–1993). Generalità

sull'inchiesta e dati globali su 42.839 casi (nota I). Boll Dermatol Allerg Profes. 1996;11:135.
82. Goh CL, Gan SL. Change in cement manufacturing process, a cause for decline in chromate allergy? Contact Dermatitis. 1996;34:51.
83. Roto P, Saino H, Reunala T, et al. Addition of ferrous sulphate and risk of chromium dermatitis among construction workers. Contact Dermatitis. 1996;34:43.
84. Geier J, Krautheim A, Uter W, et al. Occupational contact allergy in the building trade in Germany: influence of preventive measures and changing exposure. Int Arch Occup Environ Health. 2011;84:403.
85. Stocks SJ, McNamee R, Turner S, et al. Has European Union legislation to reduce exposure to chromate in cement been effective in reducing the incidence of allergic contact dermatitis attributed to chromate in the UK? Occup Environ Med. 2012;69:150–2.
86. Avnstorp C. Follow-up of workers from the prefabricated concrete industry after the addition of ferrous sulphate to Danish cement. Contact Dermatitis. 1989;20:365.
87. Hedberg YS, Gumulka M, Lind ML, et al. Severe occupational chromium allergy despite cement legislation. Contact Dermatitis. 2014;70:321.
88. Macedo MS, de Avelar Alchorne AO, Costa EB, et al. Contact allergy in male construction workers in Sao Paulo, Brazil, 2000–2005. Contact Dermatitis. 2007;56:232.
89. Sarma N. Occupational allergic contact dermatitis among construction workers in India. Indian J Dermatol. 2009;54:137.
90. Wang BJ, Wu JD, Sheu SC, et al. Occupational hand dermatitis among cement workers in Taiwan. J Formos Med Assoc. 2011;110:775.
91. Aslan A. Determination of heavy metal toxicity of finished leather solid waste. Bull Environ Contam Toxicol. 2009;82:633.
92. Thyssen JP, Jensen P, Carlsen BC, et al. The prevalence of chromium allergy in Denmark is currently increasing as a result of leather exposure. Br J Dermatol. 2009;161:1288.
93. Hansen MB, Johansen JD, Menné T. Chromium allergy: significance of both Cr(III) and Cr(VI). Contact Dermatitis. 2003;49:206.
94. Hansen MB, Menné T, Johansen JD. Cr(III) and Cr(VI) in leather and elicitation of eczema. Contact Dermatitis. 2006;54:278.
95. Seishima M, Oyama Z, Yamamura M. Cellular phone dermatitis. Arch Dermatol. 2002;138:272.
96. Seishima M, Oyama Z, Oda M. Cellular phone dermatitis with chromate allergy. Dermatology. 2003;207:48.
97. Tan S, Nixon R. Allergic contact dermatitis caused by chromium in a mobile phone. Contact Dermatitis. 2011;65:246.
98. Richardson C, Hamann CR, Hamann D, et al. Mobile phone dermatitis in children and adults: a review of the literature. Pediatr Allergy Immunol Pulmonol. 2014;27:60.
99. Wahlberg JE, Lindstedt G, Einarsson O. Chromium, cobalt and nickel in Swedish cement, detergents, mould and cutting oils. Dermatosen Beruf Umwelt. 1977;25:220.
100. Basketter DA, Briatico-Vangosa G, Kaestner W, et al. Nickel, cobalt and chromium in consumer products: a role in allergic contact dermatitis? Contact Dermatitis. 1993;28:15.
101. Geier J, Lessmann H, Hellweg B, et al. Chromated metal products may be hazardous to patients with chromate allergy. Contact Dermatitis. 2009;60:199.
102. Kim IS, Yoo KH, Kim MN, et al. The fine scratches of the spectacle frames and the allergic contact dermatitis. Ann Dermatol. 2013;25:152.
103. Kapnisis K, Constantinides G, Georgiou H, et al. Multi-scale mechanical investigation of stainless steel and cobalt—chromium stents. J Mech Behav Biomed Mater. 2014;40C:240.
104. Hallab N, Merritt K, Jacobs JJ. Metal sensitivity in patients with orthopaedic implants. J Bone Joint Surg Am. 2001;83A:428.
105. Jacobs JJ, Urban RM, Hallab N, et al. Metal-on-metal bearing surfaces. J Am Acad Orthop Surg. 2009;17:69.
106. Tosti A, Peluso AM, Varotti C. Skin burns due to transit-mixed Portland cement. Contact Dermatitis. 1989;21:58.
107. Mastrolonardo M, Cassano N, Vena GA. Cement burns in 2 football players. Contact Dermatitis. 1997;37:183.
108. Englehardt WE, Mayer RL. Über Chromeczeme im Graphischen Gawerbe. Arch Gewerbepath Hyg. 1931;2:140.
109. Burrows D, Andersen KE, Camarasa JG, et al. Trial of 0.5% versus 0.375% potassium dichromate. European Environmental and Contact Dermatitis Research Group (EECDRG). Contact Dermatitis. 1989;21:351.
110. Frosh P, Aberer W. Chrom-Allergie. Dermatosen. 1988;36:168.
111. Meneghini CL, Angelini G. Intradermal test in contact allergy to metals. Acta Dermato-Venereol. 1979;59(Suppl. 85):123.
112. Alinaghi F, Zachariae C, Thyssen P, et al. Causative exposures and temporal development of cobalt allergy in Denmark between 2002 and 2017. Contact Dermatitis. 2019;81:242.
113. Thyssen P. Cobalt sensitization and dermatitis: considerations for the clinical. Dermatitis. 2012;23:203.
114. Geier J, Lessmann H, Skudlik C, et al. Berufsbedingte Kontaktallergie bei Maurern, Fliesenlegern und Angehörigen verwandter Berufe. Aktuelles Sensibilisierungsspektrum und Entwicklungen der letzten Jahre. Dermatol Beruf Umwelt. 2012;60:136.
115. Fregert S, Gruvberger B. Solubility of cobalt in cement. Contact Dermatitis. 1978;4:14.

116. Uter W, Gefeller O, Geier J, et al. Contact sensitization to cobalt—multifactorial analysis of risk factors based on lonf-term data of the Information Network of Departments of Dermatology. Contact Dermatitis. 2014;71:326.
117. Bourne LB, Milner FJ. Polyester resin hazards. Br J Ind Med. 1963;20:100.
118. Schena D, Rosina P, Chieregato C, et al. Lymphomatoid-like contact dermatitis from cobalt naphthenate. Contact Dermatitis. 1995;33:197.
119. Fowler JF Jr. Cobalt. Dermatitis.2016;27:3.
120. Thyssen JP, Jensen P, Lidén C, et al. Assessment of nickel and cobalt release from 200 unused hand-held work tools for sale in Denmark sources of occupational metal contact dermatitis? Sci Total Environ. 2011;409:4663.
121. Day GA, Virji MA, Stefaniak AB. Characterization of exposures among cemented tungsten carbide workers. Part II: assessment of surface contamination and skin exposures to cobalt, chromium and nickel. J ExpoSci Environ Epidemiol. 2009;19:423.
122. Lidén C. Nickel in jewellery and associated products. Contact Dermatitis. 1992;26:73.
123. Hamann C, Hamann D, Hamann KK, et al. Cobalt release from inexpensive earrings from Thailand and China. Contact Dermatitis. 2011;64:238.
124. Thyssen JP, Menné T, Lidén C, et al. Cobalt release from implants and consumer items and characteristics of cobalt sensitized patients with dermatitis. Contact Dermatitis. 2012;66:113.
125. Hamann D, Hamann C, Li L-F, et al. The Sino-American Belt Study: nickel and cobalt exposure, epidemiology and clinical considerations. Dermatitis. 2012;23:117.
126. Warshaw EM, Schram SE, Belsito DV, et al. Shoe allergens: retrospective analysis of cross-sectional data from the North American Contact Dermatitis Group, 2001–2004. Dermatitis. 2007;18:191.
127. Basko-Plluska JL, Thyssen JP, Schalock PC. Cutaneous and systemic hypersensitivity reactions to metallic implants. Dermatitis. 2011;22:65.
128. Bjoernber A. Allergic reaction to cobalt in light blue tattoo markings. Acta Derm Venereol (Stockh). 1961;41:259.
129. Sainio EL, Jolanki R, Hakala E, et al. Metals and arsenic in eye shadows. Contact Dermatitis. 2000;42:5.
130. Corazza M, Baldo F, Pagnoni A, et al. Measurement of nickel, cobalt and chromium in toy make-up by atomic absorption spectroscopy. Acta Dermato-Venereol. 2009;89:130.
131. Veien NK, Kaaber K. Nickel, cobalt and chromium sensitivity in patients with pompholyx (dyshidrotic eczema). Contact Dermatitis. 1979;5:371.
132. Veien NK, Hattel T, Justesen O, et al. Oral challenge with metal salts. (II). Various types of eczema. Contact Dermatitis. 1983;9:407.
133. Veien NK, Hattel T, Justesen O, et al. Oral challenge with nickel and cobalt in patients with positive patch tests to nickel and/or cobalt. Acta Derm Venereol. 1987;67:321.
134. Veien NK, Hattel T, Laurberg G. Placebo-controlled oral challenge with cobalt in patients with positive patch tests to cobalt. Contact Dermatitis. 1995;33:54.
135. Wahlberg JE, Boman A. Sensitization and testing of guinea pigs with cobalt chloride. Contact Dermatitis. 1978;4:128.
136. Uter W, Amario-Hita JC, Balato A, et al. European Surveillance System on Contact Allergies (ESSCA): results with the European baseline series, 2013-14. J Eur Acad Dermatol Venereol. 2017;31:1516.
137. DeKoven JG, Warshaw EM, Belsito DV, et al. North American Contact Dermatitis Group patch test results 2013-2014. Dermatitis. 2017;28:33.
138. Thyssen JP. The epidemiology of contact allergy. Allergen exposure and recent trends. G Ital Dermatol Venereol. 2009;144:507.
139. Kettelarij JA, Lidén C, Axén E, et al. Cobalt, nickel and chromium release from dental tools and alloys. Contact Dermatitis. 2014;70:3.
140. Pirilä V. Sensitization to cobalt in pottery workers. Acta Dermato-Venereol. 1953;33:193.
141. Fregert S, Gruvberger B. Blue and black pottery as a potential source of cobalt. Contact Dermatitis. 1984;10:50.
142. Thyssen JP, Johansen JD, Jellesen MS, et al. Cobalt spot test used for diagnosis of occupationally-related exposure to cobalt-containing powder. Contact Dermatitis. 2012;66:228.
143. Uter W, Ruhl R, Pfahlberg A, et al. Contact allergy in construction workers: results of a multifactorial analysis. Ann Occup Hyg. 2004;48:21.
144. Wahlberg JE, Lindstedt G, Einarsson O. Chromium, cobalt and nickel in Swedish cement, detergents, mould and cutting oils. Berufsdermatosen. 1977;25:220.
145. Vilaplana J, Grimalt F, Romaguera C, et al. Cobalt content of household cleaning products. Contact Dermatitis. 1987;16:139.
146. Fischer T, Rystedt I. False-positive, follicular and irritant patch test reactions to metal salts. Contact Dermatitis. 1985;12:93.
147. Storrs FJ, White CR. False positive "poral" cobalt patch test reactions reside in the eccrine acrosyringium. Cutis. 2000;65:49.
148. Thyssen JP, Johansen JD, Carlsen BC, et al. Prevalence of nickel and cobalt allergy among female patients with dermatitis before and after Danish government regulation: a 23-year retrospective study. J Am Acad Dermatol. 2009;61:799.
149. Hindsén M, Spiren A, Bruze M. Cross-reactivity between nickel and palladium demonstrated by systemic administration of nickel. Contact Dermatitis. 2005;53:2.
150. Thyssen JP, Skare L, Lundgren L, et al. Sensitivity and specificity of the nickel spot (dimethylglyoxime) test. Contact Dermatitis. 2010;62:279.

151. Karlberg AT. Contact allergy to colophony. Chemical identifications of allergens, sensitization experiments and clinical experiences. Acta Dermato-Venereol. 1988;201:1.
152. Karlberg AT, Boman A, Hacksell U, et al. Contact allergy to dehydroabietic acid derivatives isolated from Portuguese colophony. Contact Dermatitis. 1988;19:166.
153. Kuiters GRR, Smitt JHS, Cohen EB, et al. Allergic contact dermatitis in children and young adults. Arch Dermatol. 1989;125:1531.
154. Mariano A, Paredes I, Nuti R, et al. Occupational asthma due to colophony in non-industrial environments. Med Lav. 1993;84:459.
155. Karlberg AT, Bergsted E, Boman A, et al. Is abietic acid the allergenic component of colophony? Contact Dermatitis. 1985;13:209.
156. Hausen BM, Kreuger A, Mohnert J, et al. Contact allergy due to colophony (III). Sensitizing potency of resin acids and some related products. Contact Dermatitis. 1989;20:41.
157. Downs AMR, Sansom JE. Colophony allergy: a review. Contact Dermatitis. 1999;41:305.
158. Karlberg AT, Boman A, Nilsson JLG. Hydrogenation reduces the allergenicity of colophony (rosin). Contact Dermatitis. 1988;19:22.
159. Hausen BM, Hessling C. Contact allergy due to colophony (IV). The sensitizing capacity of minor resin acids and 7 commercial modified-colophony products. Contact Dermatitis. 1990;23:90.
160. Hausen BM, Loll M. Contact allergy due to colophony (VIII). The sensitizing potency of commercial products: an investigation of French and German modified-colophony derivatives. Contact Dermatitis. 1993;29:189.
161. Gäfvert E, Bordalo O, Karlberg AT. Patch testing with allergens from modified rosin (colophony) discloses additional cases of contact allergy. Contact Dermatitis. 1996;35:290.
162. Goh CL, Ng SK. Airborne contact dermatitis to colophony in soldering flux. Contact Dermatitis. 1987;17:89.
163. Smith PA, Son PS, Callaghan PM. Sampling and analysis of airborne resin acids and solvent-soluble material derived from heated colophony (rosin) flux: a method to quantify exposure to sensitizing compounds liberated during electronics soldering. Toxicology. 1996;111:225.
164. Crépy MN. Dermatoses professionnelles à la colophane. Fiche d'allergologie-dermatologie professionnelle TA 65. Doc Méd Trav. 2002;89:75.
165. Fischer T, Bohlin S, Edling C. Skin disease and contact sensitivity in house painters using water-based paints, glues and putties. Contact Dermatitis. 1995;32:39.
166. Karlberg AT, Gäfvert E, Lidén C. Environmentally friendly paper may increase risk of hand eczema in rosin-sensitive persons. J Am Acad Dermatol. 1995;33:427.
167. Meding B, Torén K, Karlberg AT. Evaluation of skin symptoms among workers at a Swedish paper mill. Am J Ind Med. 1993;23:721.
168. Chen YX, Gao BA, Cheng HY, et al. Survey of occupational allergic contact dermatitis and patch test among clothing employees in Beijing. Biomed Res Int. 2017;2017:3102358.
169. Henriks-Eckerman ML, Suuronen K, Jolanki R. Analysis of allergens in metalworking fluids. Contact Dermatitis. 2008;59:261.
170. Crépy MN. Skin diseases in musicians. Eur J Dermatol. 2015;25:375.
171. James WD. Allergic contact dermatitis to a colophony derivative. Contact Dermatitis. 1984;10:6.
172. Körber A, Kohaus S, Geisheimer M, et al. Allergic contact dermatitis from a hydrocolloid dressing due to colophony sensitization. Hautarzt. 2006;57:242.
173. Alavi A, Sibbald RG, Ladizinski B, et al. Wound-related allergic/irritant contact dermatitis. Adv Skin Wound Care. 2016;29:278.
174. Salim A, Shaw S. Recommendations to include ester gum resin when patch testing patients with leg ulcers. Contact Dermatitis. 2001;44:34.
175. Barbaud A, Collet E, Le Coz CJ, et al. Contact allergy in chronic leg ulcers: results of a multicentre study carried out in 423 patients and proposal for an updated series of patch tests. Contact Dermatitis. 2009;60:279.
176. Deswysen AC, Zimerson E, Goossens A. Allergic contact dermatitis caused by self-adhesive electrocardiography electrodes in an infant. Contact Dermatitis. 2013;69:379.
177. Machovcova A. Colophony, a hidden allergen on ECG electrodes in a boy after cardiovascular surgery. Pediatr Dermatol. 2011;28:345.
178. Oestmann E, Philipp S, Zuberbier T, et al. Colophony-induced contact dermatitis due to ECG electrodes in an infant. Contact Dermatitis. 2007;56:177.
179. Garcia-Bravo B, Pons A, Rodriguez-Pichardo A. Oral lichen planus from colophony. Contact Dermatitis. 1992;26:279.
180. Cockayne SE, Murphy R, Gawkrodger DJ. Occupational contact dermatitis from colophonium in a dental technician. Contact Dermatitis. 2001;44:42.
181. Kanerva L, Estlander T. Occupational allergic contact dermatitis from colophony in 2 dental nurses. Contact Dermatitis. 1999;41:342.
182. Bugnet LD, Sanchez-Politta S, Sorg O, et al. Allergic contact dermatitis to colophonium-contaminated socks. Contact Dermatitis. 2008;59:127.
183. Strauss RM, Wilkinson SM. Shoe dermatitis due to colophonium used as leather tanning or finishing agent in Portuguese shoes. Contact Dermatitis. 2002;47:59.
184. Koh D, Lee L, Ong HY, et al. Colophony in topical traditional Chinese medicaments. Contact Dermatitis. 1997;37:243.

185. Chen HH, Sun CC, Tseng MP, et al. A patch test study of 27 crude drugs commonly used in Chinese topical medicaments. Contact Dermatitis. 2003;49:8.
186. Karlberg AT, Magnusson K. Rosin components identified in diapers. Contact Dermatitis. 1996;34:176.
187. Fisher AA. Allergic contact dermatitis due to rosin (colophony) in eye shadow and mascara. Cutis. 1988;42:507.
188. Karlberg AT, Lidén C, Ehrin E. Colophony in mascara as a cause of eyelid dermatitis. Chemical analyses and patch testing. Acta Dermato-Venereol. 1991;71:445.
189. Goosens A, Armingaud P, Avenel-Aurdran M, et al. An epidemic of allergic contact dermatitis due to epilating products. Contact Dermatitis. 2002;46:67.
190. Bonamonte D, Foti C, Angelini G. Contact allergy to ester gums in cosmetics. Contact Dermatitis. 2001;45:110.
191. Karlberg AT, Gäfvert E, Meding B, et al. Airborne contact dermatitis from unexpected exposure to rosin (colophony). Contact Dermatitis. 1996;35:272.
192. Pesonen M, Suuronen K, Suomela S, et al. Occupational allergic contact dermatitis caused by colophonium. Contact Dermatitis. 2019;80:9.
193. Shao LP, Gäfvert E, Karlberg AT, et al. The allergenicity of glycerol esters and other esters of rosin (colophony). Contact Dermatitis. 1993;27:229.
194. Kooij R. Hypersensitivity to hydrocortisone. Br J Dermatol. 1959;71:392.
195. Burckhardt W. Kontaktekzem durch hydrocortison. Hautarzt. 1959;10:42.
196. Isaksson M. Corticosteroids. Dermatol Ther. 2004;17:314.
197. Dooms-Goossens A. Corticosteroid contact allergy: a challenge to patch testing. Am J Contact Dermatitis. 1993;4:120.
198. Seukeran DC, Wilkinson SM, Beck MH. Patch testing to detect corticosteroid allergy: is it adequate? Contact Dermatitis. 1997;36:127.
199. Boffa MJ, Wilkinson SM, Beck MH. Screening for corticosteroid contact hypersensitivity. Contact Dermatitis. 1995;33:149.
200. Dooms-Goossens A, Morren M. Results of routine patch testing with corticosteroid series in 2073 patients. Contact Dermatitis. 1992;26:182.
201. Dooms-Goossens A, Andersen KE, Brandao FM, et al. Corticosteroid contact allergy: an EECDRG multicentre study. Contact Dermatitis. 1996;35:40.
202. Davis MD, el-Azhary RA, Farmer SA (2007) Results of patch testing to a corticosteroid series: a retrospective review of 1188 patients during 6 years at Mayo Clinic. J Am Acad Dermatol. 56:921.
203. Alcántara Villar M, Martínez Escribano J, López Sánchez JD, et al. Corticosteroid-induced contact dermatitis. Clinical management. Allergol Immunol Clin. 1999;14:152.
204. Morelli M, Fumagalli M, Altomare GF, et al. Contact granuloma annulare. Contact Dermatitis. 1988;18:317.
205. Hayakawa R, Matsunaga K, Suzuki M, et al. Allergic contact dermatitis due to budesonide. Contact Dermatitis. 1991;24:136.
206. Stingeni L, Caraffini S, Assalve D, et al. Erythema-multiforme-like contact dermatitis from budesonide. Contact Dermatitis. 1996;34:154.
207. Stingeni L, Hansel K, Lisi P. Morbilliform erythema-multiforme-like eruption from desoxymethasone. Contact Dermatitis. 1996;35:363.
208. Miranda-Romero A, Sánchez-Sambucety P, Bajo C, et al. Genital oedema from contact allergy to prednicarbate. Contact Dermatitis. 1998;38:228.
209. Chavarria Mur E, Gonzalez-Carrascosa Ballesteros M, Suarez Fernandez R, et al. Generalized exanthematous reaction with pustulosis induced by topical corticosteroids. Contact Dermatitis. 2005;52:114.
210. Broesby-Olsen S, Clemmensen O, Ejner AK. Allergic contact dermatitis from a topical corticosteroid mimicking acute generalized exanthematous pustulosis. Acta Dermato-Venereol. 2005;85:444.
211. Sánchez-Pérez J, Gala SP, Jiménez YD, et al. Allergic contact dermatitis to prednicarbate presenting as lupus erythematosus. Contact Dermatitis. 2006;55:247.
212. Bircher AJ, Pelloni F, Langauer Messmer S, et al. Delayed hypersensitivity reactions to corticosteroids applied to mucous membranes. Br J Dermatol. 1996;135:310.
213. Isaksson M, Bruze M, Hornblad Y, et al. Contact allergy to corticosteroids in asthma/rhinitis patients. Contact Dermatitis. 1999;40:327.
214. Bircher AJ, Bigliardi P, Zaugg T, et al. Delayed generalized allergic reactions to corticosteroids. Dermatology. 2000;200:349.
215. Guillot B. Skin reactions to inhaled corticosteroids. Clinical aspects, incidence, avoidance, and management. Am J Clin Dermatol. 2000;1:107.
216. Pirker C, Misić A, Frosch PJ. Angioedema and dysphagia caused by contact allergy to inhaled budesonide. Contact Dermatitis. 2003;49:77.
217. Uter W. Allergische reaktionen auf glukokortikoide. Derm Beruf Umwelt. 1990;38:75.
218. Lauerma A, Reitamo S. Allergic reactions to topical and systemic corticosteroids. Eur J Dermatol. 1994;5:354.
219. Whitmore SE. Delayed systemic allergic reactions to corticosteroids. Contact Dermatitis. 1995;32:193.
220. Isaksson M. Systemic contact allergy to corticosteroids revisited. Contact Dermatitis. 2007;57:386.
221. Johansen JD, Aalto-Korte K, Agner T, et al. European society of contact dermatitis guideline for diagnostic patch testing—recommendations on best practice. Contact Dermatitis. 2015;73:195.
222. Stingeni L, Bianchi L, Hansel K, et al. Italian guidelines in patch testing—adapted from the European Society of Contact Dermatitis (ESCD). G Ital Dermatol Venereol. 2019;154:227.
223. Gallucci S, Matzinger P. Danger signals: SOS to the immune system. Curr Opin Immunol. 2001;13:114.

224. Coopman S, Degreef H, Dooms-Goossens A. Identification of cross-reaction patterns in allergic contact dermatitis to topical corticosteroids. Br J Dermatol. 1989;121:27.
225. Lepoittevin JP, Drieghe J, Dooms-Goossens A. Studies in patient with corticosteroid contact allergy. Understanding cross-reactivity. Arch Dermatol. 1995;131:31.
226. Oh-i T. Contact dermatitis due to topical steroids with conceivable cross-reactions between topical steroid preparations. J Dermatol. 1996;23:200.
227. Wilkinson SM, English JSC. Hydrocortisone sensitivity. An investigation into the nature of the allergen. Contact Dermatitis. 1991;25:178.
228. Goossens A, Matura M, Degreef H. Reactions to corticosteroids: some new aspects regarding cross-sensitivity. Cutis. 2000;65:43.
229. Goossens A, Huygens S, Matura M, et al. Fluticasone propionate: a rare contact sensitizer. Eur J Dermatol. 2001;11:29.
230. Wilkinson SM, Beck MH. Fluticasone propionate and mometasone furoate have a low risk of contact sensitization. Contact Dermatitis. 1996;34:365.
231. Balato N, Ayala F, Patruno C, et al. Mometasone furoate is an alternative for corticosteroid sensitive patients. Abstract's book of the "Clinical Dermatology 2000" Congress, Singapore, 18–20 June 1998.
232. Angelini G, Rigano L, Foti C, et al. Pure cocamidopropylbetaine is not the allergen in patients with positive reactions to commercial cocamidopropylbetaine. Contact Dermatitis. 1996;35:252.
233. Suuronen K, Pesonen M, Aalto-Korte K. Occupational contact allergy to cocamidopropyl betaine and its impurities. Contact Dermatitis. 2012;66:286.
234. American College of Toxicology. Final report on the safety assessment of cocamidopropyl betaine. J Am Coll Toxicol. 1991;10:33.
235. Foti C, Bonamonte D, Mascolo G, et al. The role of 3-dimethylaminopropylamine and amidoamine in contact allergy to cocamidopropylbetaine. Contact Dermatitis. 2003;48:194.
236. Fowler JF Jr, Shaughnessy CN, Belsito DV, et al. Cutaneous delayed-type hypersensitivity to surfactants. Dermatitis. 2015;26:268.
237. Foti C, Romita P, Cristaudo A. Contact allergy to 3-dimethylaminopropylamine in 5140 consecutive Italian patients: A one-year retrospective multicenter SIDAPA study. Contact Dermatitis. 2019. https://doi.org/10.1111/cod.13445.
238. Burnett CL, Boyer I, Bergfeld WF, et al. Safety assessment of fatty acid amidopropyl dimethylamines as used in cosmetics. Int J Toxicol. 2019;38:39S.
239. Suuronen K, Bäck B2, Aalto-Korte K. Skin exposure to epoxy chemicals in construction coating, assessed by observation, interviews, and measurements. Contact Dermatitis. 2019;80:18.
240. Amado A, Taylor JS. Contact allergy to epoxy resins. Contact Dermatitis. 2008;5:186.
241. Foti C, Bonamonte D, Antelmi A, et al. Airborne allergy to isophoronediamine and epoxy resin. Immunopharmacol Immunotoxicol. 2010;32:528.
242. Breuer K, Uter W, Geier J. Epidemiological data on airborne contact dermatitis—results of the IVDK. Contact Dermatitis. 2015;73:239.
243. Geier J, UterW Lessmann H, et al. Kontaktallergien gegen Epoxidharze—ein unterdiagnostiziertes Problem. Allergo J. 2003;12:323.
244. Bangsgaard N, Thyssen JP, Menné T, et al. Contact allergy to epoxy resin: risk occupations and consequences. Contact Dermatitis. 2012;67:73.
245. Dickel H, Kuss O, Schmidt A, et al. Occupational relevance of positive standard patch-test results in employed persons with an initial report of an occupational skin disease. Int Arch Occup Environ Health. 2002;75:423.
246. Geier J, Lessmann H, Hillen U, et al. An attempt to improve diagnostics of contact allergy due to epoxy resin systems. First results of the multicentre study EPOX 2002. Contact Dermatitis. 2004;51:263.
247. Bonamonte D, Foti C, Angelini G. Dermatosi da contatto occupazionali nel personale infermieristico. Rilievi clinici ed eziopatogenetici. Boll Dermatol Allergol Profes. 1997;12:33.
248. Cronin E. Contact dermatitis. Edinburgh: Churchill Livingstone; 1980. p. 788.
249. Cronin E. Formalin textile dermatitis. Br J Dermatol. 1963;75:267.
250. Andersen KE, Burrows D, White IR. Allergens from the standard series. In: Rycroft RJG, Menné T, Frosh PJ, editors. Textbook of contact dermatitis. Berlin: Springer-Verlag; 1995. p. 415.
251. Flyvholm M-A. Formaldehyde exposure at the workplace and in the environment. Allergologie. 1997;20:225.
252. Latorre N, Silvestre JF, Monteagudo AF. Allergic contact dermatitis caused by formaldehyde and formaldehyde releasers. Actas Dermosifiliogr. 2011;102:86.
253. Rietschel RL, Fowler JF. Fisher's contact dermatitis, 6th ed. Hamilton: BC Decler; 2008.
254. Tupasela O, Kanerva L. Skin tests and specific IgE urticaria caused by low-molecular weight chemicals. In: Amin S, Lahti A, Maibach HI, editors. Textbook of the contact urticaria syndrome. Boca Raton: CRC Press; 1997. p. 33.
255. Hauksson I, Pontén A, Isaksson M, et al. Formaldehyde in cosmetics in patch tested dermatitis patients with and without contact allergy to formaldehyde. Contact Dermatitis. 2016;74:145.
256. Bonamonte D. Profumi. In: Angelini G, Vena GA, editors. Dermatologia professionale e ambientale, vol. 2. Brescia: ISED; 1999. p. 439.
257. Arribas MP, Soro P, Silvestre JF. Allergic contact dermatitis to fragrances: part 2. Actas Dermosifiliogr. 2013;104:29.

258. Enders F, Przybilla B, Ring J. Patch testing with fragrance-mix and its constituents: discrepancies are largely due to the presence or absence of sorbitan sesquioleate. Contact Dermatitis. 1991;24:238.
259. Frosch PJ, Pirker C, Rastogi SC, et al. Patch testing with a new fragrance mix detects additional patients sensitive to perfumes and missed by the current fragrance mix. Contact Dermatitis. 2005;52:207.
260. Frosch PJ, Rastogi SC, Pirker C, et al. Patch testing with a new fragrance mix—reactivity to the individual constituents and chemical detection in relevant cosmetic products. Contact Dermatitis. 2005;52:216.
261. Bruze M, Andersen KE, Goossens A, et al. Recommendation to include fragrance mix 2 and hydroxyisohexyl 3-cyclohexene carboxaldehyde (Lyral) in the European baseline patch test series. Contact Dermatitis. 2008;58:129.
262. Directorate-General for Internal Market, Industry, Entrepreneurship and SMEs (Small and Medium-sized Enterprises) of the European Union. Cosmetic ingredient database (Cosing)—Ingredients and Fragrance inventory. 2018. http://data.europa.eu/euodp/data/dataset/cosmetic-ingredient-database-ingredients-and-fragrance-inventory. Accessed 29 Oct 2019.
263. Kim S, Chen J, Cheng T, et al. PubChem 2019 update: improved access to chemical data. Nucleic Acids Res. 2019;47(D1):D1102.
264. American Chemical Society. Common Chemistry. 2019. http://www.commonchemistry.org. Accessed 30 Nov 2019.
265. Zucca P, Littarru M, Rescigno A, et al. Cofactor recycling for selective enzymatic biotransformation of cinnamaldehyde to cinnamyl alcohol. Biosci Biotechnol Biochem. 2009;73:1224.
266. Annex III to Regulation (EC) No 1223/2009 of the European Parliament and of the Council of 30 November 2009 on cosmetic products. 2019. https://ec.europa.eu/growth/tools-databases/cosing/index.cfm?fuseaction=search.results&annex_v2=III&search. Accessed 30 Nov 2019.
267. International Fragrance Association (IFRA), Research Institute for Fragrance Materials (RIFM). IFRA RIFM QRA Information Booklet Version 7.1. 2015. https://ifrafragrance.org/docs/default-source/ifra-code-of-practice-and-standards/background-scientific-information-and-guidelines/ifra-rifm-qra-information-booklet-v7-1.pdf?sfvrsn=1426bcb8_0. Accessed 30 Nov 2019.
268. International Fragrance Association (IFRA). IFRA Standards. 2015. https://ifrafragrance.org/docs/default-source/ifra-code-of-practice-and-standards/ifra-standards—48th-amendment/ifra-standards-in-full—booklet.pdf?sfvrsn=4b1e3cf_0. Accessed 30 Nov 2019.
269. Smith CK, Moore CA, Elahi EN, et al. Human skin absorption and metabolism of the contact allergens, cinnamic aldehyde, and cinnamic alcohol. Toxicol Appl Pharmacol. 2000;168:189.
270. Niklasson IB, Delaine T, Islam MN, et al. Cinnamyl alcohol oxidizes rapidly upon air exposure. Contact Dermatitis. 2013;68:129.
271. Basketter DA. Skin sensitization to cinnamic alcohol: the role of skin metabolism. Acta Dermato-Venereol. 1992;72:264.
272. Cheung C, Hotchkiss SA, Pease CK. Cinnamic compound metabolism in human skin and the role metabolism may play in determining relative sensitisation potency. J Dermatol Sci. 2003;31:9.
273. Elahi EN, Wright Z, Hinselwood D, et al. Protein binding and metabolism influence the relative skin sensitization potential of cinnamic compounds. Chem Res Toxicol. 2004;17:301.
274. Niklasson IB, Ponting DJ, Luthman K, et al. Bioactivation of cinnamic alcohol forms several strong skin sensitizers. Chem Res Toxicol. 2014;27:568.
275. Hagvall L, Bäcktorp C, Svensson S, et al. Fragrance compound geraniol forms contact allergens on air exposure. Identification and quantification of oxidation products and effect on skin sensitization. Chem Res Toxicol. 2007;20:807.
276. Hagvall L, Baron JM, Börje A, et al. Cytochrome P450-mediated activation of the fragrance compound geraniol forms potent contact allergens. Toxicol Appl Pharmacol. 2008;233:308.
277. Hagvall L, Karlberg AT, Christensson JB. Contact allergy to air-exposed geraniol: clinical observations and report of 14 cases. Contact Dermatitis. 2012;67:20.
278. Kamatou GP, Vermaak I, Viljoen AM. Eugenol–from the remote Maluku Islands to the international market place: a review of a remarkable and versatile molecule. Molecules. 2012;17:6953.
279. Rastogi SC, Johansen JD. Significant exposures to isoeugenol derivatives in perfumes. Contact Dermatitis. 2008;58:278.
280. Bernard G, Giménez-Arnau E, Rastogi SC, et al. Contact allergy to oak moss: search for sensitizing molecules using combined bioassay-guided chemical fractionation, GC-MS, and structure-activity relationship analysis. Arch Dermatol Res. 2003;295:229.
281. Johansen JD, Andersen KE, Svedman C, et al. Chloroatranol, an extremely potent allergen hidden in perfumes: a dose-response elicitation study. Contact Dermatitis. 2003;49:180.
282. Rastogi SC, Bossi R, Johansen JD, et al. Content of oak moss allergens atranol and chloroatranol in perfumes and similar products. Contact Dermatitis. 2004;50:367.
283. Johansen JD, Bernard G, Giménez-Arnau E, et al. Comparison of elicitation potential of chloroatranol and atranol–2 allergens in oak moss absolute. Contact Dermatitis. 2006;54:192.
284. Mowitz M, Zimerson E, Svedman C, et al. Patch testing with serial dilutions and thin-layer chromatograms of oak moss absolutes containing high and

low levels of atranol and chloroatranol. Contact Dermatitis. 2013;69:342.
285. Mowitz M, Svedman C, Zimerson E, et al. Usage tests of oak moss absolutes containing high and low levels of atranol and chloroatranol. Acta Dermato-Venereol. 2014;94:398.
286. Andersen F, Andersen KH, Bernois A, et al. Reduced content of chloroatranol and atranol in oak moss absolute significantly reduces the elicitation potential of this fragrance material. Contact Dermatitis. 2015;72:75.
287. Commission Regulation (EU) 2017/1410 of 2 August 2017 amending Annexes II and III to Regulation (EC) No. 1223/2009 of the European Parliament and of the Council on cosmetic products. 2017. https://eur-lex.europa.eu/legal-content/EN/TXT/PDF/?uri=CELEX:32017R1410&from=EN. Accessed 05 Dec 2019.
288. Lanigan RS, Yamarik TA; Cosmetic Ingredient Review Expert panel. Final report on the safety assessment of sorbitan caprylate, sorbitan cocoate, sorbitan diisostearate, sorbitan dioleate, sorbitan distearate, sorbitan isostearate, sorbitan olivate, sorbitan sesquiisostearate, sorbitan sesquistearate, and sorbitan triisostearate. Int J Toxicol. 2002;21 (Suppl 1):93.
289. Frosch PJ, Pilz B, Burrows D, et al. Testing with fragrance mix. Is the addition of sorbitan sesquioleate to the constituents useful? Contact Dermatitis. 1995;32:266.
290. Orton DI, Shaw S. Sorbitan sesquioleate as an allergen. Contact Dermatitis. 2001;44:190.
291. Asarch A, Scheinman PL. Sorbitan sesquioleate, a common emulsifier in topical corticosteroids, is an important contact allergen. Dermatitis. 2008;19:323.
292. Asarch A, Scheinman PL. Sorbitan sesquioleate: an emerging contact allergen. Dermatitis. 2008;19:339.
293. Cressey BD, Kumar N, Scheinman PL. Contact allergy to sorbitans: a follow-up study. Dermatitis. 2012;23:158.
294. Geier J, Schnuch A, Lessmann H, et al. Reactivity to sorbitan sesquioleate affects reactivity to fragrance mix I. Contact Dermatitis. 2015;73:296.
295. Bennike NH, Johansen JD. Sorbitan sesquioleate; a rare cause of contact allergy in consecutively patch tested dermatitis patients. Contact Dermatitis. 2016;74:242.
296. Stingeni L, Tramontana M, Bianchi L, et al. Patch test with sorbitan sesquioleate in Italian consecutive patients: a 1-year multicenter SIDAPA study. Contact Dermatitis. 2019;81:454.
297. Rudbäck J, Hagvall L, Börje A, et al. Characterization of skin sensitizers from autoxidized citronellol—impact of the terpene structure on the autoxidation process. Contact Dermatitis. 2014;70:329.
298. Heydorn S, Menné T, Andersen KE, et al. Citral a fragrance allergen and irritant. Contact Dermatitis. 2003;49:32.
299. Vogel A. Darstellung von Benzoesäure aus der Tonka-Bohne und aus den Meliloten- oder Steinklee-Blumen [Preparation of benzoic acid from tonka beans and from the flowers of melilot or sweet clover]. Ann Phys. 1820;64:161.
300. Vogel A. De l'existence de l'acide benzoïque dans la fève de tonka et dans les fleurs de mélilot" [On the existence of benzoic acid in the tonka bean and in the flowers of melilot]. J de Pharmacie. 1820;6:305.
301. Wang YH, Avula B, Nanayakkara NP, et al. Cassia cinnamon as a source of coumarin in cinnamon-flavored food and food supplements in the United States. J Agric Food Chem. 2013;61:4470.
302. Ieri F, Pinelli P, Romani A. Simultaneous determination of anthocyanins, coumarins and phenolic acids in fruits, kernels and liqueur of Prunus mahaleb L. Food Chem. 2012;135:2157.
303. Rastogi SC, Johansen JD, Menné T. Natural ingredients based cosmetics. Content of selected fragrance sensitizers. Contact Dermatitis. 1996;34:423.
304. Goossens A, Merckx L. Allergic contact dermatitis from farnesol in a deodorant. Contact Dermatitis. 1997;37:179.
305. Rastogi SC, Johansen JD, Menné T, et al. Contents of fragrance allergens in children's cosmetics and cosmetic-toys. Contact Dermatitis. 1999;41:84.
306. Hemmer W, Focke M, Leitner B, et al. Axillary dermatitis from farnesol in a deodorant. Contact Dermatitis. 2000;42:168.
307. Rastogi SC, Heydorn S, Johansen JD, et al. Fragrance chemicals in domestic and occupational products. Contact Dermatitis. 2001;45:221.
308. García-Abujeta JL, de Larramendi CH, Berna JP, et al. Mud bath dermatitis due to cinnamon oil. Contact Dermatitis. 2005;52:234.
309. Juarez A, Goiriz R, Sanchez-Perez J, et al. Disseminated allergic contact dermatitis after exposure to a topical medication containing geraniol. Dermatitis. 2008;19:163.
310. Nardelli A, Drieghe J, Claes L, et al. Fragrance allergens in 'specific' cosmetic products. Contact Dermatitis. 2011;64:212.
311. Carvalho R, Maio P, Amaro C, et al. Hydrogel allergic contact dermatitis and imidazolidinyl urea/diazolidinyl urea. Cutan Ocul Toxicol. 2011;30:331.
312. Guarneri F, Vaccaro M, Barbuzza O, et al. Allergic contact dermatitis from alpha-amylcinnamaldehyde [Dermatite allergica da contatto da alfa-amilcinnamaldeide]. Ann Ital Dermatol Allergol. 2013;67:69.
313. De Mozzi P, Johnston GA. An outbreak of allergic contact dermatitis caused by citral in beauticians working in a health spa. Contact Dermatitis. 2014;70:377.
314. Nijkamp MM, Bokkers BG, Bakker MI, et al. Quantitative risk assessment of the aggregate dermal exposure to the sensitizing fragrance geraniol

in personal care products and household cleaning agents. Regul Toxicol Pharmacol. 2015;73:9.
315. Corazza M, Virgili A, Bertoldi AM, et al. Allergic contact dermatitis caused by insect repellent wipes. Contact Dermatitis. 2016;74:295.
316. Wieck S, Olsson O, Kümmerer K, et al. Fragrance allergens in household detergents. Regul Toxicol Pharmacol. 2018;97:163.
317. Jongeneel WP, Delmaar JE, Bokkers BGH. Health impact assessment of a skin sensitizer: analysis of potential policy measures aimed at reducing geraniol concentrations in personal care products and household cleaning products. Environ Int. 2018;118:235.
318. Panico A, Serio F, Bagordo F, et al. Skin safety and health prevention: an overview of chemicals in cosmetic products. J Prev Med Hyg. 2019;60:E50.
319. Bousquet PJ, Guillot B, Guilhou JJ, et al. A stomatitis due to artificial cinnamon-flavored chewing gum. Arch Dermatol. 2005;141:1466.
320. Tamagawa-Mineoka R, Katoh N, Kishimoto S. Allergic contact cheilitis due to geraniol in food. Contact Dermatitis. 2007;56:242.
321. Srivastava D, Cohen DE. Identification of the constituents of balsam of Peru in tomatoes. Dermatitis. 2009;20:99.
322. Swerdlin A, Rainey D, Storrs FJ. Fragrance mix reactions and lime allergic contact dermatitis. Dermatitis. 2010;21:214.
323. Guarneri F. Occupational allergy to cinnamal in a baker. Contact Dermatitis. 2010;63:294.
324. Isaac-Renton M, Li MK, Parsons LM. Cinnamon spice and everything not nice: many features of intraoral allergy to cinnamic aldehyde. Dermatitis. 2015;26:116.
325. Bui TNPT, Mose KF, Andersen F. Eugenol allergy mimicking burning mouth syndrome. Contact Dermatitis. 2019;80:54.
326. Matiz C, Jacob SE. Systemic contact dermatitis in children: how an avoidance diet can make a difference. Pediatr Dermatol. 2011;28:368.
327. Perper M, Cervantes J, Eber AE, et al. Airborne contact dermatitis caused by fragrance diffusers in Uber cars. Contact Dermatitis. 2017;77:116.
328. Jensen P, Garcia Ortiz P, Hartmann-Petersen S, et al. Connubial allergic contact dermatitis caused by fragrance ingredients. Dermatitis. 2012;23:e1.
329. Mathias CG, Cram D, Ragsdale J, et al. Contact dermatitis caused by spouse's perfume and cologne. Can Med Assoc J. 1978;119:257.
330. Held JL, Ruszkowski AM, Deleo VA. Consort contact dermatitis due to oak moss. Arch Dermatol. 1988;124:261.
331. Yamamoto A, Morita A, Tsuji T, et al. Contact urticaria from geraniol. Contact Dermatitis. 2002;46:52.
332. Verhulst L, Goossens A. Cosmetic components causing contact urticaria: a review and update. Contact Dermatitis. 2016;75:333.
333. López-Sáez MP, Carrillo P, Huertas AJ, et al. Occupational asthma and dermatitis induced by eugenol in a cleaner. J Investig Allergol Clin Immunol. 2015;25:64.
334. Folletti I, Siracusa A, Paolocci G. Update on asthma and cleaning agents. Curr Opin Allergy Clin Immunol. 2017;17:90.
335. Basketter DA, Huggard J, Kimber I. Fragrance inhalation and adverse health effects: the question of causation. Regul Toxicol Pharmacol. 2019;104:151.
336. Paulsen E, Andersen F. Fragrant and sticky allergens from the pinewood: cohabiting and coreacting. Contact Dermatitis. 2019;81:374.
337. Vocanson M, Goujon C, Chabeau G, et al. The skin allergenic properties of chemicals may depend on contaminants–evidence from studies on coumarin. Int Arch Allergy Immunol. 2006;140:231.
338. Hagvall L, Bråred Christensson J. Cross-reactivity between citral and geraniol - can it be attributed to oxidized geraniol? Contact Dermatitis. 2014;71:280.
339. Herman A, Aerts O, de Montjoye L, et al. Isothiazolinone derivatives and allergic contact dermatitis: a review and update. JEADV. 2019;33:267.
340. Rodrigues-Barata AR, Conde-Salazar L. Methylisothiazolinone and methylchloroisothiazolinone: new insights. EMJ Dermatol. 2014;2:101.
341. Mose AP, Frost S, Öhlund U, et al. Allergic contact dermatitis from octylisothiazolinone. Contact Dermatitis. 2013;69:49.
342. Schwensen JF, Menné Bonefeld C, Zachariae C, et al. Cross-reactivity between methylisothiazolinone, octylisothiazolinone and benzisothiazolinone using a modified local lymph node assay. Br J Dermatol. 2016;176:176.
343. Marks JG Jr, Moss JN, Parno JR. Methylchloroisothiazolinone/methylisothiazolinone (Kathon CG) biocide: second United States multicenter study of human skin sensitization. Am J Contact Dermatitis. 1990;4:157.
344. Nielsen H. Occupational exposure to isothiazolinones. A study based on a product register. Contact Dermatitis. 1994;31:18.
345. Aerts O, Baeck M, Constandt L, et al. The dramatic increase in the rate of methylisothiazolinone contact allergy in Belgium: a multicentre study. Contact Dermatitis. 2014;71:41.
346. Hosteing S, Meyer N, Waton J, et al. Outbreak of contact sensitization to methylisothiazolinone: an analysis of French data from the REVIDAL-GERDA network. Contact Dermatitis. 2014;70:262.
347. Food and Drug Administration. Frequency of use of cosmetic ingredients. FDA database. Submitted by FDA in response to FOI request F06-18753. Washington, DC: FDA; 2007.
348. Amaro C, Santos R, Cardoso J. Contact allergy to methylisothiazolinone in a deodorant. Contact Dermatitis. 2011;64:289.
349. Uter W, Geier J, Bauer A, et al. Risk factors associated with methylisothiazolinone contact sensitization. Contact Dermatitis. 2013;69:231.
350. Uter W, Aalto-Korte K, Agner T, et al. The epidemic of methylisothiazolinone contact allergy in Europe:

follow-up on changing exposures. J Eur Acad Dermatol Venereol. 2019;34:333.
351. Vanneste L, Persson L, Zimerson E, et al. Allergic contact dermatitis caused by methylisothiazolinone from different sources, including 'mislabelled' household wet wipes. Contact Dermatitis. 2013;69:311.
352. Alvarez-Rivera G, Dagnac T, Lores M, et al. Determination of isothiazolinone preservatives in cosmetics and household products by matrix solid-phase dispersion followed by high-performance liquid chromatography-tandem mass spectrometry. J Chromatogr A. 2012;1270:41.
353. Mose AP, Lundov MD, Zachariae C, et al. Occupational contact dermatitis in painters: an analysis of patch test data from the Danish Contact Dermatitis Group. Contact Dermatitis. 2012;67:293.
354. Thomsen AV, Schwensen JF, Bossi R, et al. Isothiazolinones are still widely used in paints purchased in five European countries: a follow-up study. Contact Dermatitis. 2018;78:246.
355. Friis UF, Menné T, Flyvholm MA, et al. Isothiazolinones in commercial products at Danish workplaces. Contact Dermatitis. 2014;71:65.
356. Lundov MD, Kolarik B, Bossi R, et al. Emission of isothiazolinones from water-based paints. Environ Sci Technol. 2014;48:6989.
357. Schwensen JF, Lundov MD, Bossi R, et al. Methylisothiazolinone and benzisothiazolinone are widely used in paint: a multicentre study of paints from five European countries. Contact Dermatitis. 2015;72:127.
358. Alwan W, White IR, Banerjee P. Presumed airborne contact allergy to methylisothiazolinone causing acute severe facial dermatitis and respiratory difficulty. Contact Dermatitis. 2014;70:320.
359. Lundov MD, Mosbech H, Thyssen JP, et al. Two cases of airborne allergic contact dermatitis caused by methylisothiazolinone in paint. Contact Dermatitis. 2011;65:175.
360. Kaae J, Menné TL, Thyssen JP. Presumed primary contact sensitization to methylisothiazoline from paint: a chemical that became airborne. Contact Dermatitis. 2012;66:341.
361. Foti C, Romita P, Stufano A, et al. Occupational allergic contact dermatitis caused by 2-butyl-1,2-benzisothiazol-3(2H)-one in a metalworker. Contact Dermatitis. 2019;81:463.
362. Windler L, Height M, Nowack B. Comparative evaluation of antimicrobials for textile applications. Environ Int. 2013;53:62.
363. Febriana SA, Jungbauer F, Soebono H, et al. Occupational allergic contact dermatitis and patch test results of leather workers at two Indonesian tanneries. Contact Dermatitis. 2012;67:277.
364. Ayadi M, Martin P. Pulpitis of the fingers from a shoe glue containing 1,2-benzisothiazolin-3-one (BIT). Contact Dermatitis. 1999;40:115.
365. Febriana SA, Zimerson E, Svedman C, et al. Thin-layer chromatography and gas chromatography-mass spectrometry examination of shoe. materials from patients with shoe dermatitis. Contact Dermatitis. 2015;72:248.
366. Febriana SA, Soebono H, Coenraads PJ, et al. Contact allergy in Indonesian patients with foot eczema attributed to shoes. J Eur Acad Dermatol Venereol. 2015;29:1582.
367. Rani Z, Hussain I, Haroon TS. Common allergens in shoe dermatitis: our experience in Lahore. Pakistan. Int J Dermatol. 2003;42:605.
368. Aalto-Korte K, Alanko K, Henriks-Eckerman ML, et al. Antimicrobial allergy from polyvinyl chloride gloves. Arch Dermatol. 2006;142:1326.
369. Aalto-Korte K, Ackermann L, Henriks-Eckerman ML, et al. 1,2-benzisothiazolin-3-one in disposable polyvinyl chloride gloves for medical use. Contact Dermatitis. 2007;57:365.
370. Kawakami T, Isama K, Ikarashi Y. Analysis of isothiazolinone preservatives in polyvinyl alcohol cooling towels used in Japan. J Environ Sci Health A Tox Hazard Subst Environ Eng. 2014;49:1209.
371. Fewings J, Menné T. An update of the risk assessment for methylchloroisothiazolinone/ methylisothiazolinone (MCI/MI) with focus on rinse-off products. Contact Dermatitis. 1999;41:1.
372. Mowad CM. Methylchloro-isothiazolinone revisited. Am J Contact Dermatitis. 2000;11:115.
373. Yu SH, Sood A, Taylor JS. Patch testing for methylisothiazolinone and methylchloroisothiazolinone-methylisothiazolinone contact allergy. JAMA Dermatol. 2016;152:67.
374. García-Bravo B, Conde-Salazar L, De La Cuadra-Oyanguren J, et al. Epidemiological study of allergic contact dermatitis in Spain. Actas Dermo-Sifiliográficas. 2001;95:14.
375. Cuesta L, Silvestre JF, Toledo F, et al. Delayed hypersensitivity to methylchloroisothiazolinone/ methylisothiazolinone not detected by the baseline series of the Spanish group. Contact Dermatitis. 2010;62:250.
376. Ackermann L, Aalto-Korte K, Alanko K, et al. Contact sensitization to methylisothiazolinone in Finland–a multicentre study. Contact Dermatitis. 2011;64:49.
377. Schnuch A, Mildau G, Kratz EM, et al. Risk of sensitization to preservatives estimated on the basis of patch test data and exposure, according to a sample of 3541 leave-on products. Contact Dermatitis. 2011;65:167.
378. Uter W, Gefeller O, Geier J, et al. Methylchloroisothiazolinone/methylisothiazolinone contact sensitization: diverging trends in subgroups of IVDK patients in a period of 19 years. Contact Dermatitis. 2012;67:125.
379. Gonçalo M, Goossens A. Whilst Romeburns: the epidemic of contact allergy to

methylisothiazolinone. Contact Dermatitis. 2013;68:257.
380. Lundov MD, Krongaard T, Menné T, et al. Methylisothiazolinone contact allergy: a review. Br J Dermatol. 2011;165:1178.
381. Murad A, Marren P. Prevalence of methylchloroisothiazolinone and methylisothiazolinone contact allergy in facial dermatitis: a single centre Irish study. J Eur Acad Dermatol Venereol. 2016;30:60.
382. Geier J, Lessmann H, Schuch A, et al. Recent increase in allergic reactions to methylchloroisothiazolinone/methylisothiazolinone: is methylisothiazolinone the culprit? Contact Dermatitis. 2012;67:334.
383. Lundov MD, Opstrup MS, Johansen JD. Methylisothiazolinone contact allergy - a growing epidemic. Contact Dermatitis. 2013;69:271.
384. Burnett CL, Bergfeld WF, Belsito DV, et al. Final report of the safety assessment of methylisothiazolinone. Int J Toxicol. 2010;29:187S.
385. Schwensen JF, Uter W, Bruze M, et al. The epidemic of methylisothiazolinone: a European prospective study. Contact Dermatitis. 2016;76:272.
386. Pesonen M, Jolanki R, Larese Filon F, et al. Patch test results of the European baseline series among patients with occupational contact dermatitis across Europe—analyses of the European Surveillance System on Contact Allergy network, 2002–2010. Contact Dermatitis. 2015;72:154.
387. Gruvberger B, Bruze M, Almgren G. Occupational dermatoses in a plant producing binders for paints and glues. Contact Dermatitis. 1998;38:71.
388. Urwin R, Wilkinson M. Methylchloroisothiazolinone and methylisothiazolinone contact allergy: a new 'epidemic'. Contact Dermatitis. 2013;68:253.
389. Castanedo-Tardana MP, Zug KA. Methylisothiazolinone. Dermatitis.2013;24:2.
390. Aerts O, Cattaert N, Lambert J, et al. Airborne and systemic dermatitis, mimicking atopic dermatitis, caused by methylisothiazolinone in a young child. Contact Dermatitis. 2013;68:250.
391. Madsen JT, Andersen KE. Airborne allergic contact dermatitis caused by methylisothiazolinone in a child sensitized from wet wipes. Contact Dermatitis. 2014;70:183.
392. Bregnbak D, Johansen JD. Airborne sensitization to isothiazolinones observed in a 3-month-old boy. Contact Dermatitis. 2013;69:55.
393. Van Steenkiste E, Goossens A, Meert H, et al. Airborne- induced lymphomatoid contact dermatitis caused by methylisothiazolinone. Contact Dermatitis. 2015;72:237.
394. Kaur-Knudsen D, Menné T, Christina Carlsen B. Systemic allergic dermatitis following airborne exposure to 1,2-benzisothiazolin-3-one. Contact Dermatitis. 2012;67:310.
395. Morren MA, Dooms-Goossens A, Delabie J, et al. Contact allergy to isothiazolinone derivatives: unusual clinical presentations. Dermatology. 1992;184:260.
396. Arnau AMG, Uter W, Pujol RM. Chloromethylisothiazolinone/methylisothiazolinone, still a prevalent allergen causing contact dermatitis. Poster, 2014.
397. Smets KBA, Hauben E, Goossens A. B-cell lymphomatoid contact dermatitis caused by methyl- and methylchloroisothiazolinone. Eur J Dermatol. 2018;28:91.
398. Aerts O, Van Dyck F, Dandelooy J, et al. Contact dermatitis masquerading as folliculitis decalvans: methylisothiazolinone strikes again! Dermatitis. 2014;25:276.
399. Bruze M, Goossens A, Isaksson M. Recommendation to increase the test concentration of methylchloroisothiazolinone/methylisothiazolinone in the European baseline patch test series—On behalf of the European Society of Contact Dermatitis and the European Environmental and Contact Dermatitis Research Group. Contact Dermatitis. 2014;71:35.
400. Bruze M, Engfeldt M, Gonçalo M. Recommendation to include methylisothiazolinone in the European baseline patch test series–on behalf of the European Society of Contact Dermatitis and the European Environmental and Contact Dermatitis Research Group. Contact Dermatitis. 2013;69:263.
401. Alexander BR. An assessment of the comparative sensitization potential of some common isothiazolinones. Contact Dermatitis. 2002;46:191.
402. Scientific Committee on Consumer Safety. European Commission. Opinion on methylisothiazolinone (P94) submission II (sensitisation only). Revision of the opinion on methylisothiazolinone (P94). Adopted: 12 December, 2013. Revision: 27 March, 2014.
403. Maor D, Nixon R. Allergic contact dermatitis to methylchloroisothia-zolinone/methylisothiazolinone in cooling tower technicians. Dermatitis. 2015;26:62.
404. Aerts O, Goossens A, Lambert J, et al. Contact allergy caused by isothiazolinone derivatives: an overview of non-cosmetic and unusual cosmetic sources. Eur J Dermatol. 2017;27:115.
405. Matthieu L, Dockx P. Discrepancy in patch test results with wool wax alcohols and Amerchol L-101. Contact Dermatitis. 1997;36:150.
406. Sengupta A, Behera J. Comprehensive view on chemistry, manufacturing & applications of lanolin extracted from wool pretreatment. AJER. 2014;33:43.
407. Rogers GFC, Mayhew YR. Thermodynamic and transport properties of fluids. Oxford: Blackwell; 1995.
408. Bruynzeel DP, Diepgen TL, Andersen KE, et al. Monitoring the European standard series in 10 centres 1996–2000. Contact Dermatitis. 2005;53:146.
409. Warshaw EM, Nelsen DD, Maibach HI, et al. Positive patch test reactions to lanolin: cross-sectional data from the North American Contact Dermatitis Group, 1994 to 2006. Dermatitis. 2009;20:79.

410. Thyssen JP, Mcfadden JP, Kimber I. The multiple factors affecting the association between atopic dermatitis and contact sensitization. Allergy. 2014;69:28.
411. Halling-Overgaard AS, Kezic S, Jakasa I, et al. Skin absorption through atopic dermatitis skin: a systematic review. Br J Dermatol. 2017;177:84.
412. Clemmensen KK, Thomsen SF, Jemec GB, et al. Pattern of contact sensitization in patients with and without atopic dermatitis in a hospital-based clinical database. Contact Dermatitis. 2014;71:75.
413. Thyssen JP, Johansen JD, Linneberg A, et al. The association between contact sensitization and atopic disease by linkage of a clinical database and a nationwide patient registry. Allergy. 2012;67:1157.
414. Fransen M, Overgaard LEK, Johansen JD, et al. Contact allergy to lanolin: temporal changes in prevalence and association with atopic dermatitis. Contact Dermatitis. 2018;78:70.
415. Miest RY, Yiannias JA, Chang YH, et al. Diagnosis and prevalence of lanolin allergy. Dermatitis. 2013;24:119.
416. Kligman AM. The myth of lanolin allergy. Contact Dermatitis. 1998;39:103.
417. Clark EW, Blondeel A, Cronin E, et al. Lanolin of reduced sensitizing potential. Contact Dermatitis. 1981;7:80.
418. Knijp J, Bruynzeel DP, Rustemeyer T. Diagnosing lanolin contact allergy with lanolin alcohol and Amerchol L101. Contact Dermatitis. 2019;80:298.
419. Bonamonte D. Balsamo del Perù. In: Angelini G, Vena GA, editors. Dermatologia professionale e ambientale, vol. 2. Brescia: ISED; 1999. p. 442.
420. De Groot AC. *Myroxylon pereirae* resin (balsam of Peru)—a critical review of the literature and assessment of the significance of positive patch test reactions and the usefulness of restrictive diets. Contact Dermatitis. 2019;80:335.
421. Ngan V. Balsam of Peru allergy. 2002. https://www.dermnetnz.org/topics/balsam-of-peru-allergy. Accessed 29 Oct 2019.
422. Amado A, Taylor JS. Balsam of Peru or balsam of El Salvador? Contact Dermatitis. 2006;55:119.
423. European Medicines Agency. Committee on Herbal Medicinal Products (HMPC). Assessment report on *Myroxylon balsamum* (L.) Harms var. *pereirae* (Royle) Harms, balsamum. 2016. https://www.ema.europa.eu/en/documents/herbal-report/final-assessment-report-myroxylon-balsamum-l-harms-var-pereirae-royle-harms-balsamum_en.pdf. Accessed 29 Oct 2019.
424. Hausen BM, Simatupang T, Bruhn G, et al. Identification of new allergenic constituents and proof of evidence for coniferyl benzoate in balsam of Peru. Am J Contact Dermatitis. 1995;6:199.
425. De Groot AC. Monographs in contact allergy, vol. II—Fragrances and essential oils. Boca Raton: CRC Press Taylor & Francis Group; 2019.
426. International Fragrance Association (IFRA). Standard Peru balsam extracts and distillates. 2008. http://www.ifraorg.org/en-us/standards-library. Accessed 29 Oct 2019.
427. Annex III to Regulation (EC) No 1223/2009 of the European Parliament and of the Council of 30 November 2009 on cosmetic products. 2019. https://ec.europa.eu/growth/tools-databases/cosing/index.cfm?fuseaction=search.results&annex_v2=III&search. Accessed 29 Oct 2019.
428. Hjorth N. Eczematous allergy to balsams, allied perfumes and flavouring agents, with special reference to balsam of Peru. Acta Dermato-Venereol. 1961;41 Suppl 46:1.
429. Bedello PG, Goitre M, Cane D. Contact dermatitis and flare from food flavouring agents. Contact Dermatitis. 1982;8:143.
430. Veien NK, Hattel T, Justesen O, et al. Oral challenge with balsam of Peru. Contact Dermatitis. 1985;12:104.
431. Veien NK, Hattel T, Justesen O, et al. Reduction of intake of balsams in patients sensitive to balsam of Peru. Contact Dermatitis. 1985;12:270.
432. Salam TN, Fowler JF Jr. Balsam-related systemic contact dermatitis. J Am Acad Dermatol. 2001;45:377.
433. Pfützner W, Thomas P, Niedermeier A, et al. Systemic contact dermatitis elicited by oral intake of Balsam of Peru. Acta Dermato-Venereol. 2003;83:294.
434. Herro EM, Jacob SE. Systemic contact dermatitis–kids and ketchup. Pediatr Dermatol. 2013;30:e32.
435. Dermatitis Academy. Balsam of Peru diet. 2019. https://www.dermatitisacademy.com/bop-diet. Accessed 29 Oct 2019.
436. Bruze M. Simultaneous reactions to phenol-formaldehyde resins colophony/hydroabietyl alcohol and balsam of Peru/perfume mixture. Contact Dermatitis. 1986;14:119.
437. Matthieu L, Meuleman L, Van Hecke E, et al. Contact and photocontact allergy to ketoprofen. The Belgian experience. Contact Dermatitis. 2004;50:238.
438. Nakagawa M, Kawai K, Kawai K. Cross-sensitivity between resorcinol, resorcinol monobenzoate and phenyl salicylate. Contact Dermatitis. 1992;27:199.
439. Hausen BM. Contact allergy to balsam of Peru. II. Patch test results in 102 patients with selected balsam of Peru constituents. Am J Contact Dermatitis. 2001;12:93.
440. Sasseville D. Neomycin. Dermatitis. 2010;21:3
441. Baer RI, Ludwig JS. Allergic eczematous sensitization to neomycin. Ann Allergy. 1952;10:136.
442. Uter W, Ramsch C, Aberer W, et al. The European baseline series in 10 European countries, 2005/2006—results of the European Surveillance System on Contact Allergies (ESSCA). Contact Dermatitis. 2009;61:31.
443. Zug KA, Warshaw EM, Fowler JF Jr, et al. Patch-test results of the North American Contact Dermatitis Group, 2005–2006. Dermatitis. 2009;20:149.

444. Warshaw EM, Belsito DV, Taylor JS, et al. North American Contact Dermatitis Group patch test results: 2009 to 2010. Dermatitis. 2013;24:50.
445. Motaparthi K, Hsu S. Topical antibacterial agents. In: Wolverton SE, editor. Comprehensive dermatologic drug therapy, 3rd ed. Philadelphia: Elsevier Saunders; 2013. p. 445.
446. Phillips DK. Neomycin sulfate. In: Guin JD, editor. Practical contact dermatitis. New York: McGraw-Hill Inc; 1995. p. 167.
447. Ekelund AG, Móller H. Oral provocation in eczematous contact allergy to neomycin and hydroxyquinolines. Acta Derm Venereol (Stockh). 1969;49:422.
448. Guin JD, Phillips D. Erythroderma from systemic contact dermatitis: a complication of systemic gentamicin in a patient with contact allergy to neomycin. Cutis. 1989;43:564.
449. Pirilä V, Förstrom L, Rouhunkoski S. Twelve years of sensitization to neomycin in Finland: Report of 1760 cases of sensitivity to neomycin and/or bacitracin. Acta Derm Venereol. 1967;47:419.
450. Schorr W, Ridgway HB. Tobramycin-neomycin cross-sensitivity. Contact Dermatitis. 1977;3:133.
451. Pirilä V, Hirvonen M, Rouhnkoski S. The pattern of cross-sensitivity to neomycin. Dermatologica. 1986;136:321.
452. Rudzki E, Zakrewski Z, Rebandel P, et al. Cross reactions between aminoglycoside antibiotics. Contact Dermatitis. 1988;18:314.
453. Saito M, Arakaki R, Yamada A, et al. Molecular mechanisms of nickel allergy. Int J Mol Sci. 2016;17:E202.
454. Weltzien H. Lessons from nickel hypersensitivity: structural findings. In: Pichler WJ, editor. Drug hypersensitivity. Basel: Karger; 2007. p. 47.
455. Ahlström MG, Thyssen JP, Wennervaldt M, et al. Nickel allergy and allergic contact dermatitis: a clinical review of immunology, epidemiology, exposure, and treatment. Contact Dermatitis. 2019;81:227.
456. Shah M, Lewis FM, Gawkrodger DJ. Nickel as an occupational allergen: a survey of 368 nickel-sensitive subjects. Arch Dermatol. 1998;134:1231.
457. Shum KW, Meyer JD, Chen Y, et al. Occupational contact dermatitis to nickel: experience of the British dermatologists (EPIDERM) and occupational physicians (OPRA) surveillance schemes. Occup Environ Med. 2003;60:954.
458. European Dir. 94/27/EC of 30 June 1994 amending for the 12th time Dir. 76/769/EEC on the approximation of the laws, regulations and administrative provisions of the Member States relating to restrictions on the marketing and use of dangerous substances. Off J Eur Commun. 1994;37:1–2.
459. Thyssen JP, Uter W, McFadden J, et al. The EU Nickel Directive revisited—future steps towards better protection against nickel allergy. Contact Dermatitis. 2011;64:121.
460. Guarneri F, Costa C, Cannavó SP, et al. Release of nickel and chromium in common foods during cooking in 18/10 (grade 316) stainless steel pots. Contact Dermatitis. 2017;76:40.
461. Calogiuri GF, Bonamonte D, Foti C et al. Nickel hypersensitivity: a general review on clinical aspects and potential co-morbidities. J Allergy Ther. 2016; 7:5.
462. Teo WZW, Schalock PC. Metal hypersensitivity reactions to orthopedic implants. Dermatol Ther (Heidelb). 2017;7:53.
463. Veien NK. Acute and recurrent vesicular hand dermatitis. Dermatol Clin. 2009;27:337.
464. Thomas P, Summer B. Diagnosis and management of patients with allergy to metal implants. Expert Rev Clin Immunol. 2015;11:501.
465. Thyssen JP, Menné T, Johansen JD, et al. No association between metal allergy and cardiac in-stent restenosis in patients with dermatitis—results from a linkage study. Contact Dermatitis. 2011;64:138.
466. Köster R, Vieluf D, Kiehn M, et al. Nickel and molybdenum contact allergies in patients with coronary in-stent restenosis. Lancet. 2000;356:1895.
467. Muris J, Kleverlaan CJ. Hypersensitivity to dental alloys. In: Chen JK, Thyssen JP, editors. Metal allergy. Springer, Cham: From dermatitis to implant and device failure; 2018. p. 285.
468. Jensen CS, Lisby S, Baadsgaard O, et al. Release of nickel ions from stainless steel alloys used in dental braces and their patch test reactivity in nickel-sensitive individuals. Contact Dermatitis. 2003;48:300.
469. Janson GR, Dainesi EA, Consolaro A, et al. Nickel hypersensitivity reaction before, during, and after orthodontic therapy. Am J Orthod Dentofacial Orthop. 1998;113:655.
470. Noble J, Ahing SI, Karaiskos NE, et al. Nickel allergy and orthodontics, a review and report of two cases. Br Dent J. 2008;204:297.
471. Pigatto PD, Brambilla L, Ferrucci S, et al. Systemic allergic contact dermatitis associated with allergy to intraoral metals. Dermatol Online J. 2014;20:13030/qt74632201.
472. Angelini G, Meneghini C. Patch tests: vantaggi ed effetti indesiderati. Giorn Ital Dermatol Venereol. 1986; 121:209.
473. Bonamonte D, Foti C, Antelmi A, et al. Nickel contact allergy and menstrual cycle. Contact Dermatitis. 2005;52:1.
474. Wall LM. Nickel penetration through rubber gloves. Contact Dermatitis. 1980;6:461.
475. van Ketel WG, Bruynzeel DP. Chelating effect of EDTA on nickel. Contact Dermatitis. 1984;11:311.
476. Kaaber K, Menné T, Tjell JC, et al. Antabuse treatment of nickel dermatitis. Chelation—a new principle in the treatment of nickel dermatitis. Contact Dermatitis. 1979;5:221.

477. Christensen OB, Kristensen M. Treatment with disulfuram in chronic nickel hand dermatitis. Contact Dermatitis. 1982;8:59.
478. Kaaber K, Menné T, Veien NK, et al. Some adverse effects of disulfiram in the treatment of nickel allergic patients. Derm Beruf Umwelt. 1987;35:209.
479. Pigatto PD, Gibelli E, Fumagalli M, et al. Disodium cromoglycate versus diet in the treatment and prevention of nickel-positive pompholyx. Contact Dermatitis. 1990;22:27.
480. Bonamonte D, Cristaudo A, Nasorri F, et al. Efficacy of oral hyposensitization in allergic contact dermatitis caused by nickel. Contact Dermatitis. 2011;65:293.
481. Bonamonte D, Guida S, Vestita M, et al. Allergic contact dermatitis to nickel: from clinical aspects to therapeutic measures. Clinical Immunology, Endocrine & Metabolic Drugs. 2014;1:75.
482. Bonamonte D, Foti C, Vestita M, et al. Parabens: an endless story. Ann Ital Dermatol Allergol. 2013;67:41.
483. Kligman A. The identification of contact allergens by human assay. III. The maximization test: a procedure for screening and rating contact sensitizers. J Invest Dermatol. 1966;47:393.
484. Marzulli FN, Maibach HI. Antimicrobials: experimental contact sensitization in man. J Cosm Chem. 1973;24:399.
485. Bonnevie P. Overfolsomhed fur aetylparauxybenzoat (Mycocten). Nord Med. 1940;6:684.
486. Castelain F, Castelain M. Parabens: a real hazard or a scare story? Eur J Dermatol. 2012;22:723.
487. Hjorth N, Trolle-Lassen C. Skin reaction to oinments bases. Trans St John Hosp Dermatol Soc. 1963;49:127.
488. Bonamonte D. Allergeni della serie standard. In: Angelini G, Vena GA, editors. Dermatologia professionale e ambientale, vol. 2. Brescia: ISED; 1999. p. 451.
489. Meneghini CL, Angelini G. Contact dermatitis in a group of patients with leg ulcers. Contact Dermatitis. 1975;1:183.
490. Angelini G, Vena GA, Meneghini CL. Allergic contact dermatitis to some medicaments. Contact Dermatitis. 1985;12:263.
491. Angelini G, Vena GA, Giglio G, et al. Allergia da contatto in sede ano-perineale e genitale. Boll Dermatol Allergol Profes. 1988;3:55.
492. Cronin E. Contact dermatitis. Edinburgh: Churchill Livingstone; 1980. p. 665.
493. Steinberg DC. Voluntary registration of cosmetics and frequency of preservative use. Cosm Toil. 2008;123:47.
494. Menné T, Hjorth N. Routine patch testing with paraben esters. Contact Dermatitis. 1988;19:189.
495. Johnson WT, DeStigter T. Hypersensitivity to procaine, tetracaine, mepivacaine and methyl paraben: a report of a case. J Am Dent Assoc. 1983;106:53.
496. Turchin J, Moreau L, Warshaw E, et al. Cross reactions among parabens, paraphenylenediamine, and benzocaine. Dermatitis. 2006;17:192.
497. Hofmann AW. Organische Basen Jahresberichte ueber die Fortschritte der Chemie. Ann Rep Prog Chem. 1863;3:422.
498. Lidén C, Brehmer-Andersson E. Occupational dermatoses from colour developing agents. Acta Dermato-Venereol. 1988;68:514.
499. Fernández-Vozmediano JM, Padilla-Moreno M, Armario-Hita JC, et al. Pattern of contact sensitization to paraphenylenediamine and its detection in hair dyes. Actas Dermosifiliogr. 2011;102:206.
500. Thyssen JP, White JM, European Society of Contact Dermatitis. Epidemiological data on consumer allergy to p-phenylenediamine. Contact Dermatitis. 2008;59:327.
501. Chan YC, Ng SK, Goh CL. Positive patch-test reactions to para-phenylenediamine, their clinical relevance and the concept of clinical tolerance. Contact Dermatitis. 2001;45:217.
502. Sharma VK, Chakrabarti A. Common contact sensitizers in Chandigarh, India. A study of 200 patients with the European standard series. Contact Dermatitis. 1998;38:127.
503. Sharma VK, Sethuraman G, Garg T, et al. Patch testing with the Indian standard series in New Delhi. Contact Dermatitis. 2004;51:319.
504. Vogel TA, Coenraads PJ, Bijkersma LM, et al, EDEN Fragrance Study Group. p-Phenylenediamine exposure in real life—a case–control study on sensitization rate, mode and elicitation reactions in the northern Netherlands. Contact Dermatitis. 2015;72:355.
505. Thyssen JP, Andersen KE, Bruze M, et al. p-Phenylenediamine sensitization is more prevalent in central and southern European patch test centres than in Scandinavian: results from a multicentre study. Contact Dermatitis. 2009;60:314.
506. Patel S, Basketter DA, Jefferies D, et al. Patch test frequency to p-phenylenediamine: follow up over the last 6 years. Contact Dermatitis. 2007;56:35.
507. Haluk Akar H, Adatepe S, Tahan F, et al. Hair dyes and temporary tattoos are a real hazard for adolescents? Eur Ann Allergy Clin Immunol. 2014;46:35.
508. KoleKoley S, Sarkar J, Choudhary S, et al. Erythema multiforme following application of hair dye. Indian J Dermatol. 2012;57:230.
509. Sharma VK, Mandal SK, Sethuraman G, et al. Paraphenylenediamine-induced lichenoid eruptions. Contact Dermatitis. 1999;41:40.
510. Sequeira FF, Jayaseelan E, Stephen J, et al. Paraphenylenediamine-induced cutaneous pseudolymphoma. Indian J Dermatol. 2014;59:424.
511. Edwards EK, Edwards EK. Contact urticaria and allergic contact dermatitis caused by paraphenylenediamine. Cutis. 1984;34:87.
512. Taylor JS, Maibach HI, Fisher A, et al. Contact leukoderma associated with the use of hair colors. Cutis. 1993;52:273.
513. Romita P, Foti C, Mascia P, et al. Eyebrow allergic contact dermatitis caused by m-aminophenol and toluene-2,5-diamine secondary to a temporary black henna tattoo. Contact Dermatitis. 2018;79:51.

514. Sudhir Nayak UK. Hair dye dermatitis and paraphenylenediamine contact sensitivity. Indian Dermatol Online J. 2015;6:246.
515. Mukkanna KS, Stone NM, Ingram JR. Paraphenylenediamine allergy: current perspectives on diagnosis and management. J Asthma Allergy. 2017;10:9.
516. Kazandjieva J, Grozdev I, Tsankov N. Temporary henna tattoos. Clin Dermatol. 2007;25:383.
517. Ho SG, White IR, Rycroft RJ, et al. A new approach to patch testing patients with paraphenylenediamine allergy secondary to temporary black henna tattoos. Contact Dermatitis. 2004;51:213.
518. Herve-Bazin B, Gradiski D, Duprat P, et al. Occupational eczema from N-isopropyl-N′-phenylparaphenylenediamine (IPPD) and N-dimethy-1,3 butyl-N′-phenylparaphenylenediamine (DMPPD) in tyres. Contact Dermatitis. 1977;3:1.
519. McFadden JP, Yeo L, White JL. Clinical and experimental aspects of allergic contact dermatitis to para-phenylenediamine. Clin Dermatol. 2011;29:316.
520. Ho SG, Basketter DA, Jefferies D. Analysis of para-phenylenediamine allergic patients in relation to strength of patch test reaction. Br J Dermatol. 2005;153:364.
521. Foti C, Balato N, Cristaudo A, et al. Multicenter clinical trial on a permanent hair dye containing paratoluenediamine. Giorn Ital Dermatol Venereol. 2018;153:464.
522. Frosch PJ, Kügler K, Geier J. Patch testing with hydroxyethyl-p-phenylenediamine sulfate—cross-reactivity with p-phenylenediamine. Contact Dermatitis. 2011;65:96.
523. Edwards A, Coman G, Blickenstaff N. Dermatotoxicologic clinical solutions: hair dying in hair dye allergic patients? Cutan Ocul Toxicol. 2015;34:72.
524. Antelmi A, Young E, Svedman C, et al. Are gloves sufficiently protective when hairdressers are exposed to permanent hair dyes? An in vivo study. Contact Dermatitis. 2015;72:229.
525. Nagashima C, Tomitaka-Yagami A, Matsunaga K. Contact dermatitis due to para-tertiary-butylphenol-formaldehyde resin in a wetsuit. Contact Dermatitis. 2003;49:267.
526. p-tert-Butylphenol Formaldehyde Resin: Contact Allergen Database. 2008. http://contactallergy.com/contact_allergy_062.htm.
527. Herro E, Jacob SE. p-tert-Butylphenol formaldehyde resin and its impact on children. Dermatitis. 2012;23:86.
528. Zimerson E, Bruze M. Contact allergy to the monomers in p-tertbutylphenolformaldehyde resin. Contact Dermatitis. 2002;47:147.
529. Zimerson E, Bruze M. Low-molecular-weight contact allergens in ptertbutylphenol-formaldehyde resin. Am J Contact Dermatitis. 2002;13:190.
530. Geldof BA, Roesyanto ID, van Joost T. Clinical aspects of para-tertiary-butylphenolformaldehyde resin (PTBP-FR) allergy. Contact Dermatitis. 1989;21:312.
531. Bruze Fregert S, Zimerson E. Contact allergy to phenolformaldehyde resins. Contact Dermatitis. 1985;12:81.
532. Fregert S. Contact allergy to phenolplastics. Contact Dermatitis. 1981;7:170.
533. Zug KA, McGinley-Smith D, Warshaw EM, et al. Contact allergy in children referred for patch testing. North American Contact Dermatitis Group data, 2001–2004. Arch Dermatol. 2008;144:1329.
534. Hsu J, Jacob SE. The other side of athletic safety gear in adolescents: the role of p-tert-butylphenol-formaldehyde-resin in allergic contact dermatitis. J Dermatol Nurs. 2009;1:198.
535. Vincenzi C, Guerra I, Peluso AM, et al. Allergic contact dermatitis due to phenol-formaldehyde resin in a knee-guard. Contact Dermatitis. 1992;27:54.
536. Sommer S, Wilkinson SM, Dodman B. Contact dermatitis due to ureaformaldehyde resin in shin-pads. Contact Dermatitis. 1999;40:159.
537. Shono M, Ezoe K, Kaniwa M, et al. Allergic contact dermatitis from para-tertiary-butylphenol formaldehyde resin (PTBP-FR) in athletic tape and leather adhesive. Contact Dermatitis. 1991;24:281.
538. Rietschel RL, Fowler JF Jr. Textile and shoe dermatitis. In: Rietschel RL, Fowler JF Jr, editors. Fisher's contact dermatitis. Philadelphia, PA: Lippincott Williams & Wilkins; 2001. p. 279.
539. Mastrolonardo M, Loconsole F, Conte A, et al. Allergic contact dermatitis due to para-tertiary-butylphenol-formaldehyde resin in a hearing aid. Contact Dermatitis. 1993;28:197.
540. Meding B, Ringdahl A. Allergic contact dermatitis from the earmolds of hearing aids. Ear Hear. 1992;13:122.
541. Avenel-Audran M, Goossens A, Zimerson E, et al. Contact dermatitis from electrocardiograph-monitoring electrodes: role of p-tert-butylphenolformaldehyde resin. Contact Dermatitis. 2003;48:108.
542. Dahlquist I. Contact allergy to paratertiary butylphenol formaldehyde resin in an adhesive label. Contact Dermatitis. 1984;10:54.
543. Rycroft RJG, Wilkinson JD, Holmes R, et al. Contact sensitization to p-tertiary butylphenol (PTBP) resin in plastic nail adhesive. Clin Exp Dermatol. 1980;5:441.
544. Ozkaya E, Elinç-Aslan MS, Mirzoyeva L. Allergic contact dermatitis caused by p-tert-butylphenol formaldehyde resin and colophonium in neoprene thermal sauna shorts. Contact Dermatitis. 2010;63:230.
545. DuPont Performance Elastomers: Neoprene Polychloroprene. 2010. http://www.dupontelastomers.com/Products/neoprene/neoprene.asp?id5wikineo.
546. Martellotta D, Di Costanzo L, Cafiero M, et al. Contact allergy to p-tert-butylphenol formaldehyde

resin and zinc diethyldithiocarbamate in a wet suit. Dermatitis. 2008;19:E3.
547. Crepy M-N. Rubber: new allergens and preventive measures. Eur J Dermatol. 2016;26:523.
548. Schwensen JF, Menné T, Johansen JD, et al. Contact allergy to rubber accelerators remains prevalent: restrospective results from a tertiary clinic suggesting an association with facial dermatitis. J Eur Acad Dermatol Venerol. 2016;30:1768.
549. Andersen KE, White JR, Goossens A. Allergens from the standard series. In: Johansen D J, Frosch PJ, Lepoittevin J-P. editors. Contact dermatitis, 5th ed. Berlin: Springer; 2011. p. 453.
550. Knudsen BB, Larsen E, Egsgaard H, et al. Release of thiurams and carbamates from rubber gloves. Contact Dermatitis. 1993;28:63.
551. Van Hecke E, Vermander F. Allergic contact dermatitis by oral disulfiram. Contact Dermatitis. 1984;10:254.
552. Ayala F, Balato N, Lembo G, et al. A multicentre study of contact sensitization in children. Gruppo Italiano Ricerca Dermatiti da Contatto e Ambientali (GIRDCA). Contact Dermatitis. 1992;26:307.
553. Hansson C. Allergic contact dermatitis from N-(1,3-dimethylbutyl)-N′-phenyl-p-phenylenediamine and from compound in polymerized 2,2,4-trimethyl-1,2-dihydroquinoline. Contact Dermatitis. 1994;30:114.
554. Bonamonte D, Foti C, Vestita M, et al. Noneczematous contact dermatitis. ISRN. Allergy. 2013;2013:361746.
555. Malinauskiene L. Contact allergy to textile dyes. Clinical and experimental studies on disperse azo dyes: Thesis, University of Lund, Sweden; 2012.
556. Oeko-Tex Standard 100. 2012. http://www.oekotex.com/OekoTex100_PUBLIC/content1.asp?area=hauptmenue&site=grenzwerte&cls=02. Last Accessed 10 Oct 2018.
557. Wong A, Ball N, de Gannes G. Nonpruritic contact dermatitis from disperse blue dyes. Dermatitis. 2011;22:278.
558. Seidenari S, Manzini BM, Danese P. Contact sensitization to textile dyes: description of 100 subjects. Contact Dermatitis. 2001;24:253.
559. Haratizadeh A, Geier J, Molin S, et al. Contact sensitization in patients with suspected textile allergy. Data of the Information Network of Departments of Dermatology (IVDK) 2007–2015. Contact Dermatitis. 2017; 77:143.
560. Lazarov A. Textile dermatitis in patients with contact sensitization in Israel: a 4-year prospective study. J Eur Acad Dermatol Venereol. 2004;18:531.
561. Narganes LM, Sambucety PS, Gonzalez IR, et al. Lymphomatoid dermatitis caused by contact with textile dyes. Contact Dermatitis. 2013;68:62.
562. Abdiweli AM, Andersen F. Allergic contact dermatitis caused by textile dyes mimicking atopic dermatitis. Contact Dermatitis. 2017;76:114.
563. Isaksson M, Ryberg K, Goossens A, et al. Recommendation to include a textile dye mix in the European baseline series. Contact Dermatitis. 2015;73:15.
564. Isaksson M, Ale I, Andersen KE, et al. Patch testing to a textile dye mix by the international contact dermatitis research group. Dermatitis. 2015;26:170.
565. Ryberg K, Goossens A, Isaksson M, et al. Is contact allergy to disperse dyes and related substances associated with textile dermatitis? Br J Dermatol. 2009;160:107.
566. Malinauskiene L, Zimerson E, Bruze M, et al. Are allergenic disperse dyes used for dyeing textiles? Contact Dermatitis. 2012;67:141.
567. Svedman C, Engfeldt M, Malinauskiene L. Textile contact dermatitis: how fabrics can induce dermatitis. Contact Dermatitis. 2019;6:103.

23 Patch Testing

Caterina Foti, Domenico Bonamonte, Angela Filoni and Gianni Angelini

Patch testing is the main investigation in the diagnosis of allergic contact dermatitis. It reproduces, albeit in miniature, the clinical expression (eczematous erythemato-edemato-vesicular response) and the pathogenic mechanism (depicting the elicitation phase of delayed type hypersensitivity). If properly performed and interpreted, it is a direct, practical and scientific diagnostic method. It may seem simple to apply and read but in actual fact, the procedure is fairly complicated and proper performance requires adequate experience [1–8].

First of all, it must be understood that the patch test does not duplicate the clinical exposure to an allergen that occurs in real life. In fact, real-life exposure is quite different: various factors (maceration, sweating, occlusion, repeated application over time) favor skin absorption of a substance. Moreover, the concentration of the allergen, that is rarely known in real-life, is 'adjusted' in patch tests to minimize irritant reactions and any side effects. Despite such mild imperfections, patch tests at set concentrations and applied for standard times are still the best in vivo scientific diagnostic method. Therefore, they should be used much more frequently than they currently are, on condition that the dermatologist performing them has gained adequate experience under the supervision of experienced staff with proper training in the field of skin allergy forms [1, 9–11]. It is sometimes believed that the medical history alone is sufficient to identify cases of contact allergy but this is not always true. Just a simple example is illustrative of this fact: a history of reactions to cheap jewelry, zippers or metal buttons could be clinically attributed to nickel allergy. Instead, this conviction may be false in 53% of cases and may miss true nickel allergy in a further 35% of those surveyed [12].

The reasons why a dermatologist may be reluctant to use, or at any rate advise, patch tests (the time it takes the doctor to perform them, number of visits the patient needs to attend, cost of test materials, risk of side effects) are not usually supported by fact. In fact, it has been shown that the doctor's and patient's efforts in such cases are largely rewarded, demonstrating that patch testing is clearly cost-effective [13], bearing in mind that the costs (in terms of time,

C. Foti (✉) · D. Bonamonte
Department of Biomedical Science and Human Oncology, University of Bari "Aldo Moro", Bari, Italy
e-mail: caterina.foti@uniba.it

A. Filoni
Istituto Oncologico Veneto, IRCCS, Padua, Italy

G. Angelini
Professor of Dermatology, University of Bari "Aldo Moro", Bari, Italy

G. Angelini et al. (eds.), *Clinical Contact Dermatitis*, https://doi.org/10.1007/978-3-030-49332-5_23

money and health) for patients would be much higher if their disease and its etiology are not properly diagnosed, and so persists and worsens over time [14].

23.1 Who and When to Patch Test

Apart from in subjects with eczematous contact dermatitis and noneczematous contact dermatitis (erythema multiforme-like contact dermatitis, lichenoid contact dermatitis, purpuric contact dermatitis, lymphomatoid contact dermatitis, primary dischromic contact dermatitis, etc.) [15], patch tests should be done in all cases of other eczematous dermatoses [16–20]. They must also be performed in all cases of worsening of preexisting other dermatoses (stasis dermatitis, leg ulcers, psoriasis, acne, scabies, post-traumatic wounds) when a superimposed contact allergy is suspected, due to topical treatments or occupational chemicals, for example [21–25] (Table 23.1).

Patch tests should be postponed in various cases in which the results might be invalidated (Table 23.2), resulting in false-negative reactions (UV light and tanning, topical medicaments, immunosuppression), or increasing the skin reactivity (active dermatitis).

Table 23.1 Patients who should be patch tested

Patients with eczematous contact dermatitis
Patients with noneczematous contact dermatitis
Patients with other eczematous dermatoses
Atopic dermatitis
Nummular eczema
Pompholyx
Patients with a mucous membranes reaction
Conjunctivitis Stomatitis
Genital mucosa
Patients with worsening of preexisting dermatoses due to topical treatment or occupational chemicals
Stasis dermatitis
Leg ulcers
Psoriasis
Acne
Scabies
Post-traumatic wounds

Table 23.2 Conditions requiring postponement of patch tests

Dermatitis on the upper back or other sites of application of patch tests
Recent use of topical corticosteroids on test sites
Recent ultraviolet exposure of test sites
Generalized active dermatitis
Systemic immunosuppressive treatment in relevant doses
Precautions should be taken in the following cases: Individuals with immunosuppressive diseases Individuals with atopic dermatitis Pregnancy or lactation

There is little information in the literature about immunosuppressive drugs. In practice, when it is not possible to suspend these, patch tests can be performed just the same, but the clinician must be aware of the possibility of false-negative reactions. Some reports have shown, however, that positive reactions can occur despite immunosuppressive treatment, although at lower frequency and intensity [26, 27]. Topical cyclosporin A seems to inhibit reactions in man [28] and animals [29, 30]. Our studies of oral cyclosporin A [31] and those of other authors [32] have shown that the response to patch tests is not inhibited but the intensity is reduced. When using cyclosporin A in excited skin syndrome to distinguish allergic reactions from those of irritant type, we saw that the drug only blocks irritant type reactions [33].

As regards the time between the suspension of such oral treatments and the execution of patch tests, a period of five half-lives of the particular drug is thought to be a reasonable interval from the clinical point of view [1]. In particular, as regards systemic corticosteroids, it has been seen that a dosage of 20 mg of prednisone does not affect the onset of reactions, or at least not of intensely positive reactions [34–36]. All the same, if possible it is advisable to perform patch tests after the drug has been suspended. Treatment with topical corticosteroids on the test site can also give rise to negative reactions [37].

Some antihistamines (cinnarizine administered for one week) affected the intensity of the response in some cases [38], whereas in others they seemed inert [35]. In this sense, antihistamine treatment as a contraindication to patch tests is not generally accepted. Treatment with disodium chromoglycate and with NSAIDS is not considered to influence the reactions either [1].

Exposure to UVB rays temporarily reduces the elicitation of allergic reactions in sensitized subjects. UVA rays do not seem to pose the same risk [39, 40]; however, combined treatment with UVA rays plus psoralens reduced the positive reactions elicited [41]. Notoriously, UV irradiation reduces the number of Langerhans cells in the epidermis [42].

Some precautions need to be adopted in subjects with atopic dermatitis, who, when regularly patch tested, present the same frequency of positive reactions as non atopic subjects. However, owing to their skin hyperreactivity, it is important to make a particularly careful interpretation of the results because false-positive reactions are possible [17, 18]. Filaggrin mutations, by inducing an altered barrier function, can foster contact sensitization [43, 44].

Subjects with some immunosuppressive diseases, like severe generalized infections or neoplasia, can have a reduced capacity to develop contact allergy, althoug in some cases the onset of sensitization can occur, with positive reactions [45, 46].

Finally, the execution of patch tests during pregnancy or lactation does not seem to be harmful; nevertheless, most dermatologists prefer to postpone the tests as a general precaution.

23.1.1 Patients Information

Patients must be accurately informed about the patch tests procedure and the advantages that they may offer. They must also be aware of the potential adverse effects, since they must give written consent to the performance of the patch tests.

Patients should avoid showering or in any way wetting the test sites; they should avoid activities that give rise to sweating and also physical effort because the test devices could detach, as well as UV irradiation. It is also very important to inform the patient about the possibilities of pruritus and burning at the zone of application of the tests, and that the skin manifestations may worsen and new clinical lesions may appear.

23.2 Patch Test Procedures

Since there are various national legal regulations governing the execution of patch tests, dermatologists should be aware of the national frameworks in their own country.

23.2.1 Materials: Type of Chambers

There are various different test chamber systems, some having circular chamber areas and some square. In some systems the allergen is applied manually before the patch testing and in others it is preloaded. The latter system has some advantages (rapidity of execution of the test, less health care operators needed, standard pre-established quantities of hapten material applied), and also disadvantages (costs, use by insufficiently expert operators, a tendency toward non updated standard series available on the market). Moreover, pre-packaged systems contain a limited number of allergens, that do not in general cover the whole European base line series. In any case, there is no documentation demonstrating that either test system is superior to the other; the choice of test system is based on tradition and experience.

In one common system, the chambers are supplied in strips of 5 or 10, and consist of small aluminium disks mounted on non-occlusive acrylic-based tape, chosen for its adhesive and hypoallergenic properties. Other systems consist of square plastic chambers on hypoallergenic tape.

Of course, the inert plastic system must be used in cases of suspected contact allergy from aluminium. This chamber gives rise to a reaction only very exceptionally, but if the substance to be patch tested has a pH that facilitates ionization, false-positive [47] or false-negative reactions can be observed [48].

23.2.2 Selection of Materials

The patient's medical history and clinical examination can supply data on the possible allergens involved, and so offer guidance as to which patch test materials to choose. In practice, the "baseline series" of test allergens is applied to all patients with contact dermatitis, but this series should be seen as dynamic and subject to continual evaluation and modifications.

The baseline series includes allergens that result positive in routine patch testing of patients in more than 0.5–1% of cases [49] and are ubiquitous. Naturally, in particular cases allergens with much lower positive reaction rates may be included (e.g. plants), as well as allergens that are locally important in specific areas.

Some allergens, such as fragrances and rubber compounds, are compiled into mixes to save space. In cases of positive reactions to a mix, then all the individual components must be tested singly, so as to be able to offer the patient precise information.

Table 23.3 shows the Italian baseline series of the Italian Society of Allergological, Occupational and Environmental Dermatology. Naturally, this series, that is anyway in continual evolution, can be expanded with other allergens as suggested by the patient's clinical history.

Most allergens are dispersed in petrolatum (white soft paraffin) and supplied in labeled syringes specifying the name and concentration of the substance. Other vehicles include water or ethanol. There are hundreds of test allergens available, and others can be prepared from the patient's own materials or from ingredients supplied by product manufacturers. It is important to check the expiry dates of the test materials, particularly in view of the instability of some vehicles. Patch test materials must be kept at 4 °C and protected from light.

23.2.3 Dosing of Chambers

The dose is exceedingly important, since false positive, false negative and adverse reactions are dose-dependent. Therefore the dose needs to be standardized for each type of test chamber (Table 23.4) [5, 50]. Petrolatum-based allergens are pipetted from the syringe into the chamber; for aqueous-based allergens, small filter papers are placed in the well, and these will hold about 15 μl of liquid dispensed with a micropipette. The use of micropipettes yields the best accuracy and precision as compared to other techniques [51]. Dosing of petrolatum-based allergens requires an experienced operator to minimize variations [52]. Usually, petrolatum-based substances are placed in the chambers just before the application of the patches (not more than a few hours before), while liquids and some volatile allergens (acrylates) are introduced at the moment of application.

23.2.4 Sites of Patch Test Application

The upper back is the preferential site for patch test application for various reasons: the flat surface permitting good occlusion and the ample application surface, generally not affected by diseases, not normally exposed to the sun and less prone to scratching. If necessary, the outer surface of the upper arms or thighs can be used.

Skin reactivity varies from one anatomical region to another: the forearm, for example, is less sensitive than the back to the elicitation of contact allergy to nickel [53]; when executing a repeated open application test (ROAT), the lower arm is less sensitive than the upper arm, while the back is the most reactive [54]. The proposed greater reactivity of the upper back compared to the lower back [55] was not confirmed by other studies [53, 56].

23.2.5 Occlusion Time

An occlusion time of 48 hours is recommended. Allergen dose and occlusion time are, in theory, parameters that will affect the results of patch tests, and are also correlated, since the dose is standardized for an occlusion time of two days. Most textbooks and authors recommend this

Table 23.3 SIDAPA (Italian Society of Allergological, Occupational and Environmental Dermatology) baseline patch test series

Allergen	Concentration (%)	Vehicle
Nickel sulfate	5	pet.
Neomycin sulfate	20	pet.
Sorbitan sesquioleate	20	pet.
Thiuram mix	1	pet.
Tetramethylthiuram monosulfide	0.25	—
Tetramethylthiuram disulfide	0.25	—
Tetraethylthriuram disulfide	0.25	—
Dipentamethylenethiuram disulfide	0.25	—
p-tert-Butylphenol formaldehyde resin	1	pet.
N-isopropyl-N'-phenyl-*p*-phenylenediamine	0.1	pet.
Fragrance mix I	8	pet.
Cinnamic alcohol	1	—
Cinnamal	1	—
Hydroxycitronellal	1	—
Amyl cinnamal	1	—
Geraniol	1	—
Eugenol	1	—
Isoeugenol	1	—
Oak moss absolute	1	—
Hydrocortisone 21 acetate	1	pet.
Peru balsam	25	pet.
Paraben mix	16	pet.
Methylparaben	4	—
Ethylparaben	4	—
Propylparaben	4	—
Butylparaben	4	—
Mercaptobenzothiazole	2	pet.
p-Phenylenediamine (free base)	1	pet.
Dimethylpropylamine	1	pet.
Budenoside	0.01	pet.
Benzocaine	5	pet.
Methylchloroisothiazolinone/methylisothiazolinone (3:1)	0.02	aq
Cobalt chloride	1	pet.
Fragrance mix II	14	pet.
Hydroxyisohexyl 3-cyclohexene carboxaldehyde	2.5	
Citral	1	—
Farnesol	2.5	—
Coumarin	2.5	
Citronellol	0.5	—
Hexylcinnamal	5	—
Colophony	20	pet.
Potassium dichromate	0.5	pet.
2-Hydroxyethyl methacrylate	2	pet.
Formaldehyde	2	aq.
Wool alcohols	30	pet.
Disperse mix	6.6	pet.
Disperse blue 35	1	—

Table 23.3 (Continued)

Allergen	Concentration (%)	Vehicle
Disperse yellow 3	1	—
Disperse orange 1	1	—
Disperse orange 3	1	—
Disperse red 1	1	—
Disperse red 17	1	—
Disperse blue 106	0.3	—
Disperse blue 124	0.3	—
Epoxy resin	1	pet.
Mercapto mix	2	pet.
2-4-Morpholinylmercaptobenzothiazole	0.5	—
Dibenzothiazyl disulphide	0.5	—
N-Cyclohexyl-2-benzothiazylsulfenamide	0.5	—
Mercaptobenzothiazole	0.5	—
Hydroxyisohexyl-3-cyclohexene	5	pet.
Methylisothiazolinone	0.2	aq.

pet. = petrolatum, aq. = aqueous

Table 23.4 Dose of allergen in the common chamber sizes (modified, by [5])

Chamber	Liquid preparation	Preparation in petrolatum	μl/mg/ cm^2
Finn Chamber ® (area 0.5 cm^2)	15 μl	20 mg	30/40/ cm^2
Van der Bendt ® (area 0.64 cm^2)	20 μl	25 mg	31/39/ cm^2
IQ Ultra ® (area 0.68 cm^2)	20 μl	25 mg	29/36/ cm^2

occlusion time, although some centers still prefer 24 h occlusion [57]. A longer occlusion time is not recommended.

23.2.6 Practical Suggestions

Conservation of Haptens. Haptens must be kept in the refrigerator or in cold environments in the dark, because exposure to light and/or high environmental temperatures can modify their diagnostic potential.

Sequence of Haptens. To minimize the excited skin syndrome phenomenon, it is wise to avoid testing haptens that provoke extreme positive reactions or cross react in nearby sites; this precaution is recommended even if the phenomenon is not reproducible [58].

Rimoval of Hairs. To improve the adhesion of the test apparatus to the skin, hairs must be dry shaved, although it should also be borne in mind that the patch applied on a shaved area can provoke irritation.

Removal of Skin Grease. In cases of a greasy skin, it is better to delicately cleanse the site of application of the tests with ethanol, left to evaporate.

23.3 Reading Times

Patch tests are applied on day O (DO) and removed on D2. In the literature, the best solution is considered to be 3 readings at different times. The first reading should be at D2, 15–60 minutes after removal, being the time necessary for resolution of pressure effects. A second reading at D3 or D4 is a must [59]. A further reading between D5 and D10 is necessary at least for some allergens, since about 7–30% of positive reactions would otherwise be missed [60–62].

In some countries, the first reading is made at D3 or D4. A single reading at D4 is absolutely not recommended. In one study in which reading was done several times between D2 and D9, it was noted that most of the positive reactions were observed at D4, but various other reactions were

Table 23.5 Positive reactions to nickel at D1–D5 in 577 patients

	D1	D2	D3	D4	D5
N° patients	250	296	21	8	2
% Positive reactions	43.3	51.3	3.6	1.5	0.3

Table 23.6 Reading times of patch tests after 48 h occlusion: 3510 positive reactions among 3312 patients

Positive reactions at D2	90.7%	98.2%
Positive reactions at D3	7.5%	
Positive reactions at D4	1.5%	
Positive reactions at D5	0.2%	
Positive reactions at D6	0.1%	

still evident at D7 [60]. A single reading at D2 is not therefore appropriate [63]. In conclusion, at least two readings of patch tests reactions are recommended: at D2/D3 or D4, and around D7 [64].

Our unpublished data on patch tests reading times demonstrated that at the reading on D2 the incidence of positive reactions was about 90%; this incidence increased at subsequent readings until D7. "Delayed" positive reactions are observed after D3/D4, related in particular to neomycin, nickel, wool alcohols, paraphenylenediamine, corticosteroids, and aminoglycoside antibiotics. In 577 patients with clinical manifestations and a medical history definitely related to nickel allergy, we performed 5 patch tests with nickel sulfate 5% pet., and made daily readings from D1 to D5: at D1, 43.3% of the subjects already showed a positive response; at D3 the positive responses had reached 98.2% of the cases; a further 1.8% of positive responses was observed at D5 (Table 23.5). In another study conducted in 3312 patients patch tested with the standard European series, making daily readings from D2 to D6 we observed that over a total of 3510 positive reactions, 98.2% were observed at D3, 1.5% at D4, and a further 0.3% between D5 and D6 (Table 23.6).

23.4 Reading Scale

The quali-quantitive assessment of allergic reactions takes into account the reading parameters reported in Table 23.7, namely erythema, edema, infiltration, papules and vesicles. Other parameters are the fine skin structure, reaction surface and area involved [3–9]. Unequivocally, allergic reactions and those of irritant type are generally well defined.

Instead, a problem of interpretation arises in the presence of reactions featuring only erythema, and so reported as "?+" or "±". Erythema is an intensity parameter and so cannot discriminate alone between an allergic and a non allergic reaction. Edema is also essentially an intensity parameter. A reaction with just erythema, or doubtful, must be checked at a later time by repeating the patch test, if necessary with a different antigen concentration or by applying the use test.

The fine structure of an allergic reaction, that is also appreciable at superficial digitopalpation, consists of minute vesicles and/or papules and must be homogeneous all over the test area: the reaction will tend to spread beyond the test area, with indistinct borders (Fig. 23.1), although some antigens (Kathon CG, fragrance mix, thiuram mix) often induce well-demarcated reactions circumscribed to the test area (Fig. 23.2).

The readings of patch tests must be done by a dermatologist with adequate experience, and even in this case inter-observer variability has been demonstrated, when discriminating irritant and doubtful reactions and distinguishing between doubtful and weak positive reactions [65, 66]. It has also been observed that some substances (corticosteroids) in a liquid vehicle can give rise to a ring-shaped test reaction, and that clearly allergic reactions are then elicited at higher concentrations of the same allergen [67]. A continual process of standardization of reading parameters is therefore desirable [65].

23.4.1 Irritant Reactions

The irritant reaction has typical morphological characteristics, although it may sometimes be difficult to differentiate from a "one plus" reaction.

Irritant reactions are, of course, more likely when testing the patients' own materials or

Table 23.7 Qualitative/quantitative evaluation of allergic reactions

? +	Doubtful reaction: faint erythema only
+	Weak positive reaction: homogeneous erythema, infiltration, possible papules or vesicles
++	Strong positive reaction: erythema, infiltration, papules and vesicles
+++	Extreme positive reaction: erythema, edema, infiltration, coalescing vesicles
IR	Irritant reaction
–	Negative reaction
NT	Not tested

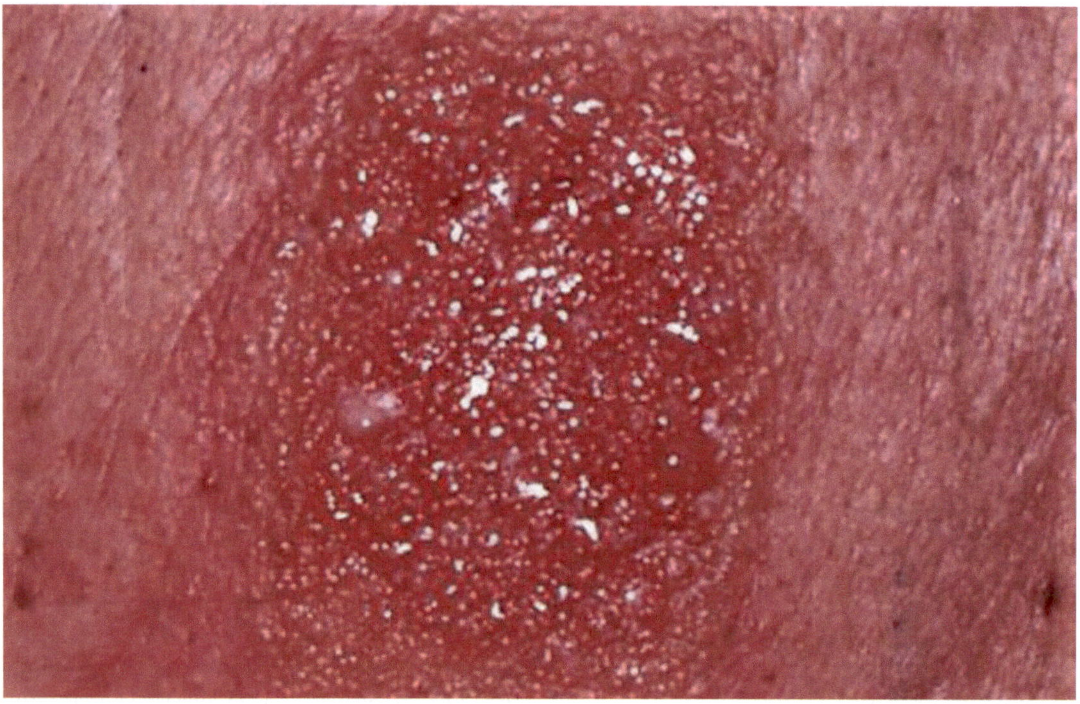

Fig. 23.1 Positive patch test reaction with indistinct borders (Reproduced with permission by Nettis and Angelini [8])

substances that are not well known, so their concentration is not standardized. Even within the baseline series there can be problems of this type, as with formaldehyde, for example. When doubts arise, a dilution series should be performed: in the presence of a true allergen, there will be a positive reaction in several dilutions, whereas this will not occur in cases of an irritant reaction.

In irritant type reactions the fine structure is not homogeneous all over the test area and the margins are in most cases clearcut. There are various types of irritant reactions (Table 23.8). Among those most frequently observed, purpuric reactions (Fig. 23.3) are generally induced by cobalt chloride. Pustular reactions, with elements in follicular sites or the sweat gland outlets, sometimes on a poorly erythematous base, are generally linked to metals (chromium, cobalt and, in particular, nickel) (Fig. 23.4) and are most often observed in children and atopic subjects; cytodiagnostic examination of the pustules reveals neutrophils. Exclusively papulous reactions in follicular sites are not significant either. Blisters are uncommon if optimal hapten materials are used; if they appear, or there is necrosis,

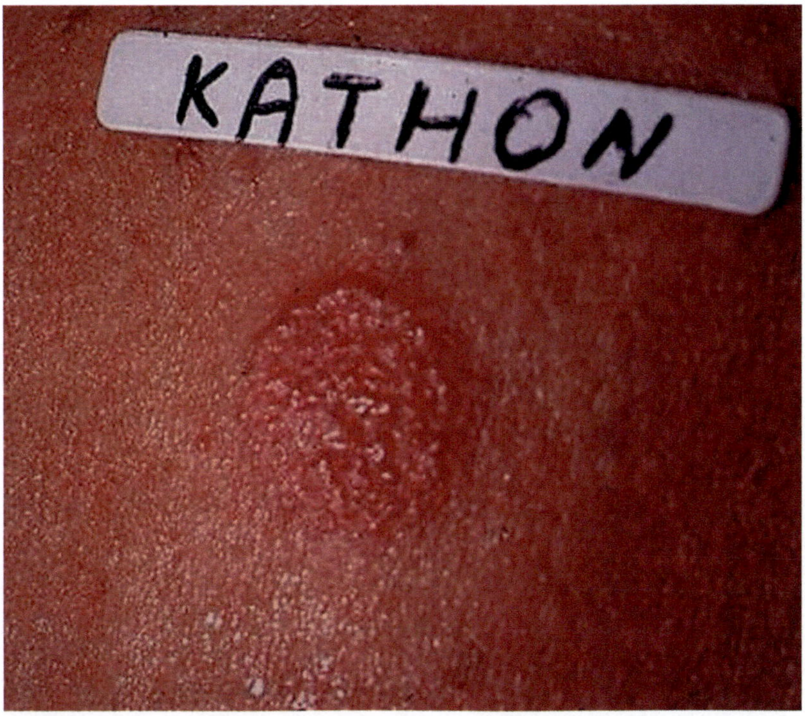

Fig. 23.2 Positive patch test reaction with demarcated borders (Reproduced with permission by Nettis and Angelini [8])

Table 23.8 Irritant reactions

Non homogeneous faint erythema
Purpuric reaction
Pustular reaction (sometimes with weak erythema)
Papular elements with a follicular pattern
Shampoo or soap effect
'Cigarette paper' skin
Bullous reactions
Necrotic reactions
Excited skin syndrome

an artefact should also be suspected, consciously induced by a simulator for illicit purposes (e.g. to gain recognition of an occupational disease) (Fig. 23.5).

The soap or shampoo effect, in which the skin is weakly erythematous, the skin folds are accentuated and the margins of the lesions are clearcut, is due to substances with a tensioactive power (soaps, shampoos, quaternary ammonium salts, triethanolamine). Owing to the poor viscosity of vaseline or other vehicles, the hapten material can accumulate at the periphery of the test area, at a relatively increased concentration, thus causing erythemato-purpuric and/or bullous lesions ("edge effect") (Fig. 23.6).

The excited skin syndrome, or "angry back", is a skin hyperreactivity phenomonen whereby an intense positive reaction to one or more substances (e.g. those whose concentration in use for patch tests is near to the irritant threshold: formaldehyde, wool alcohols, parabens, paraphenylenediamine) can give rise to false positive reactions to nearby haptens, even if to a lesser degree. This can also occur when patch tests are executed in the active disease phase, and when cross reacting substances are tested nearby. If this phenomenon is observed, all the substances that elicited positive responses must be retested, one at a time, at intervals of one week between each.

Reading patch tests on D3/D4 can be useful also in order to differentiate positive from irritant reactions: in fact, the former tend to show

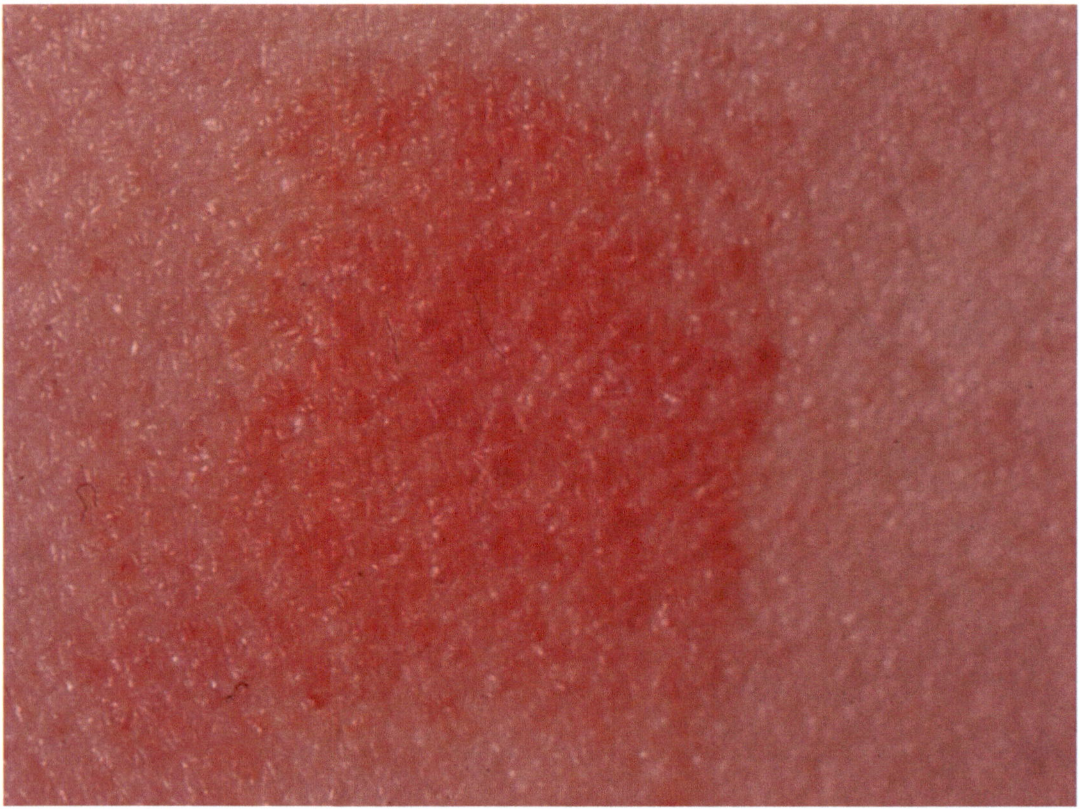

Fig. 23.3 Irritant purpuric patch test reaction to cobalt chloride

an increased intensity over time whereas the latter generally decline or resolve over time.

23.5 False-Positive Reactions and False-Negative Reactions

Most common causes of false-positive and false-negative reactions are reported in Tables 23.9 and 23.10.

Some causes of false-positive reactions are controllable but others cannot be monitored. It may sometimes be useful to execute control tests using a blank patch or one containing just vaseline.

Among uncontrollable causes of false-negative reactions, the following are the most common events: the execution of the patch tests during a refractory or "anergic" phase; the test does not reproduce the real clinical conditions (e.g. multiple applications of the etiological agent in favoring conditions, such as sweating, pressure, damaged skin, friction); the possibility that the transcutaneous penetration is less in the test application site than in the clinical exposure (axillae, eyelids). In the latter event, scratch-patch tests or pretreatment of the site with stripping can be made, or else enhancers of skin absorption can be used (e.g. transcutol) [68].

23.6 Testing with the Patient's Own Products

Guidelines for patch testing with the patient's own products have been reported in the literature [1, 69–71]. These tests are particularly important in cases of occupational contact dermatitis, because many substances present in working environments are not available in

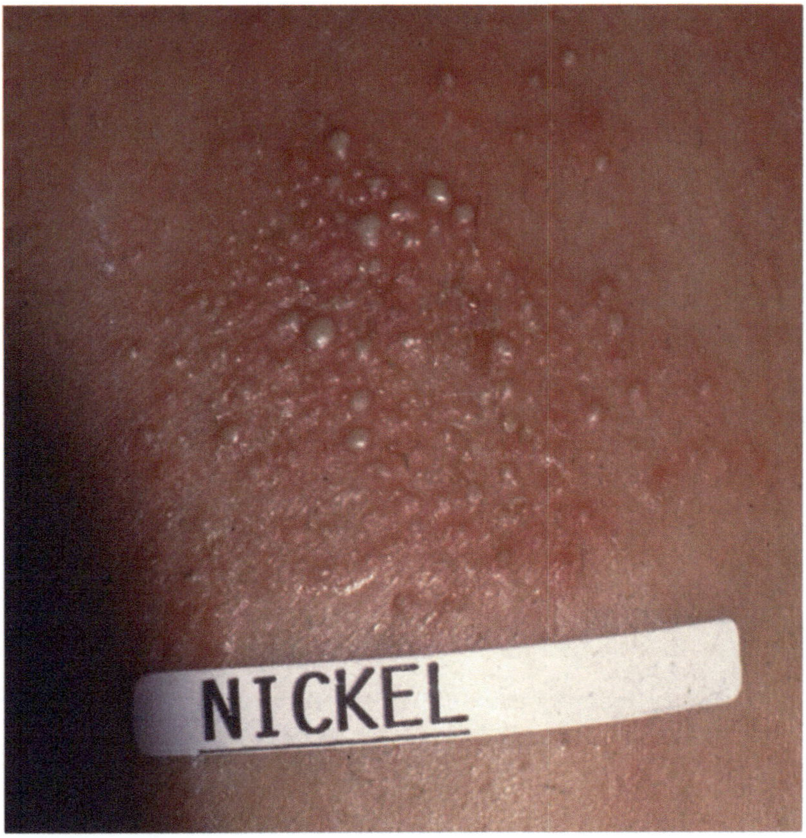

Fig. 23.4 Irritant pustular patch test reaction to nickel

standardized doses on the market. Other frequent test materials are topical medicaments, cosmetics, and rubber and leather products.

The execution of tests with the patient's own materials requiries proper experience and a highly trained staff. Above all it is important to know all about the products to be tested, relying on safety data sheets, lists of ingredients on the packages (INCI lists) products information leaflets, and the internet. Much of this information needs to be provided directly by the manufacturers, although producers are often not aware of contaminants or materials present under a different nomenclature.

The concentration of a substance that must be patch tested is vitally important. It may be too low in a product and so give rise to false-negative reactions. Many products need to be diluted in view of their irritant potential (shampoos, toothpastes), and this can also give rise to false-negative reactions. On the other hand, when a product is not sufficiently diluted it can elicit false-positive reactions or induce sensitization. It is therefore important to know the ingredients of a product in order to be able to test them singly. In this regard, some cosmetic companies provide the separate ingredients of a product at adeguate concentrations for patch testing, while others tend to supply the ingredients in dilutions as used in the products, that may be too low and therefore give rise to false-negative reactions. Dermatological centers with experience in non-standard test materials prefer to decide for themselves about the concentration, provided they have access to the pure substance and have a detailed knowledge of the chemical toxicity.

In any case, it is wise not to test completely unknown substances because of the possible

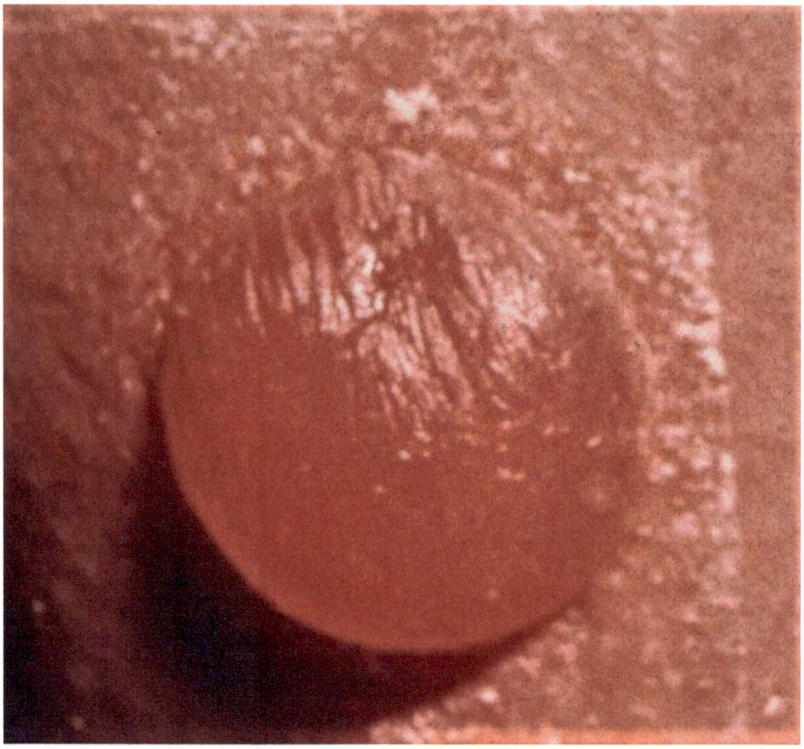

Fig. 23.5 Irritant bullous patch test reaction: an artefact in conscious simulator

local (necrosis, scarring, pigmentation/depigmentation) and systemic side effects they could induce. For the same reason, one should not test extremely hazardous substances, like strong acids and alkalis, and poisonous chemicals.

Other than patch and photopatch tests, additional methods can also be employed, such as open and semi-open or semiocclusive tests, use tests, repeated open application tests (ROATs), and prick tests (in cases of protein contact dermatitis or immediate skin reactions). Patch tests are done with products lacking any irritant substances (cosmetics, lotions, topical medicaments), while open and semi-open tests are useful if the products contain irritant ingredients (shampoos, liquid soaps, nail varnishes, medicaments containing benzoyl peroxide, tretinoin, capsaicine, quaternary ammonium compounds, industrial products such as glues, paints, inks, varnishes). The material is appliesd on the skin with a cotton swab (about 15 μl) on a small area (2 × 2 cm) and left to dry; then it is covered with acrylic tape [71].

The choice of vehicle depends on the product characteristics, solubility and pH. When testing water-soluble chemicals, it is necessary to check the pH before testing. Neutral products (pH 4–9) can be diluted in distillled water (at this pH range few irritant type reactions occur). For more alkaline or acidic substances, the use of buffer solutions is recommended to reduce skin irritability: acid buffer (pH 4.7) is used for alkaline products (pH>9) and alkaline buffer (pH 9.9) for acid products (pH<4) [72]. Substances with a pH of less than 3 or more than 10, that are normallly used in closed systems, should not be tested. Water-insoluble chemicals are usually diluted in petrolatum or, alternatively, acetone, ethanol, olive oil.

Solid materials can be used as is, placing scrapings or fragments in the test chamber or directly on acrylic tape. Pieces of material

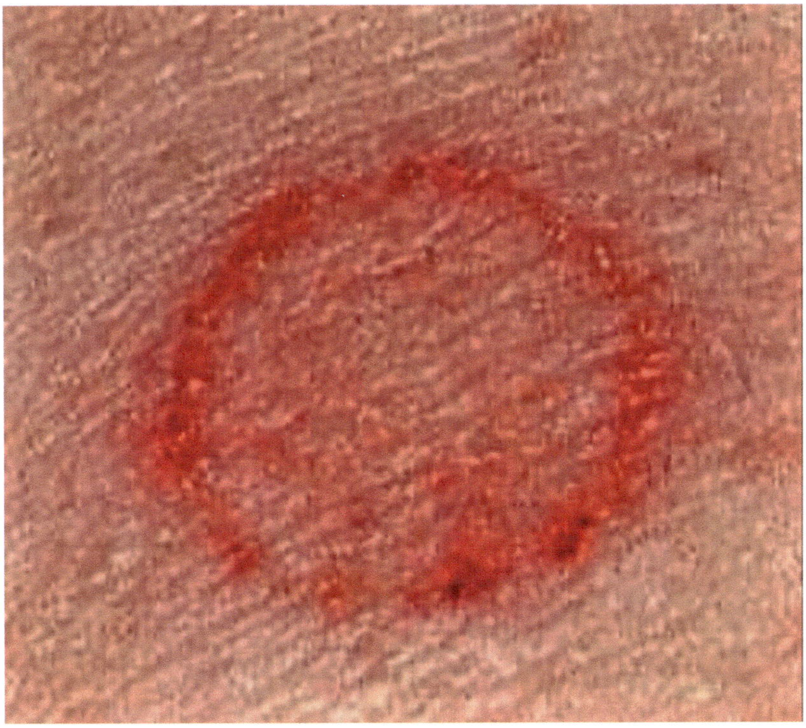

Fig. 23.6 Irritant patch test reaction ("edge effect") (Reproduced with permission by Nettis and Angelini) [8])

Table 23.9 Most common causes of false-positive reactions

High concentration of the hapten
Irritant vehicle (in particular solvents)
Impurities or contamination products in the test substance
Eczematous lesions on or near the site of application of the test
Execution of patch tests in the active disease stage
Highly irritable skin
Intense reaction to the patch
Substance in crystals form not uniformly distributed in the vehicle
Mechanical irritation due to solid material compressed in the support
Excited skin syndrome
Finn Chamber® (following immunotherapy with intradermic allergenic extracts for allergy to pollens, some patients develop sensitization to aluminium. Moreover, some substances with a mercury base can react with aluminium)

(textiles, gloves, shoes) (2 × 2 cm moistened with saline solution) or scrapings of plastic materials are placed in occlusion for 48 hours. In these conditions, however, the possibility of false-negative (sensitizer concentration too low, sensitizer not released) or false-positive reactions (pressure effect of sharp particles) should be taken into account. The sensitizer can be extracted with water or solvents, depending on the characteristics of the material to be studied. Alternatively, for solid materials ultrasonic bath extracts can be used (small pieces of the material, in water or organic solvents, extracted in an ultrasonic cleaner device and finally filtered) [73]. Another method is to perform patch tests with thin layer chromatograms of textiles, gloves, rubber, and any other materials [74].

Table 23.10 Most common causes of false-negative reactions

Low concentration of the hapten
Insufficient quantity of hapten applied
Substance not released by vehicle
Insufficient occlusion
Too short a duration of the contact due to detachment of the test apparatus
Test not applied at the recommended sites
Topical treatment with corticosteroids or UV irradiation at the test sites
Reading of tests not prolonged over time: some substances can give 'delayed' reactions
Allergen in non active form, because insufficiently oxidated (turpentine) or degraded
High patient sensitization threshold
Systemic treatment with corticosteroids or immunosuppressants

Table 23.11 Testing of some patients' products

Product	Concentration	Comment
Eye makeup	As is	Semi-open test first (mascara, cleansers)
Facial makeup	As is	Photopatch for sunscreens in lipsticks
Moisturizers	As is	Photopatch for sunscreens
		ROAT or use test to confirm positive patch test reaction with lotions
Sunscreens	As is	Photopatch tests
Self-tanning creams	As is	
Perfume products	As is	Photopatch for chronic actinic dermatitis
Deodorants	As is	
Shaving products (creams, soaps)	1% (w)	Semi-open test
Cleaning products	1% (w)	Semi-open test
Hairdressing products		
Spray, gels	As is	Semi-open test first
Dyes	2% (w)	Active sensitization possible; semi-open test
Nail cosmetics		
Lacquers	As is	Semi-open test only
Lacquer removers		Do not test (highly irritant)
Glue for artificial nails	0.01–1%	Semi-open test first
Paints, lacquers	0.1–5% (pet.)	Detailed information on chemical composition first
Organic solvents	0.1–10% (pet.)	
Greases, oils		
Lubrificant greases	As is and 20% (pet.)	Semi-open test first
Lubrificant oils	As is, 50%,10% (oo)	
Hydraulic oils	1% (oo)	
Metal working fluids		
Water-based	5% (w)	
Oil-based	50% (oo)	
Adesive tapes	As is	
Glues	1–10% (pet.)	Semi-open test only; strong irritants

w = water, pet = petrolatum, oo = olive oil

Table 23.11 reports details on how to test some patients products [71]. Leave-on cosmetics and topical medicaments can be tested as is but a negative result does not exclude a contact allergy (possible low concentration in the product). Rinse-off cosmetics can be tested at concentrations of 1–10% in aq., depending on the formulation.

Metal-working fluids are often diluted before use at the work place. The allergens they contain are biocides, rust preventives, emulsifiers, and tall oil derivatives. It is best to take the products to be used directly off the machine because they may contain important impurities, like metals, preservatives and perfumes added as odour masks in the circulatory system. Fresh water-based products are tested at a concentration of 5% in aq.; used products have generally been diluted at 4–8% and so can be tested as is, while otherwise the concentration must be adjusted to 5%. Oil-based metalworking fluids, fresh or used, are tested at a 50% concentration in olive oil.

Powdery materials (ground dust, scrapings or small cut pieces) should first be moistened with water or organic solvents and then tested in chambers. Larger pieces (textiles, gloves) can be tested semi-open, covered with surgical test tape, without a chamber.

As regards plants, fresh or dried material can be tested as is provided that the botanical identity is known. The different parts of the plant are tested in duplicate, with a drop of saline and ethanol, since some components are water-soluble and others ethanol-soluble. Tropical woods may be strong irritants or sensitizers.

Naturally, any center that intends to test the patient's own products must be equipped with the proper laboratory equipment (containers, syringes, stirrers, spatulas, mortars, pipettes, etc.).

23.7 Potential Adverse Effects

According to the various authors, the greatest hazard is the omission of patch testing procedures in the management of patients with contact dermatoses [7, 75], as this omission could cause the dermatitis to become chronic and gradually worsen, seriously affecting the patient's work and quality of life.

Table 23.12 Adverse effects of patch testing

Irritant reactions
Active sensitization
Koebner phenomenon
Persistence of positive reactions
Necrosis, scarring, and keloids
Flare-up and/or worsening of dermatitis
Hyper- and hypopigmentation at the sites of positive reactions
Anaphylactoid reactions
Adhesive tape and patch test material reactions
Bacterial and viral infections

Like all in vivo diagnostic methods, patch tests can have adverse effects, albeit rarely and in most cases of a mild degree (Table 23.12). The occurrence of adverse effects is directly proportional to the dermatologist's experience and to any failure to observe the correct norms for the performance of the tests and recommendations reported in the guidelines. In any case, adverse effects must be regarded as "complications" not "risks" of patch tests, and therefore should not exclude their use.

Irritant Reactions. Skin irritation can be observed when testing non standardized products or substances, despite appropriate dilutions. Irritant and allergic reactions to patch test materials and to adhesive tapes have been greatly minimized since the introduction of modern acrylate adhesives and aluminium patches (Finn Chamber ®) (Figs. 23.7, 23.8, 23.9, and 23.10) [76–86].

Active Sensitization. This is an important complication of patch testing, even if rare. It consists of a positive patch test reaction that generally develops after two weeks from an initial negative response on the same site. It can sometimes be difficult to differentiate active sensitization due to patch testing from a delayed patch test elicitation reaction [87]. To confirm the diagnosis of active sensitization, the patch tests need to be repeated: a positive elicitation response appearing after a normal latency of

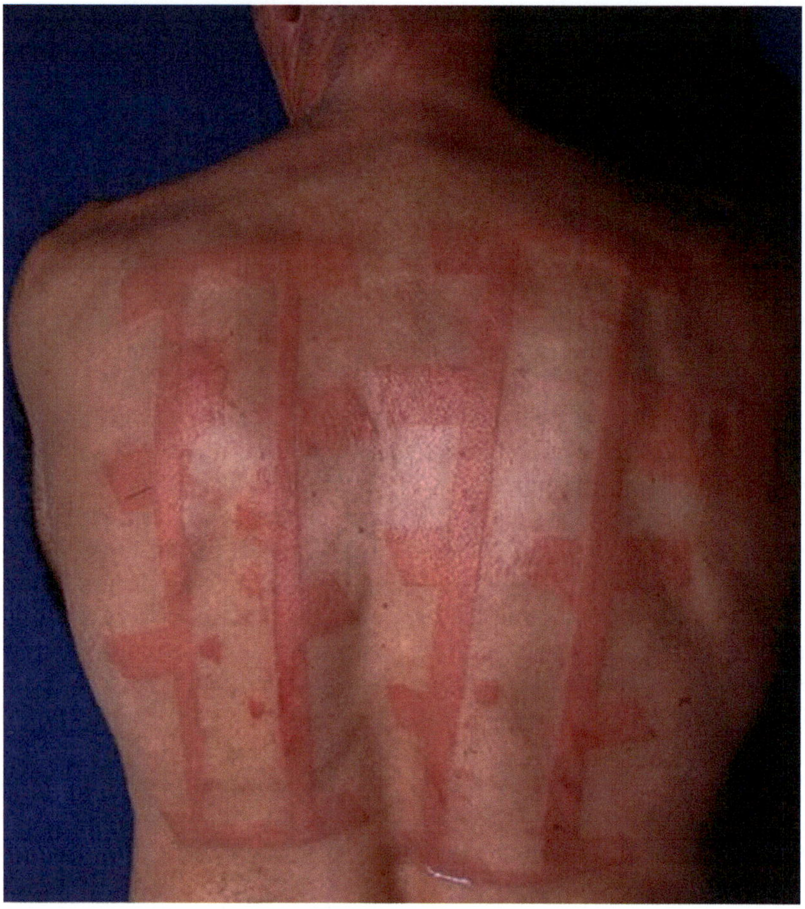

Fig. 23.7 Allergic reaction to adhesive tape from colophony

1–4 days supports the suspicion of active sensitization, especially in cases when the substance has been diluted 10–100 times [88]. However, in some cases it is likely that the tests may have the effect of boosting a preexisting weak sensitization.

The allergens most prone to give rise to active sensitization are paraphenylenediamine, para-tertiary-butylcatechol, acrylates tested at higher concentrations, compositae mix, primula extracts, isothiazolinones, and chloracetamide [87–92].

To study the risk of patch tests sensitizing, Meneghini and Coll [93] repeated patch testing of 181 patients who had contact dermatitis and 100 patients with various dermatoses: new positive patch tests were observed in 31 patients with eczema and 4 from the other group. The authors concluded that the new reactions had been due to further environmental exposure rather than to patch test active sensitization. In a follow-up study, Meneghini and Angelini [94] followed a further group of 461 patients who were retested one or more times over a period of 3 years (Table 23.13); in 25% of the cases of allergic contact dermatitis, new positive reactions were observed. Nevertheless, the clinical history and follow-up of these patients highlighted the specific role of further contacts, especially of occupational type or with topical medicaments. Moreover, in a further 25% of the cases, despite the persistence of the harmful contact, the previous allergic reactivity disappeared, most likely due to the development of immune tolerance.

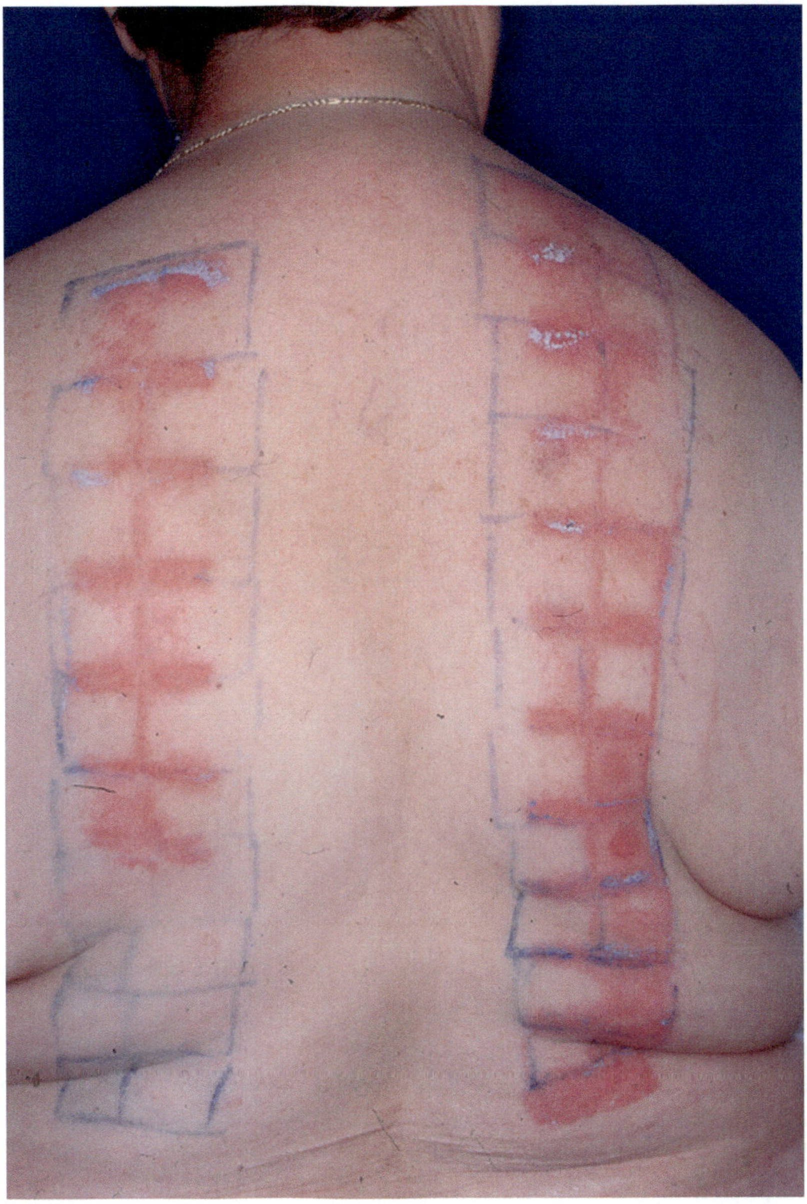

Fig. 23.8 Irritant reaction to acrylate-based adhesive tape

This phenomenon has been demonstrated in both experimental and clinical studies.

In addition, the same authors conducted daily observation for 20–30 days of 351 hospitalized patients affected by contact dermatitis and patch tested. They did not observe any cases of active sensitization (unpublished data). On the basis of this finding, the authors emphasized that patch testing does not cause new sensitizations provided that proper techniques are employed.

Flare-up of Contact Dermatitis. Sometimes, a strong positive patch test reaction may be accompanied by a specific flare of an existing or previous contact dermatitis. These flare-up reactions confirm the specific causal role of the allergen in inducing the contact dermatitis; they

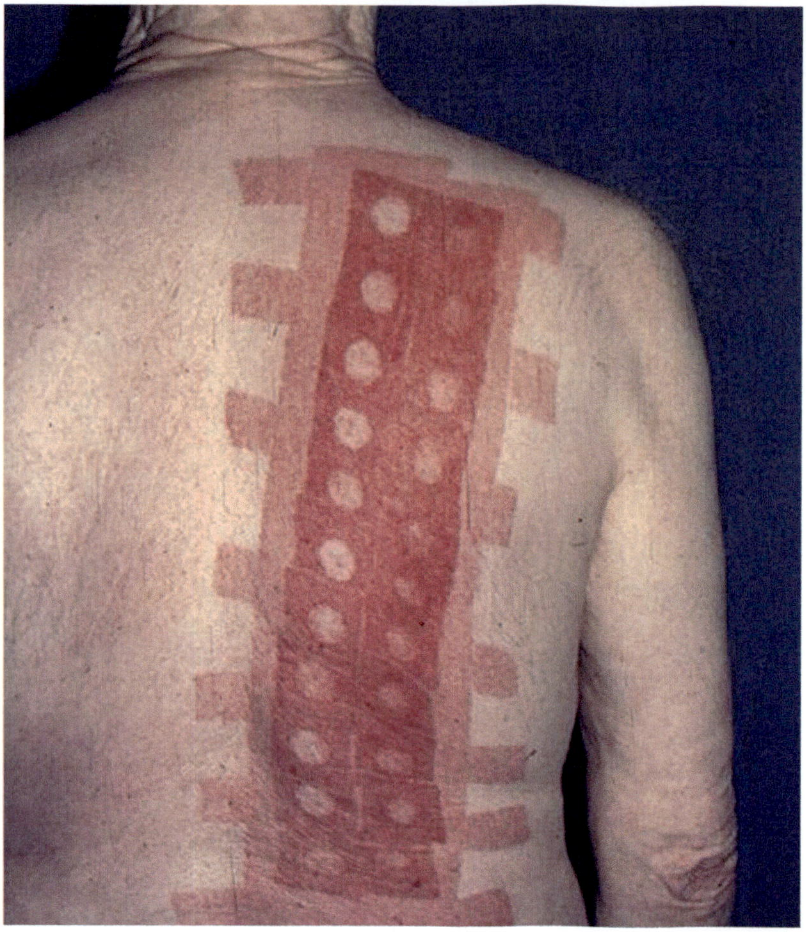

Fig. 23.9 Allergic reaction to common (colophony) and acrylate-based adhesive tapes (Reproduced with permission by Nettis and Angelini [8])

Table 23.13 Results of repeated patch tests done once or several times over a period of 3 years in 461 patients with contact dermatitis

A. 208 patients with allergic contact dermatitis
1. In 50% persistence of sensitization
2. In 25% disappearance of positive reactions
3. In 25% appearance of new positive reactions
B. 253 patients with irritant contact dermatitis No appearance of sensitization

seem to be more frequent in cases of polysensitized patients [95].

The Koebner Phenomenon. A positive patch test reaction in a patient with active psoriasis or lichen planus may reproduce these dermatoses at the patch test sites. This localized effect will resolve rapidly with the use of a topical corticosteroid product.

Persistent Reaction. A positive patch test reaction can sometimes persist for up to several weeks. The case of a persistent reaction to paraphenylenediamine lasting more than one month has been reported [96]. Notoriously, gold chloride 0.5% aq. causes persistent reactions, even when the allergic subject has not been reexposed to gold for a long time. Palladium tetrachloride has also been reported to cause persistent granulomatous reactions [97, 98]. Intralesional injections of a corticosteroid will rapidly resolve the problem.

Pigmentation Alterations. Hyperpigmentation from patch testing rarely occurs; it is more

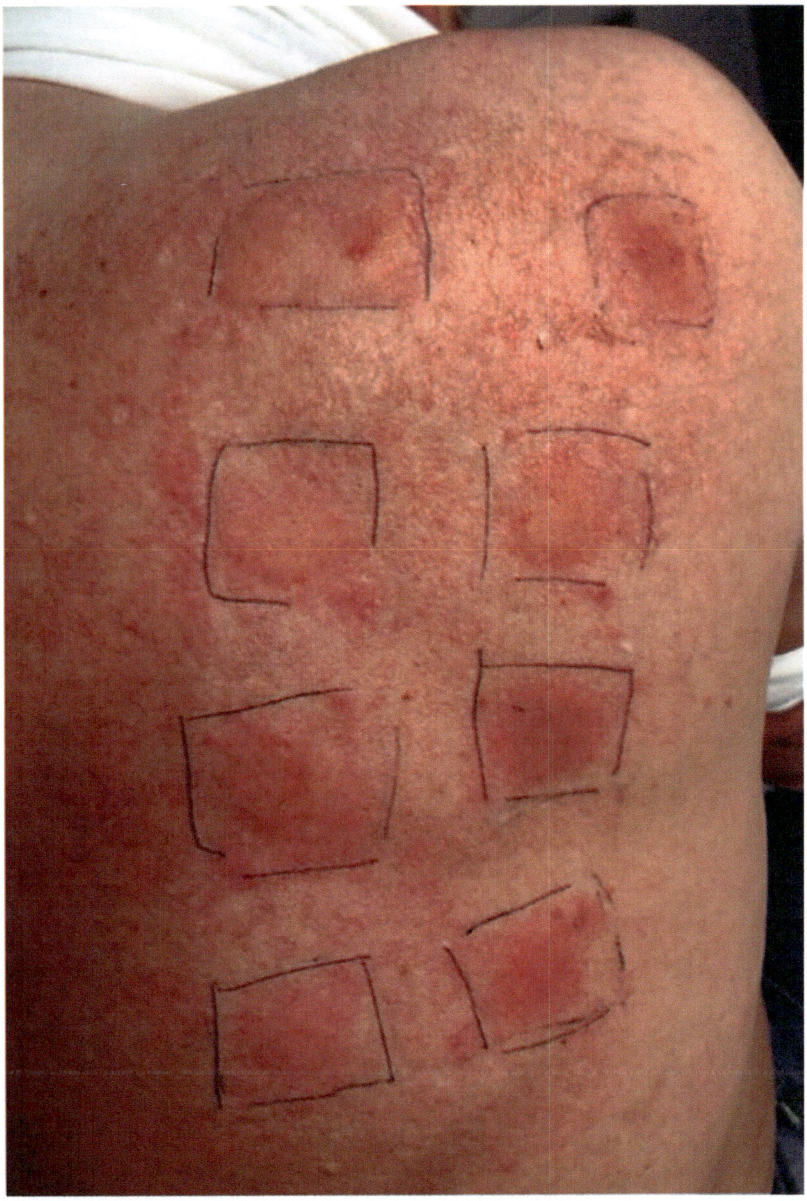

Fig. 23.10 Allergic reactions to modified colophony present in adhesive tape used to fix the filter papers patches

common in dark pigmented subjects. Such a change may last for several weeks. Exposure to the sun immediately after the removal of patch tests for fragrances can induce hyperpigmentation. Hydroquinone and various other depigmenting substances cause depigmentation (see Chap. 17). These pigmentary changes are not a serious problem because patch tests are normally performed on the back, and so such reactions are covered by clothing. Preparations like Covermark ® can hide the marks until they resolve.

Necrosis, Scarrings, and Keloids. These extremely rare adverse effects may occur after patch tests with strong acids and alkalis or chemicals of unknown composition, in particular if the patient keeps scratching or a superimposed infection develops.

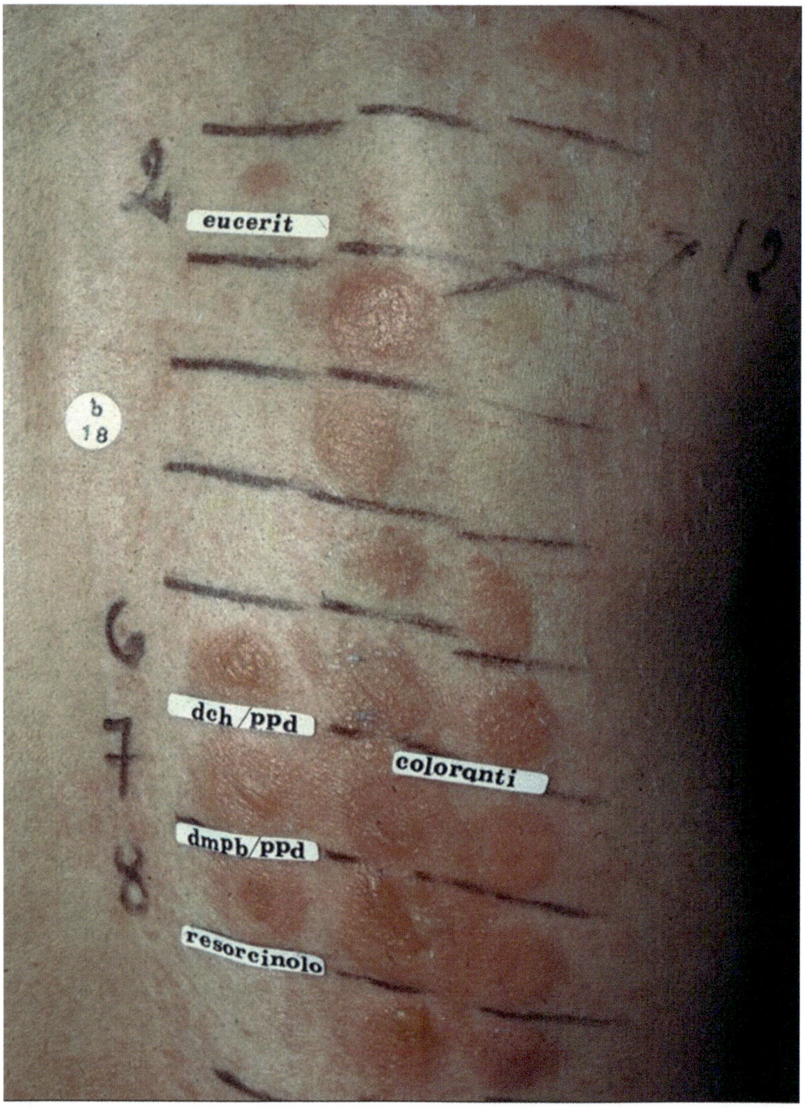

Fig. 23.11 Multiple positive patch test reactions (excited skin syndrome)

Anaphylactoid Reactions. In rare cases, these have been observed 30 minutes after performing patch tests with penicillin, neomycin, gentamycin, or bacitracin. Ammonium persulfate, used to bleach hair, can in rare cases produce a non specific idiosyncratic release of histamine and consequently an anaphylactoid reaction, and should not therefore be used for routine patch testing.

23.8 The Excited Skin Syndrome

The term "angry back" is used to describe a regional phenomenon caused by a strongly positive reaction whereby, due to a state of skin hyperreactivity, various other nearby patch test sites become reactive (Fig. 23.11) [99–101]. Repeating patch tests with the substances that gave these concomitant "positive" reactions, it was found that 42% of them were negative, suggesting that false-positive reactions had occurred [101]. The approximately 40% incidence of excited skin syndrome has been confirmed by other authors [102]. In such circumstances each substance needs to be retested singly.

The allergens that most often induce strongly positive reactions, and hence non specific reactions in adjacent patch tests sites, are nickel sulfate and potassium dichromate. Therefore, when a patient's history strongly suggests causality of one of the two allergens, it can be tested in another skin site in order to minimize the phenomenon, also known as "status eczematicus" [103]. Since patch tests can be performed elsewhere besides the back, the term "angry back" was later changed to "excited skin syndrome" [104, 105]. In subjects with excited skin syndrome on the shoulders, patch tests repeated on the arms give comparable results, some of which are reproducible and others non reproducible; a strong reaction on an arm can produce a unspecific response on the other arm, so the phenomenon is not necessarily localized.

This phenomenon, not convalidated by other studies [58], has raised the problem of reactions that can be lost when retesting patients. It is, of course, true that over time new reactions can develop. This was demonstrated by Meneghini and Angelini [94] who patch tested 309 patients with contact dermatitis and found that 208 of them had one or more positive tests. Retesting the same patients with the same series of 31 allergens after 1–36 months from the first patch testing, a new situation emerged, featuring 52 cases of "loss" (25%) but 52 new cases (25%) (Table 23.13). Also other authors, retesting 174 patients with the same allergens five years after the original testing, found 18% of 'lost' cases, 29% with new reactions and 53% with the same positive reactions [106].

The principles to be followed in cases of excited skin syndrome are summarized in Table 23.14. If several positive responses to patch tests are obtained it is important to probe more deeply into the clinical history; this may be sufficient to resolve the problem, inasmuch as all the reactions could be found relevant. It is not necessary to retest singly those haptens that have elicited positive reactions if contact with them is easily avoided (e.g. neomycin), or when the clinical history decidedly denies any relevance. By contrast, it is clearly important to retest ubiquitous substances or those that are difficult to avoid, or otherwise when a medicolegal judgment is involved, or a job change for the worker under observation.

The pathogenic mechanism underlying the excited skin syndrome is not known. The phenomenon does not seem to be linked, in the absolute sense, to a state of delayed generalized hypersensitivity. In fact, it has been shown in albino mice [107] and guinea pigs [108] that it can also be provoked by an irritant mechanism.

23.9 Clinical Relevance

In order to establish the diagnosis of allergic contact dermatitis, at least two important steps should be considered: the accurate recording of positive patch test reactions as true allergic reactions or false-positives, and the assessment of their clinical relevance. This second point is extremely important in order to be able to offer the patient useful prevention norms.

Few works in literature have dealt specifically with the problem of the clinical relevance of positive reactions [109–115], and in one of these studies complaints were made about the lack or insufficient consideration of the relevance in most clinical studies of allergic contact dermatitis [112]. In practice, the question of relevance is not easily solvable and one cannot but agree with Ian Wahlberg when he said that "evaluating the relevance of a reaction is the most difficult and intricate part of the patch test procedure, and is a challenge to both dermatologist and patient. The dermatologist's skill, experience and curiosity are crucial factors" [114].

Table 23.14 Behavior strategy in patients with excited skin syndrome

1. If several positive reactions appear, concentrate on eliciting a more detailed clinical history
2. It is not necessary to retest substances singly if:
A. the substance can easily be avoided
B. the clinical history decisively denies any relevance
3. It is important to retest single substances if:
A. the substance is ubiquitous
B. the substance is not easy to avoid
C. the patient has the possibility of a job change
D. a medico-legal assessment is involved

Table 23.15 Assessment of clinical relevance of positive patch test reactions

1. Probe the present and past clinical history more deeply
2. Reconsider occupational and non occupational exposure
3. Important clinical aids a. Correspondence between the site of the dermatitis and site of exposure b. Peculiar clinical pictures due to specific allergens
4. Consider recurrence or worsening of the dermatitis following patch tests
5. Carefully consider all possible contact modes (direct, airborne, ectopic)
6. Consult detailed lists of ubiquitousness of allergens
7. Consider a visit to inspect the work place
8. Analyze the environmental conditions at the work place
9. Gather information about chemical products from the producers
10. Resort to additional tests

Table 23.16 Additional tests to make a more precise assessment of relevant reactions

Use test
Roat
Patch tests with scaled dilutions of the allergen
Chemical analysis of the incriminated product
Search for impurities in the incriminated product
Spot tests

Relevance is the capability of a diagnostic system—in this case, patch testing—to select and highlight data appropriate to a patient's needs [111]. In this regard, positive test reactions can be classified in three categories based on the medical history [1, 113, 116].

Current Clinical Relevance. "Current" or "present" relevance is applicable when exposure to the allergen eliciting positive results can be demonstrated, and this exposure can fully or partly explain the localization and the course of the current dermatitis that led the patient to seek a dermatological visit, and the resulting execution of patch tests. The dermatitis therefore dates back some weeks or even months.

Past Clinical Relevance. This refers to clinical events in the past, explainable by the allergen but not directly correlated to the current clinical problems. Among previous clinical events and the current situation there is therefore an interim period of some time.

The possible coexistence of *past* and *current clinical relevance* also needs to be taken into account. Between present and past relevance it is not always easy to make a clear distinction: in fact, the dermatologist is often faced with the same harmful contact repeated over time, even if discontinuously, that started in the past and is still present today.

Unknown Clinical Relevance. All the possible events that do not fit into the above three points can be summarized in this last point. The positive reaction to a patch test in this case may be a sign of manifestation of a latency due to a past sensitization to an allergen (mostly of ubiquitous type), without there having been any objective clinical signs (or perhaps the patient does not remember them because they were too long ago).

Other reasons for unknown relevance include:

1. Insufficient information provided by the patient, also perhaps due to the clinician's inability to ask the appropriate questions.

2. The problem of the substance being ubiquitous in the environment and so the significance of the contact not being clarified by the clinical history.
3. The patient may be sensitized but has never developed dermatitis because of lack of exposure to sufficient allergen quantities after the sensitization.
4. Contact occurred only with cross reacting substances that were used for completely different purposes.

The term of "unknown" relevance should in any case be used only with extreme caution and after having exhaustively excluded all the above-said points through proper clinical history taking and investigations.

The assessment of the clinical relevance of a positive patch test reaction is, as stated above, a complicated process with many pitfalls. The essential points for making as accurate an assessment as possible are reported in Table 23.15. In each case, depending on the results of the patch tests, the present and past clinical history need to be further probed, as well as any specific exposure in an occupational or non occupational setting. The various types of contact (direct, airborne, systemic, ectopic) must be carefully considered. An examination of the detailed lists available about the ubiquitousness of allergens, a visit to the work place and study of the environmental conditions, as well as questioning the producers about the chemical products used, can be measures offering practical aid.

A precise assessment will demand further tests (Table 23.16), that need to be resorted to in the circumstances listed below.

Positive Patch Test to Substances in Common Use Products. In cases of positive patch tests to a substance contained in a product (e.g. a cosmetic) in common use by the patient, can it be stated that the reaction is relevant only because the culprit hapten is present in the product in use? In fact, this cannot be stated with any certainty for two reasons. The first is that the allergen that resulted positive is contained in the incriminated product, but may be present in such low quantities that it cannot elicit a reaction and so induce the dermatitis in course (it should not be forgotten that in normal conditions of use patch tests are made to elicit a high level of skin stress). If in doubt, the use test or ROAT can be made: of 10 patients with positive reactions to patch tests with Kathon CG 100 ppm, only 5 responded to the ROAT with the incriminated product [117]. Otherwise scalar dilutions of the substances resulting positive can be made, to establish the minimal elicitation threshold and compare it with the quantity of substance contained in the incriminated product. In this way, the problem of stressing the patient with preventive norms that may then be found useless can be avoided. It is pointless to ban the use of cosmetics in nickel-sensitive patients because although it is true that these products contain nickel, they generally contain such low quantities (<0.5 ppm) as to be unable to elicit a positive reaction.

The second reason is that the substance that elicited the positive response is contained in the incriminated product, but may not be released because it may be in some way complexed or kelated to carriers, preventing its release. In this case, too, the use test with the product can resolve the doubt.

Chemical analyses of products must be made when the aim is to reveal any impurities not reported in the ingredients but that may result positive because they are present in the patch test standard series.

Evaluation of Patient's Own Products. Also in cases of positive reactions to products in the patient's own use, when correctly tested, if necessary chemical analysis of these or the use test should be made.

Evaluation of a Negative Patch Test Result. A negative patch test to a product does not necessarily exclude its current clinical relevance. If a specific product is strongly suspected to have contributed to the dermatitis, but gives negative patch test results, a use test must be performed. In fact, the dose required to elicit a positive patch test reaction is up to 28-fold greater than the dose needed at open application to elicit a reaction in 14 days [118].

A use test is therefore useful to establish the clinical relevance. However, it has some limits, being valid in particular for products destined for repeated use on the skin, such as creams and topical medicaments, or products that regularly come in contact with the skin, such as cutting fluids at the use concentration, for instance [1].

Further Recommendations. In cases of positive reactions to nickel, cobalt, chronium, and formaldehyde the spot test is recommended, to identify sources of exposure at the workplace or at home.

In cases of cross reactions, it should be remembered that the sensitization could be due to another, chemically similar substance, perhaps after air oxidation or metabolic activation. This possibility should be taken into account when the substance that caused the positive patch test is not present in the environment.

In cases of a doubtful reaction, further investigations need to be made. The patch tests concentration may have been too low and should be increased. A weak patch test reaction can also be attributable to cross-reactivity to another substance, that is actually the primary sensitizer.

Finally, if negative patch test results are obtained but there is a strong suspicion of true sensitization in course, the patch tests should be repeated, widening the range of test substances as far as possible and also reconsidering various 'individual factors' that could affect the response.

Final Diagnosis. In cases of a current clinical relevance in a sensitized subject, the diagnosis of allergic contact dermatitis is made. In cases of unknown relevance, the subject is clearly sensitized and so has a contact allergy, but the criteria for a diagnosis of allergic contact dermatitis are lacking. Nevertheless, since the subject is at risk, allergy must in any case be mentioned in the diagnosis and prevention norms should be suggested to the patient. In some cases exposure to an allergen may not fully explain the dermatitis; constitutional factors and exposure to irritants must therefore be considered.

Assessment of the Clinical Relevance. When is it necessary to make a specific assessment of the relevance of an allergic reaction? This should, of course, be done in all cases so as to be able to provide the patient with targeted prevention norms. Such an assessment is in any case mandatory in all cases involving a medico-legal judgment, change of work activity, pre-employment medical test.

23.10 Patch Testing in Children

Children, whether atopic or not, can be sensitized to various environmental substances, such as topical medicaments, cosmetic products, topical products used by their care-givers (dermatitis by proxy), or to any other chemicals that come in contact with the skin [17, 18, 119–122]. The contact allergens spectrum in children is similar to that in adults. Patch testing in children is considered to be safe, and so is recommended in cases of suspected allergic contact dermatitis or to exclude the disease.

The patch testing technique is the same as in adults. However, in children, and especially very young children, some technical problems need to be considered [123]. Because of the smaller test area on the back, it may be impossible to test the whole baseline series and so selection must be made of the allergens, that should include the products the child is actually exposed to, such as topical products, antiseptics, and toys (patient's own materials) with their potential ingredients, while contact allergens used for occupational settings can be omitted.

In cases of contact dermatitis following the use of temporary black henna tattoos, paraphenylenediamine at a concentration of less than 1% pet. for a shorter exposure time [64], or else open testing, to avoid strong patch test reactions, can be done [93].

Due to the greater mobility of younger children, a stronger adhesive tape should be used.

23.11 Patch Testing in Occupational Contact Dermatitis

In cases of work-related contact dermatitis, the dermatologist needs to have a certain experience of the various work activities, the respective substances the worker will be exposed to, and the work cycles. In such cases, a medico-legal judgment is often required.

When taking the patient history, the specific work activity must be taken into account, and the specific environment where it is performed; analysis of the latter can be done in collaboration with the occupational healthcare staff, including an occupational hygiene specialist.

The products and materials the patient comes in contact with should be collected, and information on each of their ingredients acquired. Spot tests can be helpful to screen the environment for the presence of some allergens. For airborne allergens it is necessary to collect samples of air and dust for chemical analysis. Patch tests must also be made with materials at the work station, according to the norms reported for patients' own materials.

Assessment of the clinical relevance of the patch test results may be needed for medico-legal, prognostic and preventive purposes. Sometimes, the incriminated allergen can be present in both the occupational and a non occupational context, and it may be difficult to estimate the relative contribution of the two forms of exposure.

23.12 Patient Education

Patients should be properly informed about all clinical, etiological and environmental aspects, occupational or not, of their dermatitis. Sufficient time needs to be devoted to preventive measures, bearing in mind the obvious difficulties in managing the problem that patients may encounter. Information communicated orally must be supported by written information (prevention cards) to ensure that the patient gains the best understanding of their complex problem.

In addition, patients should be informed about possible concomitant causes that can complicate the dermatitis or cause it to become chronic: constitutional factors, personal hygiene, irritant contact at home or at work, and the possibility of cross reactions and secondary allergies.

Spot tests can be done by the patients themselves to identify metal objects containing nickel, for example, both at home and at work.

Another fundamental part of prevention is that Allergology Centers should arrange meetings with patients suffering from allergies, in order to reinforce the prophylactic criteria and to update their knowledge of practical allergological aspects.

References

1. Johansen JD, Aalto-Korte K, Agner T, et al. European Society of Contact Dermatitis guideline for diagnostic patch testing—recommendations on best pratice. Contact Dermatitis. 2015;73:195.
2. Lachapelle JM, Maibach HI. Patch testing—prick testing—a pratical guide. Berlin: Springer; 2009.
3. Angelini G, Bonamomte D, Cristando A, et al. Linee guida SIDAPA su dermatite da contatto. Ann Ital Dermatol Allergol. 2009;63:43.
4. Stingeni L, Bianchi L, Hansel K, et al. Italian guidelines in patch testing adapted from the European Society of Contact Dermatitis. Giorn Ital Dermatol Venereol. 2019;154:227.
5. Svedman C, Magnus B. Patch testing essentials. In: Johansen JD, Thyssen J, Lepoittevin J-P, editors. Quick guide to contact dermatitis. Berlin: Springer; 2016. p. 35.
6. Sartorelli P, Angelini G, Ayala F, et al. Linee guida su dermatiti da contatto professionali (SIDAPA, SIMLII). Ann Ital Dermatol Allergol. 2005;59(suppl.):1.
7. Rietschell RL, Fowler JF Jr. (eds.). Practical aspects of patch testing. In: Fisher' contact dermatitis, 5th edn. Philadelphia: Lippincott Williams and Wilkins; 2001. p. 3.
8. Nettis EN, Angelini G. Practical guide to patch testing. Springer Nature Switzerland AG; 2020.
9. Chowdhury MMV. Draft. Cutaneous allergy post-CCT curriculum 2014 version 13, updated 4/12/2013: Wales Cardiff and Yale University Health Board. 2014.
10. Adisesh A, Robinson E, Nicholson PJ, et al. U.K. standards of care for occupational contact dermatitis and occupational contact urticaria. Br J Dermatol. 2013;168:1167.
11. Angelini G, Vena GA. Il dermatologo è il clinico meglio qualificato per l'esecuzione dei patch test. Giorn Ital Dermatol Venereol. 1995;130:85.
12. Kieffer M. Nickel sensitivity: relationship between history and patch test reaction. Contact Dermatitis. 1979;5:398.
13. Rietschel RL. Is patch testing cost-effective? J Am Acad Dermatol. 1989;21:885.

14. Rajagopalan R, Kallal JE, Fowler JF Jr, et al. A retrospective evaluation of patch testing in patients diagnosed with allergic contact dermatitis. Cutis. 1996;57:360.
15. Bonamonte D, Foti C, Vestita M, et al. Noneczematous contact dermatitis. ISRN Allergy. 2013. https://doi.org/10.1155/2013/361746.
16. Meneghini CL, Angelini G. Atopic dermatitis, occupational and contact allergy. In: Maibach HI, editor. Urticaria and the exogenous dermatoses. Philadelphia: Saunders; 1989. p. 523.
17. Bonamonte D, Foti C, Carpentieri A, et al. Dermatite allergica da contatto in età pediatrica. Ann Ital Dermatol Allergol. 2010;54:1.
18. Romita P, Foti C, Stingeni L, et al. Contact allergy in children with atopic dermatitis: a retrospective study. Endocr Metab Immune Disord Drug Targets. 2019. https://doi.org/10.2174/1871530319666190211123342.
19. Bonamonte D, Foti C, Vestita M, et al. Nummular eczema and contact allergy: a retrospective study. Dermatitis. 2012;23:153.
20. Meneghini CL, Angelini G. Contact and microbial allergy in pompholyx. Contact Dermatitis. 1979;5:46.
21. Angelini G, Rantuccio F, Meneghini CL. Contact dermatitis in patients with leg ulcers. Contact Dermatitis. 1975;1:81.
22. Angelini G, Vena GA, Meneghini CL. Psoriasis and contact allergy to propolis. Contact Dermatitis. 1987;17:251.
23. Angelini G. Topical drugs. In: Rycroft RJG, Menné T, Frosch PJ, editors. Textbook of contact dermatitis. Berlin: Springer-Verlag; 1995. p. 477.
24. Angelini G, Vena GA, Grandolfo M, et al. Iatrogenic contact dermatitis and eczematous reactions. Clin Dermatol. 1993;11:467.
25. Meneghini CL, Vena GA, Angelini G. Contact dermatitis to scabicides. Contact Dermatitis. 1982;8:285.
26. Wee JS, White JML, McFadden JP, et al. Patch testing in patients treated with systemic immunosuppression and cytokine inhibitors. Contact Dermatitis. 2010;62:165.
27. Anveden I, Lindberg M, Andersen KE, et al. Oral prednisone suppresses allergic but not irritant patch test reactions in individuals hypersensitive to nickel. Contact Dermatitis. 2004;50:298.
28. Aldridge RD, Sewell HF, King G. Topical cyclosporin A in nickel contact hypersensitivity: results of a preliminary clinical and immunohistochemical investigation. Clin Exp Immunol. 1986;66:582.
29. Nakagawa S, Oka D, Jinno Y, et al. Topical application of cyclosporine on guinea pig allergic contact dermatitis. Arch Dermatol. 1988;124:907.
30. Biren CA, Barr RJ, Ganderup GS, et al. Topical cyclosporine: effects on allergic contact dermatitis in guinea pigs. Contact Dermatitis. 1989;20:10.
31. Vena GA, Foti C, Grandolfo M, et al. Trattamento della dermatite da contatto con ciclosporina A. Boll Dermatol Allergol Profes. 1983;8:75.
32. Flori ML, Andreassi L. Patch tests after cyclosporin A treatment in hyperreactive patients. Contact Dermatitis. 1994;31:325.
33. Vena GA, Foti C, Piazzolla L, et al. Can cyclosporin A help distinguish allergic from irritant patch test reactions? Contact Dermatitis. 1994;31:256.
34. O'Quinn SE, Isbell KH, et al. Influence of oral prednisone on eczematous patch test reactions. Arch Dermatol. 1969;99:380.
35. Feuerman E, Levy A. A study of the effect of prednisone and an antihistamine on patch test reactions. Br J Dermatol. 1972;86:68.
36. Condie MW, Adams RM. Influence of oral prednisone on patch-test reactions to Rhus antigen. Arch Dermatol. 1973;107:540.
37. Sukanto H, Nater JP, Bleumink E, et al. Influence of topically applied corticosteroids on patch test reactions. Contact Dermatitis. 1981;7:180.
38. Lembo G, Lo Presti M, Balato N, et al. Influence of cinnarizine on patch test reactions. Contact Dermatitis. 1985;13:341.
39. Cooper KD, Oberhelman L, Hamilton TA, et al. UV exposure reduces immunization rates and promotes tolerance to epicutaneous antigens in humans: relationship to dose, CD1a-DR+ epidermal macrophage induction, and Langerhans cell depletion. Proc Natl Acad Sci U S A. 1992;89:8497.
40. Skov L, Hausen H, Barker JN, et al. Contrasting effects of ultraviolet-A and ultraviolet-B exposure on induction of contact sensitivity in human skin. Clin Exp Immunol. 1997;107:585.
41. Thorvaldsen J, Volden G. PUVA-induced diminution of contact allergic and irritant skin reactions. Clin Exp Immunol. 1980;5:43.
42. Seité S, Zucchi H, Moyal D, et al. Alterations in human epidermal Langerhans cells by ultraviolet radiation: quantitative and morphological study. Br J Dermatol. 2003;148:291.
43. Uter W. Allergic contact dermatitis. In: Thyssen JP, Maibach HI, editors. Filaggrin molecules in heath and disease. Berlin: Springer; 2014. p. 251.
44. Thyssen JP, Linneberg A, Ross-Hausen K, et al. Filaggrin mutations are strongly associated with contact sensitization in individuals with dermatitis. Contact Dermatitis. 2013;68:273.
45. Johnson MW, Maibach HI, Salmon SE. Brief communication: quantitative impairment of primary inflammatory response in patients with cancer. J Natl Cancer Inst. 1973;51:1075.
46. van der Harst-Oostveen CJ, van Vloten WA. Delayed-type hypersensitivity in patients with mycosis fungoides. Dermatologica. 1978;157:129.
47. Siemund I, Zimerson E, Hindsén M, et al. Establishing aluminium contact allergy. Contact Dermatits. 2012;67:162.

48. Bruze M, Björkner B, Lepoittevin JP. Occupational allergic contact dermatitis from ethyl cyanoacrylate. Contact Dermatits. 1995;32:156.
49. Bruze M, Condé-Salazar L, Goossens A, et al. Thoughts on sensitizers in a standard patch test series. The European society of contact dermatitis. Contact Dermatitis. 1999;41:241.
50. Bruze M, Isaksson M, Gruvberger B, et al. Recommendation of appropriate amounts of petrolatum preparation to be applied at patch testing. Contact Dermatitis. 2007;56:281.
51. Frick-Engfeldt M, Gruvberger B, Isaksson M, et al. Comparison of three different techniques for application of water solutions to Finn Chambers. Contact Dermatitis. 2010;63:284.
52. Bruze M, Frick-Engfeldt M, Gruvberger B, et al. Variation in the amount of petrolatum preparation applied at patch testing. Contact Dermatitis. 2007;56:38.
53. Memon AA, Friedmann. Studies on the reproducibility of allergic contact dermatitis. Br J Dermatol. 1996;134:208.
54. Hannuskela M. Sensitivity of various skin sites in the repeated open application test. Am J Contact Dermatitis. 1991;2:102.
55. van Strien GA, Korstanje MJ. Site variations in patch test responses on the back. Contact Dermatitis. 1994;31:95.
56. Simonetti V, Manzini BM, Seidenari S. Patch testing with nickel sulfate: comparison between 2 nickel sulfate preparations and 2 different test sites on the back. Contact Dermatitis. 1998;39:187.
57. Ale SI, Maibach HI. 24-hour versus 48-hour occlusion in pacth testing. Exog Dermatol. 2003;2:270.
58. Memon AA, Friedmann PS. 'Angry back syndrome': a non-reproducible phenomenon. Br J Dermatol. 1996;135:924.
59. Bourke J, Coulson I, English J. Guidelines for the management of contact dermatitis: an update. Br J Dermatol. 2009;160:946.
60. Macfarlane AW, Curley RK, Graham RM, et al. Delayed patch test reactions at days 7 and 9. Contact Dermatitis. 1989;20:127.
61. Jonker MJ, Bruynzeel DP. The outcome of an additional patch-test reading on days 6 or 7. Contact Dermatitis. 2000;42:330.
62. Isaksson M, Andersen KE, Brandão FM, et al. Patch testing with corticosteroid mixes in Europe. A multicentre study of the EECDRG. Contact Dermatitis. 2000;42:27.
63. Uter WJ, Geier J, Schnuch A. Good clinical practice in patch testing: readings beyond day 2 are necessary: a confirmatory analysis. Members of the Information Network of Departments of Dermatology. Am J Contact Dermatitis. 1996;7:231.
64. Wilkinson DS, Fregert S, Magnusson B, et al. Terminology of contact dermatitis. Acta Derm Venereol. 1970;50:287.
65. Svedman C, Isaksson M, Björk J, et al. 'Calibration' of our patch test reading technique is necessary. Contact Dermatitis. 2012;66:180.
66. Andersen KE, Andersen F. The reaction index and positivity ratio revisited. Contact Dermatitis. 2008;58:28.
67. Isaksson M, Bruze M, Goossens A, et al. Patch testing with budesonide in serial dilutions: the significance of dose, occlusion time and reading time. Contact Dermatitis. 1999;40:24.
68. Grandolfo M, Pipoli M, Foti C, et al. Influence of vehicle on patch test response to nickel sulfate. Contact Dermatitis. 1996;35:173.
69. Frosch PJ, Geier J, Uter W et al. Pacth testing with the patient's own products. In: Johansen JD, Frosch PJ, Lepoittevin J-P, editors, 5th edn. Textbook of contact dermatitis. Berlin: Springer; 2011. p. 1107.
70. Krautheian A, Leissmann H, Geier J. Pacth testing with patient's own materials handled at work. In: Rustemeyer T, Elsner P, John SM, et al., editors, 2nd edn. Kanerva's occupational dermatology. Springer, Heidelberg; 2012. p. 919.
71. Goossens A. Testing with the patient's own products. In: Johansen JD, Lepoittevin J-P, Thyssen JP, editors. Quick guide to contact dermatitis. Berlin: Springer; 2016. p. 47.
72. Bruze M. Use of buffer solutions for patch testing. Contact Dermatitis. 1984;10:267.
73. Bruze M, Trulsson L, Bendsöe N. Patch testing with ultrasonic bath extracts. Am J Contact Dermatitis. 1992;3:133.
74. Bruze M, Frick M, Persson L. Patch testing with thin-layer chromatograms. Contact Dermatitis. 2003;48:278.
75. Cronin E. Clinical prediction of patch test results. Trans St Johns Hosp Dermatol Soc. 1972;58:153.
76. Fisher T, Rystedt I. A case of contact sensitivity to aluminium. Contact Dermatitis. 1982;8:343.
77. Meding B, Augustsson A, Hausson C. Patch test reaction to aluminium. Contact Dermatitis. 1984;10:107.
78. Kotovirta ML, Salo OP, Visa-Tolvanen K. Contact sensitivity to aluminium. Contact Dermatitis. 1984;11:135.
79. Cox Nh, Moss C, Forsyth A. Allergy to non-toxoid constituents of vaccines and implications for patch testing. Contact Dermatitis. 1988;18:143.
80. Tosti A, Vincenzi C, Peluso AM. Accidental diagnosis of aluminium sensitivity with Finn Chambers. Contact Dermatitis. 1990;23:48.
81. Bajaj AK, Gupta SC, Pandey RK, et al. Aluminium contact sensitivity. Contact Dermatitis. 1997;37:307.
82. Alkyol A, Boyvat A, Kundakçi N. Contact sensitivity to aluminium. Int J Dermatol. 2004;43:942.
83. Matura M, Anveden Bergling I, Ohlén A. An unexpected case of contact allergy to aluminium. Contact Dermatitis. 2012;66(suppl 2):S40.

84. King N, Moffitt D. Allergic contact dermatitis secondary to the use of aluminium Finn Chambers. Contact Dermatitis. 2018;78:365.
85. Sánchez-Gilo A, Gómez- de la Fuente E, Vicente-Martin FJ. Allergic contact dermatitis caused by Finn Chambers AQUA in two patients. Contact Dermatitis. 2019;80:246.
86. Hamnerius N, Mowitz M. Two cases of contact allergic reactions to Finn Chamber AQUA test chambers. Contact Dermatitis. 2019;81:320.
87. Hillen U, Frosch PJ, John SM, et al. Patch test sensitization caused by para-tertiary-butylcatechol. Results of a prospective study with a dilution series. Contact Dermatitis. 2001;45:193.
88. Bruze M. Simultaneous patch test sensitization to 4 chemically unrelated compounds in a standard test series. Contact Dermatitis. 1984;11:48.
89. Estlander T, Kostiainen M, Jolanki R. Active sensitization and occupational allergic contact dermatitis caused by para-tertiary-butylcatechol. Contact Dermatitis. 1998;38:96.
90. Kanerva L, Estlander T, Jolanki R. Sensitization to patch test acrylates. Contact Dermatitis. 1988;18:10.
91. Fonia A, White JM, McFadden JP, et al. Active sensitization to chloracetamide. Contact Dermatitis. 2009;60:58.
92. Wilkinson SM, Pollock B. Patch test sensitization after use of the Compositae mix. Contact Dermatitis. 1999;40:277.
93. Meneghini CL, Rantuccio F, Lomuto M, et al. A propos de réactions de sensibilization active après l'exécution des test diagnostiques epicutanés: observations sur 281 cas. Ann Dermatol Syphiligr. 1972;99:161
94. Meneghini CL, Angelini G. Behaviour of contact allergy and new sensitivities on subsequent patch tests. Contact Dermatitis. 1977;3:138.
95. Mose AP, Steenfeldt N, Andersen KE. Flare-up of dermatitis following patch testing is more common in polysensitized patients. Contact Dermatitis. 2010;63:289.
96. Uchida S, Oiso N, Matsunaga K, et al. Patch test reaction to p-phenylenediamine can persist for more than 1 month. Contact Dermatitis. 2013;69:382.
97. Goossens A, De Swerdt A, De Coninck K, et al. Allergic contact granuloma due to palladium following ear piercing. Contact Dermatitis. 2006;55:338.
98. Thyssen JP, Johansen JD, Jellesen MS, et al. Provocation test with metallic palladium in a palladium-allergic patient. Contact Dermat. 2011;65:304.
99. Mitchell JC. The angry back syndrome: eczema creates eczema. Contact Dermatitis. 1975;1:193.
100. Mitchell JC. Angry back syndrome. Contact Dermatitis. 1981;7:359.
101. Mitchell JC. Multiple concomitant positive patch test reactions. Contact Dermatitis. 1977;3:315.
102. Bruynzeel DP, van Ketel WG, von Blomberg-van der Flier BM, et al. The angry back syndrome—a retrospective study. Contact Dermatitis. 1981;7:293.
103. Calnan CD. The use and abuse of pacth tests. In: Maibach HI, Gellin GA, editors. Occupational and industrial dermatology. Chicago: Year Book Medical Publishers; 1982. p. 102.
104. Maibach HI. The ESS-excited skin syndrome (alias the "angry back"). In: Ring J, Burg G, editors. New trends in allergy. Berlin: Springer-Verlag; 1981. p. 208.
105. Micthell JC, Maibach HI. The angry back syndrome - the excited skin syndrome. Semin Dermatol. 1982;1:9.
106. Ayala F, Balato N, Lembo G, et al. Statistical evaluation of the persistence of acquired hypersensitivity by standardized patch tests. Contact Dermatitis. 1996;34:354.
107. Lugt LVD, Veninga TS. Nonspecific hypersensitivity of the skin. Dermatologica. 1980;162:438.
108. Andersen KE, Maibach HI. Cumulative irritancy in the guinea pig from low grade irritant vehicles and the angry skin syndrome. Contact Dermatitis. 1980;6:430.
109. Bruze M. What is a relevant contact allergy? Contact Dermatitis. 1990;23:224.
110. Ale SI, Maibach HI. Clinical relevance in allergic contact dermatitis. Dermatosen. 1995;43:119.
111. Lachapelle JM. A proposed relevance scoring system for positive allergic patch test reactions: practical implications and limitations. Contact Dermatitis. 1997;36:39.
112. de Groot AC. Clinical relevance of positive patch test reactions to preservatives and fragrances. Contact Dermatitis. 1999;41:224.
113. Bonamonte D, Foti C, Mundo L, et al. La rilevanza clinica nella dermatite allergica da contatto. Proposta di screening. Ann Ital Dermatol Allergol. 2006;60:41.
114. Whalberg JE (1995) Patch testing. In: Rycroft RJG, Menné T, Frosch PH, editors. Textbook of contact dermatitis, 2nd ed. Berlin: Springer-Verlag, p. 239.
115. Fransway AF, Zug KA, Belsito DV, et al. North American contact dermatitis group patch test results for 2007–2008. Dermatitis. 2013;24:10.
116. Johansen JD, Fisher Friis V, Thyssen JP. Basics in diagnostic work up and assessment of clinical relevance. In: Johansen JD, Lepoittevin J-P, Thyssen JP, editors. Quick guide to contact dermatitis. Berlin: Springer; 2016. p. 57.
117. Marks JG Jr, Moss JN, Parno JR, et al. Methylchloroisothiazolinone-methyliso thyazolinone (Kathon CG) biocide. United States multicenter study of human skin sensitization. Am J Contact Dermatitis. 1990;1:157.
118. Fischer LA, Voelund A, Andersen KE, et al. The dose-response relationship between the patch test and ROAT and the potential use for regulatory purposes. Contact Dermatitis. 2009;61:201.
119. Simonsen AB, Deleuran M, Mortz CG, et al. Allergic contact dermatitis in Danish children referred for patch testing - a nationwide multicentre study. Contact Dermatitis. 2014;70:104.

120. Schena D, Papagrigoraki A, Tessari G, et al. Allergic contact dermatitis in children with and without atopic dermatitis. Dermatitis. 2012;23:275.
121. Netherkid E, Hidsén M, Ekqvist S, et al. Young individuals with atopic disease and asthma or rhino-conjunctivitis may have clinically relevant contact allergies. Dermatitis. 2014;25:115.
122. Moustafa M, Holden CR, Athavale P, et al. Patch testing is a useful investigation in children with eczema. Contact Dermatitis. 2011;65:208.
123. Morren M-A, Goossens A. Contact allergy in children. In: Johansen JD, Frosch PJ, Lepoittevin J-P, editors. Contact dermatitis. Heidelberg: Springer; 2011. p. 937.
124. Hextall JM, Alagaratnam NJ, Glendinning AK. Dose-time relationships for elicitation of contact allergy to paraphenylenediamine. Contact Dermatitis. 2002;47:96.
125. Spornraft-Regaller P, Schnuch A, Uter W. Extreme patch test reactivity to p-phenylenediamine but not to other in children. Contact Dermatitis. 2011;65:220.

Photopatch Testing 24

Paolo Daniele Maria Pigatto, Alessia Pacifico, Giovanni Damiani and Antonio Cristaudo

24.1 Introduction

The photocontact reaction is a delayed type hypersensitivity in response to the synergical presence of an exogenous contact agent (photoallergen) and ultraviolet/visible irradiation. A positive reaction may result from a combination of an irritant or contact allergen with irradiation or, much less commonly, be due to photocontact allergy [1].

Photopatch testing (PPT) should be used in patients clinically suspectful for photocontact allergy, with erythematous/eczematous dermatitis involving only photo-exposed body areas. This is a relatively simple technique which is not standardized to the same extent as patch testing. Patients with a positive history for photoexposed site dermatitis, precipitation or aggravation by sunlight exposure or an adverse reaction to a sunscreen –containing product, should be investigated with this technique. PPT should also be considered in a photosensitive patient who deteriorates without identifiable cause.

The method involves the application of duplicate series of allergens and, after 24–48 hrs, one set of allergens is irradiated with a suberythemal dose of UVA. The results are assessed 48 hrs following irradiation, although several centers do additional readings at other time points.

Considerable difficulty may be encountered in interpretation of the PPT results as phototoxicity, photoallergy and photoaugmentation of either irritancy or contact allergy may complicate the clinical morphology.

It is clear that with higher doses of irradiation, irrelevant phototoxic reactions can be induced in the normal population further emphasizing the difficulties in distinguishing between toxicity and true allergy. Chemical sunscreens are currently the main photoallergens of relevance and despite the problems with methodology, the incidence of photocontact allergy to sunscreens appears to be low although clinically significant [2].

Photocontact allergy has been reported to most of the chemical sunscreens available in commercial products. However, frequent review of the agents is required in order to define the

A. Pacifico · A. Cristaudo
San Gallicano Dermatological Institute, IRCCS, Rome, Italy

P. D. M. Pigatto (✉) · G. Damiani
Clinical Dermatology, IRCCS Istituto Ortopedico Galeazzi, Milan, Italy
e-mail: paolo.pigatto@unimi.it

P. D. M. Pigatto · G. Damiani
Department of Biomedical, Surgical and Dental Sciences, University of Milan, Milan, Italy

G. Damiani
Department of Dermatology, Case Western Reserve University, Cleveland, OH, USA

G. Damiani
Young Dermatologists Italian Network, Centro Studi GISED, Bergamo, Italy

G. Angelini et al. (eds.), *Clinical Contact Dermatitis*, https://doi.org/10.1007/978-3-030-49332-5_24

scale of the problem and to account for changes in exposure pattern.

In 2012 a consensus PPT series was established on the basis of the results of a European multicenter study that was conducted in 30 different centers between 2008 and 2011. Twenty substances were chosen to be part of the European photopatch test baseline series and additional 15 substances were recommended to be included for a selected population of patients [3, 4].

24.2 Prevalence

Photoallergies prevalence in the general population remains still elusive. Remarkably, patients with photodermatoses are frequently misdiagnosed as photoallergic, due to the large use of sunscreens among photosensitive patients. This clinical behavior might be explained considering the big amount of sunscreens applied on the skin by photosensitive patients. Filters applied on a damaged and chronically inflamed skin tend to easily penetrate through the epidermal barrier. This is the main reason why until 10 years ago, most reports of PPT series suggested that 7–10% of tested patients had at least one photoallergic reaction [5, 6].

24.3 UV Filters/Photoallergens

Many substances have been described as photoallergens, including halogenated salicylanilides and sulfonamides. They caused many cases of photosensitivity until they were excluded from the marketplace and they were replaced by other substances in several industrial products (cosmetics, pharmaceuticals). Musk ambrette use was also diffused in high concentrations in toiletries, aftershaves, soaps and hair sprays. Its fragrance caused eczema localized to the application area or a more widespread dermatitis. The concentration of this fragrance was gradually reduced and the incidence of this kind of eczema dramatically decreased.

In the last 30 years, a great increase in the use of sunscreens has been recorded in response to several educational campaigns on photoageing and skin cancer. Moreover, ultraviolet (UV) filters are often contained in cosmetics and day care skin products in order to prevent photoageing. The presence of UV filters in cosmetic products is responsible to an increase in the incidence of photoallergy to these compounds and in some cases substances like isopropyl dibenzoylmethane were definitively removed from the market.

Recently, evidence point out that a correct sunscreen strategy should employ filters capable to stop both UVA and UVB, since UVA play a pivotal role either in photocarcinogenesis or in photoageing processes. UV filters can be divided in organic and physical agents. The physical agents (zinc and titanium oxide) usually do not induce sensitization since they act reflecting UV without undergoing photochemical reactions. They also reflect visible light so they tend to confer a white appearance. This cosmetically unpleasant characteristic has been reduced introducing the use of microfine titanium dioxide. Even in this case sensitization does not occur and the microfine form might be used in high concentrations without percutaneous absorption. Microfine particles tend to aggregate and the aggregation leads to a decreased effectiveness. In order to prevent this, they are coated with dimethicone, thus reducing free radical formation and increasing photostability [7, 8].

Organic filters absorb UV through a chemical transformation that confers the potential to be photoallergenic.

Organic filters can be divided in the following groups:

- Benzophenones: it is mainly a UVB absorber but it also absorbs a small part of the UVA range (UVA II) and it augments UVB protection. During UV exposure oxybenzone becomes highly unstable and generates oxygen radicals. This compound is one of the most commonly used but it has been regarded as the most allergic agent and it has been proved to determine the highest incidence of contact and photoallergic dermatitis.
- Para-aminobenzoic acid (PABA): it is the first UVB filter having a peak of absorption at 283 nm. PABA is not soluble and binds

keratinocytes via hydrogen bond. This property allows to withstand water immersion and perspiration determining in the meantime skin staining. Many reports of contact allergies to PABA exist and there are also concerns regarding the carcinogenic potential of this agent. PABA has been recently replaced by less effective PABA derivatives including Padimate O that do not stain skin and it is combined with other UV filters in order to increase the overall SPF
- Cinnamates: After PABA, Cinnamates (octinoxate and cinoxate) are the most potent UVB absorbers and unlike PABA and its derivatives they do not stain and rarely cause irritation. Sunscreens containing cinnamates require frequent reapplication since they are less potent and have a decreased water resistance as compared to Padimate O.
- Salycilates: The Salicylates group includes octisalate, homosalate and tolamine salycilate. They are considered as the weakest UVB absorbers and high concentrations of these compounds are required to obtain a proper SPF. Salicylates are usually used to augment the UVB protection in a sunscreen. Octisalate and homosalate are highly photostable agents and they both have a good safety profile. They are commonly used to stabilize other sunscreen ingredients [9–11].

In about 65% of patients photoallergic reactions are due to organic filters (in particular benzophenone-3 and benzophenone-10) [12].

Photoallergens other than UV filters include in the majority of cases topical non steroidal anti-inflammatory drugs (NSAIDs), a category of drugs commonly used in Europe. Also chlorpromazine may induce photoallergic reactions [13–15].

24.4 Methodological Issues

The major indication for PPT is the onset of eczema affecting UV exposesed areas. In some cases patients use substances potentially photoallergenic and cutaneous manifestations exacerbate following sun exposure.

False negative results can be obtained in patients treated with immunosuppressive drugs either applied topically or given systemically and antihistamines. When programming PPT it is suggested to stop immunosuppressive drugs at least 1 week before performing the test.

When programming PPT, substances which frequently cause phototoxic reactions should be avoided. The list of agent tested varies greatly among different centres. There is agreement that substances of historical interest including antibacterial salicylanilides, sulphonamides should be omitted. In the last period PPT investigated reactions to organic sunscreens. In Europe, also reactions to NSADs agents should be considered.

The best choice of site corresponds to the mid upper back skin, avoiding 3–5 cm on either side of the vertebrae. It has been suggested to apply maximum 30 agents using the Finn Chamber technique. It has been recommended that duplicate sets should be placed in the standard position for either 24 or 48 hours after which both they can be removed. Afterwards, one set should be shielded by a UV opaque material while the other set is irradiated with a broad spectrum UVA source [3].

24.5 UVA Source

The source is always UVA because it is more relevant than UVB or visible light to photoallergy.

Fluorescent UVA lamps of the kind used for PUVA therapy are commonly used since they have an output across all the UVA region. Moreover, different types of these tubes have similar spectra standardizing the output between different centers.

The dose of UVA usually ranges between 5 and 15 Joules/cm^2 since the dose should be low in order not to induce sunburn. In case of patients very sensitive to UVA and potentially carrying the risk of a severe reaction, the suggested dose may be decreased to 2.5 J/cm^2 [16].

24.6 Photopatch Reading

Results should be evaluated using the International Contact Dermatitis Research Group scoring system immediately after irradiation, post irradiation and 48 post irradiation. Further readings at 72 and 96 hours are not mandatory and are aimed to distinguish allergic from non allergic reactions. False positive PPT can be detected as a result of a weak irritant/allergic response [17, 18].

A peak of the reaction within the first 24 hours indicate phototoxicity whereas a reaction becoming stronger after 24 hours usually indicates photoallergy [18].

24.7 Interpretation of Results

Possible reactions to PPT are the following listed above:

- Negative
- Photoallergic
- Phototoxic
- Irritant
- Photo augmented irritant
- Photo suppressed irritant
- Allergic
- Photoaugmented allergic
- Photo suppressed allergic

No reaction at non irradiated site but a reaction at irradiated site: photoallergy

Equal reaction in both sites: ordinary allergy [19].

References

1. Kerr A, Ferguson J. Photoallergic contact dermatitis. Photodermatol Photoimmunol Photomed. 2010;25:56–65.
2. Bruyzeel D, Ferguson J, Andersen K, et al. Photopatch testing: a consensus methodology for Europe. J Eur Acad Dermatol Venereol. 2004;18:679–82.
3. The European Multicentre Photopatch Test Study (EMCPPTS) Task Force. A European Multicentre photopatch test study. Br J Dermatol. 2012;166:1002–9.
4. Cardoso J, Canelas M, Goncalo M, Figuerido A. Photopatch testing with na extended series of photoallergens. A 5 years study. Contact Dermatitis. 2009;60:314–9.
5. Thune P, Jansen C, Wennersten G, Rystedt I, Brodthagen H, McFadden N. The Scandinavian multicenter photopatch study 1980–1985: final report. Photodermatology. 1988;5:261–9.
6. DeLeo VA, Suarez SM, Maso MJ. Photoallergic contact dermatitis. Results of photopatch testing in New York, 1985 to 1990. Arch Dermatol. 1992;128:1513–8.
7. Mitchnick MA, Fairhurst D, Pinnell SR. Microfine zinc oxide (Zcote) as a photostable UVA/UVB sunblock agent. J Am Acad Dermatol. 1999;40(1):85–90.
8. Pinnell SR, Fairhurst D, Gillies R, Mitchnick MA, Kollias N. Microfine zinc oxide is a superior sunscreen ingredient to microfine titanium dioxide. Dermatol Surg. 2000;26(4):309–14.
9. Palm MD, O'Donoghue MN. Update on photoprotection. Dermatol Ther. 2007;20(5):36.
10. Mackie BS, Mackie LE. The PABA story. Aust J Dermatol. 1999;40(1):51–3.
11. Beeby A, Jones AE. The photophysical properties of menthyl anthranilate: a UV-A sunscreen. Photochem Photobiol. 2000;72(1):10–5.
12. Darvay A, White IR, Rycroft RJ, Jones AB, Hawk JL, McFadden JP. Photoallergic contact dermatitis is uncommon. Br J Dermatol. 2001;145:597–601.
13. Horio T. Chlorpromazine photoallergy. Coexistence of immediate and delayed type. Arch Dermatol 1975;111:1469–71.
14. Durieu C, Marguery MC, Giordano-Labadie F, Journe F, Loche F, Bazex J. Photoaggravated contact allergy and contact photoallergy caused by ketoprofen: 19 cases. Ann Dermatol Venereol. 2001;128:1020–4.
15. Adamski H, Benfalkate L, Delaval Y, Ollivier I, le Jean S, Toubel G, le Hir GI, Chvrant-Breton J. Photodermatitis from non steroidal anti inflammatory drugs. Contact Dermatitis. 1998;38:171–4.
16. British Photodermatology Group. Workshop report-Photopatch testing- methods and indications. Br J Dermatol. 1997;136:371–6.
17. Neumann NJ, Holzle E, Plewig G, et al. Photopatch testing. The 12 year experience of the German, Austrian and Swiss photopatch test group. J Am Acad Dermatol. 2000; 42:183–92.
18. Neumann NJ, Holozle E, Lehmann P, et al. Pattern analysis of photopatch test reactions. Photodermatol Photoimmunol Photomed. 1994;10:65–73.
19. Pigatto PD, Guzzi GP, Scgena D, et al. Photopatch test: an italian multicenter study from 2004 to 2006. Contact Dermatitis. 2008;59:103–8.

Other in Vivo Diagnostic Tests, Spot Tests, and Noninvasive Techniques

25

Fabrizio Guarneri

25.1 Other in Vivo Diagnostic Tests

25.1.1 Skin Prick Test

Skin prick test is the most common in vivo diagnostic method for IgE-mediated allergy. It is well standardized, minimally invasive, immediate, economic in comparison with other methods and, when correctly performed by adequately trained specialists, has a generally high sensitivity and specificity, and an excellent negative predictive value (except in the case of some extracts, mainly food extracts, containing thermolabile allergens) [1–3].

Before executing skin prick tests, clinical history of the patient must be carefully considered, to select the most appropriate allergens for each single case and to make sure that necessary prerequisites are met. The skin area used for the test (volar aspect of the forearm or, less commonly, back) has to be clear from lesions, and the patient must be evaluated for dermographism. A personal history of severe IgE-mediated allergic reactions is a contraindication for the test. Neurological and some infectious diseases (such as leprosy) may be a cause of false negatives. Also some medications can alter skin reactivity to allergens, and consequently an adequate wash-out period, depending on the type of drug, must be observed before skin prick tests. The most important among these drugs are H1-antihistamines and imipramines, whose inhibitory effect on skin prick tests can last for two to seven days (up to 30 days for some older molecules) and up to 21 days, respectively. Phenotiazines and corticosteroids (particularly topical) seem to have a less pronounced but significant effect, which lasts up to ten and seven days, respectively. UV light treatments may inhibit skin reactions, and must be stopped four weeks before skin prick tests [1–3]. Additionally, children may have cutaneous hyporeactivity even if not suffering from any disease nor being under medical treatment [1].

Materials used for the test are allergen extracts, a positive and a negative control, sterile disposable lancets, cotton, alcohol or other skin disinfectant; emergency medications (corticosteroids, adrenalin) must be readily available. Many allergens are available as commercial extracts, but quality and/or potency of different preparations may vary significantly, as a consequence of their quantitative and/or qualitative composition (major and minor allergenic proteins, non-allergenic components) and extraction/production process (which can cause

F. Guarneri (✉)
Department of Clinical and Experimental Medicine, University of Messina, Messina, Italy
e-mail: fguarneri@unime.it

G. Angelini et al. (eds.), *Clinical Contact Dermatitis*, https://doi.org/10.1007/978-3-030-49332-5_25

degradation of some substances). Extracts standardized using biological methods and labelled in biological units or micrograms of major allergens are preferable. Positive control usually contains 9% histamine hydrochloride or 10 mg/ml histamine in saline solution, while negative control is saline solution or physiological glycerine. Lancets are available in various materials and formats; however, plastic devices appear to be more frequently associated with false negative results due to insufficient penetration of skin. Emergency medications may become necessary in the rare but dangerous cases of systemic reactions caused by skin prick tests [1–3].

To perform the test, the selected skin area must be gently wiped with alcohol. Next, one drop of each allergenic extract is deposited on skin surface, and a lancet is passed through the drop, penetrating to a depth of approximately 1 mm to avoid bleeding. Finally, the drop is removed using cotton or blotting paper, without spreading it. A different lancet must be used for each allergen. The minimum distance between drops is 2–3 cm, to avoid cross-contamination or overlapping reactions. In the most typical situation, when tests are performed on the volar aspect of the forearm, the usable area is between 5 cm from wrist and 3 cm from antecubital fossa. Positive and negative controls should be applied in the most distal position, and are used to verify normal skin reactivity to histamine (wheal of at least 3 mm in diameter) and lack of reactivity to physical stimulation (no wheal), respectively [1–3].

Wheals which occur in allergic subjects reach their maximum size in 10–20 minutes, so reading is usually performed at 15 minutes, and the average diameter of each wheal is recorded. Reactions are considered positive when this measure is at least 3 mm. Classically, the intensity of the reaction is expressed in function of the ratio between the mean diameter of the wheals caused by an allergen and the positive control: + if the ratio is between 0.25 and 0.5, ++ if between 0.5 and 1, +++ if between 1 and 2, ++++ if higher than 2 [1]. More recent guidelines suggest a different system, independent from comparison with the positive control: + if the average diameter of the wheal caused by an allergen is between 3 and 4 mm, ++ if between 4 and 5 mm, +++ if between 5 and 6 mm, ++++ if equal to 6 mm or more [4].

Unwanted effects, infrequent when the test is correctly performed, include local large reactions (intense erythema and edema, lymphangitis and/or lymphadenitis), flares of the pre-existing disease, systemic reactions (up to anaphylactic shock in exceptional cases) [1–3].

Prick by Prick Test (Prick+Prick Test, Prick-Prick Test)

This variant of skin prick test is performed using the substance to be tested rather than an extract. Because of poor standardization, possible false positive reactions and higher risk of unwanted effects, it is recommended only when a commercial extract is not available or clinical history is strongly suggestive for allergy despite negative results of ordinary skin prick tests (for possible loss or denaturation of some allergens during the preparation of the extract). It is mainly used to check for food allergy [1, 3, 5].

Apart from this difference, the test procedure for liquids is identical to that of ordinary skin prick tests. When the substance to be tested is solid, it is punctured with the lancet, which is subsequently used to perform the test as usual [1, 3].

Reliability is generally good, particularly for which concerns the negative predictive value, but may vary because of the sometimes not uniform distribution of allergens in the substance tested [6]. Presence of irritants, as well as high content of histamine and/or lectins (frequent in foods), may cause false positivity or enhanced reactions [1, 3, 5].

25.1.2 Intradermal Test

Intradermal test is a potential alternative to skin prick test. Compared with skin prick test, intradermal test is more sensitive and detects immune responses to allergens with greater accuracy. Unfortunately, it is also characterized by a higher number of false positive reactions and a much higher risk of systemic reactions, including anaphylactic shock [1, 7, 8]. For these reasons, it is not recommended in the diagnostics of allergy to food or aeroallergens, and is routinely used only in the diagnostics of allergy to insect venom and drugs, where sensitivity is particularly important, because of the frequently high severity of reactions. To minimize risks, intradermal test is performed after a negative prick test, and with different dilutions of allergens (this also decreases the possibility of false positives) [7].

To perform the test, 0.01–0.02 ml of allergen are injected intradermally, using different needles for each allergen or dilution. Pre-test recommendations and positive/negative control solutions are the same of skin prick tests [1, 7, 8]. There is no complete agreement on how results should be evaluated: the rules used for skin prick tests are generally accepted, but some authors suggest that the minimum wheal diameter for a positive reaction should be 5 mm, while others consider positive any reaction larger than the negative control [1, 7].

25.1.3 Scratch Test and Scratch-Chamber Test

Originally described by Blackley in 1873 and in better detail by Schloss in 1912 [8], the scratch test is performed by scarification of a small area (~5 mm) of forearm of back, where allergens are subsequently applied. The scratch-chamber test is a variant which involves application of a Finn chamber on the test area, to prevent drying of the material tested (most commonly foods). Positive and negative controls are those used for skin prick tests. Scarification is made using a sterile lancet or needle, caring not to cause bleeding. Results are evaluated 15–20 minutes after allergen application, with the same rules used for skin prick tests [1].

The scratch test was once very popular: Schadewaldt stated that, after the introduction of patch test, it started "the history of modern allergological skin tests" [9]. However, subsequent studies showed that it is less specific than skin prick test, and for this reason it is nowadays almost abandoned: the most recent papers in the international literature which report use of scratch test or scratch-chamber test date back to 2011 [10] and 2003 [11], respectively. Currently, these tests may be considered in the diagnostics of allergy only in selected cases, when no standardized allergen is available [1].

25.1.4 Open Test and Semi-open Test

The open test is recommended as a first step in the diagnostics of suspect allergy to products or substances of uncertain composition, most often materials brought by the patient.

The test is usually performed on the volar aspect of the forearm, although upper arm or upper back can also be used. Depending on their characteristics, substances can be applied on the skin directly (with some drops of water in case of dry materials) or after dissolving them in an appropriate solvent (water, ethanol, acetone...). Usually, 0.1 ml of fluid are spread on a 5 by 5 cm area. Products are then allowed to dry, or, when this can not happen (e.g. solid materials), kept in contact with skin for 15–60 minutes. Subsequently, readings are performed at regular intervals for 60 minutes, in order to detect urticaria or other immediate reactions. Further reading is performed 72–96 hours after application. A negative result may be due to lack of sensitization or insufficient penetration of the substance, but in both cases it is possible to proceed with an occlusive patch test [1, 12, 13].

The semi-open test was suggested by Goossens [14] for products with suspect irritant properties brought by patients, like shampoos, detergents, paints, varnishes, cooling fluids, pharmaceuticals, and some cosmetics. In this test, a small quantity of the product is applied on 1 cm^2 of skin and allowed to dry. After checking for irritation or signs of contact urticaria (within 20–30 minutes), the area is covered with permeable tape and read like an ordinary patch test, after 48 and 96 hours [1, 12, 13].

25.1.5 Repeated Open Application Test (ROAT)

The standardized form of ROAT was developed by Hannuksela and Salo in 1986 [15]. It mimics a use situation, and may be useful in experimental studies as well as in clinical practice to clarify the clinical relevance of specific positive reactions to patch test; sometimes, it is the only method to assess contact allergy to a product [1, 12, 13].

To perform ROAT, the material to be tested (commercial products like cosmetics or topical drugs, or special test substances identical, for vehicle and concentration, to those used for patch tests) is applied on a 3 × 3 cm or 5 × 5 cm area on the volar aspect of forearm, twice daily, for up to two weeks (four weeks in some cases). Alternatively, the test can be performed on the upper back [1, 12, 13].

The test is considered positive when, in the above time frame, an erythematous-vesicular reaction is observed. To rule out the possibility of a reaction induced by components of the product different from the hapten of interest, it is advisable to simultaneously perform ROAT with a hapten-free version of the original product on the controlateral forearm. It may also be useful to perform the test in a blinded fashion [1, 12, 13].

25.1.6 Handling Test and Rub Test

In the handling test, patients are invited to handle the product under investigation as they normally would, for 15 minutes. This test can be used for the diagnosis of contact urticaria, protein contact dermatitis or allergic contact dermatitis: reading will be at 20–60 minutes in the first two cases, at 48–72 hours in the latter [1].

The rub test or friction test, introduced by Oehling in 1961 [9], is performed by rubbing the product under investigation on the volar aspect of the forearm for 15 minutes. Indications and reading times are the same of handling test [1].

25.1.7 Oral Challenge Test

Oral challenge test, also known as oral provocation test, involves oral administration of increasing amounts of a substance. In the diagnostics of contact dermatitis, it is mainly used in cases of suspect systemic allergic contact dermatitis, pompholyx, or systemic nickel allergy syndrome [16–18]. The usually tested haptens include metals (nickel, gold, chromium, cobalt) and balsam of Peru [16, 17]. Additionally, it is used in the diagnostics of food allergy and adverse drug reactions [1].

Because of possible systemic reactions, a careful evaluation of risks and expected benefits is necessary in each case, and the oral challenge test must be performed in a protected hospital environment, under strict surveillance of adequately trained medical personnel, able to promptly manage possible emergencies. Before test, the presence of diseases which could be aggravated must be excluded. The test starts with administration of placebo.

Response to oral challenge test can occur in a variable interval of time, from few hours to 2–3 days, and consists in a flare of dermatitis. Lesions are not necessarily eczematous (they can be also dyshidrotic, papular, erythematous-urticarioid, erythema multiforme-like) and may be localized to previously uninvolved body sites [1].

25.2 Laboratory Tests

25.2.1 Determination of Allergen-Specific Serum IgE (RAST, ELISA, ISAC)

The first laboratory technique for the quantitative determination of allergen-specific serum IgE was the Radio Allergo Sorbent Test (RAST), introduced in 1974 [19]. In this test, an allergen bound to an insoluble substrate was incubated with the serum of the patient. Subsequently, radiolabeled anti-human IgE antibodies were added. After washing away unbound antibodies, only the complexes formed by allergen, specific IgE and radiolabeled anti-human IgE remained on the substrate, and the quantity of allergen-specific IgE could be assessed by measurement of radioactivity.

A peculiar drawback of RAST was the use of radioactive materials. For these reasons, it has been replaced by the ELISA (Enzyme Linked Immuno Sorbent Assay) test. In all of its versions, this test reveals the presence of specific IgE bound to an allergen thanks to an enzyme-substrate reaction, which produces a quantifiable "signal" (e.g. color change) whose intensity is directly proportional to the amount of specific IgE in the serum tested [19]. Quantification is performed using the calibration curves reported in the International Standard of the World Health Organization [20], and expressed in kUa/L.

The third and most recent milestone in the determination of allergen-specific serum IgE is molecular-based allergy diagnostics. This method is a result of the availability of purified natural or recombinant allergenic molecules (allergen components) at reasonable costs. While the traditional ELISA methods may be used for molecular-based allergy diagnostics, new laboratory instruments allow to perform multiplex measurements for many more allergens with a minimal amount of serum. The Immuno-Solid phase Allergen Chip (ISAC), a system which uses a biochip technology, may measure specific serum IgE antibodies against more than 100 allergens in a single assay [21, 22].

Compared to skin prick test, determination of allergen-specific serum IgE has higher costs and requires longer times to get results. For this reason, it is not considered a first-line technique in the diagnostics of allergy, despite its good standardization, accuracy and reproducibility. Traditional methods with allergen extracts (formerly RAST, now ELISA) are generally used when skin prick tests cannot be performed (e.g. possibly interfering treatments, presence of cutaneous lesions, other contraindications) or the clinical suspect of allergy persists after a negative skin prick test. Molecular-based allergy diagnostics cannot be considered an alternative to traditional in vivo and in vitro tests for monitoring sensitization; instead, this technique may be useful for selection of specific immunotherapy, evaluation of cross-reactivity between allergens and definition of the intensity of reaction to single allergenic molecules. It is then recommended in case of poly-sensitization, unclear symptom and/or sensitization pattern, or lack of response to treatments based on the results of other tests [21, 22].

25.2.2 Lymphocyte Transformation Test/Lymphocyte Proliferation Test

The test consists in the in vitro stimulation, with relevant allergen, of memory T-lymphocytes present in the peripheral blood of allergic individuals, to elicit a specific response [23]. Schematically, peripheral blood mononuclear cells are isolated from a blood sample using density gradient centrifugation, then incubated with different concentrations of the allergen under investigation (free chemical or chemical-modified protein) for five to seven days, and their proliferation is measured. Several variants of the procedure exist, which differ in the type of lymphocytes selected, culture media and conditions, and/or parameters evaluated (additional end-points, cytokine secretion).

In various forms, the test has been used in studies on hypersensitivity to low molecular weight drugs and to achieve detailed knowledge of the mechanisms of skin sensitization and allergic contact dermatitis. Allergy to nickel is the main focus of such research, but studies exist also on allergy to cobalt, chromium, methylchloroisothiazolinone/methylisothiazolinone, 2,4-dinitrochlorobenzene and *p*-phenylenediamine; the study of lipophilic chemicals (which include many contact allergens) appears more difficult, because they can not be simply dissolved in the aqueous culture media used for lymphocytes [24]. With some modifications, the test can be used also to observe naïve T-lymphocyte activation and priming in vitro, allowing to identify potential skin sensitizers [25].

While the usefulness of the lymphocyte transformation test in research is undeniable, attempts to use it in clinical practice yielded controversial results. One study showed good correlation with patch test in case of positive results, but 30% of patch test-negative subjects with positive lymphocyte transformation test [26]. Other authors reported that the lymphocyte transformation test was less sensitive than patch test in the identification of nickel-allergic patients [27]. More recent studies instead report better results [27–38], maybe because of improvements occurred in the quality of reagents and laboratory techniques. However, further standardization and more data on accuracy, validity and reliability appear still necessary and, for these reasons, the test is currently used only for research purposes.

25.2.3 Memory Lymphocyte Immunostimulation Assay

The memory lymphocyte immunostimulation assay is a modified version of the lymphocyte transformation test, particularly used in the diagnostics of allergy to metals. In this variant, defibrinated blood is used instead of heparin, monocyte/macrophage content is reduced by plastic adherence, and a positive result is defined by the presence of lymphoblasts in association with increased DNA synthesis [39]. Available data on the usefulness of this test in clinical practice are contrasting [39–48]: as in the case of the lymphocyte transformation test, the main criticism made by various authors is the high number of false positives.

25.2.4 Leukocyte Migration Inhibition Test

The leukocyte migration inhibition test is an old assay, based on the observation that, in case of allergy, the migration of leukocytes is inhibited when they are exposed to the allergen to which the patient is sensitized [49]. There are few studies on the use of this test in clinical practice [50–52], which essentially suggest that diagnostic accuracy is low in comparison to patch test.

25.2.5 Lymphocyte Activation Test

The lymphocyte activation test evaluates the expression of CD69 on lymphocytes from peripheral blood after stimulation with an allergen. Very few studies are available on its reliability in the diagnostics of allergic contact dermatitis, and current evidence, although promising, is insufficient to recommend use in clinical practice [53, 54].

25.3 Techniques for Identification of Haptens in Materials

25.3.1 Spot Tests

"Spot tests" is the common term for a group of sensitive and selective detection methods, based on chemical reactions, that can be used to assess the presence of specific substances in a material or product. These tests are performed with a drop of reagent added to the test material, and a colored spot indicates a positive result (hence the name "spot tests") [1, 55]. Thanks to ease of execution and interpretation, some of them can be useful in the clinical practice, to find specific haptens in objects or compounds suspected as possible causes of allergy [1]. A summary of spot tests which may be easily used in clinical practice for the detection of some common haptens is presented in Tab.25.1; few of them (e.g. test with dimethylglyoxime for the detection of nickel) are available as commercial kits.

25.3.2 Cromatography

Cromatography is a physical method used to separate the components of a mixture on the basis of their differential interactions with two

Table 25.1 Spot tests for the detection of some common haptens [1, 55–57]

Substance	Reagent	Procedure	Color	Detection limit	Limitations and remarks
Chromium (III and VI)	Diphenylcarbazide	• 1 d. $K_2S_2O_8$ (sat.) • 1 d. $AgNO_3$ (2%) • Wait • 1 d. H_2SO_4 (conc.) • 1 d. reagent (sat. in ethanol)	Violet	0.5 µg	Hg^{2+} and Au^{3+} give positive interferences. If chromium is present as Cr^{6+} initially, the first three steps can be omitted
Chromium (VI)	Chromotropic acid (1,8-dihydroxy-naphthalene-3,6-disulphonic acid)	• 1 d. reagent (sat.) • 1 d. H_3PO_4 (conc.)	Brownish-red	2.5 µg	Sensitivity is reduced in presence of Sb^{3+}, Sn^{4+} and Sn^{2+} in predominant amounts
Chromium (VI)	o-Dianisidine	• 1 d. reagent (10% in acetic acid)	Deep blue	0.5 µg	Cu^{2+}, Au^{3+}, $[Fe(CN)_6]^{3-}$, and NO_2- give positive interferences. High acid concentrations interfere by producing a red color
Cobalt (II)	Ammonium or alkali thiocyanate	• 1 d. $Na_2S_2O_3$ (1 M) • 1 d. reagent (1 M) • 5–10 d. acetone	Blue	0.5 µg	VO^{2+} (blue) makes the test inconclusive. $[Fe(CN)_6]^{3-}$, EDTA, $C_2O_4^{2-}$ and CN^- significantly reduce sensitivity
Cobalt (II)	0.1% oxalic acid, 0.02% disodium-1-nitroso-2-naphthol-3,6-disulfonate, 5.0% sodium acetate in deionized water	• Apply reagent	Red	8.3 ppm	
Nickel (II)	Dimethylglyoxime	• 1 d. reagent (1% in ethanol) • 1 d. ammonium hydroxide (10% in water)	Pink to red	0.25 µg	Cu^{3+} generates a brown spot. Fe^{2+} gives positive interference. Test is prevented by EDTA. Co^{2+} interferes in the presence of Fe^{3+} salts
Nickel (II)	Rubeanic acid (dithio-oxamide)	• 1 d. ammonium hydroxide (10% in water) • 1 d. reagent (1% in ethanol)	Blue to blue-violet	0.01 µg	Test is prevented by CN^- and EDTA. Different colors with other metals: black with Cu^{2+}, yellow with Cd^{2+}, red-brown with Co^{2+}, Hg^+ and Au^{3+}. Pink spot when Zn^{2+}, Cd^{2+} or Hg^+ are present with Ni^{2+}
Titanium (III and IV)	Chromotropic acid (1,8-dihydroxy-naphthalene-3,6-disulphonic acid)	• 1 d. reagent (5%)	Red-brown	2.5 µg	Fe^{3+} and CrO_4^{2-} give positive interferences PO_4^{3-}, SeO_3^{2-}, F^-, $C_2O_4^{2-}$, aniline and pyridine prevent or hinder the test. H_2O_2 masks the test by producing peroxytitanic acid (yellow)

(continued)

Table 25.1 (Continued)

Substance	Reagent	Procedure	Color	Detection limit	Limitations and remarks
Formaldehyde	Chromotropic acid (1,8-dihydroxy-naphthalene-3,6-disulphonic acid) and concentrated sulfuric acid	• Apply 0.5 ml of reagent to 0.5 g (solids) or 0.5 ml (liquids) of the sample • Keep in the dark for two days	Violet	2.5 μg	False negatives in presence of decolorating substances (ketones, fragrances, isopropanol). False positives in presence of polyethylene glycols (which generate formaldehyde when heated)
Formaldehyde	Ammonium acetate (15 g), acetylacetone (0.2 ml) and glacial acetic acid (0.3 ml) in 100 ml of distilled water	• Apply 2.5 ml of reagent to 0.5 g (solids) or 1 ml (liquids) of the sample • Centrifuge • Heat at 60 °C for 10 minutes	Yellow	1 μg	The method is not reliable when the material to be tested is yellow or green
Formaldehyde	Periodic acid–Schiff (PAS)	• Incubation in 5 ml of HCl (0.1 N) and heating for 5–10 minutes • Cool down • add 5 d. PAS	Purple red	0.1 μg	
Epoxy resin (bisphenol A)	Sulfuric acid	• Dissolve 0.1 mg of sample in 2 ml of H_2SO_4 (conc.) at 40–50 °C • Add sulfuric acid until solution becomes orange • Apply 1 d. of solution on filter paper for 1 minute	Purple		The test does not distinguish between polymerized and non- polymerized bisphenol A. False positives can occur with oily substances, colophonia, phenolic resins
Atranorin	KOH, p-phenylendiamine	• 1 d. of sample on 2 strips of filter paper • 2 d. of acetone on each strip • 2 d. of KOH (20% in water) on one strip, 2 d. of p-phenylendiamine (2% in ethanol) on the other strip	Yellow (in both strips)		

d. drop, *sat.* saturated, *conc.* concentrated

chemical or physical phases, defined as "stationary phase" and "mobile phase". The stationary phase is the immobile part of the system, while the mobile phase moves through or over the stationary phase carrying the components of the sample under investigation. The principle of this method is that substances which have stronger physical and/or chemical interactions with the stationary phase will travel through the system more slowly than those which have more affinity with the mobile phase. Based on the characteristics and properties of the substances to be separated and identified, various materials can be chosen for both the stationary and the mobile phase [58].

The first cromatographic system, described in 1903 by Mikhail Tswett, contained support and stationary phase in a column. This type of cromatography, still in use, is known as "column chromatography". A variant, introduced later, is "planar chromatography", where support and stationary phase are on an open or plane surface. Another type of classification of cromatography is based, rather than on the type of support, on the type of mobile phase, stationary phase, or type of interaction between stationary phase and sample components. Thus, we can distinguish, for example, gas cromatography (gaseous mobile phase), liquid cromatography (liquid mobile phase), gas-solid or gas-liquid chromatography, adsorption chromatography, partition chromatography, ion-exchange chromatography [58].

Thin-layer chromatography (TLC) is a type of planar cromatography. In this technique, the stationary phase is a layer of adsorbent material (usually silica gel, aluminium oxide or cellulose) with a thickness of 0.1–0.25 mm for analytical TLC and 0.5–2.0 mm for preparative TLC, deposited on a sheet of glass, plastic, or aluminium foil. The solvent that constitutes the mobile phase is drawn up by capillary action. Differently from other types of cromatography, in TLC the process is stopped before the mobile phase reaches the end of the stationary phase. An evolution of TLC is high-performance TLC, where a thinner layer of stationary phase and a smaller quantity of sample are used, increasing resolution thanks to the reduction of diffusion of the substances [59]. While easier and requiring smaller samples than "classic" cromatography, TLC can only give qualitative results about the composition of a mixture, and results are not easy to reproduce [59]. In the diagnostics of contact dermatitis, TLC may have in some cases an additional, direct use in clinical practice: as shown by several authors, to determine which of the components of a compound is responsible for an allergy, it is possible to perform a patch test with the TLC strips [60–64].

25.3.3 X-ray Fluorescence Spectrometry

X-ray fluorescence spectrometry is a non-destructive technique of qualitative and quantitative evaluation of the elements present on the surface of materials. In this analysis, high-energy X-rays are projected onto the sample, causing the excitation of atoms, with release of electrons from the inner orbitals. To restore the original, stable electronic structure, electrons move from outer to inner orbitals, releasing energy as photons. Each element has orbitals of characteristic energy, and there is a limited number of ways in which electrons can move between orbitals: for these reasons, analysis of the fluorescent photons emitted by the sample after irradiation allows to define type and quantity of the elements present on its surface. In particular, the energy of each photon emitted is correlated to the atomic number of an element (Moseley's law), allowing qualitative assessment of the sample, while the number of emitted characteristic photons allows to determine the quantity of an element [65]. X-ray fluorescence spectrometry is accurate, rapid, multielement, and can be performed without destroying the sample. The radiations used have a limited depth of penetration (up to about 100 μm, depending on the elements and on the matrix or type of sample) [65], but usually this is not a problem when the investigation is aimed to detect possible surface haptens responsible for contact allergy [66–69]. However, if the sample is not homogeneous, a minimal or, in some cases, extensive destruction of the sample may be necessary to obtain a correct qualitative and quantitative representation of its constituents by means of X-ray fluorescence spectrometry [65].

25.3.4 Mass Spectrometry

Mass spectrometry is an analytical technique for the identification and quantification of components of a sample, which is based on the measurement of the mass-to-charge ratio of sample-derived ions [70]. This analysis involves ionization of the sample and subsequent exposure of the ions to electric and magnetic fields; the path of the particles in such system is determined by their mass and charge. Technologies used for the main components of the system (ion generator, mass analyzer, detector) and the different steps of the process may vary, depending on the type and characteristics of the sample and the substances being researched. To further expand analytical capabilities, mass spectrometry can be coupled with gas or liquid chromatography [70].

In the clinical practice, mass spectrometry can be highly useful, and has been widely used, for the analysis of samples of unknown composition and to evaluate the exact quantity of a substance in a sample [71–75]. Indeed, high precision in quantitative measurement and the ability to detect multiple substances, even simultaneously, are important advantages of this method; on the other hand, destruction of the sample has to be noted as a disadvantage in comparison to other techniques.

25.4 Noninvasive Techniques

25.4.1 Transepidermal Water Loss (TEWL)

TEWL is defined as the amount of water which is lost by diffusion across the stratum corneum, in a given unit of time and skin surface (usually grams of water per square meter per hour). It is the most commonly used instrumental test for quantitative assessment of the efficiency of skin barrier function [76].

Transepidermal water loss is measured by comparison of the water vapor density at the skin surface and in the surrounding environment. TEWL measurement can be performed using open-chamber, unventilated-chamber or condenser-chamber devices. In open-chamber devices, a cylinder open at both extremities is placed on the skin, and two sensors at different distance from cutaneous surface read temperature and relative humidity, allowing calculation of the humidity gradient. This method does not alter cutaneous microclimate and allows continuous measurement, but is strongly subject to ambient disturbances (e.g. air movements). In unventilated-chamber devices, the upper extremity of the cylinder is closed, and sensors can reveal the increase of air humidity which occurs with time inside the chamber because of cutaneous water loss. This type of device is not influenced by air movements, but is not suitable for continuous measurement, because water vapor inside the chamber must be eliminated after each reading. Condenser-chamber devices are an evolution of the two above technologies: in these instruments, two sensors at different distance from cutaneous surface are placed inside a cylinder whose upper extremity is closed by a condenser, kept at a temperature lower than the freezing point of water. Other than protecting from ambient air movements, the condenser controls the microclimate inside the chamber and removes water vapor, allowing continuous TEWL measurement [76].

Independently from the device used, the test must be performed under standardized conditions, because it is sensitive, other than to air movements, also to environmental humidity and temperature. For these reasons, it is recommended to perform TEWL measurement in a room with a constant temperature of 18–21 °C, 40–60% relative humidity, avoiding exposure to direct light, and after 20–30 minutes of acclimatization [76]. Ideally, measurements should be performed at the same time of day and in the same seasons, avoiding summer, but this is more difficult to accomplish.

TEWL results from the combination and interaction of structural and acquired characteristics of all components of skin barrier (corneocytes, intercorneocyte lamellar lipid matrices, hydrolipidic film). Consequently, it is physiologically different between body areas, and may vary because of diseases, but also use of medical or cosmetic topical products [76, 77]. For optimal results, topical products and washing should be avoided for a minimum of twelve and two hours, respectively, before TEWL measurement [76, 78].

Applications of TEWL are mainly in the field of research, on diseases or substances which impair skin barrier function and on drugs, cosmeceuticals and cosmetics aimed to repair skin barrier. Main interests are atopic dermatitis [79, 80] and allergic/irritant contact dermatitis [81–83].

25.4.2 Corneometry

This test measures the water content of the stratum corneum. Current techniques are based on the assessment of capacitance or impedance. The capacitance method is based on the difference between the dielectric constant of water and other substances. Variations of skin surface hydration lead to corresponding changes of the dielectric constant [84]. The impedance method is based on the measure of the opposition that skin presents to a current when a voltage is applied [85]. The capacitance method has a quicker measurement time (one second), results are highly reproducible and there is no galvanic contact between the skin and the measuring apparatus. On the other hand, its sensitivity is limited for the highest hydration values [84, 85].

The test is used essentially for research purposes, in fields substantially overlapping with those of TEWL [86–89]. Other similarities with TEWL are the possible significant influence of environmental conditions and topical products, and the consequent need to apply the same standardization rules.

25.4.3 Colorimetry

Quantitative measurement of skin color (colorimetry) is performed by projecting a monochromatic light on skin and measuring the quantity of light reflected (reflectance) with a photometer. Multiple measurements with different monochromatic lights in the wavelength spectrum of visible yield a diagram of spectral reflectance, which can be used for comparative analysis [90]. In the study of dermatitis, only erythema can be considered a parameter of interest which can be measured by colorimetry. However, skin color is determined by multiple factors, and, even in the same subject and skin area, the intensity of the red component is not linearly correlated with the intensity of inflammation. Indeed, vasodilation tends to fade out as edema progresses, and microanatomical superficial changes occurring in strong reactions, as well as typical features of chronic dermatitis such as hyperkeratosis and scaling, significantly affect optical properties of skin. For these reasons, colorimetry can distinguish between positive and negative reactions, particularly in case of acute irritant contact dermatitis, but is not useful for quantitative assessment of the intensity of a reaction [91, 92].

25.4.4 Ultrasonography

Skin thickening and edema which occur during allergic or irritant contact dermatitis can be measured using high-frequency ultrasonography (20 MHz). This has been done in several studies, mainly performed in the 1990s, which revealed significantly increased values in lesional skin compared to uninvolved skin [81, 92–100]. A relationship with the dose of causal agent of the dermatitis has been observed, particularly in cases of less evident damage to skin barrier. Despite these advantages, applications of this technique are still essentially limited to research, and use has progressively decreased after the 1990s. This is probably due to a combination of several factors, including cost of the instrument, need for specific training and experience to correctly perform the exam, non uniform edematous response of skin, accuracy inferior to that of other diagnostic methods.

25.4.5 Laser Doppler Perfusion Imaging

The most used technique for noninvasive measurement of blood flow is based on the physical phenomenon known as Doppler effect or Doppler shift. Briefly, the perceived frequency of a wave increases when the source and/or receiver move towards each other, and decreases when they move away from each other. To measure cutaneous blood flow a helium-neon laser is used as light source. An evolution of classical laser Doppler flowmetry is laser Doppler perfusion imaging, which creates a flow map of a cutaneous area thanks to a computer controlled system of mirrors, that moves the laser beam stepwise. In this variant, contact between the device and the skin is not necessary [101].

To limit the possibility of measurement errors, the subject should acclimatize for 20–30 minutes in the test room, in a comfortable position. Room temperature should be standardized, because it can affect cutaneous blood flow. Ambient light and noise should be as low as possible, and unnecessary movements, activities or communication in the room should be avoided during the test, which can require several minutes. Moreover, the instrument should be carefully calibrated (ideally on a daily basis) and positioned, and the area to be tested should be clearly marked [101].

Several studies performed show good correlation between visual scoring (current gold standard) and results of laser Doppler perfusion imaging in the evaluation of contact dermatitis and skin tests [102–106]. However, the instrument cannot distinguish between allergic and irritant reactions. Because of this limitation, cost of the device and technical difficulties of execution, laser Doppler flowmetry and laser Doppler perfusion imaging are currently used for research purposes rather than in clinical practice.

25.4.6 Thermography

Thermography (or, more properly, telethermography) is a technique that allows to assess the surface temperature of a cutaneous area through measurement of the infrared radiations emitted, without any contact between skin and the measuring device. It is performed with an infrared camera, and represents an evolution of traditional thermometric techniques (thermometers, thermocouples, thermistors), which only allowed temperature measurement in a single point [107].

First use of thermography in the field of contact dermatitis dates back to 1977 [108]. Since then, only few papers have been published on this topic, and agree on the reliability of the method to distinguish allergic from irritant reactions and to quantitatively assess the intensity of dermatitis and patch test response [109–112]. However, similarly to other non invasive techniques, thermography may be influenced by many microenvironmental, individual or instrumental factors, which limit its usability in clinical practice. Thus, this technique is essentially used only for research purposes, in adequately controlled and standardized room conditions and under supervision of expert personnel.

25.4.7 Confocal Laser Scanning Microscopy

The principle of confocal laser scanning microscopy was first described in 1955, but only in relatively recent times technological progress allowed the production of devices of reasonable size and cost, adequate for use in dermatology clinics, although mainly for research purposes [113]. The exam is performed by illuminating a small spot of a tissue with a point light source, and capturing reflected light through a pinhole which is present in front of the detector. Reflected light from the spot is in-focus and may be used for image generation, while light coming from other planes is out-of-focus and consequently eliminated. With appropriate movements of the objective, it is possible to obtain, noninvasively, images very similar to histomorphological horizontal sections of the skin. Images are in grayscale, and the natural cutaneous pigments act as contrast agents. The most refractive of them is melanin, which appears white in confocal laser scanning microscopy. In more recent devices, the standard method may be used in combination with multi-laser fluorescence techniques [113].

Confocal laser scanning microscopy has been used mainly in the study of skin tumors, but some authors also aimed to explore its possible usefulness in the diagnostics of contact dermatitis. Although still limited, results are encouraging: confocal laser scanning microscopy seems to be a valid adjunctive tool in differentiating acute allergic and irritant contact dermatitis, as well as allergic, irritant, and negative equivocal patch test reactions, particularly in doubtful cases where visual assessment is more prone to errors. Moreover, it also allows to visualize subtle differences, related to type of causal agent or ethnicity, in apparently similar reactions [113–131].

Cost, still rather high, and need for proper training and experience to interpret images correctly are the main factors which currently limit to research applications the use of confocal laser scanning microscopy.

25.4.8 Dermoscopy

Dermoscopy is a well known and consolidated non invasive diagnostic technique, consisting in the examination of skin lesions with an instrument (dermoscope) composed of a source of light (polarized or not) and a magnifying optic.

There are very few published data on the use of dermoscopy in the diagnostics of contact dermatitis. One workgroup studied the dermoscopic characteristics of 173 positive patch tests (of which 46 yielded weak allergic reactions), 54 irritant reactions to patch test and 11 irritant reactions to sodium lauryl sulphate experimentally induced in healthy subjects as a control. They found that dermoscopy improves diagnostic accuracy of visual assessment alone, particularly in differentiating weak allergic and irritant patch test reactions [132, 133].

Other authors described, in 222 patients, the videomicroscopic characteristics of "poral" reactions, typical of patch tests with cobalt, and the features which allow to distinguish irritant from allergic manifestations in these cases [134].

Vega et al. showed, in an experimental study on four volunteers, that dermoscopy may be useful in the differential diagnosis of cutaneous reactions to processionary caterpillar (*Thaumetopoea pityocampa*), because the setae of this lepidopteran appear clearly visible in affected skin at 30× magnification or more, for two to three weeks after exposure [135].

Tosti et al. evaluated the dermoscopic images of seven cases of contact dermatitis caused by topical minoxidil, six patients with intense scalp itching during treatment with topical minoxidil but negative patch test and 19 controls, and did not find any difference between the patterns of the three groups [136].

Available data, both positive and negative, are too limited to draw definitive conclusions about the usefulness of dermoscopy in dermoallergology. However, in consideration of the wide diffusion of dermoscopes and the characteristics of the exam (rapid, non invasive, inexpensive, requiring no particular setting or complex procedures), new studies and developments are possible and expected in the next future.

References

1. Angelini G, Grandolfo M. Test diagnostici. In: Angelini G, Vena GA, editors. Dermatologia professionale e ambientale. 1st ed. Brescia: ISED; 1999. p. 579.
2. Bousquet J, Heinzerling L, Bachert C, et al. Practical guide to skin prick tests in allergy to aeroallergens. Allergy. 2012;67:18.
3. Macchia D, Melioli G, Pravettoni V, et al. Guidelines for the use and interpretation of diagnostic methods in adult food allergy. Clin Mol Allergy. 2015;13:27.
4. Ruëff F, Bergmann KC, Brockow K et al. Hauttests zur Diagnostik von allergischen Soforttyp-Reaktionen. Leitlinie der Deutschen

Gesellschaft für Allergologie und klinischen Immunologie (DGAKI) [Skin tests for diagnostics of allergic immediate-type reactions. Guideline of the German Society for Allergology and Clinical Immunology]. Pneumologie. 2011;65:484.
5. Cantani A, Micera M. Can skin prick tests provoke severe allergic reactions? Eur Rev Med Pharmacol Sci. 2000;4:145.
6. Vlieg-Boerstra BJ, van de Weg WE, van der Heide S, et al. Where to prick the apple for skin testing? Allergy. 2013;68:1196.
7. Tourlas K, Burman D. Allergy testing. Prim Care. 2016;43:363.
8. Birch K, Pearson-Shaver AL. Allergy Testing. In: StatPearls [Internet]. StatPearls Publishing, Treasure Island (FL). 2019. http://www.ncbi.nlm.nih.gov/books/NBK537020/. Accessed 28 Sep 2019.
9. Bergmann KC. Milestones in the 20th century. Chem Immunol Allergy. 2014;100:27.
10. Murakami Y, Matsui S, Kijima A, et al. Cedar pollen aggravates atopic dermatitis in childhood monozygotic twin patients with allergic rhino conjunctivitis. Allergol Int. 2011;60:397.
11. Osterballe M, Scheller R, Stahl Skov P, et al. Diagnostic value of scratch-chamber test, skin prick test, histamine release and specific IgE in birch-allergic patients with oral allergy syndrome to apple. Allergy. 2003;58:950.
12. Stingeni L, Bianchi L, Hansel K, et al. Italian guidelines in patch testing—adapted from the European Society of Contact Dermatitis (ESCD). G Ital Dermatol Venereol. 2019;154:227.
13. Johansen JD, Aalto-Korte K, Agner T, et al. European Society of Contact Dermatitis guideline for diagnostic patch testing - recommendations on best practice. Contact Dermatitis. 2015;73:195.
14. Goossens A. Alternatives to patch tests. Ann Dermatol Venereol. 2009;136:623.
15. Hannuksela M, Salo H. The repeated open application test (ROAT). Contact Dermatitis. 1986;14:221.
16. Spiewak R. Patch testing for contact allergy and allergic contact dermatitis. Open Allergy J. 2008;1:42.
17. Yoshihisa Y, Shimizu T. Metal allergy and systemic contact dermatitis: an overview. Dermatol Res Pract. 2012;2012:749561.
18. Braga M, Quecchia C, Perotta C, et al. Systemic nickel allergy syndrome: nosologic framework and usefulness of diet regimen for diagnosis. Int J Immunopathol Pharmacol. 2013;26:707.
19. Faggian D, Brusca I, Cinti B, et al. SIBioC Position statement about in vitro immunoglobulin E (IgE) testing. Biochimica Clinica. 2018;42:74.
20. Thorpe SJ, Heath A, Fox B, et al. The 3rd International Standard for serum IgE: international collaborative study to evaluate a candidate preparation. Clin Chem Lab Med. 2014;52:1283.
21. Canonica GW, Ansotegui IJ, Pawankar R, et al. A WAO—ARIA—GA^{2}LEN consensus document on molecular-based allergy diagnostics. World Allergy Organ J. 2013;6:17.
22. Matricardi PM, Kleine-Tebbe J, Hoffmann HJ, et al. EAACI molecular allergology user's guide. Pediatr Allergy Immunol. 2016;27(Suppl 23):1.
23. Nyfeler B, Pichler WJ. The lymphocyte transformation test for the diagnosis of drug allergy: Sensitivity and specificity. Clin Exp Allergy. 1997;27:175.
24. Popple A, Williams J, Maxwell G, et al. The lymphocyte transformation test in allergic contact dermatitis: new opportunities. J Immunotoxicol. 2016;13:84.
25. Basketter D, Crozier J, Hubesch B, et al. Optimised testing strategies for skin sensitization–the LLNA and beyond. Regul Toxicol Pharmacol. 2012;64:9.
26. von Blomberg-van der Flier M, van der Burg CK, Pos O et al. In vitro studies in nickel allergy: diagnostic value of a dual parameter analysis. J Invest Dermatol. 1987;88:362.
27. Räsänen L, Tuomi ML. Diagnostic value of the lymphocyte proliferation test in nickel contact allergy and provocation in occupational coin dermatitis. Contact Dermatitis. 1992;27:250.
28. Albanesi M, Di Girolamo A, Aresta V, et al. Delayed allergy to acyclovir revealed by lymphocyte proliferation test. Postepy Dermatol Alergol. 2018;35:527.
29. Porębski G, Czarnobilska E, Bosak M. Cytotoxic-based assays in delayed drug hypersensitivity reactions induced by antiepileptic drugs. Pol Arch Med Wewn. 2015;125:823.
30. Lopez S, Torres MJ, Rodríguez-Pena R, et al. Lymphocyte proliferation response in patients with delayed hypersensitivity reactions to heparins. Br J Dermatol. 2009;160:259.
31. Schmid DA, Depta JP, Pichler WJ. T cell-mediated hypersensitivity to quinolones: mechanisms and cross-reactivity. Clin Exp Allergy. 2006;36:59.
32. Spoerri I, Bircher AJ, Link S, et al. Delayed-type allergy to cobalt-comparison of a flow cytometric lymphocyte proliferation test with patch testing. Contact Dermatitis. 2018;79:31.
33. Spoerri I, Scherer K, Michel S, et al. Detection of nickel and palladium contact hypersensitivity by a flow cytometric lymphocyte proliferation test. Allergy. 2015;70:323.
34. Martins LE, Reis VM. IL-13: A marker of chromium contact allergy. J Eur Acad Dermatol Venereol. 2013;27:e390.
35. Muris J, Kleverlaan CJ, Feilzer AJ, et al. Reactivity to sodium tetrachloropalladate ($Na_2[PdCl_4]$) compared to $PdCl_2$ and $NiCl_2$ in lymphocyte proliferation tests. Allergy. 2009;64:1152.
36. Spiewak R, Moed H, von Blomberg BM, et al. Allergic contact dermatitis to nickel: modified in vitro test protocols for better detection of allergen-specific response. Contact Dermatitis. 2007;56:63.
37. Laine J, Happonen RP, Vainio O, et al. In vitro lymphocyte proliferation test in the diagnosis of oral

mucosal hypersensitivity reactions to dental amalgam. J Oral Pathol Med. 1997;26:362.
38. Räsänen L, Kalimo K, Laine J, et al. Contact allergy to gold in dental patients. Br J Dermatol. 1996;134:673.
39. Cederbrant K, Hultman P, Marcusson JA, et al. In vitro lymphocyte proliferation as compared to patch test using gold, palladium and nickel. Int Arch Allergy Immunol. 1997;112:212.
40. Vadalà M, Laurino C, Palmieri B. The memory lymphocyte immunostimulation assay in immune system disorders: Is useful or useless? J Lab Physicians. 2017;9:223.
41. Valentine-Thon E, Müller K, Guzzi G, et al. LTT-MELISA is clinically relevant for detecting and monitoring metal sensitivity. Neuro Endocrinol Lett. 2006;27(Suppl 1):17.
42. Müller K, Valentine-Thon E. Hypersensitivity to titanium: clinical and laboratory evidence. Neuro Endocrinol Lett. 2006;27(Suppl 1):31.
43. Stejskal V. The 'memory lymphocyte immunostimulation assay' (MELISA) is useless for the detection of metal allergy. Ned Tijdschr Geneeskd. 2006;150:520.
44. Feilzer AJ. The 'memory lymphocyte immunostimulation assay' (MELISA) is useless for the detection of metal allergy. Ned Tijdschr Geneeskd. 2005;149:2644.
45. Koene RA. The 'memory lymphocyte immunostimulation assay' (MELISA) is useless for the detection of metal allergy. Ned Tijdschr Geneeskd. 2005;149:2090.
46. Valentine-Thon E, Schiwara HW. Validity of MELISA for metal sensitivity testing. Neuro Endocrinol Lett. 2003;24:57.
47. Brehler R, Becker D, Merk H. MELISA–in vitro test for detection of contact allergy? A comment by the German Contact Allergy Group. Hautarzt. 1998;49:418.
48. Stejskal VD, Cederbrant K, Lindvall A, et al. MELISA-an in vitro tool for the study of metal allergy. Toxicol In Vitro. 1994;8:991.
49. Jordan WP Jr. Leukocyte migration inhibition assay (LIF) in nickel contact dermatitis. Arch Dermatol. 1976;112:1741.
50. Jovanović M, Poljacki M, Milakov J, et al. Skin and laboratory tests: comparison of the epicutaneous patch test with the TTL and LIF tests in the diagnosis of medicamentous allergic contact dermatitis. Med Pregl. 1992;45:365.
51. Cacciuttolo R, Sertoli A, Giorgini S, et al. Leukocyte migration inhibition test in allergic eczema due to contact with nickel salts. G Ital Dermatol Venereol. 1985;120:317.
52. Nordlind K, Sandberg G. Leukocytes from patients allergic to chromium and nickel examined by the sealed capillary migration technique. Int Arch Allergy Appl Immunol. 1983;70:30.
53. Kneilling M, Caroli U, Grimmel C, et al. Para-phenylenediamine-specific lymphocyte activation test: a sensitive in vitro assay to detect para-phenylenediamine sensitization in patients with severe allergic reactions. Exp Dermatol. 2010;19:435.
54. Lohmann CH, Hameister R, Singh G. Allergies in orthopaedic and trauma surgery. Orthop Traumatol Surg Res. 2017;103:S75.
55. International Union of Pure and Applied Chemistry - Commission on Analytical Reactions. Reagents and reactions for qualitative inorganic analysis Fifth Report. Pure Appl Chem. 1964;8:1.
56. Feigl F, Anger V. Spot tests in inorganic analysis. 6th ed. Amsterdam: Elsevier; 2012.
57. Thyssen JP, Menné T, Johansen JD, et al. A spot test for detection of cobalt release - early experience and findings. Contact Dermatitis. 2010;63:63.
58. Hage DS. Cromatography. In: Rifai N, Horvath AR, Wittwer CT, editors. Principles and applications of clinical mass spectrometry. Small molecules, peptides, and pathogens. Elsevier, Amsterdam; 2018. p. 1.
59. Sherma J, Fried B. Thin-layer and high-performance thin-layer chromatographic analysis of biological samples. Adv Chromatogr. 2011;49:401.
60. Ryberg K, Goossens A, Isaksson M, et al. Patch testing of patients allergic to disperse blue 106 and disperse blue 124 with thin-layer chromatograms and purified dyes. Contact Dermatitis. 2009;60:270.
61. Malinauskiene L, Zimerson E, Bruze M, et al. Textile dyes disperse orange 1 and yellow 3 contain more than one allergen as shown by patch testing with thin-layer chromatograms. Dermatitis. 2011;22:335.
62. Mowitz M, Zimerson E, Svedman C, et al. Patch testing with serial dilutions and thin-layer chromatograms of oak moss absolutes containing high and low levels of atranol and chloroatranol. Contact Dermatitis. 2013;69:342.
63. Febriana SA, Zimerson E, Svedman C, et al. Thin-layer chromatography and gas chromatography-mass spectrometry examination of shoe materials from patients with shoe dermatitis. Contact Dermatitis. 2015;72:248.
64. Hulstaert E, Bergendorff O, Persson C, et al. Contact dermatitis caused by a new rubber compound detected in canvas shoes. Contact Dermatitis. 2018;78:12.
65. Streli C, Wobrauschek P, Kregsamer P. X-ray fluorescence spectroscopy, applications. In: Lindon JC, editor. Encyclopedia of spectroscopy and spectrometry. Amsterdam: Elsevier; 1999. p. 2478.
66. Hamann D, Hamann CR, Kishi P, et al. Leather contains cobalt and poses a risk of allergic contact dermatitis: cobalt indicator solution and x-ray florescence spectrometry as screening tests. Dermatitis. 2016;27:202.
67. Hamann CR, Hamann D, Hamann C, et al. The cost of nickel allergy: a global investigation of coin composition and nickel and cobalt release. Contact Dermatitis. 2013;68:15.

68. Thyssen JP, Strandesen M, Poulsen PB, et al. Chromium in leather footwear - risk assessment of chromium allergy and dermatitis. Contact Dermatitis. 2012;66:279.
69. Thyssen JP, Skare L, Lundgren L, et al. Sensitivity and specificity of the nickel spot (dimethylglyoxime) test. Contact Dermatitis. 2010;62:279.
70. Rockwood AL, Kushnir MM, Clarke NJ. Mass spectrometry. In: Rifai N, Horvath AR, Wittwer CT, editors. Principles and applications of clinical mass spectrometry. Small molecules, peptides, and pathogens. Elsevier, Amsterdam; 2018. p. 33.
71. Guarneri F, Costa C, Cannavò SP, et al. Release of nickel and chromium in common foods during cooking in 18/10 (grade 316) stainless steel pots. Contact Dermatitis. 2017;76:40.
72. Nyman GSA, Tang M, Inerot A, et al. Contact allergy to beeswax and propolis among patients with cheilitis or facial dermatitis. Contact Dermatitis. 2019;81:110.
73. Natsch A, Nägelin M, Leijs H, et al. Exposure source for skin sensitizing hydroperoxides of limonene and linalool remains elusive: an analytical market surveillance. Food Chem Toxicol. 2019;127:156.
74. Hamann CR, Hamann D, Simonsen AB, et al. Cobalt content of a convenience sample of leather shoes and gloves in Denmark. Contact Dermatitis. 2019;80:248.
75. Ramzi A, Ahmadi H, Sadiktsis I, et al. A two-dimensional non-comprehensive reversed/normal phase high-performance liquid chromatography/tandem mass spectrometry system for determination of limonene and linalool hydroperoxides. J Chromatogr A. 2018;1566:102.
76. Alexander H, Brown S, Danby S, et al. Research techniques made simple: transepidermal water loss measurement as a research tool. J Invest Dermatol. 2018;138:2295.
77. Marrakchi S, Maibach HI. Biophysical parameters of skin: map of human face, regional, and age-related differences. Contact Dermatitis. 2007;57:28.
78. Pinnagoda J, Tupker RA, Agner T et al. Guidelines for transepidermal water loss (TEWL) measurement. A report from the Standardization Group of the European Society of Contact Dermatitis. Contact Dermatitis. 1990;22:164.
79. Jinnestål CL, Belfrage E, Bäck O, et al. Skin barrier impairment correlates with cutaneous Staphylococcus aureus colonization and sensitization to skin-associated microbial antigens in adult patients with atopic dermatitis. Int J Dermatol. 2014;53:27.
80. Lindh JD, Bradley M. Clinical Effectiveness of moisturizers in atopic dermatitis and related disorders: a systematic review. Am J Clin Dermatol. 2015;16:341.
81. Yazdanparast T, Yazdani K, Humbert P, et al. Biophysical measurements and ultrasonographic findings in chronic dermatitis in comparison with uninvolved skin. Indian J Dermatol. 2019;64:90.
82. Winker R, Salameh B, Stolkovich S, et al. Effectiveness of skin protection creams in the prevention of occupational dermatitis: results of a randomized, controlled trial. Int Arch Occup Environ Health. 2009;82:653.
83. Astner S, González E, Cheung AC, et al. Non-invasive evaluation of the kinetics of allergic and irritant contact dermatitis. J Invest Dermatol. 2005;124:351.
84. Constantin MM, Poenaru E, Poenaru C, et al. Skin hydration assessment through modern non-invasive bioengineering technologies. Maedica (Buchar). 2014;9:33.
85. Clarys P, Clijsen R, Taeymans J, et al. Hydration measurements of the stratum corneum: comparison between the capacitance method (digital version of the Corneometer CM 825®) and the impedance method (Skicon-200EX®). Skin Res Technol. 2012;18:316.
86. Yan-yu W, Xue-min W, Yi-Mei T, et al. The effect of damaged skin barrier induced by subclinical irritation on the sequential irritant contact dermatitis. Cutan Ocul Toxicol. 2011;30:263.
87. Jungersted JM, Høgh JK, Hellegren LI, et al. Effects of topical corticosteroid and tacrolimus on ceramides and irritancy to sodium lauryl sulphate in healthy skin. Acta Derm Venereol. 2011;91:290.
88. Atrux-Tallau N, Romagny C, Padois K, et al. Effects of glycerol on human skin damaged by acute sodium lauryl sulphate treatment. Arch Dermatol Res. 2010;302:435.
89. Marrakchi S, Maibach HI. Sodium lauryl sulfate-induced irritation in the human face: regional and age-related differences. Skin Pharmacol Physiol. 2006;19:177.
90. Andreassi L, Flori L. Practical applications of cutaneous colorimetry. Clin Dermatol. 1995;13:369.
91. Agner T, Serup J. Sodium lauryl sulphate for irritant patch testing–a dose-response study using bioengineering methods for determination of skin irritation. J Invest Dermatol. 1990;95:543.
92. Serup J. Noninvasive techniques for quantification. In: Rycroft RJG, Mennè T, Frosch PJ, Lepoittevin JP, editors. Textbook of contact dermatitis. 3rd ed. Heidelberg: Springer; 2013. p. 553.
93. Raju BI, Swindells KJ, Gonzalez S, et al. Quantitative ultrasonic methods for characterization of skin lesions in vivo. Ultrasound Med Biol. 2003;29:825.
94. Seidenari S, Belletti B. The quantification of patch test responses: a comparison between echographic and colorimetric methods. Acta Derm Venereol. 1998;78:364.

95. Kelly DA, Walker SL, McGregor JM, et al. A single exposure of solar simulated radiation suppresses contact hypersensitivity responses both locally and systemically in humans: quantitative studies with high-frequency ultrasound. J Photochem Photobiol B. 1998;44:130.
96. Seidenari S, Di Nardo A, Mantovani L, et al. Parallel intraindividual evaluation of the vasoconstrictory action and the anti-allergic activity of topical corticosteroids. Exp Dermatol. 1997;6:75.
97. Di Nardo A, Giusti G, Mantovani L, et al. Inhibition of elicitation of contact dermatitis in humans by mometasone furoate: evaluation by means of 20-MHz B scanning associated with image analysis. Dermatology. 1997;195:137.
98. Schiavi ME, Belletti B, Seidenari S. Ultrasound description and quantification of irritant reactions induced by dithranol at different concentrations. A comparison with visual assessment and colorimetric measurements. Contact Dermatitis.1996;34:272.
99. Seidenari S, Belletti B. Instrumental evaluation of subclinical irritation induced by sodium lauryl sulfate. Contact Dermatitis. 1994;30:175.
100. Seidenari S. Echographic evaluation of subclinical allergic patch test reactions. Contact Dermatitis. 1993;29:156.
101. Fullerton A, Stücker M, Wilhelm KP et al. Guidelines for visualization of cutaneous blood flow by laser Doppler perfusion imaging. A report from the Standardization Group of the European Society of Contact Dermatitis based upon the HIRELADO European community project. Contact Dermatitis. 2002;46:129.
102. Petersen LJ, Lyngholm AM, Arendt-Nielsen L. A novel model of inflammatory pain in human skin involving topical application of sodium lauryl sulfate. Inflamm Res. 2010;59:775.
103. Bråred Christensson J, Forsström P, Wennberg AM, et al. Air oxidation increases skin irritation from fragrance terpenes. Contact Dermatitis. 2009;60:32.
104. Gloor M, Senger B, Langenauer M, et al. On the course of the irritant reaction after irritation with sodium lauryl sulphate. Skin Res Technol. 2004;10:144.
105. Molander G, Petman L, Kannas L, et al. Single doses of local betamethasone do not suppress allergic patch test reactions to nickel sulfate. Contact Dermatitis. 2004;50:218.
106. Goon AT, Leow YH, Chan YH, et al. Correlation between laser Doppler perfusion imaging and visual scoring of patch test sites in subjects with experimentally induced allergic and irritant contact reactions. Skin Res Technol. 2004;10:64.
107. Di Carlo A. Telethermography. In: Berardesca E, Maibach HI, Wilhelm KP, editors. Non invasive diagnostic techniques in clinical dermatology. Heidelberg: Springer; 2014. p. 115.
108. Raskin MM, Zies PM. Role of thermography in allergic contact dermatitis. Contact Dermatitis. 1977;3:206.
109. Baillie AJ, Biagioni PA, Forsyth A, et al. Thermographic assessment of patch-test responses. Br J Dermatol. 1990;122:351.
110. Laino L, Di Carlo A. Telethermography: an objective method for evaluating patch test reactions. Eur J Dermatol. 2010;20:175.
111. Larner J, Matar H, Goldman VS, et al. Development of a cumulative irritation model for incontinence-associated dermatitis. Arch Dermatol Res. 2015;307:39.
112. Anzengruber F, Alotaibi F, Kaufmann LS, et al. Thermography: high sensitivity and specificity diagnosing contact dermatitis in patch testing. Allergol Int. 2019;68:254.
113. Ulrich M, Lange-Asschenfeldt S. In vivo confocal microscopy in dermatology: from research to clinical application. J Biomed Opt. 2013;18:061212.
114. Maarouf M, Costello CM, Gonzalez S, et al. In vivo reflectance confocal microscopy: emerging role in noninvasive diagnosis and monitoring of eczematous dermatoses. Actas Dermosifiliogr. 2019;110:626.
115. Astner S, González S, Gonzalez E. Noninvasive evaluation of allergic and irritant contact dermatitis by in vivo reflectance confocal microscopy. Dermatitis. 2006;17:182.
116. Swindells K, Burnett N, Rius-Diaz F, et al. Reflectance confocal microscopy may differentiate acute allergic and irritant contact dermatitis in vivo. J Am Acad Dermatol. 2004;50:220.
117. Astner S, Gonzalez E, Cheung A, et al. Pilot study on the sensitivity and specificity of in vivo reflectance confocal microscopy in the diagnosis of allergic contact dermatitis. J Am Acad Dermatol. 2005;53:986.
118. González S, González E, White WM, et al. Allergic contact dermatitis: correlation of in vivo confocal imaging to routine histology. J Am Acad Dermatol. 1999;40:708.
119. Slodownik D, Levi A, Lapidoth M, et al. Noninvasive in vivo confocal laser scanning microscopy is effective in differentiating allergic from nonallergic equivocal patch test reactions. Lasers Med Sci. 2015;30:1081.
120. Guichard A, Fanian F, Girardin P, et al. Allergic patch test and contact dermatitis by in vivo reflectance confocal microscopy. Ann Dermatol Venereol. 2014;141:805.
121. Ardigò M, Longo C, Cristaudo A, et al. Evaluation of allergic vesicular reaction to patch test using in vivo confocal microscopy. Skin Res Technol. 2012;18:61.
122. Sakanashi EN, Matsumura M, Kikuchi K, et al. A comparative study of allergic contact dermatitis by patch test versus reflectance confocal laser microscopy, with nickel and cobalt. Eur J Dermatol. 2010;20:705.

123. Benjamin B, Chris F, Salvador G, et al. Visual and confocal microscopic interpretation of patch tests to benzethonium chloride and benzalkonium chloride. Skin Res Technol. 2012;18:272.
124. Suihko C, Serup J. Fluorescence confocal laser scanning microscopy for in vivo imaging of epidermal reactions to two experimental irritants. Skin Res Technol. 2008;14:498.
125. Eber AE, Sanchez M, Lee N, et al. Confocal microscopy in the diagnosis of fibreglass dermatitis. Contact Dermatitis. 2017;77:266.
126. Astner S, Burnett N, Rius-Díaz F, et al. Irritant contact dermatitis induced by a common household irritant: a noninvasive evaluation of ethnic variability in skin response. J Am Acad Dermatol. 2006;54:458.
127. Hicks SP, Swindells KJ, Middelkamp-Hup MA, et al. Confocal histopathology of irritant contact dermatitis in vivo and the impact of skin color (black versus white). J Am Acad Dermatol. 2003;48:727.
128. Scheynius A, Dalenbring M, Carlsson K, et al. Quantitative analysis of Langerhans' cells in epidermis at irritant contact reactions using confocal laser scanning microscopy. Acta Derm Venereol. 1992;72:348.
129. Samhaber KT, Buhl T, Brauns B, et al. Morphologic criteria of vesiculobullous skin disorders by in vivo reflectance confocal microscopy. J Dtsch Dermatol Ges. 2016;14:797.
130. Ardigò M, Agozzino M, Franceschini C, et al. Reflectance confocal microscopy algorithms for inflammatory and hair diseases. Dermatol Clin. 2016;34:487.
131. Agozzino M, Gonzalez S, Ardigò M. Reflectance confocal microscopy for inflammatory skin diseases. Actas Dermosifiliogr. 2016;107:631.
132. Corazza M, Toni G, Musmeci D, et al. Dermoscopy of patch test reactions: study of applicability in differential diagnosis between allergic and irritant reactions. Br J Dermatol. 2019;180:429.
133. Corazza M, Toni G, Scuderi V, et al. Patch test reactions through the lens of dermoscopy: further insights, particularly on weak allergic reactions. Contact Dermatitis. 2019;81:417.
134. Yang YW, Costello CM, Mangold AR. Dermoscopic findings of irritant "poral" reactions to cobalt during patch testing. Dermatitis. 2017;28:367.
135. Vega J, Vega JM, García-Ortiz JC, et al. Diagnostic utility of dermoscopy in cutaneous reactions to *Thaumetopoea pityocampa*. J Eur Acad Dermatol Venereol. 2016;30:e76.
136. Tosti A, Donati A, Vincenzi C, et al. Videodermoscopy does not enhance diagnosis of scalp contact dermatitis due to topical minoxidil. Int J Trichol. 2009;1:134.

Prognosis and Therapy

26

Domenico Bonamonte, Caterina Foti, Giulia Gullo
and Gianni Angelini

26.1 Prognosis

The course of contact dermatitis is variable. After the first contact, the condition may resolve, or recur in the same site, or else spread and become unpredictably chronic. Although rarely, it can be complicated by erythroderma, which is often irreversible, has a poor prognosis and can even be fatal [1, 2].

If we exclude the rare complication of erythroderma, the prognosis of contact dermatitis in its various clinical expressions is favorable. With the removal of the noxious agents and adequate therapy, the duration of the clinical manifestations can be significantly shortened. Various combinations of factors can influence the development of a chronic disease status and recurrences of contact dermatitis: the persistence of contact with the irritant or allergen, multisensitization and a possible cross-reactivity with chemically related substances. Bacterial infection or trauma, pressure, friction, irritants and improper medications can also contribute to turn contact dermatitis into a chronic disease. Finally, it may be impossible to eliminate contact with certain substances that are ubiquitous, such as metals and balsam of Peru. In fact, most recurrences are observed in patients who are allergic to these common substances.

26.1.1 Prognosis of Occupational Contact Dermatitis

In the occupational field it is important to understand the prognostic mechanisms underlying contact dermatitis in order to be able to predict the course of the dermatitis in the patient, to implement risk management of patients exposed to noxious substances, and plan preventive measures against forms of occupational dermatitis [3].

Various data in literature have demonstrated that the prognosis has improved in recent times thanks to improvements in health education and to effective preventive measures [4–6]. Complete clearance of occupational contact dermatitis is now reported to range from 8 to 77%, over follow-up periods ranging from 1 year to more than 10 years [4–8]. While in the 1960s and '70s total clearance was obtained only in 8–33% of the patients, after the 1990s the total clearance rate reached about 70%.

Most studies have not observed significant gender differences in the prognosis of

D. Bonamonte (✉) · C. Foti · G. Gullo
Department of Biomedical Science and Human Oncology, University of Bari "Aldo Moro", Bari, Italy
e-mail: domenico.bonamonte@uniba.it

G. Angelini
Professor of Dermatology,
University of Bari "Aldo Moro", Bari, Italy

G. Angelini et al. (eds.), *Clinical Contact Dermatitis*, https://doi.org/10.1007/978-3-030-49332-5_26

occupational contact dermatitis [4, 6], nor does the age of onset of the dermatitis appear to influence its prognosis.

Most reports show that irritant contact dermatitis tends to have a poorer prognosis than allergic contact dermatitis [4–6]. Some occupational irritants, such as cutting fluids, are more likely to induce chronic disease than others [4]. Among occupational allergens, metals and rubber chemicals seem to be associated with poor prognosis, having a chronicity rate of 50% [4]. In Denmark, despite the introduction of ferrous sulphate in cement to reduce the hexavalent chromate concentration, chromate allergy continued to show poor prognosis and only 30% of workers who stayed on the job achieved clearance of their dermatitis [9].

Among the various occupations at particular risk, construction workers with contact allergy have the poorest prognosis, and a complete clearance rate of the dermatitis was only 20% over a 2 to 9-year follow-up period, compared with a clearance rate of 35% among hairdressers and food handlers and 40% among medical staff [5]. A poor prognosis was demonstrated also in metal workers suffering from cutting-fluid dermatitis [10, 11].

In previous work contexts no significant improvement in the prognosis of occupational contact dermatitis was found in most reports following a change of job [8, 12, 13], whereas today, workers who change their job tend to have a better outcome than those who do not. Nevertheless, many workers prefer to go on with their chosen job despite their dermatitis. In a 10 to 13-year follow-up study, only 20% of workers with occupational dermatitis stopped working because of their dermatitis; among those who continued to work, only about 18% of workers had clearance of the dermatitis [7]. Among hairdressers with dermatitis, a job change seems to confer a good prognosis [14].

A personal history of atopy, as compared to non atopic patients, significantly affects the prognosis of patients with occupational contact dermatitis according to some authors [5] but not others [6, 11, 15].

26.2 Management

The treatment of contact dermatitis relies first and above all on early recognition and proper management. These depend on: diagnosis, identification of the factors responsible, interpretation of the results of patch tests, and appropriate therapy [16].

In general the clinical diagnosis of contact dermatitis does not present particular problems. When considering the possibility of contact dermatitis, the patient's life can be subdivided into different areas (Table 26.1) [17]: personal, household and work. Identification of the factors involved in causing the contact dermatitis is absolutely essential to proper patient management. These factors can be constitutional (atopy), chemical, mechanical (trauma) and physical (climatic factors). The allergens responsible can be identified using patch tests, that should be performed if there is the least suspicion of allergy [18]. In fact, in most cases it is not possible to identify the allergens on the basis of clinical data alone, and these need to be checked in the light of the patient's personal, household and job contacts with substances. In cases of occupational contact dermatitis, examination of the work station is essential [19].

Table 26.1 Environmental areas posing a risk in patients with contact dermatitis

1. *Personal*
Cosmetics
Clothing
Medicaments
Personal hygiene
Partner (connubial dermatitis)
2. *Environmental*
A. Household
Various substances
Plants and flowers
B. Work
Office
Factory
C. Recreational
Hobbies
D. Occasional
Holidays

26.3 Therapy

The course of the disease can be stopped only if contact with the agent or agents responsible is avoided. Topical or systemic treatments are useful only to reduce the duration of the clinical episode.

26.3.1 Acute Contact Dermatitis

Irritant contact dermatitis presents variable clinical signs ranging from mild skin dryness to severe reactions that are indistinguishable from those of allergic contact dermatitis. Topical treatment and in part, systemic treatment are therefore largely similar in the two different forms, except in cases of chemical burns of a lesser or greater depth and severity. These need to be treated like all burns, from both the medical and surgical standpoints, and using specific medications to neutralize as much as possible the irritant substances involved.

In the management of contact dermatitis it is important to remember that even in mild cases of dermatitis the anatomo-physiological barrier functions are impaired and the skin will remain vulnerable for a number of weeks after apparent clinical resolution. Avoidance of the primary cause and continual skin protection with emollients will contribute to the complete recovery of these functions.

26.3.1.1 Topical Therapy

Local treatment of contact dermatitis relies on Galenic products, that serve to abbreviate the clinical course of the disease and prevent any septic complications. Such products include solutions or antiseptic tinctures, emulsions and soothing lotions, powders, pastes and creams [20, 21]. In cases of acute, congested, edematous and exudative dermatitis wet dressings are to be preferred, at room temperature, repeated 2–4 times a day. The most efficacious solutions are those that combine antiseptic, anti-exudation and detergent actions and entirely lack sensitizing powers, as follows:

1 Sodium hypochlorite (oxidizing agent), 1–3%.
2 Silver nitrate (effective astringent and antiseptic), 0.1–0.5%.
3 Aluminum acetate (Burow's solution, astringent and mildly antiseptic); the solution (aluminum sulphate, acetic acid, tartaric acid, and calcium carbonate) contains 5% aluminum acetate and is diluted 1:10–1:40 with water.
4 Potassium permanganate (oxidizing agent with an antiseptic and fungicidal activity). It is used at concentrations of 1:4000–1:25,000. It is important to remember that it is messy and stains the skin and other materials.

Phenolized fucsin or gentian violet tinctures, both brushed on at 1%, are advised in particular in cases of exudative manifestations of the skin folds (but they stain clothes).

In the congested and exudative phases of the dermatitis, aqueous oil and lime water emulsions can also be used, or water and glycerin or oil pastes (Darier paste: equal parts of zinc oxide, calcium carbonate, glycerin and distilled water; oil paste: olive oil, lime water, starch and zinc oxide in equal parts). In cases of intolerance to wet dressings, equal parts of zinc oxide, talcum and starch powder may be useful.

Apart from these Galenic products that have long been used, and whose utility and efficacy has recently been reconfirmed in view of their lack of sensitizing power, topical corticosteroids can be used, in different formulations: creams, lotions or gels. Among these medicaments, which should preferably be non fluorinated and used as a single daily dosage, compliance with some important criteria is necessary:

1. The steroid must not be used on wide surfaces to prevent the absorption of large quantities of drug from provoking systemic side effects.
2. In general, a period of 5–7 days is sufficient to resolve most active dermatitis forms; medication can then be continued with non steroid topical drugs (e.g. their bases) for another week. If necessary the steroid applications

can be repeated. In other words, the criterion is to alternate steroid and non steroid medications, also to avoid the tachyphylaxis phenomenon [9–11].

In cases of a superimposed bacterial infection, systemic antibiotic treatment is to be preferred, bearing in mind the potential harmful action of many topical antibiotics, that are highly sensitizing and photosensitizing.

26.3.1.2 Systemic Treatment

The goal of systemic treatment is to achieve specific desensitization but this problem is still unsolved. Oral or parenteral therapy with antihistamines and sedatives is important to calm the itching and other skin paresthesia and to eliminate reflex psychic phenomena, such as insomnia and erethism.

Systemic antiinflammatory treatment with corticosteroids is advisable only in special cases, when the normal treatments have failed, and in diffuse and severe cases.

26.3.2 Subacute Contact Dermatitis

The treatment is above all based on topical corticosteroids and Galenic products, or topical emollients in cream or gel formulations.

As regards topical corticosteroids, the above-mentioned criteria of using non fluorinated administered in a single daily dosage are again valid, as also the alternation of their bases. Among the 4 groups of corticosteroids subdivided by potency, light formulations can be used on the face, folds and genitals, and more powerful ones on the hands and feet, obviously for brief periods of treatment. Gels and lotions can be used on hairy zones and creams on all other skin areas. Emollient aqueous oily creams can be alternated with corticosteroids or can be used after their administration is concluded.

Systemic antihistamines and antiinflammatory products can be used as in the acute phase.

26.3.3 Chronic Contact Dermatitis

26.3.3.1 Topical Treatment

In this phase, topical treatment can be with Galenic products in the form of oily pastes like Lassar paste (modified: zinc oxide and starch, ana g 25, in white vaseline g 50), to which reducing substances like ichthyol and mineral tar can be added, and keratolytic substances like 2–5% salicylic acid.

In the chronic phase of the dermatitis, corticosteroids can also be used in the form of creams or ointments, alternated with oily bases.

26.3.3.2 Systemic Treatment

Antihistamines can be used for short or long periods to calm the pruritus. The sedative effect of first generation drugs must be stressed, and so great care must be taken when prescribing them for patients who carry out particular jobs, like drivers and builders, to ensure proper surveillance and adequate patient instruction.

Systemic corticosteroids are used only in forms that are highly refractory to other treatments, and in diffuse and erythrodermic forms. The dosage must be tapered and gradually suspended after obtaining remission of the clinical symptoms. Sudden suspension could induce a rebound effect and new exacerbation of the dermatitis.

26.3.4 Immunomodulation

Immunological tolerance is a highly experimental phenomenon characterized by failure of the immune system to respond to a given hapten that would normally induce a response in a non sensitized subject [22]. In general, oral, intravenous or intraperitoneal administration of a hapten induces immunotolerance when the same substance is later applied to the skin or introduced subcutaneously. Tolerance has also been induced by applying the hapten on skin irradiated with UVB rays [23, 24], or using chemical substances that have been modified as compared to the sensitizing substance. Tolerance to poison ivy can be obtained in this way using pentadecylcatechol and its derivatives [25] and to dinitrofluorobenzene using dinitrocyanobenzene [26, 27].

In the infiltrate of allergic contact dermatitis lesions, T cells with a CD4+ phenotype are predominant over those with a CD8+ phenotype. As the dermatitis evolves there will be a gradual increase of cells expressing receptors for IL-2 and Ki-67+ [28]. The tolerance is linked to a lymphocytes suppressor clone specific to the hapten that inhibits the immune response effector lymphocytes. The suppressor cells tend to develop when the antigen is not presented by the epidermic Langerhans cells presenting the antigen (LC/PC). The inappropriate presentation of the antigen stimulates the proliferation of the specific suppressor lymphocytes clones, that block the cascade of events leading to sensitization. This mechanism, that is useful to evade immune surveillance, can also be induced by UVB rays [29–32]. In fact, at low doses the latter, used in experimental animals, make them unable to become sensitized by inducing a lymphocytes suppressors clone [24]. In vitro, the same UVB doses inhibit antigen presentation by LC/APC [29], although this phenomenon is not constant in all subjects [30] and seems to be genetically determined [31].

However, in clinical practice patients are already sensitized when they come under observation. Is it therefore possible to modulate the skin reactivity using chemicals with a suppressive action? Sometimes desensitization occurs spontaneously, even if it is not yet known if this is linked to some specific allergens, to the individual due to genetic reasons, or to an inability to respond, as occurs in immunodepressed subjects [33]. In fact, it is known that subjects with AIDS are unable to develop sensitization to dinitrochlorobenzene [34].

Spontaneous desensitization, meaning negative results to previously positive patch tests, can anyway be clinically observed after some years, as shown in subjects who underwent re-patch tests [35–37]. In some of these subjects there was a correlation between the cessation of exposure (prevention) to the sensitizing hapten and the negative results to later patch tests.

The various attempts at immunomodulation made in contact allergy subjects using physical and chemical substances are reported below [2, 16, 22, 38–42].

Ultraviolet Light. The inhibition of contact allergy exerted by ultraviolet rays (UVR) is linked to the reduction of Langerhans cells and hence antigen presentation, the inhibition of T lymphocytes and the induction of suppressor lymphocytes, as well as a possible blockade of mast cells mediators release and endothelial damage.

Short-wave ultraviolet light (UVB) and PUVA (psoralen plus UVA) are effective in chronic dermatitis, most notably in hand dermatitis [43–49]. In some forms of hand dermatitis,

Table 26.2 General guidelines for the treatment of hand eczema

· Wash hands with warm water and the mildest, unscented soaps or hand cleansers free from dyes or antiseptics. Rinse and dry carefully with a cotton towel. Do not wash hands more than three times a day. Each time, rings must be taken off (soap under rings can induce a flare-up of the dermatitis)
· Avoid hobbies and household jobs that involve direct contact with solvents, turpentine, waxes, and adhesives: if necessary, protective gloves must be used
· Avoid touching fruit juices, fruits, vegetables, raw meats, fish, and especially raw onions and garlic, with bare hands
· Avoid touching hair tonics and lotions (use a cotton-tipped swab), and shampoos (use vinyl gloves)
· Babies can be washed with bare hands because the soaps used for this purpose are mild and do not generally cause irritation
· When using rubber gloves, white cotton gloves must be worn underneath them. In cases of contact allergy to rubber, use heavy-duty vinyl gloves. Wear cotton gloves during dry, dusty and dirty housework. Vinyl gloves offer better protection against some chemicals than latex rubber gloves. However, neither vinyl nor rubber gloves can prevent the penetration of some chemicals, such as many solvents. Plastic polymer gloves are usually more protective. Limit the time wearing gloves to approximately 30 min or less at a time, and wear thin cotton gloves even underneath vinyl gloves to absorb perspiration

topical application of psoralens is useful during PUVA therapy in order to intensify the therapeutic effect. It seems to be possible to obtain a certain degree of "protective hardening" using UVB [50]. Good results can also be obtained using UVA1 and narrow-band UVB, particularly in dermatitis of the hands [51–53].

Grenz Rays. These inhibit contact allergy by blocking the Langerhans cells. The dermatitis and relative positive patch tests are inhibited for up to 3 weeks after the treatment with 3Gy once weekly for 3 weeks. The same treatment induces the inhibition of the Langerhans cells even after 6 weeks [54]. In various studies, Grenz ray therapy has proven helpful in the treatment of contact dermatitis [55–58]. However, due to harmful cumulative effects of these rays to the skin, these treatments are contraindicated today and justified only in exceptional cases [58].

Corticosteroids. Systemic corticosteroids are well known immunosuppressors in inflammatory skin diseases in general. They induce a non specific inhibition of the expression and action of most cytokine cascades involved in the Th0, Th1, and Th2 pathways [41].

To control acute flares in severe chronic contact dermatitis, systemic corticosteroids can provide temporary relief. However, steroid-sparing is important, both in terms of duration and of concentrations, to prevent major adverse effects [39, 59], such as the inhibition of the hypothalamic-pituitary-adrenal axis, diabetes, Cushing's disease, hypertension, osteonecrosis, peptic ulcer, hirsutism, skin atrophy, osteoporosis, and the risk of opportunistic infections. Triamcinolone 40 mg can be administered intramuscularly in acute forms of contact dermatitis. Nevertheless, the use of tapered oral prednisone (1 mg/kg/day) is preferable since it allows monitoring of improvements of the dermatitis or flare during tapering [60].

Before performing patch tests, it is necessary to wait about 6 weeks after the completion of a cortisone therapy cycle. Dosages of 10 mg of oral prednisone significantly reduced positive patch tests to various substances [60]. Dosages of 20 mg suppressed nickel sensitivity [61], while dosages of 40 mg induced the complete suppression of responses to most allergens [62].

When prescribing topical corticosteroids various factors need to be considered, such as the site and frequency of application, the vehicle (ointment, cream, gel, lotion, solution, foam), and the quantity to be used. Although topical corticosteroids have shown some efficacy in the treatment of allergic contact dermatitis [63, 64], their role in irritant contact dermatitis remains controversial [40]. Triamcinolone acetonide 0.05% cream has been assessed in the treatment of irritant contact dermatitis induced by repetitive short exposure to a low molarity sodium dodecyl sulfate (SDS) solution [65]. Twenty-four volunteers, patch tested with SDS (0.2%) for four hours for five consecutive days, were monitored clinically (erythema), functionally (TEWL), and on cell biology (by skin biopsies, assessing any upregulation of proliferative cells measured by the expression of Ki-67-antigen and of differentiation markers, such as involucrin). While little effect was elicited on erythema and TEWL, triamcinolone cream induced a significant reduction in the number of cycling keratinocytes and a decrease in involucrin-positive cell layers in the epidermis [65]. Betamethasone-17-valerate was efficacious in SDS-induced irritant contact dermatitis in vivo [40], showing a significant reduction in the number of cycling cells and a decrease of erythema and TEWL. The effects on erythema and TEWL can be attributed to the higher potency of betamethasone-17-valerate compared to triamcinolone acetonide.

Other authors found corticosteroids ineffective in the treatment of surfactant-induced irritant contact dermatitis, induced in six healthy volunteers with an open application of 10% sodium lauryl sulfate (SLS) fives times in one day on the hands [66]. Open application to induce irritant contact dermatitis may more closely mimic real-life scenarios compared to closed patch tests. Low (hydrocortisone 1%) and medium (0.1% betamethasone-17-valerate) potency steroids have been employed in petrolatum. The parameters used to assess the response were visual grading of erythema and dryness, bioengineering techniques (TEWL and chromometry), and squamometry. After 5 days, no significant difference was observed between corticosteroid-treated and untreated skin.

In short, the efficacy of topical corticosteroids in irritant contact dermatitis remains unclear and warrants further studies.

Antimetabolites. At the origin of contact allergy there are some particular cell lines, such as Th1 lymphocytes and APCs: the allergens at skin level are detected by APCs (Langerhans or dendritic cells) that then trigger adaptive Th1 responses. Immunosuppression using therapeutic measures involves destroying the action of these cells, inhibiting their production or proliferation, or else inducing apoptosis. Among immunomodulators, the antimetabolites class (methotrexate, azathioprine, and mycophenolate mofetil) exert their action by suppressing the proliferation of rapidly producing cells in general [41]. Methotrexate, a folic acid analog, acts by inhibiting purine and pyrimidine synthesis of DNA in rapidly dividing cells [67]; it also inhibits the migration of T cells to some tissue locations and shows anti-inflammatory effects due to increasing adenosine production [68].

In literature, some studies have demonstrated its efficacy in the treatment of allergic contact dermatitis. In 32 patients treated with methotrexate 15–30 g/wk, 78% of them showed a clinical improvement [69]. Improvement of the contact dermatitis due to *Parthenium* was also obtained in 7 patients after 6 months of therapy, although in 3 of them the response could have been confounded by the concomitant use of prednisolone during the first 2–4 weeks of treatment [70].

Azathioprine, a purinic analog which inhibits mitotic cellular division, has been used to treat refractory chronic hand eczema (off-label), particularly the vesicular type, along with airborne *Parthenium* dermatitis (off-label) [70–75]. A delayed onset (8–12 weeks) should be expected, along with a relatively safe side effect profile.

Mycophenolate mofetil, an antimetabolite agent, has been used in many cases of atopic dermatitis, but its action in allergic contact dermatitis is not well documented. In a guinea pig model of allergic contact dermatitis due to dinitrofluorobenzene, a topical preparation of mycophenolate mofetil improved the dermatitis for up to 3 days [76]. The drug proved efficacious in a patient with combined atopic dermatitis and contact allergic dermatitis, but then the patient developed hepatitis [77].

IFN-ɣ Antagonists. Contact allergy is known to be supported by a complex interplay between both the Th1 and Th2 axes of immunity; nonetheless, IFN-ɣ and its associated chemokines (IFN-ɣ-induced protein 10, IFN-inducible T-cell α chemoattractant, and monokine induced by IFN-ɣ) play an essential role in the generation of contact sensitization [78], particularly toward some allergens such as nickel [79] and dinitrochlorobenzene [80]. In theory, there is a scientific rationale underlying the efficacy of IFN-ɣ inhibition for the treatment of allergic contact dermatitis, although further studies are needed to confirm this.

Cyclosporin, a calcineurin inhibitor, primarily inhibited the TH1-mediated production of IL-2 and IFN-ɣ necessary for CD8+ activity and decreased histamine release from mast cells [81, 82]. A reduction of the Langerhans cells in the epidermis has also been reported, and a reduction of IL-1 [83]. Overall, therefore, a reduction of antigen presentation by the Langerhans cells, and so also the keratinocytes, occurs. The reduced cellular immune response is also linked to the failed clonal expansion of CD4+ lymphocytes owing to the blockade of the production of IL-2. Cyclosporin therefore intervenes above all in blocking the induction phase of contact allergy and therefore seems useful in particular in the acute phase of the dermatitis. There is limited clinical experience of cyclosporin used in the treatment of allergic contact dermatitis, but the results are encouraging [84]. In our experience, cyclosporin induced a rapid regression of the skin symptoms and pruritus, already after 5 days of administration of a dosage of 5 mg/kg/die [85]. Off-label use of cyclosporin has been reported for severe cases of contact dermatitis refractory to topical steroids and of chronic hand eczema [86]. However, some negative results have also been reported in the literature, featuring a lack of efficacy, as well as exacerbation of the allergic contact dermatitis [87, 88].

Apremilast, an oral phosphodiesterase 4 inhibitor, has a limited off-label use in allergic contact dermatitis [89, 90]. Although the systemic reduction of IFN-ɣ+CD3+Th1 cells and IL-17+CD3+Th17 cells and the increase in regulatory B and T cells should benefit particular subsets of patients with allergic contact dermatitis, a study of 10 subjects with recalcitrant allergic contact or atopic dermatitis demonstrated minimal effectiveness after 20 mg apremilast treatment twice daily for 12 weeks [91].

TNF-α Antagonists. Cytokine tumor necrosis factor α, a mediator of systemic inflammation, has an important role in the development of allergic contact dermatitis in both the sensitization and the elicitation phase [92]. After the innate immune system has been activated by the hapten, TNF-α released during the sensitization phase promotes the migration of the Langerhans cells into draining lymph nodes to interact with naïve T cells for the differentiation of Th0 to CD8+ and Th17 T cells [93, 94]. TNF-α also upregulates the expression of leukocytic adhesion molecules that are essential for the recruitment of CD8+ and memory T cells in response to hapten reexposure [95].

Infliximab, a well known anti-TNF-α-based chimeric monoclonal antibody, indirectly reduces the differentiation and proliferation of Th1-mediated CD8+T cells [92]. Few reports in lierature have considered the role of infliximab in the treatment of contact allergy [96–99]. Apart from the drug effectiveness, some studies have demonstrated the absence of a suppressive effect on patch test results in psoriasis patients [96, 97, 99].

Etanercept, a TNF receptor 2-Fc fusion protein inhibitor, was used in a study of allergic contact dermatitis induced by injections of *Dermatophagoides pteronyssinus* and *Dermatophagoides farinae*. A modest reduction in the magnitude of the acute-phase reaction was observed, but no response as regards the late-phase reaction [100]. In the authors' view, these results indicate that TNF receptors may have a role in allergic contact dermatitis but may be less effective in atopic dermatitis [100].

IL-4 Receptor-α Antagonists. Interleukin 4 is a Th2-mediated signal with a well known role in mediating type I hypersensitivity reactions and Th2 lymphocyte-mediated adaptive humoral immunity [41]. IL-4, however, can also have a differentiation, proliferation and immunosuppression effect on allergic contact dermatitis [101], that has traditionally been considered a Th-1-mediated process. More recent studies, in fact, have shown that certain contact allergens can preferentially elicit a Th2 response [102–107].

Dupilumab, a human monoclonal IgG 4 antibody to the IL-4 receptor α chain, seems to be an effective treatment option in patients with recalcitrant allergic contact dermatitis, as demonstrated in various studies [104, 108–112]. It is important to stress that various authors have suggested that nickel, balsam of Peru, colophony, formaldehyde, cocamidopropyl betaine, textile dyes, and rubber may elicit Th2 signature responses in some patients, given their response to dupilumab. In patients treated with dupilumab, patch tests are reported to be efficacious [108, 111].

Calcineurin Inhibitors. The immunosuppressive action of this drugs group relies on the inhibition of protein calcineurin, that subsequently prevents the dephosphorylation of the nuclear factor of activated T cells, a transcription factor [113]. As a result, the signal trasduction pathways in T cells are blocked, and inflammatory cytokine production is inhibited [110].

Tacrolimus and pimecrolimus are calcineurin inhibitors with a macrolactam structure. Unlike cyclosporin, that as a topical preparation has a limited penetration through the epidermis, both tacrolimus and pimecrolimus have been shown to be efficacious anti-inflammatory drugs for topical use. Topical tacrolimus, initially licensed in 1984 for the treatment of atopic dermatitis, was later used also in allergic contact dermatitis. Tacrolimus 0.1% ointment proved efficacious in the treatment of nickel-induced allergic contact dermatitis, showing positive results against erythema, vesiculation, induration, and pruritus

[114]. The most common side effects were burning and stinging at the side of application; however, long term effects such as any potential carcinogeneticity have still to be determined and monitored. Tacrolimus does not cause skin atrophy, which is associated with long-term steroid use.

Pimecrolimus, with its higher lipophilicity (it is 20-fold more lipophilic than tacrolimus), is a more skin-selective compound [115]; in addition, it is 3-fold less potent an inhibitor of calcineurin than tacrolimus and cyclosporin [115]. In 66 adult subjects with nickel-induced allergic contact dermatitis, pimecrolimus 0.2 and 0.6% cream were compared to the vehicle and betamethasone-17-valerate 0.1% cream. Pimecrolimus 0.6% cream was comparable to betamethasone-17-valerate 0.1% cream and was more effective than the vehicle [115]. The most common side effect was a transient burning sensation at the site of application, lasting up to 3 days in most individuals.

In various nations, calcineurin antagonists are only approved for the treatment of atopic dermatitis. In general, they are less effective than strong corticosteroids in allergic contact dermatitis [116–119]. However, in cases of long-term therapy, calcineurin antagonists, as compared to corticosteroids, may be more indicated particularly in sensitive areas of the skin, such as the face and intertriginous areas, since they do not cause skin atrophy [120].

26.3.5 Repair of Damaged Skin

Approaches to contact dermatitis treatment have increasingly incorporated repair of the damaged skin as one of the major elements [38, 39, 42, 121–126]. Restoration of the skin barrier function can be achieved using creams and ointments as they act as moisturizers (they contain humectants that bind water molecules to hydrate the stratum corneum) [127] and emollients (they form a semi-occlusive layer on the surface of stratum corneum that prevents water from evaporating from the skin surface, allowing it to penetrate the stratum corneum and increase skin hydratation) [128]. Moreover, emollients produce a protective layer that reduces the penetration of harmful chemicals into the skin [129]: emollients with a rich lipids content (non-polar) reduce the penetration of water-soluble chemicals, whereas water-rich emollients (polar) reduce the penetration of lipophilic chemicals. Furthermore, emollients are able to restore the barrier function, which relieves the itch and inflammation associated with contact dermatitis [129]. Use of an emollient alone, without a corticosteroid cream, is usually sufficient to treat mild cases of contact dermatitis.

Emollients also offer a valid support in contact dermatitis prevention. Daily use of emollients can improve the integrity of the skin barrier in subjects with contact dermatitis [124]. The use of emollients should therefore be a part of the normal skin care routine of all people with skin barrier problems. It has been demonstrated that daily emollient usage leads to a statistically significant reduction in the cumulative incidence of atopic dermatitis in children with a family history of atopic disease [130].

Regular prophylactic application of skin creams is widely recognized to be an effective prevention strategy also against occupational contact dermatitis. In this sector, however, compliance rates remain low [131, 132]. In this regard, an expert panel of dermatologists identified three times when best to apply skin cream in the work place, namely before starting a work period, after hand washing, and after work [132].

Nevertheless, it is important to remember that in some cases excessive use of emollients is inadvisable. In cases of airborne contact dermatitis due to fibers or sharp dust particles, for example, moisturizing creams are contraindicated as they may exacerbate the irritation and increase allergen penetration [133].

26.3.6 Management of Hand Dermatitis

Hand eczema is one of the most frequent dermatological disorders encountered in clinical practice. It is usually long-lasting [134–136], is caused by a combination of endogenous (individual susceptibility, atopy) and exogenous (exposure to irritants and allergens) factors [137], and is more common in women and in younger subjects [138]. The estimated prevalence in the general population is about 4%; the 1-year prevalence is nearly 10% [138]. However, various authors have stressed that only about 44% of subjects with hand eczema actually seek medical advice and treatment [139, 140].

In cases of chronic hand eczema, a subset of hand eczema with a multifactorial aetiology, it is rarely possible to identify all causative factors and remove them [141, 142]. Severe chronic hand dermatitis can cause a grave impairment of the quality of life, prolonged sick leave, loss of the job, sometimes early retirement, and high direct and indirect costs [143–145].

In a cross-sectional multicentre study including 14 Italian centres, 981 patients with hand eczema, consecutively accessing the centres over a 6-month period, were enrolled. Hand eczema was chronic in 83.5% of the cases; 21.3% had severe eczema, and 62.0% of these patients were refractory to standard therapy. Food processing and related work, the health professions, crafts and related trade work (building, plumbing, electrical), hairdressing, beauty and handicraft work were most frequently associated with chronic hand dermatitis. Severe forms of hand eczema most often affect men, older patients and those with less education. Unemployed and atopic subjects were most often affected by severe, refractory hand eczema [146].

In Table 26.2 some general guidelines of management of hand eczema are reported [121].

26.3.6.1 Principles of Treatment

In the acute phase of dermatitis, cold water compresses are effective. In the presence of infection, the addition of Burow's solution (1 tablespoon to a pint of cold water) is indicated. It is better to avoid wet dressings with a potassium permanganate base because they can cause skin dryness and discoloration of the nails.

After using wet dressings, topical corticosteroids must be employed, preferably creams by day and ointments overnight (in particular on the palms), wearing polyethylene gloves at night to enhance the effect of the ointment.

If a secondary infection develops, with fissuring and scabs, antibiotic creams are necessary. Oral antibiotics may also be useful.

In cases of severe eczema that do not respond quickly to topical remedies, systemic corticosteroids are indicated: 1 mg/kg of prednisone or its equivalent for several days; the dosage should be decreased by 10–15 mg every few days over about 2 weeks. At the discretion of the dermatologist, other systemic immunomodulant treatments or physical alternatives (PUVA therapy, Grenz ray treatment) can be employed.

In cases of pruritic and sleepless patients, antihistamines (such as cyproheptadine hydrochloride 4 mg twice a day or other similar products) can be introduced.

26.3.7 Oral Hyposensitization in Nickel Contact Allergy

Nickel is the most common contact allergen in industrial countries. The prevalence of nickel allergy in the general population ranges between 8 and 17% in females and between 1 and 5% in males [147–150]. With a few exceptions, nickel allergy is a lifelong condition [35], and this is why interventions aimed at reducing nickel hypersensitivity offer an attractive alternative to current immunosuppressive strategies.

Oral tolerance is a mechanism that impedes the development of undesired immune responses towards dietary antigens [151, 152]. Animal models have clearly shown that oral administration of haptens, including nickel, leads to a state of immunological unresponsiveness that prevents subsequent sensitization through the skin. Tolerance induced by oral feeding is long-lasting, hapten-specific, and can be transferred into naïve animals with CD4+T lymphocytes [153, 154].

Multiple mechanisms can explain the induction of tolerance [155], including the expansion of CD4+CD25+T regulatory cells (Tregs) [156], augmented secretion of interleukin (IL)-10 in response to hapten challenge [157], induction of suppressive CD8+T cells [152, 158], apoptosis of effectors T lymphocytes [159], intervention of natural killer T cells [160], and the suppressive function of plasmacytoid dendritic cells [161]. Whether single or multiple mechanisms are simultaneously armed following antigen feeding is still debated. Possibly, the dose of antigen administered is critical for tolerance induction. In mice, oral tolerance can be induced either with a single administration of a high dose of antigen or with repeated low-dose exposures. The current view is that low-dose tolerance depends on the expansion of Tregs, whereas high-dose tolerance relies on the induction of anergy/apoptosis of effectors lymphocytes. However, the definition of "low" or "high" is somewhat arbitrary, being highly dependent on the antigen considered, and on the characteristics of the recipient of the hyposensitization protocol.

Although in vitro evidence has been provided that human allergic contact dermatitis due to nickel is a highly regulated process [162, 163], the possibility of inducing specific tolerance in vivo has not been adequately investigated. Indirect evidence that nickel allergy can be modulated and/or prevented in vivo has been provided by epidemiological studies reporting a lower frequency of nickel allergy in children wearing orthodontic braces prior to ear piercing [164, 165].

More direct evidence has been provided by attempts to induce specific oral tolerance to the metal in nickel-allergic individuals. In a double-blind study, oral administration of 5 mg of nickel sulfate once weekly reduced the in vitro response of T cells to the metal in allergic patients, but failed to improve the clinical expression of the dermatitis [166]. In contrast, other reports showed that oral administration of 3.5 or 5 mg, but not 0.5 mg, of nickel sulfate once weekly for 6 weeks, as well as sublingual adminstration, significantly improved cutaneous manifestations and nickel reactivity [167, 168].

To investigate the efficacy of oral hyposensitization in nickel-allergic subjects and how this affects in vitro T cell responsiveness to the metal, Bonamonte and Coll. conducted an open multicenter study in 28 nickel-allergic patients, involving the oral administration of a daily dose of 50 μg of elemental nickel (given as $NiSO_4 \cdot 6H_2O$) in cellulose capsules for 3 months. The severity of clinical manifestations, in vivo nickel responsiveness and in vitro T cells responses to the metal were assessed after 1 and 3 months [169]. All patients enrolled had a history of contact dermatitis caused by nickel lasting at least 4 months (mean, 14 years), confirmed by patch testing with nickel sulfate 5% pet. At T0 (first visit), T1 (at 1 month of treatment), and T3 (at 90 days), apart from evaluating the affected body surface area (BSA), patch tests were performed with scalar concentrations (2.5%, 1%, 0.5%, 0.1%, and 0.05% wt/vol) of $NiSO_4 \cdot 6H_2O$ in water, as well as taking blood samples for immunological investigation (performed in 12 patients). Two patients discontinued the protocol because of adverse effects: one patient, a 55-year-old female, complained of itching, abdominal distension, dyspnoea and flushing after 3 days of treatment; and a 54-year-old female complained of worsening of skin changes at day 20 of treatment. Twenty-six patients finished the study. In these patients, oral hyposensitization improved the clinical manifestations despite continued nickel exposure: BSA decreased from 6.34% (range 2–18%) to 3.65% (range 0–12%) at T1, and to 2.11% (range 0–9%) at T3. As regards the patch tests, the minimal eliciting concentration progressively increased from 0.49% (range 0.05–1%) to 0.69% (range 0.1–1%) at T1, and to 1.54% (range 0.1–5%) at T3.

Importantly, the clinical improvement was accompanied by a significant reduction of in vitro nickel responsiveness of both CD4+ and CD8+T lymphocytes in all but one patient. All except the 1 patient showed a significant reduction of T cell proliferation in vitro (ranging from 28 to 95%). Decreased T cell proliferation was parallelled by impaired secretion of IFN-γ and TNF-α, whereas the secretion of IL-10 remained unchanged. In the 1-year follow-up, 50% of patients experienced relapses of the clinical manifestations at sites of topical exposure to nickel.

Despite the various protocol limits (dose and duration of treatment, further functional studies required to investigate the mechanisms underlying the induction of nickel oral tolerance), the results show that oral hyposensitization is a promising approach in the management of nickel allergy [169, 170].

26.3.8 Nickel Elimination Diets

Hyposensitization therapy with oral nickel seems currently to be the only treatment acting on the pathogenic mechanisms underlying nickel allergy, so it could be considered the only effective treatment [170]. There are, however, other therapeutic measures aimed at alleviating contact allergy symptoms, such as a special diet. There is some evidence to support the benefits of low nickel diets in some nickel-allergic subjects [171, 172]. As is well known, nickel is present in various foods in a normal diet, some of which have a very high nickel content. However, the nickel content in specific foods can vary greatly depending on a number of factors, so the daily intake of nickel is highly variable both in different populations and even in the same individual, in different seasons and even different days. It is therefore difficult to suggest a useful quantitative and qualitative low-nickel diet composition [40, 173].

26.3.9 Nickel Dermatitis and Chelating Agents

Another nickel-specific therapeutic option is the use of chelating agents, such as diethyldithiocarbamate (DDC), tetraethylthiuramdisulfide (TETD) (disulfiram or Antabuse®, also used in the treatment of chronic alcoholism; in the circulation it splits into two DDC molecules), and trientine [174–179]. The underlying rationale is to increase the excretion of nickel penetrating the organism through the skin or food, prevent its binding with the specific vector and remove from the epidermis the nickel bound to the membrane antigens of the Langerhans cells. In this way, the antigenic stimuli can be reduced.

The chelating agents shown to be most efficacious are DDC and TETD, whereas trientine did not yield satisfactory results. Such treatment is not free from side effects [180] and should be given under close biohumoral monitoring (liver function should be monitored before and during treatment). Absolute avoidance of alcohol is essential during the treatment because alcohol intake will cause nausea and vomiting. This treatment (the chelating agent binds nickel and allows it to be excreted in the urine and stool) should only be used in cases refractory to other tretaments, and lacking any possible prevention methods, for brief periods and at low dosage. It is necessary to associate the treatment with an iron-rich diet, the administration of polyvitamins, and as already stated, to avoid alcohol.

26.3.10 Oral Hyposensitization in Plant Dermatitis

Parthenium hysterophorus has caused contact dermatitis of epidemic proportions in Northern India [181–183]. The onset of the dermatitis can occur after direct contact with the plant, or as a result of airborne contact dermatitis. The principal allergens are sesquiterpene lactones, parthenin and ambrosin, present in the trichomes of the plant. During the dry season, these are scattered by the wind and can cause airborne contact dermatitis [181–183]. The clinical picture may be further complicated by the development of photosensitivity [184].

Twenty four subjects with positive patch test reactions to *P. hysterophorus* were enrolled in a study to investigate the effect of oral administration of parthenium extract [184]. At the start of treatment and at the end of the study (12 weeks) a clinical severity score and any change in the contact hypersensitivity titres calculated using serial dilutions of the patch tests concentrations were recorded. Ether extract of dried parthenium leaves was diluted in corn oil to produce a stock solution of 1000 μg/ml. The first dilution used was 10,000 μ/ml. Oral hyposensitization was started at 1 dilution lower than the patient's own titre, determined after patch testing with serial dilutions. Initially started at 5 drops/day, the dose was increased over a week, up to a maximum of 30 drops/day. This therapy was associated with antihistamines and topical corticosteroids only after the first 2-weeks follow-up.

Of the 24 patients enrolled, 4 dropped out and 20 completed the study; among the latter, 6 patients (30%) experienced exacerbation and hence interruption of the therapy. In the remaining 14 patients, there was a gradual fall in the mean clinical severity score. However, there was no significant change in the individual contact hypersensitivity titres after treatment [184].

Studies of oral hyposensitization were also made in patients with contact allergy to rhus/urushiol [185, 186]. Epstein and Coll. [185] observed a decrease in patch test positivity after the oral administration of urushiol when the therapy was extended to 6 months.

References

1. Meneghini CL, Angelini G. Le dermatiti da contatto. Roma: Lombardo Ed. Roma; 1982.
2. Bonamonte D, Cavani A, Angelini G. Allergic contact dematitis. In: Giannetti A, Del Forno C, editors. Textbook of dermatology and sexually transmitted diseases. Padova: Piccin Nuova Libraria; 2013. p. 933.
3. Goh CL. Prognosis of occupational contact dermatitis. In: Kanerva L, Elsner P, Wahlberg JE, et al., editors. Handbook of occupational dermatology. Berlin: Springer; 2000. p. 444.
4. Chia SE, Goh CL. Prognosis of occupational dermatitis in Singapore Worker. Am J Contact Dermatitis. 1991;2:105.
5. Rosen RH, Freeman S. Prognosis of occupational contact dermatitis in New South Wales, Australia. Contact Dermatitis. 1993;29:88.
6. Nethercott J, Holness L. Disease outcome in workers with occupational skin disease. J Am Acad Dermatol. 1994;30:569.
7. Burrows D. Prognosis in industrial dermatitis. Br J Dermatol. 1972;87:145.
8. Fregert S. Occupational contact dermatitis in a 10-year material. Contact Dermatitis. 1975;1:96.
9. Avnstorp C. Follow-up of workers from the prefabricated concrete industry after the addition of ferrous sulphate to Danish cement. Contact Dermatitis. 1989;20:365.
10. Pryce DW, Irvine D, English JSC, et al. Soluble oil dermatitis: a follow-up study. Contact Dermatitis. 1989;21:28.
11. Shah M, Lewis FM, Gawkrodger DJ. Prognosis of occupational hand dermatitis in metalworkers. Contact Dermatitis. 1996;34:27.
12. Christensen OB. Prognosis in nickel allergy and hand eczema. Contact Dermatitis. 1982;8:7.
13. Rystedt I. Hand eczema and long-term prognosis in atopic dermatitis. Acta Derm Venereol. 1985;117(Suppl):1.
14. Matsunaga K, Hosokawa K, Suzuki M, et al. Occupational allergic contact dermatitis in beauticians. Contact Dermatitis. 1998;18:94.
15. Halbert AR, Gebauer KA, Wall LM. Prognosis of occupational chromate dermatitis. Contact Dermatitis. 1993;27:214.
16. Angelini G, Vena GA. Gestione e terapia della dermatite da contatto. In: Angelini G, Vena GA. editors. Dermatologia professionale e ambientale, vol III. Brescia: ISED;1999. p. 825.
17. Sadhra S. Dermatitis: identifying the culpit. Occup Health. 1987;3:222.
18. Angelini G, Vena GA. Il dermatologo è il clinico meglio qualificato per l'esecuzione dei patch tests. Giorn Ital Dermatol Venereol. 1995;130:85.
19. Rycroft RJG. Looking at work dermatologically. Dermatol Clin. 1988;6:1.
20. Barry BW. Dermatological formulations. Percutaneous absorption. New York: Marcel Dekker; 1983.
21. Angelini G, Foti C, Vena GA. Terapia farmacologica delle dermatiti allergiche. In: Paoletti R, Nicosia S, Clementi F, et al., editors. Trattato di farmacologia e terapia. UTET, Torino: Dermofarmacologia; 1998. p. 157.
22. Vena GA, Foti C, Piazzolla E, et al. Can cyclosporin A help to distinguish allergic from irritant patch test reactions? Contact Dermatitis. 1994;31:256.
23. Toews GB, Bergstresser PR, Strellein JW. Epidermal Langerhans cell density determines whether contact sensitivity or unresponsiveness following skin painting with DNFB. J Immunol. 1980;124:445.
24. Elmets CA, Bergstresser PR, Tigelar RE, et al. Analysis of the mechanism of unresponsiveness produced by haptens painted on skin exposed to low dose of ultraviolet radiation. J Exp Med. 1983;158:781.
25. Baer H, Hooton ML, Dawson CR, et al. The induction of immune tolerance in delayed contact sensitivity by the use of chemically related substances of low immunogenicity. J Invest Dermatol. 1977;69:215.
26. Sommer G, Parker D, Turk JL. Epicutaneos induction of hyporeactivity in contact sensitization: demonstration of suppressor cells induced by contact with 2,4-dinitrothyocyanatebenzene. Immunology. 1975;29:517.
27. Jijima M, Katz SI. Specific tolerance to dinitrofluorobenzene following topical application of dinitrocyanobenzene. J Invest Dermatol. 1983;81:325.
28. Bergstresser PR. Immune mechanism in contact allergic dermatitis. Dermatol Clin. 1990;8:3.

29. Stingl LA, Sauber DN, Jijima M, et al. Mechanism of UVB-induced impairment of the antigen-presenting capacity of murine epidermal cells. J Immunol. 1983;130:1586.
30. Rae V, Yoshikawa T, Streilein JW, et al. Unresponsiveness induced in man by DNCB painted on UVB-treated skin. Clin Res. 1989;37:685A.
31. Streilein JW, Bergstresser PR. Genetic factors in ultraviolet-B suppression of contact hypersensitivity in mice. Immunogenetics. 1988;27:252.
32. Hamau D, Fabre M, Lepoittevin J-P, et al. ATPase and morphologic changes induced by UVB on Langerhans cells in guinea pig. J Invest Dermatol. 1985;85:135.
33. Rappersberger K, Gartner S, Schenk P. Langerhans cells are an actual site of HIV-1 replication. Intervirology. 1988;29:185.
34. Monti M, Zerboni S, Cusini. Evaluation of experimental induced DNCB hypersensitivity in human immune deficiency virus (HIV) infected patients. Boll Dermatol Allergol Profes. 1987;2:235.
35. Meneghini CL, Angelini G. Behaviour of contact allergy and new sensitivities on subsequent patch tests. Contact Dermatitis. 1977;3:138.
36. Valsecchi R, Rossi A, Bigardi A, et al. The loss of contact sensitization in man. Contact Dermatitis. 1991;24:183.
37. Vena GA, Foti C, Angelini G. Studio sulle variazioni nel tempo delle sensibilizzazioni da contatto. Boll Dermatol Allergol Profes. 1992;7:247.
38. Bourke J, Coulson I, English J. Guidelines for the management of contact dermatitis: an update. Br J Dermatol. 2009;160:946.
39. Zhai H, Anigbogu A, Maibach HI. Treatment of irritant and allergic contact dermatitis. In: Kanerva L, Elsner P, Wahlberg JE, et al., editors. Handbook of occupational dermatitis. Berlin: Springer; 2000. p. 402.
40. Cohen DE, Heidary N. Treatment of irritant and allergic contact dermatitis. Dermatol Ther. 2004;17:334.
41. Sung CT, Mc Gowan MA, Machler BC, et al. Systemic treatment for allergic contact dermatitis. Dermatitis. 2019;30:46.
42. Brasch J, Becker B, Aberer W, et al. Guideline contact dermatitis. Allergy J Int. 2014;23:126.
43. Warshaw E, Lee G, Storrs FJ. Hand dermatitis: a review of clinical features, therapeutic options, and longterm outcomes. Am J Contact Dermatitis. 2003;14:119.
44. Mork NJ, Austad J. Short-wave ultraviolet light (UVB) treatment of allergic contact dermatitis of the hands. Acta Derm Venereol. 1983;63:87.
45. Sjövall P, Christensen OB. Local and systemic effect of ultraviolet irradiation (UVA and UVB) on human allergic contact dermatitis. Acta Derm Venereol. 1986;66:290.
46. Sjövall P, Christensen OB. Treatment of chronic hand eczema with UV-B Handylux in the clinic and at home. Contact Dermatitis. 1994;31:5.
47. Stege H. Ultraviolet-therapic des chronischen Handekzems. Hautarzt. 2008;59:696.
48. Rosen K, Mobacken H, Swanbeck G. Chronic eczematous dermatitis of the hands: a comparison of PUVA and UVB treatment. Acta Derm Venereol. 1987;67:48.
49. Simons JR, Bohnen JJ, van der Walk PG. A left-right comparison of UVB phototherapy and topical photochemotherapy in bilateral chronic hand dermatitis after six weeks' treatment. Clin Exp Dermatol. 1997;22:7.
50. Bauer A, Kelterer D, Bartsch R, et al. Prevention of hand dermatitis in bakers' apprentices: different efficacy of skin protection measures and UVB hardening. Int Arch Occup Environ Health. 2002;75:491.
51. Schmidt T, Abeck D, Boeck K, et al. UVA1 irradiation is effective in treatment of chronic vesicular dyshidrotic hand eczema. Acta Derm Venereol. 1998;78:318.
52. Petering H, Breuer C, Herbst R, et al. Comparison of localized high-dose UVA 1 irradiation versus topical cream psoralen. UVA for treatment of chronic vesicular dyshidrotic eczema. J Am Acad Dermatol. 2004;50:68.
53. Sezer E, Etikan I. Local narrow-band UVB phototherapy vs local PUVA in the treatment of chronic hand eczema. Photodermatol Photoimmunol Photomed. 2007;23:10.
54. Lindel L. The duration of Grenz ray-induced suppression of allergic contact dermatitis and its correlation with the density of Langerhans cells in human epidermis. Clin Exp Dermatol. 1989;14:206.
55. King CM, Chalmers RJG. A double-blind study of superficial radiotherapy in chronic palmar eczema. Br J Dermatol. 1984;111:445.
56. Linderöf B, Wrangsjö K, Lidén S. A double-blind study of Grenz ray therapy in chronic eczema of the hands. Br J Dermatol. 1987;117:77.
57. Schalok PC, Zug KA, Carter JC, et al. Efficacy and patient perception of Granz ray therapy in the treatment of dermatoses refractory to other medical therapy. Dermatitis. 2008;19:90.
58. Warner JA, Cruz PD Jr. Grenz ray therapy in the new millennium: still a valid treatment option? Dermatitis. 2008;19:73.
59. Sheary B. Steroid withdrawal effects following long-term topical corticosteroid use. Dermatitis. 2018;29:213.
60. Olupana T, Scheinman P. Successful patch testing despite concomitant low-dose prednisone use. Dermatitis. 2008;19:117.
61. Anveden I, Lindberg M, Cudersen KE, et al. Oral prednisone suppresses allergic but not irritant patch test reactions in individuals hypersensitive to nickel. Contact Dermatitis. 2004;50:298.
62. Feuerman E, Levy A. A study of the effect of prednisone and an antihistamine on patch test reactions. Br J Dermatol. 1972;86:68.

63. Hachem JP, De Paepe K, Vanpée E, et al. Efficacy of topical corticosteroids in nickel-induced contact allergy. Clin Exp Dermatol. 2002;27:47.
64. Queille-Roussel C, Duteil L, Padilla J-M, et al. Objective assessment of topical anti-inflammatory drug activity on experimentally induced nickel contact dermatitis: comparison between visual scoring, colorimetry, laser Doppler velocimetry, and transepidermal water loss. Skin Pharmacol. 1990;3:248.
65. Le TK, De Mon P, Schalkwijk J, et al. Effect of a topical corticosteroid, a retinoid and vitamin D3 derivative on sodium dodecyl sulphate-induced skin irritation. Contact Dermatitis. 1997;37:19.
66. Levin C, Zhai H, Bashir S, et al. Efficacy of corticosteroids in acute experimental irritant contact dermatitis. Skin Res Technol. 2001;7:214.
67. Tian H, Croustein BN. Understandind the mechanisms of action of methotrexate: inplications for the treatment of rheumatoid arthritis. Bull NYU Hosp J Dis. 2007;65:168.
68. Jeffes EW, McCullough JL, Pittelkow MR, et al. Methotrexate therapy of psoriasis: differential sensitivity of proliferating lymphoid and epithelial cells to the cytotoxic and growth-inhibitory effects of methotrexate. J Invest Dermatol. 1995;104:183.
69. Patel A, Burns E, Burkemper NM. Methotrexate use in allergic contact dermatitis: a retrospective study. Contact Dermatitis. 2018;78:194.
70. Sharma VK, Chakrabarti A, Mahajan V. Azathioprine in the treatment of *Parthenium* dermatitis. Int J Dermatol. 1998;37:299.
71. Verma KK, Bansal A, Sethuraman G. *Parthenium* dermatitis treated with azathioprine weekly pulse doses. Indian J Dermatol Venereol Leprol. 2006;72:24.
72. Agarwal US, Besarwal RK. Topical clobetasol propionate 0.05% cream alone and in combination with azathioprine in patients with chronic hand eczema: an observer blinded randomized comparative trial. Indian J Dermatol Venereol Leprol. 2013;79:101.
73. Verma KK, Mahesh R, Srivastava P, et al. Azathioprine versus betamethasone for the treatment of *Parthenium* dermatitis: a randomized controlled study. Indian J Dermatol Venereol Leprol. 2008;74:453.
74. Kaushal K, Manchanda Y. Long-term safety and toxicity of azathioprine in patients with airborne contact dermatitis. Indian J Dermatol Venereol Leprol. 2001;67:75.
75. Oosterhaven JA, Politiek K, Schuttelaar MA. Azathioprine treatment and drug survival in patients with chronic hand eczema—results from daily practice. Contact Dermatitis. 2017;76:304.
76. Amnuaikit T, Songkram C, Pinsuwan S. Enhancement of mycophenolate mofetil permeation for topical use by eucalyptol and N-methyl-2-pyrrolidone. Scientifica (Cairo). 2016;9672718.
77. Nguyen RH, Cruz PD Jr. Hepatitis due to mycophenolate mofetil used to treat atopic dermatitis and allergic contact dermatitis. Dermatitis. 2014;25:284.
78. Fallahi P, Ruffilli I. Contact dermatitis and interferon-gamma dependent chemockines. Clin Ther. 2016;167:e 112.
79. Bordignon V, Palamara F, Cordiali-Fei P, et al. Nickel, palladium and rhodium induced IFN-gamma and IL-10 production as assessed by in vitro ELISpot- analysis in contact dermatitis patients. BMC Immunol. 2008;9:19.
80. Forsbeck M, Hovmark A, Skog E. Patch testing, tuberculin testing and sensitization with dinitrochlorobenzene and nitrosodimethylaniline of patients with atopic dermatitis. Acta Derm Venereol. 1976;56:135.
81. Cooper KD, Voorhees JJ, Fisher GJ, et al. Effects of cyclosporin on immunologic mechanism in psoriasis. J Am Acad Dermatol. 1990;23:1318.
82. Pubchem. Cyclosporine. 2018. http://www.ncbi.nlm.nih.gov/pubmed/.
83. Dupuy P, Bagot M, Michel L, et al. Cyclosporin inhibits antigen-presenting functions of freshly isolated human Langerhans cells. J Invest Dermatol. 1991;96:408.
84. Higgins EM, McLelland J, Friedmann PS, et al. Oral cyclosporine inhibits the expression of contact hypersensitivity in man. J Dermatol Sci. 1991;2:79.
85. Vena GA, Foti C, Grandolfo M, et al. Trattamento della dermatite da contatto con ciclosporina A. Boll Dermatol Allergol Profes. 1993;2:275.
86. Gronlund H, Erkko P, Eriksson E, et al. Comparison of cyclosporine and topical betamethasone-17,21-dipropionate in the treatment of severe chronic hand eczema. Acta Derm Venereol. 1996;76:371.
87. Prignano F, Bonciolini V, Bonciani D, et al. Exacerbation of allergic contact dermatitis during immunosuppression with cyclosporine A. Giorn Ital Dermatol Venereol. 2010;145:543.
88. Kundu RV, Scheman AJ, Gutmanovich A, et al. Contact dermatitis to white petrolatum. Skinmed. 2004;3:295.
89. Abrouk M, Farahnik B, Zhu TH, et al. Apremilast treatment of atopic dermatitis and other chronic eczematous dermatoses. J Am Acad Dermatol. 2017;77:177.
90. West CE, Fowler JF. Clearance of erythroderma in a patient on apremilast and positive patch test reactions while on treatment. Dermatitis. 2016;27:392.
91. Volf EM, Au SC, Dumont N, et al. A phase 2, open-label, investigator-initiated study to evaluate the safety and efficacy of apremilast in subjects with recalcitrant allergic contact or atopic dermatitis. J Drugs Dermatol. 2012;11:341.
92. Dittmar D, Schuttelaar ML. Immunology and genetics of tumor necrosis factor in allergic contact dermatitis. Contact Dermatitis. 2017;76:257.
93. Cumberbatch M, Kimber I. Tumor necrosis factor-alpha is required for accumulation of dendritic cells in draining limph nodes and for optimal contact sensitization. Immunology. 1995;84:31.

94. Westphal GA, Schnuch A, Moessner R, et al. Cytokine gene polymorphisms in allergic contact dermatitis. Contact Dermatitis. 2003;48:93.
95. Kaplan DH, Igyarto BZ, Gaspari AA. Early immune events in the induction of allergic contact dermatitis. Nat Rev Immunol. 2012;12:114.
96. Wee JS, White JM, McFadden JP, et al. Patch tests in patients treated with systemic immunosuppression and cytokine inhibitors. Contact Dermatitis. 2010;62:165.
97. Kim N, Notik S, Gottlieb AB, et al. Patch test results in psoriasis patients on biologics. Dermatitis. 2014;25:182.
98. Cassano N, Loconsole F, Coviello C, et al. Infliximab in recalcitrant severe atopic eczema associated with contact allergy. Int J Immunopathol Pharmacol. 2006;19:237.
99. Rosmarin D, Bush M, Scheinman PL. Patch testing a patient with allergic contact hand dermatitis who is taking infliximab. J Am Acad Dermatol. 2008;59:145.
100. Conner E, Bochner BS, Brummet M, et al. The effect of etanercept an the human cutaneous allergic response. J Allergy Clin Immunol. 2008;121:258.
101. Horohov DW, Crim JA, Smith PL, et al. IL-4 (B-cell stimulatory factor 1) regulates multiple aspects of influenza virus-specific cell-mediated immunity. J Immunol. 1988;141:4217.
102. Koga T, Fujimura T, Imayama S, et al. The expression of Th1 and Th2 type cytokines in a lesion of allergic contact dermatitis. Contact Dermatitis. 1996;35:105.
103. Niiyama S, Tamauchi H, Amoh Y, et al. Th2 immune response plays a critical role in the development of nickel-induced allergic contact dermatitis. Int Arch Allergy Immunol. 2010;153:303.
104. Joshi SR, Khan DA. Effective use of dupilumab in managing systemic allergic contact dermatitis. Dermatitis. 2018;39:282.
105. Rowe A, Bunker CB. Interleukin-4 and the interleukin-4 receptor in allergic contact dermatitis. Contact Dermatitis. 1998;38:36.
106. Salerno A, Dieli F, Sireci G, et al. Interleukin-4 is a critical cytokine in contact sensitivity. Immunology. 1999;84:404.
107. Yokozeki H, Watanabe K, Igawa K, et al. Gammadelta T cells assist alphabeta T cells in the adaptive transfer of contact hypersensitivity to paraphenylenediamine. Clin Exp Immunol. 2001;125:351.
108. Puza CJ, Atwater AR. Positive patch test reaction in a patient taking dupilumab. Dermatitis. 2018;29:89.
109. Machler BC, Sung CT, Darwin E, et al. Dupilumab use in allergic contact dermatitis. J Am Acad Dermatol. 2018;80:280.
110. Goldminz AM, Scheinman PL. A case series of dupilumab-treated allergic contact dermatitis patients. Dermatol Ther. 2018;24:e12701.
111. Hoot JW, Douglas JD, Falo LD Jr. Patch testing in a patient on dupilumab. Dermatitis. 2018;29:164.
112. Chipalkatti N, Zancanaro P, Rosmarin D. Dupilumab as a treatment for allergic contact dermatitis. Dermatitis. 2018;29:347.
113. Bornhövd E, Burgdorf WH, Wollenberg A. Macrolactam immunomodulators for topical treatment of inflammatory skin diseases. J Am Acad Dermatol. 2001;45:736.
114. Saripalli YV, Gadzia J, Belsito D. Tacrolimus ointment 0.1% in the treatment of nickel-induced allergic contact dermatitis. J Am Acad Dermatol. 2003;49:477.
115. Gupta AK, Chow M. Pimecrolimus: a review. JEADV. 2003;17:493.
116. Amrol D, Keitel D, Hagaman D, et al. Topical pimecrolimus in the treatment of human allergic contact dermatitis. Ann Allergy Asthma Immunol. 2003;91:563.
117. Alomar A, Puig L, Gallardo CM, et al. Topical tacrolimus 0.1% ointment (protopic) reverses nickel contact dermatitis elicited by allergen challenge to a similar degree to momethasone furoate 0.1% with greater suppression of late erythema. Contact Dermatitis. 2003;49:185.
118. Queille-Roussel C, Graeber M, Thurston M, et al. SDZ ASM 981 is the first non-steroid that suppresses established nickel contact dermatitis elicited by allergen challenge. Contact Dermatitis. 2000;42:349.
119. Krejci-Manwaring J, McCarthy MA, Camacho F, et al. Topical tacrolimus 0.1% improves symptoms of hand dermatitis in patients treated with a prednisone taper. J Drugs Dermatol. 2008;7:643.
120. Aschoff R, Schmitt J, Knuschke P, et al. Evaluation of the atrophogenic potential of hydrocortisone 1% cream and pimecrolimus 1% cream in uninvolved forehead skin of patients with atopic dermatitis using optical coherence tomography. Exp Dermatol. 2011;20:832.
121. Rietschel RL, Fowler JF Jr. Treatment of contact dermatitis. In: Rietschel RL, Fowler JF Jr, editors. Fisher's contact dermatitis. Philadelphia: Lippincott Williams and Wilkins; 2001. p. 715.
122. Eberting CL, Blickenstaff N, Goldenberg A. Pathophysiologic treatment approach to irritant contact dermatitis. Curr Treat Options Allergy. 2014;1:317.
123. Lachapelle JM, Gimenez-Arnau A, Metz M, et al. Best practices, new perspectives and the perfect emollient: optimizing the management of contact dermatitis. J Dermatolog Treat. 2018;29:241.
124. Lodén M. Barrier recovery and influence of irritant stimuli in skin treated with a moisturizing cream. Contact Dermatitis. 1997;36:256.
125. Zhai H, Maibach HI. Moisturizers in preventing irritant contact dermatitis: an overview. Contact Dermatitis. 1998;38:241.
126. Lynde CW. Moisturizers: what they are and how they work. Skin Therapy Lett. 2001;6:3.
127. Lodén M. Role of topical emollients and moisturizers in the treatment of dray skin barrier disorders. Am J Clin Dermatol. 2003;4:771.

128. Cork MJ. The importance of skin barrier function. J Dermatol Treatm. 1997;8:57.
129. Zhai H, Maibach HI. Barriers creams-skin protectants: can you protect skin? J Cosmetic Dermatol. 2002;1:20.
130. Sympson EL, Chalmers JR, Hanifin JM, et al. Emollient enhancement of the skin barrier from birth offers effective atopic dermatitis prevention. J Allergy Clin Immunol. 2014;134:818.
131. Schwensen JF, Früs VF, Menné T, et al. One thousand cases of severe occupational contact dermatitis. Contact Dermatitis. 2013;68:259.
132. Hines J, Wilkinson SM, John SM, et al. The three moments of skin creams in the prevention of irritant contact dermatitis in the workplace. JEADV. 2017;31:53.
133. Lachapelle JM. Airborne irritant dermatitis. In: Chew A-L, Maibach HI, editors. Irritant dermatitis. Berlin, New York: Springer; 2006. p. 71.
134. Meding B, Jarvholm B. Hand eczema in Swedish adult changes in prevalence between 1983 and 1996. J Invest Dermatol. 2002;118:719.
135. Meding B, Jarvholm B. Incidence of hand eczema—a population-based retrospective study. J Invest Dermaol. 2004;122:873.
136. Apfelbacher CJ, Radulescu M, Diepgen TL, et al. Occurrence and prognosis of hand eczema in the car industry: results from the PACO follow-up study (PACO II). Contact Dermatitis. 2008;58:322.
137. Diepgen TL, Coenraads PJ. The epidemiology of occupational contact dermatitis. Int Arch Occup Environ Health. 1999;72:496.
138. Thyssen JPJJ, Linneberg A, Menné T. The epidemiology of hand eczema in general population—prevalence and main findings. Contact Dermatitis. 2010;62:75.
139. Meding B, Lantto R, Lindahl G, et al. Occupational skin disease in Sweden—a 12-year follow-up. Contact Dermatitis. 2005;53:308.
140. Hald M, Berg ND, Elberling J, et al. Medical consultations in relation to severity of hand eczema in the general population. Br J Dermatol. 2008;158:773.
141. Londow K. Hand dermatitis. The perennial scourge. Postgrad Med. 1998;8:151.
142. Holden CA, Berth-Jones J. Eczema, lichenification, prurigo and erythroderma. In: Burns T, Breathnach SM, Cox N, et al., editors. Rook's textbook of dermatology, 7th ed. Oxford: Blackwell Scientific Publications;2004. p 17.1.
143. Meding B, Wrangsjo K, Jarvholm B. Fifteen-year follow-up of hand eczema: persistence and consequences. Br J Dermatol. 2005;152:975.
144. Augustin M, Kussner D, Purwins, et al. Cost-of-illness of patients with chronic hand eczema in routine care: results from a multicentre study in Germany. Br J Dermatol. 2011;165:845.
145. Cortesi PA, Scalone L, Belisari A, et al. Cost and quality of life in patients with severe chronic hand eczema refractory to standard therapy with topical potent corticosteroids. Contact Dermatitis. 2014;70:158.
146. Scalone L, Cortesi PA, Mantovani LG, et al. Clinical epidemiology of hand eczema in patients accessing dermatological reference centres: results from Italy. Br J Dermatol. 2014;172:187.
147. Thyssen JP, Johansen JD, Carlsen BC, et al. Prevalence of nickel and contact allergy among female patients with dermatitis before and after Danish government regulation: a 23-year retrospective study. J Am Acad Dermatol. 2009;61:799.
148. Marks JG Jr, Belsito DV, DeLeo VA, et al. North American Contact Dermatitis Group patch-test results, 1998 to 2000. Am J Contact Dermatitis. 2003;14:59.
149. The European Surveillance System of Contact Allergies (ESSCA): results of patch testing the standard series, 2004. J Eur Acad Dermatol Venereol. 22:174.
150. Hostynek JJ. Nickel-induced hypersensitivity: etiology, immune reactions, prevention and therapy. Arch Dermatol Res. 2002;294:249.
151. Tsuji NM, Kosaka A. Oral tolerance: intestinal homeostasis and antigen-specific regulatory T cells. Trends Immunol. 2008;29:532.
152. Arnaboldi PM, Roth-Walter F, Mayer L. Suppression of Th1 and Th17, but not Th2, responses in a CD8 (+) T cell-mediated model of oral tolerance. Mucosal Immunol. 2009;2:427.
153. Artik S, Haarhuis K, Wu X, et al. Tolerance to nickel: oral nickel administration induces a high frequency of anergic T cells with persistent suppressor activity. J Immunol. 2001;167:6794.
154. Desvignes C, Bour H, Nicolas JF, et al. Lack of oral tolerance but oral priming for contact sensitivity to dinitrochlorobenzene in major histocompatibility complex class II- deficient mice and in CD4+T cell-depleted mice. Eur J Immunol. 1996;26:1756.
155. Burks AW, Laubach S, Jones SM. Oral tolerance, food allergy, and immunotherapy: implications for future treatment. J Allergy Clin Immunol. 2008;121:1344.
156. Dubois B, Chapat L, Goubier A, et al. Innate CD4+CD25+regulatory T cells are required for oral tolerance and inhibition of CD8+T cells mediating skin inflammation. Blood. 2003;102:3295.
157. Faria AM, Weiner HL. Oral tolerance. Immunol Rev. 2005;206:232.
158. Chen Y, Inobe J, Weiner HL. Induction of tolerance to myelin basic protein in CD8-depleted mice: both CD4+and CD8+cells mediate active suppression. J Immunol. 1995;155:910.
159. Chen Y, Inobe J, Marks R, et al. Peripheral deletion of antigen-reactive T cells in oral tolerance. Nature. 1995;376:177.
160. Chung Y, Chang WS, Kim S, et al. NKT cell ligand alpha-galactosylceramide blocks the induction of oral tolerance by triggering dendritic cell maturation. Eur J Immunol. 2004;34:2471.
161. Goubier A, Dubois B, Gheit H, et al. Plasmacytoid dendritic cells mediate oral tolerance. Immunity. 2008;29:464.

162. Cavani A, Nasorri F, Prezzi C, et al. Human CD4+T lymphocytes with remarkable regulatory functions on dendritic cells and nickel-specific Th1 immune responses. J Invest Dermatol. 2000;114:295.
163. Cavani A, Nasorri F, Ottaviani C, et al. Human CD25+regulatory cells maintain immunne tolerance to nickel in healthy, nonallergic individuals. J Immunol. 2003;171:5760.
164. Van Hoogstraoten IM, Andersen KE, Von Blomberg BM, et al. Reduced frequency of nickel allergy upon oral nickel contact at an early age. Clin Exp Immunol. 1991;85:441.
165. Mortz CG, Lauritsen JM, Bindslev-Jensen C, et al. Nickel sensitization in adolescents and association with ear piercing, use of dental braces and hand eczema. The Odense Adolescence Cohort Study on Atopic Disease and Dermatitis (TOACS). Acta Derm Venereol. 2002;82:359.
166. Bagot M, Terki N, Bacha S, et al. Per os desensitization in nickel contact eczema: a double-blind placebo-controlled clinic-biological study. Ann Dermatol Venereol. 1999;126:502.
167. Sjovall P, Christensen OB, Möller H. Oral hyposensitization in nickel allergy. J Am Acad Dermatol. 1987;17:774.
168. Morris DL. Intradermal tests and sublingual desensitization for nickel. Cutis. 1998;61:129.
169. Bonamonte D, Cristaudo A, Nasorri F, et al. Efficacy of oral hyposensitization in allergic contact dermatitis caused by nickel. Contact Dermatitis. 2011;65:293.
170. Bonamonte D, Guida S, Vestita M, et al. Allergic contact dermatitis to nickel: from clinical aspects to therapeutic measures. Clin Immunol Endocr Metabolic Drugs. 2014;1:75.
171. Veien NK, Hattel T, Laurberg G. Low nickel diet: an open, prospective trial. J Am Acad Dermatol. 1993;29:1002.
172. Antico A, Soana R. Chronic allergic-like dermatopathies in nickel-sensitive patients. Results of dietary restrictions and challenge with nickel salts. Allergy Asthma Proc. 1999;20:235.
173. Pizzutelli S. Systemic nickel hypersensitivity and diet: myth or reality? Eur Ann Allergy Clin Immunol. 2011;43:5.
174. Menné T, Kaaber K. Treatment of pompholyx due to nickel allergy with chelating agents. Contact Dermatitis. 1978;4:289.
175. Spruit D, Bongaarts PJM, De Jongh GJ. Dithiocarbamate therapy for nickel dermatitis. Contact Dermatitis. 1978;4:350.
176. Kaaber K, Menné T, Tjell JC, et al. Antabuse treatment of nickel dermatitis. Chelation- a new principle in the treatment of nickel dermatitis. Contact Dermatitis. 1979;5:221.
177. Christensen OB, Kristensen M. Treatment with disulfiram in chronic nickel hand dermatitis. Contact Dermatitis. 1982;8:59.
178. Kaaber K, Menné T, Veien NK, et al. Treatment of nickel dermatitis with Antabuse®; a double blind study. Contact Dermatitis. 1983;9:297.
179. Burrows D, Rogers S, Beck M, et al. Treatment of nickel dermatitis with trientine. Contact Dermatitis. 1986;15:55.
180. Kaaber K, Menné T, Veien NK, et al. Some adverse effects of disulfiram in the treatment of nickel-allergic patients. Dermatosen. 1987;35:209.
181. Sharma SC, Kaur S. Airborne contact dermatitis from Compositae plants in northern India. Contact Dermatitis. 1989;21:1.
182. Hausen BM. *Parthenium hysterophorus* allergy. A weed problem in India. Derm Beruf Umwelt. 1978;26:115.
183. Handa S, Sahoo B, Sharma VK. Oral hyposensitization in patients with contact dermatitis from *Parthenium hysterophorus*. Contact Dermatitis. 2001;44:279.
184. Bhutani LK, Rao DS. Photocontact dermatitis caused by *Parthenium hysterophorus*. Dermatologica. 1978;157:206.
185. Epstein WL, Bear H, Dawson CR, et al. Poison oak hyposensitization: evaluation of purified urushiol. Arch Dermatol. 1974;109:356.
186. Marks JG Jr, Trontlein JJ, Epstein WL, et al. Oral hyposensitization to poison ivy and poison oak. Arch Dermatol. 1987;123:476.

Prevention and Rehabilitation

27

Caterina Foti, Domenico Bonamonte,
Anna Bosco and Gianni Angelini

Contact dermatitis accounts for about 90% of all the occupational dermatoses (in their turn responsible for a large proportion of all professional diseases), hence the enormous importance of prevention of contact dermatitis [1–7]. There can be no doubt that suitable prevention measures are able to reduce the incidence of occupational contact dermatitis. The solution of the problem seems to be more difficult in the non occupational field, although in this sector too, a more rational use of topical medicaments, cosmetics and other products in common use can at least lower the frequency of relapses of the dermatitis. In both the occupational and non occupational fields, prevention is subdivided into primary, secondary and tertiary measures (Table 27.1). Primary prevention, both collective and individual, is aimed at eliminating all the risks of onset of contact dermatitis in a population of healthy subjects. The aim of secondary prevention is to avoid relapses in subjects already affected by contact dermatitis. Tertiary prevention, focused on the affected individual, treats the subject with the aim of blocking the progression of the disease (ensuring the best quality of life) and above all circumventing subjects' inability to work, and re-inserting them, if necessary, in another working activity. Occupational dermatoses in general, and contact dermatitis in particular, entail both individual and socioeconomic aspects, and therefore it would be of great benefit if people exposed to harmful chemicals and products, physical factors, and biotic agents, could be protected from developing the related skin diseases. In the specific case of contact dermatitis prevention, it is clear that those responsible for primary prevention are in particular factories and manufacturers of chemical products, government agencies, consumer organizations, industrial physicians and nurses, and safety engineers. Those responsible for secondary and tertiary prevention are the physicians who observe and treat the patients affected (dermatologists, industrial physicians), nurses and safety engineers [6]. In this chapter, the overall aspects of the prevention of occupational and non occupational contact dermatitis due to chemical causes will be considered.

C. Foti (✉) · D. Bonamonte · A. Bosco
Department of Biomedical Science and Human Oncology, University of Bari "Aldo Moro", Bari, Italy
e-mail: caterina.foti@uniba.it

G. Angelini
Professor of Dermatology, University of Bari "Aldo Moro", Bari, Italy

27.1 Collective Prevention

The key elements of primary and secondary collective prevention are reported in Table 27.2. These norms are largely complied with as far as possible in large and medium-sized industries,

G. Angelini et al. (eds.), *Clinical Contact Dermatitis*, https://doi.org/10.1007/978-3-030-49332-5_27

Table 27.1 Prevention of contact dermatitis

A. *Primary prevention*	
	Collective (or general) and individual measures
	Inhibition of the induction of a disease
B. *Secondary prevention*	
	Collective and individual measures
	Inhibition of relapses of the disease
C. *Tertiary prevention*	
	Individual measures
	Inhibition of worsening of the disease
	Rehabilitation as a medical and social goal

but in small industries, and in particular among craftsmen, these same norms are extremely difficult, if not impossible, to implement, and are certainly antieconomic. The key elements of tertiary prevention are reported in Table 27.3.

27.1.1 Rotation of the Staff

Improvements in the physical and psychic well-being of workers by means of constant continual education and the introduction of incentives is

Table 27.2 Primary and secondary prevention measures in contact dermatitis

Legislation, regulations	
Closed systems work cycles	
Automation	
Robotization	
Regulation norms for industrial hygiene	
	Ventilation
	Temperature
	Environmental humidity
	Forced aspiration of the air
	Illumination
	Cleanliness
	Hygienic devices
Reduction or elimination of potentially harmful substances	
Allergen removal (e.g. in topical drugs, cosmetic formulations)	
Atmospheric pollution measurement to reduce the amount of aeroallergens	
Preventive controls of the activity of the chemicals	
The use of alternative substances and materials	
Neutralization of haptens	
Rotation of the staff	
Technical data sheets for all the substances, and labeling of the relative containers, specifiying the norms of use for each product and material safety data sheets	
Qualitative and quantitative analyses of products to identify haptens	
Medical-technical supervision	
Medical education of workers and consumers, using posters, illustrated leaflets and videos, as well as organizing courses on the prevention of skin disorders and skin protection	
Protective clothing (in particular appropriate gloves)	
Use of barrier creams and/or gels before and during work	
Systematic use of moisturizing creams after work	
Medical guidelines related to vocational choice (e.g., for atopics)	
Research on prevention and widespread communication of the results obtained	
Training of industrial physicians and nurses	
Training of workers in special industrial processes	
Good housekeeping	
Early detection of the clinical signs of contact dermatitis	
Careful investigation of the medical history to seek links between environmental conditions and skin signs	
Diagnostic procedures (patch tests and other allergological cutaneous tests when needed)	
Determination of the relevance of positive allergic reactions	
Information systems: product labeling, data bases	
Skin cleansers with a low irritant and/or allergologic potential	

Table 27.3 Tertiary prevention of contact dermatitis

Diagnosis of disabling contact dermatitis
Careful taking of the medical history to seek links between environmental conditions and clinical signs
Diagnostic procedures (patch tests and other allergological cutaneous tests when needed)
Determination of the relevance of positive allergic reactions
Individual strategies based on the removal of allergen(s) or reduction of harmful contacts, and wearing protective clothing
Topical and systemic treatment of the dermatitis
In occupational sectors, recording the side effects and applying legal measures (that vary from nation to nation)
Psychosocial aid
Rehabilitation and a possible change of job

of extreme importance, as well as ensuring compliance with a series of general norms, such as hygiene at the work place and the rationalization of very heavy, tiring work, especially if carried out at excessive work rhythms. This rationalization process involves the rotation of staff, in order to achieve the periodical removal of contacts with an irritant or allergenic potential. This system of getting staff to take turns at different tasks is always possible except in rare cases of highly specialist jobs, and allows recovery of the physiologic skin defence conditions, that may be altered by exposure to irritant chemicals.

27.1.2 Closed Systems and Automation

It is crucially important that extremely potent allergens be used only in "closed systems", in order to prevent any contact with the worker's skin. Automation is the only practical modality to avoid epidemics of contact dermatitis in industrial plants, in particular if there is a problem of airborne contact irritants or sensitizers. Lachapelle [8] reported an epidemic of slag dermatitis in a metallurgic plant. At one stage of production, when workers poured slag (a mixture of silicium oxide and calcium oxide powders) into ingot moulds, dust, penetrating through protective clothes or between sleeves and gloves, accumulated in the folds and the extensor faces of the thighs and arms. This caused the onset of airborne irritant contact dermatitis with subjective and objective symptoms comparable to those of fiberglass dermatitis. Microscopy examination of dust particles revealed that some were oblong and sharp-edged, so the dermatitis was linked to mechanical irritation of the skin by sharp-edged particles, as well as to their particular alkaline pH (between 8 and 12). The problem was solved by instituting complete automation [8]. In Scandinavian countries, the problem of allergic contact dermatitis from color developers in photographers has been solved thanks to the widespread use of automated procedures [9, 10].

27.1.3 Allergen Removal or Replacement

Prevention must be aimed at reducing or eliminating potentially sensitizing or irritant substances by means of the appropriate selection of raw materials and of production processes that reduce to a minimum any exposure to harmful products. When a new allergen is identified, the manufacturer and the governmental agencies must decide whether to ban it or allow its use only with the adoption of specific precautions. This can be easy to achieve in the case of cosmetics and medicaments, for instance, although attention must always be paid not only to the finished product but also to all intermediate synthesis side products, of course. The presence of the latter in the form of impurities in the finished product, even at concentrations of a few ppm, may result harmful if they have a sensitizing or irritant power. We have observed such events in the case of cocamidopropylbetaine, a surfactant used in shampoos, detergents and other cosmetic products. The substance resulted sensitizing due to impurities such as dimethylaminopropylamine used in the synthesis of betaine

[11–15]. It has also been shown that the same substance can have different sensitizing powers depending on its origin. *Laurus nobilis* L. from Morocco, for example, contains a greater quantity of sesquiterpene lactones and so is more sensitizing than the Tunisian variety [16]. In American and French essence of turpentine there is a smaller quantity of Δ-3-carene than in the Finnish, Swedish and Russian varieties [17].

The addition of ferrous sulphate to cement immediately before mixing reduces the hexavalent chromium to the trivalent state and may thus prevent dermatitis [18]. In Denmark, the incidence of chromium contact sensitization among cement workers has decreased since the addition of iron sulphate to the cement [19]. The removal of chromate from household and/or industrial products is crucial. The decision by French producers to remove sodium dichromate from eau de Javel was exceedingly important not only in preventing housewives' dermatitis but also in the occupational field, because there is large scale use of eau de Javel for cleaning or antiseptic purposes [20].

In the cosmetology field, the example of Kathon CG is highly illustrative. The biocide chloromethoxy isothiazolinone caused outbreaks of allergic contact dermatitis among consumers of cosmetic products in the 1980s and early '90s. Most of these cases were observed when Kathon CG was used in "leave on" formulations at a concentration of 15 ppm. The decision was then made to maintain Kathon CG as a biocide only in "rinse-off" formulations, such as shampoos at a concentration of 7.5 ppm: these shampoos are better tolerated by patients who have had problems of contact allergy with "leave-on" formulations [5].

27.1.4 Measures to Increase the Knowledge of the Chemical Composition of End-Products

In cases of documented sensitization to a given substance, it is necessary to perform specific analyses to check for this substance at the work environment. Naturally, considerable data in this regard are supplied by the technical sheets of the various products. Owing to their great importance, these technical sheets must be continually updated and available for all types of consultation. Sometimes, however, such information is unavailable, being an industrial secret [21]. Quali-quantitative analytical methods for identifying and dosing the various substances include: spectroscopy and spectrophotometry; various analytical methods (polarography, gravimetrics, potentiometric determinations) and "spot tests"; methods for separating organic compounds (chromatography).

It is also important for the dermatologist to have a good knowledge of the work conditions. Visiting factories or other work facilities is therefore very important in order to gain useful information about all the various aspects of the work cycles [22, 23].

27.1.5 Predictive Testing

The irritant or sensitizing activity of chemicals and products can be checked before their introduction into the environment by making predictive tests. Among skin irritation tests, one of those most commonly used in the past was the Draize dermal irritation test on albino rabbits. The use of laboratory animals for skin irritation testing was then abandoned in favor of the development of in vitro models [24] and a more frequent use of human volunteers [25–27].

Still, predictive tests to identify sensitizing chemicals can be carried out in experimental animals (guinea pigs, mice) and in human volunteers. About 15 guinea-pig methods have been described: those in most widespread use are the guinea pig maximization test and the Buehler topical closed-patch technique [28]. In mice, two methods have been employed, namely the local limph node assay-LLNA, and the mouse ear swelling test-MEST [29–31]. In man, the best known methods are the human maximization test and the modified Draize repeated-insult patch test [32, 33]. When applying predictive tests, it is important to remember that some substances can be sensitizing in one species and not in another, such as those that are notoriously sensitizing in man but not in animals: one example is lanolin, that is a grade I allergen in guinea pigs, likely due to the variable composition of the lanolins studied. The opposite phenomenon is more common, when substances are allergenic in guinea pigs, for instance, but not in humans. Contact allergy in humans, however, does not depend only on the intrinsic allergenic potential of the substance but also on various other conditions of exposure (the concentration and penetration of the substance, individual conditions of the skin, exposure time and type, skin surface exposed, and so on).

27.2 Individual Prevention

Individual primary and secondary prevention (Table 27.4) must start from the moment when the subject enters the employment, and consist of various strategic steps.

27.2.1 Dermatological Visit

The medical history and the medical visit before the subject's employment with the firm must be done very accurately to reveal the presence of any skin diseases that could limit the options and types of tasks the worker could carry out. This norm, that in practice, for various reasons, is rarely complied with, would allow a certain degree of selection or at least a more suitable assignment of tasks. Table 27.5 lists some skin diseases that could potentially predispose to occupational dermatitis.

Table 27.4 Primary and secondary individual prevention measures

Dermatological history
Dermatological examination
Cutaneous allergological tests
Protective clothing
Protective barrier creams
Correct cleansing
Skin care product application after work

27.2.1.1 Atopic Patients

The various problems inherent to atopy are continually under study. The most relevant data are as follows. The frequency of atopy in the general population is about 25%; subjects with a current episode or past history of atopic dermatitis have an inferior skin quality, with an impaired barrier function. In about 80% of cases of occupational dermatitis there is a positive

Table 27.5 Skin diseases potentially predisposing to occupational dermatoses

Skin complaint	Possible occupational dermatosis
Atopic dermatitis	Irritant contact dermatitis Contact urticaria
Allergic contact dermatitis	Relapses and worsening due to occupational activities
Psoriasis	Koebner due to physical stimuli Palmar occupational psoriasis
Xerosis, icthyosis	Occupational contact dermatitis
Symptomatic dermographism	Contact urticaria
Urticaria, cold and heat urticaria	Relapses and worsening due to occupational activities
Hyperhidrosis, dyshidrosis	Contact dermatitis also due to the use of accident-preventive shoes and gloves Miliaria due to high temperatures
Seborrhoeic dermatitis, severe acne	Folliculitis to oils Chloracne
Raynaud's phenomenon	Worsening due to occupational reasons
Actinic skin disorders	Worsening with outdoor activities
Scleroderma	Worsening due to occupational reasons
Stasis dermatitis, varices	Worsening in particular occupations

history of atopy [7]. Apart from a few exceptions linked to particular activities, atopy of the mucosa alone is not a factor fostering occupational diseases, whereas subjects with a history of severe atopic dermatitis, especially localized on the hands, are more predisposed to occupational contact dermatitis. Irritant contact dermatitis is undoubtedly more frequent in atopic subjects than controls. Instead, there seem to be no differences in the incidence of contact allergy between atopic subjects and controls [34–36]. A greater frequency of contact allergy to balsam of Peru and fragrances has been reported in atopic subjects [37, 38]. There are discordant views as to the relative rates of contact allergy to nickel, although most studies do not seem to demonstrate a higher frequency.

27.2.1.2 Irritant and Allergic Contact Dermatitis

Subjects with contact allergy may not present dermatitis at the time of the pre-employment visit, hence the importance of paying close attention to the medical history. Patch tests are not always performed and cannot be advised as routine pre-employment tests. Besides, a positive reaction to a substance does not predispose the subject to sensitization to other substances, while a negative reaction clearly does not exclude a future development of allergy.

In cases of subjects with irritant contact dermatitis, it is important to remember that the impaired skin barrier function can persist for long periods even when not evident to the naked eye. Although it is difficult to ascertain on a scientific basis, the normal barrier function is considered to be restored after several months; in this context, non-invasive bioengineering techniques can be a valid aid.

27.2.1.3 Patients with Other Dermatoses

The medical history and medical visit before the subject's employment with the firm can be very helpful in orienting the worker's choice of particular occupational activities rather than others (Table 27.5). Subjects with other types of eczema (seborrhoeic, stasis, nummular, etc.) often present contact allergy to medicaments, preservatives or fragrances. Patients with hand psoriasis must avoid work involving repeated trauma of the hands, and those with severe acne must avoid contact with oils and grease.

27.2.2 Worker Protection: Gloves

The first line of defence against hand contact dermatitis is the use of gloves, even if in some jobs it is not possible to wear them because they cause a loss of dexterity (in such circumstances, one alternative is to use barrier creams). There is an ample range of different glove materials (e.g., nitrile, neoprene, natural rubber latex, PVC, PVA, laminated film, vinyl, butyl gloves) and properties (e.g., disposable gloves, single-use gloves) [39–47]. Also, as compared to the past, nowadays processes are available to produce low-protein rubber gloves, vulcanization accelerator-free gloves or specific-purpose gloves, such as gloves containing antimicrobial agents or moisturisers [48].

27.2.2.1 Gloves for Protection from Chemicals

It is fairly difficult to manufacture vulcanisation accelerator-free gloves to protect against chemicals. In Europe this type of gloves is regulated by the Personal Protective Equipment Directive 89/686/EEC [49]. There are no gloves in existence that are universally suitable for all chemicals and all situations. The protective capacity is material-hazard-specific: a protective equipment material that can protect against some substances may be useless or nearly so against others [47]. The adverse effects of gloves must also be taken into account (occlusion, latex and contact allergy) [40, 50]. In practice, depending on the type of job and types of substances that the worker may come in contact with, it is necessary to select the relative protective gloves taking due account of the material, thickness, length, and other traits (Table 27.6) [5, 45, 51, 52].

According to European regulations, three levels of risk of potential injury have been identified, and hence three different categories of protective gloves [47]:

Table 27.6 Glove materials for protection against various chemicals [5, 45, 51, 52]

Glove material	Applications
Natural rubber (*cis*-isoprene)	Soaps and detergents, water-soluble irritants, weak acids and alkalis
Butyl (isobutene, isoprene)	Aldehydes, amines (except butylamine and triethylamine), amides, ketones, esters (butyl acrilate excluded). Highest permeation resistance to gas and water vapors
Neoprene (chloroprene)	Soaps and detergents, weak acids and alkalis, certain esters and amines, most alcohols, vegetable oils. Excellent tensile strength and heat resistence. Moderate abrasion resistence
Nitrile (acrylonitrile, butadiene)	Oils, greases, petroleum products, and some acids and caustics. Abrasion resistence
Fluorocarbon (vinilydene fluoride, hexafluorpropene)	Organic solvents, particularly halogenated and aromatic hydrocarbons
Polyvinyl chloride (PVC)	Soaps and detergents, oils, metalworking fluids, weak acids and alkalis, vegetable oils. Good abrasion resistence
Polyvinyl alcohol (PVA)	Several organic solvents. Not in water or water-based solutions. Highly impermeable to gases

Category I: gloves of simple design for minimum risk

Category II: gloves of intermediate design for intermediate risk

Category III: gloves of complex design for high risk.

To aid the selection of the appropriate gloves, manufacturers provide the relative charts and computer software; several websites also report useful information in this field [48].

Various types of medical gloves (low-protein latex gloves, rubber accelerator-free gloves, specific purpose gloves) are also available [48, 53–59].

Table 27.7 Limits of gloves

Physical risk	
Microlesions	
Contamination	
Risk of sprays	
Sweating and dyshidrosis	
Penetration and permeation	
Deformation	
Disintegration	
Contact dermatitis	
	Irritant contact dermatitis
	Allergic contact dermatitis
	Contact urticaria
	Chemical leukoderma

27.2.2.2 Limits of Gloves

The limits of gloves are reported in Table 27.7 [60]. The risk of trauma when wearing gloves and working in contact with machinery in motion is well known in the industrial field; it is important that the gloves should be well-fitting. Sprays of chemicals, oils and solvents at the edges of gloves foster the passage inside of the substances being handled without the worker noticing; it is therefore necessary to wear long gloves rolled back or tucked under the sleeves. The external surface of gloves may be contaminated, and the contaminants can be trasferred onto the skin of the hands when they are being taken off, especially if this is repeated several times during the work shift. Before removal, the gloves should be washed; in addition, they should never be left lying on dirty work spaces.

Microlesions of the gloves can go unnoticed, especially when handling sharp metal tools. The gloves should therefore be changed often. Some workers cannot tolerate rubber or polyvinylchloride gloves for long periods, especially in cases of major hand sweating or dyshidrosis. In such events the gloves should be removed at frequent intervals; wearing cotton gloves underneath can be useful.

The risk of penetration (passage of chemicals through macroscopic holes or pores) or of permeation (migration of chemicals on a molecular level) of gloves is well known. Thin gloves are obviously more vulnerable. A correct selection of the right gloves for the task is always necessary.

Gloves of all materials can induce contact dermatitis. In general, rubber gloves are those that most commonly cause allergic reactions, as compared to plastic or leather. Various studies have demonstrated that 3.8–14.7% of patients with contact allergy are sensitized to rubber additives [40, 61–64]; the percentages are higher in cases of occupational contact dermatitis. The rubber additives most likely to cause contact allergy are accelerants, antioxidants and vulcanizers. First among them are thiurams, followed by carbamates, and cross reactions between the two groups are possible. In third place is mercaptobenzothiazole, followed by thioureas. Antioxidants derived from paraphenylenediamine are less often the cause of allergy to gloves. Allergic contact dermatitis due to plastic gloves is primarily linked to dyes and additives, whereas in leather gloves the main culprit is chromium. Natural latex polymers can also induce contact allergy [65, 66].

Another complaint quite commonly observed is chemical leukoderma (or contact leukoderma), an acquired cutaneous pigment loss arising from repeated exposure to specific chemical compounds, particularly certain phenol and catechol derivatives also present in rubber as antioxidants, that act through selective melanocytotoxicity [67–72]. We have observed 23 cases of contact chemical leukoderma, 18 of which were occupational. In 17 cases, the hands and wrists were involved due to occupational contact with rubber gloves, whereas the perilabial region was affected in another case, due to contact with a rubber mouthpiece. In all cases, the leukoderma appeared after a period ranging from 4 months to 3 years after the harmful contact. In 2 cases, biopsy of the lesion, performed on the wrist, showed the absence of melanocytes and mild intraepidermal spongiosis [71, 72].

The first reports of cases of type I allergic reactions (contact urticaria) to natural latex date back to 1979 and 1980 [73, 74]. Since then, the problem has got continually worse, especially in the occupational field. Prolonged use of gloves made of natural latex from the rubber tree *Hevea brasilensis* can induce immediate sensitization, linked above all to the proteins in natural rubber latex polymers [75]. The onset of the clinical symptoms can occur both after direct contact with the latex and after inhaling these allergens. The symptoms can be local or generalized, ranging from urticaria, angioedema, rhinitis, asthma, tachycardia through to anaphylactic shock.

Contact allergy can also be linked to substances that pass through the gloves in some way: nickel, glyceril monothioglycolate, epoxy resins, organic solvents and acrylic monomers. Glove powder used as lubrificant can macerate the occluded skin and cause mechanical irritation. The bacterial endotoxins released while sterilizing gloves by irradiation with gamma rays and ethylene oxide can also irritate the skin [76]. Moreover, gloves can be an important factor in the pathogenic mechanism of cumulative irritant contact dermatitis [77].

27.2.3 Worker Protection: Clothing

Allergic contact dermatitis due to rubber or plastic additives can also be linked to various items of protective clothing: shoes and boots, masks, goggles, snorkels, fins and rubber suits in scuba divers [78].

Various articles of clothing, including overalls, can induce contact dermatitis due to azoic dyes [79, 80]. There have also been reports of epidemics of occupational contact dermatitis due to residues of perchloroethylene in dry cleaned clothing [81] and protective equipment of various types [82].

Contamination of clothing can be yet another cause of occupational contact dermatitis. Fiberglass fibers and mineral oils can impregnate overalls and give rise to irritant contact dermatitis and folliculitis, respectively. Elasticated clothing can also cause problems due to mechanical pressure, as well as contact allergy to the rubber additives in the elastic. Particularly close-fitting protective clothing can give rise to pressure urticaria, acneiform eruptions and also aggravate preexisting dermatitis forms. A foot dermatitis due to contact with tributyltin oxide was reported in some soldiers due to excessive use of this substance to disinfect socks [83].

27.2.4 Barrier Creams

Barrier creams (protective ointments, "invisible gloves") are used as substitutes of protective clothing in situations where gloves and face guards cannot be safely or conveniently used. They are formulated to prevent or reduce the penetration of the skin by various harmful substances [5, 50, 84–87]. Their efficacy has been investigated in in vivo and in vitro studies [87–89]. All the same, their real benefit is still under debate [88, 90–94]. Inappropriate application of barrier creams can exacerbate rather than improve the problems [89, 95, 96].

The idea of the mechanism of action underlying barrier creams is that of posing a physical obstacle between the skin and the harmful substances. Those most often quoted are water in oil (W/O) emulsions, effective against aqueous solutions of irritants, and oil in water (O/W) emulsions, effective against lipophilic materials [91, 97]. However, some studies have demonstrated that there are exceptions to this rule [98, 99]; in any case, in various workplaces skin contact to both water-miscible and non water-miscible irritants takes place in exchanging circumstances [50].

In practice, barrier creams are generally recommended only for low-grade irritants (water, detergents, some organic solvents) [88, 89]. They are also used to protect the face and neck against chemical dust and vapors. They are the only preventive measure possible in cases of work processes requiring an enhanced sense of touch and finger mobility, or when working at rotating machines [100].

Depending on their Galenic composition and interaction with the irritant substance, barrier creams can have a protective or an irritant effect, and can even boost the penetration of the irritant [101]. Some beneficial results have been obtained with barrier creams against allergens like chromium and nickel. In the first case, in chromate-sensitive construction workers the use of a barrier cream composed of silicone, tartaric acid and glycine chelates chromate, reducing chrome VI to the less allergenic chrome III [102]. In another study, the application of a carbopol gel with 10% Ca Na_2-EDTA (a nickel ligand) beneath a nickel disk completely abrogated the allergenic contact response in 100% of nickel-sensitive patients [103, 104]. Further studies of the use of barrier creams in contact irritation are warranted, using the various efficacy test methods available for use in humans and guinea pigs [84].

The method of application of barrier creams is important and can significantly affect their efficacy. They must be applied on clean dry skin to avoid any increased penetration of irritants remaining on the skin surface [42]. They must be applied quite frequently and in adequate quantities to all skin areas. Using a fluorescence method for visualizing the barrier cream applied, the subjects' application was shown to be generally incomplete, especially on the backs of the hands and in the interdigital spaces: proper worker education about this point is essential [105, 106].

27.2.5 Skin Cleansing and Care

Cleansing the hands is an important part of the prevention of occupational contact dermatitis, so proper training of workers to do this is necessary [107]. When skin cleansers are used, these must maintain the acid protection of the skin, and so have a neutral pH value (approx. pH 5.5) [108]. They must not contain dyes, fragrances and preservatives, while they should contain mild tensides. They must also be free from solvents and abrasives. After cleansing, the hands must be carefully dried with disposable paper towels [47].

27.2.6 Skin Care

After work, appropriate skin care products must be used on the hands; in fact, emollients alone have been demonstrated to be able to treat and prevent irritant contact dermatitis [109]. The selection of a moisturizer, that must be used regularly, must take into account some norms, namely that a greasy ointment must be applied if there is skin damage, generally before going to bed. During the day, moisturizing ointments or creams should be used, that are generally more efficacious than lotions. These products must never be applied under some gloves because they alter their protective function. When necessary, such products can be used under cotton gloves during the night [47].

27.2.7 Worker Education

In the prevention of occupational contact dermatitis, important elements in the skin protection program are educational measures (primary prevention) and patient education (secondary and tertiary prevention) [110]. These consist of a series of practical instructions aimed at specific groups of people or at workers at their work station.

Patient educational programs have multiple aims: to reduce the risk in wet occupations, improve compliance to norms, and improve the knowledge of what to do with healthy and diseased skin. Young people, in particular, need to be informed about potentially dangerous occupations, so that they can adopt preventive measures to reduce the risk of occupational skin diseases [100, 111–113]. According to some authors, lectures, discussions, reflection, homework, and feedback need to be included among such educational activities [114–117]. Specific educational tools, including pamphlets, videotapes, and lectures, are available on the websites of different institutions [118, 119].

27.3 Rehabilitation

In the 1968 and 2003 WHO Expert Committee on Medical Rehabilitation reports, rehabilitation is defined as "the combined and coordinated use of medical, social, educational and vocational measures for training or retraining the individual to the highest possible level of functional ability" [120]. Rehabilitation must thus be considered a continuous process of social integration that must be adapted to the individual needs of each disabled person in a national or a global context.

In the case of occupational dermatoses, it is of paramount importance to discover the cause of the disease, both at the work station and in all extra-occupational activities, so as to achieve a prompt correct diagnosis. All the various eliciting factors (chemical, physical and biological) must be investigated in accordance with the principles of prevention.

All efforts must be made to allow the worker to continue with the usual job. In cases of disease relapse, it may be necessary to reanalyze the conditions of exposure and reconsider the prevention measures. It may also be necessary to grant a longer period of convalescence to guarantee complete restoration of the skin barrier function. In cases of allergens present in the occupational environment in the form of dusts or vapors that cannot be eliminated using proper ventilation systems or other methods, then a change of job will be necessary. The latter may also be necessary if the patient suffers a number of relapses, taking into account the following factors: degree of worker disability, age, motivation, intelligence level. Therefore, multidisciplinary care, medical and social (social institutions, trade unions, work inspectors, employers, technicians, dermatologists, occupational medicine specialists, rehabilitation specialists) is essential; this contribution to the treatment is, of course, regulated by the national norms in each country.

However, it should be borne in mind that rehabilitation cannot be seen as a rigid, immutable system to be applied in every country. The specific rehabilitation process must rather be based on the level of harm and the particular situation in each nation: the experience, needs, financial resources and traditions. It is particularly difficult to transfer experiences of rehabilitation, for example, from an industrialized to a developing nation, but even so (and this is very important) the individual methods for medical rehabilitation must be universally applied.

The rehabilitation program must follow the nation's social development, that is a continual, progressive process: the higher the standard of medicine in a nation, the higher the cost of rehabilitation will be. In addition, the greater the life expectancy the heavier will be the burden of medical and social rehabilitation. What is absolutely and universally mandatory is that the rehabilitation process be 'tailored' to each individual both from the medical and the social standpoints.

References

1. Meneghini CL, Angelini G. Le dermatiti da contatto. Roma: Lombardo Ed; 1982. p. 105.
2. Angelini G, Vena GA. Prevenzione della dermatite da contatto. In: Angelini G, Vena GA, editors. Dermatologia professionale e ambientale, vol III. Brescia: ISED; 1999. p. 833.
3. Lachapelle JM, Frimat P, Tennstedt D, et al. Précis de dermatologie professionnelle et de l'environnement. Paris: Masson; 1992. p. 273.
4. Marks JG Jr, DeLeo VA. Contact and occupational dermatology, 2nd ed. St Louis: Mosby; 1997. p. 294.
5. Lachapelle JM. Principles of prevention and protection in contact dermatitis (with special reference to occupational dermatology). In: Rycroft RJG, Menné T, Frosch PJ, et al, editors. Textbook of contact dermatitis, 3rd ed. Berlin: Springer; 2001. p. 979.
6. Wahlberg JE. Prevention and rehabilitation. In: Kanerva L, Elsner P, Wahlberg JE, et al., editors. Handbook of occupational dermatology. Berlin: Springer; 2000. p. 412.
7. Adams RM. Occupational skin disease. New York: Grune and Stratton; 1983.
8. Lachapelle JM. Occupational airborne irritant contact dermatitis to slag. Contact Dermatitis. 1984;10:315.
9. Lidén C, Brehemer-Andersson E. Occupational dermatoses from colour developing agents. Clinical and histopathological observations. Acta Derm Venereol. 1988;68:514.
10. Lidén C, Sollenberg J, Hausen L, et al. Contact allergy to colour developing agents. Analysis of test preparations, bulk chemicals and tank solutions by high-performance liquid chromatography. Derm Beruf Umwelt. 1989;37:47.
11. Angelini G, Foti C, Rigano L, et al. 3-Dimethylaminopropylamine: a key substance in contact allergy to cocamidopropylbetaine? Contact Dermatitis. 1995;32:96.
12. Angelini G, Rigano L, Foti C, et al. Contact allergy to impurities in surfactants: amount, chemical structure and carrier effect in reactions to 3-dimethylaminopropylamine. Contact Dermatitis. 1996;34:348.
13. Angelini G, Rigano L, Foti C, et al. Pure cocamidopropylbetaine is not the allergen in patients with positive reactions to commercial cocamidopropylbetaine. Contact Dermatitis. 1996;35:352.
14. Foti C, Rigano L, Vena GA, et al. Allergia da contatto con dimetilaminopropilamina. Studio clinico ed epidemiologico. Boll Dermatol Allergol Profes. 1994;9:227.
15. Angelini G, Rigano L, Foti C, et al. Carrier and inhibitory effects of surfactants on allergic reactions to 3-dimethylaminopropylamine. Contact Dermatitis. 1998;39:153.
16. Foussereau J, Benezra C, Ourisson C. Contact dermatitis from laurel. II. Chemical aspects. Trans St John's Hosp Derm Soc. 1967;53:147.
17. Pirilä V, Kilpio O, Oekkonen A, et al. On the chemical nature of the eczematogens in oil of turpentine. V. Pattern of sensitivity to different terpens. Dermatologica. 1969;139:138.
18. Fregert S, Gruvberger B, Sandahal E. Reduction of chromate in cement by iron sulfate. Contact Dermatitis. 1979;5:39.
19. Avnstorp C. Prevalence of cement eczema in Denmark before and since the addition of ferrous sulphate to Danish cement. Acta Derm Venereol. 1989;69:151.
20. Lachapelle JM, Lauwerys R, Tennstedt D, et al. Eau de Javel and prevention of chomate allergy in France. Contact Dermatitis. 1980;6:107.
21. Cohen SR. Sources of information for occupational dermatology. Dermatol Clin. 1988;6:1.
22. Rycroft RJG. Looking at work dermatologically. Dermatol Clin. 1988;6:6.
23. Rycroft RJG. Occupational site survey: principles and significance. In: Maibach HI, editor. Occupational and industrial dermatology, 2nd ed. Chicago: Year Book Medical Publishers; 1988. p. 3.
24. Ponec M. In vitro models to predict skin irritation. In: van der Valk PGM, Maibach HI, editors. The irritant contact dermatitis syndrome. Boca Raton: CRC Press; 1996. p. 335.
25. Marzulli FN, Maibach HI. The rabbit as a model for evaluating skin irritants: a comparison of results obtained on animals and man using repeated skin exposure. Food Cosmetic Toxicol. 1975;13:533.
26. Frosch PJ, Kligman AM. The chamber scarification test for assessing irritancy of topically applied substances. In: Drill VA, Lazar P, editors. Cutaneous toxicity. Orlando: Academic Press; 1977. p. 127.
27. Simion FA. In vivo models to predict skin irritation. In: van der Valk PGM, Maibach HI, editors. The irritant contact dermatitis syndrome. Boca Raton: CRC Press; 1996. p. 329.
28. Andersen KE, Maibach HI. Contact allergy. Predictive tests in guinea pig. Curr Probl Dermatol, Karger, Basel. 1985;14.

29. Kimber J, Hilton J, Dearman RJ, et al. An international evaluation of the murine local lymph node assay and comparison of modified procedures. Toxicology. 1995;103:63.
30. Loveless SE, Ladics GS, Gerberick GF, et al. Further evaluation of the local limph node assay in the final phase of an international collaborative trial. Toxicology. 1996;108:141.
31. Basketter DA, Scholes EW, Wimber I. The performance of the local limph node assay with chemicals identified as contact allergens in the human maximization test. Food Chem Toxicol. 1994;32:543.
32. Kligman AM. The identification of contact allergens by human assay. III. The maximization test. A procedure for screening and rating contact sensitizers. J Invest Dermatol. 1966;47:393.
33. Marzulli FN, Maibach HI. Antimicrobials: experimental contact sensitization in man. J Soc Cosmetic Chem. 1973;24:399.
34. Angelini G, Meneghini CL. Contact and bacterial allergy in children with atopic dermatitis. Contact Dermatitis. 1977;3:163.
35. Meneghini CL, Angelini G. Atopic dermatitis and occupational and contact allergy. Immunology and Allergy Clinics of North America. Urticaria and Exogenous Dermatoses. Philadelphia: WB Saunders Company; 1989. p. 523.
36. Bonamonte D, Filoni A, Vestita M, et al. The role of the environmental risk factors in the pathogenesis and clinical outcome of atopic dermatitis. Biomed Res Int. 2019. 155/2019/2450605.
37. Lammintausta K, Kalimo K, Havu VK. Contact allergy in atopics who performed wet work in hospital. Dermatosen. 1982;30:184.
38. Rystedt I. Hand eczema in patients with history of atopic manifestazions in childhood. Acta Derm Venereol. 1985;65:305.
39. Mellström GA, Boman A. Protective gloves. In: Kanerva L, Elsner P, Wahlberg JE, et al, editors. Handbook of occupational dermatology. Berlin: Springer; 2000. p. 415.
40. Estlander T, Jolanski J, Kanerva L. Disadvantages of gloves. In: Kanerva L, Elsner P, Wahlberg JE, et al., editors. Handbook of occupational dermatology. Berlin: Springer; 2000. p. 426.
41. Health & Safety Executive. Choosing the right gloves to protect skin; 2009. www.hse.gov.uk/skin/employ/gloves.htm.
42. Kresken J, Klotz A. Occupational skin-protection products: a review. Int Arch Occup Environ Health. 2003;76:335.
43. Leuchtenberg-Auffahrt E, Rühl R. Safety of gloves for chemical protection. Ann Occup Hyg. 2007;51:739.
44. Packham CL. Gloves as chemical protection - can they really work? Ann Occup Hyg. 2006;50:545.
45. Mellström GA, Boman A. Gloves: types, materials, and manufacturing. In: Boman A, Estlander T, Wahlberg JE, et al, editors. Protective gloves for occupational use. 2nd ed. Boca Raton: CRC Press; 2005. p. 15.
46. Mellström GA, Boman A. Protective gloves. In: Chew A-L, Maibach HI, editors. Irritant dermatitis. Berlin: Springer; 2006. p. 409.
47. Wulfhorst B, John SM, Strunk M. Worker's protection: gloves and creams. In: Johansen JD, Lepoittevin J-P, Thyssen JP, editors. Quick guide to contact dermatitis. Berlin: Springer; 2015. p. 275.
48. Crepy M-N. Rubber: new allergens and preventive measures. Eur J Dermatol. 2016;26:523.
49. Noveau guide sur les normes europeénnes en matière de protection des mains. http://www.anselleurope.com/industrial/pdf/en_guide/ENFR.pdt (cited 16th June 2015).
50. Wulfhorst B, Bock M, Skudlik C, et al. Prevention of hand eczema: gloves, barrier creams and workers education. In: Johansen JD, Frosch PJ, Lepoittevin J-P, editors. Contact dermatitis. Berlin: Springer; 2011. p. 985.
51. Rycroft RJG. Occupational contact dermatitis. In: Rycroft RJG, Menné T, Frosch PJ, editors. Textbook of contact dermatitis. Berlin: Springer-Verlag; 1995. p. 343.
52. Berardinelli SP. Prevention of occupational skin disease through use of chemical protective gloves. Dermatol Clin. 1988;6:115.
53. Palosuo T, Antoniadou I, Gottrup F, et al. Latex medical gloves: time for a reappraisal. Int Arch Allergy Immunol. 2011;156:234.
54. Ansell white paper on gloves NRL allergen contents. http://www.anselleurope.com/medical/downloads/NRL_allergen_white_paper.pdf (cited 19th June 2015).
55. Cleenewerk M-B. Update on medical and surgical gloves. Eur J Dermatol. 2010;20:434.
56. Assadian D, Kramer A, Ouriel K, et al. Suppression of surgeon's bacterial hand flora during surgical procedures with a new antimicrobial surgical glove. Surg Infect. 2013;15:43.
57. Mischke C, Verbeek JH, Saarto A, et al. Gloves, extra gloves or special types of gloves for preventing percutaneous exposure injuries in healthcare personnel. Cochrane Database Syst Rev. 2014;3:CD009573.
58. Cornish K. Assessment of the risk of type I latex allergy sensitization or reaction during use of products made from latex derived from guayule and other alternative rubber producing species. Rubber Sci. 2012;25:139.
59. Siler DJ, Cornish K, Hamilton RG, et al. Absence of cross-reactivity of IgE antibodies from subjects allergic to *Hevea brasiliensis* latex with a new source of natural rubber latex from guayule (*Parthenium argentatum*). J Allergy Clin Immunol. 1996;98:895.
60. Wilkinson DS. Protective gloves. In: Griffiths WAD, Wilkinson DS, editors. Essentials of industrial dermatology. Oxford: Blackwell; 1985. p. 101.

61. Romaguera C, Grimalt F. Statistical and comparative studies of 4600 patients tested in Barcelona (1973–1977). Contact Dermatitis. 1980;6:309.
62. Themido R, Menezes Brandão F. Contact allergy to thiurams. Contact Dermatitis. 1984;10:251.
63. Condé-Salazar L, del Rio E, Guimaraens D, et al. Type IV allergy to rubber additives: a 10-year study of 686 cases. J Am Acad Dermatol. 1993;4:176.
64. Vena GA, Foti C, Angelini G. Allergia da contatto alla gomma. Studio con le misture della gomma e i loro componenti. Boll Dermatol Allerol Profes. 1988;3:161.
65. Lezaun A, Marcos C, Martin JA, et al. Contact dermatitis from natural latex. Contact Dermatitis. 1992;27:334.
66. Wyss M, Elsner P, Wuthrich B, et al. Allergic contact dermatitis from natural latex without contact urticaria. Contact Dermatitis. 1993;28:154.
67. Wattanakroi P, Miyamato L, Taylor JS. Occupational pigmentary disorders. In: Wahlberg JE, Kanerva L, Elsner P, et al., editors. Handbook of occupational dermatology. Berlin: Springer; 2000. p. 280.
68. Bonamonte D, Angelini G. Disordini pigmentari da contatto. Ann Ital Dermatol Venereol. 2001;55:1.
69. Boissy RE, Manga P. On the etiology of contact/occupational vitiligo. Pigment Cell Res. 2004;17:208.
70. Gosh S, Mukhopadhyay S. Chemical leukoderma: a clinico-aetiological study of 864 cases in the perspective of a developing country. Br J Dermatol. 2009;160:40.
71. Bonamonte D, Foti C, Romita P, et al. Colors and contact dermatitis. Dermatitis. 2014;25:155.
72. Bonamonte D, Vestita M, Romita P, et al. Chemical leukoderma. Dermatitis. 2016;27:90.
73. Nutter AF. Contact urticaria to rubber. Br J Dermatol. 1979;101:597.
74. Forstrom C. Contact urticaria from latex surgical gloves. Contact Dermatitis. 1980;6:33.
75. Estlander T, Jolanski R, Kanerva L. Rubber glove dermatitis: a significant occupational hazard - prevention. Curr Probl Dermatol. 1996;25:170.
76. Fisher AA. Burns on the hands due to ethylene oxide used to sterilize gloves. Cutis. 1988;42:267.
77. Ramsing DW, Agner T. Effect of glove occlusion on human skin. II. Long-term experimental exposure. Contact Dermatitis. 1996;34:258.
78. Bonamonte D, Verni P, Romita P, et al. Aquatic skin diseases from chemical and physical causes. In: Bonamonte D, Angelini G, editors. Aquatic dermatology. Biotic, chemical and physical agents. Berlin: Springer; 2016. p. 227.
79. Bonamonte D, Angelini G. Dermatite da contatto purpurica. Ann Ital Dermatol Allergol. 2001;55:53.
80. Bonamonte D, Foti C, Vestita M, et al. Noneczematous contact dermatitis. ISRN Allergy; 2013. http://dx.doi.org/10.155/2013/361746.
81. Redmond SF, Schapper KR. Occupational dermatitis associated with garments. J Occup Med. 1987;29:243.
82. Foussereau J, Tomb R, Cavelier C. Allergic contact dermatitis from safety clothes and individual protective devices. Dermatol Clin. 1990;8:127.
83. Molin C, Wahlberg JE. Toxic skin reactions caused by tributyltin oxide (TBTD) in socks. Dermatosen. 1975;23:138.
84. Zhai H, Anigbogu A, Maibach HI. Treatment of irritant and allergic contact dermatitis. In: Kanerva L, Elsner P, Wahlberg JE, et al., editors. Handbook of occupational dermatology. Berlin: Springer; 2000. p. 402.
85. Frosch PJ, Kurte A, Pilz B. Efficacy of skin barrier creams. (III). The repetitive irritation tests (RIT) in humans. Contact Dermatitis. 1993;29:113.
86. Orchard S. Barrier creams. Dermatol Clin. 1984;2:619.
87. Zhai H, Maibach HI. Effect of barrier creams: human skin in vivo. Contact Dermatitis. 1996;35:92.
88. Wigger-Alberti W, Elsner P. Do barrier creams and gloves prevent or provoke contact dermatitis? Am J Contact Dermatitis. 1998;9:100.
89. Zhai H, Maibach HI. Percutaneous penetration in evaluating barrier creams. In: Elsner P, Lachapelle J-M, Wahlberg JE, et al, editors. Prevention of contact dermatitis. (Curr Probl Dermatol) Basel: Karger; 1996. p. 193.
90. Goh CL, Gan SL. Efficacies of a barrier cream and an afterwork emollient cream against cutting fluid dermatitis in metalworkers: a prospective study. Contact Dermatitis. 1994;31:176.
91. Lachapelle JM. Efficacy of protective creams and/or gels. In: Elsner P, Lachapelle J-M, Wahlberg JE, et al, editors. Prevention of contact dermatitis. (Curr Probl Dermatol) Basel: Karger; 1996. p. 182.
92. Treffel P, Gabard B, Juch R. Evaluation of barrier creams: an in vitro technique on human skin. Acta Derm Venereol. 1994;74:7.
93. Kütting B, Drexler H. The three-step program of skin protection. A useful instrument of primary prevention or more effective in secondary prevention? Dtsch Med Wochenschr. 2008;133:201.
94. Kütting B, Baumeister T, Weistenhöfer W, et al. Effectiveness of skin protection measures in prevention of occupational hand eczema: results of a prospective randomized controlled trial over a follow-up period of 1 year. Br J Dermatol. 2010;162:362.
95. Goh CL. Cutting oil dermatitis on guinea pig skin (I). Cutting oil dermatitis and barrier cream. Contact Dermatitis. 1991;24:16.
96. Goh CL. Cutting oil dermatitis on guinea pig skin (II). Emollient creams and cutting oil dermatitis. Contact Dermatitis. 1991;24:81.
97. Mathias CGT. Prevention of occupational contact dermatitis. J Am Acad Dermatol. 1990;23:742.
98. Frosch PJ, Kurte A. Efficacy of skin barrier creams. (IV). The repetitive irritation test (RIT) with a set of 4 standard irritants. Contact Dermatitis. 1994;31:161.

99. Frosch PJ, Schulze-Dirks A, Hoffmann M, et al. Efficacy of skin barrier creams. (II). Ineffectiveness of a popular "skin protector" against various irritants in the repetite irritation test in the guinea pig. Contact Dermatitis. 1993;29:74.
100. Wulfhorst B, Bock M, Skudlik C, et al. Prevention of hand eczema: gloves, barrier creams and workers' education. In: Johansen JD, Frosch PJ, Leipoittevin J-P, editors. Contact dermatitis. Berlin: Springer; 2011. p. 985.
101. Xhauflaire-Uhoda E, Macarenko E, Denooz R, et al. Skin protection creams in medical settings: successful or evil? J Occup Med Toxicol. 2008;25:3.
102. Romaguera C, Grimalt G, Vilaplana J, et al. Formulation of a barrier cream against chromate. Contact Dermatitis. 1985;12:49.
103. Fullerton A, Menné T. In vitro and in vivo evaluation of the effect of barrier gels in nickel contact allergy. Contact Dermatitis. 1995;32:100.
104. Menné T. Prevention of nickel dermatitis. Allergologie. 1995;18:447.
105. Wigger-Alberti W, Maraffio B, Elsner P. Training workers at risk for occupational contact dermatitis in the application of protective creams: efficacy of a fluorescence technique. Dermatology. 1997;195:129.
106. Wigger-Alberti W, Maraffio B, Wernli M, et al. Self-application of a protective cream: pitfalls of occupational skin protection. Arch Dermatol. 1977;133:861.
107. Schwanitz HJ, Wulfhorst B. Workers' education. In: Kanerva L, Elsner P, Wahlberg JE, et al., editors. Handbook of occupational dermatology. Berlin: Springer; 2000. p. 441.
108. Schmid MH, Korting HC. The concept of the acid mantle of the skin. Its relevance for the choice of skin cleansers. Dermatology. 1995;151:267.
109. Ramsing DW, Agner T. Preventive and therapeutic effects of a moisturizer. An experimental study of human skin. Acta Derm Venereol (Stockh). 1997;77:335.
110. Agner T, Held E. Skin protection program. Contact Dermatitis. 2002;47:253.
111. Kalimo K, Kautiainen H, Niskanen T, et al. "Eczema school" to improve compliance in an occupational dermatology clinic. Contact Dermatitis. 1999;41:315.
112. Löffler H, Bruckner T, Diepgen TL, et al. Primary prevention in health care employers: a prospective intervention study with a 3-year training period. Contact Dermatitis. 2006;54:202.
113. Radulescu M, Bock M, Bruckner T, et al. Health education on occupational allergies and dermatoses for adolescents. JDDG. 2007;7:576.
114. Flyvolm MA, Rrydendall Jepsen K. Experiences with implementation of evidence-based prevention programs to prevent occupational skin diseases in different occupations. Giorn Ital Dermatol Venereol. 2008;143:71.
115. Mowad CM, Anderson B, Scheinman P, et al. Allergic contact dermatitis. Patient management and education. J Am Acad Dermatol. 2016;74:1043.
116. Brans R, Schröder-Kraft C, Skudlik C, et al. Tertiary prevention of occupational skin diseases: prevalence of allergic contact dermatitis and pattern of patch tests results. Contact Dermatitis. 2019;80:35.
117. Wilke A, Brans R, Nordheider K, et al. Skin protection seminars to prevent occupational skin diseases: results of a prospective longitudinal study in apprentices of high-risk professions. Saf Health Work. 2018;9:398.
118. Brown T. Strategies for prevention: occupational contact dermatitis. Occup Med (Lond). 2004;54:450.
119. Occupational Research and Education Centre. Skin care; 2010. http://www.occderm.asn.an/skin-care.html.
120. Weiss M. Rehabilitation, resettlement. International Labour Office (ILO), Encyclopaedia of occupational health and safety, vol II; 1972. p. 1210.

Occupational Dermatitis Artefacta

28

Domenico Bonamonte, Caterina Foti, Pietro Verni and Gianni Angelini

Dermatitis artefacta (term coined in 1908 by the writer Paul Bourget, who had been asked by a dermatologist to define the behaviour of one of his patients, who had self-inflicted gangrene of a limb using potassium hydroxide) is a self-inflicted complaint provoked by the patient for various purposes and by various means [1–7].

In some subjects, the simulated disease is due to psychiatric problems (psychoses, mental retardation, and personality disorders). These unconscious simulators, who generally hope to attract the attention of the people they are surrounded by, or else they are reacting to unfavourable environmental conditions, are prevalently females. Lesions provoked by patients with psychological disturbances, i.e. irresponsibly and without a venal interest, are described as pathomimic.

In contrast, disease can be simulated with illegal intent: to gain advantage from situations of professional nature (to obtain prolongation of a disease or its recognition as a professional affliction, to attain a higher class of disability pension) or to escape various duties (e.g. military) or a prison sentence. In all these cases the simulators are conscious of what they are doing and why. There are no psycological disturbances underlying these particular forms of behavior, therefore. Artefactual skin diseases for illicit purpose, aiming to gain some advantage, are true simulations.

28.1 Diagnostic Criteria

The diagnosis of dermatitis artefacta does not usually present particular difficulties, despite the fact that the dermatologist cannot rely on precise anamnestic data or the patient's collaboration. The diagnostic criteria can be as follows.

28.1.1 Site

The lesions are usually localized in areas exposed to the possible action of occupational risks and of easy access (the left arm, or the right if the simulator is left handed, the lower limbs, the anterior region of chest, and rarely the face and the neck). The back is usually left alone, unless the simulator can persuade a friend to collaborate.

28.1.2 Morphology

Unlike spontaneous lesions, those of dermatitis artefacta are generally irregular, sometimes even having a bizarre, decorative appearance, with

D. Bonamonte (✉) · C. Foti · P. Verni
Department of Biomedical Science and Human Oncology, University of Bari "Aldo Moro", Bari, Italy
e-mail: domenico.bonamonte@uniba.it

G. Angelini
Professor of Dermatology, University of Bari "Aldo Moro", Bari, Italy

G. Angelini et al. (eds.), *Clinical Contact Dermatitis*, https://doi.org/10.1007/978-3-030-49332-5_28

clearly defined margins, broken lines and acute angles. They are sometimes noticeably linear, or monomorphous, with no excessive involvement of the surrounding skin. Often, particularly in cases of ulcerous or ulcero-escharotic lesions, there is a distinct pattern visible, witch reproduces the shape and the size of the object used to inflict the lesions.

28.1.3 Lesions

Virtually all elementary lesions can be observed, perhaps excluding nodules, gummata, primary atrophy and sclerosis. Erythematous lesions are usually livid or cyanotic with clear-cut margins; purpuric lesions and excoriations are also frequently observed. Vesicular lesions are rare, whereas bullous lesions are quite common. Pustules are usually due to secondary impetiginization. Ecchymoses with sharp margins are often observed, procured by repeated trauma from pinching or beating with various objects [4].

Subcutaneous introduction of various substances (paraffin, milk) gives rise to infiltrating lesions, which can later take on a wooden consistency and may evolve into ulcers (paraffinomas). Pigmented lesions with linear borders can be an outcome of previous erythematous manifestations. Ulcers are very commonly observed, whereas gangrenous lesions of the legs, with irregular contours, are less frequent. In the latter cases, the normal surrounding tissue and integrity of the annexes can help to exclude a vascular origin of the affliction.

28.1.4 Complementary Investigations

In all cases of primary occupational dermatitis artefacta, rather than the secondary forms due to worsening of the spontaneous pre-existing condition, the various laboratory tests give normal results, apart from inflammatory-type findings in acute pictures (raised erythrocyte sedimentation rate, leukocytosis), and the latter values rapidly normalize.

The following tests at the level of the lesions may provide confirmation of a simulated dermatitis. Extraneous material on the surface of suspicious lesions can be elicited by means of surface biopsy, performed by stripping with a polyethylene polyester plaster with a drop of cyanoacrylate glue placed in the centre. The plaster is held against the skin surface for 30–60 s and then detached. The layer of corneum cells obtained can be used for histological examination. In cases of ulcerous lesions, brushing the base of the ulcer may lead to possible identification of foreign material. Determination of the pH may be helpful to demonstrate the use of acid or alkaline substances applied shortly before and not rinsed away. In all cases, histopathological and other more selective examinations are clearly necessary to make a definitive differential diagnosis with respect to spontaneous clinical forms presenting the same appearance.

28.1.5 Clinical Course

The most common artefact lesions have a sudden acute onset and rapidly resolve. Exceptions to this rule are associated with severe trophic damage to the dermal-hypodermal tissue (ulcers, gangrene, paraffinomas), which present a slower clinical course. For rapid healing, it is essential that the topical medication be applied under occlusive bandaging and constant medical and paramedical supervision. Refractory response to treatment is typical when the medicated zone is easily accessible or careful supervision is lacking.

28.2 Etiological Agents

The etiological agents may be physical, chemical or biotic in nature (Table 28.1), although those in the first two categories are more commonly used.

Strong acids have a corroding action, while weak acids have an astringent effect. Hydrochloric acid provokes deep burns, and blisters may form; sulphuric acid carbonizes the skin, forming ulcers

Table 28.1 Most common etiological agents of dermatitis artefacta

Physical agents
Metal objects (paper knives, scissors, tweezers, forks, various tools), fingernails, small sandbags, hemostatic ligatures, pumice stone, incandescent needles, lighted cigarettes
Chemical agents
Acids (hydrochloric, acetic, formic, trichloroacetic, chromic)
Alkalis (sodium and potassium salts, caustic potash, chlorinated lime and calcium oxide)
Solvents (turpentine oil, boiling oils and liquids, propane gas, petrol, salt)
Biotic agents
Plants (nettle, cactus, agave, ferula, primula, fig latex)
Animals (jellyfish, sea-anemones, caterpillars, salted sardines)

which are slow to heal; nitric acid has a marked oxidizing effect and induces deep burns of an intense yellowish color. The other strong acids generally provoke ulcerating lesions with soft margins. Strong alkaline substances destroy wide areas of skin, solubilizing the tissues and causing hard eschars to form.

The many different, complex mechanisms of action of the numerous biotic agents can essentially be summarized under the heading "pharmacological", due to the freeing of proteolytic biochemical mediators and enzymes.

In reality, discovering the etiological agent is often very difficult, owing to obstinate reticence of most simulators. In these cases, some general assumptions can be made: blisters are more commonly induced by vegetable substances, ecchymoses by mechanical agents and ulcers by chemical substances. Sometimes, however, it is impossible to discover the exact agent unless the simulator confesses: it is difficult to imagine the use of such substances as salted sardines, propane gas from the cigarette lighter and so on, which emerged in some of our cases.

28.3 Occupational Dermatitis Artefacta

The spread of state insurance has certainly increased the number of simulations, but, although many common cases of self-aggravated spontaneous dermatoses have been reported, only rarely do forms intended to reproduce a picture of professional-type dermatitis seem to be documented. The first group includes cases of voluntary aggravation of traumatic lesions secondary to accidents at the work site: wounds that fail to heal, suppurate or eczematize; burns that heal but then ulcerate again and have a recurrent clinical course. Despite occlusive bandaging, which should resolve such cases very rapidly, the risk of cunning simulators injecting harmful substances under the bandage should be born in mind.

From a pathogenic viewpoint, occupational dermatitis artefacta of the second type can be subdivided into two groups:

1. Dermatitis provoked directly on healthy skin.
2. Aggravation of pre-existing spontaneous contact dermatitis.

Diagnosis can be fairly simple when the simulator attempts to reproduce eczema on healthy skin. It is in fact difficult to provoke erythemato-vesicular spongiotic lesions in different phases of evolution and so self-inflicted lesions tend to manifest as groups of gross blisters. The epicutaneous tests may be useful in such cases.

These criteria do not apply if the patient aggravates a pre-existing spontaneous eczematous dermatitis. It should be remembered that the simulator may be well aware of what substance provokes his dermatitis and may make use of it during convalescent periods. In this event, only hospitalization and continual supervision of the patient can sometimes provide a precise diagnosis.

In addition to the above-two classical types of occupational dermatitis artefacta, provoked on healthy or on damaged skin, there is another aspect to the problem. This is constituted by attempts to produce positive reactions on skin patch testing which would otherwise give negative results. The phenomenon was already reported by Meneghini and Rantuccio in 1962 [8] in two of eight cases of occupational dermatitis artefacta and has since been observed by ourselves and other authors [9, 10]. Other three cases of artefactual dermatitis caused by manhandling of the patch tests have been described [11]. Clearly, in suspicious cases the patch tests must be applied without allowing the patient to identify the site of the individual substances and the results must be interpreted with some caution.

28.4 Other Occupational Artefact Dermatoses

Secrétan's syndrome is characterized by a hard, sometimes cyanotic, edema on the back of one or both hands. This can be obtained by applying a hemostatic ligature or bandage tightly around the forearm or by repeated self-inflicted trauma using hard objects [4]. This condition, first described in 1901 by Henri Secrétan [12], a Swiss doctor, and experimentally reproduced in monkeys by means of repeated injuries, has been observed in professional environments in simulators with an eye to their pension. The edema is likely to be of lymphatic nature and is associated with spontaneous or provoked pain and limited flexion of the metacarpal-phalangic joints. Edema from a hemostatic ligature can sometimes present with clear-cut margins and a fairly regular horizontal erythematous ring.

Secrétan's syndrome must be differentiated from genuine professional traumatic complaints featuring hard, persistent and spontaneous lymphedema, which we have described in fishermen, due particularly to repeated trauma from sea-urchin spines and the tight cuffs of the wetsuit [13, 14]. In the spontaneous, chronic professional cases, limphography may show alterations of the lymph vessels [13, 14].

Secrétan's syndrome must also be differentiated from other types of acute or chronic edema, such as lymphatic aplasia, recurrent erysipelas, deep trombophlebitis, angioedema, filariasis, venous obstruction, post-surgical disturbances, and carcinoma and other tumors of the breast.

A simulated edema can, of course, involve either or both lower limbs. Investigation of the arterial, venous and lymphatic circulation, urogenital and intestinal function and such other tests as may fit the case should help to provide a diagnosis.

A simulated dermatitis may also assume an epidemic character in a professional environment. Among factory workers, in fact, epidemics of simulated dermatoses can be observed, aiming to reinforce protest actions. These epidemics must be differentiated from group psychoses (mass psychogenic disease, or closed-building syndrome) [15, 16]. Group psychoses in their turn must be differentiated from so-called "sick building syndrome" [17], a term describing situations that can arise in particular factories whose workers present a series of subjective symptoms due to causes not at first recognized.

28.5 Diagnosis

Among the various diagnostic criteria, clinicomorphological examination is the most important. The types of lesions and especially their arrangement and configuration are elements useful for diagnosis. Nevertheless, this criterion must not be overemphasized because spontaneous dermatitis can sometimes assume bizarre shapes. A diagnosis of simulated dermatitis should only be made after all the other possible extraneous causes have been diligently and impartially excluded on the basis of anamnestic and clinical data. In short, the diagnosis of dermatitis artefacta should not be the result of a process of elimination but should be regarded as a possible diagnosis among others. Even when the diagnosis of a simulation is almost certain it is always best to request a neuropsychiatric consultation to exclude concomitant or prevalent psychiatric disturbances.

Owing to its variable aspects, differential diagnosis of dermatitis artefacta is made in the presence of different dermatological conditions.

28.6 Personal Data

Over the years, we have observed 46 cases of occupational dermatitis artefacta. They were true simulations because the suspicion, suggested by the combination of work "problems", the particular morphology of the lesions, and the repeated negative findings of all the relative tests and clinical consultations, was then confirmed by confessions obtained from all the patients after repeated, confidential and informal discussions.

The causal agents used, reported in Table 28.1, include metal objects (Figs. 28.1, 28.2, and 28.3), incandescent needles (Figs. 28.4, 28.5, and 28.6), lighted cigarettes (Figs. 28.7, and 28.8), chromic mixtures (Figs. 28.9, 28.10, 28.11, 28.12, and 28.13), small sand-bags, acetic acid, caustic potash, propane gas, salted sardines, and plants. The most part of subjects were masons. In 38 cases, the reason for the simulation was to obtain legal recognition of professional disease, in 2 to gain a higher class of disability pension, and in 6 to prolong the disease [5].

In Table 28.2 are reported the criteria for differential diagnosis between occupational dermatitis artefacta and pathomimic artefacta (apart, of course, from the psychiatric problems underlying the latter). These criteria are based on our experience of many cases of unconscious simulators, in addition to above 46 cases of deliberate simulation [3, 6].

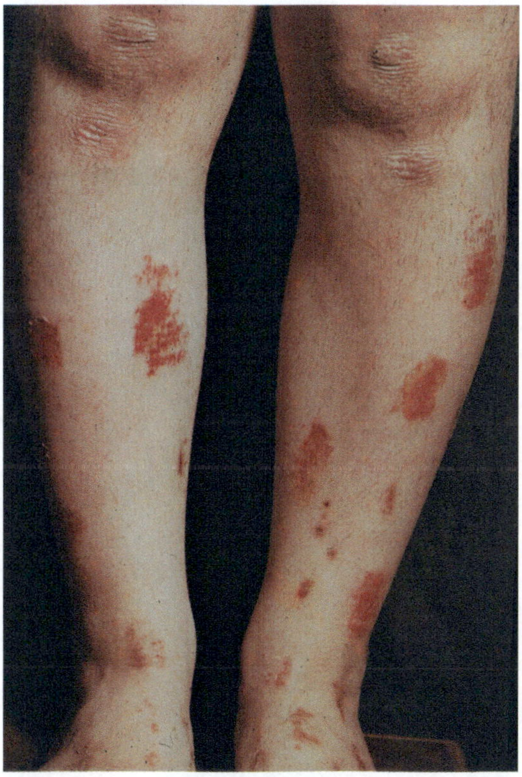

Fig. 28.1 Floor-layer (stigmata on the knees) with dermatitis artefacta induced by metal object (Reproduced with permission by Angelini and Bonamonte [5])

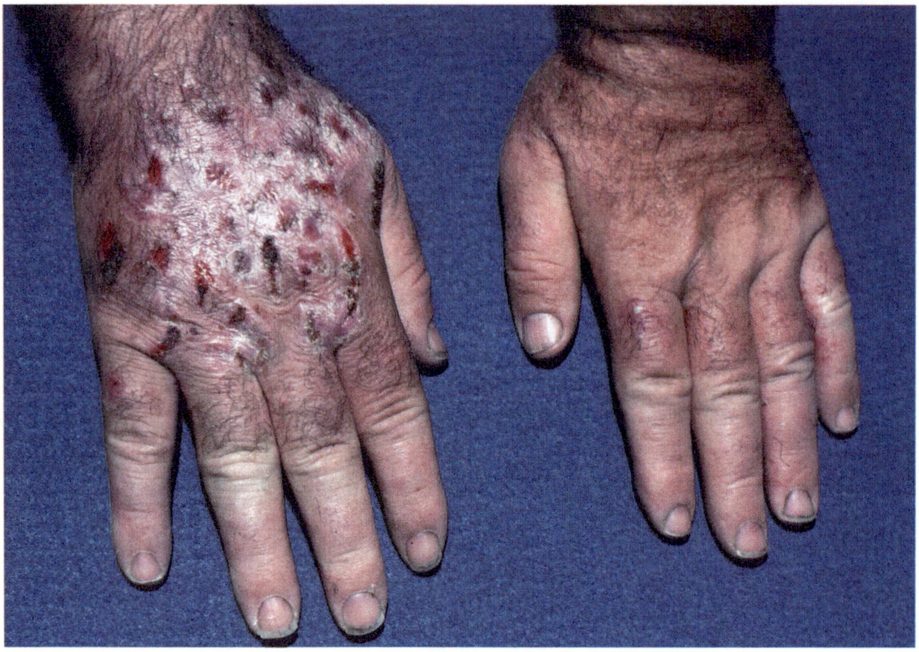

Fig. 28.2 Dermatitis artefacta induced by metal object on pre-existing spontaneous contact dermatitis (Reproduced with permission by Angelini and Bonamonte [5])

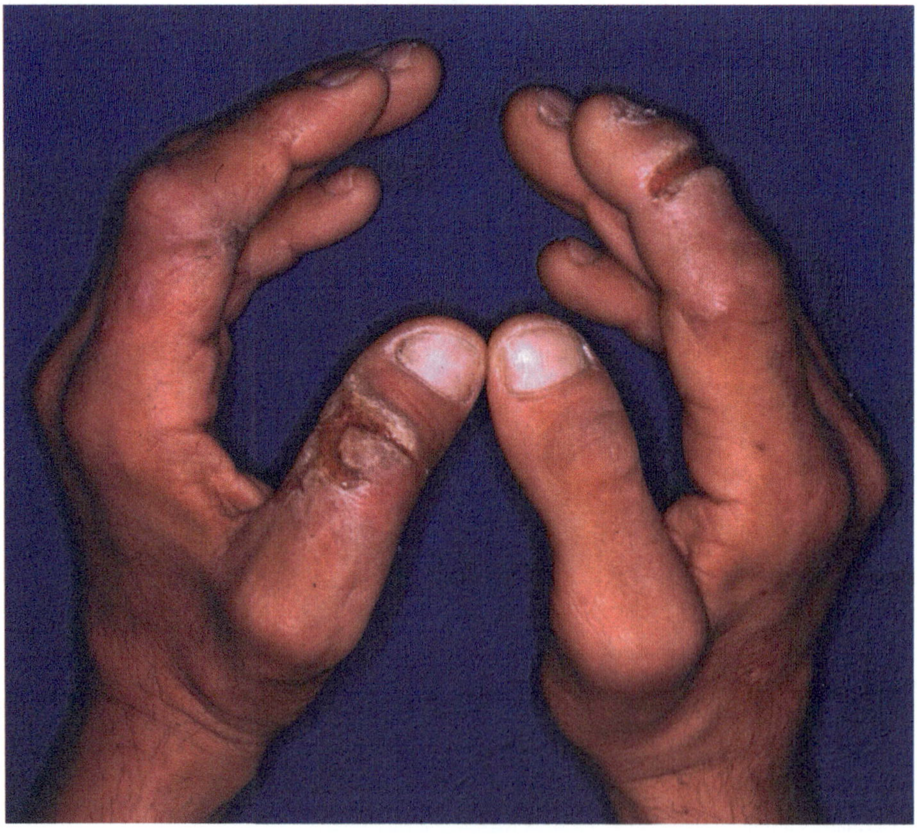

Fig. 28.3 Dermatitis artefacta: ulcerative lesions induced by metal objects

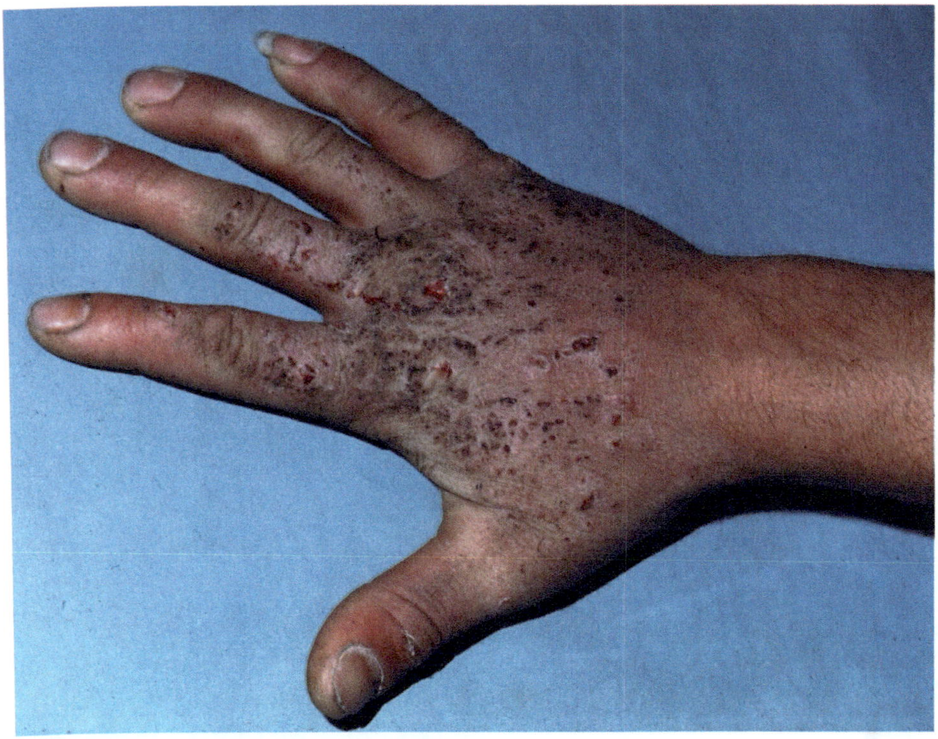

Fig. 28.4 Dermatitis artefacta induced by incandescent needles

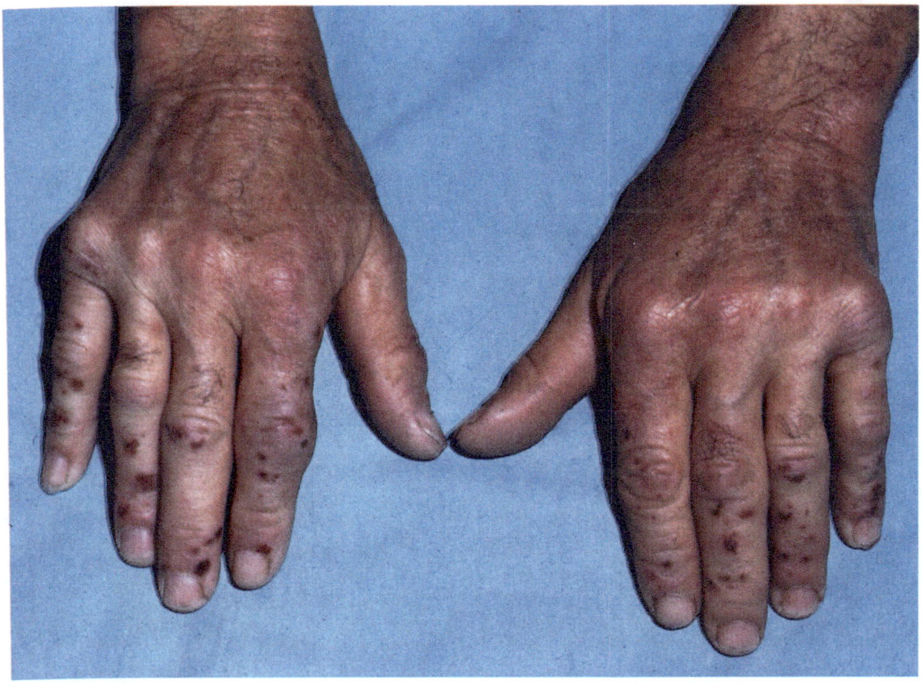

Fig. 28.5 Dermatitis artefacta induced by incandescent metal object (Reproduced with permission by Angelini and Bonamonte [6])

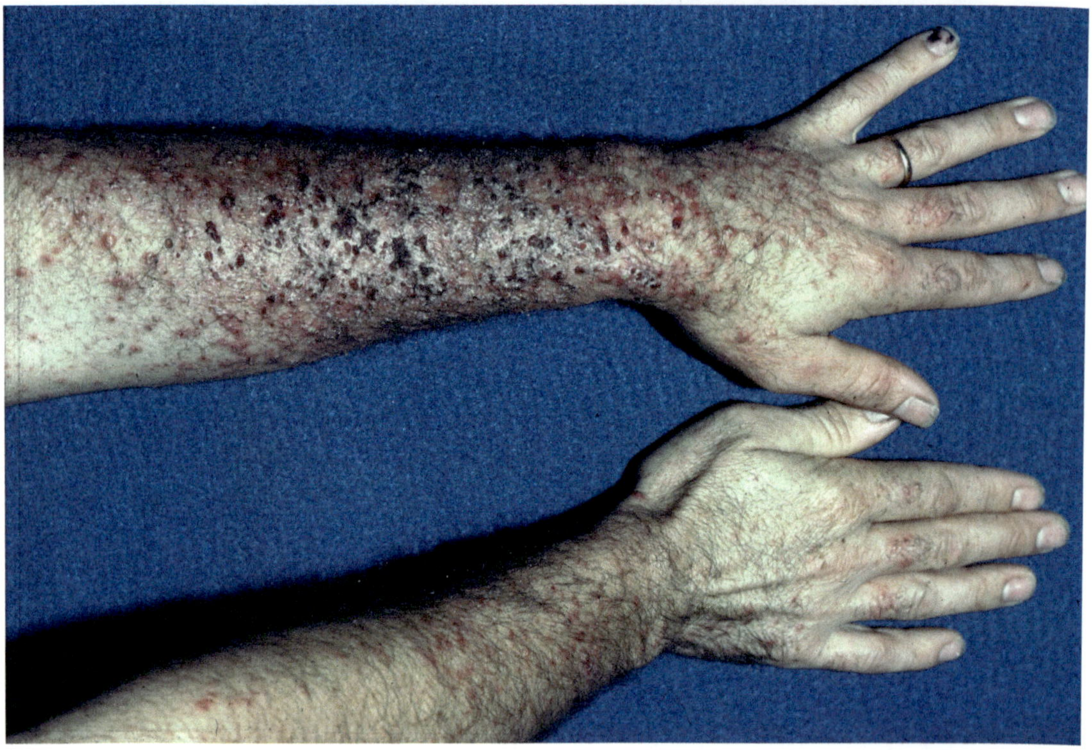

Fig. 28.6 Artefact induced by incandescent metal object on pre-existing spontaneous contact dermatitis

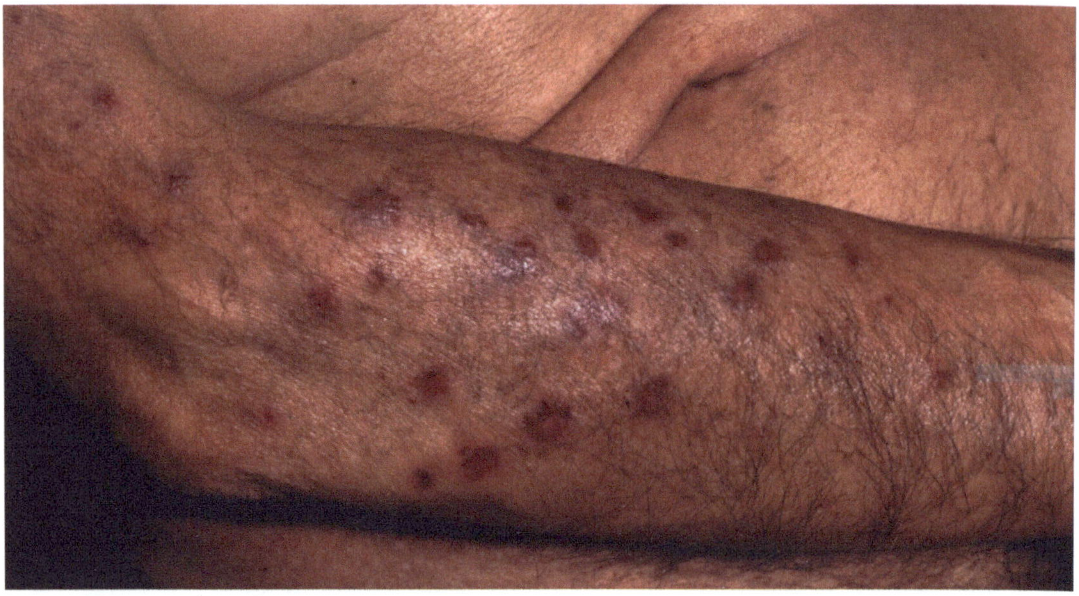

Fig. 28.7 Dermatitis artefacta induced by lighted cigarette